高原人员
疗养与康复

◎主　审　王树千
◎主　编　徐　莉　黄学文

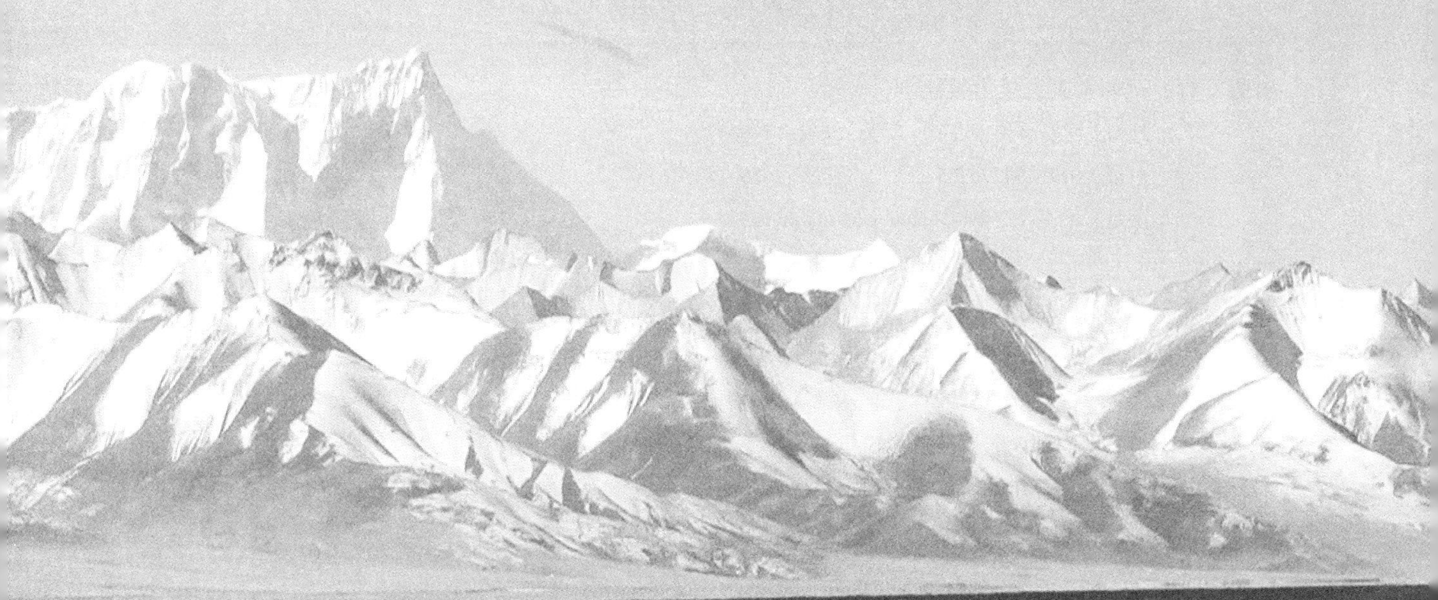

第四军医大学出版社·西安

图书在版编目（CIP）数据

高原人员疗养与康复 / 徐莉，黄学文主编. —西安：第四军医大学出版社，2021.6

ISBN 978－7－5662－0955－9

Ⅰ. ①高… Ⅱ. ①徐… ②黄… Ⅲ. ①高山病－治疗 ②高山病－康复 Ⅳ. ①R594.305 ②R473.5

中国版本图书馆 CIP 数据核字（2021）第 117804 号

GAOYUAN RENYUAN LIAOYANG YU KANGFU

高原人员疗养与康复

出版人：朱德强　　责任编辑：曹江涛

出版发行：第四军医大学出版社

地址：西安市长乐西路 17 号　邮编：710032

电话：029－84776765　　传真：029－84776764

网址：https：//www.fmmu.edu.cn/press/

制版：西安聚创图文设计有限责任公司

印刷：陕西金德佳印务有限公司

版次：2021 年 6 月第 1 版　2021 年 6 月第 1 次印刷

开本：889×1194　1/16　印张：42.5　字数：1200 千字

书号：978－7－5662－0955－9/R · 1775

定价：132.00 元

版权所有　侵权必究

购买本社图书，凡有缺、倒、脱页者，本社负责调换

《高原人员疗养与康复》

编者名单

主　审　王树千

主　编　徐　莉　黄学文

副主编　刘　勇　陈活良　崔建华　史润泽　曹保文　胡冰冰　田　径

编　者　（以姓氏笔画为序）

马　静　马竹静　马亦飞　王　伟　王　恺　王英凯
王新全　王福领　毋　琳　古浩然　卢建军　田　径
史润泽　代　静　方　科　包海燕　刘　勇　刘　雷
刘　蕾　刘　奎　刘朝晖　闫　灏　严　泉　苏　宁
李　强　李　嘉　李晓莉　李继铭　杨　柳　杨　鸽
杨　群　杨瑞华　肖　振　汪　英　汪　瑞　张　珺
张　鸿　张　超　张立群　张昆龙　张星弛　张洁琼
张恩达　张裕刚　张哲鹏　陆　洲　陈照立　陈活良
陈伟杰　林　敏　金　源　周　正　周开园　周晰溪
孟涛疆　孟宪红　赵　鑫　胡冰冰　胡雪军　殷作明
娄　博　洪　敏　洪达春　姜　俊　夏永莲　夏漾辉
索　黎　徐　莉　高　靖　郭广会　陶世忠　黄连顺
黄学文　黄振俊　崔军武　崔建华　梁岚萍　梁　昊
董　超　董晓新　董效军　蒋　伟　程九华　程铭坤
谢忠林　雒广渭　裴志刚　黎　英　腾泽晖

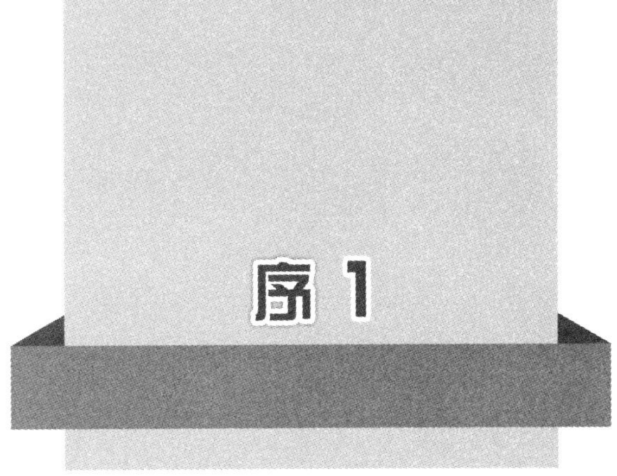

序 1

我国西部地区多为高原，自然环境恶劣，低氧、寒冷、强紫外线等因素严重危害高原部队官兵的身心健康，极大地影响了部队战斗力和军事作业效能。官兵由海拔较低的地区进入海拔更高的地区，受寒冷气候的影响，及因体力负荷过重，机体对低氧环境耐受性降低，以致个体适应能力减退，易患各种疾病，直接影响部队的战斗力生成。随着“大卫生观”的树立，卫勤保障工作渗透到部队全面管理的各方面，医学模式由伤病医学向强健医学转变。军队疗养中心作为重要的健康保健基地，其中一项重要任务就是研究如何提高进入高原的官兵对低氧的耐受能力，以及长期驻训高原守防的官兵返回平原后应采取的降低机体损害的措施。

2013 年，为了落实军委首长关于加强兰州战区驻高原部队医疗保健水平的指示精神，促进部队“能打仗、打胜仗”目标实现，原兰州军区卫生部保健办组织临潼疗养院等相关单位成立高原疗养研究课题组，该课题组于 2013—2015 年连续 3 年赴新疆、西藏、青海等地对长期驻训、守防高原的官兵及驻地后勤保障单位的官兵疗养现状和需求进行调研，历经了几年高原调研与研究探索，研究了高原疗养保障模式和高原特勤疗养保障方法，创新实践了高海拔区域官兵疗养新的措施，尤其是首次在疗养期间对高原部队脱习服生理、心理、体能训练研究进行了探索，并将疗养保健措施中肺、脑等功能适应性训练应用于高原部队。他们将自己在高原工作中的实践和探索，认真进行了总结和分析、归纳和提炼，使之上升为理论，成为具体的疗养管理路径和指南，这部《高原人员疗养与康复》是他们工作精华的集成，定将为我军高原官兵的疗养工作及健康管理提供重要的理论支撑和实践范例，可以显著提升我军高原官兵的适应能力和健康水平，大幅度提升我军高原部队的战斗力。

我祝贺这本书的出版，该书主编徐莉、黄学文是长期从事高原与疗养保障工作的专业技术人员，长期深耕于这个领域，积累了丰富的知识和经验。希望更多的同志们关注这本书、学习这本书，借此推动我军高原疗养工作的进步与发展。

空军军医大学(第四军医大学)原校长 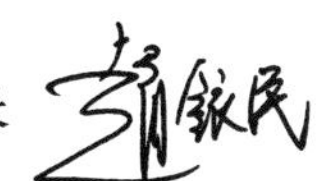

二〇二〇年九月二十一日

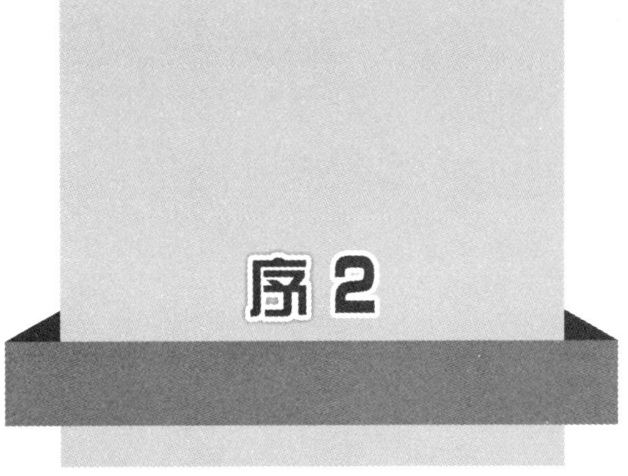

序 2

我国高原地域辽阔，多处西部边陲，战略地位十分重要。高原自然环境恶劣，低压、低氧、寒冷和强紫外线等因素严重影响人体的身心健康和部队战斗力。研究高原环境对官兵健康的影响，制定有效的防治措施，对于维护高原官兵健康，提升部队战斗力具有十分重要的意义。

多年来，我军高原医学工作者在高原病的发病机制与防治、高原习服的机制与促习服措施，以及高原卫勤保障的理论与方法等方面开展了大量研究，取得了丰硕成果，显著降低了高原病的发病率和病死率，有力地维护了高原官兵的健康，显著提升了高原部队的战斗力。

然而，随着高原地区军事斗争准备的不断深入和医学模式由伤病医学向强健医学转变，对高原卫勤保障的范围和内涵提出新的更高要求。其中，高原特勤疗养是构建高原伤病防、治、康、养全维健康体系的重要环节。为此，军委已部署建设了高原特勤疗养机构，充分体现了各级首长和机关对高原官兵的殷切关怀和对官兵身心健康的高度重视。为了更好地防治高原伤病，进一步提升高原官兵疗养与康复效果，空军军医大学与疗养中心及高原医疗机构共同协作，开展了高原疗养预防、治疗、康复的实用性技术应用与研究，并组织编写《高原人员疗养与康复》，为高原部队及专业人员与相关医疗机构提供教学和实践参考，也为进一步开展相关研究奠定基础。相信该书的出版将对提高高原官兵疗养保障水平和质量，促进官兵身心健康，恢复部队战斗力起到积极和重要作用。

陆军军医大学(第三军医大学)高原医学系原主任 [signature]

二〇二〇年九月二十一日

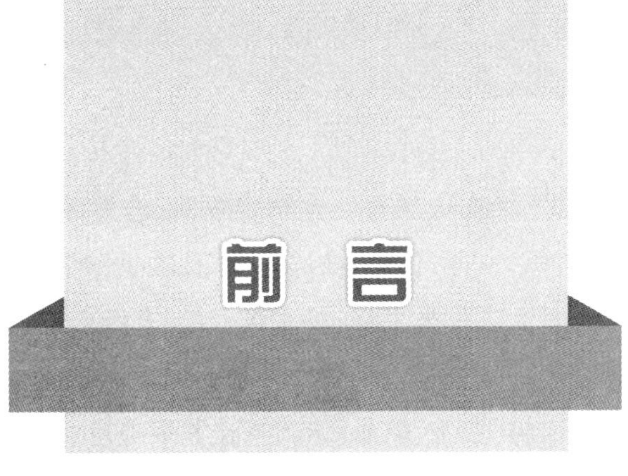

前言

长期以来，驻守雪域高原的边防官兵的健康问题一直受到各级机关、首长及医务界的高度关注。部队医疗单位定期抽组医疗队，通过“高原健康行”等活动，深入边防哨所，为长期驻守、驻训在雪域高原的部队官兵开展伤病救治、心理干预、健康教育等医疗服务，给官兵送去健康和关怀。同时针对高原部队卫勤保障和高原病防治等方面展开研究，调查驻守、驻训官兵的各项生理指标和病理变化，总结高原疾病防治经验，探讨高原部队卫勤保障模式和措施，取得了实践经验及应用成果。

2009年底，在上级领导的帮助和指导下，我们研究团队受领课题任务，就如何充分发挥疗养机构职能作用，做好高原部队疗养保障工作，促进官兵身心健康，提高部队战斗力展开研究。当我们第一次走进高原哨卡、驻训军营时，被高原艰苦环境下的官兵们所展现出的精神风貌所震撼，他们表现出的海拔高、工作标准更高的不怕吃苦、不畏艰难的军人风采，深深感动着我们；他们体现出的坚韧不拔的昆仑精神、为国戍边的奉献精神、舍身忘我的牺牲精神，时常教育着我们、激励着我们，甚至使我们对世界观、人生观、价值观有了更深的理解。在十年的高原疗养研究与实践过程中，我们深入不同海拔区域的部队营地，多次登上海拔4000米以上的边防哨卡，详细了解部队各类人员身体健康和心理健康状况，认真分析在高寒、低氧、强紫外线等环境影响下，机体的循环、消化、运动及中枢神经等各系统的生理功能变化，反复探讨高原常见病、多发病的疗养措施；了解官兵对疗养的现实需求，广泛征求官兵对现行疗养保障措施的意见和建议，为部队疗养机构进一步改善高原官兵疗养条件，完善保障措施与方案，有效防治高原疾病，以及探索发展疗养新模式等方面提出有益的建设性意见；为疗养机构制定切实可行的一体化疗养康复路径，建立健全适应新时期高原官兵疗养保障模式提供思路；也为今后我军在高原地区开展各种军事作业，完成不同军事任务时更有效地进行卫勤保障提供有力支持和帮助。

为了使研究团队多年的研究成果得以应用，提高疗养机构高原部队疗养保障工作能力，提升高原部队的整体健康水平，促进官兵身心健康，我们在课题组研究工作的基础上与相关人员共同编写了《高原人员疗养与康复》专著。在编写中注重前沿动向和适用性结合、理论与实践并重，使本书成为一本具有较好的实践性和参考性专著，给疗养机构、高原部队及相关人员提供参考。研究和编写工作在军委后勤保障部卫生局的指导下进行，得到了原兰州军区卫生部保健办、新疆军区、南疆军区、西藏军区卫生处等机关、相关部门的协调保障，空军军医大学空军卫勤训练基地卫生勤务教研室对本研究的开展和本专著的出版给予的支持(2017年军队后勤科研项目:CS317L016)，以及全军多个科研院所的高原专家的大力支持。首先感谢原第四军医大学陈景藻校长、西藏军区总医院李素芝院长、陆军军医大学高原医学系高玉琪主任的悉心指导；感谢军事科学院军事医学研究院卫勤教研室余敏主任、陆军军医大学高原医学系生理教研室陈健主任等长期无私的帮助；感谢空军军医大学预防医学系骆文静主任，航空航天医学系张舒主任、胡文东主任、代静讲师，以及军事医学心理系杨群教授等在科研技术上的支持；感谢空军军医大学西京医院张艰主任、宋立强主任、李峰主任、徐修礼教授在指标检测分析方面的大力协助；感谢原新疆军区边防13团、14团的官兵的支持与协作，使我们研究团队不忘初心、不断前进；最后感谢临潼、大连、昆明、三亚、峨眉、北戴河疗养中心所有参编人员。

高原环境对人类健康的影响还存在很多未知领域，由于我们认识上的局限，及研究和实践时间有限，在编写过程中会出现问题和不足，希望广大读者给予指正。希望更多的有识之士参与到高原部队的疗养保障的研究和工作中，为高原疗养学科建设不断完善，维护高原官兵身心健康，巩固和提升部队战斗力做出积极贡献。

向“海拔高、工作标准更高”的高原官兵致敬！

徐莉

二〇二〇年九月二十一日

目 录

第一篇 概 论

第二篇 高原人员常用疗养技术

第三篇　急慢性高原病的康复疗养

第四篇　常见高原疾病的康复疗养

第五篇　常见高原战创伤的康复疗养

第六篇 高原人员特勤疗养

第七篇 高原人员保健疗养

第八篇　高原人员疗养管理

第一篇 概论

疗养学的发展有着悠久的历史，它是主要研究以自然界用于医疗保健作用理化因子及人工、社会心理因子为基础，综合应用其他疗法的专门学科。疗养学是医学与多种自然科学和社会科学相互交叉、融合而形成的一门综合性应用学科。它的特殊性就是在疗养地、疗养区应用自然因子，显示出人与自然的和谐。我国最早的医书《黄帝内经》及《中国哲学史》中都有“天人合一”的记载，中医“天人相应”整体观理论认为，人类在自然界中，自然环境与人体的健康和功能有密切关系，疗养学理论与其一脉相承。自20世纪50年代开始，医学的发展促使疗养治疗及早地进入临床治疗阶段。现已证明，在预防、治疗、康复阶段采用更全面有效的综合治疗手段，对增强体质、防治疾病、促进康复会起到非常好的作用。

高原特有的环境因素，对高原人员的生存能力和作业能力影响极大。高原环境是一个特殊的生态环境系统。疗养地、疗养环境与高原环境形成鲜明对比，疗养及疗养环境对高原人员健康维护、健康促进起着重要作用。近年来，疗养机构担负的高原人员的疗养任务逐年增多，疗养保障管理部门和疗养机构通过科学研究制定了高原人员疗养管理相关规定，疗养机构研究适合高原人员分类疗养保障的方案，采取综合保障措施，对改善高原脱习服症状，高原性疾病的预防、治疗和康复起到了很好的作用。疗养的综合作用在于改善机体功能，增强机体对高原的适应能力。其中，疗养地自然疗养因子发挥作用的重要机制是其对机体有整体性的锻炼作用，能提高机体的适应能力，这是药物疗法所不能比拟的。尤其是通过开展分类保障模式，从高原保健疗养到高原疾病康复疗养，以及为提高高原部队军事作业能力的高原特勤疗养，极大地促进了高原人员的战斗力恢复。

第一章 >>>

高原环境对人体的影响

在高原环境中,低气压、低氧、低温、强辐射(主要是紫外线)等多种自然因素,对人体造成了不同程度的综合性影响。其对人体生命产生负面效应的大小主要取决于海拔高度,而低气压是核心,低氧是关键。人体在高原就处于这样的低气压、低氧分压的环境中,其一切生命活动就是在这种缺氧的内外环境中进行的,形成了人与高原、生命与自然的相互关系。机体为了适应高原自然环境,自身可通过一系列代偿机制,使各系统功能达到新的动态平衡,实现习服与适应。如果适应机能不良,出现失代偿,就会发生高原疾病。综合国内外高原病基础研究文献及高原病防治研究资料发现,高原低压低氧环境对中枢神经、循环、呼吸、消化、泌尿、内分泌、生殖等系统,以及能量代谢、免疫及心理、体能等产生诸多效应。高原环境对人体的影响是多系统、多方位、急慢性损害并存的复杂的病理生理现象,还有许多医学难题有待研究。

第一节　高原自然环境特点

一、高原的概念

地理学上,凡海拔500m以上,地势平缓,山势起伏较小,而面积又比较辽阔的高地(平坝),称为高原。我国有青藏高原、内蒙古高原、黄土高原和云贵高原四大高原。医学上,高原是指能引起明显生物效应的海拔3000m以上的广泛地域,是高原病的多发地区。由于生物的个体差异或群体差异,其在高原时所受到的生物学效应也大不相同。耐受性差的人到达海拔2000m时就可能出现明显的高原反应。

医学上,根据引起生物效应的不同,可将高原分为:

1. 中度高原　海拔高度在2000~3000m之间,当人体进入此高度时,一般无任何症状,或者出现轻度生理反应,如呼吸和心率轻度加快,运动能力略有降低,肺气体交换基本正常。除了极少数对缺氧特别易感者外,很少发生高原病。

2. 高原　海拔高度在3000~4500m之间,生物学效应明显。多数人进入这个高度时会出现明显的缺氧症状,如呼吸和脉搏增加,头痛,食欲不振,睡眠差,动脉血氧饱和度低于88%,容易发生高原病。

3. 特高高原　海拔高度在4500~5500m之间,生物学效应显著。进入特高海拔地区时缺氧症状更进一步加重,动脉血氧饱和度一般低于80%,运动和夜间睡眠期间出现严重的低氧血症。高原病的发病率和严重程度很高。一般认为海拔5000m以上为生命禁区。

4. 极高高原　海拔高度在5500m以上,人类难以长期生存。进入此高度时机体的生理机能进行性紊乱,常失去机体内环境自身调节功能,出现极严重的高原反应,表现为显著的低氧血症和低碳酸血症,动脉血氧饱和度在70%~60%之间,常常需要额外供氧。长期居住或执行任务的高原,一般多不超过5500m。

二、高原自然环境的特点

高原环境因素对人的身体健康和工作效率有一定的影响。大气中的气象要素和人体之间直接进行能量交换和物质交换,对人体的生理机能直接产生影响。在高原地区,影响人体健康的主要气象因素有气压、氧气、太阳辐射、温度、湿度、风、空气离子和其他空气成分等。低气压、低氧、低温、大风和强辐射是高原环境的主要气候特点,其中低氧和低温是高原病的主要致病因素。氧是人体生理代谢的基本要素,空气中的氧经过呼吸进入血液,与红细胞(RBC)中的血红蛋白(Hb)结合,再经血液循环输送到全身组织细胞。海拔3000m以上的高原地区，由于空气中氧分压过低，使得肺泡气氧分压降低，进入动脉血液的氧也减少，不能完全满足机体的需要，造成机体缺氧。人从平原进入高原后，常因低氧而发生急性高原病（高原肺水肿、高原脑水肿等），严重者甚至死亡，长期居住则可能发生慢性高原病（高原红细胞增多症、高原心脏病等）。高原地区特有的环境因素及其气象条件还可引起冷损伤、呼吸道疾患、胃肠道疾患、皮肤病、失眠、脱水、体重减轻、雪盲等高原疾病。而且，低氧和低温相互增强会加速高原病的发生。

高原自然环境特殊，除大气压低、氧分压低、气温低、风沙大和紫外线辐射强的主要气候特征外，还有昼夜温差大、干燥、山高、谷深、自然灾害多等特点，这些环境因素与人体健康密切相关，加之人体自身的原因，如感冒、疲劳、饥饿、精神紧张等因素，均可诱发或加重高原病，若不及时预防和治疗，则可能产生严重后果，造成职业性高原损伤。因此，了解高原环境的特点与危害因素，对于高原病的治疗与预防是非常重要的。

（一）气压低、氧分压低

气压是大气压强的简称，即单位面积上大气柱的压力。地球表面被一层厚约200km的空气包绕着，由于重力的作用，空气对地面产生压力。在海平面，大气压为760mmHg（101.33kPa）。由于大气愈接近地面愈密集，愈远离地面愈稀薄，因此，随海拔高度的升高，气压逐渐降低，空气中的氧分压也逐渐降低。大气由数种气体物理混合而成，其中O_2占20.95%、N_2占78.09%，CO_2占0.027%。通常情况下，无论海拔高低，各气体所占有的比例基本不变。由于氧分压＝大气压×氧含量，因而当海拔增高时，氧分压就随大气压的降低而呈规律性的降低，一般来说，海拔每升高100m，大气压下降5mmHg（0.67kPa）。在海平面，空气中氧气分压约为159mmHg（21kPa）。随着海拔的升高和氧分压的下降，肺泡气氧分压和动脉血氧饱和度亦降低，见表1-1-1，超过一定限度后，将导致机体供氧不足，产生一系列生理和病理改变。

表1-1-1　不同海拔高度大气压、氧分压及动脉血氧饱和度对照表

海拔高度（m）	大气压		氧分压		肺气泡氧分压		动脉血氧饱和度（%）
	kPa	mmHg	kPa	mmHg	kPa	mmHg	
0	101.1	760	21.1	159	13.9	105	95
1000	89.6	674	18.8	141	12.0	90	95
2000	79.3	596	16.6	125	9.6	72	92
3000	70.5	530	14.8	111	8.2	62	90
4000	61.6	463	12.9	97	6.6	50	85
5000	53.8	405	11.3	85	6.0	45	75
6000	47.2	355	9.8	74	5.3	40	66
7000	41.2	310	8.6	65	4.7	35	60
8000	35.9	270	7.4	56	4.0	30	50
9000	30.6	230	6.4	48	<3.3	<25	20～40

注：1mmHg＝0.133kPa。

对人体产生显著影响的高度为海拔3000m以上，快速进入这一地区后数小时到数天，多数人会发生高原反应，如头昏、头痛、恶心、呕吐、心慌、气短、烦躁、食欲减退和乏力等，对人体生理功能有较大影响，严重者可发生急性高原病。在海拔5000m以上高原，体力和脑力劳动能力明显下降，甚至丧失。另外，虽然医学上将海拔3000m作为高原的最低高度，但是，由于个体差异，极少数对缺氧敏感者在海拔3000m以下高度亦可发病，而有些人在海拔4000m，甚至更高地区亦无明显的高原反应症状。

随着大气压降低，水的沸点也降低。在海拔5000m，水的沸点下降到88℃。因此，在高原做饭易“夹生”，进食后不易消化，会产生腹胀和胃不适等消化道症状。

（二）辐射强

辐射是指光波或微粒子，如质子、粒子在空间或媒介中向各个方向传播的过程。辐射强是高原的气候特点之一，地表接受的太阳辐射量随海拔升高而增加。在平原地区，较密集的大气层对太阳辐射起到“隔离毯”的作用。而在高原，空气稀薄，没有工业污染，空气清洁、尘埃少，加之日照时间长，所受到的辐射量明显多于平原。海拔每升高100m，辐射强度约增加1%，紫外线的辐射量增加3%～4%，高度越高增加的量越大（图1－1－1）。

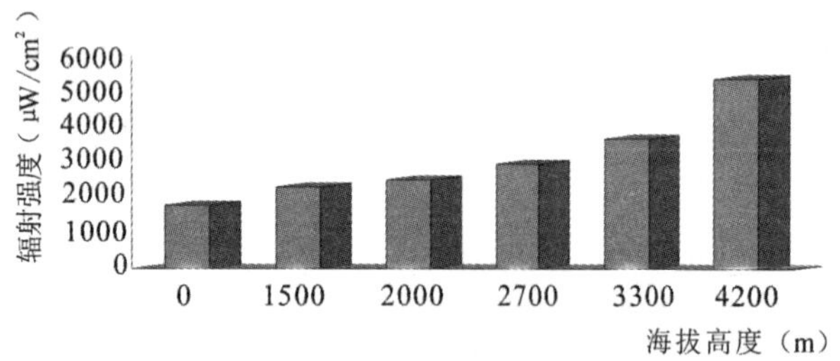

图1－1－1　不同海拔地区紫外线辐射强度

在高原，由于阳光辐射强，紫外线辐射亦强，特别是波长为280～315nm的紫外线增加更多。在海拔3600m高度，宇宙电辐射、紫外线强度对皮肤的穿透力是海平面的3倍；海拔5000m处，紫外线辐射约为平原地区的300%～400%。此外，高原夏季臭氧低谷进一步增加了紫外线的辐射强度。在缺少防护的情况下，紫外线照射过久，可引起皮肤灼伤和光照性皮炎，产生脱皮、水疱等症状。积雪能反射日光，高原积雪期较长，也是增加人体太阳辐射能的重要因素。在无积雪地带辐射强度低于25%，而在积雪地带可达75%～90%。资料显示，积雪会使人体遭受紫外线的双重辐射。

（三）寒冷、风大、湿度低

在平原，空气较为致密，从阳光中获得的热量不易散失，气温易于保持。在高原，空气较稀薄，大气热量难以保持。海拔每升高150m，气温约下降1℃，高寒气候区年平均气温－10℃～－1℃，极端最低气温－40℃～－35℃，即使在夏季，海拔5000m以上高原的积雪也终年不融化，一片严冬景象，最热的7—8月份平均气温也仅3℃～10℃，最冷的1月份平均气温低达－21℃～－11℃。高寒气候区不但气温低，而且低温持续时间长，全年冷季长达9个月。低温日（日最低气温低于－20℃）长达270天，严寒日（日最低气温低于－30℃）长约60天。另外，高原植被稀少，甚至没有植被，太阳照在由石头和砂子构成的地面上，石头与砂子吸热多而快，散热也快，因此，高原地区中午温度较高，早晚温度较低，一天之内的温差可达15℃～30℃，故称“年无炎夏，日有四季”。在高原11月初至翌年4月份为冬季，平均温度在－10℃以下，最低温度可达－40℃以下。寒冷对人体的影响是诱发或加重急慢性高原病或其他疾病（感冒、支气管炎、哮喘、冻伤等）的发生。由于气温低且多变，如不注意防寒保暖，极易发生上呼吸道感染和冻伤等疾病。

随海拔高度的升高，气流的速度也增大。在高原地区每小时50km的阵风（相当于风速12级）并不少见，有人提出在珠穆朗玛峰上有每小时60km的大风。高原上的风向昼夜不同，白天，风沿山坡吹向山顶；夜晚，寒风由积雪的山顶吹向山谷，彻夜寒冷。强风有降低大气温度、加速机体表面水分蒸发的作用，加重了寒冷的程度。随着风速的增大，皮肤表面的温度也随之下降。实际上刮风时风吹散了紧贴皮肤的暖空气隔离层，故风大与寒冷有密切关系，是引起冷损伤的重要因素之一。

海拔升高，大气中水蒸气分压降低，空气干燥，空气湿度降低。如将海平面空气中水蒸气的绝对含量作为100%，则在海拔3000m高原上，空气中水蒸气含量仅为20%，不及海平面的1/3；而在海拔6000m时，只有海平面的5%（表1－1－2）。由于高原地区的相对湿度较平原地区低，正常情况下，通过人的呼吸和汗液蒸发，人体可失去较多水分，却不易被人体察觉。水分蒸发将促使人的体液丧失，如果体液丧失过多，可出现脱水症状。轻度脱水对人体的影响较小，一般仅造成黏膜干燥、皲裂，如嘴唇干裂、鼻衄，严重的还有皮肤皲裂，冬季尤为明显。

表 1-1-2 不同海拔高度的大气压、干燥气体和饱和水蒸气的氧分压变化

海拔高度（m）	大气压（mmHg）	干燥气体氧分压（mmHg）	饱和水蒸气氧分压（mmHg）	混合气氧含量（%）	温度（℃）
0	760	159	149	20.9	15.0
500	716	150	140	19.7	11.7
1000	674	141	132	18.6	8.3
1500	634	133	123	17.6	5.0
2000	596	125	115	16.4	1.7
2500	560	117	108	15.4	-1.7
3000	526	110	100	14.5	-5.0
3500	493	103	94	13.6	-8.3
4000	462	97	87	12.8	-11.7
4500	433	91	81	12.0	-15.0
5000	405	85	75	11.2	-18.3
6000	354	74	64	9.7	-25.0
7000	308	65	55	8.5	-31.7
8000	267	56	46	7.4	-38.3
9000	231	48	39	6.4	-45.0

注:该表提供了配制模拟相应海拔高度混合气所需氧百分比和不同海拔高度的温度。

（崔建华）

第二节 高原低氧对人体的影响

一、高原低氧对人体生理功能的影响

(一)对中枢神经系统的影响

神经系统在机体功能调节中起主导作用,它既直接或间接地调节体内各器官、组织和细胞的活动,使之互相联系成为统一的有机整体;又可以通过对各种生理过程的调节作用,使机体随时适应外界环境的变化。神经系统可区分为中枢神经系统和周围神经系统两大类。中枢神经系统包括脑和脊髓。中枢神经系统对低氧最敏感,氧耗也最高。正常成人平均脑重为1400~1600g,约占体重的2.0%~2.5%,脑细胞对低氧尤其敏感,脑的耗氧量占全身总消耗量的20%,脑血流量约占心脏搏出量的六分之一。由此可见,脑的新陈代谢非常旺盛,其生理功能的正常发挥必须有良好的血供。

人进入高原时,大气压降低,氧分压、肺泡内氧张力和动脉气氧饱和度(SaO_2)相应下降,氧气向脑组织释放减少而产生缺氧症。当动脉 SaO_2 降低至75%~85%时,即产生判断错误与意识障碍等症状,而降至51%~65%时,即可引起昏迷。因高原缺氧而使血中氧含量有严重下降时,能导致脑的功能障碍或不可逆转的损害,甚至危及生命。

在急性缺氧情况下,可引起急性缺氧症,其症状与登高的高度和速度成正比,通常发展迅速且严重;当人们较缓地进入氧张力低的环境中,缺氧可刺激神经系统,初期可出现感觉器官的功能减退,表现为视觉和听觉紊乱。如四周变暗,机器噪音变弱或音调改变。神经功能障碍可呈现特殊的醉酒样状态,精神愉快、欣然自得,对周围环境失去正确的定向力和判断力,易激动和发怒,即使事先明确缺氧的危险性,也对其面临危险境地毫无警惕,对周围事物有不切合实际

的认识，盲目做自己不能胜任的工作，常常出现不当的动作，然后迅速转入抑制状态，表现出头痛、头部沉重感、精神萎靡不振、全身无力、嗜睡、脑力活动迟钝，注意力不集中，对周围事物漠不关心、沉默、抑郁、忧虑、悲伤、哭泣、呆滞、淡漠、无欲、动作迟缓、工作能力下降。严重者可有神志障碍、抽搐、昏厥。但有的患者也可在高原地区的山峰上主观感觉良好而突然出现昏厥和意识障碍，如不及时抢救可因延髓的呼吸中枢和心血管运动中枢出现麻痹而死亡，也有的表现为全身疲乏无力、衰弱、全身肌肉麻痹后死亡。在慢性缺氧情况下，必然会产生一系列神经精神方面的改变，其主要表现为中枢神经系统功能紊乱和大脑皮质高级活动失调。其临床征象因个体的体质情况、神经调节功能的灵活性和登高速率而有所不同。在神经精神系统方面发生改变时，往往伴有一般高原反应和其他系统的反应征象。首先，会出现神经衰弱综合征的临床症状，如头痛、头重、耳鸣、易疲劳、衰弱感、晕眩、记忆力减退、分析判断发生困难、注意力不集中、工作能力低下、易出汗、四肢厥冷发麻、失眠等症状，此类型最常见。其次，可出现癔症样发作的临床症状，如喘息、震颤、四肢强直、无力、抽搐、两手搐搦。多数患者意识清楚，少数患者轻度意识障碍，包括晕厥、意识混浊、轻度神志不清、头脑昏沉感，常表现为恐惧不安、烦躁等症状。此发作多在类神经衰弱综合征基础上发生。第三，可出现躁狂－抑郁症样改变，患者表现为兴奋，轻度的精神欣快感，身体活动增加，言语增多，喜欢争论，联想丰富，常伴有不耐烦、急躁、易怒等，亦有出现相反症状者，表现为抑郁，情感淡漠，对周围事物不关心，活动减少，沉默寡言，疑虑重重，甚至伤心落泪等。

上述急、慢性缺氧症的临床症状大多数在高原习服后可消失，所以不必有太多的顾虑，如出现症状时可给予必要的对症治疗。

（二）对循环系统的影响

高原低氧对循环系统的改变既有代偿适应性，又有损伤性，严重时可发生高原心脏病甚至心力衰竭，对人的生命安全造成威胁。

进入高原后心脏功能的改变与海拔高度、在高原停留的时间有关。进入较低海拔高原主要引起心脏代偿性反应，进入较高海拔高原可导致心脏功能障碍。在高原停留时间不同，心脏功能的改变也有区别。急速进入较高海拔高原较易发生心脏舒缩功能障碍。

高原低氧环境可使心率明显增快，并随海拔高度的增加而增加。在高原停留数月后，安静状下的心率减慢，可与平原人大致相同，但有明显的个体差异。对高原环境习服不良者则心率可长期加快。

进入高原后搏出量的变化存在个体差异，且与高原停留时间和海拔高度有关。约61% ~83%的人搏出量减少，4% ~6%的人搏出量保持不变，13% ~33%的人搏出量增加。多数急速进入高原的人，在前几天心脏的搏出量降低，一周左右降至最低值，一周后搏出量可有所回升，但仍可低于平原对照组。进入高原的海拔越高，多数人的搏出量降低越明显。移居高原较长时间的人群和高原世居者的搏出量与平原人相同。

缺氧使心肌氧化磷酸化障碍，心肌内三磷酸腺苷（ATP）和磷酸肌酸含量明显降低，心肌高能物质不足，心肌超微结构发生变化，甚至引起线粒体变性或坏死。

高原低氧环境对人体血压也有明显的影响，主要的影响因素是进入高原的海拔高度和在高原的居留时间，一般初到高原时，多出现血压升高，以舒张压升高为主。在高原居留一定时间后随着人体对低氧环境习服机制的建立，血压又出现不同形式的变化。多数人血压恢复正常；部分人的血压持续降低，形成高原低血压；也有的表现为收缩压无明显改变，而舒张压相对较高，使收缩压和舒张压之差小于20mmHg，形成高原低脉压；另有部分人血压持续升高，形成高原高血压。这些血压异常的人回到平原居住10天到1个月左右，其血压均可恢复到正常水平。

高原低氧环境主要影响肺循环－右心系统。右心室射出血液进入肺循环，因此肺循环容量等于右心室的心排出量。肺循环的特点是高流量、低阻力、短流程。缺氧可引起肺血管收缩，血流阻力增大，从而引起肺动脉压升高。无论是肺泡气氧分压降低，还是肺动脉或肺静脉血氧分压降低均可引起肺血管收缩，而以肺泡气氧分压降低引起的肺血管收缩效果最有效。肺血管收缩的部位主要发生在肺毛细血管之前，即肺动脉，尤其是中小动脉。长时间持续缺氧或间断缺氧，均可使肺动脉压长期维持于较高水平。较为持久的肺动脉高压还伴有肺血管壁的结构改建。肺血管壁发生结构改建时，血管壁增厚，管腔狭窄，导致肺动脉压进一步升高。久而久之便形成右心室肥厚。虽然急性缺氧可致肺动脉压升高，但缺氧解除后肺动脉压迅速恢复正常。

高原低氧对脑循环也有影响。急性低氧期，由于氧分压下降，组织中无氧代谢增强，其代谢产物引起血管平滑肌舒张，脑血流量增加，进而颅内血管充血扩张，通透性增加，形成脑水肿，导致大脑皮质功能障碍，发生高原昏迷。

同时，缺氧使微循环血液流变和动力改变，进一步发展可出现毛细血管壁的损害，凝血和抗凝血平衡受到影响，甚至发生弥漫性血管内凝血（DIC）、血栓形成等。

（三）对呼吸系统的影响

呼吸系统对高原低氧的反应程度是机体对高原环境习服程度的关键。海拔越高，大气压就越低，氧分压也按比例下降，机体将产生低压性低氧。

平原人进驻高原后，由于肺通气阻力变化，使得肺静态顺应性下降。有报道，平原人进驻海拔4100m停留72小时，与在平原时对照值相比肺静态顺应性降低20%。

由于高原气压低，层流减少，导致人员呼吸深快，肺总量、功能残气量、残气量和肺活量均增加，补吸气量减少，在海拔4268m，肺总量增加12%。肺总量的增加落后于功能残气量及残气量的增加，这是高原人肺容量改变的特点之一，该特点随海拔增高而越趋明显。高原人在静息状态下胸廓处于相对扩张状态，而人胸廓的最大扩张程度受到解剖结构的限制，其补吸气量减小，补呼气量增大是必然的结果。否则会导致肺泡通气量的减少，而失去高原肺容量增加的代偿意义。

初到高原低氧环境，人类抗衡低氧最有效的手段之一是加强呼吸，增强肺通气、换气、血液运氧和组织细胞内的气体交换，以缓解机体缺氧。同时通过肺泡弥散面积增大、通气血流比例改善、肺血管结构重塑等生理变化，以期达到通气习服。由于肺泡氧气分压的高低与通气量大小密切相关，因此肺通气的改变及其调节对于机体适应低氧十分重要，尤其对于初入高原者，在机体其他适应机制尚未建立起来之前更为重要。人类急速进入高原，部分人员可因通气习服不足而发生重症急性高原病（高原肺水肿、高原脑水肿）。

高原低氧可以导致睡眠呼吸紊乱，其发生率随着海拔增高而增加。高原睡眠期的呼吸紊乱表现为多种形式。睡眠时呼吸功能的变化有呼吸频率、幅度、肺泡通气功能的变化和反射性呼吸调节的变化。在高原睡眠时，特征性的呼吸变化是周期性呼吸伴或不伴有呼吸暂停，其中以伴呼吸暂停为多见。近年已将呼吸暂停分成两种类型，即中枢性呼吸暂停和阻塞性呼吸暂停。前者表现为全部呼吸活动暂时消失，后者则表现为呼吸活动继续进行，但气流停止。一般认为中枢性呼吸暂停是呼吸发生器的暂时衰竭引起的中枢性呼吸暂停，而上呼吸道阻塞则是引起阻塞性呼吸暂停。两类呼吸暂停都可能偶尔发生或反复出现。

从氧运输角度来看，平原人进驻高原后，RBC和Hb含量明显增多。但是如果RBC过多增生发展成红细胞增多症时，则给机体带来不利影响，表现为中枢和外周化学感受器对低氧的敏感性下降，同时还导致血液黏滞度增加，加之缺氧使小动脉收缩、循环阻力增大、心脏负荷过重，最终形成高原性心脏病。

（四）对消化系统的影响

高原地区由于大气压和氧分压低，氧供不足，将干扰机体的营养物质代谢，损害脑体功能，加之高原低氧条件下食欲减退、胃肠功能紊乱，更加重了低氧时能量供给的不足。研究表明，急进高原人员早期的反应最常见的是胃肠道症状，恶心、呕吐和食欲减退可高达60%。急性高原反应的消化道症状，往往发病初期急骤，原因可能一方面是缺氧引起中枢神经水肿，累及丘脑下部，引起自主神经功能紊乱；另一方面是由于胃肠黏膜缺氧，影响了其消化、吸收及蠕动功能。研究发现，急性缺氧可使多种消化酶、胃肠道激素、最大胃酸和胃泌素的分泌减少，后者可能与机体为适应缺氧环境表现交感神经兴奋性增高有关，上述改变同样将对胃肠功能产生显著影响，反过来又加重缺氧所致的食欲减退。

由于缺氧，中枢神经系统、脑腺垂体和肾上腺皮质功能紊乱对于消化道的蠕动、分泌和吸收等功能障碍的发生发展起重要作用。由于脑水肿而致大脑皮质高级中枢功能紊乱，进而自主神经系统调节障碍，副交感神经兴奋性下降，故出现胃肠受抑制现象和腺体分泌抑制现象。食物从胃中排空的速度减慢，肠活动受到抑制，张力减弱，蠕动速度和幅度减小。高原缺氧时可出现顽固性上腹部疼痛、消化不良等，特别是用餐后胃蠕动障碍，胃液、胃酸和胃蛋白酶生成减少，这是高原地区慢性胃炎，尤其是慢性萎缩性胃炎高发的原因之一；同时可引起肝脏充血、淤血、肝细胞功能减退，长时间缺氧可使血清谷丙转氨酶、谷草转氨酶和乳酸脱氢酶增高，甚至出现肝细胞变性坏死。

肝脏的组织结构与生理功能非常复杂，对缺氧又十分敏感，既往多项研究发现，初到高原地区的健康青壮年，有些人可发生肝脏肿大，经各种检查未发现引起肝脏肿大疾病的证据。而这些人返回平原地区后，肝脏可逐渐缩小或恢复正常。目前认为肝脏肿大的原因与高原低氧引起的肝血流量增加、肝脏充血、网状内皮系统增生以及代偿性肺气肿所致的肝下移等因素有关。高原低氧对肝脏酶代谢的研究发现，随着动脉血氧分压的下降，会出现血清谷丙转氨酶、谷草转氨酶、β-葡萄糖醛酸苷酶、醛缩酶、苹果酸脱氢酶、γ-谷氨酰基转移酶活性升高。这表明低氧是导致酶升高的直接原因，随习服时间的延长，这种异常变化也随之改善。这些酶活性升高与高原低氧引起的肝细胞膜通透性增加和肝细胞坏死等有关，它导致细胞内的酶释放到血液中，引起肝脏酶谱升高，返回平原后均可恢复到正常水平。

高原低氧环境引起肝脏功能和代谢方面的改变是多因素的，一方面与海拔高度有密切关系，另一方面与种族、个体差异以及肝功能试验的敏感性和实验方法等也有关系。由于肝脏具有强大的再生能力，因此在评价高原低氧对肝脏的影响时需综合分析。

（五）对泌尿系统的影响

泌尿系统由肾、输尿管、膀胱和尿道组成。机体在新陈代谢过程中所产生的废物及过剩的水分，需要不断地经血液循环送到排泄器官排出体外。其中，经过肾排出的废物数量大、种类多。高原低氧环境刺激机体产生一系列代谢性改变，机体血液再分配，内脏血流减少。随着海拔的增高，血液中 RBC、Hb 和红细胞比容增高，血液黏度增大，微循环受损，引起肾小球毛细血管阻力增加，肾小球内压升高，血流灌注不足，肾缺氧、重吸收、排泄功能变化加剧，致肾组织细胞、肾间质细胞功能等损伤，尿生化指标异常；随着机体长期对低氧的耐受性增强，逐渐习服于高原低氧环境，可恢复正常生理平衡状态。故高原低氧对肾脏的损害是随着海拔高度的增高而增强，随着居住时间的延长而减弱。

尿量改变是高原低氧环境对机体泌尿系统功能影响的主要表现之一。高原低氧环境引起的尿量变化与缺氧程度有关，轻度低氧可引起多尿，严重低氧则引起少尿。另外，人体进入高原时的尿量变化还与机体对缺氧的耐受性有关，如果机体对缺氧的耐受性好，可出现持续数天多尿，反之则引起少尿，后者常容易发生急性高原病，反之，尿量增多者极少患病。

低氧环境还可引起尿液成分的变化。尿液电解质含量的改变，一定程度上取决于是否同时伴有低碳酸血症。出现低碳酸血症时，尿液电解质的排泄主要是由呼吸性碱中毒引起的内环境平衡进行控制，尿液 Na^+、K^+ 的排泄量增多；而在不伴有低碳酸血症的情况下，尽管出现多尿，但尿液 Na^+、K^+ 的排泄量并不增加。缺氧时由于低氧过度通气，导致呼吸性碱中毒，血液 PCO_2 降低、pH 值升高，肾小管上皮细胞分泌 H^+ 和重吸收 HCO_3^- 都减少。同时，肾小管上皮细胞内谷氨酰胺酶活性降低，使 NH_3^+ 产生减少，加之肾小管上皮细胞排 K^+ 较多，因此尿液的 Na^+、K^+ 和 HCO_3^- 排泄增加，分泌 H^+ 和 NH_4^+ 减少，尿液通常呈碱性。

另外，高原低氧环境使糖酵解作用增强，乳酸生成增加，其增高水平与缺氧持续时间，以及对缺氧的反应程度密切相关。高原低氧环境尿液 pH 值变化受进入高原的速度、海拔高度、持续时间、饮食和活动情况、对缺氧的耐受能力，以及机体物质代谢状况等多种因素的影响，尽管进入高原时可出现尿液 pH 值升高，但真正呈碱性尿者甚为少见。

此外，由于低氧引起肾小球上皮细胞对蛋白的重吸收功能降低，肾小球毛细血管通透性增强使蛋白滤出增加，最终发生蛋白尿。高原健康居民尿蛋白排出量随着海拔升高和移居时间延长而增多。

（六）对血液系统的影响

血液是一种由血浆和血细胞组成的流体组织，在心血管系统内循环流动。人体内血浆和血细胞量的总和为血液的总量，称为血量。正常成人的血液总量约为体重的7%～8%，即每千克体重约有70～80ml血液。血液是机体内环境中最活跃的部分，是沟通各部分组织液以及与外环境进行物质交换的场所，在维持机体内环境稳态中具有非常重要的作用，具体功能主要包括四个方面：运输功能、缓冲功能、维持体温相对恒定和生理止血作用。因为氧气是通过血液运输的，所以高原低氧时，血液系统的应答与机体的代偿适应或失代偿损伤密切相关。

人体进入高原一定海拔高度后，很快就会出现以Hb和红细胞增多为主的血液系统反应。Hb和RBC数量随海拔升高而增高，并且与在高原生活的时间也有关系。Hb和RBC在进入高原1周后开始升高，一般至8周左右达到高峰，12周后趋于稳定。在高原，当Hb≥210g/L（女性≥190g/L），国内诊断为高原红细胞增多症。研究认为海拔越高，高原红细胞增多症的发病率越高，体力劳动者发病率高于脑力劳动者。大量资料表明高原男性的RBC、Hb均高于女性，女性几乎不患高原红细胞增多症。此种差别可能与雌激素抑制促红细胞生成素的分泌和月经有关。此外，红细胞增多症还受到其他因素，如个体和种族差异、年龄、寒冷和运动、吸烟等因素的影响。

血红蛋白氧解离曲线是表示PO_2与血红蛋白氧饱和度关系的曲线，血红蛋白的氧离曲线呈“S”形。Hb与氧的结合和解离可受多种因素影响，此时氧离曲线的位置发生偏移，即Hb与氧的亲和力发生变化。影响Hb与氧的亲和力的因素有血的pH值、$PaCO_2$温度和2,3－二磷酸甘油酸等。反应Hb氧亲和力的一个常用指标是P_{50}，它是指在38℃、pH值7.40的条件下，50%的Hb为氧饱和时的血氧分压。高原低氧对Hb与氧亲和力的影响，目前观点尚未一致，一些学者报道低氧引起氧离曲线右移，Hb与氧的亲和力下降；另有一些研究结果则表明Hb与氧亲和力增加；还有一部分学者认为Hb氧亲和力不变。而引起高原低氧对Hb氧亲和力报道不一致的原因可能与P_{50}的测量方法不同有关。

血小板的主要功能是参与生理止血。血小板的止血功能与血小板的黏附、聚集、释放等生理特性密切相关。关于高原低氧对外周血中血小板数量的影响的相关报道是矛盾的，升高、减少或不变均有报道。而进入高原后血小板超微结构正常，血小板外膜完整，形成伪足和脱颗粒能力正常。有关平原进入高原的血液凝固性的变化也存在不同的观点。有学者认为高原低氧引起血液凝固性增加，而另一些学者则认为无明显变化。国外有学者报道急速进入3450m高原最初几天白细胞总数增加，伴淋巴细胞和嗜酸性粒细胞减少，认为是登山剧烈运动的结果，也可能与肾上腺皮质激素分泌增加有关。但另有学者观察到4540m高原世居人群白细胞总数及分类与平原人无明显差异。国内多数研究表明高原缺氧环境对白细胞总数及分类无明显影响。

（七）对内分泌系统的影响

人体的内分泌腺主要包括脑垂体、甲状腺、甲状旁腺、肾上腺、胰岛和性腺等。有些器官虽不列入内分泌器官，但也分泌多种激素。如肾脏产生肾素和促红细胞生成素，心房产生心房钠尿因子等。此外，体内有一些细胞和组织也能产生和释放某些化学物质，如前列腺素和血管内皮产生的血管活性物质等。在机体的调节中，神经系统起着主导作用，而内分泌腺则起着不可缺少的补充作用。高原对人体各系统均有明显影响，机体在神经内分泌系统的调节下，维持内、外环境的平衡，内分泌系统在机体对高原的适应或习服中起着重要作用。

下丘脑分泌促肾上腺皮质激素释放因子（CRF），刺激垂体前叶合成和释放促肾上腺皮质激素（ACTH），进而促使肾上腺皮质释放糖皮质激素和盐皮质激素，因而称为丘脑－垂体－肾上腺皮质系统。高原低氧同其他应激反应一样，可迅速激活丘脑－垂体－肾上腺皮质系统，使ACTH和皮质醇分泌增多。平原人赶往2000m以上高原地区，肾上腺皮质功能立即增强，一般于第2周恢复至平原水平。Mackinnon（1992）报道，从1000m登至4330m高原，24h中尿中17－羟皮质酮排出增加70%，第12天和17天分别恢复至平原值水平。急性低氧引起肾上腺皮质功能增强，主要是通过对外周化学感受器的刺激，反射性引起下丘脑释放 CRF 和垂体释放 ACTH 增多,继而使肾上腺皮质激素分泌增加。高原对肾上腺皮质功能的影响,除低氧外,还有其他因素的作用,如运动、情绪变化等。肾上腺皮质对高原的反应与机体对低氧的适应有关。急性低氧引起肾上腺皮质功能一过性增强,随着机体对低氧的适应或习服,肾上腺皮质功能逐渐恢复正常。慢性低氧或高原世居者,肾上腺皮质功能与平原人类似或低于平原人。肾上腺皮质分泌的盐皮质激素以醛固酮(ALD)为代表,ALD 的分泌受三种因素调节:肾素 - 血管紧张素、血钾和 ACTH,其中肾素 - 血管紧张素最重要,因而称为肾素 - 血管紧张素 - 醛固酮系统(RAAS)。平原人进入 3500m 以上高原的最初几天,血浆醛固酮浓度(PAC)常急剧减少,一般 10 天后恢复到平原水平;但血浆肾素活性(PRA)的改变极不一致,可升高、降低或不变。高原对 ALD 的分泌有一定的抑制作用,而且与海拔高度和在高原停留的时间有关。高原导致 PRA 水平升高,与交感 - 肾上腺髓质兴奋增强、儿茶酚胺分泌增加,以及 ACTH 增多有关。常氧情况下,PAC 受 PRA 调节,二者变化一致。而高原低氧使 PRA 对 PCA 的调节作用减弱,或 PAC 对 PRA 的反应钝化,PAC 不能随 PRA 的升高而相应升高,在高原运动时更加明显。

抗利尿激素(ADH)或精氨酸血管升压素(AVP)是垂体后叶分泌的肽类激素,主要作用于肾远曲小管上皮细胞膜受体,通过腺苷酸环化酶 - 环磷腺苷系统,使细胞膜“双通道”孔增多、增大,促进水的重吸收。ADH 分泌主要受血浆渗透压的调节,但循环血量减少,以及疼痛、创伤、情绪紧张等也可促使 ADH 分泌增多,而寒冷、交感神经兴奋和儿茶酚胺升高则可抑制 ADH 分泌。高原对 ADH 分泌的影响比较复杂,可增加、减少或不变,可能与低氧程度或海拔高度、低氧导致的过度通气和 $PaCO_2$ 下降,以及液体摄入和/(或)血量有关,也可能受种属差异和麻醉状态的影响。总之,由于高原对 ADH 分泌的影响因素较多,因此初到高原的人血浆 ADH 水平可升高、降低或不变,但随着在高原的时间延长,ADH 逐渐恢复到平原水平,这是机体对高原的适应,机体对各种刺激的反应发生钝化所致。

交感 - 肾上腺髓质系统的反应是各种应激的重要反应之一,低氧引起交感 - 肾上腺髓质系统活性增强,血中儿茶酚胺(CA)浓度升高,尿内 CA 排出增多。一般认为,平原人到达 3000m 以上高原的最初几天,交感 - 肾上腺髓质活性明显增强,大约第 2 周以后逐渐接近平原水平。一般认为,高原低氧引起交感 - 肾上腺髓质活性增强,具有重要的代偿意义。但如反应过强、CA 分泌过多,将引起大量血液由高阻力体循环系统向低血管内渗透,从而促使肺血管内液外渗,导致肺水肿的发生。但经过对高原的适应,机体内可产生某种保护作用,如心肌对 CA 的反应减弱。因此,进入高原初期,尽管血浆 CA 浓度仍显著升高,但心率和输出量已恢复接近平原水平。

下丘脑产生促甲状腺激素释放因子(TRH)引起垂体释放促甲状腺激素(TSH),继而刺激甲状腺滤泡上皮细胞分泌甲状腺素即四碘甲腺原氨酸(T_4)和三碘甲腺原氨酸(T_3),二者为血清蛋白结合碘的主要成分。T_3、T_4 以甲状腺球蛋白(TG)的形式储存于甲状腺滤泡内,释放入血的 T_3、T_4 绝大部分与血浆蛋白结合,以甲状腺素结合球蛋白为主。T_4 为细胞外主要的甲状腺激素,T_3 为细胞内主要的甲状腺激素,T_4 主要通过在外周转变为 T_3 而发挥生理作用。高原对甲状腺功能的影响除低氧的主要作用外,寒冷、运动等也有重要作用。许多学者的研究表明,急性低氧引起甲状腺功能增强,甲状腺对放射性碘的摄取、血清蛋白结合碘、T_4 和游离 T_4(FT_4)增加,而慢性低氧对甲状腺功能没有明显影响。

人类和哺乳动物的性腺,男性为睾丸,女性为卵巢,它们除产生生殖细胞外,还兼有内分泌功能。睾丸分泌雄激素,主要有睾酮和雄酮;卵巢分泌雌激素,包括雌二醇、雌酮和雌三醇。高原对性腺功能的影响,对男性的观察研究较多,总的认为是高原低氧对男性性腺功能有一定的抑制作用。动物实验表明,低氧对睾丸可能有直接损伤作用。高原低氧抑制睾酮的分泌,因而精子的发育与成熟也发生明显障碍,主要表现在精子数量增加和活动精子数量减少。高原对卵巢分泌功能影响的观察材料较少,动物实验表明高原低氧可增强卵巢功能。

(八)对生殖系统的影响

高原低氧对机体生殖功能的影响是多方面的。

高原可引起性功能的改变,如男女性成熟期及第二性征表现推迟、性欲改变、男子阳痿、早泄、女子月经紊乱等。

有资料表明,高原学龄女孩的月经初潮比平原学龄女孩晚,约推迟1岁半。另有一些学者也证明,高原男人和女人第二性征出现的年龄均推迟,但是高原女孩月经初潮年龄的推迟,不仅有高原环境的生理影响因素,还有经济、文化发展等社会影响因素。高原妇女的月经周期与平原妇女无显著差异,但经期却明显缩短,平原妇女移居高原后,可出现月经周期不规律、延长、缩短或闭经。高原妇女的绝经年龄一般早于平原妇女,而且还可见到绝经后数年的老年妇女,由于受内分泌激素的影响又重新来几次月经的现象。高原妇女雌激素的排出量较平原妇女低,主要影响雌三醇的分泌。

高原低氧环境使睾丸缺乏生精上皮,精原细胞为赛氏细胞所代替,间质细胞数明显增加。高原低氧对睾丸有两方面的影响,一是睾丸在形态学上的改变和精子生成受阻,二是影响精子向附睾移动。然而,高原低氧对生殖系统结构和功能的影响是多方面的,许多问题尚待研究。

研究发现模拟高原5000m缺氧30天,大鼠血中睾酮水平显著降低;缺氧15天、30天,大鼠睾丸内睾酮合成相关酶P450scc和3β-HSD mRNA的表达分别受抑制。睾丸组织结构损伤与低氧程度有关,光镜下主要表现为睾丸充血,间质水肿,精子发生受损,生精上皮破坏,生殖细胞排列紊乱。电镜下生殖细胞和支持细胞线粒体肿胀、气球样变,支持细胞出现空泡变,脂滴增多,溶酶体增多,出现许多髓鞘样结构,部分精原细胞发生退行性变,生殖细胞肿胀、结构疏松,初级精母细胞核膜内陷。

(九)对能量代谢的影响

能量代谢是体内物质代谢的一种表现形式。人体处在相对恒定的内外环境时,能量代谢也是相对恒定的。所处环境一旦发生变化,能量代谢亦随之变化,使机体适应新的变化。

基础代谢是维持生命基本活动的能量来源,国内外学者针对高原自然环境对基础代谢的影响进行过许多研究,但结果不一。这可能与实验环境,实验对象和实验方法等不同有关。基础代谢受海拔高度、低氧时间以及在高原居住时间的影响。有研究资料表明,人体在较低海拔时基础代谢率与平原相似,而在较高海拔时则明显增高;急性低氧时,由于应激反应,基础代谢率有所增高,以后随低氧适应的建立,逐渐下降至正常水平;人体进入高原时,生理代偿功能增强,基础代谢率增加,为适应能力强的表现,所以基础代谢可反映人在高原的适应能力。不管初入高原的基础代谢升高还是降低,待高原适应后,会趋于稳定,而接近高原久居人的水平。

高原氧分压低,对劳动者的能量代谢有明显的影响,急性或慢性低氧条件下,肌肉作功能力随海拔高度上升而递减,但高原居民的最大氧耗量仍均高于同一海拔高度的平原人。

高原低氧对糖代谢产生种种影响,人在高原长期居住,肝糖原和血糖也都降低。急性低氧时,甲状腺素、糖皮质激素、肾上腺素和去甲肾上腺素均有升高,促进糖的代谢;慢性低氧时,甲状腺素、去甲肾上腺素仍然升高,组织对胰岛素和高血糖素敏感,加速肝糖原的转化和糖酵解作用。在低氧环境,糖的有氧代谢通路受阻,无氧代谢增强,血中乳酸和丙酮酸含量升高,乳酸/丙酮酸比值增大。这些改变与组织中的氧分压有明显的关系。

人在低氧时,胆固醇、磷脂、酯化脂肪酸均升高,回到海平面后即恢复到原来水平。在正常氧和低氧环境,以自行车功率计进行运动实验时可以看到,血浆游离脂肪酸随低氧程度和劳动强度而增加。低氧时,体内儿茶酚胺分泌量增加,血中游离脂肪酸量与能量摄取呈负相关,所以神经内分泌的改变和能量摄取的限制是人体进入高原时血中游离脂肪酸升高和贮存脂肪减少的主要原因。游离脂肪酸可在体内氧化变成能量供机体应用,但氧化不全时,酮体在体内增高,可出现酮尿或酮血症。

低氧对蛋白质的影响,主要反应在体内氮平衡,蛋白质合成与分解,血浆蛋白和氨基酸及代谢方面。人体在低氧时,食欲下降,能量和蛋白质摄取不足,往往出现负氮平衡;低氧时,从食物中摄取的氨基酸不足,体内能量物质(ATP、GTP)生成减少,组织蛋白质合成受到抑制;低氧时,体重下降,蛋白质分解加强,尿中氮排出量增高,肝脏中氨基酸含量增高;人进入高原时必需氨基酸含量减少,非必需氨基酸中谷氨酸增多,必需氨基酸/非必需氨基酸比值下降,血浆中尿素和牛磺酸含量增加。

能量摄取不足时体内脂肪、蛋白质被消耗,体重减轻,体力下降,影响人体健康。人在高原环境中,基础代谢、休息和运动时的能量消耗大于平原。综合高原的营养调查和研究,在迅速进入高海拔时,应供给高糖和高维生素的膳食;而对3000m以上高原久居者,特别应考虑能量、蛋白质和维生素的供给,其供给量应高于平原;如果在4000m以上高原,食物供给受限,维生素来源不足时,每日则可供给复合维生素丸以确保维生素的供给,满足生理需要。

二、高原低氧对人体心理的影响

高原自然环境的特点是低压、低氧、气候干燥寒冷、风速大、太阳辐射线和紫外线照射量增多等。这不仅对人的生理状况产生很大影响,还会引起感觉、记忆、思维判断、注意力、情绪和人格等心理问题,使心理功能下降,影响高原作业人员的工作绩效。高原环境下,由于海拔升高,空气中氧分压降低,致使吸入气氧分压不足,血液在肺内得不到充分的氧合,血液中氧分压下降、血氧含量和 SaO_2 降低,甚至出现低氧血症,造成缺氧,这是高原环境对人体影响最明显和最严重的因素。在人体组织中,神经组织对内外环境的变化最为敏感。缺氧条件下,脑功能(尤其是学习、记忆、思维和情绪情感等高级脑功能)损害发生最早,损害程度也比较严重,暴露时间越长,损害越严重。

(一)对人体认知能力的影响

高原缺氧对认知功能的影响显著而持久。国外研究者多数认为中等海拔对人的认知影响较小,而长期暴露在较高海拔的高原上,认知功能就有明显损害,如语言功能降低、认知运动任务完成较差、感知困难,记忆的获得、保持较差,且操作速度显著减慢。Chlaepfer 等(1992)认为,持续(大于10小时)暴露于高原或海拔过高(大于5000m)必然影响认知功能。Cavaletti(1990)发现,仅仅一次的高海拔(5000m以上)暴露对认知功能也产生较大的影响,如记忆力下降、反应时延长、注意力分散、动作协调性下降等,而且这种损害在回到海平面后仍会持续一段时间,但一些言语性任务和操作技巧却不受影响。但也有人持不同意见,如有研究报道指出慢性阻塞性肺病患者停止氧治疗后,认知功能有轻度提高;Schlaepfer 等(1992)在3450m海拔、急性轻度缺氧条件下对10名健康受试者的认知功能进行了测试,结果发现其反应时间反而缩短。高原缺氧对认知能力的影响主要集中于信息的前加工阶段,也影响大脑对信息的评价过程,脑电检查呈现P300潜伏期、反应时延长。

1. *对感觉和知觉的影响* 感觉是人脑对直接作用于感觉器官的客观事物的个别属性的反映。根据感觉的性质可把感觉分为两大类:外部感觉和内部感觉。外部感觉是指接受外部刺激,反映外界事物的个别属性的感觉。外部感觉包括视觉、听觉、味觉、嗅觉和肤觉。肤觉又可细分为温觉、冷觉、触觉和痛觉。内部感觉是指接受机体本身的刺激,反映机体的位置、运动和内部器官不同状态的感觉,包括运动觉、平衡觉和机体觉。

高原缺氧对机体感觉机能的影响较早,其中视觉对缺氧最为敏感,包括视力模糊或短暂的视力减退、视疲劳、闪光幻觉、飞蚊幻觉、夜盲、复视、视野改变,视觉反应时间延长,视敏度下降,暗适应时间延长,甚至出现一过性失明。急性缺氧时,以柱状细胞为感受器的夜间视力受影响最为严重。夜间视觉从海拔1200m起开始出现障碍,平均每升高600m夜间视力下降约5%。有研究发现,在4300m以上的高度时,夜间视力明显受损,并且这种损害并不因机体代偿反应或返回到低海拔地区而有所改善。当躯体症状、情绪及操作能力有所恢复时,视觉损害仍持续存在。以锥状细胞为感受器的昼间视力的耐受力较强,平均自5500m才开始受损。缺氧时视网膜中心凹区域的辨别阈在视野背景照明度较低的情况下,受影响最大;当照明度较强时,几乎不受影响。在低照明度下,缺氧对几何形象分辨能力影响很大,而照明度增强后影响减小。中度缺氧可使视野缩小,在6000m时视野明显缩小,周边视力丧失,盲点扩大。如缺氧进一步加重可引起全盲。大约在5000m,多数人眼肌协调能力已开始出现障碍,表现为近点远移,看不清近物;低压氧舱实验发现,在5500m做检查,发现阅读时眼外肌运动的协调运动机能出现明显障碍，阅读一行字的时间延长，同时眼球固定对准目标的动作也不准确。空间视觉对缺氧也较敏感，海拔3000m时可出现轻度障碍，5000m时多数人出现障碍，7000m时均发生明显障碍。缺氧对视敏度和颜色辨别力在3000m以上的高度时开始降低。视觉反应时延长，视敏度下降，暗适应时间延长。Bouquet C. (2000)等用低压氧舱模拟高原环境，研究慢性缺氧对颜色辨别能力的影响。让8名受试者在31天内从海平面(PO_2 = 210kPa)上升到8848m的极端高度(PO_2 = 70kPa)。在此过程中让受试者区分红色、蓝色和绿色等不同颜色。发现低海拔时受试者的颜色辨别力无明显变化，但高海拔则会引起颜色辨别力的下降，主要是对红色和蓝色的辨别发生障碍。

机能随着海拔的增加也受到影响，大约在海拔5000m附近，高频范围的听力下降，中频及低频范围的听力(包括语言感受范围)，则在5000～6000m以上才显著减退。Rosenberg等(1992)研究发现，在缺氧有明显主观症状以前，听觉定向力已受到明显影响，这可能是高原缺氧条件下发生事故的重要原因。触觉和痛觉在严重缺氧时也会逐渐变得迟钝，痛觉阈值在5600m以上的高度时明显降低。在极端高度时，机体可出现错觉和幻觉。Regard M. 等(1999)对8名世界级的登山运动员进行研究发现，动员在不同海拔均有幻觉体验，幻觉表现形式主要是躯体幻觉、听幻觉和视幻觉等，一般均为假性幻觉。大约在6000m的高度时，多数人均出现幻觉。

知觉是指对客体或客体特征的感知和反应。感知和反应能力的变化对于任务操作的速度和准确性均有显著影响，尤其是复杂任务。其中，一个人对文字理解所需的时间称为综合反应时间(complex reaction time, CRT)。Bolmont B. (2001)和Mackintosh J. H. (1988)研究发现，高原环境中CRT是一个较为敏感的指标。其中，无论是在实验室模拟条件下，还是真实的野外活动中，无论伴有或不伴有高原反应，与在基准海拔环境中相比(如低海拔或者海平面处)，高原环境中人CRT均有所增加。即使对于某些高原环境耐受者(海拔6000m以上仍无明显的生理反应者)以及高原习服人员来说，CRT也是一个非常敏感的指标。通常情况下，在海拔2500m以上就可以观察到CRT的明显增加。而Denison等(1966)发现在海拔1500m以上也可以观察到CRT的增加。另外，选择反应时间是指对多种刺激进行辨别和区分，然后做出适当反应所需的时间。Dykiert等(2010)在选择反应时间的研究中发现，选择反应时间在海拔高于4000m时便会明显增加。因此，高原环境可以显著影响人的知觉，并且其影响随着海拔高度的升高而增加。

2. *对记忆能力的影响* 记忆是人脑对过去的经验的保持和再现(回忆和再认)。海马和大脑边缘系统是学习和记忆的主要部位，对低氧较敏感，说明高原暴露对人和动物的学习和记忆能力造成损害。大量研究运用不同方法报道了低氧对学习记忆(包括信息储存和提取)的影响，该影响是由于低氧损害了动物对于新信息的学习能力所致。

(1)信息储存和提取能力受损 Shock等于1942年首次证实，含氧量11%的低氧便可以对大鼠在迷宫中的视觉辨认学习能力造成影响，而且低氧对学习能力的损害要大于对储存和提取能力的影响。Nelson等(1990)发现，高于海拔6000m的低氧环境对于信息的储存能力没有影响，但是却损害了对新信息的学习能力。然而，动物实验表明，严重的低氧环境也可能损害动物对信息的储存和提取能力。Chleide等(1991)发现，连续4天的低氧处理可以损害大鼠储存信息的能力，但是这种损害可以在动物回到常氧环境中6天后便得以恢复。Chiu等(2010)发现急性低氧暴露(5%氧浓度，2天)3天后可以严重损害动物的信息提取能力，5小时后严重影响动物对新信息的学习能力。Kramer(1993)等通过对海拔6100m登山队员作业能力的检测同样发现了类似的结果。Hota等(2008)发现头孢曲松可以改善慢性低压低氧对记忆提取能力的影响，其机制可能是头孢曲松增加了神经胶质细胞对谷氨酸盐转运蛋白的表达，从而加大了神经突触对谷氨酸盐的摄取，进而使得记忆提取能力得到改善。

但是，Nicholson与Wright(1975)发现，在适度低氧环境中(4572m, PaO_2 50mmHg)猴子执行任务的能力却得到了改善。另外，Zhang等(2005)对在适度低氧环境中(2260m)人的空间记忆、长时程记忆以及短时程记忆都做了调查。他们发现适度低氧仅对受试者的短期视觉构建能力产生影响，但对其他功能却未造成明显影响。以上结果表明,低氧对动物学习记忆能力的影响,与低氧程度和持续时间都有关系。

(2)空间记忆、短时程记忆和注意能力下降　记忆对缺氧很敏感,在海拔1800~2400m对观察对象进行检测,可看出记忆力开始受影响。大约海拔5400m时,观察对象记忆薄弱,已不能同时记住两件事。随着海拔的升高,缺氧程度的加重,表现出不同程度的记忆损害,从记忆下降到完全丧失记忆能力。Hale B.(1994)以Morris水迷宫为测量工具,选择不同海拔高度(0m、5500m、5950m和6400m)对344只大鼠的记忆功能进行研究。结果发现5950m和6400m高度时,大鼠的空间参照性记忆和工作记忆均受到明显的影响,主要表现为反应时延长、记忆内容紊乱、识记时间延长,而且对记忆能力的损伤程度和海拔高度呈正相关。值得重视的是,低氧损害的是动物的学习能力,而对动物储存信息的能力则无影响。另外,以上这一作用只有在海拔高于5500m时才能表现出来。因此,低氧对大鼠空间记忆能力的损害似乎存在一个阈值下限。总体来说,这种影响在低氧暴露过程中要比低氧暴露后明显,低氧暴露后6小时要比暴露后2小时明显。Kheirandish等(2005)发现间歇性低氧暴露也可以损害动物的空间记忆能力。Maiti等(2008)研究发现,急性高原低氧环境下海马、皮质和纹状体神经元的凋亡可能导致动物空间记忆能力的下降,但低氧暴露21天后,下降的空间记忆能力即有所恢复。有趣的是,Zhang等发现适度的间歇性低氧暴露(2000m,3或4周,4小时/天)却可以提高动物的空间记忆能力。Lu等(2009)研究发现,这一空间记忆能力的提高与动物海马树突棘Rap特异性GTP酶活化蛋白表达的升高相关。另外,Wittner等(2005)发现短暂的急性低氧暴露(7000m,60分钟)也可以提高动物的空间记忆能力。Nelson于1982年对20名攀登McKinley峰(6193m)的登山者,在35天的攀登过程中做了空间记忆能力的检测。他们发现,在海拔3800m时,未观察到低氧对其记忆能力的影响,而在海拔5000m以上时,空间记忆能力损伤较大。Barhwal等(2007)研究发现,乙酰左旋肉碱可以减少低氧环境下细胞的氧化损伤并抑制细胞凋亡,从而可以改善急性低压低氧环境对动物空间记忆能力造成的损伤。Bekker等(2006)发现,异氟烷也可以对低氧导致的空间记忆能力的损伤起到保护作用。

高原慢性缺氧对记忆力的影响主要表现为两个方面。第一,高原记忆力减退的年龄比平原地区提前;第二,慢性缺氧对短时记忆和瞬时记忆的影响较明显,特别是瞬时记忆受海拔高度影响更明显。高原低氧引起记忆错乱,表现为记忆错误增加,或者再认和回忆过程的错误和紊乱。记忆力对缺氧很敏感,有些人在2500~3000m的海拔高度,记忆力就明显下降,超过海拔3658m以后,记忆力下降则更为显著。记忆力下降的突出表现是,记不住人的姓名和数字。居住海拔5380m 1年的平原人操作智力功能及记图、再生、联想、理解倍数、记忆商数明显降低。之后,随着海拔的升高,缺氧程度的加重,表现出不同程度的记忆损害。在此过程中,虽然意识尚存在,并始终保持,但下降到地面后本人对自己在高空停留期间的许多异常表现完全遗忘(逆行性遗忘)。

长期停留在高海拔地区的人,当他们回到平原之后,在一段时期内会有智力减退。这种智力减退的程度和持续的时间与到达的高度和停留的时间有关。回到平原以后,脑力特别疲乏的感觉可持续数周,常表现出记忆力的某些紊乱,返回平原8个月后上述脑功能基本恢复到了上高原前的水平,要达到完全恢复可能需要1年以上。

3.对思维、言语和想象的影响　思维是人脑对客观现实的间接的和概括的反映。它是借助言语实现的、能提示事物本质特征及内部规律的理性认识过程。思维和感觉、知觉一样,也是人脑对客观现实的反映。不过感觉和知觉是对客观现实的直接的反映,它们所反映的是客观事物的外部现象或个别属性,而思维则是对客观事物间接的、概括的反映,它所反映的是客观事物的共同的本质特征和内在联系。

急性高原缺氧严重影响人的思维能力。人的思维能力从海拔1500m开始受损,表现为新近学会的复杂智力活动能力受到影响;海拔3000m时各方面的思维能力全面下降,判断力较差,但对已熟练掌握的任务仍能完成;海拔4000m时书写字迹拙劣、造句生硬、语法错误;海拔5000m时思维明显受损,判断力尤为拙劣,做错了事,也不会察觉,反而觉得自己正确,不知道危险；海拔6000m时意识虽然存在，但机体实际上已处于失能状态，判断常常出现明显错误，而自己却毫不在意；海拔7000m时由于肺泡气氧分压在数分钟内降至临界水平，相当一部分人可在无明显症状的情况下突然丧失意识。严重缺氧常产生不合理的固定观念，表现为主观性增强，说话重复，书写字间距扩大，笔画不整齐、重复混乱等现象。正常理解力、判断力也遭到破坏，丧失对现实的认识和判断能力。缺氧影响思维能力的危险性在于缺氧已导致个体的思维能力显著损坏，但自己却往往意识不到，做错了事，也不会察觉，还自以为思维和工作能力“正常”。Richalet等(1999)低压舱实验发现，有人在海拔7000m附近停留期间，出现下肢瘫痪、记忆力丧失、不能书写、体力和智力已接近完全衰竭，自己却不能完全觉察，不顾舱外主试者的意见，仍要坚持继续停留下去，并且还自信自己的思考是“清晰的”，判断是“可靠的”。

语言是以词为基本结构单位，以语法为构造规则的符号系统，是现代人类特有的表达和交流系统，是人类社会必不可少的工具之一。对于认知神经科学家来说，其关注的焦点则集中于语言使用的内在认知和神经过程。研究发现，词形识别的心理过程与左侧梭状回有一定联系，尤其是视觉词形区，而语音感知和加工过程则与左侧额下回和颞上回密切相关。有研究发现，极度低氧暴露确实会对人的前额叶功能产生影响，其中有关语言功能以及词汇流利程度方面的损害已有多次报道。Petiet等于1988年用语言探测能力的测验方式，在登山队员登上海拔6800m高处后，立即对登山队员进行实地调查。他们发现，登山队员的抽象思维能力以及语言流利程度均受到了影响。Kennedy等1989年的研究显示，海拔高度为8400m的低氧环境可严重损害受试者的抽象思维能力以及其数字编码能力。Cavaletti等1987年详细报道了高原暴露对回到平原地区2个月后受试者语言流利程度的影响。Regard等1989年采用基于语言产出能力以及限时图片归类的两种语言流利程度的测试方法。他们发现，与近7个月未攀登海拔高于5000m的登山运动员相比，近期有过高海拔攀登经历的登山队员，其语言流畅程度受到了相当大的损伤。West(1984)和Hornbein(1989)利用失语症筛选试验发现高原环境对人语言产出影响以及失语症患病率的增加。在West的研究中，发现受试者高原暴露一年后其语言损伤便可恢复。Shipton和Garrido等于1943年发现极端低氧环境可以导致暂时性失语。在实际攀登珠穆朗玛峰的过程中，Lieberman等(1995)通过分析无线电电话录音发现，随着海拔高度的增加，受试者对语言理解的时间也会相应增加。

想象是人脑对已有表象进行加工改造而创造新形象的过程，幻觉是在异常精神状态下产生的无意想象。严重低氧情况下，比如高原脑水肿患者常有幻觉出现。

4. 对意识和注意的影响　意识是指人以感觉、知觉、记忆和思维等心理活动过程为基础的系统整体，对自己身心状态与外界环境变化的知觉和认识。其中语言和思维是意识活动中的核心因素。注意是指人的心理活动对一定对象的指向和集中的状态，注意不是一种独立的心理过程，但它与心理过程密不可分，注意不但渗入贯注到认知过程中，而且也贯穿于情感过程和意志过程中。低氧引起的脑功能损害，使人的意识发生改变。SaO_2急剧降低至40%～60%的情况下，可导致意识丧失。

注意必须在有机体觉醒的状态下才能进行，是中枢神经系统多种水平的整合活动，脑功能的损害势必导致注意力水平的降低。急性高原缺氧时注意能力明显减退。在海拔5000m注意的转移和分配能力明显减弱，注意力难以从一项活动很快转向另一项活动，往往不能同时做好几件事情。随着海拔的上升，缺氧程度加重，注意的范围变得越来越狭窄，往往只能看到前方的事物，而对左右两侧的东西却看不到，注意不到方向。注意难于集中，不能像平时那样集中精力专心做好一项工作。Bonnon等(2000)的研究发现，在6452m，注意已明显受损，注意的损害程度与任务难度以及人员在高原停留的时间都有关系，停留时间越长，注意损害越重，而且这种损害在人员回到海平面后仍持续存在一段时间。李学义(2000)研究发现，注意的测试指标在3600m时有不同程度的下降，4000m以上时注意力反应时明显延长，综合绩效进一步降低。

（二）对情绪和情感的影响

情绪和情感是人对客观事物的态度体验以及相应的行为反应。情绪和情感是以个体的愿望和需要为中介的。情绪情感状态和唤醒水平对人的身心健康和活动效率有重要影响。人的情绪情感由边缘系统产生，受大脑皮质的调控。高原缺氧对中枢的影响是越高级的部位影响越早，所以缺氧时首先麻痹皮质功能，使情绪情感失去皮质的正常调节，从而发生程度不同的情绪紊乱，直至情感障碍。大约自4000m高度起，就可看到情绪方面的某些变化。其表现特点、严重程度除与缺氧程度、暴露时间有关外，还与个体的情绪反应类型有关。如在低压舱实验中，有的受试者表现为活动过多、喜悦愉快、好说俏皮话、好做手势、爱开玩笑等；有的受试者则表现为嗜睡、反应迟钝、对周围事物不关心、头晕、疲乏、精神不振和情感淡漠等；还有的受试者表现为敏感、易激惹、敌意、争吵等，严重者有欣快感的表现，如饮酒初醉状态。若海拔升高，则这种情绪失控现象将会更加严重。Bahrke等（1993）研究报道，在6000m以上高度停留时，有些受试者会出现突然的、不可控制的情绪爆发现象，如忽而大笑、忽而大怒、争吵，有时又突然悲伤流泪，情感的两极性表现非常明显。

高原低氧引起各种不同的情绪变化，如情感淡漠、敏感、易激惹、敌意等，海拔越高，情绪变化越明显。对高原恶劣气候、险峻道路、高原反应等情况了解不够，缺乏安全感而产生恐惧；对能否适应高原环境缺乏正确估计，出现烦躁不安等焦虑情绪，年龄越小、生活事件和负性思维越多，焦虑的水平越高；进入高原，抑郁水平明显升高，随着海拔的进一步上升，抑郁水平进一步上升，主要表现在感觉生活过得很没有意思，与异性密切接触时感到不愉快，对过去感兴趣的事不再感兴趣了，坐卧不安、难以保持平静，做事情感到困难等。

（三）对人格的影响

人格也称个性，主要包括能力、气质和性格，是多种心理特征的独特组合，集中反映了一个人的心理面貌的类型差异。人格有时仅指性格和气质，不包括能力。有时人格的外延要比个性更广，不仅包括心理方面的特质，还包括身体方面的特质。能力是指人们成功地完成某种活动所必须具备的个性心理特征。气质是个体心理活动的动力特征，与性格相比较，气质受先天因素影响大，并且变化难、比较慢；性格主要是在后天形成的，具有社会性，变化比较容易和快些。性格和气质相互渗透、彼此制约。

有研究发现，高原低氧会使登山者表现出一些特殊的人格特征。Magni等1985年在攀登喜马拉雅山脉的实地调查中，将22名登山者的16项人格特征与正常对照组进行了比较。他们发现，两组之间的以下三项人格特征存在差异：A（保守－激进），G（利己心－责任心），以及Q（放松－紧张）。结果显示，登山者表现出较少的焦虑和社会控制倾向，但是表现出更多的情绪稳定性。

在海拔高度与情绪特征方面，Ryn等于1971、1988年在调查了80名登山者后发现，在海拔高度低于2500m时，受试者的情绪特征主要表现为兴奋－冷漠。在海拔高度高于5500m后，情绪特征中的欣快－冲动因素便占主导，而且抑郁综合征的发生概率增大。Shukitt和Banderet 1988年报道，在海拔1800m左右，以欣快感为主的情绪变化已经出现。在海拔4000m左右的调查发现除有躯体不适的人员外，欣快感普遍存在。随后Richardson C.等（2011）的研究发现焦虑水平会随着海拔高度的升高而有所增加，而且很可能与高海拔条件下的情绪状态有关。另外，Hale等1947年对处于海拔4700m，7小时的受试者的调查研究证实，高海拔下的情绪状态与脑因素（AMS－C）十分相关，并且它也是衡量高原病程度的衡量指标。Nelson于1982年发现，在海拔3800m时，人格特点与海平面相当，而在海拔5000m以上时，则出现偏执、强迫、抑郁以及敌对等症状。

另一问题是关于高原习服对人格和情绪的影响。Missoum等1992年对100名攀登了喜马拉雅山的登山者进行了调查。在登山探险后，研究者将被试人员分为急性高山病敏感组和不敏感组。研究发现，敏感组在登山之前便表现出较高的焦虑水平，并且在登山后，焦虑表现更加明显。Bushov等1994年将受试者暴露于模拟海拔3500m的高原环境中从而区分专业以及非专业登山者。研究发现，专业登山者神经过敏症的发病率要低于非专业登山者，高原习服可以降低神经过敏症的发病率，而且神经过敏症发病率的降低与急性高山病的低发病率有关。Richardson C.（2011）和Hogan A. M.（2010）研究发现，长期生活于高原地区（约3700m）的青少年，其认知能力与平原组（约500m）并无明显差异。此现象说明青少年在其生长发育过程中便可以逐渐适应慢性低氧暴露环境，即高原习服。

高原低氧环境下，分析能力、决策能力、交流能力等都有所下降。识别待决的各种可能性，评价观点和假说，进行演绎推理，做出合理的选择，其思维能力都显著低于平原环境。人格的内外向维度和来自工作环境的主观应激对高原人体的积极应对方式影响较大，人格的神经质维度、来自适应和人际事件的主观应激对消极应对方式的影响较大。

（四）对心理运动能力的影响

心理运动能力是指从认知到动作反应的过程及其相互协调的能力，包括控制的精确性、四肢运动协调能力、定向反应能力、反应时间、手臂运动速度、速度控制能力、腕手灵活性、手指灵活性、臂手稳定性、腕指速度。轻度低氧，控制的精确性、四肢运动协调能力、臂手稳定性下降，随着海拔升高，四肢肌易疲劳、无力，可能出现震颤、抽搐和痉挛等表现，严重缺氧时症状可加重。

（五）高原低氧环境下的心理防护

人在高原并不可怕，可怕的是“心理缺氧”。高原反应人人都有，或轻或重、或早或晚、持续时间或长或短，这不仅取决于个人的身体素质，还取决于个人的心理素质。长期高原移居者在从低原到高原时发生高原反应者甚少，适应亦快，而初次到高原者由于心理紧张，不能很快调动体内各种有利因素习服高原环境而患急性高原病者相对较多。心理防护使人体生理主动产生一系列代偿而快速达到适应状态，生理状况因心理适应而有明显改善，机体很快适应高原恶劣环境，而且海拔越高的地方，心理防护作用的效果越明显。

高原移居者由于出生地域、生活环境、文化水平以及对高原的认识程度不同，有些人仅限于地理课本所学的一些知识，也有些人对高原一无所知，抱着对高原无所畏惧的态度，所以我们在做心理防护时，可以请已经习服高原的人介绍适应高原的经验，介绍高原环境特征，提高移居者主动适应意识，既要消除忧患和紧张心理，又要防止思想麻痹，树立克服高原反应和战胜高原疾病的信心。对高原移居者进行卫生防病知识讲座，发放防病知识卡片，使进入高原者了解本身具有潜在的生理代偿功能可发挥保护作用，并掌握保健防护措施的卫生常识，建立信心，消除心理紧张状态，最终战胜高原。明确进入高原的目的、意义，使移居者产生一种自我价值感，正确认识高原环境，增强自信心，坚定克服困难、战胜困难的信念。高原移居者远离家乡、亲人，会产生思乡思亲情绪，多与人交流、谈心、拉家常，能产生信赖感、安全感、满足感，从而产生良好的心理防护，有针对性地进行心理疏导以启发作业人群的乐观期待，培养乐观的性格，保持愉快的情绪。出现心理障碍后应及时进行心理咨询或心理治疗。

（崔建华　陆　洲）

第三节　高原低氧对军事作业效率的影响

一、高原低氧对体力作业效率的影响

人体在高原的劳动能力及卫生学限度的研究，是高原劳动生理、劳动保护工作的一项重要内容，也是判定劳动强度、划分劳动等级、制定劳动制度等不可缺少的依据。在高海拔地区从事体力劳动，由于受低氧环境的影响，加重了人体的生理负荷，海拔愈高，生理负荷愈重，劳动能力的下降愈明显。即便是已经完全习服了低氧环境的高原移居者甚至高原世居者，其高原劳动能力也低于条件相同（或相似）的平原人或者他们自己在平原的水平。研究表明，缺乏高原适应锻炼者进入高原，在海拔3500m处其劳动效率较平原降低12.61%，海拔4500m处降低18.78%。虽然在平原或高原完成同样定量负荷的外功是相同的，但随海拔高度的增加，动脉SaO_2下降，机体组织细胞摄氧量下降，有氧代谢产能不足，故所能承受的劳动强度亦下降。高原缺氧，动脉血氧分压下降，组织细胞缺氧，氧化磷酸化过程受阻，三磷酸腺苷等高能化合物生成减少，以致机体活动能力下降。因此，低氧是高原劳

动能力下降的始动因素。

1. 对 SaO_2 的影响　SaO_2 是反映机体缺氧状况的重要指标，在高原低氧环境下从事体力劳动时，它的变化对于评价人体的缺氧状况和劳动能力有重要意义。初入高原的人劳动后 SaO_2 下降 36%，即便久居者，劳动后 SaO_2 也下降 26%。随着海拔的升高，劳动强度增大，体力活动引起的动脉 SaO_2 降低也愈明显。SaO_2 下降是由于高原缺氧，而劳动（尤其是重体力劳动）时呼吸频率增快，使氧气在肺泡内与血液气体交换时间缩短，从而限制了氧的弥散效率，也是 SaO_2 下降的原因。

2. 对最大摄氧量的影响　氧耗量是血液运氧能力和心排血量的函数，故心率的增高致心室射血时间的缩短而使心排血量下降，心排血量下降必将导致供氧量（摄氧量）减少。因此，在高原地区的静息心率比平原地区的静息心率增加的百分比，是高原环境引起生理负荷增加的真实表现。平原人到达高原后其最大摄氧量比在平原有所降低，最大摄氧量受两方面因素的影响，一方面是机体摄取氧的能力，它与最大心排出量、血液运氧能力、肺弥散功能等均有关系。在正常情况下机体摄取氧的能力比较稳定，一般认为高原环境下心排出量的降低是由于每搏心排出量的减少引起的。另一方面，体内氧的供应受外界空气中氧含量的影响，在平原地区正常大气压下空气中氧的含量比较稳定，能够满足供应。但在高海拔地区，由于空气稀薄和氧分压降低，尽管机体和外界进行同样的气体交换，但氧的摄入量明显减少，SaO_2 降低。流经组织的血液不能提供机体有氧氧化所需要的足够的氧，机体就不能产生劳动所需要的能量。这是人们从海拔较低的地区到高原后作业能力下降的主要原因。

3. 对心率的影响　劳动心率往往与劳动强度呈平行性改变，可作为衡量劳动强度的指标。体力活动停止后，心率可在 1 秒内迅速降低，再缓缓降至原有水平。恢复期心率与恢复期的长短随劳动强度、环境条件和健康状况而异。体力劳动时，劳动心率及恢复心率可以反映体力劳动强度及体力负荷能力。不同海拔高度从事同样强度的劳动时，劳动心率相差很大。

在同一海拔高度上随负荷增加，心率增加的百分比较平原地区同负荷时反而减少。这可能是在缺氧条件下，副交感神经兴奋性增强，高强度劳动时使心率减慢。因此，在高原地区的静息心率比平原地区的静息心率增加的百分比，是高原环境引起生理负荷增加的真实表现。以不同海拔高度静息心率增加的百分比来评价人体在高原生理负荷增加的程度，如海拔 2260m 的静息心率比平原地区增加 11%，海拔 3000m 的静息心率比平原地区增加 21%，海拔 4100m 的静息心率比平原地区增加 34%。也就是说在上述海拔高度，人体的劳动能力比平原地区分别降低 11%、21% 和 34%。国内外研究资料认为，一般以劳动时心率不超过 150 次/min 来作为单项体力活动时的卫生限度。为保护劳动者的健康，提高工作效率，依据此限度，在海拔 2000m 以上应避免从事过重体力劳动，海拔 3000m 以上不宜从事重度体力劳动，海拔 4000m 以上不宜从事中度体力劳动以上劳动。

4. 对能量代谢率的影响　高原从事体力劳动时能量代谢率变化的试验结果表明，能量代谢率与劳动负荷及海拔高度之间有一定关系，但表现形式不同。负荷强度与能量代谢率之间呈直线相关，即随负荷强度增加而能量代谢率也相应增加；而海拔高度与能量代谢率之间则表现为双曲线关系，在非标准状态下相同负荷时，随海拔高度增加而能量代谢率也增加，尤其在海拔 3000m 以上时能量代谢率随海拔升高而明显增加，同负荷相邻两海拔高度之间能量代谢率增加有显著差异。在标准状态下，海拔 3000m 以下能量代谢率不随海拔升高而增加，而是呈下降趋势。在海拔 3000m 以上才表现出能量代谢率的增加，但增加幅度明显低于非标准状态下。

二、高原低氧对脑力作业效率的影响

严重低氧血症能使人的意识发生障碍，可导致脑功能损害，这被国内外学者所公认。在不能适应高原环境的人群中，动脉 SaO_2 和脑力活动测验的结果与海拔高度有关。在海拔 5486m，动脉 SaO_2 下降至 75% 以下时，即出现脑力活动能力降低。而取得高原适应的人，在更高的海拔地区仍表现出充沛的脑力活动能力。

Hornbein 等（1989）报告，早期的登山探险者曾描述过大脑功能的一些改变。例如，登山过程中的运动能力和感觉能力下降，不能顺利地完成新任务及正确地表达信息等。这些困难往往导致判断失误和烦躁不安,使登山者更加难以应对高原环境中遇到的各种困难。当他们回到海平面高度后,这些功能缺陷经过不同的时间均逐渐消失。例如记忆力和注意力的恢复需要数日或数月,而打字速度则需要1年才能恢复正常。

美国对攀登珠穆朗玛峰到达峰顶的登山队员进行了一系列生理和心理学研究。结果表明,受过高等教育且年轻力壮的受试者,在经历极度低氧环境暴露后,神经行为受到了暂时的和长久的影响。暂时影响包括学习、记忆和词语表达能力的轻微下降。这种影响下降到低海拔(海拔1300m)3天后仍然存在,1年后消失。以快速肌疲劳为特征的双侧性运动速度的减慢持续了1年。

中枢神经系统对缺氧的耐受性很差,尤其是大脑的高级神经中枢部位,几乎不能耐受3~5分钟的严重缺氧。大脑皮质和皮质下视觉通路的神经元对低氧最敏感,因此在高原病低氧血症时,易于出现各种脑神经系统的症状。当 SaO_2 急剧降低至40% ~60%的情况下,可导致意识丧失。低氧血症也会产生一种欣快感。1875年 Tissandier 在进行热气球飞行时,体验过这种感觉,并称之为"发自心底的快乐"。此时,当 SaO_2 继续下降,则可导致死亡。

各种脑组织在完全缺氧条件下的生存时间大约是:大脑小圆锥体细胞8分钟,小脑浦肯野氏细胞13分钟,延髓中枢10~30分钟,脊髓45~60分钟,交感神经节60分钟,肠肌间神经丛180分钟,可见神经细胞对缺氧的耐受性最低。在一般情况下,脑组织完全缺氧15秒钟,即可引起昏迷,在完全缺氧3分钟以上,可致昏迷数日,完全缺氧8~10分钟,脑组织可发生不可逆的损伤。

轻度缺氧(一般指海拔4000m以下)可引起大脑皮质功能紊乱,首先表现出兴奋性增高,如多言多语、激动、失眠,甚至幻听、幻视等,也可以出现痛觉、触觉、味觉及暗适应敏感性增强。大脑皮质兴奋性增高,可通过呼吸和循环中枢使呼吸加深、心跳加快、心排血量增加,这是一种对低氧的代偿性反应。若缺氧进一步加重,则大脑皮质的功能可由兴奋转向抑制,表现为表情淡漠、反应迟钝、注意力不集中等。严重缺氧时可发生嗜睡、昏迷等。缺氧还可使脑组织中的三磷酸腺苷合成减少,致神经细胞膜的钠泵转运障碍,发生脑细胞水肿和脑间质水肿。另外,轻度缺氧可出现交感神经兴奋性增强,表现为面部潮红、颜面及全身燥热、易怒、手指和眼球颤动等。而严重缺氧则可使副交感神兴奋性占优势,引起头痛、恶心、呕吐、发绀、脉搏减慢等。

三、高原低氧对军事行动的影响

高原环境对部队人员的健康和军事作业能力都有很大影响。高原环境对部队和军事行动的影响是多方面的,包括人员、武器、装备、后勤等。首先,高原低氧诱发高原病、降低体力和脑力作业效率,如果不做好相应防护,将大大降低部队战斗力。急进海拔4000m以上地区,高原病发生率可高达60% ~90%,到达4500m地区,人员作业效率降为平原的60%。在高原徒步行军人员缺氧加重,易发生或加重急性高原反应,并且行军速度减缓,负重能力大大下降。第二,高原低氧低气压,水的沸点低,饭菜不易做熟,对野炊就餐产生不良影响。同时,低氧低气压使胃肠气体膨胀,产生腹胀,影响消化和吸收,影响食欲或引发消化道疾病。长期消化不良加之缺少新鲜蔬菜,易发生维生素缺乏及营养不良。第三,高原低氧也会使机械装备性能发挥受到影响,无法正常发挥效能,比如汽油燃烧不彻底,发动机效率下降引起运输能力下降等。

(崔建华 胡雪军)

第二章 >>>

高原适应与习服

高原环境影响人体的主要因素是缺氧。高原低氧适应(high altitude hypoxia adaptation)指世居高原的人或高原土生动物为了能在高原上生存,适应低氧环境所产生的一种非可逆、可遗传的形态结构、生理生化方面的改变过程,是数千年至数万年而自然选择所获得的适应,具有遗传学基础,是机体克服低氧环境得以生存的有效途径。平原人进入高原后,机体在神经-体液调节下发生一系列的代偿适应性变化,如肺通气增强、RBC 和 Hb 增加、Hb 氧解离曲线右移、毛细血管增生等,改善机体氧供和氧的利用,以适应高原低氧环境,这个过程称为高原习服(acclimatization)。

第一节 高原适应

低氧适应的本质就是在低氧条件下机体能够最大限度地摄取和利用有限的氧,完成正常的生理功能。高原适应是机体对高原低氧环境产生良好整体功能的全面适应,而且作为生物学性状固定下来,经过遗传机制传给子孙后代。研究发现,在世界范围内,由于不同民族居住高原的时间不同,他们对高原的适应特性不同,居住高原历史久远者比居住历史短者具有更好的适应性。居住在青藏高原的藏族人是目前世界公认对高原低氧适应最佳的人群。据推测,他们在此居住长达约 2.5 万~5.0 万年,长期经受高原环境,特别是低压低氧的选择,对高原低压缺氧具有很强的适应能力。这种适应能力的本质可能是由于自然选择的作用,使得遗传物质发生了改变,从而在基因水平上获得了对高原低氧环境强大的适应能力。

高原适应过程存在着时间依赖性。到达高原数小时至数天之后,即能获得通气增强、心率加快等通气、循环及其他氧运输环节的习服。数月至数年之后,通气减弱,心率减慢,转而出现红细胞增多、毛细血管增生等。而世居者较移居者具有较好的适应性,世居高原时间更长的人群比短期世居者具有较好的适应性。人类长期居住北美高原的历史不到 100 年、南美为 10 000 多年,而在西藏高原自从旧石器时代(大约 25 000 年)便有人群居住。现有大量的研究表明,世居高原藏族人较其他高原世居和移居人群能更好地适应高原低氧环境。

一、低氧适应的生理机制

藏族是世界上居住高原时间最长,并对高原低氧环境适应能力最佳的民族。以往的研究发现,居住在青藏高原上的藏族人群的氧摄取、传递及利用能力明显高于移居人群和南、北美洲的久居人群。藏族人群与移居人群相比,他们胸廓大、肺发育好,有较大的肺活量和肺总量,在严重的低氧环境下,藏族人无红细胞增多、肺动脉高压症,最大氧耗量和无氧代谢阈值均显著高于移居者。机体长期在高原环境中建立起来的适应机制,主要表现在提高对氧的摄取、运输和利用能力方面。

(一)肺容积和肺通气功能的变化

在高原低氧环境中,藏族人凭借着发达的呼吸功能和强大的低氧通气反应能力而从高原稀薄的大气中获得了相对充足的氧气供机体需要,这是人体对高原适应的最初阶段。以往对高原人群的研究证实,高原居民的胸廓发育和胸廓外径同平原人相比有显著不同。有学者在拉萨地区对世居藏族和移居适应汉族的肺容量和胸围进行比较,结果发现世居高原藏族人和移居高原汉族人相比,其胸围和肺体积更大,肺容量、肺活量和残气量也更高,胸围与肺活量成正比,有利于提高肺的通透性和动脉氧分压。藏族人和南、北美洲的高原世居者相比，两者的肺总量、肺活量和胸围值是相同的，可见高原世居者比移居者有更发达的肺功能。

高原世居者肺体积扩大可以增大气体弥散面积，从而缩小肺泡－动脉氧分压差（$A-aDO_2$）。在静息和递增负荷运动状态下，世居藏族的 $A-aDO_2$ 均显著较低。在从静息到运动的过程中，世居藏族人的和移居汉族人的 $A-aDO_2$ 均逐渐增大，但藏族人的绝对增大值仍小于汉族人。说明藏族人肺气体交换效率更高，有利于其维持较高的动脉血氧分压和饱和度。

国外有些学者认为高原世居者的低氧通气反应（hypoxic ventilatoly response，HVR）是钝化的，认为这种低通气现象是高原人的生理特征之一。但对藏族人群的研究发现，高原世居藏族人与移居汉族人的静息通气量和 HVR 是相似的。因为人体对通气的驱动主要是基于中枢和外周化学感受器对 CO_2 和 O_2 的反应，高原人钝化的低氧通气反应可能是由于外周化学感受器长期受低氧的刺激导致其敏感性降低。

汉族人移居高原初期由于缺氧引起的通气反应增强，随着在高原居留时间的延长，低氧引起的通气反应逐渐减弱，出现低氧通气反应钝化，其钝化的程度与他们移居高原时间的长短成正比。对拉萨世居藏族人和已习服的移居汉族人的比较研究显示，世居组的每分通气量、呼吸频率、HVR 和高二氧化碳通气反应（HCVR）均高于移居组，与平原人的数值接近，提示高原世居藏族人保持了良好的 HVR 和肺通气功能，这与美洲高原人 HVR 减弱和肺通气功能降低有所不同。有研究提示，藏族人的高 HVR 与遗传因素有关。

世居高原藏族人这种通气反应的钝化与居住的海拔高度有关。中海拔地区藏族人的低氧（12% O_2）通气反应斜率和最大运动通气量均高于高海拔地区藏族人，两者之间呈正相关，说明中海拔地区藏族人对低氧的刺激反应保持较高的通气反应，而高海拔地区藏族人则更加钝化。长期生活在南美和北美高原的人群低氧通气反应钝化，通气水平比初入高原的平原人低，而世居高原藏族人则与之相反。在室内静息呼吸时，藏族人比汉族人呼吸频率快，每分通气量大，但是他们的动脉氧分压和潮气末二氧化碳分压并无不同，说明他们的肺泡通气水平相似。低氧可以增加世居藏族人每分通气量和潮气末二氧化碳分压，而对于移居汉族人则没有此作用。

（二）肺血管结构和功能的变化

平原人移居到高原后，由于长期处在低氧环境中，肺小动脉出现强烈的收缩，平滑肌细胞异常增生，导致肺动脉压力和阻力升高，致使右心室受损，严重影响肺部的气体交换，甚至出现肺水肿。Groves（1993）观察发现，藏族人的肺动脉压力和阻力比长期生活在落基山脉地区和安第斯高原的世居人要低；Gupta（1992）认为是由于藏族人肺小动脉平滑肌细胞的缺乏和缺少肺部小血管的重建机制，才使藏族人在低氧状态下保持肺动脉压力的稳定，这种机制可能与遗传有关。缺氧性肺动脉高压的形成以肺血管收缩反应增强、肺小动脉平滑肌细胞的异常增生，使其结构发生改变为主。长期低氧可使肺血管出现形态的改变，主要表现为肺小动脉中层肥厚，无肌型肺小动脉出现平滑肌层，而成为新肌化血管，从而促使肺动脉压力增加。肺动脉压力的持续增加将会引起右心室负荷加重，从而导致右室肥厚。而王晓勤等（2001）研究发现高原鼠兔的肺小动脉壁非常薄，且没有平滑肌层，较小的肺动脉壁仅由一弹力纤维层组成，而在大鼠同样大小的肺动脉在内外层弹力纤维中间有一较厚的平滑肌层，鼠兔的肺动脉中层的厚度平均为9.3%，而大鼠为28.4%。并且随着海拔的升高其肺动脉压明显升高，血管壁的增厚与平均肺动脉压呈正相关。

肺循环是一个低压低阻的循环系统，具有根据肺泡内氧分压调节肺循环部阻力的能力，其意义在于当部分小气道阻塞、相应肺泡中氧分压变化时，可通过调节局部的血流量，以维持合理通气血流比值，从而保持血氧水平，有积极意义。但在高原由于大气氧分压降低，全部肺泡中的氧分压均降低，此时肺血管收缩、循环阻力增加对提高动脉血氧水平的作用极为有限。相反，低氧引起的广泛肺血管收缩导致肺动脉高压，一方面可能引起肺水肿，另一方面，可增加右室后负荷，长期作用可以导致右心室肥大、功能衰竭甚至导致人员死亡。因此，通过自然选择淘汰这种低氧性肺血管收缩反应（HPV）是适应高原的一种机制。研究显示，肺血管对低氧的反应性具有明显的遗传学特性。高原世居藏族人肺动脉压力和阻力显著低于移居汉族人和其他高原世居者。Moore 等人比较了高原世居藏族人和南美及北美高原世居者的 HPV，结果显示，高原世居藏族人的 HPV 显著低于后两者。

长期生活在海拔 3700m 以上的世居藏族人，以海平面为标准，其静息时的肺动脉压在正常值范围内，且无论静息或运动时其 HPV 都最小。而生活在海拔 4300m 处的啮齿类动物鼠兔却丧失了肺血管 HPV，同时其肺动脉壁较薄。生活在拉达克（4500m）的牦牛与低海拔地区的牦牛相比，二者肺动脉压没有明显差异，但肺动脉阻力前者高于后者。对海拔 3417m 和 4280m 地区的世居藏族和移居汉族青少年运动状态下的心肺功能进行研究，发现藏族人的最大氧耗量、无氧阈值及最大心排血量都明显大于汉族人，血氧饱和度（SaO_2）随运动负荷的增加而降低，说明藏族青少年有较高的最大有氧能力，反映了他们对低氧环境的适应优势。

对青藏高原土生动物牦牛和高原鼠兔的组织学研究均显示了薄壁的肺血管结构，肌性肺动脉中层很薄，而肺小动脉则缺乏肌层。对世居藏族人的研究也显示其肺小动脉平滑肌缺如。这可能是因为他们缺乏 HPV 的形态学基础。

（三）血液学特征

RBC、Hb 增多是许多生活在高原动物的血液学特征。野牦牛、家牦牛、藏绵羊和藏山羊血液都具有高的 RBC 数和 Hb 浓度（蔡全林，1980）。高原民族安第斯人、藏族人和埃塞俄比亚人各有不同的高原低氧适应的 Hb 机制（Beall 等，2002）。安第斯人 SaO_2 低，Hb 浓度高，藏族人尽管 SaO_2 不高，但 Hb 浓度正常，而埃塞俄比亚人 Hb 浓度正常，SaO_2 正常。

1. 高原土生动物的血液学特征　高原土生动物经过长期的进化和自然选择具有低氧适应能力，在血液学上的突出特点是 Hb 与氧结合和释放的能力显著高于相应的平原物种。鼠兔是青藏高原上具有代表性的低氧适应土生动物，以低 Hb 含量、低血细胞比容（HCT）为特征。与平原大鼠相比，鼠兔 O_2 解离曲线明显左移，P_{50}（Hb 氧半饱和时的氧分压）降低，Hb 与氧亲和力增强，因而在高海拔地区仍保持很高的氧分压和 SaO_2；同时其氧离曲线中段明显陡峭与延长，有利于氧的释放，便于对组织的供氧。随着海拔的升高，鼠兔的红细胞增生不显著。

在海拔 2200m 和海平面对高原鼠兔的同 P_{50} 进行的研究表明，高原鼠兔在低氧环境下不以过度增加 Hb 来增加携氧量和摄氧量，而以氧 - Hb 离合曲线左移来适应高原环境（表 1 - 2 - 1）。

表 1 - 2 - 1　高原鼠兔和 Wistar 大鼠在海拔 2200m 和海平面的 P_{50}

	鼠兔		Wistar 大鼠	
	海拔 2200m	海平面	海拔 2200m	海平面
Hb（g/L）	108.3 ± 7.2	100.0 ± 5.8	156.0 ± 8.9	127.7 ± 8.7
SaO_2（%）	93.3 ± 4.4	96.1 ± 4.7	79.7 ± 5.7	90.1 ± 1.7
$AaDO_2$（ml/L）	59.9 ± 13.8	57.2 ± 10.6	61.2 ± 8.5	60.1 ± 8.3
P_{50}（mmHg）	25	29.02	42.23	42.53

南美安第斯山的驼类也具有低 HCT、低 Hb 的特点，RBC 体积较小且呈椭圆形。其 Hb 组分中胎儿 Hb（HbF）高达 50%，对氧的亲和力高。Hb 结构也发生与氧亲和力增高的改变，如南美野生羊驼 Hb 的 α 链与羊驼的相同，而其 Hb 的 β 链与美洲驼的相同，在 3 种动物的 Hb 的 β 链中，天冬氨酸替代了组氨酸。安第斯山啮齿类动物 Hb 的氧亲和力亦高于平原动物，且随着海拔的增加，高海拔地区动物的 P_{50} 降低，SaO_2 增高。

在两种鸟类中也发现 Hb 结构的改变。一种是生活在西藏湖泊中经喜马拉雅山迁徙到印度过冬的斑头雁，另一种是常年生活于安第斯山的安第斯雁。与平原生长的灰尾雁相比，斑头雁的 Hbα1 链 119 位脯氨酸被丙氨酸所取代，导致 α^{119} 丙氨酸与 β^{55} 亮氨酸之间间隙增大，改变了 α、β 链的接触方式；安第斯雁的

β^{55}位亮氨酸被丝氨酸所取代，使蛋白质变得松散，两种改变均使 Hb 与氧的结合能力显著增强。这样的现象也同样出现在其他高空生活的鸟类如猎鹰、海鸥、兀鹫和苍鹰中。一种生活于海拔 4000m 的安第斯山原鸡，其 Hb 结构也发生了改变，导致别构调节及内在特性的变化，使 Hb 的亲和力提高。

2. *高原世居人群的血液学特征*　目前，已知的高原低氧适应人群有 3 类：南美安第斯山的印第安人、喜马拉雅山的藏族人和非洲埃塞俄比亚人。南美安第斯山印第安人以高 RBC、高 HCT 和高 Hb 含量来适应高原低氧环境，这种类型类似于高原移居人群的习服特征，有人称之为低氧适应的"经典类型"。比较居住在海拔 4500m 的安第斯印第安人和居住在海平面者的氧解离曲线，在相同动脉血氧分压的情况下，由于安第斯印第安人的 Hb 含量和 SaO_2 高，因而其携氧量高于平原人；同时，安第斯印第安人静脉氧分压低，有利于氧在组织中的释放，提高组织的氧供应。

过去，由于外国学者多以安第斯高原的印第安人作为高原低氧适应人群进行研究，曾认为高原低氧适应人群是以提高 HCT 和 Hb 含量来适应高原低氧环境的(安第斯模式)。近年来观察到，青藏高原藏族人的 Hb 与 SaO_2 低于居住在大致相同海拔高度(3500～4000m)的安第斯人，藏族人的 RBC 和 Hb 含量甚至接近平原人。Beall 等(1998)对居住在海拔 3800～4065m 的青藏高原藏族人和安第斯高原印第安艾马拉人 Hb 的比较研究发现，排除缺铁、异常 Hb、地中海贫血等影响因素后，藏族人静脉血 Hb 浓度(男性为 156g/L，女性为 142g/L)明显低于艾马拉人(男性 192g/L，女性 178g/L)。Vasquez(2001)对南美高原地区居民 Hb 与 HCT 的一项调查显示，玻利维亚 4000m 高原成年男性的 Hb 浓度与 HCT 分别为 173g/L(130～210g/L)与 0.52%(0.45%～0.61%)；女性分别为 158g/L(120～190g/L)与 0.48%(0.41%～0.56%)。与南美高原世居者相比，西藏人的 Hb 明显偏低。

埃塞俄比亚人是新近发现的第 3 类高原低氧适应人群。安第斯高原印第安人动脉 Hb 和 SaO_2 较高而静脉 SaO_2 较低，属于静脉低氧性 RBC 增多。藏族人的动脉 SaO_2 低而静脉血 Hb 浓度正常，属于动脉性低氧。而居住在海拔 3530m 的埃塞俄比亚土著居民的静脉血 Hb 浓度(男、女分别为 159g/L 与 150g/L)和动脉 SaO_2(95.3%)均在平原人的正常范围之内。Beall 等(2002)认为这是一种新的低氧适应模式。

在上述人类低氧适应类型中，印第安人依靠增加 RBC 与 Hb 量来适应低氧。藏族人低氧适应的血液学表现与高原土生动物相似，不单纯以增加 RBC 和 Hb 来增大携氧能力，因此避免了由于 RBC 和 Hb 的过度增加而导致的 RBC 增多症与血液黏稠度的增加。在高原低氧适应的其他方面，藏族人的肺通气、肺循环与体循环的匹配、最携氧能力及低氧耐力均优于安第斯高原印第安人。与藏族人群相比，虽然安第斯印第安人具有较高的血液学指数，但仍然是功能性低氧。藏族世居人群对低氧具有更好的适应能力。

世居藏族人的 Hb 浓度比同一海拔高度的移居汉族和安第斯高原居民低 10～40g/L，并且随海拔高度的上升，其 Hb 浓度的增加也小于安第斯高原居民。由于世居藏族人和移居汉族人的全血容量、血浆容量和 RBC 体积均相似，和其他高原居民的水平大致相同，藏族高原世居者 Hb 浓度较低可能是由于单个 RBC 所含 Hb 浓度较低所致。世居藏族人的这种较低的 Hb 浓度，可能是由于这样可维持较高的肺通气水平，降低了低氧的刺激所致。有报道世居藏族人血中 EPO 显著低于移居汉族人。已经有研究表明，世居高原藏族人的这种低 Hb 浓度有其遗传基础，可能是自然选择的结果。高原世居藏族红细胞氧亲和力(P_{50})及 2,3－二磷酸甘油酸(2,3－DPG)均在正常范围，而移居汉族 P_{50} 右移，血 2,3－DPG 增高，不利于肺部 RBC 与氧结合。

3. *血液的黏滞性特征*　高原土生动物 RBC 数量增多，这增强了血液的携氧能力，从而增强了对低氧的适应。但增多的 RBC，会导致血液黏滞性增加，从而增加血液阻力。这使得血液流速降低，心脏负担增加，对机体是不利的。但那些通过增多 RBC 数量来适应高原低氧的动物，会通过其他途径来降低其血液黏滞性。对进驻青海海拔 3000m 高原地区 1 年、2～3 年及 20～30 年的男性青年和中老年人的 RBC 数量和血液黏度间的关系进行研究，结果表明在高原低氧环境下，人体血液黏度并不随 HCT 增高而按比例升高，血浆中纤维蛋白原浓度降低、RBC 变形性增强和 RBC 聚集性下降可能缓解了 HCT 增高所引起的血液黏度的过度升高，从而有助于维持组织的正常供氧。$β_2$纤维蛋白原中与较高血浆纤维蛋白原浓度相关的一个等位基因频率在世居安第斯山高原的克丘亚人中却很低。RBC 数量增多的高原土生动物鼠兔和灰尾兔，是通过减小 RBC 个体体积，来降低血浆黏滞度的。

（四）低氧适应的血流动力学生理

高海拔低氧对人和动物最显著的影响是引起肺动脉压升高（Wideman 等，2002）。低氧不但使肺动脉阻力增加，而且会使肺静脉阻力也增加，其原因可能是血管平滑肌收缩所致。高原低氧适应的民族和动物却很好地钝化了低氧性肺动脉高压反应（HPH）。对海拔 3417m 和 4280m 地区的世居藏族和移居汉族青少年运动状态下的心肺功能进行研究，结果发现藏族青少年最大心排血量都明显大于汉族青少年，说明藏族青少年对低氧环境有适应优势（Ge 等，1994）。

NO 是重要的舒血管因子。NO 来源于 L－Arg，催化该反应的唯一关键酶是一氧化氮合酶（NOS）。NOS 包括 nNOS（神经型）、eNOS（内皮型）和 iNOS（诱导型）3 种形式，其中前两种合称为组成型一氧化氮合成酶（cNOS）。低氧可以影响 eNOS 和 iNOS 的表达，改变 NOS 产生 NO 的速度，从而影响血管的舒张。敲除 eNOS 基因的小鼠会形成肺动脉高压，而吸入 NO 可以缓解。增加 eNOS 活性可以改变心血管对低氧的反应，提高血液流入量。

Fike 等（1998）通过低氧处理幼猪 4 周以后，结果发现，NO 产量和内皮型一氧化氮合酶（eNOS）产量都降低，结果和 Ber kenbosch 等（2000）研究结果基本一致。但低氧还能诱导肺血管内皮细胞 iNOS 活性和表达增加，在 HPV 和肺血管重建中起到一定的调节作用，从而限制肺动脉压的过度升高（谢印芝等，2000）。可以看出，在心血管系统，低氧诱导 eNOS 活性和表达减弱，iNOS 活性和表达增强，而 nNOS 还没有在血管内皮细胞表达的报道。

NO 相关低氧适应的研究已有不少报道。高原鼠兔血清 NOS 活性和 NO 含量高于 Wistar 大鼠（吴天一等，2005）。Koizumi 等（2004）通过 NO 合成抑制，结果发现，高海拔绵羊比低海拔绵羊发生肺血管收缩程度更严重。Ruan 等（2005）比较了 3 个不同海拔猪在 NO 合成受抑制后肺血管循环指标，结果发现，肺动脉阻力（PVR）在 3 个种群中表现同等幅度增加。Beall 等（2001）在 *Nature* 上报道了藏族人（4200m）比 Aymara 印第安人（3900m）和美国平原人呼出的 NO 含量高得多，两个高原民族人肺中 NO 含量不同。Hoit 等（2005）发现藏族人中，呼出 NO 含量高的个体，肺血流速度也高。而 Droma 等（2006）发现了高原夏尔巴人在 eNOS 基因存在低氧优势突变。Erzurum 等（2007）在 PNAS 上全面系统地揭示了藏族低氧适应的 NO 生理机制，结果发现，4200m 藏族人与 206m 海拔的美国人相比，藏族人具有超过 2 倍的高血流速度，高血流增加了氧传递能力。而藏族高的血流是因为其循环系统具有超过 10 倍高的 NO 代谢产物和较低的铁离子亚硝基 Hb 复合体 Hb[FeNO]。该报道把人们的注意力从传统的肺及血液系统转到血管因子上，藏族的低氧适应生理机制终于被揭开，高含量的 NO 舒张血管导致高速度的血流，高速度的血流弥补了高海拔低氧。

长期在高海拔生活时肌肉组织由于产生过剩的活性氧基团（ROS）而受到损伤，并有过氧化脂质的堆积，这种现象在海拔 5500m 处的高加索人身上被发现，但是高原的夏尔巴人很少存在这样的损害，Gelfi 等（2004）调查发现，生活在海拔 3500～4500m 处和 1300m 处的藏族人肌肉中谷胱甘肽 S 转移酶 P1－1（Glutathione S－transferase P1－1，GSTP1－1）的含量分别比对照组尼泊尔人高出 380% 和 50%，伴有蛋白增高表达的同时，GSTP1－1 的 mRNA 转录也比尼泊尔人高出 80%，这种增高的现象可能具有遗传特点。由于此酶可以清除体内过剩的氧自由基并具有细胞解毒的功能，因此防止了藏族人肌肉组织的氧化损伤。

（五）生长发育

高原缺氧环境可以直接引起胎儿宫内生长迟缓，胎儿生长和体重都较低，导致新生儿出生体重进行性下降。这一作用在妊娠的后 3 个月更为明显。新生儿出生体重和宫内生长迟缓的程度都可以作为衡量胎儿氧合能力的指标，因为高原子宫胎盘氧供可以直接影响新生儿的出生体重。

调查表明，在相同的海拔高度，新生儿出生体重从高到低依次为世居藏族、安第斯人、欧洲人和移居汉族。综合目前已有的关于世居藏族人、移居汉族人、欧洲人以及安第斯人的资料，新生儿出生体重均随高原海拔高度增高而下降，平均海拔高度每升高 1000m，新生儿出生体重下降 100g。其中世居藏族新生儿出生体重随海拔高度增加而下降的幅度最小，安第斯人次之，移居汉族人下降最大，提示藏族人可以适应由海拔因素导致的胎儿宫内发育迟缓。

虽然藏族初生儿出生体重较重，但藏族孕妇血氧含量并不比南美或北美高原世居者高。相反，由于其 Hb 浓度较低，其动脉血血氧含量反而低于南、北美高原世居者和移居汉族人。但是，藏族孕妇子宫动脉平均血流速度及子宫动脉平均血流速度与髂总动脉平均血流速度之比均大于汉族孕妇，提示藏族孕妇子宫动脉血流量和盆腔动脉血流量的比例较大。藏族婴儿出生体重的优势可能与其有利的血流分布有关，从而增加子宫动脉血流量并改善胎儿氧供。

云登卓玛等(1998)在海拔 3658m 的拉萨市，对 4 个月内的藏族和汉族婴儿在清醒、浅睡、深睡及吃奶 4 种状态下的 SaO_2进行了动态监测，研究发现，在监测时间内汉族婴儿 4 种生理状态下 SaO_2均低于藏族婴儿，并且汉族婴儿的低氧血症临床体征，如睡眠和吃奶时发绀等比藏族婴儿高发。SaO_2的这种差异涉及体内氧运输的多个环节，遗传上的这种适应使藏族婴儿出生后获得了充足的氧气满足机体需要。Beall 等(1997)对藏族人群 SaO_2的基因进行了研究，发现拥有低 SaO_2等位基因的纯合体 SaO_2的平均值是 83.6%，而带有高 SaO_2等位基因的纯合体和杂合体 SaO_2的平均值分别是 88.3% 和 87.6%，证实了带有高 SaO_2等位基因的人对低氧环境有着更好的适应能力。藏族婴儿的高 SaO_2等位基因频率与他们在胎儿发育时期较低的胎儿生长迟滞(IUGR)发病率关系密切，同时还与肺通气、肺泡－动脉氧弥散、Hb 氧亲和力等氧运输环节有关。是否藏族的高 SaO_2等位基因的频率高于汉族，或表现出特殊的多态性尚不清楚，有待进一步研究。

(六)高原世居者运动耐量

最大氧耗量(V_{O_2max})是评价人体运动量最重要的指标，平原人的 V_{O_2max}随海拔高度的升高而降低，即在 1500m 以上高原，每增加 1000m，V_{O_2max}大约降低 10%。研究发现，在海平面 V_{O_2max}越高的人，到达高原后 V_{O_2max}的降低越明显，但高原运动耐力似乎与平原 V_{O_2max}的高低无直接关系。人体暴露高原后随着习服时间的推移，运动耐量虽有所增加，但 V_{O_2max}还是减少的。有人发现，平原人到 4300m 高原 12 天时，亚极量运动耐力可增加 62%，但 V_{O_2max}仍减少 10%。在高原限制运动量的因素不是肺通气量不足，而是心排血量下降和 SaO_2降低，从而妨碍了氧从毛细血管到肌肉的弥散速度，即弥散限制。

高原世居者运动量不同于移居高原的平原人，他们的运动量具有高效率、高耐力、低无氧酵解量等为特征，这些变化反映了对高原环境的完全适应。在同一最大运动负荷时，高原世居人运动通气量明显低于移居者；在海拔 4700m 所测的藏族和汉族最大运动通气量分别为(68.4 ± 3.41) L/min 和(79.7 ± 4.1) L/min($P < 0.05$)。Frisancho 等对印第安人和已习服高原的平原人也进行了运动负荷肺通气反应对照研究，发现印第安人的最大运动通气量和通气当量(VE/VO_2)都显著低于移居人，与青藏高原的藏族人相似。世居者的运动通气量较低，这可能与低氧通气反应钝化有关，其主要的益处在于减少呼吸肌的耗能、延缓呼吸肌疲劳，使运动显得轻松和有效。关于世居高原人 V_{O_2max}的变化仍存在不同的看法和结果。Sun 等在拉萨对 16 名藏族和 21 名同龄的汉族男性进行运动负荷实验，两组 V_{O_2max}分别为(2.9 ± 0.6) L/min 和(2.5 ± 0.9) L/min，V_{O_2max}与肺活量呈正相关($r = 0.74$)。然而，格尔力(1989)在 4700m 测定的结果与上述研究结果相反，即藏族人的 V_{O_2max}低于移居汉族人，而运动功率却明显大于汉族人。Keyser 和 Hochachka 分别发现，生活在 4000m ~ 4500m 的夏尔巴人和印第安人的 V_{O_2max}和血乳酸水平低于移居高原的平原人，但他们都具有较强大的运动耐量。

格尔力的研究发现，藏族人虽 V_{O_2max}较低，但稳态期的 VO_2，即“无氧代谢阈值(AT)”则显著高于汉族人，与运动功率呈正相关($r = 0.765$)。在逐级负荷运动过程中，随着代谢率的增加，血乳酸浓度增高；血乳酸量突然增高而肺通气量突然增加的拐点称为 AT

值，被认为是机体有氧代谢转入无氧酵解的临界点或阈值，它的高低可间接地反映体内有氧代谢能力。藏族人虽 V_{O_2max} 较低，但对氧的利用效率高，在运动中能维持较高的有氧代谢能力，从而 AT 值较晚出现。Hochachka 等报道，在相同运动功率下，印第安人和藏族人血乳酸的产生和堆积均低于移居人；另有报道藏族青少年与汉族青少年相比，前者在运动中能保持较高的心排血量和 SaO_2。说明高原世居者对低氧环境的适应，在功能上和在组织细胞方面都能很好地适应，因而组织细胞对氧的利用显得经济、有效。高原世居者氧利用率高的机制：①氧化磷酸化的作用致使体内 ATP 的合成与利用有良好的搭配；②周围组织毛细血管密度增加，从而骨骼肌氧传递增加；③从红细胞到线粒体氧弥散距离缩短，使组织氧弥散量增加，有利于氧运输。目前认为，这些变化可能与遗传性适应有关。

二、低氧适应的遗传基础

向南美安第斯山的移民发生在约 14 000 年前，而栖居于中亚包括西藏在内的高原人已有接近 500 000 年历史，高原土生动物则更加久远。过去有学者认为，低氧环境并不导致机体发生 Hb 肽链上氨基酸排列的顺序改变，而仅仅是 Hb 组分的量变，即使世居人群，也无异常 Hb 的改变。但目前很多学者相信，高原土生动物和高原世居人群对高原低氧环境良好的适应能力，是长期自然选择和进化的结果，在高原低氧适应的背后，存在遗传学因素的作用。一些学者致力于探索高原低氧适应人群的遗传学背景，但目前尚未找到高原低氧适应的特有基因。

（一）线粒体 DNA（mitochondrial DNA，mtDNA）

氧气在体内的最终代谢过程是通过细胞内线粒体的一些氧化磷酸化酶的作用来生成 ATP 供体内新陈代谢的需要。以往研究证实，高原土生动物或长期暴露在高原低氧环境中的动物，其细胞内线粒体的数目显著增加，氧化磷酸化酶和糖酵解酶的活性也普遍增高，在低氧环境中增加了对氧气的利用，从而产生了更多的能量，有利于对高原的适应。以往的研究表明 mtDNA 有很高的变异性，Torroni 等曾经在拉萨地区海拔 3000～4500m 的范围内对 54 名世居藏族人 mtDNA 的序列测定，来观察藏族是否有 mtDNA 特殊的变异，其中有 23 个基因变异是藏族人特有的。

（二）低氧诱导因子 1（hypoxia－induced factor－1，HIF－1）

HIF－1 是机体对低氧反应的一个极其重要的中介物质，它可能作为活性氧的受体去感受环境中的低氧程度，继而对一系列的低氧反应基因（hypoxia response gene，HRG）进行转录调节，使 RBC 生成增多，携氧能力增强，促进血管再生和重建能力提高。同时糖酵解能力增强，细胞内的 ATP 生成增多，满足机体的能量需要。在低氧时可诱导内皮素（ET）、血管内皮生长因子（VEGF）及其受体、促红细胞生成素（EPO）、诱生性 NO 合酶（iNOS）等因子的转录，这些基因参与无氧代谢、RBC 生成、血管形成等低氧应答反应，是细胞在低氧环境存活并帮助恢复至正常氧水平。另外 HIF－1 还可通过提高 VEGF 及 iNOS 等的表达水平，从而刺激新生血管的形成及血管扩张，提高局部的氧供应，是一种重要的肺动脉对缺氧反应的中介物。HIF－1 作为感受低氧的转录因子可调控下游靶系列的基因表达，EPO 是最早发现的也是最重要的 HIF－1 靶系列细胞因子。低氧时，HIF－1 的表达和稳定性增加，EPO 表达上调，从而使 RBC 与 Hb 的含量提高。

为了探讨藏族人的 HIF－1 基因水平是否和其他人有所不同，Suzuki（2003）曾对夏尔巴人和处在海平面的日本人进行了对比，发现两者 HIF－1α 基因的内含子 13 上存在着二核苷酸重复多态性现象，日本人 GT15 等位基因频率比夏尔巴人高，而 GT14 等位基因频率夏尔巴人却比日本人高，猜测在 HIF－1α 上的这种结构改变可能有利于对高原的适应。HIF－1 通过与目的基因 EPO 增强子的结合来调节 EPO 基因的转录活性，使转录增强，EPO 生成增多，进而刺激骨髓红细胞系祖细胞增生和分化，使 RBC 和 Hb 生成增多，有利于氧气的运输。但过度的 RBC 增生会使血液黏滞，血流阻力增大，严重影响氧气的运输，导致慢性高原病的发生。过去发现，西藏地区藏族和汉族男性的 EPO 基因低氧反应增强子区域存在多态性，多态位点位于 M11319 克隆（人类 EPO 全序）的 3541nt 上，并且发现平原地区汉族男性 EPO 基因低氧反应增强子也存在着相同的多态性,这种多态性并不是高原特殊环境造成的,但对于这种多态性的功能和与低氧反应的关系目前尚未清楚。Rupert 等(2001)发现 HIF-1 基因十分保守,高原齐楚亚人和平原高加索人的 HIF-1 并没有差异,因而高原低氧适应人群 Hb 的表达与 HIF-1的关系并不肯定。

而高原鼠兔的肾和脑组织中 HIF-1 的高表达可能是通过血管扩张和新生血管生成从而增加局部组织供氧,增强了它对低氧的适应能力。HIF-1 还可调节 EPO 的表达,而 EPO 可通过促进 RBC 增殖以增加全身氧的输送,这与高原鼠兔表现出的每升血液中 RBC 的个数较人和其他动物多的特点相一致,这也是它适应高原缺氧的机制之一。但 HIF-1 在高原鼠兔低氧适应的过程中是通过何种途径来调节相关基因的表达及在低氧适应过程中还发挥着怎样的作用,目前还不是特别清楚,有待于进一步研究。

(三)肌红蛋白(myoglobin,MGB)和脑红蛋白(neuroglobin,NGB)

目前研究显示,脊椎动物中有 4 种携氧珠蛋白,分别是 Hb、MGB、NGB 和胞红蛋白(cytoglobin,CGB)。MGB 是心肌和骨骼肌中存在的由单一多肽链组成的携氧珠蛋白,其主要功能是通过可逆性地与氧结合和释放,促进氧从细胞质弥散到线粒体,为肌肉组织储存和转运氧。而且有文献报道,MGB 在同样的氧分压下结合氧的量是 Hb 的 6 倍,线粒体可以由此方式获取大量的氧,因此,在低氧分压状态下,组织既可以通过 MGB 储存氧,促进了氧向细胞内弥散,从而向线粒体供氧。由此看来,高原鼠兔尽管生活在高寒、缺氧的高海拔地区,但它的心肌、骨骼肌等组织仍然能得到丰富的供养,并非处于缺氧状态,这与肌肉组织中高含量的 MGB 有关。李庆芬等(1991)报道,高原动物和人骨骼肌中 MGB 的含量比平原水平高,而平原居民与平原动物如大鼠、囊鼠和豚鼠等经过 3100~5000m 海拔高度驯化后,骨骼肌中的 MGB 会显著增加。反之,Reynafarje 等发现,高山羊驼移至平原后,其 MGB 水平在6 个月内降为原来的一半。显然,MGB 表达水平的增加是动物对低氧适应的机制之一。为了在分子水平进一步揭示 MGB 低氧适应机制,陈婷方等(2005)从青藏高原高原鼠兔骨骼肌中成功克隆出 MGB 基因编码区,该编码区由 465bp 组成,编码 154 个氨基酸。在根据 cDNA 推测出的高原鼠兔 MGB 氨基酸序列中,发现两个不同于美国学者 Dene 等(1982)根据氨基酸直接测序所报道的美洲地区高原鼠兔 MGB 的多态性位点。通过软件对高原鼠兔进行系统进化分析,结果发现高原鼠兔与大鼠及小鼠的上一级同属一个进化分支。高原鼠兔常年生活在高寒、缺氧地区,而其骨骼肌组织仍然能得到丰富的氧供应并且具有强大的氧传递功能,这与其骨骼肌中 MGB 表达水平的增加是有关的,这也是鼠兔对低氧适应的机制之一。

NGB 是 Burmester 等(2000)在人和小鼠脑内发现的第三类携氧珠蛋白,主要在脑组织中表达,NGB 能够可逆地结合氧,且与氧有很高的亲和力,能够特异性地向脑组织供氧。由于 NGB 与氧有较高的亲和力,即使血氧浓度较低,仍能协助氧通过血脑屏障,提高脑细胞内的氧分压,促进氧向线粒体的扩散或直接介导氧向线粒体内的传递,增加代谢活跃的神经组织的供氧,促进 ATP 的产生,从而维持神经元的功能,在脑缺氧的适应性保护过程中起重要作用。目前关于高原鼠兔 NGB 基因编码区的克隆及相关的研究尚未见报道。因此,克隆高原鼠兔 NGB 基因编码区,并分析其序列特征及 NGB 在脑组织中的表达情况,将会对高原鼠兔低氧适应的分子机制的研究带来新的突破。

Moore 等(2002)测定了 146 名藏族世居者 MGB 基因的第二位外显子(Exon2),发现 MGB 79A 等位基因的频率高于平原对照人群,这个研究验证了这个假设:在喜马拉雅山的藏族人 MGB 的 79A 等位基因的高频率有利于他们对低氧环境的适应。在研究中同时也发现了 79A-G 和 109T-C 这两个基因多态性。这两个基因多态性以往有相关报道,在藏族人中 MGB 基因的第二位外显子上没有显示出新颖的多态性或(和)低氧适应有关的新基因序列。对 Mb 基因型和 Hb 浓度之间的联系进行研究,发现 MGB 特定的等位基因与 Hb 浓度之间无联系。

(四)血红蛋白

在人类血红蛋白(Hb)的结构方面,已发现很多人类珠蛋白α链和β链变种,它们的氧结合能力大幅度提高(称为高氧亲和力变种)。利用点定向突变方法使人Hb基因发生突变,表达产生的珠蛋白α链119位脯氨酸被丙氨酸所取代、β链55位亮氨酸被丝氨酸所取代,这种突变使珠蛋白与氧的亲和力大大增加。但迄今为止,尚未发现与高原世居人群相关的高氧亲和力Hb变种。

突变型Hb的血氧亲和力增高是许多高原动物适应高原低氧环境的重要分子机制,而其他低氧相关基因突变报道不多。Weber等发现西藏牦牛的Hb氧亲和力比黄牛高,因其β链135处的丙氨酸被缬氨酸代替(1987);而Piccinini等报道南美安第斯山野生红褐色美洲驼、南美羊驼Hb的高氧亲和力,是因天冬酰胺代替了β2(NA2)的组氨酸(1990)。Storz等(2007)报道了分布于海平面到4300m高山的鹿鼠的低氧适应机制,结果发现,α珠蛋白存在两个功能突变,其突变频率随海拔升高而升高。

白头秃鹫和欧洲黑秃鹫HbDα^D链与β链氨基酸序列完全相同,因而出现动物中不多见的四亚基相同的Hb,此种HbD比HbA具有更高的氧亲和力(Hiebl,1989)。斑头雁是青藏高原一种最典型的耐低氧鸟类。Perutz(1983)提出突变Pro－119α($_H$2)－Ala造成了斑头雁Hb高的血氧亲和力,因为该突变是大氨基酸变为小氨基酸造成了α1β1界面两个碳原子大小的间隙,有利于提高T态结构氧亲和力。安第斯雁生活在南美海拔5000～6000m高原,其Hb突变机制与斑头雁一致(Jessen等,1991)。另外,Abbasi等(2002)发现凤头潜鸭深度潜水耐低氧机制是因为Hb突变Lys－α99－Arg提高了血氧亲和力。

对慢性低氧反应敏感的Sprague－Dawley(H)系大鼠会产生严重的肺动脉高压、右心室肥大及RBC增多症,而Madison(M)系则维持健康,没有严重的心肺及血液学反应。让这两种品系在模拟的海拔4572m高原生活30～50天,结果雄性的H系第一代鼠比M系的第一代鼠反应强烈且RBC增多,同时H系死亡率高达40%,而M系则为0%,但雌性的第一代H系死亡率却为0%。因此可以认为雄性的H、M系在心肺及血液反应方面的差异主要是由遗传引起的(Ou和Smith,1984)。已经发现藏族人中血氧饱和度的主基因,该基因的变异占总表型变异的21%。若个体的优势等位基因为高氧饱和度,则在高原具有生存优势(Beall等1997)。Ramire等(1999)认为高原土生动物和人在血液学、肌肉、呼吸、脑、心血管、激素、体液、电解质和繁殖方面的不同暗示了遗传在高原适应中充当了一个重要角色。

(五)瘦素

瘦素是由肥胖基因(ob基因)编码,脂肪细胞分泌的一种蛋白/多肽类激素,是抑制肥胖症的主要物质。ob基因在小鼠中位于6号染色体,而在人类细胞中则分布于7号染色体上,这两种不同种属的基因编码区同源性很高,约为80%。瘦素的分泌和表达受多种因素的影响,其中低氧可诱导瘦素的高表达。而瘦素的高表达可促使机体产热增加,以利于适应寒冷环境。因此瘦素在机体的能量平衡中发挥着重要的作用。许多研究表明,冷适应和机体的能量代谢变化是密不可分的。冷适应小鼠能更有效地维持体温,能量代谢加大,机体的耗氧量同样会增高。高原鼠兔经过自然选择的进化过程,在高寒、低氧环境中表现出明显的高静息代谢率(resting metabolic rate,RMR)、非战栗性产热(non－shivering thermogenesis,NST)及较高的氧利用率。这种显著的特征使其更有利于在高寒环境中维持正常的体温及能量代谢,以适应高寒、缺氧的环境。高原鼠兔在能量代谢方面具有如此显著的变化,而瘦素的表达又与能量动态平衡有着密切的关联,因此克隆高原鼠兔瘦素基因eDNA全长并探讨其在冷适应机制中的作用是揭示高原鼠兔低氧适应的生态学机制之一。Yang等(2006)首次成功克隆了高原鼠兔leptin基因cDNA全长,已获得高原鼠兔leptin基因cDNA全长为3015 bp,其中编码区由504 bp组成,可编码167个氨基酸。序列比对结果显示,高原鼠兔的leptin基因与猪、狗、牛、猫、人及小鼠的同源性分别为83%、82%、81%、81%、81%和79%。他们还选取青藏高原的海北(3200m)和果洛(3900m)两个不同海拔高度的高原鼠兔的脂肪组织,对其leptin

基因表达含量进行测定发现,高海拔地区 leptin 基因的表达明显高于低海拔地区。说明瘦素对高寒环境很敏感,而且在高原鼠兔的低氧适应机制中发挥着重要的作用。所以,在高寒、低氧环境下瘦素的高表达可能是高原鼠兔对低氧适应的生态学机制之一。

(六)血管紧张素转化酶

血管紧张素转化酶(angiotensin converting enzyme,ACE)存在两个等位基因,等位基因间在内含子 16 上发生了长 287bp 片段的插入或缺失,分别命名为 I 型和 D 型。ACE 在心血管系统中有着重要作用,关系到血管紧缩素Ⅱ的形成(血管收缩因子)、血管扩张因子和血管舒缓激肽的灭活。Montgomery 等(1997)研究结果发现,I 基因在 33 位优秀登山运动员中占显著优势,这些运动员都登上了 7000m 高度,其中登上 8000m 或更高的人中没有检测到 D 的纯合型。Hochachka 等(1999)在高地盖丘亚族人中检测了 I 基因频率,发现其频率是低地高加索人群的两倍。HIF - 1α 作为低氧核心转录因子,但没有找到高海拔人群特有的变异(Rupert 等,1999);但有关 HIF - 1α 常氧降解的 pVHL 蛋白(Arg200Trp)和 PHD 酶(Arg371His)突变都造成了真性红细胞增多症(Ang 等,2002;Percy 等,2007),提示高原人群和动物的低氧相关基因可能存在低氧适应性突变。

从目前国内外对藏族人和其他世居高原人的研究来看,藏族人是居住高原时间最长的群体,其次是南美洲的安第斯人,然后是欧洲人,最后是亚洲汉族人。随着高原居住时间的延长,对高原的适应也大大增加了,藏族人同其他人相比,无论从大体低氧生理方面而言,还是从现在仅有的基因方面的研究来看,他们有着自己独特的氧运输系统,对氧气的利用更加充分,藏族是目前更能适应高原的民族。

人体对高原低氧环境的适应涉及众多复杂的因素,基因和环境因素相互影响。藏族人在高原上经过漫长的进化和演变,发生了基因流动、基因漂移和自然选择的操作,在遗传基因上已经发生了很大的改变来适应低氧环境。目前在藏族高原适应机制在基因水平上的研究还不充分,得到的数据还不能完全准确地解释高原适应的根本机制,以后的研究重点应该是在生物学适应上深入探讨藏族人是否有自己独特的新基因;在生理学适应方面,应对众多的低氧适应相关基因进行更深入的研究和对比,找出这些候选基因中有利于藏族人群适应高原的多态性,并详细阐明这些基因的具体功能和作用。

(崔建华)

第二节　高原习服

缺氧对生物体的危害虽然严重,但如果缺氧反复作用于机体,则能引起体内敏感组织和器官的应答反应,对缺氧产生适应,这是生物所具有的适应外界环境的本能。人可长期生活在海拔 5500m 的高原,在无供氧装备的条件下,登山运动员也可登上珠穆朗玛峰(8848.43m)高峰,充分表现出人体的适应能力。

从理论上来讲,当人体攀登珠穆朗玛峰时,即可在几分钟内机体失去知觉并危及生命。然而,在现实生活中很多登山运动员登上珠峰,甚至有些优秀运动员不吸氧而成功地登上珠峰顶,而这些运动员很少或仅轻度出现高原病的症状。机体对外环境的变化进行自身调节,并在新的环境中能够有效地生存和做功的过程叫“习服”。Hurtado 曾描述,人体对高原环境的习服表现为两种形式或过程,即习服和适应。这两词均有“适应”含义,但两者有明显的区别。习服是人或动物暴露于低氧环境后,组织器官所产生的结构和功能上的改变,它是可逆的,即人体对高原习服是通过后天获得的。

一、高原习服的机制

对高原低氧环境的习服不是机体某个系统功能代偿的结果,而是由多个系统和器官,各种组织、细胞代谢调整共同参与的整体综合反应。而组织、细胞水平的适应是机体对高原低氧的“根本性适应”。从组织、细胞水平进行高原低氧习服适应机制的研究已是高原医学研究的主流和热点。如图 1 - 2 - 1 所示,进入高原后,机体从组织、细胞对氧的感受、信号传导以及由此介导的红细胞增生、毛细血管密度增加、能量代谢调整等多个方面、多个层次进行调整,以习服适应于高原低氧环境。机体对高原的习服也主要是围绕着氧的摄取—运输—利用这条轴线来进行的。

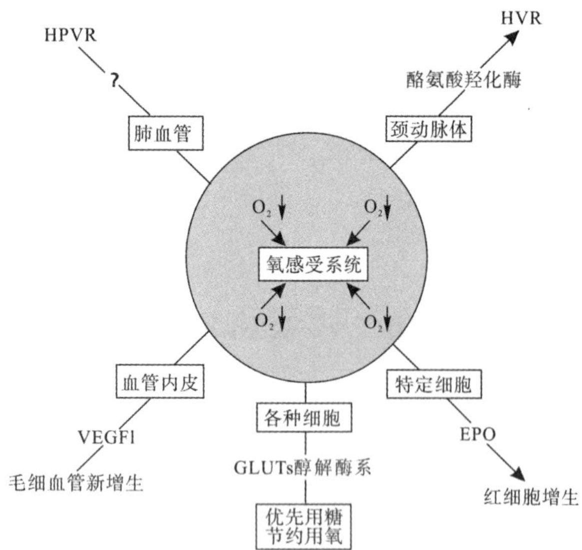

图 1-2-1　缺氧习服适应制示意图

线粒体是细胞利用氧和产生能量物质的主要场所。急性低氧时细胞线粒体氧化磷酸化功能降低，随着缺氧时间的延长，线粒体氧化磷酸化功能逐渐恢复，甚至增强，同时线粒体数目增加，可相对而言增加能量的产生，弥补因缺氧造成的能量供应不足。所有这些习服都是由缺氧引起一些蛋白质或酶的基因表达所致。

人类对高原环境有很强的习服适应能力。通过习服，大多数人可在高原正常工作和生活，保持身体健康。极少数人对高原环境习服不良，则发生急、慢性高原病。

1. 肺通气和弥散　肺通气量的增加是氧运输系统的第一关，也是关键的一步。肺通气量随海拔高度的上升而增加，但究竟海拔上升到多高时肺通气量增加，还存在分歧。Hultgren 指出海拔升高 1500m 时肺通气量就开始增加，但不会立即达到最大限度，一般超过 3050m 时通气量才会明显增加。通常急进高原后在几小时内就发生过多通气，并在第一周内迅速增高，超过世居高原人的 20%。随着在高原居住时间的延长及习服机制的建立，通气量不再进一步增加，趋于平稳，但仍比当地高原人高。正常人高原缺氧所引起的过多通气是呼吸深度（潮气量增加）的增高，而并非呼吸频率增快。但在急性高原病如高原肺水肿患者的呼吸频率快而浅。通气量增加的生理意义是，将大气与肺泡氧分压梯度减小，动脉血氧分压增加，组织缺氧减轻。

在静息状态下，人体对低氧通气反应是通过颈动脉体的周围化学感受器来实现，而二氧化碳反应是以中枢化学感受器为主。氧对中枢化学感受器无刺激作用。关于世居高原人的低氧性通气反应（hypoxic ventilatory response，HVR）虽还存在不同的看法和结果，但对移居者来讲，HVR 在高原习服与失习服过程中起重要作用。适宜的通气反应对维持足够的肺泡通气量和组织摄氧，保证人体在高海拔地区能够有效地生活和工作起重要作用。

肺弥散能力是指气体在肺泡和毛细血管之间进行交换的能力。根据气体的弥散定律，气体由分压高处向分压低处被动性弥散。肺弥散能力可受肺的表面积、肺泡与毛细血管之间的分压差、气体向液体弥散的速率及气体溶解度等因素的影响。高原人肺弥散能力的变化说法不一。Kreuzer 报道，初到高原静息肺弥散量无明显改变，运动时略有增加，但未超过在平原相同条件下运动时的数值，认为肺弥散能力是限制高原运动能力的一个重要因素。已有资料证实，高原久居和世居者的肺弥散能力明显增加。DeGraff 报道世居高原人弥散能力比平原居民高 20% ~30%。有研究报道在不同海拔高度测定了肺弥散量，发现在高原不论初入者还是世居者其肺散能力均明显增加。还观察到，有些人进入高原后肺弥散量并不增加，反而略有下降。这些肺弥散量降低的人都有较严重的急性高山病症状。

影响高原人肺弥散能力的主要因素两点。①弥散面积增加：在低压环境中，肺总量、功能残气量及残气量容积都比平原地区高，使肺保持在较高的膨胀状态，从而增加肺表面积，扩大了肺内气体交换面积，有助于氧的弥散。②改善通气/血流（V/Q）的比值：一般情况下，由于肺重力的作用，两肺尖部的血流量明显低于肺底部，通气量肺尖部也低于肺底部，因此肺尖部存在着明显的 V/Q 值失调，造成了部分生理性无效腔，使气体交换面积缩小。当人体暴露于高原环境后，由于低氧性肺血管的收缩及肺动脉压升高，使肺血流特别是在平原灌注不足的双肺尖部的血流量明显增加，使肺内 V/Q 值分布趋向更均匀，从而提高肺弥散能力。值得注意的是，如肺动脉压持续性过高，可导致右心后负荷加重。右心室肥厚甚至发生高原心脏病。另外,缺氧引起的 RBC 过多增生也可损害肺内气体交换,如 RBC 增多症者由于血液黏度增加,血流缓慢,以及心排血量减少等导致 V/Q 值失调,使肺弥散能力降低。因此。高原上肺弥散能力的增加是有限的,也是有条件的。

2. 循环　氧气经过肺通气与弥散、血液的氧化后,通过循环系统将氧气运送并分配到全身各组织器官。因此,循环是氧运输系统的第二梯度,在低氧习服过程中起重要作用。

(1)体循环　初到高原后,低氧刺激交感神经系统,促使儿茶酚胺类物质分泌,使心跳加快,心肌收缩力增强,心排血量增加,动脉血压有一定程度的升高。这是循环系统对低氧环境最初的习服性改变。然而,随着在高原停留时间延长,机体内环境自身调节过程的建立,其心跳及血压恢复到接近平原值,并逐步过渡到久居或世居人群的特性。缺氧对心功能的影响主要是影响右心功能。是否影响左心功能,或影响程度如何?迄今仍有争论。Reeves 等应用心导管术和超声心动图研究了 8 名健康人模拟在 5490m、6160m 和 7625m 高度的心功能,发现左心功能,包括射血指数、平均心室收缩率、左室收缩峰压和收缩末容积之比等基本上保持在正常水平。每搏量下降,但因心率加快而心排血量增加,肺动脉楔压和左室充盈压也在正常范围。他们还观察到,人体即使暴露到极严重的缺氧环境,其心肌细胞没有发现缺血性改变。慢性低氧环境对心功能的影响不同于急性低氧。一般认为,慢性缺氧可抑制中枢及外周化学感受器,降低交感神经张力,改变心肌传导系统功能等。故高原久居及世居居民的心率相对缓慢,心排血量接近或略低于平原,动脉血压特别是收缩压明显降低,但舒张压仅轻度下降或基本不变。因此,久居和世居者的基础血压偏低。经流行病学调查,青海高原高血压病的患病率明显低于全国平均水平,尤其是世居藏族人及蒙古族人的高血压患病率显著低于汉族,与南美洲安第斯山的高原人相一致。另外在组织形态学上有人观察到,高原人肺小动脉肌层增厚而升主动脉中层厚度较平原人薄,说明高原人体循环不但在功能上,而且在形态学上发生了适应性改变。

(2)肺循环　肺循环由右心室、肺动脉和肺小动脉、毛细血管床、肺静脉和肺小静脉等组成。在形态学上,肺血管管壁较薄,肺小动脉平滑肌及弹性纤维不发达,弹性较低,易被动性扩张。因此,与体循环相比它是一个低压力、低阻力和高容量系统。在静息状态下平原地区健康人平均肺动脉压约为 15mmHg,肺血管阻力约为 1.6mmHg/(L·min)。当人或动物快速进入高原后,由于低氧性肺血管的收缩,肺动脉压迅速升高,这是机体适应低氧环境的一种生理性代偿反应。肺动脉压的适当升高可克服因重力作用引起的双肺尖部通气/血流分布不均,从而改善 V/Q 值,提高摄氧能力。Grover 等曾在低压舱中用右心导管测定了 8 名健康人静息和运动状态下的肺动脉压、肺动脉楔压及心排血量,发现从海平面进入海拔 6100m、7600m 和 8450m 时,肺动脉平均压分别增加 62%、44% 和 45%。并且运动时肺动脉压的增高更明显,但肺动脉楔压和心排血量无明显改变。

平原人移居高原或出生在高原的平原人存在着不同程度的肺动脉高压,而且海拔越高,肺动脉高压的发生率就越高。高原地区肺动脉高压的诊断标准与平原不同,通常肺动脉收缩压大于 30mmHg,舒张压 15mmHg,或平均压大于 20mmHg 者可定为肺动脉高压。根据这一标准,在海拔 2260m 久居人群中肺动脉高压的发生率为 58.3%,3900m 地区为 86.7%,与南美高原的人群结果近似。肺动脉高压的发生和发展存在显著的个体及种族差异。在高原,不是每个人都发生肺动脉高压,即使有肺动脉高压,也一般较轻,无任何临床症状,能完成各种重体力劳动。将这类人的肺动脉高压称为生理性肺动脉高压。然而,有少数人进入高原后立刻出现显著的肺动脉高压,甚至有些对低氧特别易感者,其肺动脉压可达到接近或超过体循环压,并导致急性高原肺水肿。长期持续肺动脉高压,易导致肺血管结构发生改变,如肺细小动脉壁平滑肌细胞增生、管壁增厚、循环阻力增加,从而出现明显的右室肥厚、右心衰竭,最终发展为慢性高原病。这部分人的肺动脉高压称为病理性高原肺动脉高压。高原人发生肺动脉高压的直接原因是肺泡缺氧引起的血管收缩,但它的发生机制很复杂,目前尚未完全清楚。McMurty 和 Reffestin 提出低氧性肺血管收缩的三个假设:①缺氧直接刺激肺小动脉平滑肌收缩;②肺组织释放各类化学介质,如肥大细胞、嗜中性粒细胞、血管内皮素;③抑制血管扩张剂的活性。

3. *血液学的改变* 在低压、低氧环境下,血液系统是受影响较早的系统之一。其中主要是 RBC 系统,表现为末梢 RBC 增多、Hb 含量增加。这些改变与海拔高度有关,即随着海拔升高,RBC、Hb 浓度相应增加。这是人体对低氧习服过程中的一项重要代偿机制。海拔 3685m(拉萨市)移居汉族人平均 Hb 浓度男性为(16.9±1.7)g/ml、女性为(14.8±1.7)g/ml,海拔 4520m(那曲)地区男性为(19.6±2.2)g/ml、女性为(17.3±1.9)g/ml;世居藏族无论男性或女性,其 Hb 浓度均低于移居者。在高原,RBC 系统的改变是由于缺氧刺激肾脏,分泌 EPO 增多所致。血液中 EPO 的含量与海拔高度有关,机体暴露于低氧环境几小时内,血液中 EPO 的含量便明显增加;通过几天的习服 EPO 逐渐下降,但仍可高于平原值。Reynafarje 等观察了 10 名平原人移居海拔 4545m 后血液学的变化,发现到达高原 12~20 天时,Hb 浓度从 13.7g/ml 增到 17.1g/ml,HCT 从 44.2% 增加到 53.3%,HCT 持续增加至第 8 个月达到峰值。移居高原前 2 个月,因 HCT 增加,血浆量相对减少,到 8 个月时总血容量可显著增加,但仍低于当地高原世居者。人体急进高原后 Hb 浓度立刻增加,这是继发于血浆容量降低以及血液浓缩所致,并非 RBC 体积增加所致,对氧的运输有害无益。随着低氧环境的习服,RBC 体积的真正增加才能提高携氧能力,有利于氧的运输。但这有一定的限度,当超过限度将会使血液黏度增高,反而降低氧运输能力,加重组织缺氧,并发生高原红细胞增多症。在高原,除了红细胞系统增生活跃外,其他血液成分也有不同程度的改变,如白细胞总数有轻度增高,血小板以及血凝系统也略有变化。

在高原,氧离曲线可右移,这有利于血液向组织释放氧。这种现象在机体暴露于高原环境时很快表现出来,故它对氧运输起重要作用。氧离曲线可受二氧化碳、温度、血液 pH 及 2,3-二磷酸甘油酸(2,3-DPG)的影响。当 PaO_2 降低、$PaCO_2$ 升高、pH 下降及 2,3-DPG浓度升高时氧亲和力下降,氧离曲线右移,组织摄氧量增加。

二、影响高原习服的主要因素

大多数人由平原进入高原后,通过机体的代偿适应性反应可以获得对高原环境的良好习服,能够在高原环境中正常工作、生活。但有部分人进入高原后,由于代偿性反应不足或过于强烈而发生习服不良,从而出现各种急、慢性高原病。实践证明,人体对高原环境具有强大的习服能力,在一定限度内,通过采取适当的措施和手段,可以加快习服过程,促进高原习服。影响高原习服的因素很多,归纳起来主要如下。

1. *海拔高度* 海拔越高缺氧越重,机体的适应能力越差,因此,海拔高度是影响高原习服的首要因素。一般适宜人群居住的海拔高度极限为 4500~5300m,超过 5500m 后,人类长期居住就很困难。

2. *气候* 高原地区气候恶劣,特别是寒冷时外周血管收缩,机体耗氧量增加,诱发或加重高原病,降低机体的习服能力,防寒保暖能增强机体对高原的习服能力。

3. *机体状况* 在同一个海拔高度时,凡能加重心、肺负荷或增大机体耗氧量的因素,均可降低对高原的习服能力,反之则可促进对高原的习服。因此,有心、肺等重要器官疾病的人不宜进驻高原。

4. *精神心理因素* 精神心理因素影响高原习服机制的建立。初入高原者,由于对高原环境特点不了解,加上自然条件的直接影响,产生的紧张、恐惧情绪常可促使高原病的发生。故在进驻高原前要进行针对性的健康教育,使人们正确认识高原,消除紧张、恐惧情绪将有助于提高机体对高原的习服能力。

5. *体育锻炼* 体育锻炼能改善和提高机体各器官的功能状态,增强对高原的习服能力,人员由平原进驻 4000m 以上高原地区时,至少应在进驻前 1 个月开始进行锻炼,条件允许时可先在海拔 2000~3000m 地区短暂停留,进行阶梯式适应锻炼,可有效提高机体的习服能力。

6. *登高速度* 进驻高原的速度越快,习服越差。如快速进驻海拔 5000m 以上地区,机体不可避免地要出现急性高原反应症状,甚至发生高原肺水肿和高原脑水肿。因此,条件允许时,宜缓慢登高。

7. *劳动强度* 平原人在高原的劳动能力均有不同程度下降,劳动强度过大常可诱发高原病。因此，进驻高原后的适应性锻炼和劳动强度应循序渐进，持之以恒，注意劳逸结合。在高原上的劳动量及劳动时间应适当控制，并延长睡眠时间。

8. 营养状况　营养状况对高原习服有重要作用，良好的饮食、丰富的营养有利于高原习服。在高原上应以高糖、高蛋白、低脂肪饮食为主，适当补充多种维生素，以提高对高原的习服能力。

9. 个体差异　机体对高原的习服能力存在明显的个体差异。一些对缺氧特别敏感的人，在海拔2000～3000m就可以出现高原反应，甚至发生高原病。一般来讲，体力充沛、爱好运动的青壮年对高原低氧的耐受力较强。

三、高原习服的程度及评价

高原环境对人体的影响是多方面的，但只要能够正确认识机体的生理代偿适应过程，遵循科学规律习服高原，则完全可以在高原工作、学习和生活。因此，如何正确评价机体的低氧习服水平，对于保护进驻高原者的健康，提高工作效率有非常重要的意义。机体对低氧适应是一个渐进的、逐步建立和完善的过程，国家军用标准《高原习服评价指标与方法》规定，按以下标准评价进入高原者的习服水平。

（一）评价指标的选择

高原低氧对机体的影响是非特异性的、多方面的，机体对高原低氧的习服也是多层次的。急性缺氧时机体主要通过心、肺功能增强和Hb增加，提高对组织、细胞的供氧。慢性缺氧时则主要是通过提高组织、细胞对氧的利用能力和缺氧的耐受性，从而使机体在高原环境中保持健康，并能进行有效地工作。因此，可以反映高原习服程度的指标较多，在整体、器官、组织及细胞等不同层次上均有表现。但作为有实际指导意义的标准，选取高原习服评价指标的原则应从整体习服指标出发，而且要简单易行。因此可选用基础生理指标和体能评价指标作为高原习服的指标。

1. 基础生理指标　平原人对高原环境的习服，首先必须保持身体健康，不发生高原病，重要生命体征如呼吸频率、脉率、血压保持在一定范围内，RBC和Hb适度增加。在同一个海拔高度时，凡能加重心、肺负荷或增大机体耗氧量的因素，均可降低机体对高原的习服能力，反之则可促进机体对高原的习服。因此，基础生理指标选择呼吸频率、脉率、血压、RBC计数和Hb含量，见表1－2－2。

表1－2－2　高原移居者的正常生理指标

指标			范围
呼吸频率（次/min）			16～20
脉率（次/min）			50～90
血压	收缩压	kPa	12.0～17.33
		mmHg	90～130
	舒张压	kPa	6.67～12.0
		mmHg	50～90
RBC（10^{12}个/L）			<650
Hb（g/L）			<200

2. 体能评价指标　平原人到高原后，劳动能力有不同程度下降，海拔越高，下降越明显，其主要原因是机体摄氧和运氧的能力不能满足机体需要。随着人体对高原的习服，劳动能力逐渐恢复。评价劳动能力的指标很多，其中，最大氧耗量（$V_{O_{2max}}$）和1000m跑成绩是反映几种生理功能的综合指标，它与最大心排血量、血液运氧能力、肺弥散功能等均有关系。因此，可选择$V_{O_{2max}}$和1000m跑成绩作为高原习服的体能评价指标，见表1－2－3，1－2－4。

表1－2－3　高原移居者$V_{O_{2max}}$评价标准　单位：ml/（kg·min）

海拔/m	优秀	良好	中等	较差	差
3000＜X≤3500	＞48	45＜X≤48	39＜X≤45	36＜X≤39	≤36
3500＜X≤4000	＞45	43＜X≤45	36＜X≤43	32＜X≤36	≤32
4000＜X≤4500	＞41	38＜X≤41	32＜X≤38	28＜X≤32	≤28

表 1－2－4　1000m 跑成绩评价指标

海拔(m)	优秀	良好	中等	较差	差
3000＜X≤3500	＜3′47″	3′47″≤X＜4′00″	4′00″≤X＜4′36″	4′36″≤X＜4′40″	≥4′40″
3500＜X≤4000	＜3′53″	3′53″≤X＜4′06″	4′06″≤X＜4′46″	4′06″≤X＜4′46″	≥5′00″
4000＜X≤4500	＜3′59″	3′59″≤X＜′4″13	4′13″≤X＜4′56″	4′56″≤X＜5′14″	≥5′14″

（二）高原习服程度的判断标准及方法

1. *初步习服*　进入高原 7 天以上，并满足下列条件时为初步习服。

①急性高原反应症状基本消失；

②安静状态下呼吸、脉搏明显下降并接近表 1－2－2 的范围，血压基本恢复；

③轻度劳动作业后无明显不适。

2. *基本习服*　进入高原 1 个月以上，并满足下列条件时为基本习服。

①安静状态下呼吸、脉搏恢复至表 1－2－2 所列范围，血压稳定；

②RBC 计数及 Hb 增加到一定数量后已趋于稳定；

③中度劳动作业后无明显不适。

3. *完全习服*　进入高原 6 个月以上，并满足下列条件时为完全习服。

①RBC 计数及 Hb 含量达到表 1－2－2 列出的正常范围并趋于稳定；

②重度劳动作业后无明显不适；

③$V_{O_{2max}}$、1000m 跑评价指标达到表 1－2－3 和表 1－2－4所列良好以上水平。

四、高原习服与促习服的措施

人体在高原低氧环境的习服能力可概括为自然习服（被动习服）和积极习服（主动习服）。自然习服是指缺氧初期，肺和心血管系统发挥代谢和调节作用。肺过度换气，肺泡氧分压增加，心率加快，心每搏输出量增加，血液流经肺时携氧增多（肺泡和氧分压梯度减小）；RBC 及其中的 2，3－DPG 增加，氧 Hb 解离曲线右移，较多的氧扩散到组织细胞中去；同时血液重新分配，流向脑和心脏等生命重要器官的血液增多，保证氧的供应。过度换气可发生碱中毒；一部分碱可由肾脏调节而排出，碱血症得到一些纠正。因 HCO^{3-} 由肾脏排出增多，血液碱贮备下降。长期缺氧，细胞中肌红蛋白、线粒体数目增多和氧化酶活性增强，氧得到有效利用，机体得以适应缺氧环境。可见，缺氧初期是通过生理调节而对高原进行习服。随着缺氧时间的延长，器官代偿能力逐渐减弱，而细胞、亚细胞和分子水平的适应能力逐渐加强，直接建立稳固的适应机制。人对自然的适应能力个体差异很大，一般人可长期生存于 5500m 的高原。通过对高原世居者的调查发现，其胸廓大，肺活量大；肺泡与肺动脉、毛细血管与细胞内的氧梯度差缩小；组织氧利用能力、呼吸中枢和骨髓造血功能等的生理适应能力增强。

积极习服是指人类长期在高原生存与劳动中逐渐认识到，平原人对高原的习服能力与海拔高度、进入的季节与速度、个体神经类型、年龄、性别、精神和身体状况、体格锻炼程度、饮食和营养等有密切关系。平原人如果在平原坚持体育锻炼，进入高原时注意补充营养、减少过度疲劳等可以提高习服能力，改善缺氧症状，所以积极习服具有重要的实践意义。

实践证明，人体对高原环境具有强大的习服适应能力，在一定限度内通过采取适当的措施和手段可以加快习服过程，促进高原习服。积极研究寻找能有效促进高原习服的措施对于提高进驻高原人群的身体健康具有十分重要的意义。根据近 20 多年来作者的实践和研究结果，平原人进驻高原前及途中应采用体格锻炼、阶梯适应、预适应及药物预防等综合措施。

1. *适应性体格锻炼*　体格锻炼是指进驻高原前 2～3个月进行大强度、耐力型体格锻炼，如长距离跑步、负重野营拉练或爬山运动等，提高机体的抗缺氧能力。人体对高原习服受健康状况、年龄、体质、饮食、季节、登高速度、劳动强度等多种因素的影响。如能充分注意到这些因素的作用，并采取相应的措施，将有利于人体生理机能的充分发挥，更快地适应高原环境。因此,加强适应性锻炼对保证机体顺利进驻高原是非常重要的。实践经验证明,平原人坚持体格锻炼是减少高原疾病发生和提高低氧适应能力的有效措施。体格锻炼结合阶梯习服,特别是在海拔 2000 ~ 2500m 地区组织体格锻炼,高原习服效果更为显著。应注意在适应性体格锻炼中切忌过度疲劳使体重明显下降,这样反而会导致适得其反的效果。

2. 阶梯习服　阶梯习服是指进人员入高原的过程中,阶梯式上升,即平原人进入高海拔地区前先在低海拔(1000 ~ 2000m)的高原上停留一段时期,再上到中等海拔高度地区(3000 ~ 4000m)并停留一段时间,最后到达预定高度,使机体逐步习服低氧环境,必要时可在不同阶段进行适当的体力活动,以达到加速习服的效果。但是阶梯习服一般需要消耗一定的时间,难以满足现代战争突发性强,要求部队快速反应的实际需要。

3. 预缺氧(缺氧预处理)　机体对高原环境虽然具有强大的习服适应能力,但这种能力显然是有限度的。当达到一定高度后,必然导致机体产生不可逆性损伤。研究表明,机体对缺氧的习服适应能力可以通过预缺氧的方式得到加强。预缺氧(缺氧预处理)是指机体经短暂时间的缺氧后,对后续的更长时间或更严重缺氧性损伤具有强大的抵御和保护效应。

低氧预适应具有内源性保护作用,是近年来被充分证明可以增强机体抗缺氧能力的有效措施。目前进驻高原前预缺氧处理主要有三种方法。

(1)采用大型减压舱进行模拟高原适应性训练,时间 0.5 ~3 小时,每次间隔 1 ~3 天,如此多次重复后,机体可产生一系列与暴露高原环境相类似的变化,所产生的习服能力在减压缺氧结束 18 ~25 天后,才会逐渐消退,但不会完全丧失,当机体再次遇到缺氧刺激时,对缺氧的习服能够迅速建立。其特点是可模拟任意海拔高度,但造价昂贵,仅适用于执行特殊任务的少数人员(20 ~30 人)。

(2)采用低氧呼吸器进行模拟低氧训练,以增加部队进入高原前的耐低氧能力。短期预缺氧复合体能锻炼〔每天上、下午各在一定时间内吸入低氧混合气(12% O_2、88% N_2),同时配合适当运动,连续 4 天〕,可显著降低快速进入高原后急性高原病的发病率、减轻急性高原病的症状,并可显著提高进入高原后的劳动能力。但采用低氧呼吸器进行模拟高原适应性训练,在万人以上的部队中应用也存在一定的困难。

(3)部队进驻高原前可在平原或靠近高原地区进行两个月左右的体能训练,如长距离跑步、负重野营拉练或爬山运动等。该方法简便易行,适合于大部队进驻高原前的适应性训练。在适应性体格锻炼中切忌过度疲劳,使体重明显下降,这样反而会导致适得其反的效果。

4. 药物　阶梯习服结合适应性体格锻炼是促进高原习服最有效的措施,但需要一定的时间,而药物预防简便易行,但效果不如前者明显而肯定。实践证明,凡在实验和应用中能提高机体缺氧耐力、减少或减轻急性高原病发生的药物,均有利于促进高原习服。经过多年的实验室研究,以及高原现场验证和实际应用,乙酰唑胺、复方党参、红景天、刺五加、银杏叶片、抗氧化剂等药物对预防急性高原病有一定的效果。药物预防高原性疾病仅是一个方面,完全依赖药物解决问题是不现实的。

5. 促习服因子　人们在研究预缺氧增强机体缺氧耐受的机理中发现,预缺氧除了通过引起众多的已知蛋白质的表达发生改变或通过各种代谢产物来保护组织、细胞,从而增强机体的耐缺氧能力外,缺氧还可以诱导某些正常情况下并不表达的蛋白质表达。有研究显示,小鼠经重复密闭缺氧 4 次后,脑组织匀浆提取液可显著增强未经处理的小鼠对缺氧的耐受能力。用该脑匀浆提取液处理离体培养的细胞可以显著提高离体培养细胞对缺氧的耐受能力。说明重复缺氧小鼠脑组织中可能生成了某种可增强缺氧耐受性和具有细胞保护作用的生物活性因子。但至今对该生物活性因子的性质及作用机制尚不清楚。

6. 营养与高原耐缺氧食品　缺氧条件下的有氧代谢以糖酵解为主,这是机体在缺氧条件下节约用氧进行产能的一种有效的代偿适应方式,因此在高原上应以高糖、高蛋白、低脂肪饮食为主,适当多饮水、多食新鲜蔬菜和水果,在缺乏新鲜蔬菜的地区,每日需补充一定量的多种维生素。

研究表明,食用碳水化合物可明显提高模拟高原暴露时正常人体动脉血氧含量和血氧饱和度,但并不能减轻急性高原反应症状。还有研究表明,谷氨酸是高原习服的重要氨基酸,谷氨酸有助于改善食欲,减轻包括生物生化和免疫变化在内的缺氧引起的氧化应激反应,能增强抗缺氧与抗寒能力。另外,以药食两用原料枸杞子、银杏叶、人参等为主要成分制成的耐缺氧食品添加剂,可显著延长缺氧动物的存活时间,降低进驻高原部队急性高原病的发病率,提高在高原的劳动能力,有利于促进习服。

7. 高原富氧室　高原低氧影响机体的各个组织系统,随着海拔高度的升高,影响愈加严重。低氧引起体力、思维、记忆功能减退,甚至产生幻觉,作业效率和战斗力降低,操作准确性下降。研究表明,在海拔 3800m 和 5380m 高原夜间小幅度提高室内氧浓度(氧浓度分别 24% 和 27%),可改善人员睡眠和第二天的作业效率。故认为在高原建立富氧室是比较简单易行和经济的,可提高人体健康水平。因此富氧室对改善高原人群缺氧,提高高原环境人员的作业效率具有重要意义,对大部队进入高原低氧环境后提高作战能力、预防高原病的发生为一种较理想的供氧途径,在临床治疗及基础研究方面具有一定的应用价值。

(崔建华　王福领)

第三章 >>>

高原疗养学概述

高原地区由于气候环境的不良影响，对高原人员机体各器官及系统造成一系列的病理生理改变，其身体素质和健康状况直接影响高原作业能力和部队的战斗力生成。疗养学的发展有着悠久的历史，随着医学模式的转变，部队“全面强健”的理念对我军高原人员健康维护和战斗力生成具有借鉴作用。军队疗养机构作为我军卫勤保障的重要力量，应该了解高原环境对官兵的身心影响，掌握官兵的健康需求，研究疗养对高原官兵生理、心理、体能及习服能力的影响，科学研究探索适合高原环境条件下官兵健康促进的方法，调整适合高原人员机体功能康复的全维疗养保障模式，以增强高原指战员身心健康。

第一节 高原疗养学概念与范畴

一、高原疗养学概念

（一）定义

高原疗养学（plateaau kurortology）是研究以自然疗养因子为基础，并综合医学相关学科知识在高原疗养应用中的规律、特点、技术和方法，促进高原人员有效防治疾病、增加健康，提升高原军事作业能力的学科。高原疗养学是一门应用科学、是疗养学的一个分支学科，是疗养学与高原多种自然科学和社会科学相互交叉、融合而形成的一门综合性应用学科。近年来，疗养机构在对高原人员在疗养保障实践中，创新疗养技术、研究保障经验，形成了高原疗养保障体系，为逐渐形成高原疗养学科奠定了基础。高原疗养学主要揭示了高原疗养保障的内在规律，科学、合理、有效地利用疗养资源为高原人员的疗养预防、治疗和康复服务。使高原人员通过疗养，到达有效维护高原官兵身心健康，防治高原疾病的发生，促进高原性疾病的康复，提高高原军事作业能力的目的。

高原疗养（plateaau convalescence）以海拔 3000m 以上特殊环境执行高原勤务或从事高原特殊职业的人员为对象，主要研究以自然疗养因子为基础的综合现代医学特点、技术和方法，突出职业健康评估与鉴定、习服及脱习服适应、高原生理训练及心理调适，以达到维护高原人员良好的健康状态、防治高原疾病和提升高原军事作业能力的目的。

（二）自然疗养因子的分类和基本内容

高原人员在风景秀丽、气候宜人的自然疗养因子疗养地进行疗养，自然疗养因子即自然界具有医疗保健作用的理化学因子，其基本内容如下：

宇宙因子：日光辐射、宇宙辐射（宇宙射线）、从日到年的节律变化等。

大气因子：空气密度、空气离子饱和度、臭氧浓度、空气温度和湿度、大气压、风、降雨量、雪沉降量、云、雾、大气电等。

地球因子：地理位置、地形、景观、植物和土壤的特点、水源、矿泉、湖泊、江河、海洋、地质放射性、地（球）磁场等。

高原疗养学所指的自然疗养因子包括日光、空气、气候、海湖江河、矿泉、治疗用泥、森林、沙、草原、花卉、湿地、景观。自然疗养因子属于生态学范畴，与人类进化的各个阶段机体的发育密切相关，是生理性作用因子。疗养是机体与特定的、被选择的外界环境相联系的方式之一。

自 20 世纪中叶以来，由于疗养专业知识和技术的广泛运用，一些国家已形成疗养事业。疗养事业即指在国家范围内，充分地将医用自然资源用于广大人民群众的卫生保健事业，包括建立疗养专业队伍，开发和建设具有特色的疗养区（地）和疗养机构，建立系统的管理机构和相关的技术保障条件等，从而推动疗养业务和管理工作不断发展。

二、高原疗养机构建设条件及任务

疗养机构是国家卫生事业的组成系统之一，即疗养系统的构成单位。

(一)疗养机构建设具备的三个基本条件

1. 具有医疗保健作用的自然疗养因子、健康管理与现代康复技术。

2. 具备优美的景观和安静的环境,交通便利。

3. 制定科学的疗养制度、信息化管理并付诸实施。

疗养机构的特点是由其所具备的自然疗养因子及其主要适用保障对象和范围所决定的。

(二)军队疗养机构的工作任务

军队疗养机构改革转型后建设为特勤疗养中心、康复疗养中心。分别承担着军队广大指战员的保健疗养、各类特勤疗养、康复疗养和专项疗养任务。其中,特勤疗养中心主要担负特勤疗养保障任务,兼顾康复疗养、保健疗养和专项疗养保障任务;康复疗养中心主要担负康复疗养保障任务,兼顾特勤疗养、保健疗养和专项疗养保障任务。

军队疗养机构按照编制展开疗养床位,区分疗养类别、人员类别和疗养内容实施服务保障,坚持任务牵引、体系设计、特色发展、集约高效的原则,发展健康维护促进、疾病预防控制、医学鉴定训练、生理心理康复等学科技术,培养骨干人才队伍,改善设施设备保障条件,提升服务保障能力和水平。总体上疗养机构的工作任务涉及预防、保健、治疗、康复,但这并非是说每一个疗养机构都承担上述全部任务;根据疗养机构接受上级下达的任务,及所处疗养地的自然疗养因子的特点等,可有所侧重,并形成特色。

军队疗养机构具备“促进身心健康、提升作业能力、全面功能康复”三大职能,承担着“健康教育、健康体检、医学鉴定、军事体能训练、生理心理训练、慢病矫治康复”六大任务,在战斗力维护方面起着不可替代的作用。新时期,疗养机构改革转型,在健康中国建设行动中贯彻预防为主的方针,并在此方面发挥着极其重要的作用。与医院注重疾病中的治疗不同,疗养机构更侧重于疾病前的预防保健、慢性病治疗和战创伤后连续进行的机能恢复或功能重建。疗养机构与医院有本质的区别,见表1-3-1。

表1-3-1 疗养机构与医院的区别

项目	疗养机构	医院
院址选择	通常建在沿海、山地、温泉地及风景秀丽的地域	通常建在城市和人群密集地区
任务特点	计划性、指令性强,疗养目的明确,诊断明确,均持疗养证入院,以统一时间入院为主	通常划区、划片诊治病人,以零散就诊为主
接收对象	健康、亚健康、慢性病、职业病、战创伤、心理疾患	为伤病员,可医治各类病人
住院时间	有固定疗养期,一般为15~30天	不固定,视疾病恢复情况而定
季节关系	有些疾病康复,选择疗养地有季节性	季节性不明显
技术特点	以疗养为中心,以自然疗养因子为基础,辅以人工物理因子、社会心理因子,多用非药物保健方式来防病治病,强调大健康观,是生物、心理、社会医学融为一体的综合性疗养预防、疗养治疗、疗养康复基地	以医疗为中心,设备先进,技术力量雄厚。临床科室和医技科室承担防病治病任务。在危重症抢救、手术治疗、疑难病症处理、会诊等方面有明显优势
服务质量	疗养员对服务质量要求高,必须提供优质服务	病人对服务质量要求以尽快解除器质性病痛和功能恢复为主
文体娱乐	安排景观,安排丰富多彩和健康的文体娱乐项目,报刊图书阅览方便	多数病人卧床,活动范围小,文体娱乐相对较少
环境质量	对环境质量要求特别高,环境是重要疗养因子,应绿化、美化、整洁卫生	应尽量改善,有助于提高医疗质量

（三）疗养工作有以下共同性的任务

1. 在疗养期间要开展健康教育及健康管理，为疗养员进一步养成卫生保健习惯奠定基础；

2. 提高疗养员体育锻炼的自觉性和积极性；

3. 使疗养员了解与其疾病有关的危险因素并加以预防或克服；

4. 使疗养员理解并认真遵守合理的生活制度。

因此，疗养中心担负多方面的卫生保健任务。

（四）高原疗养业务工作的范畴

1. 疗养资源的调查、确定和保护；

2. 疗养地有计划地开发和建设、各种不同类型的疗养机构的设计与建设；

3. 疗养学基础理论研究；

4. 在应用自然疗养因子的基础上科学地综合进行人工物理因子、运动疗法、营养疗法、心理疗法、高压氧、药物疗法等的研究和方案制定；

5. 祖国医学的理论和医疗保健方法在疗养工作中的运用；

6. 各种高原疾病的疗养预防、治疗及康复；

7. 疗养技术在高原军事医学领域的应用；

8. 高原人员疗养保障制度的制定和不断完善；

9. 疗养地和疗养机构的后勤保障；

10. 疗养地和疗养机构的科学管理。

高原疗养的实施是根据海拔3000m以上高原人员的疗养需求确定的。在高原环境条件下，由于低氧低气压、强紫外线、天气寒冷、温差大，风多干燥、植被匮乏等因素对人体生存环境造成了一定影响。短期进入高原可产生一系列不适症状，严重者可出现急性高原反应，甚至出现高原肺水肿或脑水肿等急性高原病。长期移居高原身体各系统会发生不同程度的改变，严重者出现高原性心脏病、高原红细胞增多症等慢性高原病。疗养就是在疗养地疗养机构采取综合疗养措施最大限度地减轻和恢复因高原环境对官兵机体功能造成的影响，通过不同形式的疗养阻断这些有害因子的连续作用，及时消除对机体的影响，提高对高原环境的适应性，维护高原人员的健康和促进高原军事作用能力的提高。

（五）疗养机构的业务工作特点

1. *职业荣誉感强*　高原环境恶劣，严重影响了官兵身心健康。疗养机构定期组织疗养体现了各级首长及机关对高原官兵的关心、关爱，体现了军人崇高的职业感、荣誉感、价值感，为提高部队战斗力起到了鼓舞士气的作用。

2. *疗养人员目的明确*　如慢性病患者前来治疗或病后康复性疗养，一般情况下诊断明确，因此在疗养人员入院后，可迅速制定疗养与康复计划并付诸实施。

3. *服务标准高*　疗养机构的服务对象多是高原广大官兵及各行各业的英模和先进代表，以及工作在第一线的特勤从业人员、年老体弱的老干部。这些服务对象的服务标准高，维护他们的身心健康不仅是疗养机构工作的基本任务，还具有重大的政治意义。

4. *疗养的手段方式多*　在疗养机构更加重视整体性的预防保健、治疗和康复措施，主要以各种自然疗养因子为基础，应用理疗、体疗、中医、营养、心理及健康管理、现代康复技术综合措施，为疗养员的身心健康服务。

5. *疗养技术以自然疗法为基础的综合疗法*　疗养中心注重发挥自然疗养因子、人工疗养因子和社会心理疗养因子的作用，并且传承和弘扬推拿、针灸、拔罐等中医适宜技术。疗养中心也用药物疗法，但主要用于外源性疾病（炎症、感染性疾病），对一般慢性疾病（主要是内源性代谢紊乱症），药物只作为辅助治疗手段。

6. *医务人员的知识面要求广*　疗养学涉及预防、医疗、康复、保健等专业，涵盖近20种学科，是一门综合性应用科学；疗养中心是一个知识密集型单位，要求医务人员必须知识面广，有全面的理论知识、熟练的基础操作能力和丰富的临床经验。医生应努力成为"全科医生"，能够向疗养员提供连续性和综合性的健康维护。

三、高原疗养学科研究范围

近年来，现代疗养事业的发展和科学技术的进步，与高原疗养保障相关的新技术、新方法的临床广泛应用，逐渐形成了高原疗养学科，但还需要不断深入研究，形成规范的体系。

（一）研究范畴及涉及的主要学科

1. *研究涉及相关学科*　保证健康人的健康、亚健康防治、疾病疗养预防— 预防医学；慢性病疗养治疗—临床医学；伤病残后功能康复—康复医学；平战时军队指战员伤、病、残疗养防治和功能康复—军事医学。特勤人员的疗养与康复—特种医学。

2. 疗养专业基础和应用基础学科　基础医学、中医学及中医养生学、医学气候学、医学地理学、矿泉地质学、海洋学、植物学、放射医学、环境医学、公共卫生学、计算机科学与技术、卫生统计学、分子生物学等。

3. 涉及高原医学相关学科　高原医学基础、高原军事医学、高原生理学、高原军事医学地理学、高原军队流行病学、高原保健学、高原临床学、高原疾病学等。

（二）主要研究内容

重点研究各种疗养因子与现代疗法的综合应用对高原人员机体的作用。包括研究健康促进等现代疗养技术与各种疗养因子的性质、特点和作用机理，探索在引起非特异性反应基础上的特异性作用；研究各种综合技术治疗的适应证和禁忌证；研究各种疗养技术用于预防、保健、治疗和康复的最佳方法；研究各种自然疗养因子的人工配制及与相关疗法综合使用的方法等。随着医学模式的发展，开展健康管理、高原病防治及战创伤康复技术研究，在军队国防卫生事业建设中对高原人员健康维护起到重要作用；尤其研究高原复杂电磁环境及信息化战争条件下新武器装备所致损伤的康复疗养技术。

（三）疗养科学研究方向

1. 医学模式的发展研究　强调“大健康观”理念，开展心理、人文及社会环境对高原疗养预防、治疗及康复的综合应用研究。

2. 基础理论研究　疗养因子基础理论研究已由整体、器官、系统水平到细胞、分子、量子及基因水平。采用生命科学领域的新技术加强高原疗养医学基础研究，研究疗养外部环境因素改变人类基因的作用即表观遗传学的研究，高原疾病疗养及脱适应作用机制研究等。

3. 现代新技术应用研究　高原缺氧环境和新型武器损伤，对急慢性高原病预防、慢性病治疗及伤病残康复中技术应用研究，采用信息化技术检测和分析研究健康体检与管理、疾病预测与防治、早期诊断与康复、临床用药与监测、心理测量与咨询、疗效评定与鉴定等。

（徐　莉　曹保文　刘　勇）

第二节　高原人员疗养保障内容与目的意义

一、高原疗养保障及分类

高原人员疗养类别是根据高原人员各种环境、特点采取综合疗养措施分类，达到调节因缺氧环境引起机体的生理、心理的不平衡状态，提高机体适应能力，预防疾病，达到早期发现和及时治疗高原疾病，起到维护部队健康，提高军事作业效率的目的。

2014 年原兰州军区卫生部组织高原疗养研究试点中，下发《兰州军区高原官兵疗养管理规定（试行）》，根据驻地海拔高度进行高原人员疗养类别和待遇区分和安排，拟定以下方案：

常驻海拔 3000～3999m 的，每两年可以享受一次保健疗养，每次在院疗养期为 15 天。

常驻海拔 4000～4999m 的，每两年可以享受一次保健疗养或高原特勤疗养，每次疗养期为 30 天。

常驻海拔 5000m 以上的，每年可以享受一次保健疗养或高原特勤疗养，每次疗养期为 30 天。详见表1－3－2。

表 1－3－2　高原人员疗养分类表

项目	特勤疗养	康复疗养	保健疗养
疗养目的	提高高原官兵军事作业能力	高原性疾病矫治	休养、脱适应
疗养期限	30 天、每 2 年 1 次	30 天（必要时 60 天），需要时审批	15 天、每 2 年 1 次
海拔高度	4000m 以上	3000m 以上	3000～4000m
适应证	常驻海拔 4000m 以上的高原官兵，处于亚健康状态，有轻度生理功能减退，对于高原工作能力无明显影响，依靠一般的医疗干预即可恢复并保持高原工作能力者，下山后安排高原特勤疗养	常驻海拔 3000m 以上，患有高原疾病的官兵，身体状况较差，经住院治疗和疗养预后欠佳，或某些诊断尚未明确的疾病，对高原工作有明显影响，由医疗部门安排康复疗养	海拔 3000～3999m 的高原官兵，处于亚健康状态，有轻度生理功能减退，对于高原工作能力无明显影响，依靠一般的医疗干预即可恢复并保持高原工作能力者

续表

项目	特勤疗养	康复疗养	保健疗养
疗养措施	在保健疗养的基础上，健康体检、健康鉴定，高压氧治疗及生理、心理、体能训练	高原病、慢病治疗、伤病恢复和延续性矫治、功能康复、高压氧治疗	健康体验、健康教育、文化娱乐、健身活动、景观
体检项目	内外科、口腔耳鼻喉科、三大常规、生化全套、血流变、微循环、胸片、心电图、心脏腹部彩超、肺功能、心理检测、体能检测、缺氧耐力检测	内外科、三大常规、生化全套、血流变、微循环、胸片、心电图、心脏腹部彩超、肺功能、心理检测、体能检测	内外科、三大常规、生化、血流变、胸片、心电图、心脏腹部彩超、肺功能

随着当前世界新军事变革和未来信息化战争的不断变化，我国西部地区的战略地位也越发重要。为进一步加强西部战区驻高原部队医疗保健工作，实现高原部队“能打仗、打胜仗”的目标，军委机关及各医疗机构树立“大卫生观”理念，推动医学模式由伤病医学向强健医学转变。随着军队医疗机构改革转型发展，目前已成立了高原特勤疗养中心和高原病康复疗养中心，并建立了高原官兵机体功能恢复的全维健康保障模式。这些举措体现了各级首长对高原官兵的殷切关怀和对官兵身心健康的高度重视，同时，也体现出疗养机构在高原部队卫勤保障中的重要地位和作用。

目前，高原人员疗养按照性质分为康复疗养、特勤疗养、保健疗养和专项疗养。康复疗养突出高原病、伤病恢复和延续性矫治、功能康复，以及慢病治疗。特勤疗养是指海拔4000m以上高原人员采取综合疗养训练措施，组织高压氧治疗和适应性训练，调节因缺氧环境引起机体的生理、心理的不平衡状态，提高体适能、预防疾病，达到早期发现和及时治疗疾病，起到维护部队健康，提高军事作业效率的目的。保健疗养以健康教育、健康体验、健身活动及景观治疗为主，视情况组织高压氧治疗。专项疗养主要是对高原工作压力大、环境艰苦、职业健康损害较大，以及对承担重大任务和做出突出贡献的高原军人，集中组织健康管理与促进的活动。

二、高原人员疗养的目的意义

我国西线战略要地多处高原地区，高原自然环境因素如低氧、寒冷、紫外线强等严重危害高原部队官兵的身心健康，极大影响了部队在高原地区作训时的机动性和军事作业效率。高原人员进入高原，或由海拔较低的高原进入海拔更高的地区，加上寒冷气候的影响，或体力负荷过重，而使机体对低氧环境耐受性降低，以致个体适应能力不足，一部分可出现一系列症状和机能代谢变化，称为高原适应不全症。官兵常年戍边执行各种任务，精神经常处于紧张状态，由于受到低气压、缺氧、寒冷等不良因素的影响，加上心理、社会因素的作用，必然加重脑力、体力和心理负荷，强烈的应激因素可使官兵处于高度紧张状态，长久必将导致思维迟钝、动作和反应滞缓、注意力不集中、体力下降、工作效率降低等疲劳现象，以至患各种疾病。

定期组织高原人员疗养，可以有效缓解和减低高原环境对机体的影响，有利于调整生理、心理的不平衡状态，达到预防疾病发生的目的。有利于消除官兵疲劳，达到提高工作效率的目的；有利于早期发现和及时治疗高原疾病，维护部队健康的目的。尤其海拔4000m以上高原人员安排特勤疗养，有利于加强部队的体质，培养良好的心理素质，增强高原适应性，对于提高高原地区官兵的军事作业能力与战斗力具有重要的意义。

三、高原人员疗养组织

为促进高原人员身体健康，巩固和恢复战斗力，充分发挥疗养资源在增进健康方面的积极作用，形成有效的疗养管理服务保障机制，推动高原人员疗养工作科学化、制度化、规范化，参照《军队疗养工作规定》和《军队飞行、潜艇和潜水人员疗养工作规定》，拟定部队常驻海拔3000m以上人员疗养。

（一）疗养计划

高原人员疗养工作遵循统一计划、逐级申请、分类保障为主的原则。

（二）疗养安排

高原人员疗养分为康复疗养、特勤疗养、保健疗养和专项疗养。参加康复疗养的疗养员，在本人相应疗养周期内不再安排保健疗养；保健疗养和专项疗养，在规定的周期内一般不予重复安排；参加特勤疗养的疗养员，符合规定条件的，可以安排参加其他类别疗养。

（三）疗养选择

按照高原人员疗养类别和待遇，选择风景秀丽、环境宜人，海拔2000m以下的疗养地疗养。

（四）疗养注意事项

1. 高原人员疗养时应持疗养证、本人有效证件及单位介绍信，按规定的时间和人数入院，不得自行推迟入院、提前出院。因特殊情况需集体推迟入院或者提前出院的，逐级报上级卫生部门批准；个人因特殊情况需推迟入院或者提前出院的，须经军以上单位卫生部门批准。

2. 年度疗养落实人数不得低于疗养计划人数的80%。专项疗养和高原特勤疗养，应由团以上单位统一组织，指定专人带队，集体入院和出院。

3. 高原人员疗养可以带随员2名，随员为配偶或者子女。

4. 疗养员和符合规定的随员，疗养期间住宿和接、送站以及规定范围内的景观治疗用车免费，医疗费用按照《军人及其家属医疗费用管理规定》执行。

5. 参加保健疗养、专项疗养和康复疗养的，伙食费按照军委规定的伤病员、休养员伙食灶别标准执行，并按照规定标准交纳基本伙食费，差额部分由疗养机构列伙食费科目领报。

6. 参加高原特勤疗养的，应携带个人伙食费，伙食标准按照高原部队灶别规定执行。

7. 差旅费按照《军队差旅费管理规定》，凭下发的年度高原人员疗养计划和疗养机构出具的《出院证明书》，由所在单位按有关规定审核报销。

（五）疗养申请

高原人员保健和特勤疗养计划，每年制定一次。由高原人员所在团以上单位卫生部门提出申请，按隶属关系逐级上报卫生部门审核汇总，于每年10月30日报前上级卫生部门，于12月20日前将年度疗养计划下达至相关单位卫生部门和疗养中心（区）。因战备、训练确需变更和调整疗养计划的，由高原人员所在团以上单位卫生部门于疗养期前15个工作日，将变更申请逐级上报至上级卫生部门进行调整和安排。

四、高原分类疗养保障作用及特点

1. 疗养机构需按照上级下达的计划，周密制定疗养活动安排，组织接送站，调整疗养用房，丰富疗养生活，调剂好伙食，提供生活便利，突出疗养特色技术优势，精心搞好各项服务保障工作。

2. 康复疗养是对高原战创伤、高原病临床治疗后接续进行的机能恢复或者功能重建，以及对罹患心理疾病人员进行疏导和干预的活动。康复疗养应当在检查评定高原身心机能减退和机体残障失能状况的基础上，运用物理治疗、功能训练、高压氧、药物治疗、行为疗法、心理干预、营养调理、假体义肢（康复工程）等措施方法，促进伤病残障人员生理心理康复。

3. 特勤疗养对驻海拔4000米以上高原执行特殊勤务人员，根据其工作岗位的特殊身心素质要求，进行维护和提高军事作业能力的医学训练及鉴定活动。开展专业体检，评定健康等级，做出医学鉴定结论；通过生理、心理、体能适应性训练增强体质和军事作业能力，矫治特殊岗位导致的职业性疾病，提出从事高原军事作业的医学建议，恢复提高高原军事作业能力。

4. 保健疗养对高原人员进行增强体质、预防疾病、调适身心等健康管理与促进的活动。合理运用驻地疗养资源，通过健康宣教、伤病矫治、心理干预、营养膳食、合理运动、景观治疗等方法降低和消除健康危险因素的影响，可视情组织高压氧治疗。从生理心理、工作生活、营养运动等方面提出专业的健康管理与促进建议，改善和提高军人健康状况。

5. 专项疗养应当针对高原军事作业环境、作业条件或者作业强度对人体的影响，评估分析整体健康状况，通过团体健康教育、干预训练和矫治康复，缓解身心疲劳、释放工作压力、改善健康状况、提高作业能力，研究提出针对同类型部队、岗位或者执行同类任务人员健康管理与促进的措施建议。

6. 疗养机构应当对参加康复疗养、特勤疗养的高原人员进行入院体检,可参照军队干部年度健康体检项目,增加受高原环境影响较大的呼吸、心血管、血液、骨关节系统等方面的检查内容,针对人员岗位、任务特点和身心健康状况,开展相关疾病筛查和亚健康状态评估,建立健康档案,制定有效预防保健措施。在疗养结束前,由疗养科向每名疗养官兵进行反馈。参加保健疗养、专项疗养的疗养员,未参加年度健康体检的,可以在疗养机构进行健康体检。

7. 疗养机构应当结合驻地自然和人文资源,研究利用森林、海水、山地、日光、温泉等生态自然疗养因子以及社会心理疗养因子,发展相应疗养技术,提高疗养服务保障水平。

8. 疗养机构每年向上级卫生部门报告高原人员疗养情况,重要情况随时报告;主动加强与上级卫生部门协调沟通,定期反馈高原人员疗养有关信息,互相通报有关情况。

(徐 莉 史润泽 张伟杰)

第三节 高原疗养学科与高原军事医学的相关性

一、疗养学专业学科

疗养学是医学与自然科学和社会科学的多种学科专业相互交叉、融合而形成的一门综合性学科。我国早在四千多年前,就有利用自然理化因子“祛病强身”的记载。从古至今人类都利用自然界理化学因子维护健康,经过长期的历史实践逐渐形成了疗养学。疗养学一词源于德文 Kulot(疗养地)和希腊文 logos(学科),最早是由苏联使用的。苏联是世界上最早建立疗养学专业,疗养事业发展最好的国家。1915 年俄罗斯学者 И. А. Багашев 提出疗养学(Курортология)这一专业名词,获得学术界的支持和应用。随着不断发展形成了现代疗养学,现代疗养学属于独立的学科专业,疗养学(疗养医学)是医学与多种自然科学和社会科学相互交叉、融合而形成的一门综合性学科。与其密切相关的专业有:预防医学、临床医学、康复医学、军事医学、保健医学、特种医学、基础医学、中医学、理疗学、运动医学、营养学、医学心理学、社会医学、环境医学、医学气象学、水文地质学、医学地理学、放射医学以及疗养地和疗养机构建筑学、生态科学等诸多领域的学科专业,因而具有丰富而坚实的科学基础。随着现代化的工作和生活环境以及高度紧张的工作,造成不少有损于健康的因素,人们对生态环境的保护及向大自然回归提高健康水平,更加有力地证实了疗养事业的生命力。

二、疗养作用特点在卫勤保障中的作用

(一)疗养作用特点

1. 在疗养地疗养机构内疗养员受到多种自然疗养因子和社会环境因子的综合作用,其特征是对机体各个系统器官起到多方面的保健、治疗及功能康复作用,因此是全身性作用。

2. 科学地应用自然疗养因子,对机体具有锻炼性作用,从而可增强内稳态并提高对外界环境的适应水平,以保持机体与外界环境的平衡,因此疗养的性质是适应性疗法。

(二)疗养在卫勤保障中的作用

在第一次世界大战期间伤员重返前线的比率:俄国为 40%、德国为 60%、法国为 80%。法国伤员恢复战斗力的比率最高,主要原因之一是法国各级医疗单位广泛使用自然疗养因子和人工物理因子治疗伤员。第二次世界大战期间,苏联卫生部门对保障各类伤员的理疗、体疗和应用自然疗养因子治疗极为重视,各类疗养机构均提供伤员疗养治疗和康复,苏联伤员归队率达到 72.3%、军人病员有 90.3% 重返岗位。

20 世纪下叶俄罗斯疗养专业有关学者报道选择一定种类和方式的疗养对人体器官节律性活动具有保护作用。如应用下列疗法:①空气浴。②海滨或者湖滨气候疗养地疗养。③森林气候疗养地疗养。④中等高度(海拔 1000m 左右)山区疗养地疗养。⑤矿泉浴(较高温度的氯化钠泉、硫化钠泉、碘、溴泉)。以上疗法使人们对外界环境的适应中形成了从器官、组织细胞,甚至到基因等特有的生物节律调节,可提高机体的适应功能。为平战时伤病残康复、慢性病治疗及健康维护起到重要作用。

随着医学模式的发展,疗养预防中健康管理技术的应用及疗养康复中现代康复技术的应用,在新时期

的卫勤保障中,提高部队的健康和维护部队的战斗力方面发挥重要作用。

三、高原疗养学科与高原医学相关学科

高原疗养学科是疗养学的一个分支学科,还需要不断地深入研究与实践,它不仅与军事科学、高原军事医学及许多相关学科的知识相互渗透,互相应用,而且它们又相互影响和相互促进。所以,高原疗养学科与其他相关学科有着密切关系。

(一)与军事科学的关系

军事科学是关于战争与战争准备与实施的知识体系,它既是决定疗养保障理论和原则的基础,又是组织实施高原疗养保障的依据。特别是战时高原疗养保障,无论是从保障观念、保障方式,还是从保障内容等,都需要以军事作战理论为指导,根据不同战争样式和武器装备对人体的影响而实施疗养保障,提高疗养在卫勤保障中的作用地位。

(二)与高原军事医学的关系

高原军事医学是军事医学的一个分支,是研究平战时高原条件下部队成员保健和卫勤保障理论与实践的一门科学;我国高原军事医学包括多门学科,包括高原医学基础、高原军事医学、高原流行病学、高原保健学、高原临床学、高原疾病学等,这些学科既是高原疗养保障理论产生、发展的基础,亦是高原疗养保障措施的依据,它不仅决定高原疗养的组织形式、工作方法,亦直接影响着高原疗养的保障效果。特别是在高技术局部战争条件下,促进高原官兵身体健康,巩固和恢复战斗力中,高原疗养学在高原军事医学发展中显得更加重要,这是因为武器装备高技术化为高原军事医学提出了许多全新课题,需要疗养保障需求牵引,不断研究发展。

四、高原疗养学科保障领域

1. *疗养预防*　预防保健是疗养机构的基本职能之一,疗养机构是预防中心,可健康评估、形成健康监测及健康教育体系,进行健康体检并建立档案,开展健康教育,普及高原相关的健康教育、疾病危险因素和亚健康预防知识,展开高原基本知识、多发病、常见病、重点疾病的防、治常识教育。建立健康查体中心、健康管理中心。疗养在强健促进、亚健康防治和疾病一期预防中发挥首要的作用,在消除疲劳,增强体质,预防疾病,减缓高原环境对身心的影响方面发挥重要作用。特勤疗养、保健疗养对高原人员的强健促进,身心健康的维护,特别是心、肺、脑的健康保护,可发挥首要的、其他疗法不能取代的作用。

2. *疗养治疗*　在疗养地—疗养机构科学地选用以自然疗养因子为基础的综合治疗方案对高原人员的多发病、常见病以及某些特殊的职业病进行治疗具有显著的疗效。疗养治疗的病种已普及到临床所有专业,早已开展疗养治疗的一些疾病,近年取得新的经验,例如:冠心病、脑供血不足、脑梗死、糖尿病、骨关节病,高原红细胞增多症等高原相关疾病,周围血管病。国外的经验表明:发展专科疾病疗养对提高疗养工作的质量和效果,充分发挥医用自然资源的效益,节省人力和经费均有重要的作用。

建立高原病康复疗养中心是疗养机构业务建设的重要方向之一。俄罗斯早在20世纪50年代已有83%的疗养机构实现专科化、70年代专科性疗养机构已达92%,其中结构如下:单一系统疾病的疗养机构占50%,两个系统疾病的疗养机构占25%,三个系统疾病的疗养机构占17%,综合性疗养机构占8%。除俄罗斯、白俄罗斯、乌克兰等独联体国家外,法国、德国、捷克、波兰、保加利亚等国对疗养机构专科发展也很重视。

高原疗养治疗工作基本经验:重视提高高原临床医学知识水平,力求对高原相关疾病的发生机制有深刻的了解,可进行正确的诊断、分型、分期,重视全面制定各种疾病的疗养效果评价指标,掌握疗养员在疗养治疗过程中的反应、近期疗效及远期疗效。当前许多疗养机构所采用的“指标”正在接近临床所采用的指标范围和水平。

3. *疗养康复*　疗养康复是指应用以自然疗养因子为基础的综合疗养治疗措施,促进机体功能全面或较全面康复。实践经验表明:疗养康复与疗养治疗是密切结合的,疗养康复涉及病种广泛。近年在心血管疾病、大手术后、一些慢性疾病急性发作阶段过后、脑血管病临床治疗结束后、精神创伤后(精神状态初步稳定后)等的疗养康复取得了丰富的经验。疗养地、疗养机构具有的丰富的自然疗养因子,其优良的自然环境对各类疗养员的全面身心康复具有重要的作用。疗养康复对临床基本治愈的高原人员的全面功能康复具有显著的作用,是

促进恢复战斗力和工作能力的重要保障。

五、高原疗养学科与高原军事医学的融合发展

高原医学是研究机体在高原环境的生理适应规律以及高原疾病的发生与防治的科学。高原军事医学的基本任务就是防止和减轻高原环境因素对军人健康的影响,提高部队战斗力和生存能力,保证军事任务的完成。军人虽然是担负着特殊任务的特殊人群,但部队进入高原,其成员必然要遭受与普通生物个体一样的特殊环境因素的影响。由此可以看出,高原医学是高原军事医学的基础,高原军事医学是军事医学中的分支医学,是高原医学在军队中的应用和扩展。

高原疗养学科应用有独特的学科特点,可以帮助解决高原环境中的实际医学问题,以保障高原人员的健康,提高其在高原环境中的生存适应能力和战斗力。因此,高原疗养学科的研究策略必须根据本学科的特点和任务,采用和借鉴现代生物医学、高原医学和军事医学等多种学科的研究策略与方法。高原疗养学科与高原军事医学两者有着密切的关系,科学合理地应用疗养学保障方法,结合高原军事医学理论研究,制定保障官兵的措施,达到提高高原人员的健康水平的目的。

高原疗养学科理论和高原军事医学理论与疗养过程相结合,建立高原官兵疗养分类保障模式,提高疗养保障措施,提高高原官兵适应能力。根据高原地区官兵的生理、心理、体能及易缺氧特点,疗养机构积极发挥预防、保健、康复的作用,开展健康教育,科学指导适应训练,定期心理干预,采取阶梯上下高原等综合措施,增强官兵的高原适应能力,缓解和改善官兵的疲劳状态,同时建议不同海拔和军兵种部队制定合理的训练管理制度,科学的安排官兵的作业与训练时间,对于提高官兵的军事作业能力与恢复战斗力起到重要的作用。针对高原地区特点,对不同海拔不同部队制定系统的管理制度,科学的安排官兵的作业与训练时间,对于提高高原地区官兵的军事作业能力与战斗力具有一定积极作用。

(徐 莉 王英凯 陈活良)

第四节 疗养学发展简史

一、人与自然的关系

在我国最早的医书《黄帝内经》中有“天人相应”思想论点的详细论述。在中国哲学史中战国初期子思(公元前483—公元前402)及孟子(约公元前372—公元前289)提出“天人合一”的思想。孔子著的《易传》中写道:“天地之大德曰生”。“生”即创造一切生命,“生”是宇宙的根本规律。1961年美国物理学家Robert H. Dicke根据人与宇宙间关系的研究结果首创人的宇宙原理说;1974年英国天文学家Braden Carter进一步将其扩展为“天人观”。我国科学家钱学森教授解释:宇宙天人观认为人的出现和存在与宇宙的演化有关,宇宙的性质是人存在的必需条件;决定宇宙演化的物理学基本参数,决定物质运动的基本参数,人和太阳系、银河系以及整个宇宙都是相关的。英国物理学家、数学家斯蒂芬·霍金揭示宇宙、生命和万物的起源,即发展的终极问题。霍金的《时间简史》(1988年)给出了宇宙的无中生有的场景,在该场景中,宇宙和万物的创生和演化完全由科学物理定律所决定。斯蒂芬·霍金和物理学家伦纳德·蒙洛迪诺合著的《大设计》一书中揭示了人类的产生和进化与自然界理化因子密不可分,自然界是人类生命的源泉,祖国医学关于“天人相应”的指导思想,即体现了人与自然是统一的整体的观念。古今中外人类即利用自然界理化学因子维护健康,经过不断发展使现代疗养学的历史源远流长。

二、我国疗养事业发展简史

我国远在四千多年前就有利用自然理化因子“祛病强身”的记载。《黄帝内经》系统地阐述了祖国医学的重要理论,其中关于“养生学”的理论和方法,以及后世医家在研究利用自然理化因子防病治病,促进健康等方面的论述已含有疗养学的萌芽思想。祖国医学尤其是养生学的实践,不仅对中华民族的繁衍昌盛发挥了巨大的作用,同时也为我国半个多世纪以来疗养学的实践所应用。因此不但有重要的历史价值,而且有宝贵的现实意义。我国古代医学家对地理气候环境与人体健康和寿命的关系早有认识。我国疗养学虽然内容十分丰富,但由于历史原因,特别是近百年来帝国主义、封建主义和官僚资本主义的侵略、剥削和压迫,生产停滞、科学技术落后,致使我国的疗养事业处于停滞不前的状态;在旧中国只有30所疗养院,床位3900张,设备简陋,收费昂贵,只为少数权贵

服务。中国共产党和各级人民政府对劳动人民的卫生保健事业非常重视。解放战争时期，在国民经济非常困难的情况下，还先后在东北、华北、华中和华东等解放区开办了一批休养所。中华人民共和国成立后，随着国民经济建设的恢复和发展，疗养事业开始发展，自20世纪50年代初至60年代中期工会系统与铁道、航运、煤矿、纺织、商业、民航等部门以及中国人民解放军都建立了一大批疗养院。

1954年我国卫生部成立了疗养科，以加强对全国疗养事业的管理和指导；中华全国总工会成立了“劳动保险事业管理局”，统一管理工会系统的疗养院。同年5月，国家卫生部、全国总工会联合召开了青岛疗养工作会议，明确规定疗养机构是医疗预防机构，疗养院的中心工作是治疗慢性病，增强职工体质，为职工健康服务，为生产建设服务。1952年和1955年国家卫生部和军委总部先后共派出5人去苏联进修疗养、理疗和体疗专业。1955年卫生部与全国总工会聘请苏联疗养专家来我国担任疗养事业顾问。1957年在北京举办了全国疗养干部进修班，邀请苏联专家讲授疗养学，全国各大系统所属较大的疗养院院长和技术骨干数百人参加了学习。在20世纪50年代培养的这一批疗养专业人员成为我国疗养专家，他们几十年来不仅积极推动发展我国的疗养事业，还利用各种形式为我国培养了一大批疗养医学专业人才。我国疗养工作者从创办疗养院以来，在学习国外疗养学理论和疗养工作经验的同时，积极推广我国传统医学的理论和方法，从而形成了我国疗养医学的特色；此外，许多疗养院设立了自然疗养因子应用研究所或研究室，对矿泉、气候、治疗泥、海水等自然疗养因子进行了科学研究。1958年在辽宁省鞍山市汤岗子理疗医院创办了理疗与疗养杂志《理疗与疗养》杂志(后为《中华理疗杂志》)。“文化大革命”期间我国疗养事业受到了影响，党的十一届三中全会后，重新恢复了疗养事业在国民卫生领域的作用，1979年卫生部、全国总工会、国家医药总局联合发出了《关于恢复和加强职工疗养事业管理工作的通知》，当时我国约有各种类型的疗养机构800余所，床位12万余张，从事疗养工作的人员近10万人，使我国的疗养事业建设又快速发展。到20世纪中叶，我国面对经济体制改革的新形势，疗养院的工作运营和发展建设遇到了新的问题，取消了疗养院各级管理机构，疗养院下放到省市厅级对口管理，经济上自负盈亏，部分疗养院转型发展。1992年中国职工疗养协会主办《中国疗养医学》杂志。2003年该杂志由国家安全生产监督管理局主管，中国煤矿工人北戴河疗养院主办，2018年底单位整体转型，该杂志转隶为由国家应急管理部主管。

21世纪以来随着我国的医疗重点发生改变，我国的疗养事业再次转型，许多疗养机构向疾病预防和专科康复方面发展，在健康管理、慢性疾病、老年病、职业病的治疗与康复方面做出了突出的贡献，尤其在医疗保健、医养结合及伤残康复、康复护理等方面发挥了巨大的作用，是健康中国建设行动中我国卫生事业的重要组成部分。近年来，我国有些疗养机构不断开展高原人员的疗养与研究。例如：小汤山疗养机构建立“高原耐缺氧疗养康复中心”，研究和保障高原人员返回平原的疗养工作，以及对拟上高原人员的适应性习服训练工作，取得了较好的效果。

三、国外疗养事业发展简史

第二次世界大战期间，苏联等国家军队相继吸取一战时工作经验，开始有计划地组织军队人员疗养及伤病残康复，并促使了军队疗养事业的发展。在整个国外疗养事业发展中，俄罗斯联邦疗养专业水平高，专业干部队伍强，广泛为民众服务的基础好。俄罗斯自然资源丰富，种类多、储量大、自给程度充足。国土面积居世界第一，森林覆盖面积达8.67亿公顷，占国土面积的51%，居世界第一。俄罗斯在卫国战争期间有72.3%的伤员和90.0%的病员治愈归队。20世纪50年代已有83%的疗养院实现专科化，70年代专科性疗养院已达92%。

20世纪70年代苏军卫勤部门一般把疗养院建在部队诊疗所和驻军医院，收治有消化道病、血管病、轻度反应性心理障碍、结核病的部队指挥员，他们边休息，边治疗。这个时期是提高疗养院的治疗质量和效果的阶段，培养了一批疗养院领导、科室主任和各类业务专家，提高了领导的管理水平，总结和推广了先进经验。1978年在中央军队临床疗养院成立了军人卫生疗养院治疗和休养中心，确定了疗养系统的主要领头单位。为了提高医生的业务能力,1979 年在中央医师进修学院军医系开设了理疗和疗养学训练队,后来改为理疗疗养系,现在称为医师进修学院医疗康复和理疗系(也包括传统疗法)。1994—1996 年的车臣反恐作战中 54.3% 的伤病员身体康复后转到国防部疗养机构,疗养治疗在军队卫勤保障中占有特殊地位,是恢复伤病员身体健康的主要机构,其间国防部有 46 个疗养机构,在 2006 年疗养院和休养所接待了 19.22 多万人次,其中疗养院接待了 16.87 万人次。在俄罗斯军队体制编制中空军、战略火箭部队均设有疗养机构和休养所。有国防部军医进修学院,开设有康复和理疗专业,有临床教学基地:6 个临床医院(国防部康复中心、中央军事临床疗养院等)。以后,从切尔诺贝利核电站事故受害者的疗养效果受到启示,疗养在电离辐射损伤治疗中可发挥重要作用。近年来,根据俄军卫勤发展计划,俄军疗养院体系完全建立在苏军疗养院体系结构的基础上,在军卫勤部门的管理下开展平战时卫勤保障工作。疗养院的任务是:为伤病员提供康复疗养服务;并不断总结疗养经验,开展疗养方面的科研工作。今后仍要发展军队疗养院,建立疗养院网络服务。计划在"蓝色海岸"和"黄金海岸"等地建立新的疗养院以便为部队服务。为了使疗养地生态环境得到保护和疗养资源很好的为广大人民群众应用,2004 年 8 月至 2011 年 7 月,俄罗斯联邦建立关于自然治疗资源,治疗 - 保健地区和疗养地的联邦法律,规定自然治疗资源、治疗 - 保健地区和疗养地是俄罗斯各族人民的国有财产,用于居民的治疗和休息,很好地为广大人民群众服务。同时各国对疗养机构的看法有所转变,世界各地都掀起了名副其实的"疗养所旋风",疗养机构正在迅速成为流行的家庭度假场所。

自 20 世纪下叶欧共体一些国家、乌克兰、日本等在积极建设疗养地,埃及政府组织大力开展自然疗法防治疾病,以色列积极开展死海海泥保健治疗,美国等发达国家近半个世纪以来也加强了对自然治疗因子的研究和应用。近年来,美军提出"全生命周期保障"和"全谱卫勤"的观念,其中"部队健康全面保护"构想中强调伤后急救,转变为重视伤病预防。总体上是要重视精神心理状态的重要性,认为部队的精神状态与武器系统的状态同等重要。美军强调要为军人"提供最优治疗",明确要"在国内外给美军提供世界级、高质量的医疗支持"。在传统卫勤的基础上,全维卫勤要实现全维健康,必须建立军人的健康标准,做到体能、技能、智能与效能全面维护,预防保健与伤病医护身心并重,应激适应与作业能力提高结合,人机工效与环境适应能力兼顾,强化自我保健和心理训练,重视战争综合征防治与康复。美军目前的卫勤保障就接近于全寿命标准为每个军人建立从开始服役到退休的完整医疗档案。内容记录每个成员在征募、训练、部署前评估以及所有行为中的健康状况。在海湾战争结束的十余年间,国防部以海湾战争综合征为焦点,一直对退伍老兵进行随访、健康评估,提供相应医疗服务。美军在国内建立退伍军人疗养院,对伤病残军人安排疗养。近年来,美军对于高原特殊环境下的任务部队提出了全维健康维护策略,对提高高原部队战斗力生成非常重要,从加强训练和提高高原防护物资需求上不断完善。

印度军方不断重视高原官兵的极端环境下训练,并通过寻找减少训练伤的有效办法来提高部队战斗力。印度军队将古老的瑜伽引入高原士兵日常训练,印军驻扎在印控克什米尔拉达克的一处医疗机构从 2005 年年底开始向 100 名士兵教授瑜伽。军方相信驻扎在高海拔地区的士兵通过瑜伽训练,可以改善士兵对高山气候的耐力,同时有助于消除作战带来的精神压力。印度军方发言人巴特拉中校说:"在高海拔山区,瑜伽的伸展运动是训练士兵的良方""瑜伽帮助士兵将消极压力转化为积极能量,对保持警觉很有必要。"该方法被引入印军海军、空军,包括飞行员的训练。美军"海豹"突击队队员也喜欢练习瑜伽。国外军队为提高军队健康水平,用不同方法及保障措施提高和维护高原官兵的健康水平。

四、我军疗养事业发展简史

我军 1930 年 5 月东江苏维埃政府和红 11 军建立了最早的伤员疗养所,建立了一些战伤后疗养性质的医疗保健机构,这是我军疗养保健、康复治疗开始的地方;抗日战争、解放战争时期,我军在延安、抗日根据地及东北、华北、华中和华东等解放区也先后建起了以康复为主的疗休养所为伤病员休养、康复。1950年4月6日我军第一批疗养院由周总理批准建立,全军共建立疗养院33所,床位8000余张,一大批为共和国浴血奋战、走下硝烟的官兵在这里得到了康复。1954年10月,原解放军总后勤部卫生部颁发了《医院、疗养院工作条例》,明确了疗养院的任务是充分利用自然治疗因子,并辅以理疗、体疗、营养、药物等疗法,以保证疗养员迅速恢复健康。疗养院在老一代领导的关心和指导下不断建设发展。在20世纪50年代培养的疗养专业人员已成为我国新型的疗养专家,他们几十年来不仅积极推动发展我国的疗养事业,而且利用各种形式为我国培养了一大批疗养医学专业人才。

1981年国家卫生部制定了《疗养工作条例》。1983年空军后勤卫生部编写了《疗养学》。此后由军内专家主持编写,由人民军医出版社出版了《现代疗养学》(1988)、《疗养院管理学》(1996)、《疗养技术常规》(1999)、《疗养康复护理学》(1999)等专著,总部为军队疗养保障先后出台了《军队疗养法规》6部,形成了完善的疗养管理体系。“十一五”以来,总部和大单位投入17亿用于医疗设备、新建和房屋改造等建设,极大地改善了疗养保障条件,为广大官兵健康水平提供了有力的支持。

新时期疗养工作在卫勤保障中发挥平时“保健康”战时“保打赢”作用,军队疗养机构顺应改革转型发展,其总体思路和主要任务是按照全面建设现代后勤总体部署,完成多样化军事疗养任务保障需求,明确了我军现代化疗养目标,疗养机构功能定位,尤其要关注特勤岗位,努力降低和消除职业伤害。在健康促进,全面提高广大干部战士的健康素质水平,显著提高对各种复杂恶劣环境的适应能力,积极增强特勤人员对各种职业性伤害的预防和早期治疗与康复等卫勤保障任务中,起到“保健康,保打胜仗”的作用。我军疗养机构建设也取得了显著成绩,为全军广大干部、职工,尤其高原官兵的健康保障做出了重要贡献。2006年原总后卫生部保健局下文成立了特勤疗养专业委员会,极大地推动了特勤疗养学科建设。2009年原总后卫生部组织编写《特勤疗养学》专著,2010年成立了全军特勤疗养研究中心。新时期军队疗养机构建设不断向战斗力生成关系的方向聚焦,突出高原特勤人员的保健疗养和平战时伤病残人员康复疗养研究与保障。2013年原兰州军区卫生部保健办组织疗养院科研团队,奔赴高原研究高原官兵疗养全维保障模式,为逐渐形成高原分类疗养保障制度奠定了基础。

2018年军队疗养机构改革转型,将全军疗养院调整组建特勤疗养中心、康复疗养中心,有专门承担高原人员的疗养与康复保障的专门疗养机构。近年来,我军疗养机构着力“部队全面强健”创新服务理念,以“健康促进”为手段,开展全维疗养保障服务,真正使高原人员得到以人为本、官兵至上的关心和照顾,在锐意创新实现质量跃升,在转型求变中实现内涵发展,使疗养保健工作在服务高原人员健康,提升部队战斗力方面的重要作用日益明显。军委机关组织军队疗养机构广泛开展对高原人员的疗养分类保障及科学研究工作,将有力地促进了高原人员的健康水平及军事作业能力提升。

(徐　莉　陈伟杰)

第五节　高原人员疗养需求与发展

一、高原人员疗养需求

高原低氧、低气压、寒冷等特殊的自然环境条件对高原边防官兵的健康产生严重危害。为了落实军委首长关于加强驻高原部队医疗保健水平的指示精神,促进部队“能打仗、打胜仗”目标,近年来,疗养中心担负高原人员的疗养任务逐年增多,对提高其疗养效果提出了很高的要求。

(一)高原人员疗养需求调查研究

2013年6月,对担负喀喇昆仑山高原边防官兵医疗保障任务的87名医务人员进行问卷调查,调查的人员分三个单位:医院(含医疗站所)、边防团卫生队、汽车团卫生队。其中医院的调查对象以驻守海拔3780m的医疗站医务人员为主,担负高原边防部队健康保障任务。边防团卫生队人员担负自然环境极其恶劣,海拔4300m以上各边防连官兵的医疗保障。汽车团卫生队人员每年3—11月担负随队保障边防运输官兵身体健康的任务。调研期间发放调查问卷、召开座谈会，并与医疗保障人员广泛交谈。调查结果：近90%的被调查者认为执行高原保障任务的官兵1～2年参加一次疗养，尤其65.1%的人认为在高原工作1年下山后参加一次疗养。50.6%的被调查者认为高原人员康复疗养1月为宜，29.9%的认为康复疗养2月为宜。希望在疗养期间进行心理调节、康复治疗、脱习服、心理疏导、休息等。

（二）驻高原不同人员健康状况分析

高原低氧环境会对人体造成一系列影响。一是慢性高原病发生率高。在海拔4300～5418m驻守人员中，若长期生活易患慢性高原病，其中高原红细胞增多症的发病率为94.2%，高原心脏病的发病率为1.4%～22.3%，慢性高原病总的发生率高达37.0%～92.9%，是常驻高原部队中发病率最高的疾病，也是对高原人员健康和部队战斗力影响最大的因素。二是对心理健康的影响大。高原地区官兵心理受到不同程度影响，海拔越高，离驻地越远的守防官兵在躯体化等方面，显著高于同海拔后勤部队、驻训部队官兵，驻训部队官兵的心理健康程度比同海拔后勤部队官兵差，同海拔特种作战部队官兵的心理问题较驻训部队官兵差，与特种作战部队训练任务强度、环境有关。三是训练伤发病率高。高寒山地训练是在特殊条件下摔打部队、锤炼部队的一种手段。在高寒山地条件下，训练环境恶劣，食宿条件艰苦，加之官兵机体免疫力降低，军事训练中极易发生训练伤。四是官兵返回平原后脱习服反应大。约有50%～80%的移居高原人员长期生活在高原低氧环境，机体功能和结构会发生一系列改变以适应高原环境，当他们返回平原后，机体又必然会产生一些生理病理改变，机体功能恢复到平原数值后还会继续下降，甚至低于平原值，出现“矫枉过正”的现象，严重影响高原地区服役人员的心身健康和部队连续作战能力。有效预防和治疗高原疾病是提高高原部队战斗力的关键措施之一。

（三）高原人员预防保健及疾病康复的需求

近年来，常年守防在高原的边防连、哨卡已安装氧气入室，建立了生态富氧军营（蔬菜大棚），并定期组织官兵进入吸氧、学习、娱乐；加之高原保健品（护肤霜、唇膏等）及常规药品的配发，较以往的生活环境有很大的提高。每年承担高原驻训任务的官兵进高原驻训几个月，训练任务重，住帐篷、取暖、饮水等生活条件较艰苦。高原后勤保障部队如：医院、兵站、仓库和汽车团等常年担负高原保障任务，存在不同程度的身体透支。我们对高原人员的保健需求进行调研，发现海拔4000m及以上高原人员68%都想下山后疗养，51.7%官兵认为守防一年能够参加一次疗养。疗养期间最想解决的问题是检测身体、心理调节、脱习服、疾病治疗、疾病康复和休息。高原驻训官兵到新环境驻训，医疗物资保障需求量大，定期医疗巡诊的需求较高。高原后勤保障人员在海拔4000m以上不换防的官兵，希望定期能够更新知识，增长技能，尤其是在海拔3000m以上高原工作十年以上的官兵也患有不同程度的慢性高原病，期望能够定期接受康复疗养。上述情况可见高原人员对预防保健与康复需求量较大，虽然近几年疗养中心将自然疗养因子的综合措施用于预防高原疾病发生，加速高原脱习服的研究应用，并在高原人员生理、心理及体能恢复上取得了一定效果，但官兵健康促进的需要还很大。

二、高原医疗保障人员对疗养的需求

（一）调研情况

高原地区环境恶劣、气候特殊，低氧、低气压、寒冷、强紫外线等因素严重危害着广大高原人员的身心健康。随着年龄的增长，机体的代偿适应能力降低，心肺功能的受损更为明显，某些损伤甚至是不可逆的。然而坚守在喀喇昆仑山上的一代代边防官兵战风雪、斗严寒、抗缺氧，用青春和生命守卫祖国的领土，谱写了一曲曲戍边守防、无私奉献的赞歌，也牵动着各级人员的关心。不同专业的医学科研人员心系边防官兵，潜心研究，尝试不同方法，采取各种措施以保障高原人员的身心健康。

2013年6月，我们研究团队赴喀喇昆仑山现场调研时，通过与部分群体的交流、问卷调查，发现高原人员的疗养现状及其对康复疗养的需求有其特殊性。高原医疗保障人员也是边防官兵中的一员，调查对象平均年龄为34.56岁±6.76岁，从事高原保障时间平均为9.23年±6.55年。由于他们所担负的任务性质不同，执行保障任务的次数较多(13.16次±10.62次)，从事高原医疗保障的时间也相对较长（10.65年±4.73

年)，是一支年富力强、经验丰富的医疗队伍。由于所担负的任务特殊，高原医疗保障人员在高原低氧环境中的累积时间较长，特别是边防团卫生队人员每隔一年就得随队保障边防连一次，保障时间短则半年，长则一年。根据需求，研究建立科学的疗养模式，加强高原边防官兵的习服适应和预防保健工作，使完成守防任务的官兵有计划有组织地赴疗养中心进行疗养。

(二)疗养需求情况

1.高原作战部队对健康保健的需求　对边防某团驻地守防营、不同海拔的部分哨卡守防官兵调研结果如下：

(1)心理影响较大　海拔越高越易出现心理忧郁、少言寡语。经过检测和问卷发现官兵上山后精神较差，占17%；情绪较差，占20%；上山后食欲较差，占31.6%；睡眠较差，占38.2%；因环境或生活不便产生焦虑和抑郁症状，占27%(老士官多)；因工作量大或对高原恐惧而产生焦虑和抑郁症状，占6.6%；因生活孤单而产生焦虑和抑郁症状，占18.6%。

(2)健康状态影响　海拔5000m以上高原性疾病、缺氧性疾病多达28%，且接受新知识能力滞后，反应能力、记忆力减退，经常因缺氧出现头痛。军事训练伤仅占8.9%，有高原高血压的占7.1%，长期药物治疗的占5.3%，常用药进行感冒治疗的达51%，治疗高原反应头痛的占25%，物理治疗少仅占6%。到达海拔5000m以上的运动量较山下减少62%，到达海拔3000m以上的运动量较山下减少20%，官兵上山前高原病知识掌握情况很少的占47%，上山后对高原病知识不太了解的有23.7%。

(3)对疗养的需求　调查和问卷显示仅有18.9%的高原官兵参加过疗养，46.7%的高原官兵想过疗养，尤其海拔5000m以上高原官兵68%都想下山后疗养，51.7%的官兵认为守防一年参加一次疗养，3.6%的认为疗养一个月对改善身体状况较好，23.7%的认为应疗养两个月，仅有12.0%的认为疗养半个月合适。疗养期间最想解决的问题是检测身体、心理调节、脱习服、疾病康复和休息。

2.高原后勤保障部队对健康保健需求　对后勤保障部队如兵站、仓库和汽车团调研结果：身心疾病特点主要是军事训练伤少(占5.8%)；药物治疗、物理治疗较高原官兵少，患高原性疾病、缺氧性疾病较高原官兵少，占15%；因生活孤单而产生焦虑和抑郁症状的占3.2%；对疗养需求小，仅为5.3%。

3.高原医疗保障人员对高原官兵保健建议　对新疆某医院、某高山病研究所及某医疗站，边防团卫生队调研结果：

(1)人员情况　调研人员多为长期为高原部队服务的医务人员或海拔5000m以上营、连领导、随队医生等，平均上过高原7次，平均年龄为35岁。

(2)康复疗养需求　65.1%的医务人员认为高原官兵守防一年参加一次疗养，50.6%的医务人员认为疗养一个月对改善高原官兵身体状况较好，29.9%的医务人员认为疗养两个月对恢复高原疾病有好处，仅有6.9%的医务人员认为疗养半个月合适。高原官兵认为疗养期间最想解决的问题是心理调节、检测身体、疾病康复、脱习服和休息。

(3)预防保健建议　认为需加强和改进现行高原官兵疗养制度的医务人员为63.8%，边防部队某卫生队31.6%的人员提出希望高原官兵按特勤疗养安排，52.6%的人员提出增加次数、定期组织。尤其提出海拔5000m以上的官兵由守防时间决定定期疗养。60.0%的人员提出医疗人才缺乏，48.3%的人员提出医疗设备需加强。

(三)疗养需求分析

近90%的被调查者认为执行高原保障任务的官兵1~2年应该参加一次疗养，尤其65.1%的人认为高原工作1年应该参加一次疗养。45.3%的人员认为海拔3000m以上官兵下山就应该安排疗养，疗养期间希望进行心理调节、康复治疗、脱习服等。然而，从我们与高原医疗保障人员的座谈交流中了解到，需求往往难以做到，有以下几个原因：

1.同批下山人员多，能够参加疗养人员名额少。

2.被调查人员对疗养、预防保健的意识不是很强。

3.高原医疗人员由于执行保障期间接触的病种相对比较单一，加之缺氧环境下业务学习效率较低，大部分医务人员返回平原后有较为强烈的需要提高业务能力的紧迫感，所以多选择进修、学习，进行临床实践。

4.高原人员因“参加疗养时间将从当年探亲、休假时间中扣除”，部分人员难以参加。

5. 被调查者或高原人员中的大部分人员目前的婚姻状况是两地分居，所以他们执行完高原医疗保障任务后宁愿选择探亲也不考虑疗养。

三、提高高原部队健康水平的措施

经过深入研究，对高原人员应以任务为牵引，以官兵需求为着眼点，以不断提高高原部队的健康水平为目标，积极提高高原部队的健康促进方法及防治高原疾病的有效措施。

（一）在疗养方面

1. *发挥高原人员疗养康复的保障作用* 按照调研需求，在疗养期间制定疗养措施，研究适合高原人员的疗养方案，加强心理调节、健康体检、疾病康复及脱习服措施，研究建立高原人员康复疗养模式，以解决高原人员的心身疾病。

2. *建立全军高原人员康复疗养中心* 按照卫生部“十二五”规划要求，在疗养机构建立全军高原人员康复疗养中心，在研究保障的工作基础上，建立为返回平原的官兵提供健康恢复的场所，为平战时高原部队的训练、消除疲劳、提高战斗力打好基础。

3. *定期赴高原加强医疗保障* 通过调研高原人员的心理需求、健康状态，建议每年适时组织1～2次心理健康医疗队去高原巡诊，为高原送健康、送保健、送服务。

（二）在高原保健制度方面

1. *将海拔4000m以上人员纳入特勤疗养范围* 经过研究论证后，建议将海拔4000m以上高原人员享受特勤疗养待遇。特勤疗养期间进行健康体检及签定，开展生理、心理、体能适应性训练，以不断提高身心健康。

2. *在合适地域建立高原病康复疗养机构* 高原守防任务重，每年守防官兵大批下山，很少部分人员可以疗养康复，大多数人员很快进行训练，长期如此会对高原人员身体造成影响。建议选择合适区域建立高原脱适应、高原病康复疗养机构（疗养科），每年换防后官兵可以得到脱适应调节，进行全面健康体检，发现疾病尽早康复治疗。

3. *合理选择和科学安排* 使高原人员疗养康复成为体系化、制度化。按照改革后疗养机构转型升级，加强特勤疗养、康复疗养二个主要环节，使高原官兵合理选择疗养地，在疗养机构科学安排疗养内容，组织体检，开展心理疏导，对于长期在高原身体有损害的人员，可延长康复疗养时间，达到疾病康复的作用。

四、疗养全维保障对高原人员健康促进的作用

由于高原地区环境的特殊性，保健机构加强高原人员的习服适应和健康促进措施，对提高高原部队战斗力是十分重要的。

（一）全军全维健康维护的推行

全军全维健康维护的推行为高原人员提供了全方位的服务保障。一是从平时到战时全时服务保障。2010年，原总后勤部颁发《关于进一步加强部队卫生能力建设的指导意见》，明确提出“六种能力”的目标要求。全军部队遵循“平战结合、分类指导、巩固基础、整体推进”的原则，制订政策规定，优化资源配置，完善配套建设，创新保障机制，为增进官兵身心健康、巩固和提高部队战斗力提供强有力的卫勤保障。二是从生理到心理全维健康维护。各级医疗机构逐步成立了健康管理组织，完善健康管理信息系统，建立全员电子健康档案，开展健康动态监测、亚健康临床评估和针对性干预。通过开设健康大讲堂普及健康知识；统筹安排高原基层干部、士官、特勤人员保健疗养，做好伤病员康复疗养。针对特殊作业环境，为驻高寒部队配发药品，为海拔3000m以上官兵配备制供氧设备和高原特供药品，提高了健康维护的水平。三是从应急到远程全域技术支撑。部队卫生机构信息化建设为高原应急卫勤保障提供了平台，可实时为高原任务部队提供高水平远程医疗服务。并着眼推进心理服务标准化、制度化、常态化建设，积极为高原人员健康防护服务。

（二）高原特勤疗养全维保障模式推进

现代“全维卫勤”理论强调“强健促进，伤病预防”的思想，要求卫勤保障从伤病治疗时段延伸到预防和康复时段。目前，军队疗养机构积极开展全维保障法的实践和研究。原南京军区杭州疗养机构已经提出了“特勤疗养全维保障模式”，对特勤人员常见伤病和心身疾病的疗养进行了研究，取得了非常好的效果。青岛疗养机构曾对海拔3000m以上的二炮部队官兵进行疗养康复，证实了海滨疗养因子对高原人员有很

好的疗养效果，高血压病、高原性心脏病和高原红细胞增多症均得到有效缓解；临潼疗养机构利用疗养地优势，对不同海拔高原人员采用分类保障研究，逐渐探索开展了对海拔4000m以上高原人员开展特勤疗养保障的研究，并给官兵教授了高原肺脑功能保健操、高原训练伤防治操、高原心理减压操，开展了耐缺氧适应性生理训练。以上结果表明，疗养与康复对于预防和治疗高原性疾病具有一定效果，为研究制定出适合我军高原人员的预防保健方案，建立疗养全维保障模式打好基础。

（三）提高高原部队军事作业能力

高原特有的环境因素，如低气压、低氧、低温、大风和强辐射等使该地区自然环境十分恶劣，对高原人员的生存能力和作业能力影响极大。疗养在改善机体功能，增强机体抵抗力方面有特殊功效。自20世纪50年代开始，医学的发展促使疗养与康复治疗及早地进入临床治疗阶段，在康复治疗阶段采用更全面有效的综合治疗手段，其内容之一即积极采用自然疗养因子。疗养地自然疗养因子作用的重要机理是其对机体有整体性的作用，能提高机体的适应能力，这是药物疗法所不能比拟的。近年来，疗养机构担负高原人员的疗养任务逐年增多，2014年原兰州军区卫生部保健部门研究制定了《兰州军区高原人员疗养管理规定（试行）》，疗养机构研究适合高原人员分类疗养保障方案，采取了综合保障措施，达到了预防高原疾病发生，改善高原脱习服症状的作用；尤其是从高原保健疗养，到高原疾病康复疗养，以及为提高部队高原军事作业能力的特勤疗养，对提高我军高原人员的战斗力具有重要的作用。

五、高原全维疗养保障策略的研究

如何提高官兵对低氧的耐受能力，长期在高原守防官兵返回平原后采取什么有效措施来减少机体受到的损害，研究高原疗养全维保障策略对促进我国国防安全有着重要的作用。

（一）研究建立流畅的全维保障模式

高原地区疗养员既有普通疗养员的共性需求，又有对高原地区有害环境防护、高原习服、心理疏导、体能训练、高原病康复等方面的较高需求。应将疗养学、高原医学理论与疗养过程实际相结合，制定出适合我军高原人员的预防保健方案，建立疗养全维保障模式。

1. *延伸保障模式的内涵* 建设适应需要的高原疗养保障的全能组织，以高原部队保障需求牵引保障能力，以保障能力提升保障水平，适应于战时、平时的部队军事斗争的需要。在疗养机构内组织完成高原疗养保障任务。在疗养机构外可延伸为高原部队健康服务。

2. *健全提高高原健康维护的疗养保障功能* 传统功能以疗养预防、疗养治疗、疗养康复功能为主；拓展功能以提高高原军事作业能力、加强高原病的防治能力、保护和增进官兵肺脑健康和训练高原适应性能力等。

3. *加强保障模式的基础建设* 机制建设：建立管理简捷高效、资源统管统用、技术衔接互补的新型疗养机制。制度建设：针对高原人员疗养服务管理、质量管理、影响身体因素等特点，进行专项体检、健康鉴定、体能恢复训练、心理干预、疾病康复等重点环节，建立高原部队疗养标准、流程、规范的制度体系。技术建设：以自然疗养因子、心理疗法、体能训练疗法、物理疗法、康复治疗、高压氧舱等综合应用技术为支撑，以促进身心健康、提升作业能力及全面功能恢复为目的的高原疗养技术建设为主。人才建设：建立符合高原部队疗养工作实际的人才培养组织及管理制度。设施设备建设：研究高原疗养设施、设备建设特点规律与标准，加强高原耐缺氧生理、心理减压及综合体能等训练设施设备的配套建设。

（二）建立可行的高原疗养保障机制

依据“健康促进，伤病预防”的思想，参考我军现行的特勤疗养保障机制建设，制定高原分类疗养保障计划，形成高原疗养全维保障机制，并与高原疗养保障特点相适应。在现行疗养保障体系中，保障实体均为各军兵种合编而成，可分为四类：一是建立满足高原脱习服的疗养机构；二是加强综合疗养机构中的高原特勤疗养区建设；三是选择军队医院附设的高原脱习服疗养科；四是依托疗养机构建立高原康复疗养研究所（中心）。保障实体对高原疗养构成直接保障关系。高原特勤疗养保障实体与其他各级各类疗养组织机构间的工作关系可以概括为四种：一是业务领导关系，即军委、战区及其主管部门与疗养机构的逐级组织指挥关系；二是保障协调关系，即军兵种的疗养业务主管部门与疗养机构间的工作协调关系；三是技术支援与协作关系，即军医大学、高原医学系、高原(山)病医学研究所，医院与疗养机构间的技术支援，建立协作及指导关系、双向转诊关系；四是业务合作关系，即疗养机构与部队卫生机构的业务帮带、定期巡诊、预防保健指导等合作关系。

(三)提高高原部队的预防保健措施

新时期军队疗养保障工作紧跟部队战斗力生成模式转变，已发展成集预防保健、体检鉴定、康复治疗、专项训练等为一体的综合性医疗机构。疗养机构结合高原地区、环境、官兵守防特点，统筹计划、科学安排。

1.疗养保障制度化　定期组织海拔3000m以上的高原官兵疗养，建立全军高原病康复疗养中心、高原脱适应疗养机构(疗养基地)，为官兵提供返回平原后的健康促进及康复场所。

2.疗养措施规范化　结合高原分类疗养保障特点，以特勤疗养为牵引、康复疗养为重点、保健疗养为基础，全力服务于高原部队战斗力提升。按照高原病疗养适应证和禁忌证选择安排疗养，合理安排体检项目，给予高压氧、减低红细胞、提高心肺功能等中西医综合方式治疗高原慢性疾病。高原特勤疗养重点加强心理、生理和体能训练，提高机体适应高原能力。

3.随访指导常态化　高原环境及缺氧因素致使官兵身心疾病发病率较高，医疗保健机构每年适时组织心理健康医疗服务队去高原边防部队、驻训部队巡诊1~2次，开展健康教育，教授高原肺、脑保健方法，发放保健读物、光盘，以达到为高原部队“保健康、保战斗力”的目的。

4.分类保障个性化　新疆、西藏高海拔地区官兵的生理、心理健康程度与低海拔官兵不同，高原守防部队官兵的生理、心理健康程度与高原驻训部队不同。因此，要加强高海拔、守防部队官兵的躯体、心理健康保健，定期开展健康教育、心理疏导，为提高部队的战斗力服务。

六、高原官兵康复疗养建设与发展

1.高原官兵脱习服　对于高海拔地区的官兵，年龄越大、驻训时间越长突然到低海拔疗养势必会加大身体的负荷，出现明显不适。可以实施高原官兵阶梯式脱习服的办法下高原，减少不适反应。

2.对伤残军人的康复疗养　军队疗养机构有承担伤残军人的康复工作的职能，要加强对高原战创伤的康复和增强军队疗养机构在创伤康复中与医院的双向转诊工作。

3.高原病康复疗养　急慢性高原病官兵经过医院治疗、病情稳定，可双向转诊到疗养机构进行康复疗养。期间加强肺功能锻炼，间断性吸氧，适当行肺、脑功能保健操；逐渐增加运动量，定期复查血常规、血脂、血流变、肝肾功能等指标，严重者应及时给予高压氧或者脱离高原环境进行治疗。中医药对慢性高原病的康复目前正处于探索研究阶段，并取得了一定成果，今后中医药在高原病后期康复中可以广泛应用。

4.军事训练伤的康复疗养　康复疗养期间高原病合并军事训练伤，应在积极治疗高原病的同时促进军事训练伤的恢复。

疗养机构着力创新服务理念，以“健康促进”为理念，开展全维疗养保障服务，全程化服务变被动服务为主动服务、变坐等服务为上门服务；立体化服务从过去以放松休息、生活服务、健康宣教为主向医疗技术、生理心理保健、饮食营养、医学鉴定、专项训练等综合性服务转变；精细化服务则注重在健康管理上留心、在病情观察上细心、在疗养护理上精心、在交流沟通上贴心，真正使高原人员得到以人为本、官兵至上的关心和照顾，在锐意创新中实现质量跃升，在转型求变中实现内涵发展，使疗养保健工作在服务高原人员健康，提升部队战斗力方面的重要作用日益凸显。

(徐　莉　王福领　张　超　张裕刚)

第四章 >>>

高原人员疗养的相关理论

疗养因子对机体的调理作用和对患者的治疗作用在19世纪上半叶即已开始研究,在奠定了实践基础之后,一些国家成立了相应的学术组织和研究机构,这就为疗养专业理论性研究提供了组织保障。例如:俄罗斯在1863年成立了“俄罗斯矿泉疗养学会”、1912年组建了“矿泉治疗实验研究所”、1914年成立了“气候疗法研究所”、1920年成立了“矿泉治疗研究所”,对矿泉和气候的生理作用和治疗作用的效果和机制进行了较广泛的研究,取得了相当丰富的学术资料。在20世纪20年代苏联疗养学者提出:由于疗养地各种理化学因子的作用,在中枢神经系统建立“大自然优势灶”,从而抑制病理兴奋灶的观点(1927);自20世纪50年代以来随着生物医学理论研究的发展,相继提出:疗养因子治疗作用机制的皮质-病灶相关论(1950)、以优势灶学说解释疗养因子作用机制的论点(1951)、疗养因子对机体统一的神经-体液作用机制假说(1956)、疗养因子引起的神经反射的、神经化学的和后作用的效应阶段论(1959)、疗养因子和理疗因子对机体的多阶段作用论(1972);在20世纪下叶苏联学者和德国学者相继提出:疗养因子对机体的适应性作用论(1978—1984)。以上科学理论和观点对疗养学基础理论研究具有重要的指导意义。

由于疗养学的核心内容和特色是研究自然界的理化学因子与人类健康的关系,因此与进化论、祖国医学的理论精华及生物-心理-社会-环境医学模式的形成和发展,以及疗养学的医疗实践和理论研究有密切的联系。所以,在疗养学基础理论研究中重视遵循新的医学模式的理论原则,对高原人员疗养同样具有科学的理论依据,并在健康维护研究中具有重要的指导意义。

第一节　疗养因子对高原疗养人员机体的作用

一、疗养因子的性质

疗养因子是具有医用价值的自然界的理化学因子,属于生态学因子范畴,与人类进化的各个阶段机体的发育有密切的关系。在应用适当作用方式和剂量条件下,疗养因子是生理性作用因子,因此与化学药物对机体的作用有本质的区别。

二、疗养因子对高原人员机体作用的特点

疗养是机体与特定的、被选择的外界环境相联系的方式之一。在疗养过程中高原人员机体受到自然界综合性的理化学因子的作用,即由各类宇宙因子、气象因子、地球因子有机结合而形成的有一定特性的疗养因子作用于机体,经过物质、能量、信息的交换,对机体整体进行调节。

由于高原环境对高原人员存在不同的心理、生理的影响,在疗养地和疗养机构疗养期间,要特别重视景观和社会环境对高原疗养人员的精神情绪、心理状态的有益作用。尤其在疗养地优良的自然条件下,充足的氧气、各种植物释放的植物杀菌素和芳香族物质对机体具有的医疗保健作用,与高原环境有着很大差异。在疗养机构内优良的微小气候对高原人员促进脱习服、改善机体的心肺脑功能状态、促进机体恢复、增强健康是十分有益的。

总之,在疗养地的疗养机构内高原疗养员受到自然界的各类物理因子、生物因子和社会环境因子等的综合作用,是高原环境所不具备的,其基本特征是对机体各个系统的生理功能起到有益的作用,因此其特点是全身性作用。

疗养因子对高原人员机体作用的另一重要特点是具有锻炼性作用。机体与外界环境保持平衡是靠机体的适应性反应机制实现的，而机体的适应功能涉及各种生理功能，并且有极大的后备力。在疗养过程中，由于自然界的理化学因子的激化和锻炼性作用，可促进机体充分发挥适应后备功能，这种作用是一般药物所不具备的。

现代观点认为：健康是在生命期最长的条件下，保持并发展人的各种生理功能、精神活动、适宜的劳动能力和社会活动能力，即机体对外界存在的各种条件的适应。在高原人员疗养过程中机体受到各种生态学性质的理化学因子和社会环境因子的综合的全身性作用和锻炼作用，这种作用机制的基础是改善和增强机体的适应功能，促进平原脱习服及再次上高原的习服，因此疗养是对高原人员适应性的预防保健或治疗和康复的方法。

三、疗养因子综合措施对机体的作用

（一）能促进疾病的恢复

高原人员因地理、环境等各种因素易患多种疾病。尤其是边防基层官兵，工作和生活条件艰苦、医疗条件相对落后，导致边防基层官兵患病概率高、病种多。刘勤等调查了高原共279名官兵的腰腿痛发病情况，其中腰扭伤42.4%，腰椎间盘突出症28.8%，腰肌劳损26.6%，骨质疏松症2.2%。陈义勤等通过对100个高度边远艰苦连队的官兵进行调查发现；官兵患病83种，患者数为1164人，占调查人数的26.05%，前十位的疾病为扁桃体肿大、上呼吸道感染、慢性胃病、体癣、腰背痛、痤疮、鼻炎、高血压、关节炎和银屑病。以上研究表明，地域环境不同，高原人员所患疾病也存在差异。因此，高原人员疗养中要重视高原病专病康复疗养，高原病康复疗养中心在高原人员疗养中应做到因地制宜、因人而异、专病专治，充分发挥自然疗养因子的治疗作用并辅以物理治疗、中医药治疗、营养治疗、高压氧治疗、心理治疗等，以促进疗养员疾病的康复。

（二）能提高疗养效果

1.程序化的疗养模式　在15天的保健疗养期内应用疗养因子保健措施融合慢性高原疾病康复、健康教育、体育锻炼、文化娱乐于一体的程序化模式。疗养程序主要包括召开欢迎会、全面体检、体育锻炼、康复治疗、景观游览、健康教育、工休座谈会等，形式多样。根据体格检查结果，制定预防、保健、康复的实施计划，并由专职医务人员负责组织实施。在发挥自然疗养因子的基础上，充分利用理疗、按摩、体疗等软伤疼痛治疗与康复技术优势综合治疗。2周内组织3～4次景观游览，保证每批人员在疗养期间都能游览当地名胜古迹，起到开阔眼界、陶冶情操的作用，是一种很好的放松方法。在做好医疗保健工作的同时，举办联欢会、游艺等丰富多彩的娱乐活动，丰富疗养文化生活对提高高原人员疗养效果起到很大作用。在30天的特勤疗养期内，疗养人员各项指标提高或恢复比疗养15天平均提高30%以上，见表1－4－1。

2.“以人为本的”疗养理念　从“以人为本”的理念出发，优化疗养因子应用程序，科学制定疗养计划，疗养安排应更侧重于“养”，就是通过优美的环境场所，组织各种活动，调养身心，享受亲情，从家人和孩子的团聚满足感中，不断提升疗养满意度。增加健康教育、爱国主义教育、各类健康有益的比赛等疗养内容。增加与家人团聚的欢乐气氛，科室增设卡拉OK厅、儿童欢乐谷、电子阅览室等设施，让官兵们离开了长期高原的孤独而感受到了家的温馨。此外发挥疗养机构的疗养康复特色，开展高原慢性疾病矫治，采用温泉、中医、理疗的康复手段，成为高原人员身心愉悦的“健康加油站”。

3.疗养后效果评价　原兰州军区临潼疗养院科研团队选择2013年7月从海拔4000m、5000m区域哨卡刚下山一周的守防官兵30名，赴疗养院进行为期一个月的康复疗养，年龄21.73岁±3.5岁，每组均按照疗养康复计划进行。官兵入院后、疗养15天、30天均给予全面检查，重点进行心、脑、肺、肝功能检查，以高原性疾病特点进行微循环、血液黏度、促红细胞生成素、微量元素等相关检查，定期进行心理、体能评估 。

（1）客观检查　官兵中65%的红细胞增多症改善，73%的促红细胞生成素恢复正常，61%的血液黏度下降，93%的肺功能恢复正常，72%的微循环调节正常。部分入院时有脾脏、前列腺肿大的官兵，疗养后B超检测全部恢复正常。

（2）体力状况　官兵康复疗养后自觉体力增强，机体活动能力提高，国民体质检测体能优秀率69%、合格率100%，优秀率较入院时提高30%，见表1－4－1。

表1-4-1　高原人员疗养后健康指标对比结果　(n=30)

项　目	入院1天/%		疗养15天/%		疗养30天/%	
	正常	异常	正常	异常	正常	异常
红细胞数	3	97	21	79	65	35
肺功能	16	84	64	36	93	7
肝肾功能	23	77	53	47	82	18
血流变	0	100	14	86	61	39
微循环	0	100	48	52	72	28
体能	优秀10	正常90	优秀32.1	正常67.9	优秀40	正常60

疗养在高原人员预防、保健、治疗和康复中的作用日益增大,在疗养康复治疗阶段采用全面有效的综合治疗手段,其内容之一即积极采用自然疗养因子。自然疗养因子作用的重要机制是其对机体的整体性的锻炼作用,这是药物疗法所不能比拟的。例如:矿泉浴治疗可增强机体自身调节功能,从而促进机体功能正常化;可增强细胞免疫和提高机体的防御功能;通过对自主神经-内分泌功能的影响和对组织细胞的直接作用,可影响酶的活性、氧化还原功能,从而改善物质代谢。

(三)能调节身心健康

1.*正确的健康观念*　为了提高高原基层官兵对健康教育的有效性,疗养期间对健康教育方法和内容需做特殊安排,包括:从兴趣入手,引起对健康知识的关注;采用提问、启发等技巧,营造互动式学习氛围;纠正传统健康概念,树立正确的健康观;养成良好的生活习惯,提高生命质量;运用多种宣传手段,强化健康教育效果;满足官兵需求,增加健康教育新内容。

2.*及时的心理疏导*　高原人员到疗养机构后远离工作环境,精神压力减轻,加之与妻子儿女团聚享受天伦之乐,能放松心情。疗养期间为了更好地使疗养人员及其家属掌握缓解压力的方法,如安排团体心理疏导与个体心理疏导相结合;家属的情绪调控与官兵的心理护理相结合;儿童的身心愉悦与家庭的轻松氛围相结合的心理干预模式。

3.*有效地调节亚健康*　高原人员常见的8种亚健康症状为躯体疲劳、神经衰弱、食欲不振、记忆力下降、社交疲劳、人际关系不协调、家庭关系不和谐和性障碍。可采取以下方法来有效地调节亚健康状态:帮助培养科学的生活方式,生活起居有规律,戒烟、酒,不暴饮暴食,保证睡眠;制定全面、合理的膳食制度,保证营养均衡,搭配好糖、蛋白质、脂类、矿物质、维生素的摄入,做好每天能量的储备,掌握营养和热量的数量;制定有效适量的运动计划,运用慢跑、快走、游泳、登山、健美操及传统体育保健等运动方式,达到健康的目的;提高心理适应能力,承认压力存在的客观性,提高承受压力(抗压)的能力,要善于处理人际关系,必要时可以进行心理咨询;根据相应症状有针对性地运用医疗手段,如理疗、按摩等物理方法来消除躯体疲劳症状,镇静、安神来改善睡眠,疏导、放松、音乐疗法来处理心理问题;也可利用中草药辨证施治来改善亚健康的各种症状。

高原人员驻守祖国边防一线,生活条件艰苦、环境恶劣,承受的心理压力极大;开展高原人员疗养是近年来疗养机构"为兵服务"的重要举措。总结高原疗养服务的经验,优化服务流程,拓宽服务范围,多种疗养方法综合应用的程序化疗养模式对于促进高原疗养人员健康,提高疗养机构服务质量起着非常重要的作用。作为疗养医务人员,应该时刻牢记"姓军为兵、以人为本"的宗旨,不断提高自身素质、总结交流经验,为广大高原人员提供一流的服务。

(徐　莉　王英凯　周开园)

第二节 疗养因子适应性作用理论

一、疗养因子的适应论对机体的影响

1. 机体对外界环境的适应是生命的基本性能和特征，是人类在长期的进化过程和发育中形成的。自然疗养因子对机体的作用机制和作用效果的性质即为适应。关于适应的基础理论与功能系统学说密切相关。早在1935年苏联神经生理学家Π. K. AXOHHH就发表了功能系统学说，但当时未受到重视，过了约40年后，在生物医学领域这个学说才开始受到重视，并指导和推动许多方面的科研工作取得了显著成果。这一学说在疗养学、理疗学的理论研究中也发挥了重要作用。功能系统学说认为：只要各种不同功能结构的整合具备适应能力，即可认为是功能系统。机体是由很多功能系统组成的，其结构具有极大的可塑性，因而功能系统的特性是具有可塑性，这与解剖学所描述的各个系统的概念是不同的。本学说所谓的功能系统是由末梢到中枢不同水平的各种组织和器官根据外界环境的变化有选择地联合组成的一种机构，其目的是保证机体对周围环境获得最佳的适应，其核心机制是不断取得外界各种因子对机体作用的反馈信息，以对其自身的活动不断进行调整，最终达到适应的目的。

2. 在疗养因子作用下，机体产生适应的生理机制涉及从细胞、分子到器官、整体的各个功能水平。研究结果还进一步揭示：物质代谢、自主神经功能、内分泌功能和免疫功能的相互作用在机体对外界因素的适应过程中发挥重要作用。疗养因子具有富氧环境，在高原人员疗养期间机体产生适应过程中，机体为保证在新的外环境条件下的生命活动，而改变各项生理功能，为此依据作用于机体的疗养因子的特性，利用在进化过程中形成的不同的生理机制。高原人员疗养后体内所有的器官和系统根据外界环境的具体变化，不同程度地参与适应性反应和调节，起到疗养效果。

二、环境表观基因表达

环境表观基因组学（environmental epigenomics）是在基因组水平对环境因素的表观遗传效应及其对基因表达影响做出研究和讨论的一门学科。从环境－基因交互作用的角度看，可以认为它是环境基因组计划的延伸和深入。高原环境致使人类生活环境变得恶劣，环境性致病因素多，对人类健康的影响大，引起的疾病也增加。张二龙等研究缺氧对人星形胶质细胞线粒体编码基因转录水平产生影响。而在人体内存在着为数甚多的基因型，通过在富氧环境下疗养使机体有可能适应环境中的各种作用因子，调节基因功能变化。基因功能的活动类型，特别是它特有的活动规律部分，对适应外界环境有决定性作用。而疗养机构地处环境优美、氧含量丰富的地区，对疗养人员机体提高适应性有非常好的作用。

分子遗传学研究表明：虽然所有细胞都含有相同的遗传信息，但由于基因表达模式的不同，其最终的分化以及遗传结果并不完全相同。目前研究发现除基因序列以外，同样存在着其他一些因素影响着基因的表达，即表观遗传现象，包括DNA甲基化、基因印记、组蛋白翻译后修饰、染色质重塑、随机染色体失活以及microRNA、siRNA等方面。

有关机体适应的分子机制研究结果表明：产生适应即意味信息分子经负反馈在功能系统上数量的增减。在适应过程中由于基因表达引起的代谢变化，可导致神经细胞分解或其结构成分的分解，这是产生新的适应活动的重要环节。在细胞或其成分的分解产物的基础上形成新的适应功能系统，伴随各类蛋白质成分比例的变化、加强核酸和蛋白质的合成、引起膜结构的变化和组织的增殖分化，因而外界环境因子成为机体生长发育的因素，并赋予其个性特征。可见高原人员返回平原疗养对其机体形成新的适应功能系统，以及各类蛋白质成分比例与核酸和蛋白质的合成及膜结构的变化、组织的增殖分化有恢复及促进作用。

机体在完成对外界环境因子作用的适应性反应后，可产生特异性的痕迹性代谢变化，这种变化与基因对外界环境因子作用的反应性活动有密切关系，表现为与已作用过的因子相关的特殊蛋白的合成，其意义在于为今后适应同类作用奠定基础。机体的遗传特性也明显地表现为适应的特异性代谢。

以上表达的一些基本观点对高原人员机体对外界环境的适应调节过程有参考意义，例如：

1. 维护高原人员健康，促进机体代谢功能恢复。

2. 高原人员赴高海拔环境条件的生理性适应和

返回平原后对地面条件的再适应，不同于一般医疗康复—对伤、病、残后的病理性康复。因此高原人员返回平原后的康复问题，原则上应采用自然性质（生态性质）的因子及相关作用的方式方法影响其再适应功能；而疗养学基础理论研究的基本结论之一即疗养的性质是“适应性疗法”。

3. 高原人员在疗养地疗养后，提高了机体的适应性功能，对其再上高原适应缺氧、减少高原疾病都有非常好的作用。

高原疗养的特性即研究科学应用自然疗养因子解决高原疾病预防、保健、治疗和康复问题。

三、疗养因子的脱习服作用

平原人长期移居高原，重返平原居住后，会产生“脱适应反应”或称“低原反应”。在医学上也称“醉氧症”。研究证实，初上高原的人都有一种代偿反应，即血红蛋白增高、呼吸急促、心率加快。久而久之，人体对高原缺氧环境产生了一定的适应性。从高原来到平原地带，又产生了一个从低氧环境到常氧环境的变化，机体原来对高原的生理适应成为过去，“历史任务”已完成，就会逐渐地解脱或消退。这一变化就是所谓“脱适应”。据观察，高原世居者（海拔4540m）下降到低海拔（150m）2年后Hb、血细胞比容、通气量、心率、肺动脉压和肺阻力下降，而平均摄氧量、动脉血氧饱和度及心脏指数上升。但也有些个别世居者下到低海拔后产生不能忍受的感觉。高海拔高原人员到低海拔居住后，有可能重返高原则可发生比首次更严重的高原病。

这种“脱适应”反应，可能出现疲倦、无力、嗜睡、胸闷、头昏、腹泻等症状，就像醉酒一样。个别人因体质原因，血液、心、肺等生理异常参数，恢复到平原值后还会继续下降，甚至低于平原值。有些人在平原连续居住两年后，还会出现血红蛋白含量降低、心率缓慢、心排血量和血容量增加、肺动脉高压逆转等症状，会对身体造成不良后果。研究表明，脱适应反应症状的轻重与返回地、移居高原年限没有显著关系。

预防“醉氧”有效的办法是延长机体的代偿时间。从高原下降到平原，应当采取“循序渐下”的预防措施。比如，先从5000m下到3000m，休整一段时间再往低处走，必要时还可以进高压氧舱治疗，“醉氧”的症状就可以缓解。崔宇曾研究高压氧疗后，组织超微结构具有改善缺氧大鼠脑神经损伤、促进细胞的功能恢复、减低缺氧引起的肺动脉高压、对缺血心肌具有保护作用，是治疗高原脱习服症的重要手段之一。高原移居者返回平原后出现的脱习服症状，绝大多数是轻微的，无须用药治疗，仅少数需适当处理即可平安渡过脱适应过程。

在疗养因子作用下，高原疗养人员机体产生适应的生理机制涉及从细胞、分子到器官、整体的各个功能水平。对于高原人员在产生适应过程中，机体为适应在新的外环境条件下的生命活动，而改变机体各项生理功能。为此，依据作用于机体的疗养因子的特性，使机体在适应过程中形成的不同的生理机制；体内所有的器官和系统根据外界环境的变化而变化，其中包括不同的疗养因子的作用，不同程度地参与适应性反应和调节。在反应和调节中，减轻“脱适应”反应，具体的机制还有待于进一步深入研究。

（徐　莉　王英凯）

第三节　疗养环境对高原心理因素的调节作用

一、疗养对高原人员接受环境-心理因素的作用

高原人员去疗养地疗养，不仅涉及自然疗养因子的作用，也涉及新的社会环境因素的作用。在疗养机构与医务人员及各种服务人员的接触较在高原有显著的不同，其接触的面广，接触的机会多，接触的时间长，对心理调节有非常好的作用。

自20世纪下叶以来在心理学、精神生物学和生物-心理-社会医学模式的影响下，更加重视研究社会环境对疗养效果的影响。基础医学有关研究已证明：人的精神、心理活动，如喜、怒、哀、乐等都是以相应的神经、内分泌等反映为基础，精神因素可以通过复杂的神经-内分泌-免疫网络和相应的物质代谢的作用，对全身性的信息、物质、能量进行调节，其最终效果是双向的，对机体可以是有益的，也可以是无益甚至是有害的。疗养机构的医务人员、管理人员及后勤服务人员的工作作风，服务态度和主动解答高原疗养员所关心的问题等情况，对高原人员的精神、情绪、心理有重要影响。国际上一些疗养学者认为：在疗养机构人和人的关系对精神和情绪的影响是第一位的，设备条件的优劣对精神和情绪的影响是第二位的。从生物学和心理学的角度看，调整人的社会关系对保障机体的健康和对外界环境的适应有特殊的意义

和作用,因此,一些疗养学家提出了疗养心理学。

在实践方面,不少疗养机构对疗养员积极开展健康的心理卫生教育,进行心理保健和心理治疗;为此应有计划、有针对性地进行高原卫生保健知识、高原疾病防治知识、社会知识、文化知识和科学知识等讲座。在疗养机构放映电影、提供阅读小说、杂志及微信、网络交流等,都应经过认真的选择,避免不良的影响和刺激,求得有益的精神 - 心理因素的作用效果。疗养地的美丽、幽雅、宁静的景观环境对高原疗养人员的精神、心理状态有非常重要的调节和保健作用;并且海滨疗养地的大海、疗养地的气候和矿泉均具有良好的心理调节作用。

二、疗养对高原人员心理调节的作用

(一)高原人员疗养后性格特征

我们对海拔 4000m 以上不同驻守时间的高原人员疗养前后性格的差异进行研究,见表 1 - 4 - 2。

表 1 - 4 - 2 不同防守时间的高原人员疗养后性格的差异

16PF	不同防守时间		F 值	P 值
	6 个月	12 个月		
A	4.70 ±1.39	6.71 ±1.29	8.084	0.009
B	5.47 ±0.61	5.50 ±1.21	0.002	0.698
C	7.65 ±0.52	6.40 ±1.66	2.156	0.155
E	5.82 ±1.02	5.83 ±1.48	0.000	0.999
F	6.55 ±1.19	7.03 ±1.87	0.246	0.624
G	6.38 ±0.43	5.73 ±1.78	0.504	0.484
H	6.70 ±1.90	6.92 ±2.21	0.034	0.855
I	3.08 ±2.05	4.74 ±1.94	2.467	0.129
L	2.88 ±1.86	3.85 ±1.81	0.986	0.330
M	3.77 ±1.20	5.03 ±1.12	4.220	0.051
N	5.90 ±0.77	5.82 ±1.34	0.013	0.912
O	3.52 ±1.34	4.58 ±1.63	1.495	0.233
Q1	4.77 ±0.90	4.73 ±1.77	0.003	0.958
Q2	4.52 ±1.87	4.07 ±1.57	0.274	0.605
Q3	5.85 ±1.26	5.94 ±1.79	0.010	0.922
Q4	4.70 ±2.73	5.60 ±1.40	1.047	0.316
适应焦虑型	3.75 ±0.58	4.58 ±1.35	1.441	0.241
内向外向型	6.32 ±1.63	6.97 ±1.75	0.470	0.500
感性用事与安详机警性	7.98 ±1.59	5.98 ±1.61	5.259	0.031
怯懦与果敢型	4.77 ±0.46	4.59 ±0.92	0.150	0.702
心理健康因素	7.17 ±0.85	6.39 ±1.41	1.145	0.259
专业成就个性因素	6.45 ±0.62	5.75 ±1.61	0.720	0.404
创造能力个性因素	4.00 ±0.70	3.83 ±1.10	0.092	0.764
新环境成长能力因素	5.35 ±0.76	4.99 ±1.11	0.382	0.542

由结果可以看出，高原人员疗养期间，无论是对4000m海拔还是5000m海拔的高原人员来说，疗养并没有改变他们的人格特征。人格是在遗传、成熟和环境、教育等先后天因素的交互作用下形成的；人格具有稳定性，在行为中偶然发生的、一时性的心理特征，不能称为人格。这也是通过1个月的疗养没有改变其性格特征的原因。虽然高原环境中的特殊性影响官兵的性格特征，但驻守在4000m海拔与5000m海拔高原人员的人格特征经过疗养之后却没有太大的差异，可能是因为这两组官兵都处于高海拔，气候特征、生存条件可能相差不太大。从表1－4－2中的数据可以看出，在高海拔连续驻守12个月的官兵经过疗养，在乐群性A上要比驻守6个月的官兵高一点，16QF因子在两组之间并没有太大差异。而他们下山到环境宜人的地方疗养，身心放松，会比驻守6个月的官兵表现得更开朗，也减少了驻守高原的工作压力。从以上结果总体来看，高海拔官兵驻守的海拔情况，防守情况并没有明显影响他们的人格特征，同时对于防守时间长和海拔高的官兵来说，疗养对于他们的心理健康是很有帮助的。

（二）高原人员疗养后心理的变化

根据疗养期间SCL－90各因子变化情况可得出结论，高原人员疗养入院时、疗养15天和疗养30天时，他们的心理健康状况向着好的方面转变。对于躯体化、强迫症状、人际关系敏感等其他因子，疗养30天测验心理状况都要好于入院、疗养15天测验时的状况（图1－4－1和表1－4－3）。

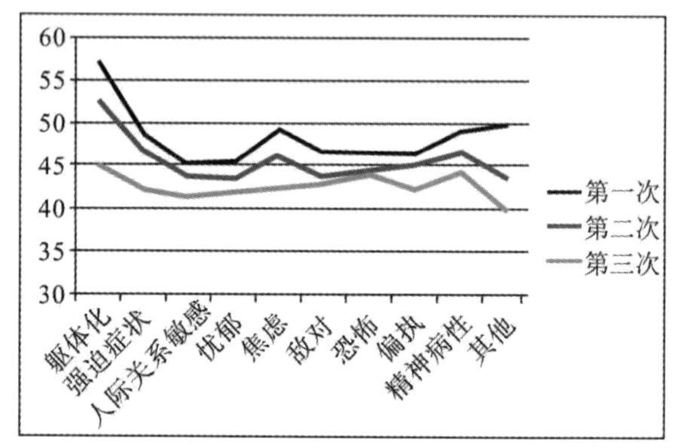

图1－4－1　入院时（第一次）、疗养15天（第二次）和疗养30天（第三次），SCL－90各因子的变化

表1－4－3　高原人员疗养期间SCL－90各因子不同时间测量的结果

因子	测试时间			F值	P值	两两比较
	入院时	疗养15天	疗养30天			
躯体化	56.98±9.52	52.66±12.01	44.95±3.59	11.24	0.00	①/②>③
强迫症状	48.62±6.73	46.76±7.57	42.30±3.97	6.69	0.00	①/②>③
人际关系敏感	45.24±5.89	43.75±6.29	41.24±3.30	3.61	0.03	①>③
忧郁	45.56±4.52	43.42±4.06	41.87±2.08	6.23	0.00	①>②/③
焦虑	49.21±7.10	46.18±7.21	42.47±2.89	7.73	0.00	①/②>③
敌对	46.75±6.61	43.82±4.02	42.87±2.75	4.55	0.01	①>②/③
恐怖	46.34±4.50	44.54±2.61	43.89±2.19	3.78	0.03	①>③
偏执	46.61±6.38	45.04±5.59	42.38±1.47	4.62	0.01	①>③
精神病性	49.07±6.20	46.58±5.68	44.26±3.31	5.32	0.01	①>③
其他	49.86±8.52	43.67±6.64	39.94±4.42	13.82	0.00	①>②/③

表中F值、P值表示高原人员疗养期间三次SCL－90测验的方差分析结果，而两两比较中①②③分别代表入院时疗养15天和30天的测验，表中列出的为两两比较有统计学意义的结果。

不同海拔高度高原人员是否疗养对其心理健康状况是否产生影响。从表1－4－4、1－4－5和图1－4－2、1－4－3的结果可以看出，对4000m海拔高原人员来说，疗养组与对照组SCL－90各因子之间并没有统计学上的差异。此结果说明，疗养并没有改变4000m海拔高原人员的心理健康状况。但是对5000m海拔高原人员来说，疗养组与对照组SCL－90各因子之间有统计学上的差异。此结果说明，疗养对5000m海拔高原人员的心理状况较对照组具有明显的改善作用。

表1－4－4　4000m海拔高原人员疗养组与对照组对比结果

因子	疗养与否		F值	P值
	对照组	疗养组		
躯体化	59.89±18.05	49.36±9.53	3.913	0.051
强迫症状	49.92±13.32	45.75±8.18	1.116	0.293
人际关系敏感	47.35±12.22	43.19±5.11	1.350	0.248
忧郁	48.40±12.54	42.64±2.54	2.503	0.117
焦虑	51.33±17.77	45.19±7.47	1.389	0.241
敌对	51.74±15.34	44.18±4.15	2.867	0.094
恐怖	48.77±15.97	45.24±3.68	0.576	0.450
偏执	48.90±13.33	43.67±3.11	1.817	0.181
精神病性	52.58±16.71	45.71±4.72	1.993	0.161
其他	50.91±11.11	42.97±6.80	5.818	0.018

表中F值、P值表示高原人员疗养组与对照组SCL－90测验的方差分析的结果。

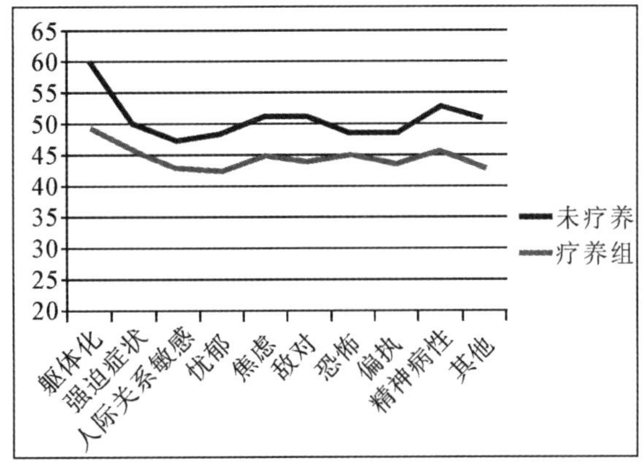

图1－4－2　4000m海拔高原人员疗养组与对照组SCL－90情况

表1－4－5　5000m海拔高原人员疗养组与对照组对比结果

因子	疗养与否		F值	P值
	对照组	疗养组		
躯体化	71.76±23.39	48.63±9.74 3	3.450	0.000
强迫症状	53.62±13.62	44.15±5.79 1	6.466	0.000
人际关系敏感	50.60±12.87	42.27±5.18 1	4.387	0.000
忧郁	51.18±14.33	42.65±3.52 1	2.919	0.001

续表

因子	疗养与否		F 值	P 值
	对照组	疗养组		
焦虑	56.94 ±19.85	44.05 ±5.18 1	5.317	0.000
敌对	55.24 ±17.10	43.08 ±3.21	18.705	0.000
恐怖	49.63 ±14.56	43.89 ±1.78	5.821	0.018
偏执	49.87 ±13.34	43.72 ±4.60	7.486	0.007
精神病性	55.62 ±17.73	45.33 ±4.82	12.185	0.001
其他	55.25 ±9.41	41.44 ±5.63	66.855	0.000

表中 F 值、P 值表示高原人员疗养疗养组与对照组 SCL－90 测验的方差分析的结果。

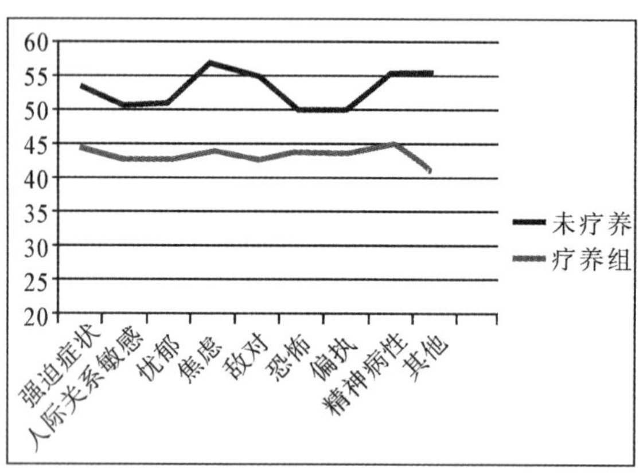

图 1－4－3　5000m 海拔高原人员疗养组与对照组 SCL－90 情况

从表 1－4－5 和图 1－4－3 的结果可以看出高原人员疗养开始时、疗养中和结束时，他们的心理健康状况是越来越好的。此结果说明，疗养对高原人员的心理健康状况是有很好的改善作用。高原人员所处地理环境特殊，其心理健康均受不同程度的影响，而他们下山后身处氧气充足的疗养场所，再加上各种疗养综合措施，使他们的身心得到了极大的恢复，从而心理健康状况也越来越好。尤其疗养 30 天测验心理状况都要好于入院、疗养 15 天测验时的状况。有学者研究：人们由原居住地到疗养地去疗养时，伴随地理环境和气候的变化，特别是作为生物节律基础的光辐射、地磁场、电磁场的改变，机体进行适应调节。机体为适应改变了的环境气候，在生物节律的变化到达稳定的同步阶段约需 10～25 天，即机体进行自主神经－内分泌的调节功能，达到机体生物节律与外界环境的自然节律同步。因此，高原人员一个月的疗养效果较半个月要明显。

虽然，处于海拔 4000m 与海拔 5000m 高原人员疗养期间，心理健康状况恢复情况并没有表现出明显差异，但是从结果中我们还是可以看出处于海拔越高的官兵，疗养的效果越好。这可能是因为海拔越高，高原高寒缺氧、强辐射等自然环境越恶劣，再加上人际关系等主客观需求变化，造成官兵存在心理健康问题，各种疗养措施对他们心理调节有明显的改善作用。另外海拔 4000m 与 5000m 环境恶劣程度可能在高原人员心目中相差不大，所以疗养后的效果也就没有太明显的区别。从表 1－4－4 和 1－4－5 的结果也可以看出类似的结果，疗养对于 5000m 海拔高原人员的心理状况较对照组改善作用比较大，说明疗养的综合作用对高海拔官兵的心理调节是有作用的。

(三)高原人员疗养后情绪的变化

1. 不同海拔高度官兵疗养后情绪的变化　分析不同海拔高度官兵疗养后情绪的变化,海拔4000m和5000m官兵的数据进行了统计分析。在疗养1天、15天、30天的常规疗养中,驻防海拔5000m官兵在疗养30天后F(疲惫－惰性)的得分较疗养初期显著降低($P<0.05$),其他情绪指标在疗养30天过程中的变化无显著意义(表1－4－6)。

表1－4－6　不同海拔高度官兵疗养后情绪的变化($\bar{x}\pm SEM$)

情绪分类	海拔	常规疗养组(13名)		
	高度(m)	疗养1天	疗养15天	疗养30天
T(紧张－焦虑)	4000	8.33±2.19	8.00±2.00	10.33±2.96
	5000	8.80±1.47	9.50±1.26	6.56±1.25
D(忧郁－沮丧)	4000	16.67±2.33	7.33±2.67	8.33±5.46
	5000	11.50±2.18	11.40±2.42	7.22±1.66
A(愤怒－敌意)	4000	11.33±2.40	5.00±1.53	6.67±4.18
	5000	9.50±1.71	8.10±1.61	6.11±1.49
V(有力－好动)	4000	17.00±1.73	20.67±1.67	18.33±2.03
	5000	23.10±1.74	21.10±0.97	22.78±1.27
F(疲惫－惰性)	4000	9.33±0.88	5.67±3.18	4.00±2.65
	5000	8.00±1.41	6.00±1.13	3.33±0.99*
C(困惑－迷茫)	4000	9.33±1.20	6.67±1.86	5.33±1.76
	5000	7.60±1.17	8.10±1.10	5.33±0.87

注:与疗养1天比较,*$P<0.05$。

2. 不同守防时间官兵疗养后情绪的变化　分析了不同守防时间官兵疗养后情绪的变化。守防6个月、12个月官兵数据进行了统计分析,常规疗养组中,守防12个月官兵的得分在疗养30天后均显著降低(F,$P<0.01$和A、C,$P<0.05$),其他情绪指标在疗养30天过程中的变化无显著意义。在疗养＋高压氧疗组中,守防12个月官兵的得分在疗养30天后均显著降低($P<0.05$),其他情绪指标在疗养30天过程中的变化无显著意义(表1－4－7)。

表1－4－7　不同守防时间官兵疗养后情绪的变化($\bar{x}\pm SEM$)

情绪分类	守防	常规疗养组		
	时间	疗养1天	疗养15天	疗养30天
T(紧张－焦虑)	6个月	6.50±1.66	9.50±0.87	10.33±2.96
	12个月	9.67±1.50	9.00±1.50	6.56±1.25
D(忧郁－沮丧)	6个月	11.25±3.75	8.75±0.95	10.00±4.51
	12个月	13.33±2.17	11.22±2.84	6.67±1.80

续表

情绪分类	守防时间	常规疗养组		
		疗养 1 天	疗养 15 天	疗养 30 天
A(愤怒－敌意)	6 个月	6.75 ±1.49	6.00 ±0.91	7.67 ±3.84
	12 个月	11.33 ±1.75	8.00 ±1.86	5.78 ±1.53*
V(有力－好动)	6 个月	18.00 ±3.54	21.25 ±1.11	19.00 ±1.53
	12 个月	23.33 ±1.42	20.89 ±1.10	22.56 ±1.41
F(疲惫－惰性)	6 个月	6.75 ±2.02	6.25 ±2.06	4.33 ±2.40
	12 个月	9.00 ±1.32	5.78 ±1.31	3.22 ±1.02**
C(困惑－迷茫)	6 个月	6.25 ±1.89	7.00 ±1.08	7.00 ±0.58
	12 个月	8.78 ±1.04	8.11 ±1.27	4.78 ±0.91*

注:与疗养 1 天比较,* $P<0.05$,** $P<0.01$。

以往我们的研究证实,综合疗养措施对高原人员的心境调节有着积极的作用,疗养因子在消除不良情绪、维持机体稳态方面有显著作用。此次研究,从整体结果来看,高原人员疗养结束时,他们的情绪状况明显变好。此结果说明,疗养综合措施对高原人员的心理健康状况是有很好的改善作用。且疗养 30 天较 15 天效果好,疗养＋高压氧疗组对情绪调节效果较常规疗养效果好。高原人员所处地理环境特殊,使许多官兵长期处在一种紧张、焦虑的心理状态。而他们下山后身处环境宜人的疗养场所,再加上各种疗养措施,使他们的身心得到了极大的放松,心理健康状况越来越好。

从表 1－4－6 可以看出,驻防海拔 5000m 官兵改善指标少,海拔 4000m 官兵改善效果好,可能是海拔 4000m 与 5000m 同样属于高海拔地区,4000m 的高原高寒缺氧、强辐射等自然环境恶劣程度较 5000m 低,人际关系等主客观需求易于满足,官兵更多的负面情绪较海拔 5000m 守防官兵调节效果好。从表 1－4－7 的结果也可以看出对守防 12 个月官兵的效果较好,特别是正常疗养的改善效果明显,高压氧结合疗养有效。守防 12 个月高原人员在经过疗养之后,情绪调节恢复的要较好。

(四)高原人员疗养后心理应激的变化

1. 不同海拔高原官兵疗养后心理应激的变化　如表 1－4－8 所示,对疗养组海拔 4000m、海拔 5000m 采用了重复测量方差分析,不同疗养天数的结果存在显著差异,与表如 1－4－6 的结论一致。海拔 4000m 组两两比较可知,疗养第 1 天与第 30 天有显著差异。海拔 5000m 组,疗养第 15 天和疗养第 30 天的测试结果要显著低于疗养第 1 天。

表 1－4－8　疗养组不同海拔官兵不同时期心理应激情况比较(N＝26)

因素	第 1 天	第 15 天	第 30 天	F 值	P 值	两两比较
疗养组海拔 4000m	1.54 ±0.30	1.36 ±0.24	1.26 ±0.13	3.738	0.055	1－3 *
疗养组海拔 5000m	1.49 ±0.28	1.31 ±0.23	1.30 ±0.29	8.054	0.001	1－2##,1－3##

2. 不同守防时间高原官兵疗养后心理应激的变化　如表 1－4－9 所示,对疗养组守防 6 个月、守防 12 个月采用了重复测量方差分析,不同疗养天数的结果存在显著差异。守防 12 个月组通过两两比较可知,疗养 15 天和疗养 30 天的测试结果要显著低于疗养第 1 天($P<0.01$)。守防 6 个月前后没有显著差异($P>0.05$)。

表 1-4-9 不同守防时间官兵不同疗养时期的心理应激情况比较(N=26)

因素	第 1 天	第 15 天	第 30 天	F 值	P 值	两两比较
疗养组守防 6 个月	1.46±0.27	1.24±0.21	1.24±0.11	2.561	0.138	
疗养组守防 12 个月	1.52±0.29	1.34±0.24	1.30±0.27	8.978	0.001	1-2##,1-3##

军人心理应激是常见的情境反应。部队士兵在服役期间会遇到许多实际问题,或多或少会对心理健康造成影响。比如军事训练的艰苦性、业余生活的单调性、环境的艰苦等等,都形成了部队官兵特有的职业紧张。尤其在高原这种低氧、大风、强紫外线、高寒等恶劣的自然环境中,更易引起心理应激障碍。所以针对影响高原人员心理应激状况的因素,研究出科学的预防、保健、治疗康复措施是非常重要的。

表 1-4-8 显示,正常疗养组中不同疗养天数的结果存在显著差异。正常疗养组通过两两比较可知,疗养第 15 天和疗养第 30 天的测试结果要显著低于疗养第 1 天。说明随着疗养综合措施的不断实施,疗养人员心理应激情况逐渐转好。通过因子得分来看,疗养 30 天的效果要比 15 天好。表 1-4-6 显示,通过对海拔 4000m 疗养组与海拔 5000m 疗养组分析发现,不同疗养天数的结果存在显著差异,海拔 4000m 组两两比较可知,疗养第 1 天与第 30 天有显著差异,第 1 天与第 15 天没有显著差异,可能与官兵自身的身体素质好、4000m 海拔相对症状轻有关,所以效果提高不明显。从心理应激因子得分上看,第 15 天已经比第 1 天有所降低,说明还是起到了一定的效果。海拔 5000m 组,疗养第 15 天和疗养第 30 天的测试结果要显著低于疗养第 1 天。由于高原环境本身恶劣,加上 5000m 高海拔,高寒、干燥、大风等对官兵身心健康危害较大,所以效果比较显著。如表 1-4-9 所示,对疗养组守防 6 个月、12 个月分析得出,不同疗养天数的结果存在显著差异。守防 12 个月组通过两两比较可知,疗养第 15 天和疗养第 30 天的测试结果要显著低于疗养第 1 天。部队的职业性质加上恶劣的自然环境,证实了守防 12 个月心理应激因子得分比 6 个月要高,通过疗养与官兵的自我调节,所以效果较显著。

研究发现,部队的职业性质决定了无论在平时还是执行任务时都将面临外界的各种刺激、压力,诱发各种应激性身心反应,影响正常身心功能的发挥。通过采用自然疗养因子、景观、健康教育、有氧运动、心理干预等综合疗养措施,缓解了官兵的心理压力,提高了应对外界环境的能力。部队平时的心理应激主要包括军事作业环境、日常生活事件、军事训练、创伤性应激障碍几个方面。在制定疗养措施时,有针对性地解决这些方面带来的负面影响。通过心理应激因子得分的分析结果,证实了通过疗养综合治疗对不同海拔地区与不同守防时间的高原人员心理应激情况都有所改善。

军队是一个特殊的群体,军人的心理状况对军队的整体素质有着直接影响。虽然通过疗养机构的综合保障措施取得了良好效果,但更重要的是应加强部队平时的心理健康防护、疗养机构可以赴高原部队进行心理卫生知识宣教、搞好心理咨询服务,提高个体对于应激的应对能力。例如可采用:

(1)培养官兵的兴趣爱好。因为兴趣爱好广泛的官兵能够在军事应激的环境下寻找心理寄托,保持良好的心态,尽快适应目前的状况,从而降低应激水平。

(2)定期组织专业人员进行心理健康教育,积极开展心理咨询工作,把此项工作作为卫勤保障工作的重点之一。

(3)鼓励军人积极参加集体活动,培养军人外向、开朗的性格,培养军人应对挫折的能力。

(4)改善驻地的生活环境,增加文化娱乐设施与健身的设备,减少恶劣环境带给官兵的不良影响。有文献指出,环境因素是影响驻藏边防军人心理健康的第一因素。

(5)积极寻求社会支持,增强官兵献身国防的自信心。有关心理研究认为社会支持水平越高,心理问题就越少,表明社会支持对心理健康具有积极作用。

(6)疗养保障措施对高原官兵的心理调节起到了

一定的疗效,但要对海拔5000m以上官兵科学制定疗养期限,加强心理调节,不断完善康复疗养保障方法,为提高高原官兵战斗力服务。

高原地区军人长期生活、工作在高寒缺氧、干燥、风沙、强紫外线、强辐射的恶劣环境中,承担着演习、维稳、处突、救灾戍边等任务,对官兵的心理应激产生了不同程度的影响。通过疗养对不同海拔与不同守防时间的官兵心理应激确实有所改善,但还要进一步研究更完善的疗养保障计划,提高效率,探讨高原人员心理应激的影响因素,尤其是海拔5000m以上官兵要科学制定疗养期限,不断完善康复疗养保障方法,为官兵提供更好的卫生保障,从而提高部队战斗力。

总之,疗养地-疗养机构优良的自然环境和社会环境对疗养员的高级神经功能,特别是大脑皮质的功能发挥有益的作用,在此基础上引起自主神经和内分泌系统的功能变化,进而改善其他系统器官以至整个机体的功能。在研究和阐述疗养因子的作用机制时,应重视社会环境因素和自然环境因素对疗养员心理状态的影响。

(代　静　张　珺　徐　莉)

第四节　疗养因子对高原人员生物节律的作用

现代生物节律学(生物钟、时律生物学、时间生物学)的发展已涉及生物医学的各个领域,其中包括疗养医学。生物节律即功能的节律性改变,是有机世界(从单细胞生物到人类)存在和发展的共同规律。在节律的同步方面人与大自然达到了惊人的完善,从而使有生命机体与外界环境之间形成合理的相互关系,人类因而得以生存和发展。

一、人体内不同生物节律变化

在人体内存在各种不同持续时间的生物节律,由微秒到数年。体温、脉搏、呼吸、血压、激素、酶、血液和组织细胞内的生化反应等均有节律性变化,基因功能活动也呈节律性。各类生理功能的节律在于保证机体健康的生命活动和正常的工作劳动能力。生物节律的周期与组织器官及相应的细胞-分子结构有关。关于人体昼夜节律的研究表明:细胞膜内离子通道对离子的转导可能与生物钟的发生机制有关。基础研究发现:当由某种原因导致生物节律发生异常时,细胞膜电荷减少,流动性增强,存在一定的紊乱时期,膜蛋白的构象也有相当程度的改变。生物节律的时相与各种因素的同步相关、生物节律的幅度与各种调节机制的水平相关。

时律生物学对疗养学的理论研究和实践有重要的指导作用。人体各类功能的生物节律是疗养因子作用机制的理论基础之一。人的健康状况和发病均与机体生物节律正常与否有关;对人体健康的评价不能不考虑生物学的和社会的节律之间的关系和作用以及人体内生物节律的变化。

机体对外界环境的适应与每日的和季节的生物节律密切相关。当人们由原居住地到疗养地去疗养时,伴随地理环境和气候的变化,特别是作为生物节律基础的光辐射、地磁场、电磁场的改变,机体必须适应。地理位置的纬度每改变10°,需要适应新地区的温度和紫外线辐射;当改变经度时,可引起日生物节律的改变。健康人对上述变化可代偿性调节,以适应新的地理环境,对于患者而言这类自然条件的变化可起到超负荷作用。

机体适应气候的改变,在生物节律的变化方面可分为以下三个阶段:

1. 失同步阶段　此阶段是因机体的日生物节律不适应新的外界自然节律而发生的。

2. 不稳定的同步阶段　机体生物节律的各项特征向新的环境时间节律转变,此阶段持续约5~10天(若时差7小时,则需要25天左右)。

3. 稳定的同步阶段　进一步发展自主神经-内分泌的调节功能,达到机体生物节律与外界环境的自然节律同步,约需10~25天(有的人员需35天)。

由于人体生物节律的存在,故各系统器官直至组织细胞在不同时间,例如在每天的不同小时,在每年的不同季节,对外界环境的各种因子,首先是理化学因子(也包括生物学因子)的敏感性、反应性是不同的,因此当应用自然疗养因子、人工物理因子以及药物治疗和预防疾病时,应当考虑时间因素,即选择最佳时间,实现疗养治疗优化、物理治疗优化、药物治疗优化等等,例如在疗养学方面已建立了时间矿泉疗法。临床研究发现:同一矿泉疗法在不同时间应用,可导致不同性质的反应,对心肌供血不足的患者早晨进行矿泉浴疗可加强交感神经系统的功能,在中午进行治疗则加强副交感神经系统的功能。临床观察还发现:对冠状动脉供血不足的患者,在14—15时进行矿泉浴疗较在9—11时的效果好,并且对患者机体的负荷较小,其机制与人体功能的日节律有关;此外,临床观察还发现:对高血压患者在中午或晚间(例如:晚8时)进行矿泉浴疗较在早晨(例如:早8时)的效果显著。生物节律的季节性变化在疗养工作中也应重视,大多数患者的各类生理功能在秋冬季逐渐出现最大的时间性失谐,后备功能明显下降,免疫功能下降等等,因此在制定疗养计划时,应根据疗养员的季节性生物节律的变化,确定合理的综合应用疗养因子的内容、强度、剂量和时间。

合理应用自然疗养因子和人工物理因子可促使生物节律正常化,为此可利用上述治疗因子与机体的生物节律同步化,从而发挥调节作用,同时这些因子对人体的信息和能量有转换作用,因而可调节能量水平和各系统器官的功能。

二、生物节律变化对人体的调节作用

人的生活和工作方式如果符合人体的生物节律可促进身体健康。疗养学把改善疗养员的生活方式作为重要的保健或治疗手段。疗养机构把研究和实施科学的疗养生活制度以及向疗养员宣传符合卫生保健的生活和工作方式作为重要的基本工作任务之一,其中包括人体生物节律与自然节律之间的协调。经常倒班的工作人员可引起"倒班病"、夜班工作人员比日班工作人员患胃肠病的比例增加、高原夜间飞行易引起生理功能昼夜节律的紊乱,以上事例说明人体生物节律若与自然节律之间的关系失谐,则可导致发生一些疾病。我国古人非常重视起居的规律,要求人们适应四季气候的变化而决定作息,所谓"法于阴阳""起居有常"才能保持健康。因此,高原人员疗养要注意生物节律调节的关系。

高原人员生物节律方面需研究的问题主要如下:

1. 人体各类功能的日节律和季节性节律对外界环境不断变化的各种条件的适应问题。

2. 日生物节律的破坏和恢复的程度问题。

3. 从生物节律观点出发,探讨各种疗养因子对不同疾病患者的适宜作用时间问题。

4. 自然界各种理化学因子的节律对生物节律的影响问题等。

现今已经研究了光辐射、基本气象因素(气压、温度、湿度等)、大气中的氧含量、大气电等的日节律、季节律和年节律的变化。研究人体生物节律和大自然各种因子的变化节律及二者间的关系,探讨疗养因子的生理和治疗作用机制,对提高疗养工作的质量和效果有重要的意义和作用。

三、生物节律调节对高原疗养人员脱习服的影响

高原人员到疗养机构疗养,入院后10天内是生物节律的失同步阶段,该阶段内疗养员经过15天的疗养评估,各项脱习服症状均有初步改善,但指标的差异尚不具备统计学意义($P>0.05$)。当疗养员经过30天的疗养,其症状中腹胀、咳嗽、哮喘、咽痛、下肢浮肿、腹痛、体重减轻与记忆力减退发生了明显好转,且其差异具有统计学意义($P<0.05$),此外,嗜睡、失眠、多梦、胸闷、心慌与眩晕的症状也有明显好转,且其差异具有统计学意义($P<0.01$),详见表1-4-10。

表1-4-10 高原疗养30天脱习服症状评分结果

项目	入院(秩均值)	15天(秩均值)	30天(秩均值)
嗜睡	57.35	46.97	36.68#
失眠	56.27	48.63	36.10#
多梦	56.02	48.60	36.39#
胸闷	55.71	49.05	36.24#
心慌	56.63	49.63	34.74#

续表

项目	入院(秩均值)	15 天(秩均值)	30 天(秩均值)
腹胀	55.13	46.06	39.81*
腹痛	55.50	46.50	39.00*
咳嗽	52.32	50.79	37.89*
哮喘	54.24	48.76	38.00*
咽痛	50.05	53.16	37.79*
眩晕	57.26	48.26	35.48*
下肢浮肿	50.55	53.02	37.44*
记忆力减退	53.16	50.31	37.53*
体重减轻	53.63	49.42	37.95*

注：与入院相比 $^{*}P<0.05$，$^{\#}P<0.01$。

本研究结果表明，高原脱习服症状涉及身体多个系统，且与高原脱习服疗养时间呈负相关。一般疗养周期以半个月至一个月为主，然而高原脱习服症状持续时间长短不一，部分症状可在疗养一个月内消失，年龄大，在高原时间长者症状要在3年左右得以消失。疗养时间越长，高原脱习服症状越轻。高原脱习服是高原习服后返回平原时对平原环境的再一次适应的过程，主要体现在注意力不集中、记忆力减退、睡眠质量不佳和头痛等全身不适症状。因此，疗养机构组织高原康复疗养、特勤疗养，来院前应制定出了一系列有针对性、可行性的疗养计划，主要以自然疗养因子、高压氧、物理疗法、心理干预、健康教育和合理膳食等疗养措施为主，科学安排作息时间，使机体尽快由生物节律失同步阶段到达稳定的同步阶段，即使机体尽快恢复健康良好的身心状态。

高原世居者与习服于高原环境的人员下到平原后，会出现一系列功能和代谢改变，由于部队官兵在高原作业时受到高海拔、低气压、低温度、强日照等不良因素的影响，加之生理和心理及社会因素负荷重，易导致其思维迟钝、反应滞缓、注意力不集中、体力下降、工作效率降低等疲劳现象，有的甚至会导致更加严重的身心疾病。这也就是典型的“高原脱习服症状”。因此，加强高原人员疗养期间生物节律的调节，研究迫在眉睫。在新形势下，针对高原人员的高海拔执勤的特殊性，针对性地提供疗养服务，合理有效地配置疗养资源，对提高疗养效果非常重要。

此外，疗养期间开展疗养效果评价是疗养质量综合效应的集中体现，也是评价生物节律调节对脱习服改善的客观反应。疗养效果评价既能够充分了解疗养员当前健康状况，指出今后注意事项，也能够作为评价疗养质量的重要依据，有利于总结经验、提高疗养效果。

目前对高原脱习服症发生机制尚不十分清楚，尚缺乏对其的明确诊断和防范措施。高原脱习服症不仅影响由高原返回平原官兵的健康水平，也影响到部队返回平原后的连续作战能力。总而言之，我们要充分发挥高原人员疗养的作用，合理制定并运用疗养操作常规，使得高原人员在脱习服期间加强生物节律调节，达到调节生理功能，缓解紧张情绪，改善不良心境，治疗身心疾病的目的；以减少部队非战斗性减员为目的，并进一步提高高原部队官兵对高原环境的适应能力和高原军事作业能力。

（徐　莉　崔建华　雏广渭）

第五节　疗养因子对机体作用的综合效应

自然疗养因子作用于机体后可引起各系统器官功能发生变化，从而产生整体性效应。这类性质作用的基础是机体在自然疗养因子的作用下，在细胞水平可产生功能和超微结构的变化、在分子水平可导致蛋白质、核酸等物质代谢和基因功能的变化,在量子水平可影响体内物质分子中的电子传递,因而产生直接的和间接的效应,近期的和远期的效应,最根本的表现为改善机体内环境的稳定性和机体与外环境间的平衡。

一、基本效应

1. *增强适应功能* 机体对外界环境的适应是生命的基本性能,增强机体对外界环境的适应功能是疗养因子的作用特征,因而是其主要的作用效应。疗养对生理适应功能的作用效果决定于自然疗养因子的特异性和作用剂量,在开始作用时可引起自主神经－内分泌功能发生一定程度的变化;当作用剂量和次数逐渐增加后,可产生第二度适应效果,其特征是节约能量的消耗,例如:给予同等量的负荷时,与疗养因子作用前相比心率减慢;进一步适当增加作用剂量并系统的作用后,产生第三度适应效果,形成营养原质粒性的"适应质",这类"适应质"只有在特异性刺激作用下形成,并随作用强度和适应能力的升高,其特异性增强,以上是自然疗养因子增强机体的适应功能的物质基础,但是人类对外界环境的适应是一个复杂的社会－生物学过程。在疗养因子作用下,机体对外界环境的适应是在中枢神经系统的参与下,通过复杂的神经－体液调节,以适应的形式和内容反映其作用的效果,最终形成新的体内环境与外环境的动态平衡,从而提高正常机体、罹病机体或残疾机体对外界环境的适应能力。近年在分子水平的研究结果表明:产生适应即意味信息分子经负反馈在功能系统上的增减、基因功能活动的类型,特别是它特有的活动规律部分对适应外界环境有决定性作用。例如:高原人员疗养期间在矿泉浴疗的疗程前期机体产生非特异性的适应,在疗程后半期产生特异性的营养性的适应,对机体适应高原起到非常好的作用。

2. *改善营养功能* 自然疗养因子通过对自主神经－内分泌功能的影响和对组织细胞的直接作用,可增强酶的活性、提高膜的通透性、改善氧化还原过程、促进能量合成,从而改善物质代谢,节约能量消耗,使组织器官的营养正常化,在此基础上改善各系统器官的功能,特别是机体的基本的生命活动过程。例如:高原人员疗养期间海水浴疗法和空气浴疗法均可改善呼吸过程的气体传输环节、改善糖分解过程,海水浴疗法还可改善三羧酸循环,减少体内未充分氧化的产物。苏联疗养学家 Прокопенко 指出:"机体与外界环境相关是通过自然界的理化学因子影响机体的营养过程实现的,这一原理保持至现今人类的发展阶段"。

3. *加强调节功能* 人体不断地与外界自然环境和社会环境进行着多种多样的,极其纷繁的物质、能量和信息交换,人类与自然环境共同构成生态系统,因此人类在进化过程中形成了整个机体直至每个细胞均具有的精微和完善的调节功能,借以保证机体内环境的稳定性和对外界环境的适应。随机体的衰老或发生病变,自我调节功能减弱或发生障碍。高原人员疗养期间在各种自然疗养因子综合作用于机体,通过信息传递及物质和能量的转换,可增强神经－体液系统的调节功能,如改善组织细胞内的电子传递、体内电磁场等物理场效应、神经－内分泌－免疫网络功能、信号传导效能、大脑的整合功能等等,从而使全身性的自动调节功能得到加强,因此对疾病的预防和治疗以及病、伤、残后的康复均具有十分重要的作用。

4. *提高防卫功能* 自然疗养因子通过对皮肤、呼吸道膜、神经－内分泌－免疫网络、血液系统、巨噬细胞系统等的作用,可提高机体的防卫功能,即增强皮肤的屏障功能、细胞免疫和体液免疫功能,如高原人员疗养期间日光浴、空气浴均可提高机体的免疫力;在海滨凉亭休息可增强白细胞的吞噬功能和血浆的灭菌性能。合理应用自然疗养因子对免疫功能有所减弱的疗养人员有重要的预防保健作用。气候疗法、日光疗法、海水疗法、矿泉疗法、泥疗等均可促进一些疾病患者或处于伤、病后恢复状态的患者的机体免疫功能逐渐恢复正常。研究发现:自然疗养因子具有免疫调节作用,例如:经疗养 30 天后高原人员 IgG 水平较入院 1 天、15 天有增高趋势,IgA、IgE 水平有降低趋势。守防 12 个月官兵的 IgG、IgE 水平较守防 6 个月官兵在疗养 30 天、疗养 15 天有升高趋势。高原人员守防 12 个月的 T 辅助/T 抑制值要显著高于守防 6 个月($P<0.05$)。疗养对高原人员的免疫功能和免疫调

节代谢均有显著的改善效果，对于保障官兵健康，提高基层部队战斗力具有积极意义。

5. 增强代偿功能　代偿是保证人体对外界不良条件适应的方式之一。代偿的最终目的是使功能正常化。人体各系统、器官均存在着后备功能，这是代偿的基础。机体使其发挥代偿性后备功能的水平是决定疾病程度的因素之一，疾病的结局也与代偿状况相关。自然疗养因子可动员和锻炼机体各系统器官直至组织细胞的代偿功能，这是疗养治疗和疗养康复的一个重要环节，其机制是疗养因子作用于机体后引起具有一定特异性的神经功能和物质代谢的变化，在此基础上动员有关的后备功能，从而发挥代偿作用。各种气候治疗、海水治疗、矿泉水浴疗或饮疗、泥疗等作用于高原人员后可促进神经系统、代谢系统、内分泌系统、循环系统、呼吸系统、免疫系统、消化系统、运动支撑系统等发挥后备功能，因而可增强代偿作用。由于不同的自然疗养因子的理化性质有异，故对体内各种后备－代偿功能的作用效果有一定特异性。

6. 改善机体反应性　在疗养地进行疗养时，由于自然界的多种理化学因子综合作用于机体，对决定全身性反应的各种生理过程起到动员和调整作用，因此可改善机体的反应性，例如：高原人员在疗养期间系统的海水浴后，可使变态反应性疾病患者血液中组胺的含量减少，从而减轻变态反应；适当剂量的泥疗在一定程度上可抑制变态反应性疾病或自身免疫性疾病的发展；选择适宜的气候疗养，可改善慢性高原病患者、重病后患者以及伤残患者对不良气象因素作用的反应，防治气象病理反应。基于自然疗养因子对机体反应性的改善，可以增强药物治疗的疗效。实践证明：常常是同一种药物治疗，在疗养地比在城市医院内应用的效果更好。此外，还发现自然疗养因子的作用可减轻药物治疗的副作用，例如：气候治疗可减轻激素治疗某些皮肤病时的副作用。

7. 促进恢复正常的生物节律　人体各系统器官、组织细胞以至基因的功能活动都具有正常的节律性，即生物节律。当今认为：从长期的适应观点看，从日节律到年节律不仅影响机体对刺激的直接反应，还影响其远期变化，故对人体有重大意义。生物节律的异常是一些病理状态的基础和象征之一。科学地应用自然疗养因子对异常的生物节律有正常化作用，例如：动物实验和临床观察均发现，当激素（17－酮类固醇、17－羟皮质类固醇）分泌的日节律不正常时，在一疗程的较高温度的矿泉浴疗后恢复正常。此外，还发现疗养因子的作用时间与生物节律是否协调，直接影响疗养效果。高原人员疗养在脱习服期间，注意生物节律的调节，以促进脱习服症状减轻。

8. 促进恢复正常的心理状态　在疗养地和疗养机构自然疗养因子、美丽的景观和良好的社会环境因素可显著改善高原人员的精神情绪状态，使之由沉闷转向愉悦、由悲观转向乐观、由消极转向积极，从而促进恢复健康的心理状态，增强其战胜疾病、加速康复的信心，故疗养对高原人员具有积极的心理治疗和心理保健作用。

二、机体对疗养因子作用的反应性质和阶段性

机体受到外界疗养因子大于其感受阈值的多次作用后，产生适应性反应。根据生理学的这一基本原理，一些国家的疗养学者认为：机体受自然疗养因子作用后产生生理性的适应－防卫反应，这一性质的反应决定疗养的效果。

机体对疗养因子作用的反应有阶段性，包括早期反应和晚期反应、近期反应和远期反应（后作用）。全部反应的动态过程是由机体的功能状态决定的。

根据苏联、德国等国家的疗养学者观察，在疗养过程中机体产生的适应－防卫性反应可分两个阶段，第一阶段的反应约在疗养第7～10天发生，主要是自主神经系统的功能为适应自然疗养因子的作用，促使机体内环境的平衡，调整机体的反应性。在这一阶段因作用的次数尚少，不可能收到明显的疗效；若采用的作用方式和剂量不当，可引起功能失调，病情加重；第二阶段的反应约在疗养后10天后的整个疗养过程中发生，表现为调整神经功能和体液因子作用的相互关系，增强固醇类激素的作用，加强酶反应，改善物质代谢，使一些原已有不同程度的病理性障碍的功能恢复正常。在“晚期”（疗养的后期）随疗养因子作用的加强，可产生特异性适应效果。实践经验表明：若在第一阶段，即对疗养因子的适应为主的阶段处理得当，必要时延长适应时间，可增强

疗养的效果,可缩短疗养期。

疗养有显著的后作用,例如:Baier 报告在 4 周的疗养过程中疗养员的体力指标平均提高 18.4%,在疗养 3 ~4 周后提高到最大值,进而可保持 8 个月;又如在山地疗养地疗养后体力功能指标(耐力、体力负荷)的改善可持续 1 年左右。

在疗养时若疗养方式和治疗剂量不当加之疗养员的机体一般情况差,可产生病情加重反应,并可分三度:第一度表现为全身不适、兴奋、睡眠不足、肌肉、关节、心区或胃区等疼痛加重、血压升高、头痛、白细胞数稍增、血沉加快(20mm/h 以上)、血液蛋白成分或某些代谢指标发生变化;第二度表现为上述症状显著加重,出现渗出 - 增殖性改变、一些系统器官的功能发生变化,如反应性升高、糖皮质激素功能降低、免疫反应增强、白细胞数有所增加、核左移、血沉快(30 ~35mm/h)、蛋白质和其他代谢指标的变化更明显。以上变化持续较久,需要对疗养因子的作用方式和剂量做相应的改变;第三度反应实质是病理过程被激化,其特征是对疗养因子的作用产生极显著的反应,体温升高(37.5℃ ~38.5℃)、白细胞数增多、血沉加快(50 ~60mm/h)、某些代谢指标发生显著的改变。发生上述情况时疗养治疗应当停止,并减少疗养员的活动,加强休息,同时给予镇静、脱敏或其他相应的药物治疗。

三、疗养因子对机体作用的共同性和特异性

自 20 世纪 60 年代以来随着对自然疗养因子作用机制研究的深入发展,疗养专业人员日益重视自然疗养因子对机体作用的共同性和特异性问题,因为这对探讨疗养因子的作用本质、选择性应用以及科学的综合应用均有重要的指导意义。

当今认为:自然疗养因子对机体的作用既有共同性,也有特异性,二者是有机联系的。在不同性质的疗养因子原发的特异性作用的基础上,最终可产生共同性的整体效应,在治疗不同器官的病变时,可产生特异性作用。

各类自然疗养因子作用于机体时,产生的共同性作用主要表现在提高适应 - 防卫功能、减少活动时的能量消耗、增强代偿功能、提高对不良作用的非特异性抵抗力等。多年来的研究结果进一步证明:这些共同性的疗养效果是在不同性质的疗养因子的特异性作用的基础上产生的。

(一)疗养因子的特异性作用

疗养因子的特异性作用与其理化学性质的特性和受作用机体的功能状态有关,例如:气候疗法对机体的生理作用和治疗作用有以下特点:

1. 对呼吸、循环、代谢、免疫及皮肤等功能有锻炼性作用。

2. 气候治疗对运动器官没有大的负担。

3. 不同的气候,如海滨气候、湖滨气候、森林气候、草原气候、不同高度的山区气候等,对健康机体和一些疾病有特异性的防治作用。

(二)空气浴的特异性作用

1. 调节和改善机体对外界环境温度的适应功能。

2. 在不改变肺活量的情况下,增加肺的最大换气量,即改善呼吸后备功能的利用。

3. 改善气体代谢,增加对氧的吸收、促进氧化过程恢复正常或得到加强、使白细胞中氧化还原酶的活性升高。

4. 改善糖的分解过程等。

(三)海水浴的特异性作用

1. 锻炼循环、呼吸、运动和热调节等系统的功能。

2. 改善三羧酸循环,减少血中酮体的形成等。

(四)日光浴的特异性作用

1. 促进维生素 D 形成,改善钙、磷代谢。

2. 减少未充分氧化的产物等。

日光浴可抑制动脉粥样硬化和高血压的发展,这类非特异性的防治作用,对不同疾病又有相对的特异性表现,例如:日光浴可使动脉粥样硬化患者血脂和血胆固醇的含量下降,对高血压病患者则可减轻其心电图异常改变的程度,使疾病的潜伏期延长。不同性质的矿泉水对机体的作用也具有一定的特异性,例如:硫化氢矿泉水浴对皮肤的末梢神经感受器先有兴奋作用,进而产生抑制作用;碳酸矿泉水浴对皮肤的神经感受器兴奋作用较强,而抑制作用较弱;硫化氢矿泉水浴增加强自主神经中枢的抑制过程,而淡水浴在一定程度上加强其兴奋过程。含氡矿泉水浴对大脑皮质的功能活动有显著的抑制作用、氡及其蜕变产物不仅在皮肤潴留,而且可进入体内,停留于肾上腺

皮质区，直接辐射肾上腺，加强固醇类激素的合成，从而产生免疫抑制效应；氡水浴对垂体－肾上腺系统功能的影响较碳酸水浴或硫化氢水浴强约1倍。实验研究发现：在硫化氢矿泉水浴的作用下，组织细胞内的氧化磷酸化增强、心肌细胞和肝细胞内的能量合成增强；在含砷的氯化物水浴作用下，组织呼吸减弱，能量合成降低；氡水浴后淋巴结内肥大细胞形成加强，并促使肥大细胞内的肝素形成增多；淡水浴后在短期内加强肥大细胞的功能，进而可代之以功能衰竭，故血中肝素的含量下降。长期的临床实践已经证明：硫化氢水浴可刺激神经纤维增长，加速创面上皮再生；泥疗具有抑制结缔组织增生的作用。以上观察结果为治疗不同疾病时，依据不同的治疗目的，选择性地应用自然疗养因子奠定了科学依据，因此探讨自然疗养因子生理和治疗作用的共同性和特异性具有重要的理论和实践意义。在实际工作中根据不同的疗养因子的特异性作用和个体功能状况、病变性质，选择作用因子及其作用的方式和剂量，对提高疗养的效果具有决定性作用。

四、气象病理反应

气象因子不仅可对机体发挥有益的作用，在一定的条件下，也可引起机体产生不良反应。当今研究气象因子对机体的不良作用已形成专门的学科，即气象病理学。气象病理学与疗养学的理论与实践关系极为密切，当转地疗养时，由于对新的环境气象因子及其所形成的气候不适应，有可能产生气象病理反应，尤其老年人和儿童对环境的适应能力差，故较易产生。当气象因子发生急剧的变化时可引起气象病理反应。一些疾病患者对气象因子的作用和变化特别敏感，例如：77%的心肌梗死患者、54%的冠状动脉粥样硬化患者对气象因子作用的感受性升高；心血管病患者对大气电的变化很敏感；心肌供血不足的患者在不良的气象条件下体力负荷耐力下降21%；血脂升高在气象病理反应中有重要的作用；风湿病和类风湿病患者对大气电、大气压及空气湿度的变化特别敏感；自主神经系统的兴奋性升高时，对气象因子的作用反应增强。

不同疾病患者发生气象病理反应的临床表现具有相应的特点，例如：发生气象病理反应时可引起心绞痛患者心绞痛发作、可引起高血压患者发生高血压危象、可引起风湿病患者关节疼痛和渗出性反应加重。临床观察发现：在发生气象病理反应时可观察到中性粒细胞和淋巴细胞的外形不一致，胞膜内陷、白细胞的胞浆内出现空泡、淋巴细胞和白细胞的线粒体增大、嵴数量减少和变形，这表明氧化还原过程减弱。这些现象与乏氧有关。

（一）发生气象病理反应的机制

1. 由于主要的气象因子—气压、气温、气湿、风速以及大气电等在24小时内剧烈变化，患者或部分身体尚属健康的人不能适应，发生自主神经－内分泌功能和血液动力学等方面的异常改变，从而引起一些系统器官的功能变化，特别是由于外呼吸功能的改变，造成低氧血症并导致细胞内的物质代谢和能量合成障碍，产生异常的代谢产物，加剧原有的病理过程或诱发病理痕迹反应，即气象病理反应。

2. 气象因子的急剧变化，或是疗养人员到达新的气候地区，机体尚不适应的气象条件均可破坏原已形成的生物节律，致使一些系统器官，首先是神经系统的功能失调，因而产生气象病理反应。

（二）预防气象病理反应

为预防气象病理反应，不少国家都加强了医学气象预报，如德国夏季天气预报给出高温天气心脏病患者不宜外出；俄罗斯天气预报给出冷锋过境，气温降低，高血压、哮喘、胆结石患者注意变化，做好预防；我国部分疗养机构在天气预报中给出当天具体的气候条件与感冒，中暑，心、脑血管病，支气管哮喘等的发病率或复发率的关系，以起到预防作用。高原人员在疗养地和疗养机构为预防气象病理反应，可采取下列措施：

1. 减少脱习服期间疗养员的活动量。

2. 减少矿泉浴、海水浴、日光浴以及理疗、体疗等的治疗剂量，降低强度、减少治疗时间或暂停治疗。

3. 给服调节自主神经功能的药物。

4. 对年大、体弱或病情较重的疗养员可给予吸氧或高压氧治疗。

（徐　莉　王英凯　张昆龙）

第五章 >>>

高原人员疗养的其他相关理论

疗养学的核心内容和特色是研究自然界的理化学因子与人类健康的关系，在疗养学基础理论研究中与环境、中医治未病及康复医学理论有密切的关系，它们形成综合性作用对高原人员疗养预防、治疗、康复及健康维护具有重要的指导意义。

第一节 疗养与健康促进理论

人类的健康水平与其生存的环境有密切的关系。环境构成与环境状态的任何改变，都会影响到人体的生理功能和病理过程。高原人员在特殊环境下工作，环境与健康及高原作业能力之间有密切的关系。疗养学和环境医学都是研究与人与健康的关系；环境医学的研究重点是环境污染因素对健康的影响，疗养学的研究重点是自然界医疗保健作用的理化学因子对人体的作用及其应用方法。因此，通过疗养地自然环境对高原人员军事作业有害因素引发的健康影响进行调节与恢复，对机体健康维护起到重要的作用。

一、环境与人体健康

(一)环境与健康的概念

1. 环境(environment) 是指围绕人群周围的空间以及影响人类生产和生活的各种自然因素和社会因素的总和。世界卫生组织(WHO)对环境定义为：在特定时刻由物理、化学、生物及社会的各种因素构成的整体状态，这些因素可能对生命机体或人类活动直接或间接地产生现时的或远期的作用。广义来讲，环境是指围绕着人群的空间以及其中可以影响人类生产、生活和发展的各种自然因素、社会因素的总和。通常可以按照环境的主题、对象、范围等进行分类。其中按照环境对象把环境分为自然环境和社会环境两类，自然环境又分大气环境、水环境、土壤环境、生物环境、地质环境等；社会环境是人类社会在长期发展中，为了不断提高人类物质文化生活而创造出来的环境。自然环境是社会环境的基础，而社会环境又是自然环境的发展。由于人类长期进化过程而逐渐地建立起了相互协调和相互补偿的关系，形成生态平衡(ecological balance/equilibrium)。

2. 健康(health) WHO 定义健康不仅仅是指没有疾病，而是指人的生理、心理、社会适应度及道德水准在一个完好状态。医学界把健康称为人体“第一状态”，把健康和疾病之间的中间状态称为“灰色状态”，又叫“亚健康”。医学以促进人类的健康为目标，而不仅仅局限于救死扶伤。随着疾病谱的变化和人们对医学的深入探究，医学模式也随之发生改变，从单纯的生物医学模式，到生物－心理－社会医学模式，近年来提出的生物－心理－社会－环境医学模式。据美国卫生管理部门的统计，在人类致病因素中，生活方式和行为占 48.9%，这个统计结果引起了世界医学界的重视。据对死亡率占前十位的疾病死亡原因分析，生活方式、行为、环境因素造成死亡的比例占 60%～70%(中国、美国)。目前我国广大人群中存在亚健康状态者占 75%，已引起党和国家以及军队有关领导部门的关注。例如：部分管理干部体检发现存在健康问题的占98.5%，慢性病是我国居民健康的主要杀手。近年来一些行业的精英发生猝死，造成的损失极大。

WHO 和美国健康管理机构的调查结果表明：①良好的健康管理可降低 50% 的死亡率；②人类 1/3 的疾病通过预防保健可以避免；③人类 1/3 的疾病通过早期发现可得到有效控制；④人类 1/3 的疾病通过信息的有效沟通可以提高治疗效果。近年来美军在新的卫勤保障方针中提出强健促进理念证实健康管理的重要性。俄罗斯学者提出保障健康人的健康是疗养事业重要任务之一,疗养在促进机体与外环境相适应的基础上,并可促进机体内生态环境的稳定促进健康的作用,为疗养事业的发展提供了理论依据。

3. 军人健康标准　军人作为最重要的武器系统,是部队战斗力形成的关键。军事医学发展对军人健康标准提出了新要求,军人健康标准正在从一般社会人的“状态”健康标准,向以战斗力需要的体能、智能、环境适应能力为中心的“能力”健康标准转变。官兵除了应具备一般的健康标准外,还要具备强健的体力、充沛的精力、敏捷的认知反应能力和高效的人机结合能力,达到“生理、心理、军事和社会适应性、军人道德”的全维健康,即关注的重点逐渐发展为从“以疾病为中心”到“以健康为中心”,也逐渐重视并应用健康促进理论。

4. 健康促进(health promotion)　1986 年世界卫生组织提出:健康促进是指通过行政的、组织的、法律的手段,广泛动员和协调社会各成员、部门以及社区、家庭、个人,使其各自履行对健康的责任,共同维护和促进健康的一种社会行为和社会战略。健康促进既强调个人对健康的责任,又强调社会、政府对健康的责任;既强调个人能力的发展,又强调支持性环境的创建。2000 年世界卫生组织前总干事布伦特兰在第五届全球健康促进大会上则做了更为清晰的解释:“健康促进就是要使人们尽一切可能让他们的精神和身体保持在最优状态,宗旨是使人们知道如何保持健康,在健康的生活方式下生活,并有能力做出健康的选择。”2019 年 12 月 28 日,我国人大常委会审议通过《中华人民共和国基本医疗卫生与健康促进法》,这是全国卫生健康领域内的第一部基础性、综合性的法律。该法将促进发展医疗卫生与健康事业,2020 年 6 月 1 日起执行,推进健康中国建设发展。

(二)环境因素与人体健康的关系

生命活动的基本特征是机体的内环境与其外环境之间不断进行着物质、能量和信息的交换。环境中的各种理化因子、生物因素等以不同的形式及不同的能量广泛作用于人体,其特点如下。

1. 双重作用　自然环境因素既有对人体健康的促进作用、调治疾病的医疗作用等有益的方面;也有危害健康、致伤致病等有害的方面。如气温、紫外线、空气中的正负离子、微量元素等的高、低、多、少都会对健康产生不同的效应。

2. 联合效应　几种环境因素联合作用于机体的效果:①呈现相加作用或协同作用,前者指几种环境因素联合作用等于各单项因素作用的总和;后者指联合作用大于各单项因素作用之和。观察研究发现:多种自然疗养因子科学地综合作用,多呈现协同作用效果。②拮抗作用,是指某种环境因素可使其他环境因素作用减弱的生物效应。③增强有害作用,指几种环境因素联合作用时,其中某一因素可使其他因素的有害作用加剧,且其不利影响后果超过二者之和。

3. 暴露-效应关系模式　多元多位表现出的综合关系,对于环境变化剂量而言,在适当的剂量内,机体对环境因素作用剂量与强度的增加产生良好的生理效应,如增加适应功能、代偿功能、改善机体的反应性等,这些反应随着剂量与强度的增加而增强。但随着剂量或强度的进一步增大,超过机体的适应范围,机体则出现失代偿状态,表现为功能障碍、组织损伤及疾病状态。

高原环境对机体的影响较大,给予疗养环境中的各种理化因子、生物因素等以不同的形式、不同的能量广泛作用于人体,及健康相关行为干预,对健康维护和调节有非常好的作用。

二、健康相关行为干预因素的理论与模式

1. 健康相关行为的生态模式　①健康相关行为的发生发展受到多个水平的行为因素的影响,包括个体内部因素、社会文化因素、公共政策因素、物理环境因素;②多种类型的因素可以影响健康相关行为,例如居所特点、环境资源、经济条件、信息环境、娱乐设施等;③行为与环境是相互联系、相互作用的;④健康教育在多个水平实施干预可能取得最佳效果;⑤多个水平的行为干预活动在多个方面的人群中实施。

2. 健康信念模式(health belief model,HBM)　健康信念模式认为,人们要接受医生的建议而采取某种有益健康的行为或放弃某种危害健康的行为。半个世纪以来健康信念模式被成功地用于促进安全健康、

尊医行为和健康筛检等领域。

3. 阶段变化模式(stages of change model) 该模式注重个体内在因素,并认为人们修正负向行为或采取正向行为实质上是个人决策过程。

4. 社会认知理论(social cognitive theory, SCT) 重点放在个体信念方面,主要包括人对自己能力的信心以及在成就情景中对背景因素知觉的信心。观点认为人体在特定的社会情境中,把外界刺激组织成简要的、有意义的形式。

5. 格林模式(PRECEDE - PROCEED planning model) 意为“教育/环境诊断与评价中的倾向、强化和促成结构”。格林模式将行为和生活方式的影响因素分为倾向因素、强化因素和促成因素三类,并指出了“三类影响因素 - 行为 - 疾病 - 生活质量”间的逻辑关系,从而为解释健康相关行为提供了方便。

疗养机构运用以上常用健康行为干预理论模式,指导调查研究和改变健康相关行为项目的计划、实施方案及评价,有助于取得最佳疗养实践效果。

三、环境的疗养学特征

疗养是机体与特定的、被选择的外界环境相联系的方式之一。环境的疗养学特征是由疗养环境(包括疗养地、疗养机构等)中有益于人体健康的自然疗养因子所具有的基本性质形成的。疗养环境是由宜人的气候和丰富多彩的景观、山地的风景地貌和山地气候、水景和水体气候、森林景观和森林气候、草原景观和草原气候、洞穴微小气候以及人文景观等有机组合,为疗养者观赏、行为、心理活动提供的区域。

1. 整体性 环境中的物理因素、化学因素、生物因素及社会环境因素不是孤立存在的,而是互相依存、互相影响、互相联系的。生态系统中具有物理、化学综合性作用的自然疗养因子,是由各类宇宙因子、气象因子、地球因子等有机结合而形成的。

2. 区域性 环境区域性的特征形成了丰富的疗养资源。①因地貌特征及气候条件不同,开发建设不同类型的疗养地,如山地疗养地、海洋疗养地、矿泉疗养地、湖滨疗养地、沙漠疗养地、森林疗养地等;②由于不同地域疗养因子分布、性质、成分各异,其疗养医疗效能也有所不同,形成了必须遵循的疗养地选择原则。

3. 多样性 环境多样性的特征主要表现在三个方面。①构成环境要素的物质多样性,包括生物、化学、物理和社会心理因素四大类,而每一类均有多种成分。②从环境的形成、范围和应用来看,有自然环境与人工环境、大环境与小环境、生产环境与生活环境、疗养人员的环境等,种类繁多。③环境因素在自然和生物转化及人类社会行为的作用下,可使环境的内部结构和外在状态处于动态变化之中。

单靠人工的方法改变宏观大环境是不容易实现的,但可以改变局部小环境,这就为疗养地、疗养机构创建优美舒适的疗养环境,选择并创新有效的疗养因子为健康服务。

四、疗养环境对高原人员的健康促进作用

不同疗养环境的有益因素通过开展健康促进工作策略,采取综合的疗养措施,对机体产生基本效应,对高原人员起到健康维护的作用。

(一)不同疗养环境对高原人员健康维护的作用

1. 山地疗养环境 海拔2000m以下山地气候的氧分压低,反射性地使呼吸加深,循环加快,肺通气量代偿性扩大、血氧含量显著提高,增强了重要脏器的灌注和代偿功能,使机体的免疫抗病能力得以提高;山地空气穿透性强,日光直射强度较大,红、紫外线辐射强度大且时间长,有利于钙、磷代谢;负离子含量高,对呼吸、神经、免疫、代谢等有较好的调节作用,可提高机体的适应能力和代偿能力;温度适宜,有利于调节机体的生理功能和促进疾病康复。

2. 森林疗养环境 森林以其丰富的植被产生独特的疗养效用。森林日温差较小、湿度较大、风力较弱、空气清新,含有较高的氧气、臭氧以及大量的负离子等;有些树木可分泌多种挥发性物质,如乙醇、醛、醚、有机酸等,可以杀灭细菌、真菌、病毒等;同时还具有滤过和吸附尘埃、消除噪声等作用。

3. 水体疗养环境 水体疗养环境能提供多种多样的疗养资源。按地理环境的不同又可分为海滨疗养环境、矿泉疗养环境等。海滨疗养环境由沙砾质海岸等多种海岸地貌以及细沙组成,具有空气清新、日光充足、气候平稳、紫外线辐射强、氧分压高、负离子

及微量元素含量高等特点，可以减轻机体对热调节的负荷、改善神经精神系统、内分泌系统、免疫系统、心血管系统功能，加强代谢过程，增强造血功能等。矿泉疗养地气候温和、风景优美，有的还蕴藏着质地良好的矿泉泥。矿泉水中所含的各种元素对人体起到药理和生物化学作用。

4. *草原疗养环境*　草原具有独特的气候和自然景观，大多分布在内蒙古、新疆等地区的高纬度地带。草原地区降水量少、空气干燥、日温差大、风速较大、夏季日照时间长、日光辐射强、紫外线丰富。草原气候适宜肾病、骨关节病、肺结核、神经症等慢性疾病患者的疗养。

5. *沙漠疗养环境*　沙漠气候干燥炎热，空气中水分较少，沙区湿度低，昼夜温差变化幅度大。在沙漠环境下，人体皮肤可长时间充血，加强血供，改善营养和代谢，有利于激发皮肤的防卫功能，加强巨噬细胞功能活性、生物学免疫功能以及中和毒性产物的能力。与此同时，肾脏的血液循环也得以改善。沙漠气候极有利于皮肤汗液的蒸发和促进呼吸道水分的失散，可改善肾脏功能，消除肾脏疾病引起的水肿。干燥环境对关节积液有良好的治疗作用。

6. *洞穴疗养气候*　洞穴的空气中尘埃微粒和有害微生物极少，温度适宜，湿度较高，含有大量空气负离子和必需的微量元素，如铁、锌、铜等，对呼吸系统疾病，尤其是肺气肿、哮喘等有明显疗效，对心血管系统、自主神经系统有良好的调节作用。

7. *景观疗养环境*　景观疗养因子景色秀丽、格调高雅、环境幽静、空气清新、气候宜人等。我国疗养地景观丰富、类型多样，如名山众多，大江南北、长城内外都有分布；海岛、海滨景观在东部和东南部沿海地区随处可见。各种疗养景观环境对于机体的生理健康起到综合作用，使人感到赏心悦目、心旷神怡，从而促进身心健康的发展与恢复。

（二）疗养机构开展健康促进工作的策略

疗养地环境得天独厚，各种自然理化因子效果独特，多种疗养措施起到多维健康维护的作用。在健康促进工作策略中，疗养机构注重构建以健康教育为先导、以行政措施为保证、以环境支持为后盾，集组织保障体系、内容设置体系、宣传普及体系、评价评估体系、人员培训体系于一体的健康促进体系，从而达到“维持健康、恢复健康、促进健康”的目标任务。

1. *呼吁和倡导健康*　帮助高原人员建立预防疾病和保持自身健康状况的责任感，使之自觉自愿地担负起维护自身健康的责任。

2. *发挥疗养地特殊环境的作用*　运用疗养因子等综合保健措施等健康促进手段，创造有利于高原人员个体和群体行为，改变高原环境对机体不良的影响。

3. *大力加强健康宣教*　提高发现健康问题和解决健康问题的能力，促进采用正确的方法，选择有利于健康的行为，避开环境危害，戒除不良嗜好，合理利用不同时间、地点、区域及执行任务后的卫生服务。

4. *掌握健康知识和健康技能*　提高健康素养，认识到“我的健康我有责”的意义，提高自我保健和自我健康维护能力。

5. *加强疗养学科人才建设*　不断加大人才培养。发挥疗养机构的健康体检（管理）中心、康复中心、中医科、理疗科、体疗科、营养科、心理科等疗养机构优势学科全维健康促进与康复的功能作用。

（三）提高高原人员健康促进的疗养特点

近年来，随着军队改革及转型转变升级，疗养机构积极发挥自身优势，在疗养期间开展健康促进等综合措施，有着不可替代作用，是高原军事作业能力提升的重要保障。

1. *疗养对象的特殊性*　高原人员在特殊的环境下奉献，维护其健康具有重大的现实意义和政治意义。

2. *疗养环境的独特性*　疗养地多位于海滨、湖畔、山地、矿泉等环境得天独厚的疗养胜地，且丰富的自然疗养因子综合应用，能够使高原人员达到良好的身心健康状态。

3. *疗养过程的阶段性*　高原人员的疗养工作具有成批性和阶段性特点，采取一系列的程序化、规范化、制度化措施组织实施。

4. *疗养手段的多样性*　高原人员既要通过年度体检、健康维护，又要及早检出疾病并进行矫治，开展健康管理，还要给予健康鉴定及高原适应性训练，以及丰富多彩的文化娱乐活动、景观治疗等来消除疲劳，增强体质。

5. 疗养活动的社会性　高原人员来自全国各地，其生活习惯、文化修养、精神状态各不相同；其次疗养生活适时安排参观革命圣地，游览名胜古迹，听取英模和社会科技发展的报告等活动，具有丰富的社会内容；所以疗养活动受到社会多种因素的制约和影响，离不开社会诸方面的支持和援助。

6. 健康促进的协同性　高原人员保健疗养后可以协调带动高原人员、部队及相关群体，共同增进健康，发挥健康促进的辐射力、影响力。

7. 健康促进的整体性　疗养在促进健康技能和正确生活方式中，发挥个人健康技能，达到支持和帮助高原人员自身提高健康维护的能力，对于存在的疾病，疗养机构协同上级机关、医院、高原基层部队医疗机构，及个人、家庭共同的力量维护和促进健康。

（四）高原人员健康促进的体系构架

1. 健康促进模式的总体构架　通过实施集中组织与延伸服务相结合、体质评估与健康调理相结合、健康指导与个人素养提升相结合，达到提高高原人员整体健康保护和日常自我保护能力。

2. 健康促进的技术保障　通过健康（体检）管理、健康行为培育、多方位的综合干预、医学训练、疾病危险因素全程监测等五个支持系统，作为健康促进技术的保障。

3. 健康促进的组织路径　以疗养机构为中心，与高原部队共同联合打造高原人员“健康促进中心”“高原病康复疗养中心”并以此为枢纽，建立形成辐射全军高原人员的健康管理服务网络及医疗服务机制，做到高原病早期检测、早期诊断、早期预防、早期治疗和早期康复。发挥疗养机构的作用，建立健康教育示范基地，辐射构建起“疗养机构有健康管理中心、医院有健康管理小组、基层医疗机构有健康联络员”的三级健康管理体系，开展军事训练伤防治及卫生常识教育、心理卫生教育和行为干预等。

在疗养地疗养环境里开展疗养综合措施对高原人员健康促进有明显的军事与社会效应，注重高原人员身心健康的同时，重视其社会适应度和道德健康，创新促进军人健康的策略和路径；建立程序化的疗养工作制度，规范路径管理，创建阶梯式健康教育方式和渐进式军事能力训练策略。充分体现以高原军人为本、以军事作业能力提升为目的的全程全寿命周期的健康保障。

（徐　莉　毋　琳　滕泽晖）

第二节　养生学理论与中医治未病理论

一、养生学理论

（一）中医养生学的基本概念

中医养生学是在中医理论的指导下，探索人类生命活动规律、研究养生理论和养生技术，以实现人类强健体质、预防疾病、延年益寿为目的的实用科学。其研究目的除了预防疾病外，还包含延缓衰老、增强智力、调适心理、美容养颜、提高生活质量、促进人类与自然及社会的协调能力等，不仅适用于所有健康人群，也适用于处于亚健康状态的人群，见图1－5－1。

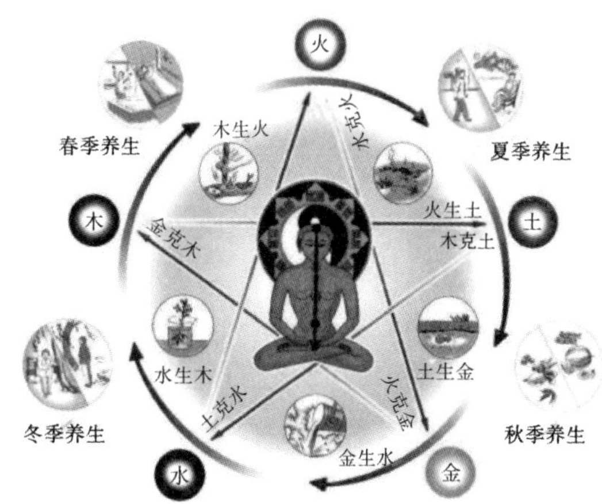

图1－5－1　五行养生

1. 人类生命的自然过程　人作为自然界的一部分，必然要遵循自然规律。人类寿命有相对固定的期限，《黄帝内经》谓之“天年”。人类能否尽享天年，是由其健康状况所决定的，而影响健康的主要因素是衰老和疾病，维护健康、恢复健康是长寿的必要条件。人的生命直接来源于父母的先天之精，又经后天精气的滋养而发育成人。女子十四岁左右，任脉通畅，太冲脉盛，月事以时下，而具有生殖功能。男子十六岁左右，肾气盛，精气充沛，开始排精，而具有生殖功能。成熟男女相媾和，两精相搏即可结胎。结胎之后，胚胎受父母先天之精气充养发育。母体以其精血滋养胚胎造就了胎儿的形，父亲以其精子肇建了胎儿元精,即《灵枢·天年》所谓"以母为基,以父为楯"。然而,母之精血有充盈不足之分,父之精子亦有强勇怯弱之别。因此人体生命有先天禀赋的差异,这些差异对日后人体生命过程将产生一定影响。

2. 中医学的生命观　中医学对人体生命的看法,即人体生命的观念,涉及人体生命多方面的内容。藏象学说、经络学说以及精气血津液等,都是关于人体生命的基本理论。人体生命构成的唯物观及人体生命活动的整体观是其重要组成部分。

(1)人体生命构成的唯物观　①生命活动的基础——形:形作为人体生命组成的重要因素,是指人体的有形实体,它包括组织结构、脏腑形体官窍,以及人体生命活性物质等。因此形体强壮是人体健康长寿的根本。②生命活动的动力——气:气是指充斥在人体生命之中的无形非实体物质,它充斥于人体组织结构之中。气的升降出入是促进人体生命健康的重要环节。③生命活动的主宰——神:神是指人体的精神、意识、思维活动,对人体的生命活动具有统帅和调节作用。

(2)人体生命活动的整体观　①人体本身是有机整体:人体由形、气、神组成,三者之间相互关联,在生理上相互联系,在病理上相互影响、相互协调,共同完成人体的正常生命活动。②人与自然是有机整体:自然界存在着人类赖以生存的物质,伴随自然界的变化,如昼夜交替、季节变换,人体均会出现不同的变化。③人与社会是有机整体:人不但仅生活在自然界中,而且生活在社会环境中,人与社会密不可分。因此,社会环境的变化,如经济环境、生活环境、工作环境、文化教育等的变化,均会影响到人体。

(二)中医养生康复的主要方法

1. 药物调摄法

(1) 药物调摄法的作用　扶正固本,补虚泻实,调和阴阳等。

(2) 药物调摄法的原则　辨(体)证施治,顾护脾胃,补泻适度,缓图功效等。

2. 针灸调摄法

(1)针刺调摄法　①针刺调摄法的作用:疏通经络,调理脏腑,补虚泻实及调和阴阳。②针刺调摄法的基本原则:选穴须辨证和施针进补泻。③针刺调摄法的常用方法:毫针刺法、皮肤针刺法、三棱针刺法、耳针等。

(2)艾灸调摄法　①艾灸调摄法的作用:温通经脉,行气活血;健脾和胃,培补后天;升举阳气,密固腠表;培补元气,预防疾病。②艾灸调摄法的原则:选穴有据,灸法适宜,体位恰当,灸量适宜。③艾灸调摄法的常用方法:直接灸、间接灸、灸器灸。

3. 拔罐调摄法

(1)拔罐调摄法的作用　拔罐法主要是通过开泄腠理以达到通经活络、扶正祛邪、行气活血、消肿止痛、祛风散寒等作用,多用于风寒湿痹、软组织挫伤及各种痛症。

(2)常用拔罐方法　火罐法、水罐法、抽气罐法等。

4. 刮痧调摄法

(1)刮痧调摄法的作用　开启腠理,祛邪排毒;宣通气血,祛瘀生新;疏通经络,调理脏腑;平衡阴阳,防病保健。

(2)刮痧的方法　直接刮法、走罐刮痧法和间接刮法。

5. 推拿调摄法

(1)推拿调摄法的作用　疏通经络,行气活血,调整脏腑,平衡阴阳,滑利关节,理筋整复。

(2)推拿调摄法的特点　疗效确切,安全性好,操作简便及易被接受。

二、中医治未病理论

(一)治未病的概念

1."治未病"是一种中医学的传统理论　《黄帝内经》开篇的《素问·上古天真论篇》就对养生防病明确指出:"志闲而少欲,心安而不惧,形劳而不倦,气从以顺,各从其欲,皆得所愿""法于阴阳,和于术数,食饮有节,起居有常,不妄作劳,故能形与神俱,而尽终其天年,度百岁乃去"。这些都是通过人体情志与日常生活的调节,使之与外界环境相适应,从而达到身心健康的状态,长养尽寿,终其天年。

2."治未病"是一个思想体系　在"治未病"的理念提出后,历代医家在《黄帝内经》的基础上,不断地探索与实践,将治未病的理念推广,并应用于防止疾病发展、病后康复上，甚至扩成为日常做人做事的一种哲学思想，最终形成了体系，此时我们称之为“治未病”思想。

(二)治未病的内容

1. *未病先防* 未病先防又称无病先防，是指人体在尚未生病之前，充分调动主观能动性增强体质，颐养正气，提高机体抗病能力，同时适应客观环境，采取各种有效措施，做好预防工作，从而防止疾病的发生。未病先防的方法包括：一般调养、时辰调养、四季调养。

2. *已病防变篇* 已病防变又称既病防变。所谓已病或既病，是指已经发生的、明确诊断的疾病。此处的明确诊断是指现代医学有明确的疾病诊断，临床上很多疾病，尤其是慢性病，本身的病理变化或病理产物会对机体造成二次损伤，可能引起并发症。

(三)治未病的历史沿革

1. *上古至春秋战国时期* “治未病”的萌芽可见于《周易》中“水在火上，既济，君子以思患而豫防之”。又体现在《史记·扁鹊仓公列传》中所记载的扁鹊对齐桓公望色诊病。《黄帝内经》首先提出了“治未病”理论，体现了未病先防、无病养生、防病保健的治未病思想。

2. *汉至唐宋时期* 汉代张仲景在《伤寒杂病论》中着重于临床实践，进一步强调了在疾病初发、病位浅表时，及早治疗、防微杜渐的重要性。东汉末年，华佗模仿虎、鹿、熊、猿、鹤五种禽兽的动作，创立了“五禽戏”。晋代葛洪主张“养生以不伤为本”，可谓当时治未病的先导者。隋代巢元方所著《诸病源候论》中再次完善和延伸了气功方面的论述，提出气功可疏通经络、调和气血，达到强身保健、预防治疗的作用，初步奠定了气功在治未病中的重要地位。唐宋时代，治未病理论得到进一步发展和升华，孙思邈所著《千金要方》对中医“治未病”理论研究的阐述更为详尽，主要可归纳为两个方面，其一，认为“治未病”是上医的标准之一，将“治未病”作为评判好医生的标准；其二，强调治未病重在养性，养性的终极目标是要达到长寿。

3. *明清时期* 明清时期的治未病思想和理论进一步发展。万全的《育婴家秘》也体现了预防为先，同时提倡补肾原则“善补阳者，必于阴中求阳，则阳得阴助而生化无穷；善补阴者，必于阳中求阴，则阴得阳升而源泉不竭”，还进一步提出瘴气的防治方法与调养正气的重要性。尤怡在《金匮要略心典》中提出“脏病惟虚者能受之，而实者不受；脏邪惟实者能则传，而虚者不传”，强调了养生防病中阳气的重要性。叶桂在《温热论》中指出，对于温热病，控制其发展变化的积极措施“务在先安未受邪之地”，反映出治疗温病的治未病思想。《温病条辨》反复提出保津液和防伤阴，指出温病“易伤阴动风而致痉”，明训医者“于其未痉之，以法治之，而痉之源绝矣”；若“热邪深入下焦，脉沉数，舌干齿黑，手指但觉蠕动，急防痉厥，二甲复脉汤主之”，用以养阴清热、息风防痉，与叶氏“务在先安未受邪之地”之意吻合，充实了“治未病”思想的内涵。

三、医治未病与疗养理论

(一)正确理解“未病”的含义

要理解“治未病”的含义，首先要理解“未病”的含义。所谓未病，第一是无病，也就是“五脏元真通畅”的状态。张仲景认为“五脏元真通畅，人即安和”。元气和真气，是我们机体中最根本最主要的气；五脏元真，是指五脏中藏而不露的“脏真之气”。第二，是未成之病。机体已有不适感，如果不加重视、不予以调整或适当干预，将会向疾病方向发展。其三，是未发之病。所谓未发之病，也是我们所说的“欲病”状态。比如我们的亚健康状态，可能在面色、神态、脉象、舌象等方面还没有明显变化。患者自己感觉不明显，或者即使有轻度不适，但并不认为是病，没有留意，等到疾病发展到影响正常的工作和生活时，才认为是疾病的状态。

(二)正确理解“治”的含义

治未病的“治”，在医疗体系里，不仅仅是治疗的含义，其实涵盖了“养、调、防、治”，也就是我们采用的不同的干预、治疗方法。“养”就是养生，主要是养正气，保持正常的生长发育、功能状态。《素问·上古天真论篇》中曰：“恬淡虚无，真气从之，精神内守，病安从来。”《素问遗篇·刺法论》中曰“正气存内，邪不可干”，亦说明“治未病”的主要内容是内存正气。“若人能养慎，不令邪风干忤经络；适中经络，未流传藏府，即医治之，四肢才觉重滞，即导引、吐纳、针灸、膏摩，勿令九窍闭塞；更能无犯王法、禽兽灾伤，房室勿令竭乏，服食节其冷、热、苦、酸、辛、甘，不遗形体有衰，病则无由入其腠理”。“调”就是调理，包含调和阴阳、调畅情志、调整体质以及调节不合理的生活、饮食、作息方式，使机体与自然界、社会达到一个和谐的状态。《素问·四气调神大论篇》云：“故阴阳四时者，万物之终始也。死生之本也，逆之则灾害生，从之则苛疾不起。”“从明阳则生，道之则死；从之则治，逆之则乱。反顺为逆，是谓内格”。《灵枢·百病始生》记载“百病生于气”，是说人的精神情志活动能够影响机体气机的升降出入，从而引发疾病。就像《素问·举痛论篇》中提到的“怒则气上，喜则气缓，悲则气消，恐则气下，惊则气乱，劳则气耗，思则气结”，意思是说突然、强烈、反复或持续的精神刺激，会使机体气机失常、气血阴阳失调而引发疾病。所以生活中应做到精神愉悦、心情舒畅，从而气血调达以有效地预防疾病的发生。

（三）治未病与疗养理论的关系

中医“治未病”与疗养医学的指导原则及目标高度统一。两者既有相同之处，又有不同之处。相同之处就是二者都有相应的理论基础、临床适用范围，并且有各自的优势。治未病在养生防病方面与现代心理学、营养学、预防保健学有共同的服务群体，并且能够互相补充；在未病先防，既病防变方面，又与疗养理论有着相互交叉、优势互补的关系。两者之间的不同在于，治未病注重个体的整体功能状态，是基于辨识、评估结果的基础上，主要管理个体的健康状态、对管理对象的管理是全周期的，主要目的是改善、提升个体整体功能状态及防范风险，注重以人作为一个整体来管理。

四、传统医学与康复理论

（一）中医养生康复学的基本概念

中医养生康复学的概念内涵丰富，包括中医养生学和中医康复学两大学科范畴，这两者既有区别又有联系。中医养生康复学涉及养生及中医养生学、康复及中医康复学，也包括中医养生学与中医康复学的关系等问题。

康复，《尔雅》解释为：“康，安也”“复，返也”，故“康复”有恢复健康、平安之义。在《素问·五常政大论》中有“其久病者，有气从不康，病去而瘠……血气以从，复其不足，与众齐同。养之和之，静以待时……其形乃彰”“必养必和，待其来复”的描述。古籍中类似康复的词汇还有平复、复旧、康健、康宁、再造等。可见，传统的康复泛指疾病的恢复，即通过调气、静养而达到形体的安康。这与现代意义上的康复概念有本质区别，因为它基本没有脱离临床医学的范畴。

中医康复学是在中医学理论指导下，研究康复医学基本理论、方法及其应用的一门学科。具体而言，中医康复学以中医基础理论为指导，采用精神调节、合理饮食、体育锻炼、针灸推拿、服用药物以及沐浴、娱乐等各种手段和方法，针对病残、伤残、老年病症、慢性疾病及手术后患者等病理特点，进行辨证康复，使患者机体生理功能上的缺陷得以改善或恢复正常，帮助他们最大限度地恢复生活和劳动能力，使他们同健康人一样充分参与社会生活，享受人生幸福。

中医康复学和现代康复医学，在研究对象及康复原则和手段上有共同之处，但也存在着较大的差异，二者各具特色。现代康复医学以现代科学为基础，在矫形、人工装置补偿患者形体与功能残缺方面显示出相当的优势。它不断地吸收现代科学成果，使其康复手段得到日益丰富。而中医康复学以其独特的康复理论和丰富多彩、简便廉验的康复手段，尤其是辨证康复和整体康复的观念，在康复领域有不可替代的重要作用。并且随着中医学的深入研究，借鉴和运用现代科学技术对传统的康复理论和方法进行研究，中医康复学内容也得到不断丰富和发展。

（二）中医养生康复的基本原则

1. 天人合一，顺应自然　①顺应四时气候变化；②顺应月相盈亏变化；③顺应昼夜时辰变化；④适应地域环境差异。

2. 养神为先，固护形气　①调神安命；②保形全真；③养护元气。

3. 养护正气，避免邪气　①合理补养；②减少消耗；③避免邪气。

4. 综合调养，随因施治　①多法并举；②适度勿偏；③因施养。

5. 养成习惯,持之以恒 ①生活化;②终身化;③规范化。

(马 静 卢建军)

第三节 康复医学相关理论

从20世纪初二次世界大战促进了康复医学的发展,而功能恢复是康复医学的核心问题。多个世纪以来认为中枢神经系统损伤后功能不能再恢复。随着研究的不断深入,发现成人的中枢神经系统损伤后在结构和功能上具有重组和可塑能力,使损伤后恢复成为可能,成为中枢神经损伤后康复的依据。科学合理的运动训练是康复治疗过程中促进机体功能恢复的主要措施。因此,了解运动对机体的影响,在治疗中根据肌动学和生物力学原理,选择合适的运动疗法和适宜的运动量,同时对患者进行心理干预,引导患者主动配合治疗,可促进患者身心功能得到全面康复。

一、神经功能恢复理论机制

中枢神经系统具有高度可塑性(plasticity)是中枢神经损伤后功能恢复的重要理论依据,这是近30年在神经康复领域中最重要的研究成果之一。

中枢神经系统损伤后神经组织再生困难,但其功能因代偿机制可部分或完全恢复,主要包括两个方面,一是消除局部损害因素,包括局部水肿消除、局部炎症吸收、局部循环改善及缺血神经元损害的修复等,这一过程通常发生在损伤后3~6个月;二是神经可塑性的发生,通常可出现在损伤早期或后期,通过新的突触连接侧支出芽及潜伏通路和突触的启用来完成。实验证明,神经可塑性可受外部条件如药物、电刺激和环境刺激等的影响而改变。

根据中枢神经系统在受损后是否自然恢复分为自发恢复和非自发恢复。发育成熟的中枢神经系统在受损后可进行一定程度的自我修复和重组。神经可塑性是学习记忆及损伤修复机制的理论基础,是神经功能和结构恢复的关键。神经可塑性主要表现在以下几个方面:

1. 神经轴突发芽(sprouting) 侧支出芽是中枢神经系统可塑性的主要表现形式,中枢神经受损后可通过康复训练促进其相关神经细胞的轴突出芽,形成新的突触联系,通过反复使用这些突触,建立接近于正常功能的新的神经环路网络-突触链,实现中枢神经功能重组,同时抑制异常低级中枢控制的运动功能,使其突触链处于受抑制的高阈值状态,从而改善患肢的功能。此过程一般在2~6个月完成。

2. 潜伏的通路和突触启用 通常情况下,中枢神经系统只有部分突触处于经常活动状态,阈值比较低的突触容易被活化,而相当一部分突触阈值很高,难以被使用而呈潜伏状态,在一定条件下这部分突触被频繁使用,致其阈值逐渐下降而处于活化状态,这些处于潜伏状态的突触为中枢神经损伤后功能代偿提供了可能性,但是这些被启用的突触必须经常传递信息,否则阈值会再次升高而重新进入潜伏状态。因此,在偏瘫的康复训练中,一旦建立起正常的运动模式,就应反复训练并维持及强化这种模式,使其功能恢复达到临床理想状态。

3. 功能重组 功能重组是利用尚存的中枢神经结构进行重建或再造,即通过训练可使正常不承担某种功能的神经细胞承担起这种功能。对于丧失的功能,可通过功能相关的神经结构联合达到功能重建的效果,此过程可分为同种或异种功能系列协同重建两种类型。

4. 功能代偿 可分为三种代偿,分别为同侧大脑半球病灶周边组织功能代偿,对侧大脑半球相应的部分代偿及皮质下水平神经结构代偿。

5. 失神经过敏的消退 失神经过敏是指在神经损伤后,失去神经支配的组织或细胞对其相应神经化学递质的敏感性增高。研究认为,失神经过敏在神经损伤后的作用主要体现在保持失神经组织的兴奋性以及减少变性。受损神经及其支配的肌肉其功能恢复的过程伴随着失神经过敏现象逐渐消退。

6. 影响中枢神经可塑性的因素 中枢神经损伤后,损伤周围未受损的神经纤维可形成新的侧支出芽进入失神经区域,出芽反应的强度取决于出芽神经源的内在生长因子(如生长相关蛋白)、出芽纤维微环境的促进因子(如神经营养因子、热休克蛋白、胶质细胞等)和抑制生长物(如神经突起生长抑制物)等因素。

二、运动对人体的影响

运动是机体最常见的生理刺激,对多个系统和器官存在明显的调节作用。

1. 运动对神经系统的影响　大脑皮质的机能状态对身体各器官的生理病理过程起决定性作用。运动能使神经系统对人体各器官的调节更迅速、准确，通过体育锻炼可诱导部分大脑皮质的兴奋性增强，使中枢神经系统兴奋和抑制过程更加完善，改善其运动表现，提高大脑的综合判断及分析能力，有研究表明经常锻炼者运动反应速度比一般人快 0.2～0.3 秒。同时运动可促进中枢神系统对内脏器官的调节作用，若长期对中枢神经系统进行不良刺激，会使兴奋、抑制失去平衡，诱发心脏病、高血压、癌症等。现代生活对人们情绪影响最大的外因有：①紧张的生活节奏；②激烈的竞争；③复杂的人际关系；④突发的灾难事件等。通过运动可提高机体适应外界环境变化的能力，使人体机能维持在健康水平。

2. 运动对心肺功能的影响　适当的运动是心脏健康的必由之路，有规律的运动锻炼，可以减慢静息时和锻炼时的心率，改善心脏功能，保持冠状动脉血流畅通，可更好地供给心肌所需要的营养，使心脏病发生的危险性降低。适量运动及合理训练，可增强呼吸肌力量，改善胸廓活动度，有利于肺组织的顺应性，增加肺活量，改善肺功能。

3. 运动对消化系统的影响　适宜的体育运动对消化系统有良好的影响。经常从事体育运动，可以提高胃肠道的消化和吸收机能。体育运动时，由于膈肌大幅度升降活动，对胃肠起按摩作用，可增强胃肠消化及吸收功能。

4. 运动对内分泌系统的影响　运动可以调节糖、脂肪、蛋白质等代谢，如调节胰岛素分泌，维持血糖水平，同时还可增加骨组织对矿物质的吸收。

5. 运动对精神心理状态的影响　运动可刺激肾上腺素等的分泌增加，缓解精神和心理压力，改善情绪和状态，增强自信心。

三、肌动学与生物力学基础

1. 肌动学依托三大知识主体　主要指解剖学、生物力学及生理学。解剖学是人类躯干与肢体在外形与结构上的科学；生物力学是应用物理原则来量化研究力量如何在机体中作用的学科；而生理学则是对机体的生物物理现象的研究。

2. 生物力学研究的重点是与生理学、医学有关的力学问题　包括：①力学；②质量、重量、动量和冲量；③应力和应变；④速度和加速度；⑤力矩、弯曲力矩和扭矩；⑥刚度和强度；⑦位移、平动和转动；⑧蠕变；⑨摩擦和磨损。

运动生物力学是力学的一个分支，是肌动学的基础，主要研究人体在时间和空间中的机械运动规律（如奔跑的速度、加速度、空翻时人体转动力学等）以及运用器械（如铁饼、球类、车、船等）的运动规律。运动生物力学描述动作有两种：位移与旋转。骨骼运动学描述骨骼的动作，这些动作与人体解剖的三个基本平面（矢状面、冠状面、额状面）相关。韧带、肌腱的生物力学不能产生主动运动，但可被动活动。关节运动学描述的是发生在两个关节面之间的动作，关节面之间存在滚动、滑动、转动三个基本动作，而根据关节运动轴心之独立方向上的运动数目可由自由度来描述。

3. 影响关节活动度和稳定性的因素　①构成关节的两个关节面积大小；②关节囊的厚薄及松紧度；③关节周围的韧带的多少与强弱；④关节周围肌肉的伸展性及弹性状况。此外，年龄、性别、训练水平等对关节活动范围也有一定的影响。

4. 肌肉收缩的形式　分为等张运动、等长运动和等速运动。等张运动又分为向心性运动和离心性运动；等长运动其特点是肌肉收缩时肌肉长度保持不变，肌张力增高，同时不产生关节运动，肌肉收缩力与阻力相等，又称为静力性运动；等速运动指利用专有设备，根据运动过程的肌力大小变化，相应调节外加阻力，使每个关节运动按预先设定的速度运动，以便测定关节活动度和在任意关节活动角度时的肌力，并进行针对性训练。

5. 肌肉运动方式　有被动运动、助力运动、主动运动、抗阻运动和牵伸运动。

四、心理康复学基础

如何帮助残疾人理解残疾、对待残疾，在心理上积极地克服残疾，是残疾人康复过程中的一个关键问题。上田敏教授曾指出："承受残疾不是灰心丧气，而是改变价值观，克服羞耻感和自卑感，树立起积极的生活态度”。心理康复学指运用系统的心理学理论和方法,研究病残患者的心理和社会问题,从生物-心理-社会的医学模式出发,对病残患者的心理障碍进行诊断、评估、咨询与治疗,以提高病残患者的心理健康水平。

1. 病残对心理健康的主要影响　①情绪影响:最明显的是情绪障碍;②认知活动如否认、偏见和偏信、依赖、固执、宿命观;③人格的影响;④社会的影响包括社会对残疾人的态度、家庭态度和社会支持系统。

2. 心理康复的原则　①具有高尚的道德和真挚的同情心;②敏锐的观察力;③接纳性原则;④支持性原则;⑤保证性原则;⑥保密原则。

3. 心理治疗目标　①提供心理支持;②解除病人的症状;③重塑人格。

4. 心理康复治疗技术　在临床实际应用中,心理康复分两种:①病残前的问题;②病残后的问题。随着康复心理学的不断发展,目前普遍认为大多数患者在病残前就已存在心理问题。在治疗过程中,心理康复主要体现在解决患者因病残而出现的问题以及因生活方式改变而出现的相应问题。康复心理治疗需要借助相关的心理治疗技术,主要采用语言以及非语言的方式医治心理异常。常用心理康复方法有:支持疗法、放松训练、系统脱敏法、阳性强化法、合理情绪疗法等。

5. 临床常见病的心理康复治疗

(1)脑卒中患者的心理治疗　对于已有心理障碍者要及时给予治疗。对于忧郁疑虑型患者,宜采用放松疗法,选择安静、舒适、无人打扰的病房给病人做心理疏导,鼓励、帮助、指导病人坚持功能锻炼,激励患者对美好生活的向往,消除患者不必要的顾虑及悲观情绪,使其增强回归正常生活的信心。在必要时,可给予一定的抗精神药物辅助治疗及物理治疗。

(2)骨折患者的心理康复　由于多数骨折患者发病突然,往往造成严重的心理压力,常表现为情绪休克、紧张恐惧、忧郁焦虑、病态性依赖等。对于骨折患者的心理康复主要采用以下疗法:①支持性心理治疗,对患者进行指导、解释、鼓励和安慰,耐心倾听患者的倾诉,化解负性情绪,使患者精神上由悲观转为乐观,行动上由被动转为主动。②认知疗法:用患者感兴趣的交流方法去讲解骨折治疗和康复方面的知识,使患者对骨折及其康复构建正确认识,消除或缓解因对疾病认知偏差导致的心理问题。③社会支持:要争取患者家属、亲朋好友、单位同事的配合支持工作,为患者提供情感支持、信息支持或物质支持,促使患者在和谐的氛围中积极配合治疗,加速康复。

6. 心理康复评定　心理康复学通过各种心理评定方法的使用,对患者做出相关心理鉴定、病情恢复评价和诊断,研究患者的心理变化规律等。测验方式常用的有智力测验、人格测验以及情绪评定等。

(1)智力测验　用于测量一般智力水平,依目的不同分两种:①流行病学调查或大面积筛查使用的简易量表;②临床诊断使用的标准化量表(如比奈-西蒙量表、斯丹福-比奈智力量表、韦克斯勒智力量表等)。

(2)人格测验　常用的有两种方式:一是问卷调查方式,如明尼苏达人格调查表(MMPI),艾森克人格问卷(EPQ)等;二是投射测验方式,如罗夏墨迹图测验等。人格测验主要目的是了解患者的需求、兴趣、爱好、气质等,再结合康复心理训练对患者进行治疗。

(3)情绪评定　主要是对患者进行是否有焦虑症和抑郁症出现的评定。

康复心理服务是现代医学模式的整体要求,有益于患者整个康复计划制定和目标的完成,达到全面康复的目的,使患者能更好地回归家庭和社会。

(刘朝晖)

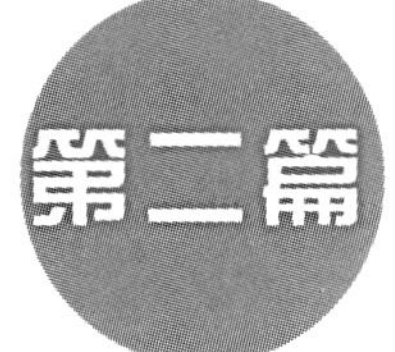

高原人员常用疗养技术

高原人员疗养期间应用的常用技术，是根据不同海拔、区域、作业岗位和个体健康情况，选择在疗养地自然疗养因子为基础的综合疗养措施。自然疗养因子主要包括日光、空气、气候、海湖江河、矿泉、治疗用泥、森林、草原、花卉、湿地、景观等，属于生态学因子的范畴，是由宇宙因子、大气因子、地球因子有机结合而形成的，在合适的应用方式和剂量条件下，对人体生理、病理过程具有调节作用，其效应与化学药物对机体的作用有本质区别。我国高原人员疗养地较多，主要疗养地的地理特征、医用疗养资源、人文景观和疗养适应证均有不同的特点。我国高原人员主要的疗养地(区)有:昆明滇池、腾冲、峨眉、西昌、北戴河、大连、桂林、杭州、临潼、庐山、青岛、小汤山、汤岗子、从化等。

除了自然疗养因子的应用外，高原人员疗养的综合方法包括为物理疗法、营养疗法、运动疗法、心理疗法、中医疗法、高压氧、高原特殊药物等，对高原人员机能恢复和缓解缺氧引起的机体功能的改变起到非常好的作用；尤其疗养期间开展高压氧、肺、脑功能保健训练等健康促进手段、方法，可有效地促进高原脱习服、减轻缺氧引起的不适，对慢性高原病的预防及康复起到促进作用。随着现代康复医学的快速发展，疗养康复技术不断应用，对高原伤病人员康复疗养中采用现代康复技术，包括作业疗法、言语疗法、康复工程(康复机器人)等，对促进战创伤康复、促进重返高原岗位、社会、家庭起到积极的作用。

第一章 >>>

自然疗养因子疗法及疗养地

从人类文明发展历程上看,在渔业文明时期,人类敬畏自然,追求人与自然天人合一;农业文明时期,人类探索自然,逐渐与自然对立分隔;工业文明时期,人类征服自然,提出人定胜天和人类中心;科技文明时期,人类回归自然,谋求与自然和谐共处。这是我们在科技不断进步和生产力不断解放过程中与自然不断地交汇与改变。从科学理论演化上看,霍金的宇宙大爆炸理论和著名学者钱学森提倡的恩格斯的《自然辩证法》中也明确指出人与自然的整体性,即人是自然的产物并属于自然不可分割的一部分,人类的生命循环、生理规律均受自然规则的调控与支配,这种规则对人类的医疗实践活动起着非常重要的作用。

自然疗法西方起源于18世纪欧洲的替代医学,带有宗教信仰的色彩,19世纪初作为一种医学模式在美国流行,提倡通过使用自然方法和锻炼、饮食、睡眠、交谈等改善机体健康状况。中国传统中医本身就是自然医术的提炼与升华。

我国在现代化建设发展进程中,习主席在全国生态文明建设中提出"绿水青山就是金山银山"的这一科学论断,从中可以深刻认识到自然资源对人体健康维护的重要性。目前我国自然疗法主要在疗养机构,以科学地利用自然疗养因子为基础,密切结合现代物理、运动疗法和传统中医疗法,融入中国悠久历史文化,形成独具一格的疗养预防、保健及康复特色。当然在医院、康复社区、旅游等公共空间中充分运用自然因子的防病治病作用不断增多,将自然元素与人工有机结合起来,营造一个柔和、舒适、干净、明亮的外部空间。本章主要介绍疗养地常用的自然疗养因子的基本理论与应用方法,将对高原人员的健康维护起到重要作用。

第一节 气候疗法

气候与天气是既有区别又有联系的两个概念,气候是一个地区经过多年观察,计算出各种气象变化的平均状态,天气是一定地区现时的气象状态。

一个地区的气候特征是通过该地区各种气象要素的情况反映出来的,综合一个地区气象要素值,如多年的气温、气湿、气压、风速及降水总量,便可以说明该地区的气候特征。总的来说,气候的形成是由以下因素决定的。

1. 气象因素　太阳辐射、大气环流、大气温度、压力、湿度、空气的成分及性质等。

2. 大地因素　地形、山地峡谷、高原、森林、土壤性质、砂、岩礁、水覆盖面(海洋、湖泊、江河)等。

3. 社会因素　人类活动、沼泽地水的排除,浇灌干旱土地、工业城市的烟及二氧化碳的排放、尘埃等。

气候是由以上主要因素长期相互作用的结果。气候对人类的生成和进化起着决定性的作用。气候疗法即有目的地利用不同的特定的气候条件作用于机体,以进行保健和医疗的一种方法。

一、各种气象因素对人体的影响

气象对人体的影响属外界自然环境的作用,如气压、温度、湿度、风、太阳辐射等对人体生理和病理状况的影响。机体可对上述气象因素中的个别要素直接产生反应,也可对形成各种天气状况的诸因素的组合产生反应,这些刺激可引起条件和非条件反射。首先是通过神经系统和大脑皮质实现的,其次是在机体内形成相关的调节机制。由于气象含多方面的因素,包括温度、湿度、空气运动、电磁场、光能、空气成分等,加之植物排至空气中的化学物质,这些因素实际上可能影响到人体所有感受器,从分子与细胞至器官与整个机体,从周围神经至精神情绪都可产生反应。不同的气候因素对机体的作用是不同的。

(一)气压对人体的影响

气压一般变化对正常人无任何影响,但对特别敏感的人,在天气变化之前,气压降低可使其血压下降,故血压低的人更感不适。飞行环境中大气压的变化是影响空勤人员健康和飞行功能最主要的因素。大气压力降低,特别是氧分压降低,当减压速度达到一定值,人体就会发生各种功能障碍,航空医学称为高空缺氧、高空气胀、高空气体栓塞、高空组织气肿和突然减压。

1. 高空低气压对机体的影响

(1)高空缺氧 在4000m的高空就会发生缺氧,上升到7000m就会发生致命危险。由于低气压时,大气中的氧分压下降不能维持肺泡与血液间的正常氧气交换,造成组织缺氧,使机体发生一系列缺氧症状,表现为中枢神经系统和呼吸、循环系统的功能障碍,有头昏、头痛、视物模糊、恶心、协调动作及智能活动的障碍等。

(2)高空气胀 据波义耳(Boyle)定律,一定量的气体体积随着压力的降低而膨胀,在5000m的高空,气压减低一半,而肠内气体增加2倍,胃肠道的气体若不能排出,随着高度的增加而使肠内气体体积不断增大,使胃肠壁扩张,出现胃肠胀气,膈肌和呼吸运动受限,肺通气量减少,腹内压增加,致循环障碍。

(3)高空气体栓塞 由地面向高空上升到8000m以上时,由于体表大气压的降低。溶解在体内的气体主要是氮气,游离出来形成气泡,在血管内形成栓塞,或直接压迫神经组织引起关节、肌肉、皮肤、循环和神经系统等单方面的(或综合的)症候群,统称为高空气体栓塞症,表现为关节及周围组织疼痛,运动时加剧,安静时减轻;皮肤有刺痛、麻、痒、蚁爬和冷感觉等症状。

(4)高空组织气胀 向高空上升到19 200m以上时,由于大气压降低到6.2561kPa(47mmHg),机体的液体成分迅速气化,从而引起各组织器官的胀肿(体液沸腾),由于体内不同组织和脏器出现不同程度的体液沸腾征象,导致各种功能紊乱,给机体带来各种危害,甚至危及生命。

(5)突然减压 由于某种原因密闭座舱或机械器件发生故障,座舱压力突然下降所致。发生突然减压时因飞行高度不同,而发生不同程度的高空缺氧,气体栓塞、胃肠气胀和组织气肿;高空冷空气的袭击严重影响空勤人员工作能力及生命安全,造成不同程度的肺组织损伤。

2. 高气压对机体的影响 无论常规潜水或目前最大的饱和潜水,一般高气压引起机体一系列变化,表现为一时性和可逆性。例如长期从事潜水的人员,由于高分压氧及其他因素影响,可引起红细胞及血红蛋白减少;高气压下心率变慢及脉压缩小,呼吸变深变慢;消化功能受抑制并使胃肠气体体积发生改变,出现不适感,还可使代谢加快。上述变化,在脱离高气压环境后,有的很快恢复,有的经过一段时间逐渐恢复。若减压不当(过快),或潜水意外发生减压骤变,在高压下溶解于体内的气体就会脱离溶解状态形成气泡,引起减压病及肺气压伤等潜水疾病。

3. 高山气压对机体的影响 随着地形的升高,气温和气压均降低,尤其是大气压的降低,并引起氧分压降低,地势越高,降低越明显。大气压和氧分压降低,能使人呼吸循环加深加快,体内氧化过程加速,代谢加快,来适应已变化的环境。在2000m以上的山区,气压过低,氧分压也低,由于缺氧引起肺淤血、肺动脉高压;加之肺毛细血管壁通透性增加,多因感冒、劳累、寒冷等诱发因素而引起高原肺水肿。长期在高山地区生活,由于骨髓受缺氧刺激造血能力增强,以及对缺氧极敏感的红细胞破坏,而红细胞分解产物是造血的强力刺激因子,因此在山地停留可改善血液有形成分,长期停留可致红细胞增多症。血液的黏度增加,与在缺氧条件下心脏活动代偿性增强,二者均可加重心脏的负荷,可引起心脏肥大,因而发生高原性心脏病。在2000m以下高山地区疗养,可治疗贫血、血压正常者多无变化、个别高血压患者血压稍下降、低血压者血压稍升高。在海拔3000m以上时,大多数人在初期血压升高,适应一定时间后可恢复正常、个别高血压患者血压可降至正常。

4. 空气流动气压变化对机体影响 在空气流动产生气旋和反气旋的运动中,当大气暖锋通过时,气温缓缓升高,气压显著下降,氧气量减少,气压数值相当于海拔500~1500m高度,人体会出现缺氧反应,主要表现为低血压及缺氧反应。当大气冷锋通过后,气压明显升高,气温下降,此时空气中氧绝对量明显增加,气压升高与寒冷对自主神经系统的作用使交感神经功能加强，可反射性引起心脏血管和周围血管张力增加、血压升高和心肌梗死等病理反应的发生。

（二）气温对机体的影响

机体在正常情况下有完善的体温调节功能，因此对外界环境气温变化有较强的适应能力。适当的体温调节是维持体温和保证机体正常代谢的必要条件，在中枢神经系统和激素的参与下，通过增加或减少散热来维持机体体温的恒定。但机体的调节功能有一定的限度，当外界的变化超过了这个限度，则能使机体的产热和散热平衡破坏，产生相应的病理反应。

气温为15℃～27℃，相对湿度为30%～60%时，人类生活最适宜。当气温高于27℃，则有疲倦和思维不集中的感觉，脉搏加速，血压下降。高温条件下时间久，由辐射散热、传导散热转为蒸发散热，体重下降，尿量减少，尿比重增加；蛋白质分解加速，体内各种维生素，特别维生素A和B消耗增加，交感神经兴奋。持续高温环境引起机体水盐代谢失调，心血管系统负担加重，消化功能减弱，肾功能不全，中枢神经系统活动能力降低，甚至导致热痉挛、中暑等严重后果。人体经常接触冷刺激后，可产生适应性反应，致人体对寒冷的适应性调节更趋完善。相反，急剧到来的寒潮，由于气温突降，机体缺乏适应过程，可发生组织营养障碍，并因机体抵抗力降低而导致感冒、腰腿痛、关节炎、多发性神经炎、肾炎、肺炎等。随着寒冷刺激机体通过热调节机制若仍不能维持正常体温，当直肠温度低于35℃时，开始出现中枢神经系统功能障碍；手的皮肤温度降到15℃时可发生剧烈疼痛、麻木、失去知觉；当体温低于30℃，不能维持体内中心体温时，血压下降，脉搏微弱且慢，基础代谢减慢，可危及生命，出现“冷衰竭”。

经验证明，对机体有明显影响的不仅是外界恒定空气温度的高低，当气温急剧变化时，机体对环境不能做出相应反应，特别是儿童、老人以及患者，其适应能力将不同程度地发生某些障碍，易患疾病或使原有的病情加重。

不同季节气温的变化对传染病的发生、传播、流行也有一定的影响。由于病原微生物和一些传染病的媒介，宿主生物的生成繁殖与气温有着密切的关系，故可造成各个环节传染病发生、流行等的特有规律。掌握不同季节气温的变化，建立严格的卫生制度，加强防护措施，对保证疗养员和工作人员的健康具有重要意义。

（三）湿度对机体的影响

当温度适中时，相对的湿度变化对机体影响很小。在任何气温条件下，潮湿的空气对人体都是不利的。在低温时，潮湿加强了空气的传导作用，使体热大量的散失。故在低温潮湿的情况下，机体更易受寒冷的损害，可发生支气管炎及风湿病。热环境中空气的相对湿度大时，有碍机体蒸发散热，易出现体温调节障碍，机体内部出现过热。

空气湿度还影响人的精神和情绪。潮湿的雨雪天，常使人的精神懒散，心情忧郁，情绪低落，甚至感觉头昏脑涨、身体困倦；而在万里晴空，阳光灿烂，温度适宜的天气，人便觉得精神抖擞，异常爽快。当相对湿度太低，空气过于干燥时，可引起皮肤、口、鼻、气管黏膜干裂甚至出血，易发生感染与炎症；特别是干热风的天气可使人反应迟钝，工作效率低。潮湿环境对结核病、肾脏病、风湿病、神经炎、神经痛等病患者都有不良影响。

海滨气候空气中湿度较大，且含有丰富的氧及钠、氟、碘等离子，对呼吸道黏膜有良好的作用。

（四）风对机体的影响

空气对流是机体冷却的主要方式。气流作用于人体可以反射性地加强体内物质代谢过程，影响机体的能量消耗，是机体冷却的主要方式。气流的冷却力随气温升高而降低。在风速为2.5m/s的情况下，气温11.5℃，冷却力为9.5℃；气温17.3℃，冷却力为6.3℃；气温30℃为冷却力4.0℃；气温36.5℃冷却力为2.5℃。当气温超过体温时，空气的流动则失去冷却作用。在气温37℃，相对湿度95%时，风速增大则不引起皮肤温度的变化。在气温40℃，相对湿度95%时，空气流动反而使皮肤温度上升。空气流动能促进皮肤表面水分蒸发。观察表明：气温15℃～20℃时，气流变化不影响皮肤水分的蒸发；在气温下降时，随风速增大，皮肤表面水分蒸发减少；在气温升高时，随气流增大，皮肤表面水分的蒸发量增大。

低温潮湿的气流，能使人体热量散发加大加快，机体易受凉发生感冒。夏季，风有利散热；冬春季节，风向多变，容易发生皮肤皲裂、冻疮等。

风对神经、精神活动有明显的影响,温和的风能使人精神焕发、轻松舒适;持续强烈的风可以引起神经、精神过度紧张;热风使人抑郁不适;寒风迎面吹来则可引起异常不快,甚至导致心绞痛发作。

(五)空气离子对机体的作用

空气离子主要是通过呼吸道或皮肤、黏膜等作用于机体,经呼吸进入机体的空气离子,其轻离子多吸附于鼻道咽腔的黏膜处,重离子随呼气排出体外,中离子多沉着于肺泡内,被肺泡壁或毛细血管的内皮细胞吸附扩散而进入血液,然后将电荷传运至各器官。此外,空气离子还作用于表皮及黏膜,在此放出电荷,从而影响末梢神经的兴奋性,进一步作用于机体。

一般认为,阴离子有催眠、制汗、镇咳等镇静作用,可用于高血压病、偏头痛、心绞痛、自主神经功能失调、哮喘以及血管痉挛引起的鼻炎等。阳离子作用相反,可导致头痛、失眠、血压升高等刺激兴奋的作用。海滨气候中富含负离子,能使机体的内分泌,神经、体液协调平衡,从而提高机体的抗病能力。对消化系统的作用是使胃液分泌增加,胃紧张度升高。

总之,各种气象因素对机体有其特殊的影响,但在一般情况下人对所处的环境中各种因素(如气温、气湿、气流、辐射等)的刺激都表现为综合性反应,因此,必须从整体观念出发研究各种气象因素对机体的作用。

二、气候疗法

(一)气候与健康

人与自然是统一的整体。"黄帝内经"即已强调"天人相应""人以天地之气生,四时之法成"。科学研究表明气候是对人类进化起决定性作用的因素,气候的改变对人类进化起了很大的推动作用。

气候对人体可产生有益健康的作用,也可产生不利的影响。气候疗法就是合理地利用气候的有益因素来防治疾病,增进健康,同时防止某些不良气候条件对人体的影响。

1. 气候对机体的基本作用　人类机体之所以能够生存,与空气中存在一定量的氧、一定的气温和气压、太阳辐射等因素有关。超过机体适应界限的所有外环境条件的破坏可导致机体发生病理性变化甚至死亡。气象因素的波动需要机体一些系统器官完成对其适应的活动。利用某一些气候的特性可以减弱或增强与机体适应活动有关的负荷,提高与适应某些外界环境条件有关的工作能力,从而使机体受到锻炼。考虑到在与许多疾病斗争中机体的适应性活动机制具有决定性作用,因而可以理解应用气候的影响防治疾病的可能性。

气候所包含的复杂的理化学因素广泛作用于机体,通过对一些系统器官及相应的组织细胞的作用,可引起某些特异性反应和全身性的非特异性反应,例如提高机体的稳定性、减少能量消耗、降低各系统器官因病理改变升高的紧张度、调节代偿机能、增强各系统器官的后备功能和加强机体对外界环境的适应能力等等。在科学地选择适宜的气候条件下获得一系列良好的生理作用,见表2-1-1。

表2-1-1　气候治疗因素的生理作用

项　目	作用效果
主观感受	改善全身状况,产生欣快感,改善食欲和睡眠
热调节	锻炼热调节机制
皮肤	加强皮肤的障壁功能和抑菌杀菌作用、激化结缔组织增殖、加强组织再生
免疫反应	增强机体的免疫力和对传染病的抵抗力
神经和内分泌系统	提高神经-内分泌系统的功能水平,在血液和组织中神经兴奋性递质(乙酰胆碱、交感素)增加、某些激素增加
内脏器官	提高功能适应性,特别使心血管系统和呼吸系统适应性增强
新陈代谢	出现使各种代谢正常化的趋向
血液系统	增加红细胞的数量、提高血色素的百分比、加强白细胞的吞噬功能

2. 气候的预防作用　气候预防即合理地利用当地气象因素、气候条件、环境特点等锻炼机体和预防疾病。可分原发性气候预防和继发性气候预防。原发性气候预防能提高机体的抵抗力，降低疾病与不同的病理过程发生与进展的可能性。继发性气候预防，主要防止疾病加剧与病理过程的加重，恢复机体的正常功能。

气候锻炼包括适应外界环境的各种因素，如气温的升降、气压降低、太阳辐射，特别是短时间内各气候因素的急剧变化。气候锻炼的基础是通过对机体进行系统的和有针对性的训练，以完善机体的适应机制，使其能适应外界环境变化。人类在进化过程中，发展了与不同气象因素影响有关的相适应的机制，并与外界环境建立了有机联系。利用空气、日光、风、湿度等因素，对上述适应机制进行锻炼是有效的方法，可充分发挥机体的适应后备功能，这种作用是一般药物所不具备的。

3. 气候病理反应（气象病理反应）　气候适应是机体对外界气候诸因素的适应，是人们保持正常生命活动的保证。机体与外界环境保持平衡是靠机体的适应性反应机制实现的。如果外界气候－气象因素对机体的影响超出机体的适应范围，机体就会出现不良反应或病理过程，甚至发生疾病。

（1）环境的转移　当人们由长期居住的地区，即已经适应了的气候条件下转到具有另一气候特性的地区时，必须适应新的气象条件给机体各系统器官的功能增加新的负荷，此时体质较差或某些疾病的患者即可因适应障碍而产生某些不良反应，甚至病理过程。尤其由中纬度地区转移至高纬度极端寒冷地区的气候条件下，在冬季，常发生病理反应综合征，表现为中枢神经活动、呼吸、循环、温度调节等功能下降。

（2）季节的变化　气候变化不但直接影响机体的生理功能状态，而且可使机体对某些致病因素的感受性有所变化。许多疾病的发生或慢性病急性发作与一年中不同季节的气候变化特点有直接关系。冬季，某些气候因素，如光线、紫外线、空气负离子等的不足，再加之冬季寒冷使机体的抵抗力下降，且人在室内活动较多，空气流通不够，以致使通过呼吸道传播的疾病增多；夏季炎热，胃肠道抵抗力下降，食物易腐败，媒介生物活动频繁，微生物易生长繁殖，加之人们又喜欢在夏季吃生冷食物，因而胃肠疾病增多；秋季与春夏相比，血液呈高凝趋向，故易发生脑梗死。调查表明：冬季缺血性心脏病、心律失常的发病率增高；春季和秋季胃与十二指肠溃疡病易加剧。随着季节变化而引起的气温变化，使发病率上升，死亡率增加。当气温低于8℃或高于33℃时，老年人罹病后死亡率可达30人/百万人，而在正常气温条件下为15人/百万人。

（3）气流变化　在空气流动产生气旋和反气旋运动中，当大气暖锋通过时，气温缓缓升高，气压显著下降，氧分压下降，氧气量减少，人体会出现缺氧反应与低血压表现，心绞痛发作与大气压降低有关。当大气冷锋通过时，气压明显升高，气温下降，此时空气中氧绝对量明显增加。据报道：死于心肌梗死的患者中有40%左右发生在大气压升高与湿度增加时。大气环流加强与发生明显的气旋时，人的血压升高、周围血管张力增加；在血糖升高的基础上，血中胆固醇与钾浓度增加，血液流变学性质呈高凝状态，高血压病、支气管哮喘、脑栓塞患者的病情加重；缺血性心脏病、心律不齐患者病情加剧的危险性升高。

（4）气候（因子）过度作用的反应　气候的组成因素如太阳辐射、气温、风、湿度等对机体都具有很强的刺激作用。在阳光下逗留、散步或游泳时间过长，会使机体的消耗过多，神经功能活动不稳定，出现疲乏无力、睡眠惊觉和食欲不振。此外，还可引起原有的病情加剧，所以医护人员必须严格规定疗养员接受刺激性气候因素的作用剂量。

（5）气象过敏　一些系统器官疾病的患者对气象因子的变化（天气明显的变化）是很敏感的，如对气温变化过敏、对空气湿度变化过敏、对气压变化过敏、对日光辐射过敏、对风力增强过敏。据报告：77%的心肌梗死患者、54%的冠状动脉硬化患者，对气象因子变化的感受性升高；血脂升高在气象病理反应中有重要作用；心血管系统疾病患者对大气压的变化很敏感，因此，对冠心病患者尤其心肌梗死患者在转地疗养时，必须考虑不同地区的气候条件对患者的影响。为预防气象病理反应，有些国家实行医学天气预报，如德国夏季根据天气变化的具体指标，有时宣布患心脏病的人不宜外出；俄罗斯气象台则预报，冷锋过境时气温降低，高血压、哮喘、胆结石患者注意天气变化，做好预防；据报告在气候变化大的季节或当天气骤变时，给年龄大、体弱并患有某些疾病的疗养员采取保护性措施，如减少甚至停止室外活动、给服一定药物，可使因天气骤变诱发脑血管意外的发病人数降低至原来的66.67%。

4. 舒适气候的衡量标准　医学气候学将气候分为两大类：即保护性气候和刺激性气候。保护性气候的特征是：气温平稳、昼夜变化幅度小、相对湿度变化小、少风或轻风、不增加患者机体的热调节负荷；刺激性气候的特征是：气温和湿度经常和显著的波动、气温昼夜变化大、多风且为强风、需要热调节以适应气候条件。

在疗养院实际工作中又将每天的天气状况划分为临床最适宜的天气、临床刺激性天气和临床不良作用的天气。对人体最舒适的基本气候条件，有些疗养学者认为：在夏季气温为25℃～27℃、相对湿度为50%～69%；在冬季气温为16℃～22℃、相对湿度为30%～40%。对于更精确衡量气候宜人与否，国外一些疗养院采用有效气温评价方法，具体如下：

有效温度是1925年由美国学者最先提出的，1927年开始在苏联得到广泛的应用。方法是在2m高度同时观察空气的温度、湿度及风速以决定有效温度。

在水蒸气饱和的不流动的空气中人体的热觉仅取决于一种气象因素的变化，即空气温度的改变。有效温度即当空气不流动（无风），相对湿度为100%时所产生的热效应。

当空气不流动时，人体的热觉在下列的气温和湿度条件下将无变化，见表2－1－2。

表2－1－2　无风时热觉恒定的温、湿度变化条件

温　度/℃	17.8	18.3	18.9	19.5	20.1	20.7	21.4	22.3	23.2
相对湿度/%	100	90	80	70	60	50	40	30	20

当相对湿度由100%降到20%时，如果空气温度由17.8℃增加到23.2℃，人体热觉无变化，即：等于17.8℃（舒适线）的有效温度是恒定的。

在较为复杂的条件下，如当人体位于背阴处，但有风，人体的热觉将受三种气象因子的影响，即气温、气湿和风速。随着这三种因素的变化，热觉将发生改变，但是也可以找到一些变化相互制约的条件，以使人体热觉保持恒定。

三种因素：气温、气湿和风速的复合使人体产生程度相同的热觉称为等价有效温度。

表2－1－3列出三种气象因素变化的复合相当于无风和空气湿度为100%，在气温为17.8℃的条件下人体的热觉。

表2－1－3　导致相同热觉的气温、气湿和风速的复合条件

相对湿度/%	风　速/m·s^{-1}				
	0.25	0.50	1.00	1.50	2.00
	气　温/℃				
100	15.6	21.0	22.6	23.7	25.3
90	20.1	21.4	23.1	24.1	25.7
80	20.6	21.9	23.5	24.5	26.1
70	21.1	22.4	23.9	25.0	26.6
60	21.7	22.9	24.4	25.5	27.0
50	22.4	23.5	25.0	25.8	27.4
40	23.0	24.1	25.5	26.3	27.8
30	23.6	24.7	26.0	26.8	28.2
20	24.4	25.4	26.4	27.2	28.6

在不改变人的热觉的条件下，气温、气湿和风速可以在相当广泛的范围内变化，例如：表2-1-4显示当具有很大差异的各种气象因素复合时，热觉可以完全相同。

表2-1-4 热觉相同时温度、湿度和风速的变化范围

温度/℃	相对湿度/%	风速/m·s^{-1}
17.8	100	0
28.6	20	2.0

显然，在相同的气象因素复合的条件下，正常着衣和暴露的人体的热觉是不同的，因此当计算等价有效温度时利用两种标度：基本的和正常的。基本的标度用于评价暴露人体的热觉，正常的标度用于着衣人体的热觉。两种标度的计算仅用于零上温度（正温）和相对不大的风速（3.5m/s以内）。

四种因素：气温、气湿、风速和日光辐射对人体热觉的影响称为最终温度。这一指标用于代表疗养地的气候特性。日光浴时舒适的温度范围为16℃～30℃，在这一范围内50%的被询问者感舒适的热觉。通过大量的观察，建议采用最终温度为22℃，因为在这些条件下90%的受试者体验到舒适的热觉。

5. 实施气候疗法的基本措施和条件

（1）为使良好的气候条件作用于机体而去所选择的气候疗养地疗养；

（2）为防止不良的天气和部分气候因子对患者的不利作用，而转赴另一气候条件较好的地区；

（3）室外步行疗法和按专门的路线散步；

（4）实施充分利用有益的气候作用的制度（白昼或夜间在室外新鲜空气中停留，如在保暖条件下的室外睡眠）；

（5）应用部分气候因子的优势作用（空气浴疗法、日光浴疗法、海水浴疗法）。

为实施气候治疗需建立专门的设施和条件，如空气浴场、日光浴场、海滨浴场、凉亭、露台、医疗体操和集体运动练习场、医疗步行路线场地、花园、公园等等。

疗养院应与疗养区的气象站建立密切的联系，并尽可能在本院内建立气象观测点；根据观测到的气象资料，对当地气候和本院的微小气候做出医学评价，这是开展气候治疗的先决条件。在系统地观测本地区气候变化规律的基础上，根据不同性质的气候和天气状况建立相应的气候疗法制度，在医护人员指导下全面执行。

（二）气候疗法

气候疗法是在研究气候与人体健康关系的基础上，科学地应用具有不同特征的气候和气象因子的生理作用以达到医疗保健目的的方法。

1. 海滨气候

（1）海滨气候对机体的作用　海滨气候是海洋气候的一种，是疗养的重要的自然环境之一。海洋气候的另一种类型，即海洋开阔面及大洋中群岛的气候。利用海洋开阔面的气候进行保健和治疗，需设置专用的医院-疗养院轮船，在医疗人员指导下，合理利用海洋气候，在海洋上旅游20余天，对增强体质和治疗某些神经系统疾患、皮肤疾患，以及过敏性疾患有较好的效果。

基于海滨气候的特性和可广泛利用海水浴、空气-日光浴的优越性，疗养学家将气候疗法划出一个特殊部分——海洋疗法。

海滨气候的日温差和季节温差比内陆地区小，因此可减轻与热调节和支持恒定体温有关的自主神经-内分泌系统和代谢系统的负荷，有利于过度疲乏或各种原因的代谢障碍、中毒等破坏的神经-内分泌系统正常功能的恢复。

广阔的海面空气无灰尘污染，对太阳辐射的光线透过性强，加之水面对光线，特别是短波紫外线的反射强，因此海滨的太阳光线中富含紫外线，科学地接受海滨日光照射可调节体内的钙、磷代谢，改善神经-内分泌-免疫网络的功能，增强机体的免疫力等等，故对增强体质、防治疾病是有益的。

海面的大气压高，故有些作者形容海洋上的空气如像“压缩空气”，含氧量大，在海滨每次呼吸时吸入肺内的氧较多，因此在海滨呼吸次数减少，但较深。

海滨气候最重要的特性是因地面和海面的温差导致空气不断地流动，白天一般来自海面的风占优势，夜间来自陆地的风占优势。一昼夜改变两次方向的海滨轻风是不断的。海上的空气极其清洁，几乎不含微生物和灰尘，同时二氧化碳含量最低，并且湿度大，在海滨气候条件下年平均相对湿度为75%～80%。

海面上空气含有较多的矿物盐类成分，尤其当风由海面吹来时，其量较多，在空气中出现矿物盐类成分是由于海水雾化，进而含有被溶解在海水中的盐类成分的水微粒干化的结果。吸入雾化的海水可致血液中的氯化钠、钙、磷等含量增多，血液的黏滞性升高，血沉加快。长期吸入含有大量食盐的雾化海水，有利于水分在体内滞留，增强组织的嗜水性，基础代谢水平升高。

空气中盐类成分的存在对黏膜有一定的刺激作用，引起轻度而持久的充血，提高黏膜的生命活力。当足够长时间的刺激时，上呼吸道黏膜有所增厚，其抗感染的性能增强。海上空气相对湿度大，有利于呼吸道黏膜保持湿润。

海滨空气中氢离子和阴离子的含量高，在呼吸过程中被黏膜吸附，并经肺泡壁与所通过的血液成分进行电荷交换，从而发挥阴离子对呼吸器官以及全身的调节作用。

节律性的海浪激岸声、宁静的海景、海滨空气中含有的溴盐等因素可促进大脑皮质抑制过程的发展，因此海滨气候具有镇静作用。

(2)海滨气候的主要适应证　神经衰弱、自主神经功能失调、疲劳综合征、慢性支气管炎、支气管哮喘、慢性肺炎、肺气肿、慢性咽炎、慢性喉炎；肺结核、结核性腹膜炎、骨关节结核、慢性胸膜炎；冠心病（无频繁的心绞痛发作）、高血压（无重度心、脑及肾血管硬化）、低血压；肥胖病、痛风；胃肠功能障碍、营养不良、贫血；佝偻病、骨质疏松症；神经性皮炎、过敏性皮炎、慢性湿疹、皮肤结核、银屑病；重症传染病后或重要器官手术后康复、甲状腺功能不全。

(3)禁忌证　渗出性肺结核、重症糖尿病、急性心内膜炎、心力衰竭。

(4)实施方法

①日常生活式：即在选定的气候条件下居住生活一段时间，一般一个月左右为宜。在此期间，医务人员要给予指导，注意避免风、寒、暑、湿、燥等不利气候变化的影响，在气候良好时，鼓励疗养员进行户外活动和体育锻炼等。

②定点定时活动式：在选定的气候地域内，择其最佳时间，每日组织疗养员开展各种健身活动，如散步、体操、气功、拳剑、舞蹈、爬山、游泳、游戏等，以充分发挥良好气候的医疗保健作用。

(5)注意事项

①必须遵守循序渐进，逐步适应的原则。疗养员从原住地移居新的特定气候环境时，一般须有5～7天左右的适应过程。

②严密观察反应。应有必要的医疗监护，注意其对新环境气候的不同反应，若有异常，须及时调整疗养方案。

③甲状腺功能亢进症及消化性溃疡患者不宜在海滨暴晒，因过量的紫外线可使病情加重。

2. 山地气候

(1)山地气候对机体的作用　为进行医疗保健主要利用低山气候（海拔400～1000m，亚高山带）和中山气候（海拔1000～2000m，高山带）。在治疗方面很少利用高山气候（超过2000m，超高山带）。

山地气候在降低阳光散射的同时以高强度的太阳直射为特征。当海拔由200m升至3000m时，太阳直射的强度在冬季增加50%，在夏季增加35%。

随高度的上升，由于山地空气清洁故透过性好，因此太阳辐射的光谱成分发生变化，相对的较多能量来源于短波射线，例如在1860m的高度比在同一纬度的海面，紫外线辐射的强度在冬季高4倍，在夏季高2倍。由于在山地空气中水蒸气（空气的绝对湿度）含量下降，因而空气对太阳的红外辐射的通透性显著升高，高度每升高100m，气温平均下降0.5℃～0.6℃。虽然太阳直射的强度大，由于山区环境温度低以及空气中水分含量少，故人体在山地靠辐射失去的热明显增多。

大气的压力（大气压）在海平面上，0℃时相当于760mmHg的压力，此时每一平方厘米面积的空气压力为1033.3g，即一个标准大气压，当今表示的单位应用帕Pa、一个标准大气压（atm）等于101.325千帕（kPa）（1mmHg＝133.322kPa）。因人体在长期的进化过程中已适应这种压力，故感觉不到它的存在。大气压随季节的不同而经常变化。大气压也可在气旋和反气旋时，因巨大气团的移动，而明显下降或升高。大气压随地势高度的上升而降低，见表2－1－5。

表 2-1-5　不同地势高度的大气压

高度/m	毫米汞柱/mmHg	千帕/kPa
0	760	101.325
100	751	100.125
200	743	99.058
300	734	97.858
400	725	96.658
500	716	95.458
1000	674	89.859
1500	634	84.526
2000	596	79.460
2500	560	74.660
3000	526	70.127

随大气压的降低，大气中氧含量也下降，肺泡中所吸入的气体中氧含量同时减少，见表 2-1-6。

表 2-1-6　人体处于不同高度时的氧分压

高度/m	氧分压/mmHg	
	大气中	肺泡气体中
0	159	100.5
500	149	95
1000	140	85
1500	133	80
2000	125	75

在山地气候条件下，由于大气压和氧分压的降低，给机体的氧供应带来问题，例如：在 2000m 的山地人体不活动时不出现动脉血氧饱和度的下降，但人体活动可引起动脉血氧饱和度显著下降。山地乏氧必然引起机体一系列的生理性适应性反应，主要表现如下：

①因大气压的下降，心跳代偿性加速。据观察报道：当大气压为 705mmHg 时脉率平均为 92 次/分、当大气压为 560mmHg 时脉率平均为 100 次/分、当大气压为 510mmHg 时脉率平均为 116 次/分。

②基于呼吸频率和深度的增加，肺通气量代偿性扩大，以保证在肺泡气体内提高氧压，在此条件下，动脉血氧饱和可达 94% ~96%。加强肺通气、锻炼呼吸器官的功能是非常宝贵的适应性反应。

③被储存的红细胞排入血液中，血红蛋白的含量代偿性增加，从而显著扩大血氧容量；在到达山地的前两周红细胞数量可增加约 12% ~15%，血色素含量增加 15% ~16%。

④在高山气候作用的前数小时，每分钟血容量增加作为代偿性的，适应性的机制无疑是有意义的，随血容量增加，在单位时间内通过肺的血液量升高，与此同时一些器官和组织的供血状况的变化对于乏氧的适应也具有重要作用。

⑤在山地气候条件下，可出现对乏氧极敏感的红细胞破坏。实验研究发现：红细胞分解产物是造血的强力刺激因子，因此，在山地气候条件下停留可改善血液的有形成分。

⑥机体对山地气候的适应伴随一系列组织无氧代谢能力的加强，从而使其对一些病理变化的影响，首先是乏氧的抵抗性能增加。

⑦低的大气压创造特别有利于水的蒸发条件，例如：在 2000m 的高度水的蒸发速度比在同一温度下的海面水平地区高 52%；液体由呼吸道黏膜高速度蒸发，同样具有治疗作用。

山地气候的一系列特点：大气压低、乏氧、太阳辐射强度大、紫外线丰富、空气清新且轻离子和负离子含量多，夏季气温偏低等，对健康人或某些疾病患者具有一定的锻炼作用，可提高机体的适应和代偿能力，调整某些病理变化过程，例如在山地（海拔 1530m）气候条件下停留 25 天，与在平原气候条件下相比，动物由肺排出的尘埃量高 41%，原因是山地气候改善了肺的换气功能，加快了气管纤毛上皮的再生。又如中度高山气候可使体内胆固醇合成减弱，分解加强，改善脂代谢，此外可改善碳水化合物代谢。总之，科学地利用山地气候对于一些系统器官的疾病具有可靠的预防和治疗作用。

（2）山地气候疗养地的主要适应证　局限性、牵延性肺结核（代偿阶段），淋巴、骨和关节结核；慢性支气管炎、支气管哮喘（病情稳定阶段）、慢性干性胸膜炎、渗出性胸膜炎后遗症、早期尘肺；佝偻病、骨质疏松症、病、伤后贫血、早期冠心病、高血压病 1 ~2 级、轻度高脂血症、轻度糖尿病、神经衰弱等。

(3)主要禁忌证　纤维空洞性肺结核并恶病质症状,或多发性肺外转移;渗出性胸膜炎活动期、Ⅲ期高血压、重症冠心病等。

(4)实施方法

①日常生活式:即在选定的山地气候条件下,居住生活一段时间,一般 1 个月左右为宜。在此期间,医务人员给予指导,注意避免不利气候变化的影响,在气候良好时,鼓励疗养员进行户外活动和体育锻炼等。

②应用部分气候因子的优势作用(空气浴疗法、日光疗法)。

③定点定时活动式:在选定的山地气候地域内,择其最佳时间,每日组织疗养员开展各种健身活动,如室外步行疗法(按专门的路线散步和爬山)。

(5)注意事项

①必须遵守循序渐进,逐步适应的原则,疗养员从原居地移至新的山地气候环境,一般须有 5 ~7 天的适应过程。

②注意动静结合,医护人员必须根据疗养员的体力情况,注意动静结合,做到静中有动,动后不倦,适度参加各种体力活动,避免强行和超限。

③确保安全,组织者和医护人员必须认真掌握适应证和禁忌证,严格控制活动强度,防止疗养员在爬山中发病或加重病情。

3. 沙漠气候

(1)沙漠气候对机体的作用　气温高且昼夜幅度大、相对湿度小及降水量少是夏季沙漠气候的显著特性。利用沙漠气候的特性可治疗一些疾病,故可建立疗养区和疗养院,这方面的工作在我国尚有待进一步开发,目前在新疆吐鲁番已建立了沙区疗养院。

当空气和土壤的温度显著低于皮肤温度时,人体以红外线辐射方式与靠空气的热传导和对流散热。当空气温度接近人的皮肤温度(平均 33℃)或高于皮肤温度时,这在沙漠气候下是存在的,唯一散热的途径是汗的排泄和蒸发,有时每小时排汗可达 450g,这是人体对沙漠气候作用的普通生理性反应。由于沙漠地带空气十分干燥,汗液迅速由皮肤蒸发。

出汗时体内大量体液被排除,由肾排出的尿量减少,同时尿的比重增加。利用沙漠气候的特性,调节排汗和每天的摄入水量,可显著影响肾脏和心血管系统的活动以及基础代谢过程。在沙漠气候条件下人体一定程度的脱水可伴随血浆容积减少,从而循环血的收缩容积下降,血清内盐类成分的浓度与其在组织中的浓度相比有所增加,因此为了达到治疗目的,在利用沙漠气候时使机体脱水的程度需要认真考虑。重度脱水可致正常生命活动破坏,重要器官活动能力下降。

脱水有利于各种渗出液和浸润的消散,因此这是沙漠气候治疗的适应证之一。

在沙漠气候的高气温和阳光强辐射的作用下,人体皮肤可长时间充血,加强供血,改善营养和代谢,有利于激化皮肤的防卫功能,加强皮肤内巨噬细胞的功能活性,加强皮肤的生物学免疫功能及其中和毒性产物的能力,等等。

沙漠气候长时间作用引起皮肤持久充血,伴随相同的长时间加强肾实质的供血,同时改善肾脏的血液循环,因而可改善肾脏功能活动的条件,有利于正常功能的恢复,具有治疗价值。此外,由于体内多余的液体经皮肤排出,故减轻了肾脏的负荷,为肾脏的某些病理改变的消除,创造有利条件。

(2)沙漠气候疗养地的主要适应证　感染性和中毒性慢性肾病(除外结核性和淀粉样变肾病)、慢性肾炎(血压不超过 180mmHg)、慢性肾炎并发肾性水肿、急性肾脏病变后遗症、慢性渗出和浸润(目的是加快消散)、风湿性关节炎、风湿性肌炎、风湿性神经炎等。

(3)禁忌证　所有类型的急性肾病和肾炎、肾性血尿、恶性高血压、冠状动脉硬化等。

(4)实施方法

①定点定时沙浴疗法:在选定的地域择其最佳时间(每年的 5 月中旬至 8 月中旬,当地时间 13—18 时)实施沙浴疗法,一般采用静卧全身埋沙疗法或局部埋沙疗法,埋沙深度在沙丘表面下 6 ~10cm,温度 40℃ ~55℃,30 ~40min,1 次/天或 1 次/2 天,15 ~20 次为 1 疗程。

②动静结合:进行沙浴时,还可以配合运用在沙漠地指定的区域散步、健身操及医疗体育等治疗方法。

(5)注意事项

①埋沙治疗过程中,新陈代谢旺盛,出汗多,应合理补充、水电解质和营养饮食。

②严格控制沙温,防止烫伤,沙要清洁,不能混杂脏土。

③治疗过程中,要注意头及心前区降温。

④随时观察患者的反应,如出现头晕、心慌、气喘或血沉>36mm/h时,应终止治疗。年老体弱者更要做好陪护观察,防止意外。

⑤治疗后须用温水冲洗,并在阴凉处休息20~30分钟,并适当补充水分。

⑥严格掌握适应证和禁忌证,严格掌握脱水程度,一定程度的脱水对疾病康复有利,重度脱水可致正常生命活动破坏,重要器官活动能力下降。

4. 森林气候　当今人类向大自然回归的趋势正迅速发展,人们对森林的卫生保健作用的认识极大地加深了,因此掀起了“到森林去!”的热潮。我国的森林疗养资源比较丰富,福建武夷山、浙江天目山等地区已建立了森林疗养院森林疗养资源有待进一步开发利用。

2020年3月,国家林业和草原局、民政部、国家卫生健康委员会、国家中医药管理局四部门联合公示107家县/经营主体单位入选第一批“国家森林康养基地”,涉及25个省市自治区,其中入选单位最多的是福建省,一共9家县/经营主体单位。相关部门提出到2022年建设国家森林康养基地300处,到2035年建设1200处,向社会提供多层次、多种类、高质量的森林康养服务,以满足人民群众日益增长的美好生活需要。

森林具有净化空气,调节空气质量的作用,1公顷森林每天排出730kg O_2,每天能吸收1000kg CO_2,并可吸收SO_2、氟化物(氟化氢)等。

森林是空气的天然“滤器”,树叶带有与烟雾相反的电荷,能吸收纤细的烟粒;森林可使附近的气流垂直上升,从而把烟尘卷入高空;森林可以大大降低空气中尘埃的含量,例如:根据测定,在无林地区空气中的尘埃含量比森林地区高15倍。因此森林中的空气清新,首先对呼吸系统具有良好的保健作用。

森林可调节空气的温度和湿度,在一年四季平均能吸收35%~70%的太阳能,树木枝叶能阻挡返回大气中的热能为20%~30%,到达森林地面的热能仅有5%~20%。在夏季投射到树冠的太阳能的80%~90%被吸收,10%~20%被反射,投射到林地的只2%~10%;在干旱季节1公顷森林1天内可蒸发70~100吨水分,因此即使在炎热的夏季,在森林中也可保持较低的气温和宜人的湿度。

许多种树木能够分泌植物杀菌素,如桦树、柏树、桉树、梧桐树、冷杉等分泌的植物杀菌素,可杀死空气中的结核杆菌、白喉杆菌、伤寒杆菌、痢疾杆菌等。据检测每立方米空气中的细菌数量在森林中为55个、在公园中为1000个、在城市林荫道为58万个、在百货大楼内为400万个。

森林不仅形成独特的景观,而且可降低噪音的强度,故可保持安静。此外,森林尚有保持植物和动物生态平衡的作用,这对人类的生存和发展,对维护人类的健康具有十分重要的作用。

(林　敏　梁　昊)

第二节　日光疗法

人类利用日光保健或治病有着悠久的历史,至今仍为疗养学中重要的自然疗养因子之一。

一、日光的生物学作用

日光照射人体可发生各种生物学效应。皮肤与眼睛是直接感受日光辐射的器官,一定波长的辐射能投射到眼睛中可产生“视觉”“色觉”效应。光被皮肤吸收后,很大一部分光能产生热效应,还有一部分发生光化学反应。此外,还可产生心理效应。以上反应对人体产生综合作用。不同波长的光线对人体的效应和作用不同,其治疗范围也不同。

(一)日光的生物学作用基础

1. 光化学效应　由光线引起的化学反应称为光化学效应或光化效应。光化学效应所需能量大,多由紫外线、可见光引起,其发生过程首先为原子或分子吸收光量子能量后,受激发而处于激发态,继之续发各种光化学反应,可表现为下述各种反应形式:

(1)光合作用　如植物在光和叶绿素的作用下,可使二氧化碳和水化合为碳水化合物。

(2)光分解作用　在光的作用下引起化学键的断

裂,使物质分解,如人视网膜杆状细胞的视紫红质,在光的作用下分解为反视黄醛和视蛋白并引起视觉。

(3)同质异构化作用　如在紫外线作用下,7－脱氢胆固醇转化为胆固化醇(维生素 D_3)。

(4)光聚合作用　如在紫外线作用下,DNA 的两个胸腺嘧啶单体聚合成胸腺嘧啶二聚体。

(5)光敏反应　在光敏物质的参与下,发生或增强光化学反应。

2. 光电效应　金属受紫外线或可见光照射时,发射电子的现象称为光电效应。产生光电效应的基本条件是光量子能量必须足以将电子从外周轨道上击出。人体皮肤经紫外线照射后,在产生光电效应的基础上,可引起组织内离子状态、胶体等一系列变化。

3. 光热效应　红外线被吸收后因其光量子能量较小,不足以引起光化学效应,但可引起分子的布朗运动,故表现为热效应。物体接受红外线辐射将被加热,热能可加速化学和生物反应。

4. 荧光反应　某种物质在紫外线照射下,发出可见光的现象称荧光效应,该物质称为荧光物质。荧光效应系荧光物质吸收光量子能量后,在极短时间内辐射出光量子的结果,此光量子的能量小于所吸收的紫外线的光量子能量,故成为可见光。荧光持续时间极短,于紫外线光源移除后立即停止,荧光灯即据此原理设计制造。不同的荧光物质在紫外线照射下发出不同颜色的荧光,临床上常据此来检测,如酶标仪。

(二)日光对皮肤的作用

光投射到生物组织上,只有吸收的部分才能发生生物学效应,人体对日光的利用大多要通过皮肤。因此,皮肤对光的吸收情况是日光对机体作用大小的决定因素。不同波长的光穿透皮肤的深度不同,最深的是红色光,其次是近红外线,最浅的是紫外线,投射于人体的紫外线部分被反射和散射,部分穿透组织被吸收。人体皮肤对紫外线的反射因波长和肤色而异。长波紫外线较短波紫外线反射率大。紫外线投射于人体皮肤时可出现瑞利散射,即散射强度与频率的 4 次方成正比,与波长的 4 次方成反比。可见波长越短,散射越强。由于散射的存在,减少了短波紫外线进入皮肤的量,从而降低了紫外线对皮肤的伤害作用。人体皮肤吸收紫外线后,通过光化学效应可在皮肤内引起红斑反应、色素沉着、维生素 D 形成等一系列变化,成为其防治疾病的作用基础。

(三)日光对视觉、色觉的作用

人眼的视觉范围大致在 380～780nm 波长、少数人范围可稍大。视觉效应有赖于眼球、视神经及大脑皮质三部分的功能。把光线刺激转成神经冲动的是视网膜上的感光细胞。感光细胞有锥状细胞和杆状细胞两种,锥状细胞较少,多集中于视网膜中心凹处,司明处的视觉;杆状细胞数量较多,多分布于视网膜的外周部分,司暗处的视觉。它们的感光机能是通过光化学物质的变化完成的。可见光对机体的作用很大部分是通过视觉。红光具有兴奋、刺激作用;黄光、绿光具有镇静作用;蓝光、紫光可降低神经兴奋性。兴奋占优势的神经衰弱患者处于蓝色光线的室内,可使之安静;高血压患者戴蓝、绿色眼镜 1 小时可使血压下降。强烈光线可使癫痫发作。波长在 475～600nm 的可见光通过视觉通路和神经通路可影响松果体的内分泌功能,而不引起某些神经内分泌效应。

不同波长的可见光投入眼内可产生不同的色觉效应。人眼分辨颜色的灵敏度很高,在可见光范围内,人眼可分辨近百种不同颜色。如红光按红的程度可分为朱红、橘红、玫瑰红和土红等,而每种有淡色、中色、深色之分。不同波长的光波引起人眼色觉不同,使人们充分感受到五光十色、绚丽多彩的大自然美丽风光。

(四)不同频域日光的基本生物学作用

如前述日光的光谱组成主要有紫外线、可见光和红外线,光谱不同,其生物学作用不同。紫外线有杀菌、脱敏、改善钙磷代谢、调节机体免疫功能,促进组织再生等作用;可见光中的蓝紫色光治疗新生儿核黄疸的生物学作用是在蓝紫光的作用下,胆红素变为无毒的胆绿素,此外,胆红素吸收蓝光后,可经过一系列的化学变化,变成一种水溶性的低分子量物质,这种物质由尿便排出体外;红外线的热作用使皮肤充血,增加局部血液循环,促进组织再生,缓解肌肉痉挛等。详细的生物学作用请参见“紫外线疗法”“可见光疗法”和“红外线疗法”。

二、日光浴

根据日光的生物效应原理,利用日光对人体进行锻炼和治疗的方法称为日光浴。

日光即太阳光,是地球光线和光热能的主要来源,它给万物以生命,也给人类以健康。常言道:万物生长靠太阳,充分说明阳光对人类生成和发展的重要作用。

(一)日光对人体的基本作用

太阳辐射是指太阳放出的电磁波,是太阳向宇宙空间发射能量的主要形式。太阳辐射的光谱包括红外线、可见光、紫外线。紫外线又分长波(A)、中波(B)和短波(C)三部分,辐射到地面的长波紫外线的辐射度高出中波紫外线100~500倍,短波紫外线被大气中的臭氧所吸收。日光对机体的作用取决于辐射治疗方式、机体吸收程度及其生物学反应。

地面受太阳辐射的强度,与其所处的纬度、海拔、臭氧层厚度、季节、气象因素、地面反射、天顶角大小及大气污染等有关。

生物效应由于光谱的不同而有所不同。红外线能透过皮肤深层皮下组织、光热效应强,可反射性扩张血管,改善循环,降低神经兴奋性,有消炎镇痛的功效;可见光反射率最大,能分解视紫质,通过视觉、皮肤影响中枢神经系统与内分泌功能;紫外线反射率最小,能量大,主要为光化学效应,紫外线辐射可导致DNA聚合、维生素D_3形成、产生与皮肤红斑形成相关的生物活性物质(组胺、激素、前列腺素等)和某些神经因素,从而出现全身性效应。科学地、适度地晒太阳,可获得一系列良好的生理作用效应。

1.生理作用

(1)提高机体免疫功能　紫外线辐射可使表皮衍生的白细胞介素1与红外线促进表皮细胞、成纤维细胞等增殖,加强胶原合成,皮肤增厚与损伤修复;吞噬细胞和皮肤淋巴细胞功能增强,加强抗体及紫外线对微生物的灭活作用,构成皮肤一线免疫障壁。紫外线不仅能提高皮肤局部免疫功能,还对整个机体免疫功能起调节作用,照射后可加强免疫球蛋白的生成,血中各种体液免疫成分含量增多;白细胞吞噬功能加强。其效应与波长及照射剂量相关,一般以小剂量长波紫外线增强免疫效果显著。热效应能增加红细胞免疫黏附作用,可见光亦间接影响免疫功能。

(2)维生素D的形成　皮肤内的7-脱氢胆固醇经紫外线辐射后形成维生素D_3。通常人体内90%~95%的维生素D是在阳光照射下获取的,要想从饮食中获取足够的维生素D是很难的,故晒太阳是体内维生素D获取的一个很重要的途径。维生素D不仅能调节钙、磷代谢,还有抑制细胞分裂的作用,而癌症的产生就是细胞分裂失控的结果,故维生素D不但有预防骨质疏松症和佝偻病的作用,而且有预防癌症发生的作用,尤其对预防乳腺癌、卵巢癌和结肠癌有良好的作用。此外,维生素D还是脑细胞的重要营养物质,故紫外线照射可提高记忆力和工作效率。

(3)对神经、内分泌功能的影响　小剂量紫外线能兴奋中枢神经,较大剂量则有抑制作用;当大脑皮质功能兴奋性升高时,亚红斑量照射可加强抑制过程,改善睡眠。适量照射对自主神经具有趋向正常化的调节作用,小剂量可提高交感神经功能;反之则抑制。可见光照射能加强中枢神经兴奋性与工作效能。日光通过神经、体液途径影响下丘脑、垂体、肾上腺、甲状腺、性腺和胰腺的内分泌功能。

(4)促进新陈代谢　光热效应能增强组织代谢,促进尿酸排泄、渗出物吸收。可见光照射可加强糖代谢及组织氧化。紫外线照射可使血胆固醇、乳酸、血糖下降,糖耐量增高,加强肝糖原合成。

(5)脱敏作用　紫外线照射可使组胺增多,并成为抗原复合物;反复照射可增加组胺酶的生成,使组胺降解,交感神经张力升高,加之维生素D_3调节血钙的综合作用,从而产生脱敏效应。

(6)增强机体的后备能力　紫外线照射能激发释放前列腺素I_2(前列环素)、激肽等血管活性物质,使血压降低,循环负荷减轻,心排血量增加,呼吸深慢,换气功能加强,血氧利用率增加,各器官得以发挥后备能力。

(7)改善血液流变和纤溶系统活性　紫外线辐射可改善血浆黏滞度、全血黏滞度、红细胞聚集性及变形性,激活纤维蛋白溶解系统,利于缺血性疾病的防治。

(8)促使生物节律正常化　可见光照射可影响松果体分泌及生理—心理过程,机体得以保持与外环境同步。当发生日生物节律紊乱时,借助日光辐射能使之正常化,保证机体的生命活力和工作能力。

2.日光照射的病理反应　长期过度的紫外线照射有可能损害皮肤细胞的DNA,导致细胞变异、分裂、失控,引起皮肤癌;红外线过度照射,可造成组织损伤,使细胞变性、坏死,引起发热,即所谓热射病或日射病,可损害机体的免疫功能。另外,缺乏阳光照射也可导致一些疾病的发病率升高。据报道:接触阳光最少的人和接触阳光最多的人比较,前者患乳腺癌、前列腺癌、结肠癌的发病概率是后者的 3 倍。研究发现:紫外线照射强度和 13 种癌症患者死亡有一定的关系,美国每年有 23 600 人因缺少阳光照射而患癌症死亡。这些资料有力地说明:缺少阳光照射的人群癌症的发病率和死亡率均明显高于接触阳光过多的人。尽管过度晒太阳有致癌作用,但若注意适度晒太阳,就会使疾病远离。阳光是良药,剂量最重要。

(二)日光浴治疗方法

1. 照射剂量及疗程

(1)生物剂量的测定　太阳辐射强度用相对日射计或带有电流计的辐射强度表来测定,以每平方厘米接受的焦(J)数表示,一个剂量单位为 20 920mJ/cm^2。另一种表示是根据不同季节的日光辐射对某一个体皮肤能引起红斑反应的生理剂量即最小红斑量(MED)为标准。第一种测量方法需用太阳辐射仪,如果无此设备可用表 2－1－7 和表2－1－8来确定治疗剂量。如用表 2－1－7,北京的纬度为 40°,在 5 月份上午 9 时照射五六分即可获得一个剂量单位的热量。若使用表 2－1－8,要在中午 12 时获得一个剂量单位则需 4 分钟。

表 2－1－7　不同纬度各月份 9 时和 15 时获得一个剂量单位所需时间　单位:分钟

地区纬度/°	月份											
	1	2	3	4	5	6	7	8	9	10	11	12
25	8.5	6.9	6.0	5.0	4.7	4.6	4.8	5.5	6	6.9	8.5	9.0
30	10.5	8.4	6.7	5.5	5.0	4.9	5.1	5.7	7.0	7.4	11.2	12.0
35	13.7	10.0	7.3	5.9	5.3	5.1	5.3	5.9	7.4	8.0	12.5	15.1
40	23.8	11.2	7.9	6.4	5.6	5.4	5.6	6.1	7.8	9.8	15.1	20.0
45	33.3	12.8	8.5	6.8	5.8	5.6	5.9	6.4	8.1	11.2	18.5	27.8
50		23.8	11.6	7.5	6.5	6.2	6.2	7.1	8.9	17.9		
55		31.2	13.2	7.9	6.8	6.3	6.5	7.5	9.8	21.7		
60		45.4	15.6	8.8	7.2	6.7	6.8	7.9	11.2	27.8		

表 2－1－8　不同纬度地区各月份中午 12 时获得一个剂量单位所需时间　单位:分钟

地区纬度/°	月份											
	1	2	3	4	5	6	7	8	9	10	11	12
25	6.0	5.5	3.8	3.0	2.8	2.8	2.7	3.5	3.6	4.5	5.0	5.8
30	6.5	6.0	4.0	3.5	3.2	3.2	3.2	3.8	4.0	5.0	5.5	6.3
35	7.0	6.8	4.5	4.0	3.6	3.6	3.5	4.2	4.5	5.5	6.3	7.5
40	8.0	7.0	5.0	4.5	4.0	4.0	4.0	4.5	5.0	6.0	7.5	9.0
45	9.5	7.0	5.5	4.5	4.0	4.0	4.0	4.5	5.5	7.0	9.0	10.5
50	16.0	10.0	6.5	5.0	4.5	4.5	5.0	5.0	6.0	8.5	14.0	19.0
55	23.0	12.0	7.5	5.5	5.0	5.0	5.0	5.5	7.0	10.5	19.0	29.0
60	36.0	16.0	9.0	6.0	5.5	5.0	5.5	6.0	7.5	12.0	25.0	56.0
65		23.0	20.5	7.0	6.0	5.5	5.5	6.5	9.0	15.0	56.0	

(2)首次剂量　按浴者生物剂量测定的结果,治疗目的和肤色、部位不同而异,如锻炼性调节机体功能、预防疾病用亚红斑量,若为镇痛则用红斑量;全身照射用亚红斑量,局部照射用红斑量;四肢皮肤敏感性低,婴儿、青春期、妊娠期敏感性高。

(3)维持量　全身照射按前次剂量的25% ~30%递增,至2 ~3MED。局部照射依前次照射红斑反应级别而定,一般按25% ~50%递增,至4MED止。

(4)照射间隔、次数与疗程　全身照射1次/天,25 ~30次为1疗程,一般实施1个疗程。局部照射间隔:待前次皮肤红斑明显减弱或基本消退后再照射,一般间隔1 ~3天,照射3 ~5次。

(5)小儿全身照射剂量　由1/20 ~1/10MED开始,渐增至1/2 ~3/4MED,学龄期儿童可适当增加,对日光敏感者避免出现皮肤红斑反应,婴儿对热耐受性差,应慎用。

2. 日光浴的场地　修建日光浴场时,应选择露天空气能自由流动的场所,最好远离其他建筑物,以免热光线反射,使日光浴场晒热过度,宜在无烟尘、臭氧、碳酸气、水蒸气等空旷安静之处,如郊野、山地、河畔、湖滨、阳台等。日光浴可在专为集体使用设计的棚架下进行,棚架应用鱼鳞状或蜂窝状顶,以免过强的太阳光直射于患者,可使弥散的射线和空气自由通过。日光浴场位应向南或东南。集体治疗时每人所需面积不少于4.5m^2/人。

3. 照射方法

(1)全身照射法　适于身体健壮者。浴者身体裸露,着三角短裤,女性加戴胸罩,戴防晒头罩、护目镜,仰卧,头置遮阴屏后。一般首次剂量为1/8 ~1/4MED,1次/天,每次剂量按身体前后两野各半照射,间隔1 ~2天递增25% ~30%,至2 ~3MED。

(2)顺序全身照射法　系逐渐增加照射面积和照射剂量的方法,适于身体稍弱或对日光耐受性较差者,进度举例见表2 -1 -9。第8日休息,总量为2 ~3 MED,共15次左右。

表2 -1 -9　顺序全身照射法进度表

	照射生物剂量数										
部位	1d	2d	3d	4d	5d	6d	7d	8d	9d	……	15d
双足部	1/4	1/2	3/4	1	$1\frac{1}{4}$	$1\frac{3}{4}$	$1\frac{3}{4}$	休	2	……	3
双小腿		1/4	1/2	3/4	1	$1\frac{1}{4}$	$1\frac{1}{2}$			……	
双下肢			1/4	1/2	3/4	1	$1\frac{1}{4}$			……	
双上肢				1/4	1/2	3/4	1			……	
胸腹部					1/4	1/2	3/4			……	
腰背部						1/4	1/2	息	3/4	……	2

(3)间歇性全身照射法　适于身体虚弱者,当照射1MED后,可再照射1MED,而耐受性差者可去遮阴处休息5 ~10分钟后,再回到阳光下照射,直至达到规定剂量。

(4)局部照射法　取卧位或坐位,充分暴露治疗部位,将头与未照部位以布巾或遮阴屏遮盖。本法亦作为全身照射的补充。

(5)治疗处方　处方应写明浴者的生物剂量(min)、照射方法、部位、范围、照射生物剂量(min)、间隔与次数,局部照射须写明所要求的红斑级别。

(6)注意事项

①遵循渐进原则,从小剂量开始逐渐增至规定的剂量。注意不良反应的预防,浴场所有人员均应戴防晒头罩及护目镜。浴者准备,年老体弱者及小儿应进行短期(1周左右)渐进性、动势、半裸体空气浴锻炼。

②每天仅需接受1/8MED的紫外线,即可以预防紫外线缺乏;日光浴30分钟后,血中可测到0.25mg维生素D_3。过长时间的暴露或暴晒则有损健康;日光浴若于每日10—14时进行,其辐射约占全日量的2/3,故此时暴露应减少时间,须经短时间的适应,才能在

户外暴露一定时间而不致晒伤，但近正午时仍应加强遮蔽。一般在无防护的条件下，适应性暴露不得超过4MED（相当于在回归线上暴露1小时）。

③太阳黑子、耀斑活跃时，高能量粒子增加，电离辐射加强，不宜做日光浴。

4. 医疗监督

(1)治疗前

①对浴者进行健康教育，说明日光疗法的作用、方法、注意事项，激励其主动参与。

②详细询问病史、月经史、光过敏与光敏剂史，全面体检，明确诊断，初步判定对紫外线敏感情况。

③合理安排治疗时间，不得在空腹时进行，一般应在餐后0.5～1.0小时后进行。

④备有急救物品，以供急救用。

⑤观察治疗后反应及皮肤变化，正常反应为照射后精神饱满、睡眠及食欲良好、体力增强，若有体温升高、心悸、皮肤水肿、疱疹等提示剂量过大或光毒反应，应减量、暂停或中止治疗。

(2)治疗中

①每次浴前，浴者应在阴凉处做5～10分钟空气浴，并保持皮肤干燥，以防灼伤。

②督促浴者戴好防晒头罩、护目镜，治疗中不宜睡眠和阅读书报。

③观察体温及皮肤变化，皮肤湿润的应用干毛巾擦干，如有出汗，表示剂量过大，应予减少剂量，皮肤显著变红、疼痛，为灼伤标志，或口腔温度升高1℃者，应立即停止。

④气温若>33℃～36℃，湿度>80%，易发生中暑；气温若<20℃或照射1MED需时40分钟以上，气流>1.5m/s，均不宜在户外治疗。

(3)治疗后　巡视并做身体检查，尤应注意全身状态和皮肤反应，发现异常及时处理。督促浴者去阴凉处休息5～10分钟，并用温水冲洗皮肤，饮用含维生素及钠盐的饮料，做好治疗记录。

5. 不良反应及处理

(1)中暑　主要由辐射热引起。常有头痛、头晕、胸闷、无力、耳鸣、脉快等先兆。若出现剧烈头痛和头晕、恶心、呕吐、面部潮红、烦躁，甚至昏迷、惊厥者为日射病。对有中暑先兆者应立即移至阴凉通风处休息，服人丹、十滴水等，或饮用冷开水、绿豆汤等饮料。日射病者头部置冰袋或用冷水湿敷及对症处理。

(2)光照性眼炎　眼有异物感、灼痛、畏光、流泪，头痛，睑结膜充血、水肿，球结膜充血，反复暴露可引起晶体混浊等。仅有自觉症状者用眼垫遮盖，有结膜炎时，可戴有色保护镜，预防感染可滴抗生素眼液，1次/2小时，已发生感染者可全身应用抗生素治疗，有虹膜刺激症状者以阿托品滴眼散瞳。

(3)皮肤光毒反应　有光敏性皮炎、光毒性皮炎、多形日光疹，表现为皮肤红斑、水肿、水疱、脱屑、荨麻疹、丘疹等。局部可用含氧化锌、胡萝卜素、二氧化钛软膏，或用氢化可的松软膏涂搽。内服或静滴维生素C，口服β胡萝卜素等。

6. 适应证

(1)保健锻炼　发育期少儿及青少年、年老体弱、病后或术后体虚、疲劳状态、亚健康状态、长期卧床的患者，从事缺乏日照的工种（矿井、坑道、地铁、潜艇等）的工作人员，缺少太阳辐射、高纬度、大气污染较重地区的人员，长期值夜班又缺乏户外活动者，恐惧紫外线引起紫外线照射不足者。

(2)疾病预防　维生素D缺乏性佝偻病、软骨病、老年性和绝经后骨质疏松症；流行性感冒、急性上呼吸道感染、流行性腮腺炎、百日咳、猩红热等易感者（于流行期间照射）；小儿肺炎、气管炎、风湿热、习惯性冻疮（于秋末、冬初或仲春照射）；肺结核接触者（于接触后照射）；预防手术皮肤切口感染，加速切口愈合。

(3)疾病矫治　维生素D缺乏所致佝偻病和软骨病、骨质疏松综合征；慢性皮肤溃疡肉芽生长期、皮肤球菌感染性疾病（脓疱病、毛囊炎、疖、玫瑰糠疹、寻常痤疮、慢性湿疹、冻疮Ⅰ度）；无症状性心肌缺血、稳定型心绞痛、高血压病1级、轻度高脂蛋白血症、脑动脉硬化、短暂性脑缺血、可逆性缺血性脑梗死（脑损伤）、2型糖尿病（无症状期或轻症）；软组织损伤非渗出期或肉芽生长期、骨折复位固定后、慢性骨髓炎、骨或关节结核；类风湿关节炎缓解期、风湿性关节炎恢复期、痛风性关节炎稳定期、骨关节炎、风湿（寒）性腰痛、纤维织炎、自主神经功能失调、神经痛（非压迫性）、末梢神经炎、骨外侧皮神经炎等。

7. 禁忌证

(1)照射后可加重的疾病　急性银屑病、急性泛发性湿疹、活动性红斑狼疮、着色性干皮病。

(2)慎用的疾病　活动性结核病、急性心肌炎、心肾或肝功能衰竭、甲状腺功能亢进症、血卟啉病、恶病质、恶性肿瘤(局部)、出血性疾病等。此外,对紫外线过敏、应用易致光敏感的药物,如磺胺类、灰黄霉素、四环素、氯丙嗪等,食用灰菜、紫云英、苋菜等食物者也须慎用。

(3)具有癌变可能的病　毛细血管扩张性失调、缺乏染色体型视网膜细胞瘤、Fan - coni 贫血。

(4)暂不宜用者　疾病急性期、发热、月经期。

(张恩达)

第三节　海水疗法

海水疗法历史悠久,从远古时代起,人们就已了解海水浴具有治疗功效。古希腊诗人荷马在他的著作中谈到有人利用海水恢复体力。被誉为医学之父的希腊医生希波克拉底建议人们利用海水浴和泥敷缓解各种病痛。1796 年世界上第一个海滨疗养地在英国建立,然后扩展到世界各地的沿海国家。我国海区总面积为 470 余万平方公里。大陆海岸线的长度为 1.8 万多公里。在处于沿海的大连、兴城、北戴河、青岛、烟台、威海、厦门、漳州、平潭、广州、三亚、北海等地区都建有海滨疗养地,其中包括大量的疗养院和休养所;为了改善和延长海水疗法的时间,有些疗养院还建立了室内海水馆。由于人们体验了海水的疗效,故在国际上有关专业人员对海水疗法的研究越来越广泛和深入。进入 21 世纪,自然疗法进一步受到人类普遍的关注,海滨疗养和旅游受到人们的青睐。虽然人类对海水理化学性质的认识及生物学作用研究已经取得了多方面的成就,但关于海水对人体作用机制的认识目前还不够深入和全面。特别是我国的海域辽阔,分布在不同的气候带,海水疗法的特点还有待进一步研究。所有这些为疗养工作者提出了新的任务。

一、海水的组成

海水作为一种自然疗养因子,资源极其丰富。已知全世界海洋面积占地球总面积的 70.78%,海水总体积为 $1.37\times10^9 km^3$,占地球总储水量的97.20%。如此巨量的海水,实际上是一种复杂的混合溶液,溶剂主要是水,溶解物质包括盐类,有机化合物和溶解气体。此外还有少量的无机物和有机物,它们以颗粒状态或胶体状态存在。

(一)海水的元素

目前已知海水中含有 80 余种元素,它们主要以溶解盐的形式存在。海水主要化学元素的组成及含量见下表 2 - 1 - 10。

表 2 - 1 - 10　海水主要化学元素组成表

元　素	含　量(mg/L)	主要存在形式
氯 Cl	19 000	Cl^-
钠 Na	10 500	Na^+
镁 Mg	1350	Mg^{2+}, $MgSO_4$
硫 S	885	SO_4^{2-}
钙 Ca	400	Ca^{2+}, $CaSO_4$
钾 K	380	K^+
溴 Br	65	Br^-
碳 C	28	HCO_3^-, H_2CO_3, CO_3^{2-} 有机化合物等
锶 Sr	8	Sr^{2+}, $SrSO_4$

续表

元 素	含 量(mg/L)	主要存在形式
硼 B	5	$B(OH)_3$,$B(OH)_2O^-$
硅 Si	3	$Si(OH)_4$,$Si(OH)_3O^-$
氟 F	1.3	F^-
氮 N	0.5	$NO_3{}^-$,NH^4,有机化合物等
磷 P	0.07	HPO_4^{2-},PO_4^{3-}等
碘 I	0.06	IO_3^-,I^-
铜 Cu	0.003	Cu^{2+},$CuSo_4$
铀 U	0.003	$UO_2(CO_3)_3^{4-}$
银 Ag	0.00004	$AgCl^{2-}$,$AgCl_3^{2-}$
金 Au	0.000004	$AuCl_4^-$
镭 Ra	1.0×10^{-10}	Ra^{2+},$RaSO_4$

根据各种元素含量及性质的不同,通常分为常量元素、微量元素、放射元素等。每升海水中含量在1mg以上的元素称为常量元素,亦称主要元素。常量元素有氯、钠、镁、硫、钙、钾、溴、碳、锶、硼、硅、氟共12种。这12种元素的含量占海水全部元素的99.80%~99.90%,其中氯约占55.00%,钠约占30.00%。每升海水中含氯化钠27.213g、氯化镁3.807g、碳酸钙0.123g、硫酸镁1.658g、硫酸钙1.260g、溴化镁0.07g,它们是构成海水的主要盐类,对海洋生物体的生长发育起重要作用。每升海水中含量在1mg以下的元素叫作微量元素。现已发现微量元素总计有60多种,其中氮、磷等对海洋生物的生长繁育具有重要意义,因而又称为营养元素。在海水中,还有天然放射性元素及其同位素,其中有单个长半衰期的放射性同位素钾(^{40}K)、铷(^{87}Rb);有三大自然放射性元素:在锕元素中,从^{235}U开始共12个子体;在铀系元素中,从^{238}U开始共17个子体;在钍系元素中,从^{232}Tn开始共10个子体。还有宇宙射线与大气元素作用的产物,如^{14}C、^{3}C等。它们导致了海水的放射性。

(二)有机物

有机物是以溶解状态而存在于海水中。可分为无氮有机物、含氮有机物、类脂化合物和复杂有机物等。无氮有机物主要是由死亡的海洋植物在分解过程中形成的,其中最主要的是碳水化合物及其分解产物。其分解过程是:海洋植物→木质素→纤维素→淀粉→葡萄糖→有机羧酸。无氮有机物中具有芳香族结构的物质是低分子量的酚类和醌类,它们在维生素及抗生素的形成中具有重要作用。

含氮有机物主要由海洋和动物蛋白质及其分解产物形成,其分解过程是:蛋白质→蛋白胨→多肽→氨基酸→胺。

类脂化合物主要有脂肪酸和甘油及其脂族醇、碳水化合物、含氮碱、固醇等形成的脂类化合物,其含量少且分解困难。

复杂有机物主要包括腐殖酸在内的腐殖质,由于性质复杂,其组成目前了解不多。

海水中各种有机物的含量分布在各海区不同。通常在江河入口处及沿岸海区含量高、海表层的含量高于深层。在选择海滨浴场时要注意海水质量调查,特别是那些容易被污染的海水,其有机物含量明显增高。有机物的含量通常以每升海水中该物质所含碳的浓度表示,计量单位为μgC/L。海水中重要有机物平均含量见表2-1-11。

表 2-1-11 海水溶解有机物的平均含量

成 分	海水中浓度(μgC/L)
维生素 B_{12}	0.0005
硫胺素	0.005
维生素 E	0.001
总脂肪酸	5
脲	5
总游离糖	10
总游离氨基酸	10
总碳水化合物	200
化合氨基酸	50

(三)溶解气体

海水中溶解气体来源是大气中各种气体部分溶解于海水;另外是由某些物理及生化过程所产生的。它们主要有氧气、二氧化碳和氮气,此外还有少量的惰性气体,如:氦、氖、氩、氪、氙等。在海水溶解的气体中氧气和二氧化碳与海洋生物有密切的关系。

海水表层在通常情况下 O_2 含量为 2～8ml/L。海洋植物光合作用产生大量的 O_2,而生物的呼吸作用及有机物的分解则消耗 O_2,当其含量趋于不饱和时,则从大气中吸收补充、当超过饱和状态时,过度的氧则释放到大气中去。海水中氧的溶解度受水温及盐度的影响,当水温和盐度升高时,O_2 的溶解度减小,反之则增大。在海表层区域水温高时 O_2 含量低,区域水温低则 O_2 含量高;在夏季,水体垂直稳定表层海水因与大气接触及植物光合作用而使 O_2 呈饱和或过饱和状态,但下层水因有机物分解和生物呼吸作用等不断地消耗 O_2 使 O_2 呈不饱和状态,在海底甚至被消耗尽;在冬季因水体强烈对流并不断与大气接触而使 O_2 达到饱和,而且表层至深海上层的 O_2 含量呈均匀状态分布。

海水中的 CO_2 含量亦受温度、盐度、海洋植物的光合作用及生物的呼吸作用等影响,CO_2 在海水中发生如下变化:

$$CO_2 + H_2O \longrightarrow H_2CO_3 \longrightarrow H^+ + HCO_3 \longrightarrow 2H^+ + CO_3^{2-}$$

海洋植物光合作用吸收 CO_2 而释放出 O_2,由于 CO_2 含量减少,上述平衡向左移,使 H^+ 的浓度降低,而海水 pH 值升高;海洋生物呼吸作用及有机物分解放出 CO_2,因其含量升高,则上述平衡向右移,使 H^+ 浓度增大,海水 pH 值降低。当温度和盐度增高时,CO_2 溶解度降低;当温度和盐度降低时,CO_2 溶解度增高。海水略呈碱性,其 pH 值为 7.5～8.4,称为海水的酸碱度。

海水中氮的含量与氧的含量密切相关,氮的溶解度可按下列公式从氧的溶解度中算出:

$$N_2(ml/L) = O_2 + 0.22/0.577$$

式中 N_2 和 O_2 的数值均是溶解度,即每升海水中所含氧和氮的毫升数。

海水中溶解的惰性气体的体积,约为溶解氮的 2.7%,其含量很少,主要受水温的影响。

二、海水的物理和化学性质

海水的物理和化学性质是海洋学的一个重要领域,它包括海水的盐度、热性质、声学特性、光学特性、海水动力学、海水中各种成分的分布及转移规律等。本节重点介绍与疗养学有关的内容。

(一)盐度和氯度

为了表示海水的总盐量,国际海洋组织规定的盐度定义是:在 1kg 海水中,将所有的碳酸盐转变为氧化物,将所有的溴和碘以氯代替,并且一切有机物均已完全氧化后所含全部固体物质的总克数,即为海水的盐度。以符号 S‰表示。

通常先测定海水氯度来确定海水的盐度。这是因为在海水溶解盐类中氯离子约占 55%。采用硝酸银滴定法,操作简单而且准确。根据需要又规定了氯度的概念:即在 1kg 海水中,若将溴和碘以氯代替时,所含氯、溴、碘的总克数称为氯度,以符号 Cl‰ 表示。

经海洋学家精确测定并研究发现:海水中的氯度与盐度呈线性关系,提出了新的盐度公式为:

$$S‰ = 1.8065Cl‰$$

一般认为各大海洋水中的盐度值差别不大,介于 33‰～37‰之间,平均为 35‰。疗养工作者的临床研究发现:某些疾病在不同海域的治疗效果不同,如死海海水含盐量比地中海高出 100 倍。与疗养学关系密切的近海,特别是河口的海水盐度变动较大。概括地讲,径流(包括河水和地下水)、降水、融冰以及与低盐海水的混合将使盐度降低;而蒸发、结冰、与高盐海水的混合则使盐度增高。以我国长江口为例,冬季的海水盐度为29‰~31‰,而洪水季节只有5‰~6‰。其原因是海水与河水含盐组成不同,海水的溶解盐主要为氯化钠,而河水中主要是碳酸氢钙。河水、海水主要离子浓度见表2-1-12。

表2-1-12 河水、海水主要离子浓度含量表

单位:mmol/L

元　素	全球河水平均值	盐度为35‰的海水
钠 Na^+	0.27	468.0
钾 K^+	0.06	10.0
镁 Mg^{2+}	0.17	53.5
钙 Ca^{2+}	0.38	10.0
阳离子总数	0.88	541.5
氯 Cl^-	0.22	546.5
碳酸氢盐 HCO_3^-	0.96	2.3
硫酸盐 SO_4^{2-}	0.12	28.1
阴离子总数	1.30	576.9

由表中的数值可以计算不同盐度的海水的离子浓度。例如,盐度为30‰的海水,这时 Na^+ 浓度应为:

$468 \times 30/35 = 401$(mmol/L)

其他离子浓度计算方法与此相同。

(二)压力、比重与密度

人们已知,一个标准大气压等于1.01325×105Pa,(通常用符号P表示压力,其单位为帕斯卡)。根据计算,一个大气压相当于10.03m深的海水的压力;随着海水深度加大,海水的压力也增大,每增加10m水深约增加一个大气压。由此算来在万米深渊的海水压力可高达1000个大气压。

单位体积的海水所具有的质量称为海水的密度,一般用符号ρ表示,在海洋学上通常用海水的比重。海水的比重和密度在数值上相等,一般可取1.02~1.03g/cm³。

海水的密度和比重随海水的温度t、盐度S和压力P的不同而不同。在温度为20℃、盐度为35‰的海平面上,海水的密度为1.02478 g/cm³。海水的密度均大于1,而前两位小数对所有的海水密度都是相同的。在某些情况下,海水的密度值常将1取消,再乘以1000,并准确到5位小数,常用符号δs、t、P表示,其表达式为:

$$\delta s.t.P = (\rho s.t.P^{-1}) \times 10^3$$

(三)海水的热性质

海水的温度主要取决于太阳的辐射。在太阳光线正射时,辐射热大部分被表层海水吸收,仅有4%被反射。在不同的海域太阳辐射深度不同,在大洋水域可达几百米,而在沿岸水域和海湾只能射达几米或十几米。因此,海水温度与太阳光辐射深度有明显关系,深度增大,水温降低,在1km深的海水温度为4℃~5℃,在2km深的海水温度为2℃~3℃,在3km以下仅为1℃~2℃。海水温度与季节也有明显关系,尤其在近海岸或海湾等处因受陆地气候影响而变化较大。我国海域自北向南纵跨温带、亚热带和热带三个气候带,南北温差冬季约为30℃,夏季约为4℃;年降水量为500~3000mm。我国海域季风特征显著,热带气旋影响大。海水表层水温年均11℃~27℃,渤海和黄海北部沿岸冬季海面有结冰。

根据物理学的定义:物质的比热是指1g物质升高1℃所需要的热量,一般可分定压比热(Cp)和定容比热(Cv)两种。对于液体来说多采用定压比热,即在压力不变情况下的比热。水的比热很大,例如:使一升水的温度升高1℃所需要的温度,可以使8kg铁或33kg水银的温度升高1℃。水的比热在一个大气压下,温度15℃时为1,而海水的比热仅次于水,一般为0.932。由此看来,海水的比热大,热容量高,这一性质是其作为自然疗养因子的重要依据之一。海水的比热受温度、盐度等因素的影响,通常是随温度、盐度的增大而降低,见表2-1-13。

表 2－1－13　海水定压比热随温度、盐度的变化（在 1 个大气压下）

S‰	T(℃)						
	0	5	10	15	20	25	30
20	0.959	6.956	0.953	0.951	0.950	0.949	0.949
25	0.953	0.950	0.947	0.945	0.944	0.943	0.943
30	0.947	0.944	0.941	0.939	0.938	0.937	0.937
35	0.941	0.938	0.935	0.933	0.932	0.931	0.931
40	0.935	0.932	0.929	0.927	0.926	0.925	0.925

由于海水比热高，热容量大，是空气的 3100 倍。在海边 $1km^3$ 的海水温度降低 1℃，能使 $3100km^3$ 的空气温度升高 1℃，因此海水对调节空气温度有重大作用，正是海水的这一热性质，才使得海滨疗养地冬无严寒，夏无酷暑，气候宜人。

海水具有较强的导热性能，为空气的 30 多倍，以相同温度的海水和相同温度的空气作用于人体，引起的感觉和反应很不相同，例如：人体对 20℃ 的空气感到舒适，而 20℃ 的海水对人体却是一种寒冷刺激。这主要是因海水的密度较大，又含有丰富的金属离子，因而是一种良好的介质，其导热能力较强所致。这一性质也是海水对人体产生温度效应的理论基础。

导热能力的大小以导热系数表示。物质的导热系数是指每隔 1cm 长度，温差为 1℃ 时，每秒钟通过 $1cm^2$ 面积的热量。海水的导热系数随盐度的增高而下降，在盐度为 35‰时，导热系数为 5.6033J/℃。

（四）摩擦力和黏滞性

海水同其他流体一样具有黏滞性和摩擦力。流体各部分以不同速度运动时，各部分的能量可进行交换，并可产生一种速度趋于一致的切应力。这种使速度趋于一致的性质即为黏滞性；产生的切应力又称为流体的摩擦力。

海水是不停运动的，其运动状态一般分为层流和湍流两种：层流的水流速度缓慢，流线平滑；湍流是海水微团或小水块做不规则的紊乱运动。由于海水流速不同，在水层之间便发生动量的转移，形成相对均匀的水团，于是便产生了海水的摩擦力。这种摩擦力就是海水浴对人体产生摩擦压作用的力学基础。

海水摩擦力的大小除决定于水流速度外，还与海水黏滞性明显相关。一般认为：海水的黏滞性大时海水的摩擦力也大。但是，海水黏滞性受温度和盐度影响，海水黏滞性随温度的增大而减少，随盐度的增大而略有增加。

（五）渗透压

在相同的外压下溶剂能通过半透膜使溶液变淡的现象叫渗透；能使水分子通过半透膜进入水溶液的压力称作渗透压。渗透压的大小与溶液的浓度成正比。海水是一种复杂的混合溶液，对人体来讲，属于高渗的液体。

海水的渗透压随温度、盐度、氯度不同而有差异。不同氯度、温度下的渗透压值见表 2－1－14。

表 2－1－14　不同氯度温度下的渗透压值（大气压）

氯度（‰）	温度（℃）			
	0	10	20	30
5	6.20	6.43	6.65	6.85
10	12.40	12.85	13.31	13.76
15	18.60	19.28	19.06	20.64
20	24.82	25.73	26.64	27.54

海水的渗透压具有很重要的生物学意义，生物的成长过程和生命活动有密切关系，如水分和矿物质的吸收和扩散、有机物质在生物体内的运输、细胞张力和弹性的维持等。海洋生物的皮肤通常具有半透膜性质，使其机体与环境之间保持渗透平衡。如果我们把海洋动物放在淡水里，因为渗透压的作用，大量淡水就渗入体内，动物很快就会因水肿而死亡；相反，把生长在淡水中的青蛙放在海里，短时间青蛙自身的重量就要减少 20%，时间再长也会死亡。人体与海水接触，因体液与海水的渗透压不符，皮肤与黏膜又具有

半透膜的某些性质，于是，便通过体腔黏膜和皮肤产生离子和水分的交换，影响人体的生理或病理活动。

三、海水对人体的作用机制

海水对人体的医疗作用实际上是通过物理化学作用实现的。海水为复杂性混合溶液，可以与身体各部分密切接触，是传递刺激信息的理想物质。海水比热高、热容量大、导热能力强，因而对气温和体温起到调节作用；海水的压力、摩擦力等构成了对机体的机械作用，海水中含有的各种无机物和有机物对人体可引起化学效应。由此可见，海水对人体的作用主要通过温度作用、机械作用及化学作用实现的。其中温度作用最为显著。

（一）温度作用

温度可影响机体的各种理化过程。一切生命活动都需要在一定温度范围内进行。机体对温度的感受主要通过皮肤感受器和神经纤维传导到中枢神经而实现；温度与机体物质能量代谢有明显关系。

1. 温度感觉　温度刺激是自然疗养因子作用机体的基本条件之一。当两个温度不同的物体接触时，热便由温度高的物体传向温度低的物体。皮肤接触高于其温度的水时就感到温热；接触低于其温度的水时就感到寒冷；水温与皮肤温度相同时，就没有任何温度感觉，此种温度称不感温度。

在温度感觉方面人体皮肤起着主要的作用。在皮肤表面组织内，冷热感受器的分布不均匀。接受寒冷刺激的感受器为 Krause 小球，位于网状内皮质，每平方厘米皮肤含有 6～23 个；接受温热刺激的感受器为 Ruffini 小体，位于皮下组织层，每平方厘米皮肤平均含有 0～3 个。由于冷觉的 Krause 小球解剖位置较浅，数目较多，故人体对寒冷刺激的感受较为敏感。人体不同部位对温度的感觉也不尽相同，胸、腹、前臂内侧、乳头等处较敏感，而经常暴露的部位，如面、手、足对温度刺激不甚敏感。

2. 皮肤温度　人体不同部位的皮肤温度不同，腋下最高，平均为 36.6℃；足趾最低，平均为 24.4℃。皮肤温度受很多因素的影响，如皮肤血管网的状态、外界环境温度的变化、机体的运动与静止状态、锻炼与否等有关。由于人体皮肤温度的差异，致使确定不感温度较为困难。不同物理介质的导热性及热容量不同，其不感温度也不同，例如水的不感温度为 34℃～36℃，而空气为 20℃～25℃。

3. 机体对温度刺激的反应　机体受温度刺激作用后，可引起各种复杂的反应，其反应程度如下：作用于机体的冷热刺激愈突然，则反应愈强；水温与皮温的差距愈大则反应愈显著；被作用的面积愈大，刺激越强；同一温度作用时间的长短不同，其反应将发生质的变化，如寒冷刺激，短时间为兴奋，长时间可致麻痹，此外也与个体反应能力的强弱有关。基于上述因素，采用海水疗法时，应根据不同情况，选择适当的温度、作用方式和治疗时间，方能达到预期的目的。

观察发现，人体浸入海水后，可出现三个反应阶段：

第一期反应：人体刚接触海水数分钟后，血管收缩、皮肤苍白、感到寒冷，甚至出现鸡皮样反应；同时还伴有心跳减慢、血压短时升高。这一期称为初发性寒冷阶段。

第二期反应：经短时间后，血管扩张，皮肤呈蔷薇红色、有热感，自觉温暖舒适、精神愉快、血压恢复正常。因机体素质不同，这个阶段的长短不等，一般为 20～30min。本期称反应性温暖阶段。

第三期反应：如果人在海水中时间过长，可再次出现寒战、口唇青紫、皮肤呈紫红色，还有鸡皮样反应。此阶段表明海水的温度刺激作用已超过机体的适应阈限。本期称超阈限反应阶段。

上述三期反应是海水温度作用于人体的生物学效应。我们知道人体皮肤温度平均为 33℃～34℃，海水温度较人体温度低得多，即使在炎热的夏季，我国近海海水的温度多在 22℃～25℃之间，这对人体来说仍是一个冷刺激。当两个温度不同的物体接触时，热由热度高的物体传向热度低的物体。因海水的导热性强、热容量大，因此便有大量的热能由人体散发到海水，于是便产生了上述的三期反应。

在皮肤接触海水的初始阶段，为减少机体散热，使体温保持恒定，故皮肤血管发生痉挛性收缩，导致血流减少，皮肤苍白；因又刺激了迷走神经，使迷走性物质分泌增多，心跳减慢。第二期反应是机体的产热代谢增强，为了散热，皮肤血管扩张，故有温暖的感觉，同时迷走神经张力下降，交感神经兴奋，儿茶酚胺类递质分泌增多，所以感觉精神愉快。这是人体生理性适应和代偿功能发挥良性反应的阶段，对人体是有益的。第三期反应表明海水作用已超过机体适应的阈限，对人体是有害的。

4. 海水温度对人体物质能量代谢的影响　海水对物质代谢和能量代谢的影响也是通过温度作用来实现的。在体内物质新陈代谢过程中，不断产生热量以维持体温，同时，这些热量传导到机体表层，通过辐射、传导和对流以及蒸发等方式不断地向外界放散。分布于人体表层的温、冷觉感受器及中枢性温度感受神经元，接受人体内、外环境温度变化刺激，发出信息作用于体温调节中枢。经过体温调节中枢的整合作用，然后相应地引起骨骼肌、内分泌腺、皮肤血管及汗腺等器官活动的变化，改变机体的产热和散热能力，使体温维持在相对稳定的水平，其实质就是机体产热与散热两个过程的动态平衡。由于海水水温与体温的差值较大，多在10℃以上，与机体之间互相作用面积较大且充分，这样海水疗法实质上是消耗更多的能量，增强机体的能量代谢，提高新陈代谢水平用来维持体温的恒定，以保证机体正常的生命活动。据观察报告：海水浴能增强脂肪代谢、气体代谢和血流循环；在16℃冷水浸浴时，二氧化碳排泄量可增加64.8%，氧气的吸收增加46.8%。众所周知，用以维持机体体温能量的主要是食物，作为三大营养素的糖、脂肪和蛋白质分子的碳酸氢键中都蕴藏着能量，这些营养物质的分解代谢实质是由三羧酸循环实现的，碳和氢分别被氧化为CO_2和H_2O，碳氢键断裂，同时有能量释放，其中约50%的能量变为体热能以维持体温，并不断以热能的形式向体外环境发散，还有约45%的能量转移到ATP等高能化学键中储存起来，以便随时供给机体各种生命活动的需要，如肌肉收缩、神经信号传导、物质的代谢合成、腺体分泌、器官活动等。最终的结果都是转化为热能而散发于机体外的环境。所以在一定时间内，从人体所发散的热量情况，就可以衡量人体内的新陈代谢水平。据计算，人在12℃的水中停留4分钟，能消耗418.4kJ的热量，这相当于在陆地停留1小时的散热量。由此可见，海水温度对人体的热代谢作用，对生命活动过程的影响是很大的。

5. 影响海水温度刺激的因素

(1)水温与体温的差值越大，反应越强。人体的中枢神经系统对寒冷刺激敏感，而且反应迅速。寒冷对机体具有锻炼性作用，故用之得当有良好的治疗效果。

(2)相互作用的面积越大，反应越强。

(3)作用持续的时间，在第一期，第二期反应为良性反应，如果作用时间过长，出现第三期反应为有害反应。应用海水疗法时应根据不同的健康状况、年龄、疾病的程度掌握时间，避免第三期反应出现。

(4)人体的耐受性好，第三期反应延迟出现，耐受性差时第三期反应可提前出现。人体耐受性可以通过锻炼而提高。

(二)机械作用

海水的机械作用包括静水压力、水流冲击和浮力作用。

1. 静水压力作用　静水压力是指周围的水对在水平面以下的人体所施加的压力。据测定，在1m深的海水中静水压为力10kPa，水深每增加1m，压力就增加10kPa，也等于0.1个大气压。当人体浸到海水中时，身体被水浸的部分就要受到海水静压力的作用。所受的压力大小与从承压部位到水平面的垂直距离成正比。在1m深，体表所承受的压力为0.1个大气压/cm^2；这种静水压力作用可以影响体液的分布，促进人体与外界的气体交换，对心血管系统、呼吸系统、物质代谢系统都是有益的。

由于海水的静压力压迫体表的血管和淋巴管，使体液回流量增加。根据静压力的大小与承压部位的深度成正比的规律，人若直立或坐浴水中，下肢承受的压力最大，因为腹部无骨骼支持，故腹部的压力大于胸部，这样，易使静脉血液回流，回心血量增大。海水的静压力对呼吸系统的影响也很明显，因为它可以压迫胸廓、腹壁，使横膈上升，胸膜腔内压增高，从而迫使机体用力呼吸来代偿，这可增强呼吸深度，改善肺组织的弹性和膈肌的活动度，增大胸廓活动范围，提高肺活量，从而加强呼吸运动，促进气体交换和代谢。

2. 水流的冲击作用　海水是一种具有黏滞性的流体，海水在流动时分为层流与湍流两种，并由此产生了海水的摩擦力。人体浸浴海水后，海水的摩擦力作为一种机械刺激作用于体表，能引起神经系统兴奋，刺激信号由感觉神经传到中枢神经，调节大脑皮质功能，进而对全身各系统的功能发生影响，如心血管系统、呼吸系统、肌肉系统、泌尿系统等,还可影响内分泌和免疫功能。其中影响最显著的是心血管系统。因海水的摩擦力作用于体表,再加上海浪的冲击作用,便对体表产生按摩挤压作用,使血管的舒张和收缩功能得到加强,从而也加强了血管的弹性和韧性。海浪的冲击能使人筋骨强壮,相当于自然水的按摩作用,给人带来舒服的感觉。实验观察海水浴有调整血压的作用。有人对48名(平均年龄54岁)参加海水浴者进行了血压测定,一个月后,收缩压由平均19.3kPa降为18.3kPa;舒张压由平均11.3kPa降为9.9kPa,而舒张压平均偏低由8.3kPa上升为9.1kPa,所以有人把海水浴称为做"血管体操"。

3.浮力作用　根据阿基米德定律,人体沉入水中,受到一个向上的浮力,浮力的大小等于人体所排出同体积水的重量。据此计算,人体在水中所受的浮力约等于体重的9/10。例如某人体重为65kg,浸入水中所受的浮力为58.5kg,此时,人体在水中的重量约为6.5kg。以上是在淡水中的情况。由于海水的比重较淡水高,人体在海水中的重量就更小,有些人甚至可以漂浮在海面。这对医疗保健有重要意义。

在海水中由于浮力的作用,肌肉、骨骼负荷很轻,使肌张力降低,能消除肌肉疲劳;可使全身大部分的关节处于放松状态,能屈伸自如,可进行水中的各项体操活动,使身体匀称发展,形体更加健美;在治疗方面,人们利用海水浮力使病患肢体重量减轻,使骨骼、肌肉得到松弛,有利于在海水中进行各种运动疗法;海水浴疗可使肌糖原和肌红蛋白储备增多,使萎缩的肌纤维增粗,肌力增强,对某些运动系统疾患,如慢性关节炎、腰腿痛、局限性肌僵直、软组织粘连、神经肌肉病变等,有利于功能康复。

(三)化学作用

海水的化学作用主要是通过海水中所含化学元素对人体的作用实现的。就目前所知,海水中所含的许多元素作用于人体可产生多方面的效应,但海水元素如何发挥作用、作用的时间和程度、受什么因素影响等确切的生物化学作用机制有待进一步阐明。现就目前所了解的基本情况叙述如下:

20世纪60年代以来,应用各种放射性同位素研究的结果证明:海水中的元素有的可附着于体表,通过对皮肤的刺激发挥作用;有的能透入皮肤进入体内,并证实进入体内的量取决于元素的性质、离子浓度及作用时间,例如:氯化物、重碳酸盐和铁、铜、锌、镁、锰、钡、钴、碘、砷等,以及氡、CO_2等气体,均能通过皮肤进入体内。

海水中的化学元素多数以盐的形式存在,其中以氯化物含量最高,其浓度达27.213g/L。氯化钠可存积于毛孔中,与其他一些附着于体表的盐类在皮肤表面形成离子堆。这些电离子可刺激皮肤神经末梢,通过对神经-体液的调节,对人体一些系统器官的生理活动产生影响。

海水中的化学元素进入体内后,它们的分布、含量和作用各不相同,各有特定分布的组织和器官,发挥特定的作用,如铁70.5%分布于红细胞;锌65.2%分布于肌肉组织;铜约50%~70%分布在肌肉和骨骼中,20%在肝脏中,5%~10%在血液中。近年研究结果表明:铜是血液、肝脏和脑组织中铜蛋白的组成部分,能合成并激活细胞色素氧化酶、赖氨酸氧化酶等,在体内能促进铁的吸收、运输和利用;能促进骨骼、血管、皮肤中胶原蛋白和弹力素交链的生成;能保护机体细胞免受超氧化物的损害。锌在蛋白质、脂肪、糖及核酸的代谢中有重要作用;在成纤维细胞增殖及胶原合成过程中起重要作用;现已知含锌的金属和被锌激活的酶达100余种;锌在体内能促进生长发育和组织再生,促进性器官和性机能的正常发育、保护皮肤健康、参与免疫过程。人们对铁、碘元素的生理和生化作用的认识较对铜、锌明确得多,其在医疗上的价值早就为人们所知。目前已知铁、锌、铜、锰、铬、硒、锡、碘、硅等14种微量元素为人体所必需。有研究报道,大海具有十分有益于人们健康的"药疗"特性,它拥有维持新陈代谢良好作用所需的75种成分,这些物质具有非常有益的抗肿瘤、抗药和抗病毒的特性。当人们的身体浸泡在海水中,对皮肤表面会产生渗透作用,海水与皮肤进行物质与能量的交流与交换,使身体"吸收"海水中的这些成分,并更新体内这些成分,所以海水浴的化学效应,对人体确有良好的保健与驱病的作用。

海水中有230种海藻可以提取多种抗生素,所以海水具有杀菌作用,这已为人们生活经验所证实,如在海水中伤口不易感染。此外,海水中化学元素进入体内,可以作为酶、激素、维生素、核酸的成分,在生物化学反应过程中起着关键性的作用。

综上所述,海水能显著影响循环、呼吸、神经、骨骼肌肉、内分泌、物质代谢等的变化,使血液比重及固体成分增加,提高机体免疫力,增强对外界环境的适应力等,这是海水温度作用、机械作用、化学作用的综合结果。

四、海水浴疗法

按一定的要求,利用海水锻炼身体和防治疾病的方法称为海水浴疗法。实际上人们在接受海水浴疗法的同时又接受日光、空气及其所含较高浓度的负离子、海砂等的作用,所以海水浴疗法实质是大海赋予人体的综合作用疗法。

(一)海水浴种类

1. *海水试验*　首次海水浴者,应先做海水适应试验。方法是受试者站立或半蹲于脚面深的浅水中,用双手舀水交替冲洗体表,3～5min 后,离水上岸观察 15～30min,如皮肤出现丘疹或风团样改变,为过敏反应;若出现面色苍白、呼吸困难、四肢发凉、脉搏快而弱、血压下降,为急性过敏反应。对海水过敏者禁止海水浴。

2. *健身游泳法*　适用于健康人或无禁忌证,体力较强的疗养员。

3. *半身浸浴法*　浴者沉在齐腰深的水中,用手舀水冲洗未浸入的体表或在医务人员指导下行各种运动体操,适用于体质较弱或有运动功能障碍的疗养员。

4. *浅水站立法*　浴者站在低于膝关节的水中,用手舀水冲洗腿、躯干和上肢,适用体质较弱或行试验性海水浴的疗养员。

5. *浅水坐浴法*　浴者坐在海边浅水中,利用海水冲洗身体各部,适用于老年疗养员。

此外,海水还可用于雾化吸入和灌肠。①超声海水雾化吸入法:利用超声波作用,将符合卫生学标准的海水变成喷雾状,通过呼吸道发挥治疗作用。其适应证、准备工作、操作方法、注意事项参阅超声雾化吸入疗法。②海水灌肠法:利用海水物理化学作用,取符合卫生标准的海水根据不同的肠道疾病的需要选用不同的灌肠方法。其准备工作、操作方法、注意事项与灌肠法相同。

(二)海水浴准备工作

1. *全面体检*　凡进行海水浴者,均需做全面的体格检查,严格掌握海水浴的适应证与禁忌证,并由经治医师填写申请单,经体疗医师审核准许后方可入浴。

2. *合理编组*　根据疗养员年龄、体质、健康状况、浴泳水平,分别编为深水组、浅水组和医疗锻炼组。各组应有专人负责组织、指导。入浴者必须戴有明显标志的浴帽,以便监护观察。

3. *观察监护*　浴场设立救护组(由医护人员和水上救护人员组成),负责水面安全观察、卫生监督和溺水急救。浴场应备有救生器材和急救药品;工作人员必须熟练掌握救生技术和溺水紧急处理措施,确保安全。

4. *浴前活动*　入浴前救护组工作人员应向浴者讲明海水浴的要领、要求、水域特点及注意事项,并做适量的肢体适应活动。

(三)实施方法

1. 海水温度应在20℃以上(个别病种需在24℃以上,如风湿病等),风速在 4m/s 以下,当日气温高于水温 2℃以上,方可进行海水浴。

2. 入浴后,应先在浅水中用手撩水冲洗头颈、躯干,使机体初步适应后再进行全身浴泳。

3. 适当掌握浴泳时间,初始每次以 15～20min 为宜,以后可视体质及耐受能力逐渐增加浴泳时间,以不感到疲乏为度。可 1 次/日或 1 次/2 日。

4. 海水浴过程中,可定时到海滩做日光浴、空气浴和沙浴,但必须注意沙温不能太高,暴晒时间不宜过长,以防日光性皮炎和灼伤。

5. 海水浴后,组织者应认真清查人数,详细询问浴者自我感觉,若有不适或意外情况,必须及时妥善处理。

6. 海水浴后应用淡水净身,并短时休息,然后再进行其他活动。

(四)注意事项

1. 严格掌握适应证与禁忌证,凡有禁忌证和需要二级及二级以上疗养护理者,不得浴泳。

2. 海水浴应在饭后 1～1.5 小时进行,空腹时或饱餐后不宜进行浴泳。

3. 进行泥疗、蜡疗及硫化氢矿泉浴疗期间禁止进行海水浴；对采用直流电疗的疗养员，电疗4小时后方可进行海水浴。

4. 凡有耳疾的患者，入浴前用消毒的棉球沾少许凡士林油剂，填塞外耳道或选择防进水耳塞，以防海水入耳加重感染。

5. 室外海水浴，应在指定的安全区域（正规海滨浴场）进行。尽量避免在礁石等非沙质海滩滞留，万一刺伤皮肤，破损的肢体接触海水会引发感染。尤其是肝功能不良或身体有创口者，要防范海洋创伤弧菌感染。此弧菌会引起肌炎、肌膜炎导致坏疽，进而发生败血症，死亡率高达75%。

6. 个别人有海水过敏反应，症状轻微者可用脱敏浴法（亦称海水试验）处置，严重者建议立即停止。

（五）适应证与禁忌证

1. 适应证　慢性支气管炎、轻度肺气肿、花粉热和过敏性哮喘、哮喘缓解期、肺结核静止期、动脉硬化、早期高血压、高脂蛋白血症、单纯肥胖症、非胰岛素依赖型糖尿病、痛风、风湿病、神经衰弱、抑郁症、胃肠功能障碍、轻度贫血、慢性关节炎、局限性肌僵硬、腰腿痛、骨折（康复期）、周围血管病、术后康复期、银屑病、神经性皮炎、慢性湿疹、甲状腺肿大、亚健康状态等。

2. 禁忌证　身体过度虚弱、高血压病2～3级、心脏病失代偿期、肝炎、肝硬化、肾炎（肾功能障碍）、出血性血液病、滴虫性阴道炎、真菌性阴道炎、月经期、化脓性中耳炎、急性结膜炎、癔症、癫痫及除外抑郁症的各种精神病包括身体有创口的人等。

（林　敏）

第四节　矿泉疗法

一、概述

矿泉被用于人类医疗保健事业有着极其悠久的历史，古今中外都有文献记载。矿泉浴曾在古罗马帝国时代达到鼎盛时期，仅罗马就有860个浴场和11个大浴场，最大的同时可容纳3000人入浴，浴场的建筑亦极其奢侈。在矿泉治疗方面又设置许多热气浴室，同时开展与康复有关的按摩与运动疗法等。将矿泉作为一门真正的学科，始于18世纪。1742年Hoffman首次确定了矿泉的化学成分，从而奠定了矿泉疗法的科学发展基础。19世纪，利用二氧化碳浴治疗心脏病颇为盛行，当时正值德国自然疗法流行，提倡患病尽可能不用药，多用自然疗法，因而温泉疗法以及食饵疗法颇为盛行。1847年德国系统地对矿泉做了化学分析研究，并成立了世界上最早的矿泉分析学校。1852年俄罗斯化学家Tecc编写了《俄国矿泉化学成分和治疗作用的研究》。至19世纪后期，温泉疗法曾一度盛行，到20世纪初涡流浴、池内运动疗法、浴中按摩、浴中矫正等疗法不断出现，并成为疗养医学的重要组成部分而被广泛地应用。苏联于1921年成立了高加索矿泉研究所，1926年又成立了全苏中央自然疗养学研究所。罗马尼亚亦于1949年在布加勒斯特成立了矿泉研究所，波兰于1952年成立了矿泉气候研究所，以矿泉吸入疗法闻名于世。德国的Nauheim亦较早地成立了矿泉医用研究所。日本被称为温泉之国，其本土正处于太平洋火山环范围，温泉分布较多，其矿泉研究所也较多，其中大学直属的研究所就有：北海道大学登别分院矿泉研究所、东北大学鸣子分院矿泉研究所、群马大学草津分院矿泉研究所、冈山大学三朝分院矿泉研究所、九州大学别府温泉研究所、鹿儿岛大学雾岛分院矿泉研究所等。日本于1935年成立了温泉气候学会，并每年召开一次全国性学术经验交流会，对矿泉生理和治疗作用机制研究做出了很大的贡献。国际矿泉学会组织已成立30多年，总部设在意大利，每4年轮流在各参加国召开一次会议，进行学术交流。

饮泉疗法的应用，在欧洲也极为悠久，从距今三千年以来的铜像、碑文、食具等可推断。在Hyppocrates时代，就对饮水的种类及其对人体健康的影响进行了研究，并依水味、臭味、外观等分类为硫磺泉、食盐泉、沸腾泉、沥青泉等。同时又提出含金、银、铜、硫磺、铁等水对人体有害，并有使尿的排泄恶化的副作用。其后在希腊、罗马饮泉更为盛行，并应用于肾病、尿道结石、肝脏疾病、胃炎等的治疗。

我国是世界上利用矿泉最早的国家之一，其应用历史至少已有三四千年。公元前100年左右，汉天文学家张衡著《温泉赋》，阐述了温泉有医疗、保健与抗衰老的功效。约于公元200年，《新氏三秦记》中有骊山温泉的记载。公元400年东晋痍信著《温泉碑文》，记述了温泉具有医治胃肠病的功效。公元1000年，宋代唐庚著《汤泉记》，对矿泉的成因与地质关系有一定见解。明代杨慎对我国的矿泉分布很重视，著有多部关于矿泉的著作，如《安宁温泉诗序》。著名医学家李时珍（1518—1593年）在其经典名著《本草纲目》中，将我国矿泉分类为热泉、冷泉与甘泉、酸泉、苦泉等五类，并阐述了甘泉的治疗方法和适应证，指出应用甘泉治疗应结合自然条件、药物疗法与营养等方能获得最佳效果。清代人们对矿泉的认识及重视都有了飞跃的发展，《渊鉴类函》《古今图书集成》是两部矿泉专著，其中列有“泉”“温泉”两类，内分温泉艺文部分和温泉地志部分，材料丰富，甚为翔实，可谓研究我国矿泉之经典著作。至近代，我国的矿泉医疗事业由于受到社会制度及外来侵略者对矿泉资源掠夺的影响，发展受到很大的阻碍，甚至停滞。陈炎冰先生于1935年编写了《矿泉的医疗应用》一书。中华人民共和国中央人民政府成立后，从五十年代开始，我国在矿泉疗养地相继建立起各类疗养院（所），开展了全国矿泉的普查及勘探工作。1956年章鸿钊编著《中国矿泉辑要》，收集了我国900余处的矿泉资料（目前发现的矿泉有3000多处）。1958年第一本与矿泉疗养有关的期刊《理疗与疗养》在鞍山市汤岗子温泉疗养院（后为鞍山市汤岗子理疗医院）创刊。1964年与1981年我国曾在北京小汤山和山东青岛召开全国疗养学术会议，提出《中国医疗矿泉分类方案（修正案）》，为统一我国医疗矿泉的分类，进一步开展科学研究工作打下了基础。1993年我国矿泉疗养学界老一辈专家王立民和矿泉地质学界老一辈专家安可士主编了《中国矿泉》专著，比较全面、系统地介绍了我国矿泉的形成和分布，各地著名矿泉的理化性质及医疗应用经验。2017年在青岛召开的中国康复医学会疗养康复专委会年会上发布了《中国医疗矿泉定义与分类方案专家共识2017》，对医疗矿泉定义与分类进行了完善。

二、矿泉的一般知识

（一）矿泉的定义

矿泉是指由地下深处自然涌出地表的地下水，其含有一定数量的矿物质，包括某些盐类、活性离子、气体和放射性元素等。人们用钻眼打井的办法获取的矿泉地下水，由于其性质和应用价值基本等同于自然涌出地表的矿泉水，所以，此类矿井也称为“矿泉”。此外，用人工方法对普通淡水加热，并加入一定数量的化学物质，使其产生类似某些天然矿泉水的功效，我们称这种水为人工矿泉水。如人工硫化氢水、人工碳酸水、人工氡水。

矿泉亦被称为温泉，是由于人们利用矿泉最早和最普遍的方法是矿泉浴，这些矿泉往往具有较高的水温，所以又被人们称为温泉。但实际上其含义是不确切的，矿泉是依泉水中盐类成分的多寡及其矿化度来划分矿泉与非矿泉。所谓温泉则是依据泉水温度的高低来划分矿泉属于温泉或冷泉。因而矿泉不一定皆是温泉，温泉也不一定都是矿泉。目前各国皆有各自不同的划分标准。

1964年9月卫生部科学委员会在北京小汤山召开的理疗疗养专题组会议上提出了我国医疗矿泉的定义，2017年5月在青岛召开的中国康复医学会疗养康复专业委员会年会上发布了《中国医疗矿泉定义与分类方案专家共识2017》，对医疗矿泉的定义进行了修改：凡地下自然涌出或用人工开采的，含有微量元素、气体、放射性元素中的至少一种，或矿化度≥1g/L，或具有34℃以上温度，具有疾病预防、保健、治疗、康复作用的矿泉，均可称为医疗矿泉。

（二）矿泉的形成

矿泉是长期的地球物理化学变化的结果，这种变化在地壳的各个地层中不断进行着。19世纪以来，对矿泉的成因及形成逐渐形成比较科学的解释，出现了如火山水说（岩浆水说）、循环水说、古海水说等。然而矿泉的形成是极其复杂的，并非某些盐类、气体成分等在水溶液中的简单混合，而是地球复杂变化的结果，与水文地质构造、大气降水等诸多因素有关。绝大多数矿泉是在远古时代而非在近代形成的，故矿泉水的形成岁月很长，多在几千年、几万年甚至几百万年以上。关于矿泉形成的三种学说简述如下：

1. 火山水说　（岩浆水说、初生水说、处女水说、上升水说）一般认为矿泉的形成与火山活动关系密切，从地球上火山分布集中地，环绕太平洋地区，以及从被称为地中海印度洋火山 系来看，正是世界上矿泉出露的最多处，而距此越远则泉越少。地球中心处于高压、高温的环境中，物质呈可流动的熔融状态，即所谓岩浆。当地壳变动时，一部分岩浆从地壳薄弱处喷出，形成火山爆发；另一部分岩浆没有冲出地表，在地下不太深的地方冷却凝固，并分离出温度较高的岩浆水。这种岩浆水沿着地壳裂隙上升，在上升过程中混入了一部分普通地下水，当自行涌出地表时，就形成矿泉。

2. *循环水说* （渗入水说、下降水说）渗入水主要由大气降水（雨、雪、雹）及其他地表水渗入地下而生成的。地表降水中的一部分通过蒸发返回到大气中；部分汇集流入江河、湖泊、海洋而成为地表水；部分经过地表裂隙渗入地下，形成地下水。地下水中的一部分便形成了矿泉。由于大气降水、地表水与地下水如此循环往复，故称为循环水说。

3. *古海水说（残留水说）* 古海水是在古代海中泥、沙沉积时，在其颗粒间的孔隙中包含有大量的海水，以后在该处陆地升起过程中，部分古海水即被深埋于地层之中而形成一种地下水。该种地下水颇为罕见。我国四川自贡盐井开采出的卤水可能就是古海水。

（三）矿泉温度及化学成分的形成

矿泉水温度的形成比较复杂。地球中心呈岩浆状态，其温度可达2500℃～4000℃。按热分布的观点，地壳可分为三层：外层叫可变温度带，约15～20m，与太阳辐射有密切关系，可变温度带的温度随气温的变化而有较大幅度的变化；中层叫恒温带，约20～30m，不受太阳辐射等气候条件的影响，而主要靠地热维持常年恒定的温度、恒温带的温度取决于当地所处地理纬度和海拔高度，与当地年平均气温相当；内层叫增温带，由于地热的影响，越向深层温度越高，而且有一定规律性，一般每深入33m，地层的温度就升高1℃。因此，地质学上把每升高1℃所需加深的地层米数叫作地热增温级。矿泉多形成于地壳深部。在水文地质学上常根据矿泉水的温度推算矿泉在地下形成的深度。其公式如下：

$$H = g(T_H - T_B) + h$$

H－矿泉形成深度（m）　g－地热增温级（33m）

T_H－矿水温度（℃）　T_B－当地年平气温（℃）

h－当地恒温带深度（m）

举例：某地平均气温 $T_B = 12$℃，地热增温级为33米，恒温带深度20米，矿泉温度60℃，则矿泉形成深度为：H:33(60－12)20＝1604m。

矿泉中含有的化学成分源于地球内部原有的理化学成分，极其复杂，形成的主要原因为：

1. 水的混合，主要是岩浆水和渗入水的混合。

2. 变质作用与溶滤作用，矿水在高温下溶解岩石中的化学成分并形成离子交换，产生新的化学成分或气体。如脱氧作用、脱硫酸作用。矿水中的微生物也可使某些化学成分转变成新的物质。

3. 蜕变作用，地壳内放射性元素蜕变而成的子代产物，如氡、钍等。

（四）矿泉的分类

矿泉既有矿泉与非矿泉（淡水）之分，又有一般矿泉和医疗矿泉之分。这里主要介绍医疗矿泉的分类。目前，世界各国对医疗矿泉分类的方法和标准并不完全一致，但是，一般按矿泉中含有的主要化学成分、温度、酸碱度以及渗透压等的不同进行分类。大多数在温度与所含溶解成分的分类上显得不够统一，但在渗透压力、pH值的分类上还是比较统一的。

1. *按矿泉的化学成分分类* 我国医疗矿泉的分类是在1964年全国第一次卫生部理疗疗养专题组会议上提出并通过的，1981年在青岛全国疗养学术会议上对此进行了修订，2017年在青岛召开的中国康复医学会疗养康复专委会上通过的《中国医疗矿泉定义与分类方案专家共识2017》对此进行了二次修改，见表2－1－15。

表2－1－15　中国医疗矿泉分类修订方案（2017年）

分类	名　称	矿化度		主要成分			特殊成分
		阴离子		阳离子			
1	氡泉						Rn＞111Bq/L
2	碳酸泉						CO_2＞1g/L
3	硫化氢泉						总S量＞2mg/L

续表

分类	名　称	矿化度		主要成分			特殊成分
4	铁泉						$Fe^{2+}+Fe^{3+}>10mg/L$
5	氟泉						$F^{-}>2mg/L$
6	碘泉						$I^{-}>5mg/L$
7	溴泉						$Br^{-}>25mg/L$
8	砷泉						$As^{+}>0.7mg/L$
9	锂泉						$Li^{+}>1mg/L$
10	锶泉						$Si^{+}>10mg/L$
11	硼酸泉						$H_3BO_3>35mg/L$
12	硅酸泉						$H_2SiO_3>50mg/L$
13	重碳酸泉	>1g/L	HCO_3^-	Na^+	Ca^{2+}	Mg^{2+}	
14	硫酸盐泉	>1g/L	SO_4^{2-}	Na^+	Ca^{2+}	Mg^{2+}	
15	氯化物泉	>1g/L	Cl^-	Na^+	Ca^{2+}	Mg^{2+}	
16	淡泉	<1g/L					温度>34℃

这种分类方法是以矿泉水中含有的主要化学成分,如碳酸氢根、硫酸根、氯、钠、钙、镁、铁、碘、溴、砷等活性离子和 CO_2、硫化氢、放射性氡等气体,是否达到规定的矿水浓度命名的。凡是矿水中某种化学成分达到了所规定的浓度标准,就命名为某种化学成分的矿泉,如硫酸钠泉、铁泉、硫化氢泉等。如矿水中有两种或两种以上化学成分达到了所规定的浓度标准,则同时以两种或两种以上化学成分的名称命名,如含溴、硫化氢的氯化钠泉等。一般将最主要的化学成分放在最后,作为该矿泉名称的主体。也有人认为应先称微量元素,再称各种盐类。如果水中含有的主要成分是放射性元素,且达到规定标准,就以该放射性元素命名,如氡泉。矿泉水中各种化学成分均未达到规定标准,而温度达34℃以上,则称为淡泉,也叫单纯温泉。

2. 按矿泉的温度分类

冷泉<25℃;

25℃≤微温泉<34℃;

34℃≤温泉<38℃;

38℃≤热泉<43℃;

高热泉≥43℃。

按温度划分矿泉的基本依据:

①全国或矿泉区年平均气温、年平均气温最高的地区,我国年平均气温最高的地区广东是22℃左右。冷泉与微温泉以25℃为界;

②微温泉与温泉的划分多采取体温为基线,而以34℃~38℃之间为界;

③温泉与热泉以38℃~40℃为基础,因沐浴时38℃~40℃的水温使人最感愉快。

3. 按矿泉的酸碱度分类

强酸性泉:pH值<2;

酸性泉:2≤pH值<4;

弱酸性泉:4≤pH值<6;

中性泉:6≤pH值<7.5;

弱碱性泉:7.5≤pH值<8.5;

碱性泉:8.5≤pH值<10;

强碱性泉:pH值≥10。

4. 按矿泉的渗透压(矿化度)分类

淡泉:<1g/L;

1g/L≤低矿化度泉<8g/L;

8g/L≤中矿化度泉<10g/L;

高矿化度泉≥10g/L。

目前这些分类方法还不是很完善。其主要分类依据仅局限于矿泉自身的理化性质和化学成分，与矿泉的医疗作用联系不够紧密。故有待今后疗养实践中不断研究，加以完善。

5.饮用矿泉水的分类　我国对饮用天然矿泉已有明确的法规，即由地矿部、卫生部和轻工业部联合制定的《中华人民共和国饮用天然矿泉水国家标准》（GB8537—2008）。我国饮用矿泉水可划分为8种类型：

①碳酸矿泉水（游离 CO_2）：游离 CO_2 含量 > 250mg/L。

②硅酸矿泉水（H_2SiO_3）：H_2SiO_3 含量 > 25mg/L。

③锶矿泉水（Sr）：Sr 含量 > 0.2mg/L。

④锌矿泉水（Zn）：Zn 含量≥0.2mg/L，<5mg/L。

⑤锂矿泉水（Li）：Li 含量 > 0.2mg/L，<5mg/L。

⑥溴矿泉水（Br）：Br 含量 > 1mg/L。

⑦碘矿泉水（I）：I 含量≥0.2mg/L，<1mg/L。现仅开发一处（临潼新丰镇）。

⑧硒矿泉水（Se）：Se 含量≥0.01mg/L，<0.05mg/L。目前国内尚未有开发应用的此类矿泉水。

（五）医疗矿泉理化成分表示法

医疗矿泉的理化特点是代表该矿泉的主要医疗效能，只有了解矿泉的理化特点，才能更好地发挥其医疗作用。对矿泉理化性质的表示，可采用一定形式的表格、图解、公式等表示，应用表格形式应列出矿泉温度、颜色、气味、味道、悬浮物、总固体成分浑浊度、pH 值、阴阳离子种类及毫克数/升、毫克当量数/升及所占毫克当量百分比数/升、气体种类及含量、微量元素及含量、放射性元素及含量等。目前多采用俄罗斯 M. Г. Курлов（库尔洛夫）教授提出的公式表示法（库尔洛夫公式）。其公式如下：

$$S_P M \frac{\text{阴离子（以毫克当量\% 为单位、按\% 多少从左向右排列）}}{\text{阴离子（单位及排列顺序同阳离子）}} \rightarrow pH.T.Q$$

S_P：所含气体或微量元素（g/L 或 mg/L）。

M：固体成分总量（矿化度）（g/L）。

T：矿水温度（℃）。

Q：泉水涌出量（T/d、L/s）

例如：Rn166.5Bq H_2SiO_3 0.140m0.49 $\frac{SO_4 44.32}{Na97.96}$ pH7.6　T72℃ Q1000L/s

从式中可见，该泉含氡量为166.5Bq，可溶性硅酸为0.140g/L，总矿化度为0.49g/L，主要阴离子 SO_4^{2-} 为44.32毫克当量%，主要阳离子 Na^+ 为97.69毫克当量%，pH 值7.6，泉温72℃，涌出量为1000L/s。可以确定该泉为含氡及硅酸的弱碱性高热矿泉（或为硫酸钠泉）。

关于阴离子和阳离子的含量达到多少可以列入式中，一般认为以超过25mg 毫克当量%为准，但也有人认为含量较低的离子也具有一定意义，因而认为凡超过5毫克当量%即可列入公式中。这两种观点目前尚未统一。

三、矿泉对人体的作用

（一）矿泉对机体的作用

矿泉对机体的作用取决于矿泉的理化特性和应用方法，基于矿泉理化特性和应用方法的不同，其医疗作用亦不相同。此处主要叙述浸浴法的医疗作用，其他方法的医疗作用将在各类矿泉中分别叙述。

矿泉对机体可产生以下三种作用，即机械刺激作用、温度的作用以及其中所含化学成分的作用。前两种作用是非特异性的，是一般淡水亦具有的，只是后者为每一矿泉所独有的特异性作用。这三种治疗因素所起的作用因矿泉治疗应用的方式方法不同而有所差别。

1.机械刺激作用　矿泉浴时，矿泉对机体的机械刺激作用有以下三种：

（1）水的浮力作用　浸浴时人体所排出的同体积水的重量，就是矿泉水对浸浴的人体所产生的浮力。矿泉水的矿化度越高、比重越大，浸浴时所产生的浮力也越大。经计算人体在水中所失去的重量约等于体重的9/10，在矿泉水（氯化物泉更甚）中浸浴，人体失去重量的比例更大。因此在矿泉浸浴时，人体运动器官的负担显著减轻，肢体的活动比较容易。因而关节疾病、神经痛、肢体麻痹等引起的关节运动障碍，在浴中进行运动练习比较容易而省力，加之矿泉的温热作用可以缓解痉挛和疼痛，更有助于关节运动功能的锻炼与恢复。

（2）水的静水压力作用　由于重力的作用，静止的水对水中物体所产生的压力叫静水压力。矿泉浴时，人体浸入水面以下部位，包括胸、腹、背、臀和四肢，均可受到不同程度的静水压力。距离水面越深，这种压力就越大。在普通浴盆中，人体所受到的静水压力平均为40～60g/cm^2，全身所受到的静水压力可达到90～100kg。在静水压的作用下，人体柔软的部分均可受到不同程度的压缩。如胸部受压，胸围可缩小1～3.5cm；腹部受压，腹围可缩小2.5～6.5cm，而且使膈肌上升1cm左右，从而导致胸腔内压增高，吸气费力，呼气轻松；股周围可缩小1～1.5cm，可促进外周血液和淋巴液回流，使回心血量和外周阻力增加，心脏负荷也相应增加。因此，矿泉浴可促进炎性渗出物吸收，消除肿胀，经常进行矿泉浴有利于提高心肺的功能。然而对于各种心脏病患者，尤其是伴有心功能不全的患者，可以产生不良的作用，甚至诱发心绞痛或心力衰竭。为了避免不良反应的发生，浸浴时胸前区要露出水面，以减轻对胸部的静水压力，从而减轻心肺负荷。

（3）水的液体分子流动对机体的摩擦作用　运动中的矿泉水作用于人体所产生的压力为动水压力。由于矿泉水的分子流动以及水中的气体不断地逸出，浴中对机体末梢神经产生轻度的安抚作用，即动水压力作用。此种温和的刺激作用于敏感的感受器，产生良好的镇静、止痛作用，并改善皮肤血液循环，调整皮肤的新陈代谢、呼吸以及机体的内脏功能。动水压力作用在矿泉机械水浴时更为明显。一般多利用人工的方法来加强矿泉水对人体的压力刺激，如采用波浪浴、旋涡浴、浴中加压喷射法、水中运动法或在矿泉游泳池中游泳等方法，使人体受到矿泉水动态的压力。这种动态压力类似全身或局部的水按摩，可以明显改善血液循环和淋巴回流，从而达到消炎止痛、改善局部神经营养、促进组织再生的目的，适用于各种神经痛、神经麻痹、肌肉瘫痪和软组织劳损等疾患。

2. 温度的作用　矿泉水的温度在治疗中起着重要的作用。不同的水温对人体产生的作用也不相同。对于同一水温人体所感受到的刺激程度也有个体差异。造成这种差异的原因与种族、性别、年龄、体质、工作环境以及生活习惯等多种因素有关。矿泉医学通常将个人难以分辨凉热的水温称为不感温。健康人的不感温接近于皮肤温度，我国成人的不感温约为34℃左右。如果水温超过皮肤温度就有温热感觉，起着温热因素的刺激作用，如果水温低于皮肤温度就有凉的感觉，起着寒冷因素的刺激作用。

实验证明，冷水作用于皮肤能提高神经的兴奋性，首先皮肤血管收缩，进而心搏、脉搏充实有力，动脉血压轻度升高。

热水作用则与此相反，温热能降低神经的兴奋性，有镇静作用。热水浴时皮肤血管扩张，心搏、脉搏加速，血压下降。因此水温越高，对心血管的影响负担也就越重。实验表明，矿水浴如超过44℃，对心血管功能障碍患者难以忍受，极为不利。

温和的矿泉水对神经有镇静作用，对于神经过于兴奋的患者，动脉硬化、高血压患者，脑卒中后遗症半身不遂的患者功能恢复有很好的作用。因此有人把这种温水矿泉浴叫作“中风汤”。

由此可见矿泉浴时，泉水温度十分重要，要根据具体病情调节最合适的矿水温度才能达到最好的效果。不适当的泉水温度对健康无益，甚至有害，特别是患有严重动脉硬化、高血压、心脏病的老人应禁忌高温矿泉浴。

3. 化学成分的作用　由于各类矿泉所含化学成分不同，因此对机体作用的主要机制也有所不同。某些化学成分能通过皮肤进入人体内而起作用，如碳酸泉浴时溶于水中的CO_2迅速被机体吸收，每平方米入浴皮肤能吸收200ml水中所含的全部CO_2，进入体内的CO_2作用于肺感受器可使呼吸变深变慢、呼吸商增高，改善气体代谢。此外，硫化氢、氡及钠、钙、低铁等活性离子也可经皮肤进入体内而发挥作用。

有些化学成分只是附着于皮肤表面形成所谓“生物薄膜”“保温层”而发挥作用，或者刺激皮肤感受器，反射性地对机体产生特殊的作用。如碳酸钙泉浴时，水中钙离子直接作用于皮肤，有干燥收敛作用。氯化钠泉浴时，一方面刺激皮肤充血，另一方面水中氯化钠等氯化物附着皮肤表面，减少体内水分蒸发，使皮肤感到很温暖。目前，视人体与矿泉之间为一“交换系统”，在矿泉治疗时，人体与矿泉水之间发生物质与能量的交换。矿泉水中所含的成分在矿泉浴时主要通过两种方式对机体产生作用,即化学物质可附着并储留于体内,对机体产生刺激作用以及离子状态的化学成分可通过皮肤渗入体内。在吸入或饮泉时则是通过呼吸道与消化道黏膜作用于机体。矿泉中的离子进入机体的量,依矿泉中离子浓度与治疗时间长短而定,一般在治疗初期进入体内的量较多。矿泉化学成分对机体的作用,不仅在浴中,在浴后仍然继续发挥作用。此乃因滞留于体表的成分并非浴后即刻便消失或可被浴巾拭去,特别是渗入皮肤中的成分,经过一定时间随淋巴、血液循环作用于机体。溶于水中的化学元素并非都是有益的,相反有的元素对人体反而有害。研究证明,每一机体对每一种微量元素都有一个安全、适宜的摄入范围,如超过这个范围便具潜在毒性,不足则出现病症。如砷、硒虽为人体所必需,但超量便具有毒性。“氟斑牙”就是饮水中氟含量过多造成的,地方性甲状腺肿的主要原因是碘不足。因此,饮泉应在医师指导下进行。

(二)矿泉浴反应

在矿泉浴治疗初期,多数是在浸浴治疗数次时,健康入浴者或某种疾病患者,往往出现一过性的不适,反应或病症加重的现象,一般将此种现象称之为矿泉反应。目前学者们对矿泉反应的看法不尽一致,故其定义很难统一。有学者认为:出现矿泉反应是矿泉疗法有良好疗效的征兆;但亦有学者认为:矿泉反应是在矿泉浴时机体出现的不适,与应用矿泉疗法不当有关,是矿泉浴的副作用。

矿泉浴反应的具体表现是:在矿泉浴初期,一般是在2~5次浴后,出现全身疲劳、倦怠、不快感、睡眠不良、心悸、眩晕、头痛等全身症状,或在原病变局部出现疼痛加重、活动受限、发热等症状,并偶见皮疹及呕吐等,但经过数日后,这些症状可自然消失,即呈现一过性病情加重反应。此时,如果对机体影响不大,可继续治疗。

如果矿泉浴时,超出了上述症状,出现日期很晚、反应症状相当严重、出现新的症状、反应持续时间过长,则不属矿泉反应范畴。此时应认为是病情加重的象征,或不适合矿泉浴,或者是矿泉浴应用方式不当。此时,应改变治疗方法或停止矿泉浴。

矿泉反应不仅仅在矿泉浸浴时出现,有时在饮用泉水后也会出现。

现代疗养学认为,机体对疗养因子作用的反应有阶段性,机体的功能状态,矿泉的性质及应用的方法、剂量等决定反应的动态过程。机体在矿泉治疗期间所产生的反应可分为三个阶段:

第一阶段称为适应-防卫性反应期。一般在7~10天发生,主要是机体为适应矿泉疗养因子的作用而重新调整,使机体内环境维持平衡状态,引起激素代谢、酶活性、免疫反应等发生一定程度的变化而产生机体的反应。在这一阶段往往会出现全身倦怠不适感、兴奋、睡眠改变,或有心悸、头晕、头痛、血压变化等症状,局部可有关节疼痛加重但无红肿,个别有时出现皮疹。时间一般不超过一周,上述症状可自行消失,此种现象称为矿泉反应。酸性泉、硫化氢泉、硫酸盐泉浴后的出现率较高。可适当给予维生素C和肾上腺皮质激素以减轻反应的症状。

第二阶段称为特异性营养性适应期。一般为10天后的整个疗养过程。表现为调整神经功能和体液因子的关系,特别是自主神经功能的调整,提高固醇类激素的作用,加强酶反应,改善物质代谢,使一些功能恢复正常等。

第三阶段称为后作用期。随着矿泉疗养因子作用的不断深化,产生的特异性适应性效果更加明显,患者的体力功能指标水平可提高到最大值。矿泉疗养均有显著的后作用期,一般可保持半年左右甚至更长时间。

(三)矿泉的医疗作用

矿泉的医疗作用是自然疗养因子医疗作用的一部分。一般情况下,机体在矿泉治疗期间会受到多种自然疗养因子的综合作用,可引起一系列组织器官功能甚至超微结构的变化,产生直接和间接的、近期和远期的效应,从而改善机体内环境的稳定性和机体与外环境之间的平衡,其中包括下述基本效应。

1.增强适应-调节功能 矿泉治疗可使机体产生非特异性适应乃至特异性营养性适应,使自主神经功能发生改变,减少能量消耗,改善并增强机体自身调节功能,从而促进机体功能正常化。如饮用矿泉可调整胃酸的分泌,胃酸过多时可使其降低,减少时可使其升高,使之向正常酸度改变。矿泉疗法的这一基

本作用对防治疾病以及延缓衰老过程有重要意义。

2.改善营养－代谢功能　矿泉治疗通过对自主神经－内分泌功能的影响和对组织细胞的直接作用，可影响酶活性、氧化还原反应等，从而改善物质代谢，使营养功能正常化；动员并锻炼各系统器官功能，甚至组织细胞的各种代偿功能，在此基础上改善机体基本生命过程。这是各种疾病的治疗和康复中的一个重要环节，这一基本效应在矿泉的浴用、饮用、矿泥治疗等作用后均可观察到。

3.改善机体的反应性　矿泉浴对决定机体整体反应的各种生理功能有良好的影响，从而可改善机体对外界刺激因子作用的反应，可减轻过敏反应。因此，矿泉对一些变态反应性疾患有良好的治疗效果。

4.提高机体防卫功能　矿泉治疗通过对皮肤、巨噬细胞系统和免疫系统的影响，提高机体的防卫能力。观察证明，矿泉浸浴可增强细胞免疫功能，抑制体液免疫活动，具有促进患者免疫功能正常化的调节作用。

5.促进生物时律正常化作用　矿泉浴疗对机体异常的时律过程有使其正常化的作用，如患者的激素(尿17－KS、17－OHCS)日节律不正常时，一个疗程的较高温度的矿泉浴后可促进恢复，而普通淡水浴却无此作用。

6.影响药物的作用　矿泉化学成分的作用与药物的作用是有明显区别的，由于矿泉疗养可改变机体的反应性，使得同一种药物应用在疗养地比在一般医院内应用的效果更好些，矿泉治疗并可减轻药物的副作用。这类效果已被现代疗养实践所证实。

综上所述，矿泉疗法具有使机体功能正常化的作用。所谓正常化作用是机体对非特异性刺激的广义上适应现象的一部分，并可解释为适应的一种形式。它对机体各系统，如自主神经、内分泌、循环、消化、泌尿、酶、免疫等系统的功能，均有使其向正常方向改变的作用。

四、各类矿泉及其医疗作用特点

(一)氡泉

氡泉，又名“镭射气泉”。氡含量达111Bq/L以上，可称为氡泉。根据氡的不同含量，可将氡泉分为三类：低浓度氡泉，氡含量＜370Bq/L；中等浓度氡泉，氡含量在370～1110Bq/L之间；高浓度氡泉，氡含量＞1110Bq/L。

注：氡的放射性活度计量单位为贝可(Bq)。Bq的定义是每秒一次核衰变。过去常用的计量单位有纳诺居里(nano Curie，nCi)、马歇(Mache－Einheit，ME)与埃曼(Eman，EM)，其与Bq的换算关系如下：

1Ci＝3.7×1010Bq　1nCi＝37Bq　1ME＝13.5Bq　1EM＝3.7Bq

我国的氡泉多为低浓度氡泉，而且矿化度也比较低。辽宁汤河、鞍山汤岗子、吉林抚松大营子、陕西临潼华清池、广东从化、甘肃武山等地的温泉都属于氡泉。

1.氡泉的医疗作用　氡泉的医疗作用比较温和，机体易于接受，除具有一般矿泉的医疗作用外，还具有独特的放射性生物学作用。氡及其分解产物小剂量的辐射，使机体组织发生细微的功能和结构改变，通过对体内神经感受器、酶、肽、核酸、碳水化合物和脂肪代谢等产生影响，引起全身各组织器官一系列的变化。

(1)对神经系统的作用　神经系统对放射性辐射是敏感的。氡浴时首先引起神经系统方面的改变，尤以对自主神经的作用更明显，可调整交感和副交感神经相互间的关系，使其趋于平衡。对神经系统高级部位功能亦有调节改善作用，平衡其兴奋和抑制过程，故可加深睡眠、镇静、减轻疼痛，同时可加强反射性活动。

(2)对心血管系统的影响　氡浴时皮肤内产生一种血管活性物质，引起小动脉和毛细血管痉挛，皮肤发白，浴后7～8min达顶峰，开放的部分毛细血管收缩，毛细血管数减少，皮肤淤血现象减轻。出浴后数分钟仍有此改变，继而出现血管扩张，轻度充血。氡浴不仅可引起心脏每搏排出量、每分输出量增加，心室舒张期延长，频率减慢，而且还能使心率缓慢者的心率加快，即对心率有正常化作用。对血压亦有同样作用，血压高者浴后血压下降明显，血压低者浴后血压升高。因此，氡浴具有调整心血管功能的作用。据观察，氡浴对血液循环速度的影响亦比普通淡水浴为快，尤以浴前血流速度缓慢者更明显。此作用可明显改善异型管袢及微循环淤血现象。

(3)对代谢的影响　氡浴对代谢有良好的影响，核肽在辐射作用下分解为蛋白质和核酸。氡浴后，碳水化合物、氮、脂肪代谢均增强。糖尿病患者血糖下降、尿糖减少，口干、烦渴症状减轻；增强肾脏排泄功能，风湿性和感染性关节炎患者总氮、尿素排出量增加；痛风患者尿酸、嘌呤排出均增多。氡浴时氧化过程增强，需氧量及气体代谢增加，使血液 pH 值碱化；氡浴还可提高血色素的百分比和血中红细胞的数量。

(4)对酶的作用　含巯基的呼吸酶、磷酸甘油醛酶、脱氢酶、三磷酸腺苷酶等的催化作用与其分子中的巯基有关，巯基与细胞的生长、繁殖、呼吸等许多重要生命过程有密切关系。巯基在极弱的氧化剂作用下容易发生改变。在活体组织内上述酶受小剂量氡及其分解产物的辐射而发生可逆性改变，但大剂量辐射则产生不可逆的变化。但巯基的改变不能完全阐明辐射的作用，这与机体蛋白质内的巯基含量比应用较大剂量辐射时所氧化的巯基要多几万倍有关。

此外，氡浴还具有脱敏、消炎、调整内分泌和增强免疫功能等作用。氡浴后的矿泉反应弱或是不发生是其作用特点。氡浴适用于多种疾病的治疗。

饮用氡泉水的医疗作用也是利用氡及其子代产物的电离辐射作用，故其作用与氡泉浴的医疗作用大致相同。饮用时氡及其子代产物直接由胃肠道吸收进入体内，对内脏组织细胞的作用比较直接，有些作用比浴疗更为突出，如对肾脏的利尿作用更加明显，有利于尿路结石的排出；对胃肠道血液循环的改善也比较明显，所以对慢性胃炎、消化性溃疡、慢性胆囊炎、习惯性便秘以及尿路结石的治疗效果比浴疗显著。为保持血液中氡的含量，保证饮用氡泉水的医疗作用，一般多饮用高浓度氡泉水。

氡气吸入的医疗作用与浴疗、饮疗相似。主要适用于慢性气管炎、支气管哮喘等呼吸系统疾病，也可与浴疗、饮疗配合应用治疗其他适于氡泉治疗的疾病。

2. 氡浴的治疗方法　氡浴应以微温或不感温浴为宜，即34℃ ~37℃，1 次/天，治疗时间为每次10 ~20 分钟，15 ~20 次为1 疗程。但在个体差异以及病情不同时，亦可采用隔日一次或2 次/天，以及连续两日氡浴休息1 日等不同方式，如身体较弱小或小儿可采用1 ~2 次/天，5 ~10 分钟，8 ~12 次为1 疗程。个别病情需要时，治疗时间可延长至30 ~60 分钟。如果需要做第二个疗程，最少应在疗程结束后休息1 ~3 周，而且疗程不要连续超过2 个。患者在氡浴时，为了使氡与皮肤更多的接触，以便更多地在皮肤上形成放射性活性薄膜，可令患者在水中做轻微的以手划水活动，以使水不断的流动，使机体皮肤与更多的水面接触，但亦不应做过多的活动，以免增加水中氡的逸出或给患者带来过重的心脏负担。

3. 氡泉的适应证

(1)浴用　神经衰弱(睡眠不良)、神经官能症、疲劳综合征、高血压、冠心病、心肌炎、慢性关节严炎、亚急性风湿及类风湿关节炎、外伤性关节炎、闭塞性动脉内膜炎、慢性脊髓炎、神经根炎、坐骨神经痛、周围神经炎、各种麻痹、痛风、糖尿病、慢性附件炎、更年期综合征、不孕症、银屑病、慢性湿疹、神经性皮炎、过敏性皮炎等。

(2)吸入　支气管炎、神经痛、偏头痛、末梢神经炎。

(3)饮用　痛风、尿结石、风湿病、神经痛、胆石症、慢性胆囊炎、消化不良、胃痉挛、胃及十二指肠溃疡、习惯性便秘等。

(二)碳酸泉

碳酸泉是指在泉水中碳酸气(游离 CO_2)的含量在1.0g/L 以上的矿泉，也是医疗矿泉中医疗价值较高的一种矿泉。世界上不少国家，如俄罗斯及部分独联体国家、法国、德国、波兰、匈牙利、罗马尼亚、捷克、斯洛伐克等均有比较著名的碳酸泉。我国目前比较有名的碳酸泉是辽宁貔口与黑龙江的五大连池矿泉，前者碳酸气的含量是2.073g/L，后者含量是1.814g/L。此外，还有吉林延边二道河子碳酸泉等。

根据碳酸气的含量不同，可将碳酸泉分为3 类：①低浓度碳酸泉：碳酸气含量小于1.5g/L。②中等浓度碳酸泉：碳酸气含量为1.5 ~2.5g/L。③高浓度碳酸泉：碳酸气含量在2.5g/L 以上。

碳酸泉中碳酸气的形成，一般认为是地下深部岩石受高热分离而产生的，是变质起源产生的，亦可从生物起源而产生，如脱硝酸菌在60℃ ~70℃高温作用下，将盐酸分解，使有机物氧化产生碳酸气和水。如：

$C_6H_{12}O_6 + 24KNO_3 \rightarrow 24KHCO_3 + 12H_2 + 6CO_2 \uparrow + 18H_2O$

地下水中的碳酸气含量可高达6~8g/L。在碳酸泉向地表涌出的过程中，碳酸气不断析出，含量逐渐减少，形成一个个小气泡，好像泉水沸腾一样。到达地面时碳酸气的含量一般很少超过3g/L。CO_2的浓度随泉温不同而异，低温泉通常比高温泉的浓度要高。深水中的碳酸气在其解离过程中HCO_3^-生成较多，故重碳酸盐生成亦较多。常见的是泉温低者Na^+或Ca^{2+}多，泉温高者Na^+多而Ca^{2+}少，泉温高CO_2易游离，如伴有CO_3^{2-}时生成$CaCO_3$而沉淀。

1. *碳酸泉的医疗作用*　碳酸泉素有“天然气泡浴”之称，其良好的治疗效果是人工气体浴所无法相比的。碳酸泉对心血管疾病的良好治疗效果已被公认，对肥胖病、各种代谢障碍疾病也有良好效果。含量较低的碳酸泉特别适用于恢复期患者的康复治疗。

(1)对皮肤的作用　碳酸泉浴时游离的CO_2以无数小气泡附着于机体表面，形成一层碳酸气气体膜，且不断以新的小气泡交换，对皮肤感觉神经产生特殊的刺激作用。浴后即刻感到温暖、轻松、愉快感。又因皮肤上附有小气泡膜，阻碍并减弱浴水温度对机体的热刺激，同时影响机体中的热向浴水中扩散，所以即使浴温较低的碳酸泉浴，浴中一般不会感觉到冷，故碳酸浴的不感温较一般淡水浴低2℃左右，也可应用较低温度进行碳酸浴。浴后引起毛细血管扩张，皮肤潮红，经皮肤吸收后CO_2随血循环由肺排出。光镜下可见皮肤中毛细血管扩张，由12~15支/mm^2增加到30~40支/mm^2。皮肤毛细血管扩张充血消失亦较早，此种充血多具有主动性。

(2)对心脏的影响　碳酸浴对心脏每搏排出量有增强作用，约可增加30%~50%。心排出量增加是在浴后6~10分钟开始有明显改变，此种改变对心脏负荷不是很大，日常进食后心排出量即增加15%~20%，激烈运动或重劳动时可增加400%~500%。碳酸浴时一方面周围血管扩张，减少了心脏克服外周阻力所做的功；另一方面心脏排出量增加不很显著，加之心跳变慢，所以心脏仍在比较规律而“经济”的条件下工作，甚至可以把此种心排出量轻度增加看作是一种“锻炼性”性因素。有作者观察，碳酸浴后心电图表现为P-R、T-P间期延长，房室传导减缓，舒张期延长，心脏收缩增强，可改善冠状动脉血液循环，十分有利于心脏的做功和休息；碳酸浴有明显的降压作用，特别是对静脉压的降压作用意义很大，因为静脉压是影响心脏活动，促进血液还流的因素之一。

(3)对呼吸系统的影响　碳酸浴时CO_2作用于肺部感受器，使呼吸变慢加深，呼吸幅度增大，促进循环改善，增加静脉回流。呼吸商增加是在其他泉浴时所见不到的，气体代谢增强，说明碳酸浴时机体代谢增强。碳酸浴时，积聚于水中的CO_2使缓冲系统发生改变，氢离子增加，氢离子积聚使肺通气增强，肺泡中的CO_2分压降低，从肺中排出的碳酸气增多，游离根和酸性代谢产物增多，碱储恢复平衡，血红蛋白与酸结合能力增加，稳定酸碱平衡，对心血管疾病酸碱失调的治疗有重要意义。碳酸浴可激化组织呼吸，提高耗氧量，一疗程结束后，可增强机体对缺氧的耐受性。

(4)对代谢的影响　有作者认为：碳酸浴时通过改变细胞氧化还原方式作用于代谢过程，使组织中水解蛋白增多，肝肾功能增强。碳酸浴时形成的类组胺物质与机体的代谢有密切关系，表明这些物质的非特异性作用，多肽曲线在后期增高，从谷胱甘肽和碱贮方面的资料亦可说明碳酸浴后期类组胺物质的作用增强、组织内乙酰胆碱含量增加。有学者证明碳酸浴后血糖下降，尤以血糖水平高者明显。

(5)对神经和内分泌系统的影响　碳酸浴对神经系统的作用有时相性，首先表现为兴奋作用，继而呈现镇静作用；当浴温低于不感温时，其兴奋作用尤为明显，故兴奋性增高的患者不宜进行碳酸浴；在碳酸浴疗程后，可出现神经系统功能障碍正常化的趋势，特别对神经衰弱和抑郁状态的治疗有益；碳酸浴可调整自主神经系统的功能，可增强神经-肌肉系统的紧张度。碳酸浴可增强性腺功能，可促进甲状腺功能正常化。

(6)碳酸泉饮用的作用　碳酸气含量较高的矿泉作用效果明显。饮用时碳酸气刺激味觉神经而产生清爽感，刺激胃黏膜使其充血，促进胃的血液循环，促进胃液分泌及胃肠蠕动，可增加食欲，增强消化功能。饮泉后胃循环改善，促进水分及盐类的吸收，同时肾脏的排泄量增加而有利尿作用。饮泉后CO_2部分由肠道排出，部分从胃由嗳气排出，少部分被血液吸收后很快从肺排出，如血液吸收过多，可出现醉酒样副作用，出现头晕、头痛、心悸等症状，因而有脑血管疾病、易兴奋且伴有心脏病的患者不宜饮用碳酸泉。目前各国均已将碳酸泉制成清凉饮料，且饮料畅销。

2. 碳酸泉浴治疗方法　碳酸泉浴有全身浴及局部浴如手浴、足浴、四肢浴等。开始进行碳酸浴时，应使疗养人员保持身心安静，一般间日进行一次或二日休一日，每周进行四次。碳酸浴温度越低其疗效越显著的原因，故浴疗时一般采用较低温而后继续降低温度的方法，如此降低温度时，冷刺激会使周围血管阻力增加，达到按照心脏的适应能力来逐步地增加心脏负担的目的，从而起到锻炼和加强心脏功能的作用。故碳酸浴从34℃～36℃开始，以后每2～3次降低1℃直至疗程后期，可降至30℃～32℃。一般10～15次为1疗程，浴疗时间为8～15分钟。

对循环功能不全以及高血压或有明显的自主神经紊乱病人，最初几次应以浓度淡的碳酸泉浴治疗，以后逐渐增加浓度。碳酸泉浴时应防止病人由呼吸道吸入过多碳酸气以免引起不良反应，故泉浴时病人的口鼻应高于碳酸浴盆（池）水平。

碳酸浴的各种局部浴法是为了减少静水压力作用而减轻心脏负担，故对较重的循环系统病人是行之有效的方法，如有明显循环功能不全或2级高血压病人适合此法。碳酸浴后病人必须卧床休息20～30分钟，回病房后仍需休息1～2小时。

3. 碳酸泉的适应证与禁忌证

（1）适应证

①浴用：Ⅰ～Ⅱ度心功能不全、1～2级高血压、轻度冠心病、心肌炎、周围循环障碍、2型糖尿病、血管痉挛、雷诺氏病、血栓形成后遗症、坐骨神经痛、多发性神经炎、慢性盆腔炎、创伤等。

②饮用：慢性胃炎、胃酸减少、慢性便秘、2型糖尿病、轻度血管硬化症等。

③吸入：支气管哮喘、过敏性鼻炎等。

（2）禁忌证　Ⅱ度以上循环功能不全、3级高血压、冠心病急性发作、急性风湿病、急性炎症、6周以内的心肌梗死、兴奋型神经衰弱、有脑出血倾向的患者。饮用的禁忌证是胃及十二指肠溃疡、腹泻等。

（三）硫化氢泉

硫化氢泉的主要成分是硫化氢。此外，还有其他多种硫化物。所以也把硫化氢泉叫作“硫磺泉”。含总硫量在2mg/L以上的矿泉称为硫化氢泉。所谓总硫量是指游离硫化氢（H_2S）、硫氢离子（HS）、硫代硫酸根（$S_2O_3^{2-}$）、硫化物（S^{2-}）和亚硫酸根（SO_3^{2-}）的总量。我国台湾地区硫化氢泉最多。云南腾冲、山西忻县奇村、山东即墨等地都有含硫化氢的矿泉。

根据含总硫量的不同，可将硫化氢泉分为3类：

低浓度硫化氢泉：含总硫量小于50mg/L。

中等浓度硫化氢泉：含总硫量50～100mg/L。

高浓度硫化氢泉：含总硫量100mg/L以上。

此外，有人将含总硫量大于250mg/L的硫化氢泉称为极高浓度硫化氢泉。

1. 硫化氢泉的医疗作用

（1）对皮肤的作用　实验证明，硫化氢浴时进入机体的硫化氢不多，进入血液循环的硫化氢又很快被氧化，氧化生成的硫化物24小时之内也都被排出体外。所以，一般认为硫化氢在体内发挥的作用比较小，而主要表现为对皮肤感受器的刺激作用。

硫化氢泉的不感温比一般淡水的不感温低，故硫化氢浴时浴温虽然不高，但皮肤感觉温暖，浴中硫接触上皮形成硫化碱，硫化碱有软化和溶解皮肤角质的作用，故硫化氢浴对慢性皮肤病有良好的作用。硫化氢透入皮肤使皮肤血液循环增加，改善皮肤营养代谢，组织氧化过程增强，活跃网状内皮系统功能，脱敏、消炎，改善皮肤内硫代谢等，以及作用于皮肤产生的组胺、类组胺等物质，可引起机体产生一系列反应。这些血管活性物质作用于皮肤血管，使其明显扩张充血，并在入浴的皮肤上出现边界分明的发红，这种皮肤发红比碳酸浴及其他浴疗更加明显，反应强度与硫化氢浓度成正比，在小于20mg/L时多不出现此种反应，中等浓度时皮肤轻度发红，只有在高浓度时才出现明显的反应。皮肤充血于浴后2～4分钟开始，8～10分钟时最显著，以后转入贫血期，皮肤苍白，经8～10分钟后开始复原。硫化氢浴后皮肤活组织镜检发现：乳头层和乳头下层的血管显著扩张，皮肤深层血管扩张程度很轻，浴后4小时再检，结果血管扩张已恢复正常。

(2)对心血管、呼吸的影响　中、高浓度硫化氢浴时,由于皮肤血管扩张,血液大量流入体表,皮肤中血量增加,循环血量增大,回心血量增加,心脏每搏输出量、每分输出量增加;高血压患者往往因周围血管扩张而血压下降,低血压者往往血压上升,因此,对血压有调节并使之正常化的作用。进一步观察结果表明:浴疗时硫化氢可选择性地作用于静动脉窦感受器,从而影响心率、血压等。

硫化氢浴对呼吸的影响是反射性的,许多学者均认为它对呼吸中枢的影响是通过对迷走神经的刺激所致,浴中吸入硫化氢时,可使呼吸加深、变慢,肺通气量增加。

(3)对代谢的影响　对代谢有调节作用,即疗前基础代谢增高者,疗后下降,而疗前低者,疗后增高。硫化氢浴对硫代谢有正常化作用,在体内将硫化氢转化为有机化合物中的硫具有重要的生物学意义。F. Kitzinger指出:硫在机体中参加合成下列氨基酸,即胱氨酸、半胱氨酸、蛋氨酸,被用作构成蛋白分子成分,是结缔组织、软骨、滑液、胃液、血管壁、黏膜分泌物、胆汁的基本物质组成成分,为激化再生过程所必需;当患关节炎、风湿病时,可有机体脱硫,故硫化氢浴疗时,对机体补充一定的硫具有治疗作用。硫化氢浴初期尿的氧化系数升高,末期下降。组织内的氧化过程增强,需氧量增大,肺通气量增高。血中催化酶增多,碳水化合物代谢亦有改变,血糖下降、氮代谢增强。

(4)对组织屏障和肾功能的影响　硫化氢浴可使血－脑和血－实质屏障的通透性增加,促进金属的排泄,碘、汞通过血－脑屏障的量增加。因而有人主张综合应用硫化氢浴和碘、铋制剂治疗神经梅毒。硫化氢浴可使尿素排出量增加,但高浓度硫化氢浴容易出现毒副反应,如全身状态恶化、体温升高、关节疼痛加重、头晕、心悸、心区压迫感,以及皮肤瘙痒、发疹等症状。

(5)对网状内皮系统的影响　在硫化氢浴作用下,皮肤网状内皮和中胚叶细胞数量增多,网状内皮细胞吸收能力显著增强。长期硫化氢浴作用后,肝、脾、骨髓的淋巴结出现网状内皮和造血成分的增生现象。硫化氢浴并有脱敏作用,有人观察到风湿病患者血液蛋白成分的改变于浴后恢复正常。

(6)对神经和内分泌系统的影响　硫化氢浴对中枢神经和周围神经系统均有一定影响,多表现为刺激和兴奋作用;加强神经系统的营养功能,可促进损伤神经再生,并能迅速抑制炎症,减轻疼痛。但偶尔引起兴奋性增高与不眠等。硫化氢浴可增强甲状腺功能,可增强甾醇类物质的合成。

(7)硫化氢泉饮用的作用　硫化氢泉多作浴用,几乎不用于饮泉治疗,仅低浓度硫化氢可以饮用,主要是因为硫化氢的特殊臭味。所以饮用时多与牛奶等其他饮料混合,或用开水稀释后饮用。低浓度的硫化氢泉的饮用量为每日150～300ml,多在早晨空腹时进行。

饮用硫化氢泉可以使血糖下降,同浴疗配合时效果更佳,故有人将硫化氢泉称为治疗糖尿病泉。硫化氢作用于胃肠道黏膜可以促进胃液分泌。硫化氢与肠道碱性物质作用生成硫化碱可以增强胃肠蠕动,起到通便作用。硫化物能溶解沉积于组织内的汞使之排出,并能缓解铅中毒性的关节疼痛。所以,硫化氢泉也是慢性重金属中毒的缓泻剂。与吸入疗法合用还有明显的祛痰作用,可以治疗慢性支气管炎。

提醒:硫化氢是一种神经毒物。无论是浴疗、饮疗,还是吸入疗法,如果进入机体的硫化氢含量过高,都可以引起不良反应,产生头痛、眩晕、心悸、倦怠、皮肤瘙痒、局部疼痛加重等中毒症状,甚至会引起呼吸中枢麻痹而危及生命。因此,要注意预防。一般浓度过高的硫化氢泉应稀释后浴用或饮用。浴室中浴盆加盖,保持通风良好,空气中硫化氢的含量不应超过10mg/m³(0.013%)。由于硫化氢进入体内氧化和排出较快,不会发生积蓄作用,只要掌握好适宜的治疗剂量,便不会发生硫化氢中毒。

2.硫化氢泉的治疗方法　硫化氢浴治疗时其温度甚为重要,一般的适应温度是34℃～36℃,如超过38℃时,将对心脏及神经系统产生严重的负担,治疗时间在开始时宜短,在治疗过程中逐渐延长,一般为8～15分钟,治疗间隔是隔日1次或1次/日,并应依患者体质及病情而定,10～20次为1疗程,疗后最少要休息15～30分钟。

对心血管疾病、中枢神经系统疾病、自主神经功能紊乱等应使用中等浓度的较低温(34℃ ~35℃)的硫化氢浴,时间为6~10分钟,隔日1次,8~15次为1疗程。

对一般慢性疾病而无明显心血管疾病与自主神经功能紊乱者,可应用中或高浓度的较高温(36℃ ~38℃)的硫化氢浴,时间为10~20分钟,1次/日,15~20次为1疗程。

对皮肤病可应用高浓度100~200mg/L的较高温度(36℃ ~38℃)的硫化氢浴,时间为10~30分钟,15~24次为1疗程。

硫化氢浴除可进行全身浴外,尚可依病情单独或同时综合进行阴道洗涤、直喷浴、半身浴、手浴、足浴、两槽或四槽浴等局部浴疗法。

3. 硫化氢泉的适应证与禁忌证

(1)适应证

①浴用:循环功能不全的疾病、早期脑血管硬化症、感染性脑膜炎后遗症、自主神经功能紊乱、坐骨神经痛、多发性神经炎、末梢神经炎、周围神经损伤、慢性风湿性关节炎、亚急性风湿性及类风湿关节炎、肌纤维组织炎、骨关节病、骨及关节损伤后运动功能障碍、2型糖尿病、慢性附件炎、慢性盆腔炎、湿疹、荨麻疹、神经性皮炎、皮肤瘙痒症、金属中毒、创伤、慢性胃炎、慢性支气管炎等。

②饮用:慢性胃炎、习惯性便秘、慢性胆囊炎、胆石症、慢性汞(铅、砷)中毒、2型糖尿病等。

③吸入:支气管炎、支气管哮喘、肺气肿等。

(2)禁忌证　腹泻、急性炎症、重症冠状动脉硬化等。

(四)重碳酸盐泉

重碳酸盐泉是指泉水中矿化度在1g/L以上,其中阴离子主要是重碳酸离子(HCO^{3-}),阳离子主要是钠、钙、镁离子,结合时主要形成重碳酸钠、钙、镁泉。

重碳酸钠泉多同时含有氯化钠、硫酸钠而形成成分复杂的矿泉。重碳酸钠泉水分解时,形成氢氧根(OH^-),呈碱性反应,涌出时无色透明,无臭。重碳酸钙泉、重碳酸镁泉往往同时共存。

1. 重碳酸盐泉的医疗作用

(1)重碳酸钠泉

浴用:重碳酸盐泉通常呈碱性反应,因此又称碱性泉。浴中皮肤有特殊的润泽感,后有清凉感,具有软化、溶解皮肤角质层,净化皮肤,促进排脂和汗腺分泌的作用;改善皮肤营养及血液循环。对创伤、皮肤病有良好效果。如碱性过强对皮肤有腐蚀作用。

饮用:重碳酸钠可中和胃液中的游离盐酸,用于治疗胃酸过多症,如含有氯化钠往往开始时胃酸分泌减少,因其有促进胃液分泌作用继而出现胃酸分泌增多,如由十二指肠引入,则产生抑制作用,使胃液分泌减少。重碳酸钠并可溶解黏液,产生碳酸气刺激胃黏膜,促进消化功能。重碳酸钠对核肽代谢有良好作用,其碱性作用及利尿作用,可减少尿酸形成,分解结石使之容易排出,对肾、膀胱结石、痛风及尿路炎症等有较好的疗效。

饮用可中和血液中的酸性物质,调节血液酸碱平衡,改善糖代谢,降低血糖、尿糖,提高糖耐量并加强胰岛素的作用,使糖尿病、肥胖患者症状减轻。对肝胆疾病也有较好疗效,饮用可促进胆汁分泌,尤其是十二指肠灌洗法可引起胆囊反射。泉水虽不能溶解胆石,但热饮可促进胆沙、胆石排出。冷饮则刺激胃液分泌,促进胃肠蠕动,有助于便秘的治疗。

吸入:重碳酸钠吸入治疗时,可溶解支气管分泌的黏液,有祛痰、消炎作用。

(2)重碳酸钙泉

浴用:有轻度收敛作用,去除皮脂,使皮肤干燥,有助于湿润性皮肤病、慢性溃疡的治疗。

饮用:重碳酸钙、镁泉(碱土泉)的作用主要是泉水中含有大量的钙、镁离子,可降低神经系统的兴奋性,有镇静作用。作用于自主神经系统可兴奋交感神经,钙作用于胃肠黏膜可抑制其分泌、运动功能。由于钙的作用,可增加水分及食盐的排出,故重碳酸钙泉有利尿作用,尿酸、草酸的溶解增加,但碱性过强易发生磷酸钙结石,应予注意。膀胱炎、肾盂肾炎疗养员尿呈碱性反应时不宜应用重碳酸盐泉治疗。

吸入:对呼吸道黏膜的分泌有抑制作用,可用于上呼吸道感染及慢性支气管炎的治疗。

2. 重碳酸盐泉的适应证与禁忌证

(1)重碳酸钠泉

①适应证

浴用:比较广泛,同淡泉疗法适应证。

饮用：慢性胃炎、胃酸过多症、胃痉挛、胃及十二指肠溃疡、慢性肝炎、慢性胆囊炎、胆石症、2 型糖尿病、肥胖病、便秘、尿路感染等。

吸入：咽喉炎、支气管炎、支气管哮喘。

含漱法：口腔炎、扁桃体炎、慢性咽喉炎。

②禁忌证：发热、肺结核、出血倾向、肾炎、肾盂肾炎、心肾功能失代偿者、浮肿。

(2)重碳酸钙泉

①适应证

浴用：慢性湿疹、银屑病、慢性溃疡、痛风等。

饮用：慢性胆囊炎、胆石症、胃酸过多症、慢性肠炎、痛风、尿酸结石、慢性膀胱炎、过敏性疾病等。

吸入：支气管炎、过敏性疾病等。

②禁忌证：同重碳酸钠泉。

(五)硫酸盐泉

硫酸盐泉是指泉水中总固体成分在 1g/L 以上，其中的阴离子主要是硫酸离子(SO_4^{2-})，阳离子主要是钠、钙、镁离子，结合时主要形成硫酸钠、钙、镁泉而言。

硫酸盐泉依其阳离子不同，主要可分三种：硫酸钠泉(又称芒硝泉)、硫酸钙泉(石膏泉)及硫酸镁泉(苦味泉)。硫酸钙泉多半混有氯化钠等成分。

1. 硫酸盐泉的医疗作用

(1)硫酸钠泉　硫酸钠易溶于水，不易被肠道吸收，并阻止肠道内水分的吸收，使肠道内容物保持流动状态，同时硫酸钠刺激肠黏膜，使肠蠕动加快，分泌增加，因而有减少吸收和缓泻的作用。硫酸钠与铅作用，生成不溶于水的硫酸铅，可解除铅的毒性作用。冷饮并可刺激胃肠蠕动，增强缓泻的效果；温饮可促进胆汁分泌。

我国福建金鸡山、甘肃清水、河南临汝、西安石家道等地矿泉都是硫酸钠泉。

(2)硫酸钙泉　硫酸钙泉起主要作用的是钙的致密作用与硫酸根离子加强代谢的作用，可改善嘌呤代谢和促进尿酸排出，对泌尿系炎症、磷酸盐和碳酸盐结石以及肾功能不良均有一定作用，对胃肠炎性疾患、糖尿病等有良好效果。饮用有增进食欲、泻下和利尿作用。我国四川重庆南温泉、河南临汝温泉即属此类。

(3)硫酸镁泉　硫酸镁在临床上用作泻剂是众所周知的，它比硫酸钠在肠道内阻止水分的吸收作用更为显著，其泻下作用更强，应在早晚空腹饮用，最好是冷饮，可使肥胖者体重减轻，但不宜长期饮用，因易产生适应而失效。硫酸镁泉还具有促进胆汁排泄、消除胆道淤积的作用。饮用还有降低动脉血压、缓解脑部充血和降低胆固醇的作用等。此类矿泉多见于欧洲、日本，我国较为罕见。

2. 硫酸盐泉的适应证和禁忌证

(1)硫酸钠泉

①适应证

浴用：慢性胃炎、胃酸减少症、慢性胆囊炎、慢性风湿性关节炎、肌纤维组织炎、骨关节病、静脉炎、2 型糖尿病、肥胖症、神经衰弱、湿疹、银屑病、神经性皮炎、皮肤瘙痒症等。

饮用：习惯性便秘、肥胖症、慢性胆囊炎、2 型糖尿病、胆石症、铅中毒。

②禁忌证：腹泻、胃肠炎、消化道过敏、全身衰弱。

(2)硫酸钙泉

①适应证：

浴用：银屑病、慢性湿疹、荨麻疹、瘙痒症、痤疮等。

饮用：肾及膀胱结石、泌尿系炎症、糖尿病、痛风、慢性胃肠炎等。

②禁忌证：胃肠炎、腹泻、消化道敏感、全身衰弱。

(3)硫酸镁泉

①适应证

浴用：同淡泉疗法适应证。

饮用：习惯性便秘、肥胖症、慢性胆囊炎、胆管炎、胆石症、肠内中毒等。

②禁忌证：腹泻、胃肠炎、消化道过敏、对硫酸镁不易耐受、全身衰弱。

(六)氯化物泉

氯化物泉是指泉水中总固体成分在 1g/L 以上的矿泉，其中主要阴离子为氯离子。阳离子为钠离子，往往还含有少量钙、镁离子等，结合后主要形成氯化钠泉，又称食盐泉。我国辽宁兴城、山东威海、河北平山、广东中山、山西温泉、福建云霄等地有著名的氯化钠泉。

根据氯化钠含量的不同，可将氯化钠泉分为三类：

低浓度氯化钠泉：氯化钠含量小于 5g/L。

中等浓度氯化钠泉:氯化钠含量在 5 ~ 10g/L 之间。

高浓度氯化钠泉:氯化钠含量在 10g/L 以上。

如果氯化钠含量超过 50g/L 时就称为卤水,可作为工业用矿水,这样高浓度的矿泉水,对人体皮肤刺激较大,如用作治疗时必须加以稀释。

1. 氯化物泉的医疗作用　氯化物泉与海水有关,其物理化学性质也与海水近似。在氯化物泉中尚可发现有碘、溴、砷、硼酸和铵等,其价值更大。

(1)浴用　浸浴时由于盐类对皮肤的刺激,毛细血管扩张,皮肤充血潮红,血流旺盛,使皮肤角质软化,促进鳞屑脱落,增强全身代谢,促进炎性渗出物的吸收及局部组织的再生。浸浴后由于氯化钠以及钙、镁等盐类附着在体表,能防止体内水分蒸发,并明显减少浴后体温放散,皮肤血流旺盛,故浴后较长时间内机体感到温暖,这一点恰与重碳酸盐泉浴后的感觉相反。

低浓度氯化钠泉含量在 1 ~ 2g/L 时,化学刺激较小,对机体的影响亦小,其作用与淡泉基本相同。中等浓度氯化钠泉的渗透压已接近生理盐水水平,对皮肤、黏膜、创伤刺激性小,因此用微温浸浴对创伤、烧伤、皮肤病等有良好的作用,如用坐浴治疗血栓外痔、肛瘘、肛裂等均可取得良好效果。

高浓度氯化钠泉浴时,氯化钠对皮肤感受器的刺激较明显,促使皮肤血管扩张,血液循环改善。同时氯化钠等盐类成分附着于皮肤形成保温层,可防止体内水分蒸发和体温放散,故浸浴时有显著的温热感。浴后不用淡水冲洗,可持续保温 1 小时以上。浸浴时温热和盐类成分共同刺激皮肤感受器,反射性地影响人体各系统的功能活动,例如氯化钠浴可调整自主神经的紧张度,具有镇静作用,故可治疗神经痛和兴奋型神经官能症;可促进新陈代谢、降低血糖、增加尿量和尿素排出,适于治疗糖尿病、痛风和肥胖症;可提高机体免疫功能,使血液中白细胞和 IgG、IgM 增加;可调整内分泌腺功能,治疗不孕症;可促进炎性渗出物吸收,并具有抗过敏作用;高浓度氯化钠泉比重高、浮力大,浸浴时配合水中运动,可促进关节活动功能恢复,加上显著的温热刺激可以软化瘢痕组织,缓解肌腱挛缩,有利于关节活动功能的康复。因此,氯化钠泉浴可治疗各种慢性关节炎和多种原因引起的关节活动障碍。应当注意若氯化钠浓度过高,则对皮肤、黏膜刺激太强,可造成一定损害,需稀释后用。

(2)饮用　饮用的作用主要是依赖氯化钠与其他盐类成分的药物学作用和氯化钠的渗透压作用,与所含氯化钠浓度有关。低浓度氯化钠泉对胃黏膜有轻度刺激作用,可促进胃液分泌,胰腺分泌和胆汁排泄。中等浓度氯化钠泉还有明显增强胃肠蠕动的作用,可用于通便,治疗习惯性便秘。高浓度氯化钠泉不但涩味太重易引起恶心呕吐,而且阻碍胃液分泌,抑制胃肠蠕动,所以,一般仅限于饮用低浓度氯化钠泉,对于高浓度氯化钠泉应稀释后饮用。

饮用低浓度氯化钠泉时,因饮用量、时间、温度不同,胃肠道反应也不一样。如饭前 20 ~ 30 分钟饮用少量(100 ~ 150ml)冷氯化钠矿泉水,可以促进胃液分泌。饭前一个多小时饮用多量(200 ~ 300ml)热矿泉水可抑制胃液分泌。早晨空腹饮用多量冷矿泉水有缓泻作用。各种浓度的氯化钠泉都有抗利尿作用,但对于肾病和浮肿疗养员应禁用。

(3)氯化钠泉亦可用于吸入和含漱。

吸入可使呼吸道黏膜充血,分泌增加,溶解黏液,有祛痰、消炎作用。

2. 氯化物泉的适应证和禁忌证

(1)适应证

①浴用:湿疹、银屑病、神经性皮炎、皮肤瘙痒症、慢性胃炎、胃酸减少症、胃肠弛缓症、慢性胆囊炎、神经痛、神经炎、神经衰弱、疲劳综合征、慢性附件炎、更年期综合征、Ⅰ ~ Ⅱ度烧伤创面的康复、创伤、痔核、下肢溃疡、静脉炎、外伤后遗症、肌纤维组织炎、慢性风湿病、骨关节病、2 型糖尿病、肥胖病等。

②饮用:慢性胃炎、胃酸减少症、2 型糖尿病、肥胖症、慢性支气管炎、慢性鼻炎、慢性咽喉炎等。

③吸入:鼻炎、咽喉炎、支气管炎等。

(2)禁忌证　胃酸过多、胃及十二指肠溃疡、肾炎、肾盂肾炎、浮肿等。

(七)铁泉

铁泉是指铁离子(Fe^{2+}、Fe^{3+})达 10mg/L 以上的矿泉。

一般自然涌出的泉皆含有 Fe^{2+},几乎不含有

Fe^{3+}。铁泉依其所含阴离子不同,可分为碳酸铁泉、硫酸铁泉。碳酸铁泉中的阴离子主要是重碳酸离子(HCO^{3-}),结合时主要形成重碳酸一铁[$Fe(HCO_3)_2$]。该泉涌出时的水呈透明状,接触空气后被氧化而出现褐色物质沉淀或混浊。如含有碳酸气时,碳酸气逸出后,重碳酸一铁变成重碳酸二铁并发生青色沉淀。

硫酸铁泉中的阴离子主要是硫酸离子(SO_4^{2-}),结合时主要形成硫酸一铁($FeSO_4$)和硫酸二铁[$Fe_2(SO_4)_3$]。硫酸一铁易溶于水,故泉水中富含硫酸铁,而鲜见其他铁盐沉淀。

我国甘肃通渭温泉是著名铁泉之一。此外,辽宁皮口、黑龙江五大连池、吉林延边等地碳酸泉中的铁含量都已达到了铁泉的标准。

1.铁泉的医疗作用

(1)浴用　铁盐几乎不透过皮肤,只有呈离子状态时才能透过皮肤被机体吸收。铁泉对皮肤、黏膜有显著的收敛作用,尤以硫酸铁泉更为明显,故多用于治疗皮肤、黏膜病变。

(2)饮用　饮用铁泉恰似临床应用铁剂治疗贫血,铁泉较铁制剂容易被人体吸收,又含有促进造血功能的二价铁(Fe^{2+})。铁泉中的二价铁是构成血红蛋白的物质,并能刺激造血功能,有促进红细胞生成的作用,且是一种类似酶作用的物质。在血液、组织、细胞及机体微细的基质中,进行氧交换过程与铁的作用有关。铁作为一种催化剂,一般天然矿泉中所含盐多是二价铁,加之在铁泉中的浓度甚低,饮服对肠胃黏膜的刺激极其微弱,几乎无副作用,对治疗贫血比较理想。铁泉除含有铁盐外,尚含有其他成分,如碳酸铁泉中常含有 CO_2、氯化钠、重碳酸钠;硫酸铁泉中常含有硫酸、盐酸等游离酸,饮服后更不易引起胃肠障碍。饮泉的治疗效果多在 2 周左右方能显效,刺激造血作用多在数周后出现,当然临床应用铁制剂治疗无效的血液疾病如恶性贫血、再生障碍性贫血等饮服铁泉亦是无效的。饮服铁泉治疗贫血,其他诸多因素如营养疗法、疗养地气象、环境等的综合作用亦不可忽视。饮服铁泉,有时可出现胃肠黏膜刺激症状,特别是胃肠过敏者,饮泉后可出现胃区压迫感、腹痛、便秘等。为了预防并减少副作用发生,宜温饮,每次 30 ~ 50ml 小剂量饮用,即使是低浓度碳酸铁泉也不宜超过 150ml。

2.铁泉饮泉的原则　①在矿泉涌出地就地饮用新鲜泉水;②应在餐后饮用,不宜空腹饮用;③宜应用饮泉小管饮用,勿使铁泉水过多接触牙齿;④饮泉前后应禁食含鞣酸的茶、咖啡和果类,因铁盐与鞣酸结合能产生不溶解性黑色鞣酸盐。

3.铁泉的适应证与禁忌证

(1)适应证

浴用:慢性皮肤病、慢性风湿病、慢性贫血、神经衰弱、慢性盆腔炎、小腿溃疡、各类疾病康复期、营养不良等。

饮用:缺铁性贫血、慢性失血性贫血、寄生虫性贫血、病后体质虚弱、慢性盆腔炎、慢性皮肤病。

(2)禁忌证　重度动脉硬化、急性炎症及出血倾向者。

(八)碘泉

碘泉是指在泉水中碘离子(I^-)含量在 5mg/L 以上的矿泉。

碘常少量存在于许多矿泉中,它多半以碘化物存在。在油田区往往有碘泉,地势越高露出碘泉的机会越少,而成群集结的碘泉更属少见。我国西安石家道村的硫酸钠泉中含碘量达 11mg/L。

1.碘泉的医疗作用　碘离子能通过皮肤被机体吸收,浴后血中的碘增加。碘亦可通过呼吸和消化道黏膜被机体吸收,进入机体的碘多聚集于甲状腺、脑垂体、肾上腺及卵巢中,部分从尿中排出。结缔组织结构如皮肤、腱、韧带、血管、眼组织等对碘有较强的亲和力。实验证明,碘元素具有耐热性,可促进骨胶原合成和胶原纤维溶解,影响特异性酶的功能。尤其对甲状腺正常功能,内分泌系统和前列腺素的代谢、血液不同参数(黏滞性、血红蛋白、血小板)、血管系统、呼吸系统、神经系统、感觉器官、类脂化合物的代谢、肌肉功能、伤口愈合、防御功能以及肿瘤发生的鉴别诊断等均受碘元素的非特异性作用。

碘是生命的必需元素之一。正常人有机碘和无机碘之比是 1:(2 ~ 5)。碘缺乏会导致机体的机能障碍与疾病。碘能激活机体的防御功能、改善血液循环、有促进炎性渗出物吸收、软化瘢痕、增强代谢、促进再生、刺激支气管黏膜分泌功能，稀释黏液而祛痰等作用；可降低血脂，尤其是脑磷脂明显下降；在高血压、动脉硬化治疗中对血管的作用极为明显。此外，对皮肤和黏膜有防感染和杀菌作用。

碘元素的这些复杂的生理作用，在医疗中，特别是矿泉疗养的应用中具有重要意义，亦有助于说明碘泉浴可防治许多慢性疾病的生理学基础。但是小剂量碘泉浴的治疗作用尚有待进一步研究。

2. 碘泉的适应证

浴用：动脉硬化、1级高血压、甲状腺功能亢进、月经失调、更年期综合征、风湿性关节炎、皮肤病等。

饮用：月经失调、更年期综合征、高血压、动脉硬化症等。

（九）溴泉

溴泉是指在泉水中溴（Br）含量在25mg/L以上的矿泉。

溴泉的来源和形成与碘泉大致相同。主要聚集于高矿化度氯化钠泉中，在沉积岩组成的自流盆地的地下热水中，溴的含量变化幅度较大，从每升痕量到几克，并随矿化度增高而增多，当矿化度增高氯化钠达到饱和时，氯化钠便从水中沉淀出来，溴化钠则因溶解度较高不易达到饱和，而继续在水中聚集。我国山东威海、即墨都有含溴的氯化钠泉。

1. 溴泉的医疗作用　溴是人体必需的微量元素之一。经肠道吸收后多存在于血液和组织液中，不易透过细胞膜，但可透入红细胞中。垂体前叶中溴离子较多，溴主要从肾脏排泄，也可通过消化腺分泌随粪便排出。因为排泄较慢，所以在体内停留时间较长。它是构成生命组织重要的物质之一，对中枢神经系统具有抑制作用，可使大脑皮质兴奋性降低，并使大脑皮质的兴奋与抑制过程趋于平衡，具有镇痛、镇静、催眠的作用。

2. 适应证

（1）浴用或饮用均可治疗神经官能症、自主神经功能紊乱症、疲劳综合征、神经痛、失眠、1级高血压病等。

（2）发热、大脑抑制过程占优势、出血倾向、急性炎症。

（十）硅酸泉

硅酸泉是指泉水中硅酸（H_2SiO_3）的含量在50mg/L以上的矿泉。

地下热水中的硅酸，主要呈偏硅酸和正硅酸的形式，其在泉水中的含量，取决于地下热水溶滤的岩石中硅酸盐的富集程度、地下水的pH值及温度。地下水的温度达90℃以上时，硅酸溶解度随温度增高而增大，pH值在9以下时对硅酸的溶解度影响较小。硅酸泉常与淡泉共存。我国内蒙古宁城热水、鞍山汤岗子、陕西眉县西汤峪矿泉都是含硅酸较多的矿泉。

1. 硅酸泉的医疗作用　硅酸盐是人体生长和骨骼钙化不可缺少的，也是生命不可或缺的元素。浴用时硅酸接触皮肤给人们以用过肥皂的感觉，对皮肤黏膜有清洁、消炎作用。饮用可保护动脉内膜，维持动脉弹性，缓解动脉硬化。

2. 适应证

浴用：湿疹、银屑病、荨麻疹、神经性皮炎、皮肤瘙痒症、慢性附件炎、子宫内膜炎、阴道炎等。

饮用：动脉硬化、冠心病、风湿性心脏病（稳定期）、周围循环障碍等。

3. 禁忌证　肾炎、肾病、结核病、甲状腺功能亢进等。

（十一）砷泉

砷泉是指在泉水中砷（As）的含量在0.7mg/L以上的矿泉。

砷多共存于氯化铁、硫酸盐类及碳酸泉水中，它多以As^{5+}或As^{3+}形式存在于泉中，以3价砷生物活性意义较大，As^{5+}的作用慢而小。此类泉在我国少见。

1. 砷泉的医疗作用　砷亦为人体所需物质，可从含砷食物中摄取。人体中含砷0.03～0.82nmol/L（全血）。砷与有机硫有极强的亲和力，多存在于含硫的器官如肝脏和皮肤中，砷与硫基的亲和力是其在机体内作用的基础，表现在代谢方面是抑制氧化，降低代谢，阻断氢的转移，肝和肌肉中的糖原增加，血糖降低，体重增加。特别是As^{3+}对甲状腺素有拮抗作用。砷虽不是血液的构成物质，但可刺激造血，兴奋骨髓功能，增强铁的造血作用，故砷具有调整造血功能的作用。若同时应用砷、铁泉治疗贫血可取得良好效果。

砷泉浴可使皮肤丰润，皮下脂肪沉着，有杀虫、杀菌作用。砷的吸收与排泄主要通过肠道，潴留于体内的部分由肾脏缓慢排出。砷泉饮用时宜由小量开始，逐渐增量，再逐渐减量。但含量极微的砷泉，不适于此法（可以饮用但不用减量）。

2. 适应证

浴用：红斑狼疮、真菌病、疥疮、结节性痒疹、银屑病。

饮用：各种贫血、2 型糖尿病、病后体质虚弱等。

3. 禁忌证　重症动脉硬化、急性胃炎、炎症感染、发热及出血倾向者。

（十二）淡泉

淡泉是指矿化度小于 1g/L，各种活性离子、气体或放射性元素的含量都没有达到医疗矿泉规定的标准，而温度 >34℃的矿泉，又名“单纯温泉”，是世界上最常见的一种矿泉。我国北京小汤山、山西汤头、辽宁熊岳、大连安波乡、江西庐山星子、湖南宁乡灰汤、陕西蓝田汤峪、新疆金沟河、贵州息烽、云南安宁等地的温泉都是有明显的医疗作用的淡泉。

1. 淡泉浴的医疗作用

（1）对神经系统的作用　淡泉浴时皮肤中去甲基肾上腺素分解增多，研究发现鼠的间脑中类似乙酰胆碱物质增加。微温浴时可抑制中枢神经，有明显的镇静、镇痛作用。还可使自主神经系统紧张性增强，有协调自主神经系统功能的作用。对神经官能症、自主神经功能失调，淡泉浴有一定的疗效。

（2）对循环呼吸系统的作用　淡泉浴对循环系统的作用是非常明显的。微温浴时对循环、呼吸影响较小，常用于治疗动脉粥样硬化、高血压、轻型冠心病以及脑血管意外后遗偏瘫等。温浴时表现为脉搏减慢或轻度加快、呼吸加深、血压下降、血液循环改善、心脏排血量增加。而且浴疗初期血压下降只表现在早期高血压患者中，血压正常和低血压者并不出现显著下降。如 43℃以上较长时间的高温浴时，收缩压反而增高或血压下降过多，脉搏增速，呼吸变浅，大量出汗，甚至发生虚脱，应引起注意。

（3）对内分泌腺和新陈代谢的作用　淡泉浴有类似促肾上腺皮质激素的作用，可能是机体通过神经－体液调节的一种应激反应。对性腺的作用比较明显，有调节动物发情期和刺激精子生长的作用。淡泉浴可治疗多种妇科疾病及不孕症。淡泉浴还可增强新陈代谢，改善糖代谢，使血糖降低，可用于治疗糖尿病。

（4）对运动支撑系统的作用　淡泉浴对各种慢性关节炎、软组织劳损、肌肉麻痹、外伤后关节活动障碍等运动系统疾病的疗效是明确的。一方面由于改善吸收或排出；另一方面有镇痛、缓解痉挛、软化瘢痕、增加关节活动度的作用。如同时配合水中运动、按摩等治疗，效果更加显著。

（5）对皮肤的作用　浸浴时温热和各种少量化学成分对皮肤直接或间接的作用，使皮肤微血管扩张，血液循环改善，从而增强皮肤营养和抗病能力，皮肤表面病损得以消除。所以常用来治疗多种皮肤病。实践证明，淡泉浴疗同理疗或药物综合治疗皮肤病的效果比单纯理疗或药物治疗要好得多。

（6）饮用淡泉的医疗作用　饮用淡泉主要应用于胃肠道疾病的治疗。由于饮用泉水的温度、饮入的时间不同，其作用有异。空腹冷饮能刺激胃肠黏膜，促进胃肠道分泌、蠕动增强，有助于促进消化功能。饮用较大量的淡泉水有解除胃肠道痉挛、止痛的作用，多量饮用淡泉水还有利尿作用。淡泉饮疗可用于慢性胃炎、消化性溃疡、习惯性便秘等。

2. 适应证

浴用：神经根炎、坐骨神经痛、末梢神经炎、多发性神经炎、痉挛性麻痹、中风后遗症、神经衰弱、自主神经功能紊乱、疲劳综合征、高血压病、动脉硬化症、冠心病、慢性风湿性关节炎、颈椎病、肥大性脊柱炎、腱鞘炎、大骨节病、肩周炎、腰肌劳损、烧伤、动静脉炎、烧伤、褥疮、下肢溃疡、慢性骨髓炎、湿疹、银屑病、皮肤瘙痒症、神经性皮炎、荨麻疹、慢性附件炎、慢性盆腔炎、更年期综合征、支气管炎、支气管哮喘、胃及十二指肠溃疡、习惯性便秘、胆石症、糖尿病、肥胖症等。

饮用：慢性胃炎、萎缩性胃炎、消化性溃疡、胃肠功能紊乱、习惯性便秘等。

3. 禁忌证　代偿功能不良的心血管病、3 级以上高血压、急性炎症、急性发热性疾病、出血性体质。

五、矿泉疗法应用技术

矿泉治疗之所以不同于一般的水疗法，就在于矿泉治疗是在矿泉疗养地进行，除矿泉对人体的作用外，疗养地的地理环境、气候、景观、社会等因素均起一定的作用，因而矿泉疗养的效果常常是多种因素综合作用的结果。矿泉的医疗应用方法基本上分两大类：一是浴用法，包括全身浸浴法、半身浸浴法（坐浴法）和局部浸浴法。局部浸浴法又分为手浴、足浴和四肢浴。二是饮用法以及其他一些方法如含漱法、洗鼻法、洗胃法、灌肠法、吸入法等。此外，也常应用机械水浴，特别是淋浴法（环形淋浴法、扇形淋浴法等）。

（一）浴用法

矿泉的浴用法是用于医疗的最早、最普通、最常见的一种方法，也是我国利用医疗矿泉治疗各种疾病的主要方法之一，通常所说的矿泉疗法一般是指矿泉的浴用法。在浴用法中矿泉盆浴、池浴应用最广。根据浴用时不同体位、部位，再结合不同的矿泉水温度，对不同疾病进行治疗。

1. *全身浸浴法*　此法最为常用，多为单人盆浴，泉水容量一般为200L。多人用池浴，泉水容量应视浴池大小、深浅、入浴人数适当调整。池的面积可按每个患者1.2m^{2}计算，深1.1～1.5m，以可容纳15名左右为宜。池中的水宜缓慢地流入、流出，特别是氡泉浴时。盆浴一般以头、颈及前胸大部分露出水面为宜。机体入浴后可在安静姿势下使水稍动，以使皮肤表面更多地接触或吸附矿泉水中的化学成分，尤其是氡泉浴。

2. *局部浸浴法*　根据患病的部位和患者的体质情况，采取不同的局部浸浴。

（1）半身浸浴　患者取坐位，仅下半身浸入水中。水温38℃～39℃，每次10～20分钟。半身浸浴时温热刺激主要作用于下半身，全身性反应较小。此外机体上下不同的刺激有调整自主神经的作用。适用于腹腔和盆腔的慢性炎症、腰腿痛、痔疮和自主神经功能失调。

（2）坐浴　患者坐在特制的坐浴盆中，仅下腰部、臀部、大腿根部、会阴部浸入水中，水温40℃左右，每次15～20分钟。坐浴时较高的温度刺激使盆腔及会阴部血液循环改善，产生消炎止痛作用。同时还有镇静催眠作用。适用于慢性盆腔炎、前列腺炎、外生殖器炎、便秘、痔疮、脱肛及妇女月经不调、痛经等症。

（3）手臂浴（局部增温浴）　患者取坐位，将手和前臂浸入浴槽内，水温40℃～42℃。也可先从34℃开始，渐增温到40℃～42℃。每次15～20分钟。此法可反射性地改善循环、呼吸功能，适用于慢性支气管炎、支气管哮喘、心绞痛和手关节疾患的治疗。

（4）足浴　患者取坐位，仅双足及踝关节浸入浴桶中，水温40℃～42℃，每次15～20分钟。足浴可以调整全身血液分配，有“引血下行”的作用，可以减轻高血压患者脑部充血。适用于高血压、失眠、月经过少和足部疼痛等症。

3. *淋浴*　在淋浴过程中矿泉水中含有的气体大量逸散，而且矿泉水与皮肤接触时间短暂，所以医疗作用不如浸浴明显，一般只起到清洁和强壮作用。为加强淋浴的机械刺激作用，增加皮肤与矿泉水的接触，也可用周围淋浴法或加压喷注法。

4. *人工矿泉浴*　在缺乏矿泉资源的疗养地或在城市医疗机构内，用人工方法使普通淡水含有矿泉中某种化学成分而用于浴疗，称为人工矿泉浴。其适应证与自然矿泉相同。下面介绍几种人工矿泉浴：

（1）人工碳酸气浴　必须使水中碳酸气达1g/L以上，入浴后可见皮肤表面有大量的细小的CO_2气泡出现。先在浴盆底部均因地撒一层碳酸氢钠粉剂，约500～1000g，然后注入浴用热水，再缓慢加入800ml稀盐酸溶液（由比重为1.1415的工业盐酸稀释2～3倍制成）即可浴用。水温35℃～37℃。

（2）人工碳酸氢钠浴　浴盆中加入碳酸氢钠75～100g。水温34℃～37℃。

（3）人工硫化氢浴　先将硫化钠（Na_2S）粉剂74g，溶于3～4升水中，然后倒入存有150升热水的浴盆中备用。浴疗前加入工业盐酸120g，小心搅拌，待水显绿色，闻及特殊的硫化氢气味即可浴用。浴疗时浴盆应盖好，头露于外。水温35℃～38℃。

（4）盐水浴　在200升的浴水中加入氯化钠2～4g，水温38℃～41℃，即可。

5. *药物矿泉浴*

（1）松脂浴（芳香浴）　在泉水浴中加入松脂粉50～75g，多用于兴奋性神经官能症、失眠、高血压、多发性关节炎、多发性神经炎、更年期综合征等。

（2）芥末浴　在泉水中加入芥末粉，先将200～500g的芥末粉用水调成糊状，在出现芥末油气味后加入浴水中。用于治疗小支气管炎、肺炎。手足的局部芥末浸浴治疗心绞痛、支气管哮喘、感冒有效。

(3)其他中药浴等　矿泉浴的机械的物理性作用主要是对机体的静水压力和浮力作用,为了加强这种机械的刺激作用,可加入各种人工操作的气泡浴、波浪浴、旋涡浴、水下淋浴、淋浴按摩、水中按摩及水中体操等,这对于运动功能障碍者进行主动或被动的功能锻炼有利。

6. *矿泉浴的疗程*　一般为15~30天。每日或隔日治疗1次。开始可连续治疗2~3次间歇1次,1~2周后连续治疗6次间歇1次。这种逐渐增加连续洗浴次数的方法,可以减少对矿泉浴的不良反应。

7. *注意事项*　为减少不良反应,提高矿泉浴的治疗效果,矿泉浴时应注意以下事项:

(1)入浴时间　一般认为饭后1~2小时最合适。空腹时血糖偏低,入浴时脑部血液减少,容易发生疲劳和眩晕;饱腹时入浴大量血液流向体表,影响胃肠消化吸收功能。

(2)浴疗的时间　每次入浴时间的长短以浴后感觉舒适为宜。一般每次浸浴15~20分钟就能达到治疗目的。入浴后感觉疲乏无力,说明洗浴时间可能过长。当浴中脉搏超过120次/min或出现明显眩晕、心悸、恶心、大汗等症状,应立即停浴,适当休息。

(3)浴疗的温度　一般矿泉涌出时的温度比较稳定,浴前应加以调节。温度过高可用冷却池或冷却箱冷却,温度过低可用蒸汽蛇形管或其他热源加热。不要直接混入普通冷水或热水来调节水温,以免影响矿泉的水质成分。一般多采用38℃~40℃的温浴。以气体成分为主的矿泉的浴温以37℃~38℃为宜。入浴者应根据自己的体质、习惯和浴疗反应,选择最适当的温度。

(4)防止浴疗时的严重不良反应　浴疗前要详细检查病情,掌握好适应证,过度疲劳时不宜入浴。对于老年、体质虚弱、高血压或低血压患者要特别注意水温不要过高,浸浴时间不要过长,可先做半身浸浴,逐渐适应后再全身浸浴。洗浴时头部敷以冷毛巾或常用冷毛巾洗脸擦汗,如有不适则立即停浴休息,以免发生虚脱、脑血管意外等严重不良反应。

(5)浴后避免受凉　矿泉浴后皮肤温度、湿度均较高,毛孔扩张,容易着凉感冒,所以浴后应立即擦干全身,在浴室躺下休息时要注意盖好腹部,最好休息15~20分钟后再离开浴室。出汗过多,可适当喝些饮料,补充体液。

(二)饮用法

饮用法必须在医师的指导下进行。根据可饮用矿泉的化学成分、医疗作用、适应证和病情确定饮用量、饮用温度和时间,否则将会导致不良后果。

1. *饮用方式*　"就泉饮之,新汲为佳"。这是自古以来饮用矿泉的重要原则。因为矿泉涌出后,所含气体成分很快逸散;某些溶解的盐类,如碳酸铁、硫酸钙等会发生沉淀而不易被吸收,这样就会影响饮用矿泉水的疗效。实在不能在泉源附近饮用时,必须瓶装密封后保存运输,并应向药物一样,注明灌装时间和失效期。饮用时一般5~10分钟喝完150~300ml。

2. *饮泉的温度*　温度与治疗作用有密切关系。饮泉宜采用矿泉涌出时天然的温度,过热应适当冷却,过冷宜加温,加温应采用间接加热法。25℃以下的冷泉水起泻下作用,而同一种泉水40℃~45℃时却有止泻作用。饮冷泉水能引起胆道痉挛性疼痛,而饮热矿泉水能缓解痉挛、止痛并促进胆囊排空。高于50℃的矿泉水不能直接饮用。

3. *饮用量*　饮泉的量无论是单次饮量抑或24小时饮量均依泉质、浓度以及饮泉者个体情况而定,每次饮量为100~300ml,通常从小剂量(50ml)开始,逐渐增加饮量。一般日饮入量不超过1000ml。对于心肾功能较好的肾结石患者,为增强利尿溶石的作用,日饮量可达1500ml。心血管功能较差或胃肠张力低下者,应严格控制饮用量。饮泉水中最好不含砷、铅、铜、锰等,如果含有则不应超过下列标准(mg/L),氟1.5、铅0.05、锌5.0、铜1.0、砷0.05、铁0.3、锰0.1、如超过宜稀释后饮用。

4. *饮用的时间*　饮用矿泉的时间主要取决于治疗目的,一般多在早晨空腹饮用一次,在午饭或晚饭前20分钟再加饮一次,有利于帮助消化,增进食欲。对胃酸过高和溃疡病患者应在饭前1~1.5小时饮用,用餐时,泉水已进入小肠,可反射地抑制胃液分泌。幽门痉挛或饭后剑突下剧痛的胃病患者,宜在饭后饮服碱性泉,每隔15分钟反复饮服1/4~1/3杯,目的是中和胃酸并改善胃肠的运动功能。饮用铁泉治疗贫血时，应于每次饭后少量引用，避免空腹饮用，刺激胃肠黏膜引起胃肠功能障碍。在有尿路炎症时，每日可饮服6～8次。

5. 饮用的期限　长期饮用矿泉，不但对健康无益，有时还可引起水盐代谢功能障碍。因此饮用矿泉水要间断进行，一般4～6周为1疗程。如需第二疗程治疗，必须休息2周以上方可进行。3个疗程后无明显效果则停止饮用。

（三）其他应用方法

1. 吸入法　吸入法可分为单人吸入法和集体吸入法。单人吸入法是将矿泉水装入超声雾化器内，口与喷出口距离10～15cm，张口对准喷出的雾状泉水气流，做深呼吸进行吸入，1～3次/日，间隔3～4小时，每次10～15分钟。集体吸入法是在吸入治疗室内进行，室内通风设备应良好。当然也可在天然矿泉附近进行吸入疗法。常用于吸入的矿泉有：氡泉、硫化氢泉、氯化钠泉、碳酸氢钠泉、碳酸氢钙泉和硫酸钠泉等。

2. 含漱法　用新鲜温和的矿泉水含漱，3次/日，每次总时间5～10分钟，用水量500ml左右，在饭后进行。主要是用于口腔炎、牙龈炎、牙周病、慢性咽炎等口腔慢性炎症。

3. 保留灌肠法　在排便或清洁灌肠后，用40℃～42℃的矿泉水50～200ml做保留灌肠。每日或隔日一次，10～15次为1疗程。保留灌肠法的主要适应证为顽固性呕吐的胃排出部分狭窄、慢性结肠炎、前列腺炎、精囊炎、痔核伴便秘，也适用于因各种原因不能采用饮用法治疗的饮用治疗适应证者，可在饭前30～60分钟灌注；此外还可用30℃左右的矿泉水600～1200ml灌入直肠内使排便，主要治疗便秘、结肠炎等。此外，矿泉水洗胃法、十二指肠引流洗涤法、肠浴法、水下肠浴法和妇科冲洗法等都有一定的疗效。

（张恩达）

第五节　泥疗法

含有矿物质、有机物、微量元素和某些放射物质的具有医疗作用的泥类，称为治疗泥。治疗泥经加热后作为介质，涂抹或者包敷在人体的相应部位，以其温热、机械、化学等综合作用而治疗疾病，这种方法称为泥疗法。

人类利用泥类治疗疾病历史悠久，在远古时代曾用海泥、河泥包埋关节、肌肉达到消肿止痛的目的。我国在西晋、东晋（公元265—420年）已有关于泥疗的记载，15世纪后开展了全身泥浴疗法。可用于泥疗的资源广泛存在于自然界，在我国辽宁的大连、汤岗子、兴城、汤河，天津的塘沽，山东的青岛、即墨等地，都蕴藏着大量的优质治疗泥。近年广东、河北等省也在开发利用泥疗资源。泥疗法主要在疗养地的疗养院、康复中心采用。

在国外，古代埃及人曾以太阳加热的那因河泥包裹来健身和治病；公元一世纪罗马的Pliny也曾用海泥及河泥包裹；二世纪希腊医师Galen曾叙述泥疗对骨、关节、肌肉的顽固性疼痛与肿胀有效。意大利、德国、法国、匈牙利、苏联（现乌克兰、俄罗斯、格鲁吉亚、拉脱维亚、爱沙尼亚等国）均有著名的历史悠久的泥疗疗养地；自19世纪下叶开始，疗养学界对医疗用泥，首先是矿泉泥的化学成分和物理性能进行了分析研究，在苏联设立了国家级的泥疗研究机构（现今设在俄罗斯中央医学康复与疗养学研究中心），开展泥疗的基础和临床应用研究。泥疗在美国和日本应用较少。

目前应用最多的治疗泥包括淤泥（海泥、河泥、矿泥均属淤泥）、泥煤、火山泥腐殖土、黏土泥和人工泥，无论何种治疗泥类，应具备下列五个基本条件：①含胶体物质多，黏滞性大，可塑性好，用时易紧密接触皮肤，以提高泥的保温机械刺激和化学物质等的作用效果；②泥中颗粒直径应小于0.1μm，颗粒越小越好，无杂质，石粒；③泥温通常在42℃～55℃之间为宜，湿度约为70%，矿物盐的含量不应超过4%～10%，以免刺激皮肤；④泥中的微生物应对人体有利，如硫化氢弧菌、脱硫螺菌和各形白硫菌属等；⑤经细菌学检查，无致病菌。

一、治疗泥的组成与分类

（一）治疗泥的组成

治疗泥由于多年的风化、沉积等地质过程和复杂的物理、化学、生物学作用以及气候等因素的影响，微粒子状态的物质被水溶解形成不同类型的泥状物质，主要由四部分组成。

1. 结晶体　主要由岩石风化分解矽（硅）酸盐，以及周围环境中钙、镁等盐类结晶经风雨冲洗而沉积于水底，并与水中无生命的动物、植物机体分解产物中的微量无机物混合而成。主要是硫酸钙、磷酸钙、碳酸镁和矽（硅）酸盐微粒等。结晶体颗粒的直径为0.001～0.25mm。一般认为，结晶体的颗粒越小，泥的质量越好，如果直径大于0.25mm的颗粒超过泥重量的10%时，就可降低治疗泥的可塑性和黏滞性，影响泥的质量。结晶体约占泥重的49%～92%。

2.胶体　它是构成治疗泥的可塑性、黏滞性和温热性的基础。主要由无机物和有机物两部分构成，其中无机物有硫化铁、氢硫化铁、氢氧化亚铁、氢氧化铝、氧化铝、氢氧化锰、氧化锰、氧化钙、氧化镁、氧化钛和五氧化二磷等。有机物主要是碳水化合物和氮化合物如糖、纤维素、沥青、卵磷脂、脂肪酸等。泥中胶体成分越多，泥的可塑性和黏滞性愈大，（热）容量愈高，导热系数愈低，保温性能愈强。在胶体部分形成过程中，还能吸附来自地下水中的放射性物质，使泥具有放射性能。胶体部分在淤泥中约占4%～20%，在腐殖土中比例可达80%。

3.泥浆　由矿物盐类，胶体部分和有机物质的水溶液与溶解于其中的气体构成。泥浆中的盐类的浓度取决于其中矿物盐类的含量。盐类浓度越高，对皮肤的刺激作用愈强。泥浆约占泥重量的35%～97%。

4.微生物　治疗泥中的微生物能使堆积在水底的各种动植物残渣中的蛋白质、脂肪、碳水化合物分解，对形成治疗泥的理化特性有重要作用。在20世纪70年代前就已发现与治疗泥形成有关的菌种有100多种，此后О. Ю. Волкова和А. В. Балабанова在治疗泥中分离出200种菌株，其中60种菌株与葡萄球菌、链球菌等相拮抗，此外，还发现3种具有明显抗生物活性的霉菌。在治疗泥形成过程中起主要作用的细菌有产硫化氢弧菌、脱硫螺菌和各型白硫菌属等。在与空气隔绝的泥土中，由于新陈代谢，从溶于水中的硫酸盐和含硫的蛋白质等有机化合物中取得硫，释放出硫化氢、有机氮和无机氮，经过这些细菌作用形成氨。

除以上四部分主要成分外，还有一些治疗泥中含有抗生素、维生素、酶、氨基酸、女性激素型物质——卵胞素（雌酮）、生原激素、噬菌体等具有生物活性的物质或放射性物质，从而使治疗泥具有不同的作用效应。

（二）治疗泥的分类

根据泥的形成条件和组成成分不同，可将治疗泥分为以下六类。

1.淤泥　形成于海湾、河湾、盐水湖或矿泉底、沼泽等处的淤泥、藻类、水草以及甲壳类物质等，在缺氧的情况下，由于各种微生物的作用，经过复杂的理化学变化而产生的胶体物质、有机物质与其他有机物质分解产物混合而成。外观呈灰黑色或蓝黑色，断面呈有光泽的油胶样；有硫化氢气味或苦咸味；有良好的可塑性和黏滞性。黏附在皮肤上不易洗掉；因淤泥中含有大量的无机成分，故又称无机泥。在淤泥中结晶体约占泥重量的20%～50%；胶体部分和有机物质占2%～9%；泥浆占50%～60%；pH为6～8；比热较低，约为2.092J；导热系数为8.368mJ/（℃·cm·s）；蓄热能约为450秒；抗剪强度为1500～12 000dyn/cm^2；黏滞度为6000～9800P（泊）。

2.腐殖泥　淡水湖沼中的黏土、砂粒和一些能形成有机胶体物质的动植物残渣，在缺氧的情况下，经各种微生物的作用分解而成，含有丰富的有机物质，故又称有机泥。外观呈橄榄色或咖啡色的胶体样。其中结晶体约占1%～2%；胶体部分和有机物质约占5%；含水量达90%～97%。其比热近于4.184J，导热系数比淤泥低，蓄热能大于淤泥，抗剪强度为1400～1900dyn/cm^2，黏滞度为1400～1900P。

3.泥煤　在沼泽地带各种植物有机体的残渣，在缺氧的条件下，经过各种微生物的长期作用分解而形成、外观呈暗褐色，无光泽、味涩、干燥时变脆，是一种有机泥与无机泥的混合型的治疗用泥，其中结晶体约占10%，胶体和有机物只占20%～30%，水分约占70%。其比热约为3.3472J；导热系数与腐殖泥相似，约为4.6024mJ/（℃·cm·s）；蓄热能较高，为800秒左右；抗剪强度为1400～1900dyn/cm^2，黏滞度为6000～9000P。

4.黏土　是一种泥质样岩石，由直径小于0.002mm的矿物质颗粒、无机胶质和腐殖质等组成，在用于治疗前必须将黏土捣碎，用筛子筛过，加入1%的氯化钙或2%～3%的氯化钠溶液，经加热后方可使用。黏土外观呈油样，具有一定的黏滞性和可塑性，黏土比重为1.4～1.7，比热为2.092J，导热系数为7.1128mJ/[℃·cm·s]，蓄热能为

380秒。

5. *矿泉泥* 即各类矿泉附近的泥。由该矿泉成分相同的堆积物、矿物质、有机物质、微量元素及某些放射性物质和矿泉水混合而成。其理化性质与其相应的矿泉近似。

6. *火山泥* 是火山喷射的产物，由火山喷射的固体部分和液体部分组成（饱合矿物盐为4.4～11.0g/L）。火山泥具有良好的可塑性（220.73mN/cm²），比热在1.996～2.397kJ之间，大大超过了淤泥。

（二）治疗泥的医疗作用

治疗泥的物理化学特性决定了治疗泥对人体的医疗作用。因为人是一个有机的整体，在治疗泥作用于人体的某一局部时，除了产生局部医疗作用外，同时也引起全身性的医疗效应。现从温热、机械、化学和综合作用四方面叙述。

1. *温热作用* 是治疗泥的主要作用，温热作用效应与泥的热容量、导热系数和蓄热能有密切关系。一般认为热容量小、导热系数低、蓄热能大的治疗泥为优质治疗泥。由于治疗泥的导热性低、散热慢、冷却慢、保温性好，故能长时间保持恒定温度。治疗泥作用于局部，可使局部组织温度升高，皮肤充血，毛细血管扩张，血液或淋巴循环增强，改善组织的营养和代谢过程，加强再生功能，促进慢性炎性浸润、瘢痕、水肿、粘连、渗出液和血肿等病理产物的消散和吸收，起到消炎止痛作用；同时机体吸收加热泥的热量，泥中的钙、镁、钠、硫等化学物质也影响体表的散热，因此通常泥疗后体温可暂时升高1.5℃～3.0℃。体温升高，可使交感神经兴奋性降低，全身末梢血管扩张，血压下降，汗腺分泌增加，心脏工作加强，血液及淋巴循环增强，促进机体减少水分，减轻体重。脉搏、呼吸加快，肺换气量增加；脾脏收缩12%～19%，致使全身血液循环量增加。

2. *机械作用* 治疗泥中含有各种微小颗粒及大量胶体物质，其作用具有可塑性和黏滞性。泥的可塑性充分表现在治疗泥在外力作用时能发生变形，但不破裂分离，外力终止后仍能恢复原来的形式。其黏滞性表现在泥质的坚固性方面。可塑性与黏滞性两个方面的性能使治疗泥具有一定的抗剪强度和较大的比重。当皮肤或体腔与其密切接触时，可显示一定的压力和摩擦力。泥类物质分子运动与皮肤及体腔黏膜之间产生摩擦时，在局部产生电流，使末梢神经的兴奋性降低，时值延长，故有镇静、镇痛作用；由于泥刺激皮肤感受器，反射性地使大脑皮质的抑制过程加强，可出现嗜睡现象；同时因其密切接触皮肤故可增强热能传导和对化学物质的渗透性，从而使热作用及化学作用增强。可塑性与黏滞性良好的治疗泥，能增强治疗泥的机械、温热和化学的刺激作用。

3. *化学作用* 泥中各种盐类、有机物质、胶体物质、气体、激素、微量元素、维生素等被皮肤或体腔黏膜吸收，从而产生一定的化学作用，如治疗泥的磷酸类物质可促进水分的吸收，泥中铁、铅等化合物有收敛作用，二价铁有触媒作用，氯化物可促进汗腺、皮脂腺的分泌。泥疗还可使皮肤表层细胞蛋白质分解产生组织胺类物质，可随血液和淋巴液的运行引起全身效应。化学作用的强弱取决于治疗泥中化学物质的含量。

4. *综合作用* 治疗泥的温热、机械、化学作用，通过神经反射、体液传导和直接作用，使机体呈现综合效应。可归纳如下：

（1）增强消化功能，泥疗后胃液、胃酸、胃蛋白酶分泌明显增加。

（2）促进新陈代谢，可使代谢水平提高20%～47.1%，并加强碳水化合物、蛋白质的代谢及汗液代谢产物的排泄。

（3）可促使血中粒细胞总数增加，提高凝血系统功能，并能使血液中酶的活性正常化、胆固醇下降、磷脂含量增高。

（4）治疗泥中某些激素对内分泌具有调节作用，可调整卵巢和输卵管的功能，改善月经周期紊乱，对妇科慢性盆腔炎疗效较好。

（5）某些治疗泥中含有抗菌物质，具有一定的抑菌作用；有的治疗泥中含有微量放射性物质，对机体具有电离辐射作用。泥疗的生理作用和治疗作用可持续24小时或更长的时间。一疗程的泥疗后可产生一定的后作用。

三、泥疗方法

（一）全身泥疗法

将加温的泥进行搅拌，除去杂质，检出泥中混入的小石头、金属块、粗沙粒等导热性强的物质，避免发生烫伤；测量泥温，一般泥浴温度为34℃～37℃，泥敷温度为37℃～42℃。

1. *全身泥浴法*　患者仰卧于泥疗池中，达到胸部乳头高度，头部枕于泥疗池边上，前额及心前区放置冷湿布。每次10～20分钟，1次/日或1次/2日（每日1次或隔日1次），10～15次为1疗程。

2. *全身泥敷法*　将治疗泥置于粗亚麻布床单上，厚度6～8cm，令患者仰卧在泥上，再用泥涂布全身，达胸部乳头高度（胸腹部涂泥可略薄），然后用粗麻布床单、塑料布、布单、毛毯等依次包裹，前额及心前区置冷湿布，每次10～20分钟，1次/日或1次/2日（每日1次或隔日1次），10～15次为1疗程。

3. *全身泥埋法*　令患者仰卧于治疗区，由工作人员用锹将治疗泥埋敷于患者身上，头、前胸及双脚外露，每次10～15分钟，每日1次或隔日1次，10～15次为1疗程。

泥疗后需用35℃～37℃水淋浴将泥除去，休息20～30分钟后离去。

（二）局部泥疗法

1. 在治疗床上，依次铺设垫褥、床单、塑料布、治疗巾。

2. 将已加热的泥进行搅拌，除去杂质，调至适宜温度，置于治疗巾与身体相应的部位上，泥饼厚度为5～10cm，面积应稍大于治疗部位。根据治疗部位不同，局部泥敷可分为以下几种。

（1）上身背侧泥疗　将治疗泥置于治疗床上，患者仰卧泥饼上。

（2）腹部泥疗　让疗养员仰卧于治疗床上，将治疗泥敷于腹部。

（3）关节泥疗　将泥饼置于治疗巾上，再敷于肩、肘、腕、髋、膝、踝等关节部位。

（4）手、足部泥疗　取坐位，将手、足埋于特制的小型泥池进行治疗。

（5）耳、面部泥疗　将热泥装在布袋中，贴敷在患部进行治疗。

3. 治疗部位敷泥后，依此裹好治疗巾、塑料布，然后盖上毛巾或棉垫保温，防止疗养员受凉感冒。治疗结束后用温水淋浴冲洗，适当休息。

局部治疗治疗泥常用温度为42℃～48℃，心血管疾病和神经系统功能障碍的疗养员宜用37℃～42℃；凉泥治疗则用32℃～33℃。治疗时间每次20～30分钟，1次/d，10～15次为1疗程。

（三）体腔泥疗法

体腔治疗泥须先用金属细筛筛除粗大颗粒、贝壳碎渣等异物，然后加热消毒并调至规定的温度（阴道治疗用泥为46℃～50℃、直肠治疗用泥为40℃～48℃）。

1. *阴道泥疗法*　取70～100g治疗泥，加热消毒后，冷却到规定温度，用阴道镜将泥送入阴道；或用纱布将消毒后的泥包裹成栓塞形状，借助阴道镜送入阴道；或用长30cm直径3～4cm的橡皮管装入200～250g泥，两端扎紧加热消毒后，冷却到46℃～50℃，松解一段扎线，将开放端置于阴道，徐徐将泥挤入，填满阴道。治疗时间为30～40min，1次/2d（每日1次或隔日1次），15～20次为1疗程。治疗结束后，患者应卧于妇科诊疗床上，用38℃～40℃的2%～3%的盐水或低浓度的高锰酸钾液冲洗阴道，除去阴道泥栓，卧床休息30～40min。为了提高治疗效果，可在体腔泥疗的同时配合短裤状的局部泥疗。此法在月经期前后禁用。

2. *直肠泥疗法*　疗养员治疗前应排便或洗肠，取胸膝位卧于治疗床上，用金属注射器或硬橡胶头组成的注入器，将所需温度的治疗泥缓慢注入直肠内，然后转入俯卧位，盖被保暖，10～20min后更换为左右侧或仰卧位。治疗时间为30～120min，1次/2d（每日1次或隔日1次），15～20次为1疗程。治疗后应将泥排出，卧床休息30min。注入器具，使用后应清洗消毒备用。

（四）电泥疗法

在局部泥疗的同时，与某些电疗法合用，可起到泥疗、电疗的综合性效果。

1. *直流电泥疗法*　按局部泥疗法敷好泥饼，泥饼厚度为3～4cm，平行插入直流电铅板电极，辅助电极可置于相应部位。

2. *短波泥疗法*　按局部泥疗法敷好泥饼，在距泥饼1cm上方放置短波电极，应用微热剂量。

（五）注意事项

1. 选择泥疗法前应详细检查患者病情，明确诊断，特别是年老体弱及心脏病患者应严格适应证。

2. 治疗泥在使用前必须先行泥质量鉴定与选择，除去杂质（检出泥中混入的小石头、金属块、粗沙粒等导热性强的物质，避免发生烫伤），特别是体腔治疗泥更应严格。

3. 测量泥温时，温度计要在多处深插，所测温度方可能准确。

4. 矿泉泥每日在使用后，须用流动的矿泉水进行浸泡滋养，以确保次日的治疗效果。

5. 用过的海泥须经盐水浸泡 3 个月后，才能重复使用。

6. 全身泥疗后，应适量饮水或饮淡盐水。

7. 电泥疗法结束时，应切断电源然后去除泥饼。

8. 泥疗反应问题。泥疗反应指有的患者在全身或局部泥疗初始几次后可出现局部症状加重，或原来无症状部位出现炎症反应；有的可能出现体温升高、周身不适、疲倦、头晕、睡眠不好、食欲不振等症状。一般反应不严重时，可以继续治疗，反应严重时，应中止治疗，报告医生，以便及时调整治疗剂量如温度、部位数量、时间、疗次等，并进行对症治疗。泥疗时应密切观察局部和全身反应趋势，防止反应持续或加重。

9. 治疗中如有全身倦怠，或倦怠加重、头晕、头痛、多汗、食欲减退等反应，应即停止治疗。

10. 泥疗能促进机体蛋白质与碳水化合物的代谢，因而泥疗期间，应适当补充蛋白质、糖和维生素 B_1 等。

11. 泥疗效果多在治疗后 1 个月左右出现，疗效可持续 2 ~ 3 个月，故疗程间歇期以 4 ~ 6 个月为宜。

12. 由于泥疗是热疗法，综合治疗时同一部位一天最好做一次热疗法，同其他疗法治疗间隔时间最好 1 小时以上。

四、泥疗的适应证与禁忌证

1. 适应证　慢性关节炎（包括风湿性、类风湿、骨性关节病等）、肌炎、扭伤、挫伤、创伤或手术后遗症（如瘢痕挛缩或粘连）、腱鞘炎、滑囊炎、慢性胃炎、消化性溃疡、慢性肠炎、静脉炎、腰肌劳损、腰椎间盘突出症、慢性脊柱炎、多发性脊神经根炎、神经炎、神经痛、周围神经损伤及其后遗症、皮肤营养障碍性溃疡、慢性前列腺炎、前列腺增生症、阴道炎、慢性盆腔炎等。

2. 禁忌证　急性化脓性疾患、高热、心肾功能代偿不全、活动性结核病、急性湿疹、恶性肿瘤、出血倾向、传染性皮肤病、全身衰弱等。高血压、年老体弱及精神、意识障碍患者慎用。

（苏　宁）

第六节　森林浴疗法

一、森林浴疗法概念

森林浴疗法简称森林浴，又称森林疗法，是气候疗法形式之一，是利用海拔 1500m 以下森林环境的特殊作用，预防和治疗疾病、增强体质、改善身心健康的一种自然疗法。

森林疗法在国外也被称为“森林修养”，我国台湾称为“森林调养”。在德国，没有森林疗法（forest therapy）或者“wald therapy”，很多德国人甚至没有听说过森林浴（Green shower）和芬多精（Phyfonic）的概念。德国有温泉疗法、海洋疗法、克奈圃疗法和气候疗法等四种类型的疗养地，而每种疗养地中都或多或少地存在着利用森林开展的健康管理，但这些活动并不叫作森林疗法。在德国的气候疗养地中，森林发挥的作用最大，德国人将利用森林步行的疗法称为“地形疗法”。而森林浴在日本几乎家喻户晓，根据一项调查表明，2007 年约有 36% 的日本人通过森林浴来调节身心健康。尽管德国和日本都有利用森林步行促进健康的方法，但是这两种方法的目标和手段都存在差异。日本的森林浴和森林疗法主要是为了消除压力和恢复心理健康，所以森林步行较为缓慢，不产生大量体热，身体负荷较轻。德国在森林中开展的“地形疗法”重视通过运动来提高身体机能，需要依靠增加运动负荷来提高体力和持久力，适应证主要是心血管疾病和非炎症运动损伤。另一方面，所利用的治愈因素也是不一样，日本看重森林中的挥发成分，强调森林和树木对人体心理和生理的直接影响；而德国主要利用森林中的地形以及光照和温湿度等环境条件。

中国的疗养地，在空间上分为海滨型、温泉型和山岳型三种。现有疗养地医疗研究以森林为对象的不多，大部分研究是综合性的，可能包含了海拔、负离子、水质、小气候等多重治愈因素。以峨眉山为代表的山岳型疗养地对森林疗养的关注更多一些,其研究证明当地疗养环境对老年轻度高血压、老年慢性失眠非常有效。海滨型和温泉型疗养地也大多建在森林中,森林散步常作为疗养手段之一,在提高免疫功能、改善高血脂方面亦有成功报告。

二、森林浴疗法发展概况

古希腊医学始祖希波克拉底(Hippokrates,公元前460—公元前377年)最先把森林当作是自然疗法的一个重要场所。虽然当时没有一套对森林功效的齐全分析,但希波克拉底已有“空气、水、环境”对人体产生直接影响的概念。森林被用来当作治疗方法,始于18世纪。但真正对森林疗法做出较系统的仔细观察和理论归纳,是19世纪中叶才开始的。第一位系统研究森林疗法疗效的是1843年德国的温泉医学学者哈特维希(Hartwig),当时他把“高地森林里的步行”当作是一种“气候疗法”,并将它归纳在温泉治疗里。数十年后,一套更为具体的、根据“森林地形坡度”制定疗程的“森林地形治疗法”正式公布于世。当时认为不是每片森林都能提供一样的森林治疗。日本学者岩崎辉雄著《森林浴》一书,对森林浴做了较为全面系统的阐述,使之成为疗养学的基础。20世纪80年代后日本、韩国、美国和欧洲部分国家根据各自的特点,分别开展了森林疗养活动、森林疗养条件研究、养生旅游、自然休养林的多种活动,并且成立了森林疗养学会,开展森林环境和人类健康相关的循证研究。德国在巴特·威利斯赫恩镇创立了第一个森林疗养基地。苏联的“巴库健康研究所”就是在一座植物园内培育了各种植物,专治血液循环障碍、呼吸疾病、动脉硬化、痉挛性结肠炎、神经官能症等疾病。目前国内的森林疗养处于起步阶段,未发展成完整的理论体系。但是处于亚健康状态的人数激增。我国森林资源丰富,森林疗养可达到防病治病、缓解压力、修身养性、解除疲劳、康体健身的目的,因此,我国应充分利用森林资源开展疗养。目前浙江天目山、福建武夷山自然保护区、北京延庆松山先后建立了森林医院。

三、森林气候

(一)森林气候的形成与特征

森林气候可分为冠层气候和森林小气候两种。冠层气候是指森林林冠内的大气物理过程。林冠是森林的主要作用面,林冠通过光合作用制造有机物质,它的结构直接影响着森林中的物质流和能量流。森林中的三大平衡问题(能量、水量和动量)均集中在林冠层中。太阳辐射通过林冠时,树木叶片对不同波长辐射的反射和吸收规律是不同的,这种反射、吸收和透过林冠的不同波段辐射的比例,还同太阳高度角、林冠的几何结构有关;林冠每次可截留3~10mm以下的降水,每年的截留量随树种、林冠的郁闭程度、该年的降水量、降水性质及降水的时间分配等而改变;林冠中CO_2的分布和枝叶对它的吸收、林冠层枝叶的蒸发和蒸腾,以及林冠中风的分布等都受其结构的直接影响。冠层气候是利用森林调节气候、科学营造森林、提高森林植物生产力和发挥其疗养作用的理论基础。

森林小气候包括森林内的温、湿、光、水、风和空气成分等特征,在大部分情况下,森林小气候的特点(与空旷地相比)是:光照低、风速小、湿度大、最高气温低和最低气温高,林中空间和林地的温度、气压日变化和年变化都比较小而平稳。但是对有些森林可能例外,这同该森林所在的地理位置、海拔高度和森林林冠的结构有关。总之,森林中空气清新,氧量丰富,紫外线、空气离子、臭氧较多,而且具有植物芳香。

(二)我国不同自然带森林气候特征

1. 亚寒带针叶林带　分布在北纬50°~70°,我国大兴安岭北部属此带。气候属亚寒带大陆性气候,冬季漫长(7个月以上)且严寒,天气状况稳定。夏季短促(1.5~2个月)而温暖湿润,蒸发量小,太阳辐射的生物活性可能相当强。一年中紫外线不足时间达5~6个月。植物多为抗旱耐寒性强的针叶树种,如松、杉树等,种类单纯。

2. 中纬度温带落叶阔叶及针阔叶混交林带　我国东北和华北属此带,由于我国处在大陆东岸,故气候属温带季风气候。紫外线照射不足时间少于2.5个月。在春末秋初这段温暖时期内,日光的生物活性较强。年降水量在400~800mm。冬季从西伯利亚和蒙古高原来的冷而干燥的气流形成晴朗寒冷的天气,从11月中旬至第二年3月初结束。夏季从海洋来的气流带来潮湿的空气、降雨及雾,天气温暖,有时酷热,从5月初至9月底,多阴雨及潮湿。相对湿度达年最高值,在中午可达85%～90%。秋天干燥晴朗,日照时间增多,最适宜开展气候治疗。阔叶林树种较多,以栎类树种为代表。我国长白山、小兴安岭属针阔叶混交林带,主要是落叶松与蒙古栎、红松与槭、桦、椴、榆等混交。

3. 温带草原带　分布在北纬30°～50°,南纬30°～40°的范围。我国新疆和内蒙古的一部分属此带。气候为温带大陆性气候,夏季炎热、冬季寒冷。年降水量200～500mm,集中于夏季。气温年较差、日较差都较大。植被为多年生旱生草类,以乔本科、豆科和菊科中的草本为主。

4. 亚热带常绿阔叶林带　我国长江流域一带属此带。气候为亚热带季风气候或亚热带湿润气候。夏季高温多雨,冬季稍冷,没有显著旱季。相对湿度达80%以上,与高气温结合在一起,形成高温潮湿的天气。在炎热的夏季施行森林浴是不利的,会降低治疗效果。因日照较强,具有较强的生物活性,以致引起机体过热,也是危险因素。为避免这些不良因素,可将森林浴改在温热状态较缓和的时间进行。或利用温和的冬季进行气候治疗。植被以常绿阔叶林为典型,树林结构比热带雨林简单,分乔木、灌木、草类三个基本层次,附生植物少,寄生植物罕见。乔木常由壳斗科、樟科、兰科等阔叶树种组成。

四、森林疗法分类

(一)森林中的芳香疗法

芳香疗法为法语 Aroma(芳香)和 Therapy(疗法)两个名词衍变而来,是高香度的植物花瓣、枝叶经过提炼,透过人体的毛孔吸收、渗透至内皮深层组织和脂肪部分,甚至直达血液,通过血液循环发挥治疗作用。芳香疗法的实施包括吸入、皮肤按摩、口服、肠道和阴道给药。市面上精油种类非常繁多,其中薰衣草、桉树、百里香、鼠尾草、薄荷、玫瑰、茶树、柠檬、橄榄精油都是做芳香疗法的常见材料。使用这些精油,可获得身心灵的整合性疗效。由于芳香分子非常细微,很容易自皮肤渗透入血液、组织及内分泌系统,所以有惊人且迅速的疗效。帮助人体纾解身心、调理新陈代谢,达到促进身体健康、心情愉悦的功能。精油的含有100多种成分,精油的化学组成决定它的治疗特性。

(二)森林中的作业疗法

作业疗法(occupational therapy, OT)是应用有目的的,经过选择的作业活动,对由于身体上、精神上、发育上有功能障碍或者残疾,以致不同程度丧失生活自理和劳动能力的患者,进行评价、治疗和训练的过程,是一种康复治疗方法。在森林中,植树、疏伐、修枝、运输原木、收集枯枝落叶、采蘑菇、林下栽植花草、木工制作、修建作业道等活动均可作为作业疗法的内容。作业疗法有两个要求:第一个是要求有一定面积的安全的作业环境;第二个是作业中使用的材料,最好是原生态的森林材料。

(三)森林中的运动疗法

森林运动种类多样,包括漫步、越野行走、跑步、瑜伽、越野自行车、骑马等。其中森林漫步最简单,治疗效果却很明显。森林漫步是一项有氧运动,可以提高体力和身体平衡感,可以用于老年痴呆的预防和防止摔倒练习。森林漫步还有缓解身心压力、调节自主神经的效果。其他如越野行走、森林定位运动也具有强身益智的功能。

(四)森林中的心理疗法

心理疏导是对个人情绪或发展困惑进行疏泄和引导,鼓励自我调整,提高自我管理水平和调节人际关系。森林是复愈性环境,可以帮助人们减轻压力和与之伴行的各种不良情绪,减轻心理疲劳,促进心理和生理健康的环境。目前,在森林中心理疏导有三种方法:

1. 疗养师和疗养对象一起,一边在森林中散步,一边进行疏导;或者双方坐在森林中进行普通疏导。

2. 疗养对象一个人在森林中漫步,记录自己的感情和心理状况、遇到的问题以及所发生的变化,进行改变自己的内观疗法。

3. 团队进行疏导工作,体会各种经验,一边走一边倾听团队成员的谈话,相互理解并自我发现。

心理疏导的内容设计包括音乐疏导、森林舞蹈、森林绘画、森林冥想、森林宣泄。

(五)森林中的园艺疗法

园艺疗法属于知觉疗法中的一种。通过人与植物的接触，引起情绪或心理上的变化，进而参与改善人的精神状态。

（六）其他常用疗法

其他如泉水疗法，是利用泉水的物理化学作用治疗和预防疾病的方法。还有诸如食物疗法、负氧离子疗法、森田疗法、文化疗法。

五、森林中的自然疗养因子及其医疗作用

（一）植物杀菌素

森林中含有丰富的植物挥发性气体和物质，对许多细菌和微生物具有杀菌作用，称为植物杀菌素。杀菌能力较强的树种有黑核桃、桉类、悬铃木、紫薇、桧、松、柏、柑橘等。树木分泌挥发性油类如丁香酚、天竺葵油、肉桂油、柠檬油等。它们挥发到空气中，能杀死伤寒、白喉、肺炎、结核等病原菌，从而达到广泛消毒的功效，提高空气的清洁度。

在夏季，林木分泌植物杀菌素含有挥发性的有机物最多，1 公顷松树林 1 昼夜分泌至大气中 4.0kg，1 公顷阔叶林约分泌 2.0kg，1 亩桧柏也分泌 2.0kg。有森林地带的杀菌能力比无林地带约高 3 ~ 7 倍。有的植物杀菌素已能提取或人工合成，对多种病原菌都有较强的抑制作用。

这些属于有机物的天然气溶胶，不仅可改善空气的质量，而且作为生物活性物质，对呼吸、循环、血液等系统的一系列生理功能有明显的影响。

（二）氧气

空气中的氧气含量平均为 20.90%，变动在 0.50% 左右。实验证明，空气中的氧含量降至 16% 时，机体能完全适应，感觉正常；当氧含量降至14.50% 时，机体通过加深呼吸、加快心跳进行代偿；氧含量降至 11.30% 时，机体就不能完全代偿；氧含量降至 7.00% 时，机体各种生理功能将发生严重障碍。没有植物的光合作用，地球上绝大多数生物及人类是无法生存的。绿色植物能利用光能，将 CO_2 和水合成为有机物，同时放出氧气。据测定，树木的叶子，每制造 1g 葡萄糖，就要吸收 2500 升空气中所含的 CO_2，放出 1.07g 氧气。

（三）萜类化合物

萜类化合物一般指含有两个或多个异戊二烯单元的不饱和烃及其氢化物和含氮衍生物。萜类化合物广泛存在于自然界，是植物香精油的主要成分。维生素 A 是多萜类化合物；天然橡胶是异戊二烯的高聚物，也可看成是多萜类化合物。针叶林中挥发性香精油类主要作用的物质是萜烯（C_5H_8），它在自然界分布很广，比水轻，为无色液体，具有香味，不溶于水，溶于乙醇。它的氧化合物如柠檬醛、薄荷脑、樟脑等在生活中都有很重要的作用。香精油氧化时产生臭氧，臭氧的浓度随着气温的升高而增高，其中幼年针叶林中的臭氧浓度比老林高。臭氧具有明显的杀菌作用。

各种植物由于所含萜类化合物不同，分别具有各自独特的香味，有的可以起到提神醒脑、镇静安神、降压、缓解疼痛等作用，有的可以杀灭各种病原菌，起到“植物杀菌素”的作用。

（四）空气负离子

空气负离子是由于太阳辐射、雷电运动、水浪撞击等物理作用，使空气分子电离而成。树枝、叶的拍打，树尖对地面负电的传导过程都能产生负离子。森林上空负离子浓度颇高（2000 ~ 3000 个/cm^3）。负离子能调节大脑皮质的功能、振奋精神、消除疲劳、提高工作效率、降低血压、改善睡眠，使气管黏膜上皮纤毛运动加强、腺体分泌增加、平滑肌张力增高，有改善肺的呼吸功能和镇咳平喘的功效。空气负离子能增强人体的抵抗力，抑制葡萄球菌、沙门氏菌等细菌的生长，并能杀死大肠杆菌。因此，空气负离子又称“空气维生素”“长寿素”。

（五）景观

明代医家龚运贤在《寿世保元》中指出：“山林逸兴，可以延年。”森林景观中美丽的风景、宜人的气候、清新的空气、洁净的环境是理想的景观疗养地。绿色是健康之色，在绿色的环境中，皮肤温度可以降低 1℃ ~ 2℃，脉搏平均每分钟减少 4 ~ 8 次，呼吸慢而均匀，血流减缓，心脏负担减轻，紧张的神经系统可以松弛下来。此外，在安静、芬芳、优美、幽深的绿色环境中，人们的嗅觉、听觉和思维活动的灵敏性可得到增强。

六、森林浴治疗方法

（一）治疗方法

1. 静息森林浴　即在指定的森林浴区内安静休

息。适用于老年体弱、行动不便的疗养员，可坐在轮椅或卧于浴床上进行。若同时配合静功或呼吸操，效果更佳。每次30～60分钟，1次/日，定时进行。

2. 活动森林浴　即在指定的森林浴区内进行各种健身活动，如攀登、跑步、散步、体操、气功、打拳、舞剑、划船等。适用于特勤保健疗养人员或体质较强的疗养员，可集体或分散进行。集体进行时，应根据体力状况、疾病类别、兴趣爱好等合理分组，以便有针对性地选配健身活动项目。一般每次1～1.5小时，1次/日，定时进行。

3. 气温20℃～30℃时的森林浴　可裸体、半裸体卧于浴床上进行，第一次15分钟，以后每次增加10分钟，最后达2小时为止，1次/日，20～30次为1疗程。亚热带或夏季过热时森林浴可改在早上和有微风的地方进行，治疗时应少活动，以免产生过多的热量。

4. 气温14℃～20℃时的森林浴　必须使患者逐渐地由舒适的温度过渡到气温较低的环境中，治疗时间应减少些，可由10分钟开始，每次增加3～5分钟，最后可增加至30分钟，1次/日，20～30次为1疗程。森林浴时疗养员可适当活动，摩擦皮肤或做小负荷的体操活动。

5. 气温4℃～14℃时森林浴　因气温较低不能立即适应，可先在室内或阳台上锻炼对较低温度的适应。选每日气温较高的时间进行，然后再逐渐进入低温森林浴，每次治疗时间可缩短，由5分钟开始，然后慢慢增加至20分钟，1次/d，20～30次为1疗程。

低温森林浴时可进行体操活动，气温愈低，锻炼活动愈强。这种森林浴后应很快给疗养员穿上衣服，使其立刻感到温暖。冬季气温更低时，可适当着衣在森林中散步、体操、滑雪，以接受森林气候治疗。

（二）准备工作和注意事项

1. 凡有条件的疗养院，应对所在地林区的植物特性、气候状况、负离子浓度、医疗效用等进行调查，以便富有成效地开展森林浴疗法。

2. 合理划分森林浴区域，明确活动范围，设有休息场所，浴床及救护设备。

3. 凡欲行森林浴者，均进行体格检查，并询问了解有无植物过敏史。工作人员要向疗养员详细说明森林浴的作用、方法及注意事项，以取得合作。

4. 疗养员应在限定的浴区范围内活动，以免走失。医护人员要严格控制疗养员活动强度，避免超限而加重病情。

5. 爱护浴区的花草树木和各种设施，注意公共卫生，防止污染及损坏，保护浴区良好的生态环境。

6. 保证安全，注意防火、防蜂蜇、蛇（虫）咬伤及外伤等。

（三）适应证与禁忌证

1. 适应证　慢性支气管炎、慢性肺炎、轻型支气管哮喘、稳定性肺结核；自主神经功能紊乱、疲劳综合征、神经衰弱、精神衰弱；1～2级高血压病、心脏神经官能症、轻度冠心病；疾病愈后康复；特勤人员保健性疗养、航天员航天飞行返回后早期康复性疗养。

2. 禁忌证　急性传染病、危重病患者、心功不全1级以上、3级高血压病、心绞痛频繁发作、肾功能障碍、遇潮湿气候易加重病情的骨关节疾病或对某些植物、花草过敏者。

（张恩达）

第七节　景观疗法

景观疗法是现代疗养学的重要组成部分，它不仅是疗养院选址的主要条件之一，也是一种重要的疗养因子。景观对促进疗养员的身心健康和疾病康复有着重要意义，一个良好的景观可以给新入院的疗养员带来良好印象，对他树立疗养信心十分重要。许多新入院的疗养员在接受疗养前已经感觉到自己的病情有所减轻，这其实并非假象，而是由于他们离开繁重紧张的工作环境，来到气候宜人、空气清新、山清水秀、花园一般的疗养院，精神为之一振，顿感轻松愉快，如释重负，病情减轻是理所当然的。优美的景观对疗养院的各种治疗都能起到协同作用，可以提高疗养效果。另外，风景优美则令人心驰神往、流连忘返，对于提高疗养的满意度十分重要。因此，疗养院应积极采取各种措施，努力把疗养院建设成为一座美丽的花园。当今世界越来越多的国家把景观作为一种疗养资源，加以保护、开发和利用，使之更好地为人类健康服务。

一、景观疗法概念

景观是指某一地域可引发人们产生良好心理效应的景物、景色与风貌特征。景观疗法是指把景观作为一种疗养因子,通过人们对其感受而产生的心理、生理效应,以达到增强体质、防治疾病效果的治疗方法。景观作为一种地理学名词,是泛指人们视觉所及的一切地表自然景色。景观是一种心理疗养因子,也是多种自然疗养因子与高层次文化有机结合的产物。疗养学从医学、美学、心理学、地理学等观点出发,把景观作为一种疗养因子,研究人们对各种不同景观的感受,即研究引起人们不同心理、生理反应的机制,从而阐明景观对人类的卫生保健作用。综上所述,疗养学中的景观是指能引起疗养员良好的情绪反应,促进身心健康的外界环境。景观是人类在自然界生活实践中发现和创造出来的,与人类的文明进步密切相关。

二、景观分类

(一)按照外部地理特征分类

草原景观、森林景观、山地景观、海滨景观、沙漠景观以及纯人文的建筑景观、喷泉景观、园林景观等。

(二)根据景观的形成与分类

1. 自然景观　宇宙万物,千姿百态,皆构成自然景观。比如风花雪月、日月星辰、飞瀑流泉、高山峻岭、海阔天空、云海密林、湖光山色、岩洞奇石、奇花异草等不加人工修饰的景观皆属自然景观。

2. 人工景观　用人工的办法开辟创造出符合人们意愿的景观称人工景观或人文景观。其中部分人工景观是在自然景观的基础上加以艺术改造,比如闻名世界的杭州西湖、拉萨布达拉宫;另一部分纯粹是人工艺术创造,如苏州园林、临潼华清池、承德避暑山庄等。此外,寺院庙宇、名人故居、古代及现代的著名建筑皆属人文景观。

3. 复合景观　在自然景观的基础上按照人们的审美意愿加以人工改进,而形成的景观称为复合景观。疗养地的景观多为此种。

我国历史悠久,文化积淀深厚,因此我国的景观资源十分丰富,各疗养院应根据自己的具体情况大力加以开发利用。

三、景观疗养的内涵

以自然风景地或人工风景地(实际多为两者复合)为疗养区,建造疗养院,利用自然景观和人工景观,达到焕发精神、增强体质、防治疾病、促进健康的目的,称为景观疗养。

景观疗养因子应该是景色秀丽、格调高雅、环境幽静、空气清新、气候宜人的。

(一)景色秀丽

景观疗养地景色秀丽,其内容和形式是丰富多彩的。

1. 山色奇特　山岳景色千姿百态,登山远眺,山峦起伏、层峦叠嶂、险峰峻岭、江河如带、原野辽阔。比如巍峨的泰山景色,令人有雄伟壮观之感,孔子曰:“登泰山而小天下”;险峻的西岳华山,悬崖峭壁,一夫当关、万夫莫开,自古华山一条路,华山景色使人产生一种阳刚之气;奇特的黄山景色,素以奇松、怪石、云海、温泉著称于世,古人感叹“五岳归来不看山,黄山归来不看岳”;秀丽的峨眉山,给人以拔地入云的俊秀感受;幽深的青城山,群山环拱,岩壑多姿、万籁俱寂,给人以“青城天下幽”之感。

2. 湖光水色　①湖泊景观以湖光水色、青山绿水为特点。人间明珠杭州西湖,湖光塔影、扁舟荡漾、烟波浩渺,观此美景则有如临仙境之感;四季如春、一望无际的滇池,给人以“茫茫五百里,不辨云与水,飘然一叶舟,如在天空里”之感;桂林的石林岩洞,奇异多彩,起伏的山峦与清澈的漓江相互辉映,给人以“桂林山水甲天下”之感。②海滨景观以碧波万顷、海阔天空为特点。如北戴河、大连、青岛、鼓浪屿等海滨疗养地。

3. 绿树成荫　森林景观、古木参天、林荫青翠、鸟语花香、清风徐来,给人以爽朗幽静、眼清目明、精神倍增之感。如长白山、武夷山、神农架等自然保护区。

4. 百花盛开　群芳争艳、繁花似锦、蝴蝶纷飞、莺歌燕舞,则给人以良辰美景、赏心悦目之感。

5. 草原景观　展现出天高云淡、原野辽阔、一望无际的特点。比如:天山牧场、呼伦贝尔大草原有“天苍苍、野茫茫,风吹草低见牛羊”的壮观景色。在大草原上跃马扬鞭，看万马奔腾，心中自然会涌起一股豪迈狂放的英雄气概，所有的烦恼都会消失得无影无踪。

6. 沙漠、喷泉 沙漠、瀑布、喷泉等景观都有其独特的自然景色和医疗价值，它们也是景观疗法中一道亮丽的风景线。

（二）格调优美高雅

1. 人工艺术化 格调优美的景观是通过艺术家的艺术加工，从线条、色彩、形体等方面加以组合、创造、点缀而体现出来的。如风景地的亭台楼阁、碑文雕塑、曲径溪水、拱桥画廊以及疗养院的建筑、绿化美化、香化净化、假山喷泉、盆景花卉等均以线条、形体、色彩方面的形式合理安排组合，巧夺天工。

2. 对人体感官的作用 格调高雅优美的人工艺术，其目的是给人以美的感受。人们对色彩、线条、形态等因素比较敏感，同时，它确实可以改善疗养员的不良情绪，有利于心身健康。

①色彩对人体的作用：从色彩给人的感觉上说，色彩可分为暖色和冷色。如红、橙、黄色会给人以热烈、兴奋的感觉，称为暖色；而蓝、绿、紫色则给人以沉静、凉爽的感觉，称为冷色。白色属中间色，混合在不同的颜色中，调和人的感觉。

科学研究发现：很多颜色能使人体产生有益的生理反应，如红色使人兴奋；紫色使人宁静恬适，有催眠和降低兴奋性的作用；粉色使人头脑冷静；黄色可使脉搏过快或过慢的患者渐趋正常，并能增强食欲；蓝色可消除紧张，使血压下降；绿色使人安静，并有保护视力的作用；白色是纯洁的色彩，使人有清爽的感觉。有研究发现：人在绿色的环境中，可产生轻松、愉快、安逸的感觉，皮肤温度可以下降1℃～2℃，呼吸频率变缓，心率每分钟可减少4～8次，心脏负担减轻，精神放松。

②艺术化线条对人体的作用：人们普遍的感觉是直线表现刚劲，曲线表现柔和，波浪状线条表现轻松流畅，辐射状线条表现奔放，平行线条表示安稳。

③优美的形态对人体的作用：人们普遍有圆形柔和、方形刚劲、正三角形安稳、倒三角形倾危之感；三角顶端转向前有前进感，高而窄的形体有险峻感，宽而平的形体有平稳感。

如何通过色彩、线条、形态等形式加以组合创造，并紧紧围绕主题来塑造格调高雅优美的景观，以达到使人赏心悦目、心旷神怡的目的，创造出安静、舒适的疗养环境，这正是现代疗养院建设时应注意的问题。

（三）空气清新

景观疗养的要求，一方面是给人以美的享受，另一方面其所处的环境的空气必须清新。疗养院可以通过植树造林、栽花种草、修建喷泉水池而达到净化空气、调节气温的目的。

四、景观因子对机体的作用机制

我国是一个自然景观丰富的国家，利用景观对人体进行预防、治疗和康复在我国已有漫长的历史，并积累了很多宝贵经验。景观疗养可使疗养员精神振奋、心情舒畅，可调节其内分泌及新陈代谢过程；在调节心理、消除疲劳、矫治疾病、增强体质等方面有着重要作用；在循环、神经、消化、血液、呼吸等系统疾病的治疗和康复方面有明显作用。具体体现在以下几个方面。

1. 促进和调节免疫功能 景观疗养因子可以兴奋大脑皮质，通过神经－内分泌－心理系统提高巨噬细胞的吞噬功能，使抗体和干扰素增加，从而调节、促进和提高机体免疫功能。免疫细胞膜上有神经递质及激素的受体，接受刺激后生成的免疫效应分子又可反馈作用于神经－内分泌系统，它们彼此促进，进一步提高免疫功能。

精神愉快能兴奋交感神经，提高各种免疫功能，使人们较少生病，或患病较轻也易治愈。反之，精神抑郁、烦闷、忧虑、悲哀或紧张激动，会通过丘脑下部－脑垂体分泌促肾上腺皮质激素及促肾上腺皮质激素释放因子，促使肾上腺皮质分泌过多的糖皮质激素，使淋巴组织缩小，造成淋巴细胞减少和机体免疫功能受抑制，进而出现忧郁多病，或病情加重等。

2. 调节和改善神经系统功能 “巴甫洛夫学说”认为，人的基本神经活动过程是兴奋和抑制，由大脑皮质加以调节使之平衡。景观疗养因子可使大脑皮质出现一个新的、外来的活动，即兴奋灶的转移，从而消除精神紧张和心理矛盾，稳定情绪，改善睡眠和增进食欲。因此，景观疗养因子能调节神经系统功能，对疗养人员因脑力、体力劳动致过度紧张而引起的一些身心疾病如神经官能症、自主神经功能失调、溃疡病等效果更为显著，能明显改善疗养人员因职业特点、生活方式等导致的易患疾病引起的身体非特异性变化及全身发生的紧张性反应。

3. 景观心理学情景治疗功能　心理学情景治疗理论认为，一个风景优美、空气清新、环境幽静、繁花似锦的疗养环境，往往是映入疗养员眼帘的第一印象，会使疗养员精神愉悦。景观对心理影响主要有如下几个方面。

(1)平衡作用　疗养员步入风景如画的疗养景观环境中，可使神经系统紧张状态得到调节，使焦虑、烦躁、忧伤、悲观或苦闷的心态趋于平复，代之以清新、悦目、愉快和欢乐。

(2)镇静作用　园林中景物花草，特别是植物的绿叶，在阳光的作用下变得更加柔和，伴以鸟语花香综合作用于人的感觉器官，对中枢神经系统起到镇静作用。

(3)陶冶情操　观赏秀丽景观、名胜古迹、名山大川、江河湖海、各种建筑，可使疗养员在观景过程中开阔眼界，增长知识，提高欣赏水平。长时间沉浸在美好的回忆之中，能使心境处于平静、开朗的良好状态。

(4)放松作用　放松状态下大脑皮质唤醒水平下降，交感神经系统兴奋性下降，机体耗能减少，血氧饱和度增加，血红蛋白含量及携氧能力提高，消化功能提高，以及肌电、皮电、皮温等一系列促营养性反应加强。这对于调整机体功能、防病治病、延年增寿大有裨益，也能提高感知、记忆、思维、情绪、性格等心理素质。

(5)情景暗示作用　通过特定的情景或环境，使疗养员触景生情，得到某些暗示性作用，发生心理、生理和行为方面的改变，从而达到治疗作用。

4. 血压调节功能　长期精神紧张会刺激人的交感神经，使心跳加快，血管收缩，血压升高，引起不安和发怒，难以休息和入睡。景观疗养地多为优美、幽静的环境，空气洁净，适于静心养神，调节机体及大脑功能。长期处于景观环境中，能使人情绪稳定，有利于降低血压。

5. 景观对机体的镇静作用　情绪是一种与机体内部生理生化活动联系最为密切的心理活动过程和心理状态。情绪不仅能影响人的行动，同时对人体健康以及疾病的发生、发展、康复过程有着明显的影响，如恐惧、焦虑、紧张状态、强烈的情绪变化，均可改变自主神经、内分泌及躯体的正常功能，引起心率、呼吸改变，血管收缩或扩张，血压波动，胃肠运动功能减弱，代谢改变，导致心因性疾病或心身疾病变化。景观疗养地秀丽的景色、优美的格调、清新的空气和宜人的气候都是创造良好、安静、舒适疗养环境的基础。优美环境能使人情绪愉悦、精神振奋，而良好心境又能达到最佳的镇静效果。

6. 生物反馈理论在景观中的应用　生物反馈疗法是利用电子仪器，把人体内部一般感觉不到的生理变化信息（如血压升降、心率快慢、皮温变化、肌紧张度、脑电波形等）显示出来，加以放大，再以视觉或听觉形式呈现出来，通过自我意识来主动地调节自体生物信息变化，控制或矫正某些病理过程，以达到治疗疾病的目的。

利用生物反馈理论了解和观察景观在疗养心理调节和治疗疾病过程中的作用，是现代心理学的一项重要内容。疗养院利用自然景观和景观疗养因子对机体的作用，治疗高血压、紧张性头痛、心律不齐、支气管哮喘、消化性溃疡、焦虑症、恐怖症、失眠症、多动症等，对减轻头痛、缓解肌痉挛、增进肌力、中风瘫痪康复、矫正不良习惯及调节情绪等均有良好效果。利用机体景观效应，借用生物反馈技术控制某一生理活动过程是一个学习的过程，因此疗养员在景观疗养因子治疗中，必须了解生物反馈的原理，通过视听理解反馈信号的意义，结合景观治疗对机体的有益影响，提高治疗效果，这样不仅有放松作用，同时它可以用作紧张性训练。这一疗法丰富了传统治疗学的内涵，极大地丰富了景观疗养因子的治疗理论。

五、景观疗法的应用

（一）不同景观的治疗作用

1. 山地景观　观赏山地景观，散步、爬山等活动不仅使人心情愉快，还能使呼吸加快，肺活量加大，使心血管和神经功能得到锻炼,体力功能指标可得到较长时间的改善。

2.海滨景观　海滨空气清新,富含空气负离子,并且含有多种微量元素,对人体的呼吸系统具有良好的作用。广阔的细沙海滩,形成良好的天然浴场。在海滨景观疗养地疗养能使人心胸开阔,排除杂念,在大脑皮质建立优势兴奋灶,调节神经功能,促进新陈代谢,使机体得到锻炼,有利于疾病康复。

3.沙漠景观　沙漠中含有各种对人体有益的无机盐及微量元素,加之气候炎热,沙温高,能促进机体的新陈代谢,增强抗病能力。对于风湿性关节炎和慢性水肿有一定的治疗作用。

4.喷泉景观　无论是自然喷泉景观还是人工喷泉景观,其周围空气负离子丰富。人们在欣赏喷泉景观的同时,既有美的享受,又接受空气负离子的作用,有益于观赏者的身心健康。

5.森林景观　森林可以净化空气,在森林里一方面可以欣赏森林景观,一方面可以进行森林空气浴,有促进身心健康。利用森林景观疗养,对神经系统功能性疾病、慢性呼吸系统疾病、心血管疾病以及糖尿病等多种疾病都有一定的治疗作用。

(二)应用方法

1.景观疗养的景点选择　应依据疗养地的自身优势、特点,做到远近结合、动静结合、户外与室内结合、自然景观与人文景观结合,多选择那些景色秀丽、环境幽静、气候宜人、空气清新,兼有日光浴、空气浴、森林浴功能的疗养景观。对于团队疗养人群,在选择景观时还要考虑其职业特点。

2.景观疗养的事前准备　景观疗养应安排在体格检查后进行,根据疗养人员的身体状况决定其能否参加。向疗养员介绍将要参观的景点的特点,介绍景观的优美之处及文化背景,激发疗养员的观赏愿望,并在景观前通过谈话调节疗养员的认知状态,使疗养员情绪乐观,以期达到最好的景观心理治疗效果。观赏景观前要介绍注意事项,严防意外事故发生,选择疗养适应证,对不适合外出观景的疗养员耐心做好解释工作。

3.景观疗养的伴随保障　每次景观疗养活动均要有医生、护士携带急救药箱全程陪同,密切观察疗养人员的生理和心理反应,对意外情况能够有效处置,还要注意掌握好活动量,以使疗养人员不产生疲劳感为宜。陪同人员还应具有一定的历史、人文、地理知识素养,能够为疗养员做好解说工作和情绪鼓动工作,增强疗养员对景观的认识,以便使其获得精神上的长久的愉悦感。同时可以组织拍照、摄影、吟诗朗诵、唱歌舞蹈、讲故事等活动,以活跃气氛,增加景观活动的乐趣,加强对景观的认知,使疗养员获得精神上的愉悦感,并为景观的后续效应做准备。

4.后续阶段　每次景观疗养结束后,可组织疗养人员座谈,一起回忆观景时的情景,观看拍摄的照片和录像,交流观景的体会,分享感受和感想,强化景观疗养的后续效应,使其延续到疗养人员今后的生活中,使疗养人员能正确运用景观疗养中学到的保健知识和技术方法,自觉对疾病危险因素进行预防和干预。其后医务工作人员应该做总结性发言,以激发疗养员更高的景观审美欲望、更丰富的情感交流及更高雅的审美趣味,巩固景观的疗养效果。景观疗养有延续作用,景观疗养后所产生的愉快心情可以延续几周,甚至几年,再次回忆景观还可以引起类似的情感反应。医务人员在每次景观疗养后,应注意观察疗养人员的身体状况和精神状态,尤其是情绪变化,对于不适情况要及时疏导,有效处理。

(三)注意事项

1.合理安排时间　应处理好景观疗养与其他疗法之间的关系,尤其注意集体性外出活动一般都安排在入院体检后,且避免与康复治疗时间等其他活动时间冲突。

2.景点选择要恰当　选择景观地点既要注意医疗保健的效应性,又要有娱乐性。通过景观活动,使疗养员消除疲劳、调整心态、振奋精神。

3.注意动静结合　医护人员必须根据疗养员的体力情况,注意动静结合,做到动而不倦、静中有动,适度地参与各种景观活动,避免强行和超限。

4.确保安全　组织者和医护人员必须认真掌握适应证与禁忌证,防止疗养员在景观活动途中发病或病情加重。严格控制活动强度,注意车、船行驶安全。

（四）适应证

景观疗法的适应证较广泛，除急性传染病、危重疾病、精神失常、行动不自如、生活不能自理或需做放疗、化疗、手术等特殊治疗者外均可应用。

（五）禁忌证

景观疗法一般无明确禁忌证，对某种花卉树木过敏者，应避免接触致敏的花卉树木。景观活动应根据体力，量力而行。

（郭广会　张恩达）

第八节　沙浴疗法

唐代著名医学家孙思邈在《千金要方》中对沙浴疗法有详细介绍。另一位著名医学家陈藏器在《本草拾遗》中对沙浴疗法的步骤也有具体说明："风湿顽痹不仁，筋骨挛缩，冷风掣瘫痪，血脉断绝。六月取河沙，烈日曝令极热，伏坐其中，冷即易之，取热彻通汗，随病用药，切忌风冷劳役。"可见沙浴在当时已成为人们健身防病的手段。

沙浴流传到气候干旱的少数民族地区后，受到了当地人民的喜爱。新疆吐鲁番、甘肃敦煌地区自古就有沙浴，维吾尔族人利用当地的自然条件开展沙浴疗法，历千年而不衰。清人王初桐《寰宇记》云："玉女沙细润可以澡濯，隋代后宫用之。"由于沙浴疗效独特，新中国成立后受到国家的保护，70 年代以来，有关部门拨专款在有条件的地方陆续建起了"沙疗所"。

沙漠疗养地具有雨量较稀少、湿度低、空气异常干燥炎热的特点，能促进人体血液循环。利用沙漠气候使机体经皮肤和呼吸失去水分增多的特点，沙疗可以治疗肾炎水肿；利用热沙进行热沙浴，可以促进机体的新陈代谢，增强抗病能力。

一、沙漠气候对人体健康的影响

沙漠疗养主要利用沙粒的温热作用及日光的照射作用，沙疗神奇的功效，是因沙漠所独有的干热气候所致。沙疗具有磁疗、放射疗、日光疗等综合作用。沙浴的温热能使人体的末梢血管扩张，促进血液循环，埋沙后的柔和压缩和挤压作用，便于向人体组织深部加热，促进细胞新陈代谢，增强抗病能力。沙区较强的紫外线照射人体后，促进了神经功能的激活与恢复，并引起机体复杂的良性反应。沙粒含有丰富的矿物质（如磷、钾、硅、镁、铁、钙），这些矿物质形成了强烈的磁性物质等。沙粒中的微量元素经皮肤渗透吸入人体肌肉、骨骼、软骨组织、体液及血液中，调解体内各细胞组织的分子结构。对人体产生镇痛、镇静、消炎、消肿、降压、降血脂、止泻等作用。

二、沙漠自然疗养因子

（一）日照

白天太阳辐射强，日照时间长，红外线照射充足，地面加热迅速，在沙丘表面以下 10cm 处温度可达 40℃。上升气流强，但因空气干燥，极少成云致雨。夜间地面冷却极强，甚至可以降到 0℃以下。

（二）气温

沙漠气候中的温度变化，是世界各种气候中变化最为剧烈极端的。沙漠温度的年较差和日较差都很大。如我国西北地区的沙漠中，冬季 1 月份的平均气温都在 -20℃以下，而夏季 7 月份的平均气温则在 26℃～30℃以上，温度的年较差高达 50℃左右。与年较差相比，沙漠地区的温度日较差更大。如吐鲁番盆地，夏季白天的极端最高温度曾达到 82.3℃，而入夜后温度又可降至 0℃以下，温度的日较差超过 80℃以上。所以，"朝穿皮袄午穿纱，抱着火炉吃西瓜"是沙漠气温对人体影响最生动的写照。

（三）气湿

沙漠气候降水量奇缺，雨水少且变化率大，气候干旱。年雨量大部分都在 50～100mm 以下，最少的地方还不到 10mm。如位于塔克拉玛干大沙漠东南部的若羌，年雨量仅 16.9mm，而托克逊县城降雨量更少，只有 5.9mm，吐鲁番年降雨量也只有 16.3mm。

（四）微量元素

沙粒中含有钙、镁、钾、钠、硒、锌、锶等多种微量元素，以及丰富的磁铁矿物质，这些物质对风湿性疾病有良好的治疗作用。

（五）气流

沙漠多风沙天气。大风刮起时，漫天黄沙，天昏地暗，流沙遍野；风停后，飞沙落地，形成一条条、一排排高低起伏、大小不等的沙丘群，最高的沙丘可高达

400m 以上。

三、生理和治疗作用

沙浴疗法的医学原理在于开展沙浴的地区气候干热,温热的沙粒把压力向人体组织深层传导。沙浴时,人体表皮受到每平方厘米 20g 的压力,可起到扩张血管、促进血液循环及排汗的作用,进而调整全身的生理反应,激活及恢复神经系统功能,改善患病部位的新陈代谢,活跃网状内皮系统功能,调节机体平衡,达到治病目的。经测试,进行一次沙浴人体可排汗 1 ~ 1.5L,由于排汗被沙吸收,所以不影响继续沙浴。现代医学还认为沙里含有原磁铁矿微粒,人在沙浴的同时,还有加快脉搏及呼吸频率,促进骨骼组织生长、松弛肌肉、使自主神经系统达到平衡等作用。沙疗对风湿性关节炎、类风湿关节炎、慢性腰腿痛和血管栓塞性脉管炎等疾病均有超过药物治疗和普通理疗的功效。

沙漠气候干燥炎热,空气中水分极少,沙区湿度低,昼夜温差变化大。沙漠气候极有利于皮肤汗液的蒸发和促进呼吸道水分的失散,故可减轻肾脏的负担,改善肾脏功能,消除肾脏疾病引起的水肿。干热气候有利于各种渗出液的消散,故对关节积液有良好的治疗作用。

传统医学认为,沙疗的主要作用为舒筋活血、通络、散寒止痛。不明原因的肌肉关节疼痛属于虚寒型者,即遇寒及劳累后加重,阴雨天及气候变化时加重,利用热沙子的持续恒温作用于身体治疗效果好。

四、治疗方法

每年 5 月中旬至 8 月中旬为最佳治疗季节,当地时间以 13:00—18:00 疗效最好。治疗时间一般为 1 ~ 2 小时,可一次或分次进行,以患者的承受能力而定,温度以 40℃ ~50℃为宜。

(一)局部沙浴疗法

沙浴能针对身体局部进行特殊护理,如手足沙浴能有效缓解手足疲劳及疼痛,还能通过沙浸浴,促进组织生长。躺在 40℃的沙子里,感受着酸痛的肌肉慢慢松弛,流沙在指间、足间流过,这是流淌的触觉享受;同时精神得到了放松,舒缓了压力。

1. 坐沙浴　患者端坐,头顶用太阳伞遮阴。由医护人员将热沙覆盖于患者腰部以下,厚度为 20cm。时间为 60 ~ 90 分钟,1 次/日,20 次为 1 疗程。

2. 踩沙浴　光脚进入盛满沙子的平台,人会立即下陷,当沙子没过小腿,就努力做原地跑步动作,再以脚掌及掌内、外侧着地做原地踏沙走。之后坐下,两脚掌向前下方反复插入沙中,同时脚趾做抠沙动作。脚板与沙子紧贴时,沙子对脚底穴位有按摩、刺激作用,有利于健身。

3. 抓沙浴　治疗师用沙子摩挲患者的身体,稍做休息后再让患者双手各抓一把沙,紧攥在手中,让沙粒刺激掌心穴位。然后放松,再抓一把沙。如此反复数次。把双手插入沙中,两手掌合拢,用沙子揉擦手掌,这样能促进骨骼组织生长、松弛肌肉、舒缓神经。

4. 搓沙浴　坐在沙缸里,双脚尽量向缸底部伸展,然后双脚抬起,接着再插。反复数次后,再用右脚底伴着沙子搓左脚背,用左脚底伴着沙子搓右脚背。这样能调整全身的生理反应,激活及恢复神经功能,改善患病部位新陈代谢,调节机体平衡。

(二)全身沙浴疗法

全身沙疗是在沙地上挖一个与患者体形相当的坑,深度约 30cm。患者裸体卧于其中,旁人用热沙覆盖患者表面,仅露出头面、颈部和上胸部,并同时在头部用毛巾冷敷,盖沙的厚度四肢为 15 ~ 20cm,胸部为 6 ~ 8cm。治疗时间,开始为 20 分钟,以后逐次延长,渐达 60 分钟,1 次/日,20 次为 1 疗程。

每年 5—8 月份为最佳治疗季节,当地时间以 13 ~ 18 时疗效最好。沙疗适宜的沙子温度一般在 40℃ ~ 50℃,治疗时间一般为 1 ~ 2 小时,可一次或分次进行。沙疗时,应及时饮用淡盐水及补充食物,以防中暑和脱水。沙浴后用温水冲洗全身,补充体液,卧床休息 30 分钟。

五、适应证和禁忌证

埋沙疗法是沙疗的传统疗法,对风湿性关节炎、类风湿关节炎、神经痛、慢性腰肌劳损、腰腿痛、骨质增生、肩周炎、坐骨神经痛、脊柱外伤等患者效果显著。对骨关节病、肌筋膜疼痛综合征、软组织损伤、慢性盆腔炎、痛经、月经不调、神经炎、神经衰弱、佝偻病、慢性肾炎、肥胖症、脉管炎、皮肤病、脚癣等均有效果。

目前沙疗已被应用到美容业的SPA护理中。

热性病变、急性炎症、身体虚弱者及有出血倾向者不宜用沙疗。此外,心脏功能不全、高血压、精神病、孕妇、肝脏功能不全、癌症、活动性肺结核均为禁忌证。

六、沙漠疗养地

沙漠是地表覆盖有大片风成沙的地区,荒漠是气候干旱的产物。由于气候干旱,缺乏水分,植物难以生长,所以呈现出地表粗瘠的荒凉景象。我国的荒漠分布在温带的内陆地区。由于深居内陆、远离海洋,加之地形闭塞,使湿润的海洋气流难以深入,使得这里终年处于干燥的环境,形成温带内陆干旱区。全国沙漠总面积约为700 000km^2,包括50多万平方公里戈壁及沙漠化土地在内,总面积有1 308 000km^2,约占全国土地总面积的13.60%,主要分布在乌鞘岭和贺兰山以西。我国是世界上沙漠最多的国家之一。

沙漠疗养地是指以沙粒的温热作用及日光照射防治疾病的地区。其治疗方法为埋沙疗法,它是劳动人民长期与疾病做斗争的过程中创造的一种快速有效的民间疗法,已有数百年的历史,已广为开发利用。我国的沙漠疗养地分布在新疆、青海、甘肃、内蒙古等地。新疆吐鲁番"沙疗疗养院",在利用沙漠疗养资源方面已积累了不少经验。

(张恩达　卢建军)

第九节　高原人员主要的疗养地

中国是一个幅员辽阔、海陆兼备、山河壮丽、资源丰富的国家。陆地面积为960万平方千米,水域面积约470万平方千米。我国自然环境相当优越,从气候环境到地形都有明显的反映,温带、暖温带和亚热带气候温和、四季分明,占据了国土的绝大部分。气候具有明显季风气候特点,冬季多为偏北风,夏季多为东南风,年平均降水量离海越近越多。地形多种多样,山地、高原、盆地、平原、丘陵这五种地形都有大面积的分布,各自呈现出不同的自然景观,有高耸入云的高山、形状各异的盆地、星罗棋布的江河湖泊。我国这样幅员广大、气候处于温带、暖温带、地形复杂、海岸线长、森林、草原、湖泊、矿泉丰富,无疑能发掘到符合疗养预防、治疗、康复的疗养地及适于各种疾病疗养的疗养环境。

一、疗养地概述

疗养地亦称疗养区,系指具有医用自然疗养资源的地区,如有对人体良好作用的矿泉、治疗泥、气候特点等的地区,并且已被开发,建设了一定数量的疗养院。如果在某一地区发现具有医用自然疗养资源,但尚未开发利用,则不能称之为疗养地。

疗养地的内涵主要反映其具备的医用自然疗养资源的性质;疗养区的内涵一方面也反映其具备的医用自然疗养资源,另一方面还反应管理范围。在长期的疗养专业实践中这两个称谓已可互相代替应用,并无根本的区别,例如大连疗养地也可称之为大连疗养区、气候疗养区也可称之为气候疗养地。

(一)疗养地分类

对不同性质的疗养地可按地理特征、疗养因子、应用范围等三种方法进行分类(图2-1-1)。

- 按地理特征分类
  - 海滨疗养地
  - 湖滨疗养地
  - 风景疗养地
  - 矿泉疗养地
  - 山地疗养地
  - 森林疗养地
  - 草原疗养地
  - 沙漠疗养地
- 按疗养因子分类
  - 气候疗养地
    - 海滨气候疗养地
    - 湖滨气候疗养地
    - 山地气候疗养地
    - 森林气候疗养地
    - 草原气候疗养地
    - 沙漠气候疗养地
  - 矿泉疗养地
  - 治疗泥疗养地
  - 复合型疗养地
    - 气候矿泉疗养地
    - 矿泉海滨疗养地
    - 矿泉治疗泥疗养地
    - 气候治疗泥疗养地
    - 气候治疗泥矿泉疗养地

按应用范围分类：
- 循环系统疾病疗养地
- 呼吸系统疾病疗养地
- 肺结核病疗养地
- 神经系统疾病疗养地
- 消化系统疾病疗养地
- 运动系统疾病疗养地
- 骨结核病疗养地
- 妇科疾病疗养地
- 泌尿系统疾病疗养地
- 皮肤病疗养地

图2-1-1 疗养地分类图

疗养地的特点是在该地域内分布着已被开发利用的疗养资源，在疗养康复方面可满足多层次的医疗需求，即拥有综合性的医疗设施和医疗服务。

疗养地具有多层组合概念，其核心是自然疗养资源，包括适合疗养的良好气候及直接应用的其他优良的自然疗养因子、医疗设施等进行疗养康复治疗；其次是人文景观；自然环境良好，交通便利，远离喧闹，避免干扰。具备这些条件，疗养地在后来开发过程中才能得以建设和形成。

（二）疗养地的形成及分布

疗养地是地球内营力和外营力相互作用下形成的地表形态，有大陆、海洋、森林，有高大的山脉和山地，有低矮的丘陵、极目无垠的平原、沙漠、湖泊等。它们是自然地理环境的重要组成部分，也是自然疗养资源的基础，形成过程各具特点。

1. *山地疗养地* 山地疗养地是指海拔在1000~2000m间，自然景观优美、山岳环境优良、形态造型别致的山地，它们是自然疗养资源中最为重要的组成部分。山地的形成是自然造化和人文相结合的结果。从自然过程看，山地的形成大致有以下机制：一是地壳的褶皱抬升成山；二是地壳的断块抬升成山；三是地表流水强烈下切岩体成山；四是火山喷发或熔岩溢流成山。从人文过程看，人类活动发现，文人墨客的推举，科学考察研究的肯定等都可以使某山逐渐誉满天下，成为名山。

我国的风景名山分布极其广泛，主要集中在东部和西部地区。江西省有庐山、湖北省有武当山、福建省有武夷山、四川省有峨眉山、湖南省有张家界、浙江省有莫干山、安徽省有黄山、山东省有崂山、河南省有鸡公山等都是我国著名的山地疗养地区。

2. *森林疗养地* 由于地形参差不齐，气候多种多样，为千百种植物的生长创造了条件。天然植物在地球表面的分布主要是随气候条件而变化的，不同的气候带，就有不同的植物带，呈现出不同的自然景观。森林景观以其浩大繁茂、葱郁苍翠、幽深神秘为特色，开辟疗养地。我国森林主要集中在东北、西南，以及东南的福建，建成的疗养地大部分集中于东部，即大兴安岭、太行山、巫山以东，海拔在500m以下的平原和丘陵地带以及沿海地区。

东北黑龙江小兴安岭山麓的伊春地带、长白山麓、东南丘陵地带生长着茂密的森林，而且风景秀丽。南岭山脉和武夷山脉地区以及五岭中的萌渚岭的江华林区，福建建瓯市西部等地区都是森林疗养地的理想地方，均建有疗养院。森林疗养地对慢性呼吸系统疾病、神经症、病后恢复期患者均有良好的治疗作用。

3. *海滨疗养地* 海岸是海洋与陆地交互作用的地带，这个地带虽然范围狭窄，却是人类活动最频繁的地带，也是疗养活动的热点地区。海岸的形成与海岸的地区形态、地质构造、岩石成分、海水运动有着极为密切的关系，根据海岸所接触的陆地形态，海岸大体上可分为平原海岸、山地丘陵海岸和生物海岸三类。

平原海岸按其物质组成，可分为淤泥质海岸和沙砾质海岸。淤泥质海岸上除大量粉沙、淤泥外，一般为盐滩、沼泽，不太宜于疗养。沙砾质海岸，最适宜海水浴。沙岸沙质纯净，沙粒粗细相宜，沙滩坡度相宜，为良好的海水浴场，我国大多数疗养院均建在沙砾质海岸。

生物海岸有红树林海岸和珊瑚海岸两类。红树林海岸是分布在热带和亚热带地区的一种独特的海岸类型。在海水中构成茂密的蔚然景观，具有疗养景观价值。珊瑚海岸是以石珊瑚为主的造礁生物形成的一种特殊类型的海岸，它主要分布于热带岛屿的海岸。珊瑚海岸因景观丰富，气候环境理想，是疗养的胜地。山地丘陵海岸大多为岬湾交替，在海水的侵蚀下，常可形成海蚀洞、海蚀穴、海蚀蘑菇等富有疗养景观价值，建有疗养院。岛屿是四面环海与陆地不相连的海水以上的陆地。岛屿在海流、波浪、潮汐和风的长期作用下，形成了多种多样的奇特海蚀景观。岛屿因拥有沙滩、清新的空气和温和的海洋气候，是疗养院的佳境之地。我国渤海、黄海、东海、南海沿岸的大连、兴城、北戴河、烟台、青岛、鼓浪屿，以及台湾的某些沿海区域和岛屿等已成为我国有名的海滨疗养地。

4. *湖泊疗养地* 按其成因，湖泊可分为河迹湖、构造湖、堰塞湖、海迹湖、火口湖、岩溶湖等。我国的三大淡水湖，鄱阳湖、洪泽湖、洞庭湖是著名的河迹湖。河迹湖系因河流改道而形成的湖泊，水质一般为淡水。湖泊湖面水域开阔，人文景观、历史遗迹丰厚，疗养价值高。构造湖系因地壳运动产生的断裂凹陷而形成的湖泊，一般湖水较深。云贵高原的滇池、抚仙湖、洱海等都是构造湖。

东北地区分布着较多堰塞湖。堰塞湖系因山崩、火山熔岩、泥石流等堵塞河道而形成。镜泊湖是中国最大的堰塞湖，是因火山熔堵塞牡丹江河道而成。湖呈狭窄状，“水平如镜”，水域景观具有山水的变化。五大连池因火山的连续喷发，阻断白河河道形成五个相连的湖泊，故称“五大连池”，除了有罕见的熔岩洞穴和姿态万千的凝固熔岩外，还有医疗价值的矿泉。

杭州西湖是比较典型的潟湖，也称海迹湖。海迹湖是古海湾封闭而成的湖泊。太湖毗邻著名的风景园林城市苏州和无锡，傍古运河，是著名湖泊疗养地。

火口湖系因火山喷发后遗留的火山口积水而成。一般湖岸陡峭，湖水较深。长白山天池为著名的火口湖，也是中国最深的湖泊。景观非常有特色，还有温泉群。

在石灰岩地区还分布有岩溶湖。岩溶湖系指石灰岩地区由于岩溶作用形成的溶蚀洼地或岩溶漏斗积水而成的湖泊。

在中国大地上，还分布着数以万千的人工湖泊—水库和堰塘。因水波浩渺，岛屿众多，气候宜人，而开辟建立了疗养院。主要分布在长江中、下游流域，如江苏太湖、武汉东湖、云南昆明湖。还有钱塘江、松花江等江滨疗养地，如松花江太阳岛等。

5. *涌泉疗养地* 地下水的天然露头为泉。泉的形成条件必须是有较充分的地下水和一定的流动通道。即渗出地表的水源源不断地从固定的出口流出。泉水的温度是由地下水循环的深度和所在地区地壳活动而决定的。地下水的温度受到地温的直接影响，所处深度越大，温度越高；各地地质活动情况有强有弱，每一次剧烈的地质活动必然伴随着大量的能量释放，即使地下水在同一深度，但所处地区不同的水温有别。地质活动强烈地区如云贵高原和福建的温泉水温普遍较高。

将20℃以下的泉水称为冷水泉，超过43℃以上的为高热泉。矿化度大于1g/L，但无显著的医疗价值，称为矿化水，具有明显医疗价值，则称矿泉水。我国矿泉资源丰富，氡泉、硫化氢泉、碳酸泉、铁泉、砷泉、溴泉等种类在我国均有发现。

我国著名的涌泉疗养地大都分布在内陆平原或丘陵地带。主要有辽宁汤岗子、兴城、黑龙江五大连池、山东威海、北京小汤山、陕西临潼、内蒙古阿尔山、内蒙古赤峰热水、安徽半汤、南京汤山、福建金鸡山、台湾北投温泉、广东从化、云南腾冲攀枝花、昆明安宁、重庆南温泉、北温泉、贵州息烽、西藏羊八井、新疆沙湾金钩河、江西庐山星子温泉等。

6. *草原疗养地* 草原是在温带半干旱气候下，由旱生或半旱生草本植物组成的植被类型。根据水热条件，草原又分为典型草原、荒漠化草原、草甸草原。我国的草原分布地区很广，从呼伦贝尔到天山山麓，从阴山脚下到青藏高原。现在呼伦贝尔草原边缘的阿尔山、内蒙古的包头和呼和浩特等均已建成一些疗养地。

7. *沙漠疗养地* 荒漠是气候干旱的产物。由于气候干旱、缺乏水分，植物难以生长，所以呈现出地表粗瘠的荒凉景观。我国西北地区，由于深居内陆、远离海洋，加之地形闭塞，使湿润的海洋气流难于伸入，使得这里终年处于干燥的环境，形成温带内陆干旱区。主要分布在新疆、甘肃、青海、内蒙古等省（自治区）。

8. *洞穴疗养地* 喀斯特地貌主要由岩溶作用形成。岩溶作用主要指对可溶性岩石的溶蚀、冲蚀、崩塌和堆积的总称。地下岩溶地貌是岩溶作用的特有地貌，形成了喀斯特独特的地下景观系统。溶洞由于洞内空气中二氧化碳含量较低，或水分蒸发，渗出的地下水，会使水中溶解的碳酸钙部分淀积下来，形成的地貌形态也多种多样，如绚丽多姿、形态各异的钟乳石、石笋、石柱、石幔等。这些千态万状变化无穷的空间，使其独具迷人的魅力。溶洞奇特的石景与动态的水景相结合产生动态美和声音美。疗养地有广西桂林、浙江瑶琳仙境、柳州万华洞等。

9. *治疗泥疗养地* 淤泥存在于盐水湖底、矿泉底、海湾等处，这种泥由存在于水里的动、植物残骸，如水草、贝壳类等的腐败而成。

淤泥由矿物质、有机物质、泥浆、泥生物(包括微生物在内)所组成，并含微量放射性物质，呈深灰色或蓝色，具有良好的可塑性及黏滞性，比热及热容量较小，导热系数较大。淤泥因其有特殊的理化性质，故在温热疗法中有它独特作用。疗养地有辽宁汤岗子、兴城、山东青岛、即墨、广东五华、山西运城盐湖等。

(三)疗养环境

疗养环境是由宜人的气候和丰富多彩的大气景观、山岳的风景地貌和山地气候、水景或水体气候、森林景观和森林气候、草原景观和草原气候、洞穴微小气候以及人文景观等和谐地组合起来的场所。良好的疗养环境，疗养因子丰富，风光秀丽，能够满足高原疗养人员需要和调节疗养者观赏行为心理活动的地区，与高原环境有显著的不同。

二、我国疗养地的分布

(一)我国具有丰富的自然疗养资源

我国是一个幅员辽阔、海陆兼备、山川秀丽、风景优美、气候多样的国家，因此自然疗养资源非常丰富。我国位于北半球东经中纬地带。在纬度上，南至北纬3°52′，北至北纬53°31′，南北跨占纬度49°79′，距离5500km。在经度上，我国最西约至东经73°40′，最东约至东经135°2′，东西相距61°多，直线距离5200km左右，相当地球圆周的六分之一。我国的领土面积约960万平方公里，占全世界陆地面积的十五分之一，占亚洲面积的四分之一，居世界第三位。整个地形西高东低，以青藏高原为基点，呈阶梯状向东倾斜，通过宽广的大陆架，把中国大陆和太平洋大洋盆地连接起来。我国绝大部分领土在北温带，小部分在热带。从海陆位置看，我国位于亚洲东部，面临太平洋，海陆兼备，地貌多种多样，山岳绵亘，海疆辽阔，江河纵横，湖泊众多，茫茫草原，千里沙漠，气候多样，是一个富有自然疗养资源的地理环境。

我国矿泉资源极为丰富。据不完全统计，已发现的矿泉约有3000多处，其中超过25℃的温泉2726处；全国已通过主管部门鉴定的饮用天然矿泉水点400余处。由于我国东部沿海地区处于环太平洋火山地带，西部地区处于环地中海火山范围，这是世界上两大火山活动区，矿泉分布较多。我国有许多自然景观优美的游览胜地、富有诗情画意的自然景观是建设风景疗养地的重要资源。

(二)我国不同类型疗养地的分布概况

1. *海滨气候疗养地* 有著名的大连、青岛、北戴河、兴城、烟台、鼓浪屿，以及台湾的某些沿海区域和岛屿等。

2. *山地气候疗养地(海拔1000～2000m)* 著名的疗养胜地有庐山、峨眉山、黄山、泰山、莫干山、鸡公山等。

3. *风景气候疗养地* 有著名的桂林、杭州、苏州等。

4. *湖滨和江滨疗养地* 主要分布在长江中、下游流域，如江苏太湖、武汉东湖、云南滇池。还有钱塘江、松花江等江滨疗养地，如松花江太阳岛等。

5. *矿泉疗养地* 我国著名的矿泉疗养地大都分布在内陆平原或丘陵地带。主要有辽宁汤岗子、兴城、黑龙江五大连池、山东威海、北京小汤山、陕西临潼、内蒙古阿尔山、内蒙古赤峰热水、安徽半汤、南京汤山、福建金鸡山、台湾北投温泉、广东从化、云南腾冲攀枝花、昆明安宁、重庆南温泉、北温泉、贵州息烽、西藏羊八井、新疆沙湾金钩河、江西庐山星子温泉等。

6. *治疗泥疗养地* 主要有辽宁汤岗子、兴城等。

7. *沙漠疗养地* 主要分布在新疆、甘肃、青海、内蒙古等省(自治区)。

我国疗养地主要分布在东北沿海城市和风景秀丽的内陆城市，气候、矿泉、泥疗合计有86个疗养地，不同类型疗养地的分布见表2－1－16。

表 2－1－16　我国部分类型疗养地的分布

分类	合计	地区
气候治疗疗养地	61	
海滨气候疗养地	12	大连、青岛、北戴河、兴城、烟台、鼓浪屿、连云港、宁波、广州、北海、三亚、台湾
湖滨、江滨气候疗养地	7	西湖、太湖、鄱阳湖、东湖、滇池、钱塘江、松花江
山地气候疗养地	11	庐山、峨眉山、黄山、泰山、莫干山、鸡公山、华山、衡山、嵩山、紫金山、钟山
风景气候疗养地	4	桂林、杭州、苏州、昆明
森林气候疗养地	13	福建、浙江、湖南、内蒙古、黑龙江、吉林、广东、广西、贵州、云南、四川、西藏、湖南
草原气候疗养地	4	内蒙古(锡林郭勒盟、呼伦贝尔)、西藏、青海、新疆
沙漠气候疗养地	4	新疆、内蒙古、青海、甘肃
岩洞微小气候疗养地	6	广西(桂林、柳州)、云南、四川、贵州、河北、陕西
矿泉治疗疗养地	24	汤岗子、兴城、五大连池、威海、小汤山、临潼、汤峪、阿尔山、赤峰、半汤、从化、安宁、南温泉、北温泉、羊八井、汤山、息烽、汝州、平山、台湾北投、金鸡山、沙湾、庐山、腾冲
泥疗性疗养地	7	辽宁(汤岗子、兴城)、山东(青岛、即墨)、天津(塘沽)、广东(梅州市五华县)、山西(运城盐湖)
合计	92	

三、我国高原人员主要疗养地

(一)海滨疗养地

1. 概述　我国的海区总面积为 470 余万平方千米,大陆海岸线的长度为 1.84 万千米。我国现有的海滨疗养地主要有青岛、大连、北戴河、三亚、鼓浪屿、兴城、烟台等。其主要特点为广阔的细沙海滩,形成良好的天然浴场,由于海洋的影响,形成温和的海洋性气候地带,夏天凉爽,冬季温暖、气温日变化与年变化都不大,空气清新,含有大量氧气和阴离子;太阳辐射充足,紫外线强度较大,海水中蕴含丰富的微量元素,如铁、碘、锌、锰等,湿度大,风速大,风向变动小,日变化不显著等。

2. 地理特征　中国大陆海岸线长达 1.84 万多千米,北起鸭绿江口,南到中越边界的北仑河口,形如一弯新月向大海凸出。其中浅海、滩涂总面积约 13.3 万平方千米。整个海岸呈现两种类型,以杭州湾为界,南段多为山地岩石型,北段多为平原泥沙型。山地海岸起伏曲折,形成许多天然港湾,利于海上运输。平原海岸地势平坦,日照强,利于发展疗养、旅游事业。中国沿海分布着大大小小的岛屿 7600 多个,总面积为 8 万余平方千米,其中面积在 500 平方千米以上的有 6500 多个。海南岛、长山群岛、东海上的舟山群岛等,气候湿润温和,风光美丽,均建有疗养院,也是著名的旅游胜地。

3. 主要疗养资源　我国有多种海岸地貌,适宜疗养和旅游,海滨独特的气候成为人们疗养的首选地点。海滨阳光充足,适合进行日光浴;海滨平均每立方厘米的空气中含有上万个负离子,适合进行空气浴;沙砾质海岸地貌,沙质细软纯净,适合进行沙浴;海滨的过敏原少;海滨空气中含有氯化钠和碘;海水中含有多种元素对人体非常重要,海水浴是海滨疗养的重要治疗方法;海洋景观对调节心理作用非常重要。

4. 主要疗养适应证　海滨宜人的气候环境,丰富的海水,常被用于疗养康复、防病、治病、锻炼身体。海滨利用空气疗法、海水疗法和日光疗法,对慢性结核、肺炎、肺气肿、支气管扩张、心血管患者、神经系统功能性疾病、代谢作用紊乱等患者进行治疗。

日光浴或海水浴均可以使高血压、糖尿病患者的血糖水平下降，血压降低；海滨较强的紫外线对治疗皮肤病、淋巴结炎、静脉炎、外伤性疾患、软组织创伤及溃疡、结核性淋巴结炎、神经性皮炎、皮肤结核、慢性风湿性关节炎、骨软化症、某些妇科病等，均有一定的疗效。

5. 注意事项　严重心脏病、支气管炎的患者可择期到海滨进行疗养。海雾天气对人体呼吸道极为不利，5—7月份为气管炎发病高峰期，不利于气管炎患者的疗养；风大、温度变化剧烈且天气多变，不利于冠心病、肾脏病、哮喘、风湿病等疗养；甲状腺功能亢进的患者进行日光浴，会使病情恶化；过多的紫外线照射还能促使胃酸大量分泌，加重溃疡病的病情，对活动性肺结核、心力衰竭、动脉硬化、高血压、严重肝功能损害等患者不利，也可使白血病、恶性贫血患者病情恶化。对海水过敏者，禁止海水浴。

6. 高原人员常去的海滨疗养地

(1)大连疗养地

①地理特征：大连疗养地位于东经121°38′，北纬38°54′，地处辽东半岛南端的大连湾，东、西、南三面为黄海、渤海所围绕海岸线长达30km。早在公元前108年，汉武帝开辟了山东半岛到辽东半岛的海上航线，促进了大连的经济、文化发展。大连是我国著名的海滨疗养胜地。这里海浪滔滔，银波粼粼，一碧万顷。星罗棋布的大岛屿与嶙峋的礁石挺立海面，千姿百态，趣味盎然。

②医用资源：主要为海滨气候及海水。大连疗养地气候温和，年均气温10.4℃，最热的7、8月份，平均气温分别为23.2℃、24.2℃，最冷的1月份温度可达-4.8℃，气温日差很小。年均降水量为787.7mm，月均降水量7、8月份分别为183.2mm、156.4mm，1、2月份分别为9.1mm、7.9mm。年均相对湿度为66%，7、8月份分别为86%、82%，其余各月份均在50%以上，湿度适中。年均气压为1.0053×10^5Pa。7月份最低风速为5m/s，最大风速为30m/s，多为南风，白天海风吹向陆地，夜晚陆风吹向海洋，形成了四季温和湿润的海洋性气候。全年约有227个晴天，日照充分；紫外线辐射充足。夏季海水1m深处温度为20℃～25℃，海洋沙滩沙温为30℃～39℃。由于海浪冲击和海水蒸发，空气中负离子含量多，平均2337个/cm^3，碘、铁等微量元素较多，尘埃、微生物较少，空气清新，因此大连是理想的海水浴、日光浴、空气浴、沙浴以及气候疗法等多种疗养因子组成的海滨疗养地。

③人文景观：大连市依山傍水，东临黄海，西临渤海，景色秀丽，有不少历史文化古迹，如旅顺口白玉山东麓埋葬中日甲午海战二万余死难同胞遗骨的“万忠墓”、藏有大量出土珍贵文物的历史博物馆和拥有四万余件标本的自然博物馆等。大连市各种建筑千姿百态，花草遍布，绿树成荫，全市如一座花园，被誉为“花园城市”。主要风景名胜有星海公园、老虎滩公园、海滨浴场、付家庄棒棰岛等。近期建成的有金石滩、圣亚海洋世界、森林动物园等新景区。

④主要适应证：大连疗养地适于各种职业人员的保健疗养和慢性病疗养：

循环系统疾病：冠心病，高血压1、2级，轻度心肌病和瓣膜病，心脏神经官能症等。

呼吸系统疾病：慢性支气管炎、支气管哮喘、各型肺炎的康复期、肺结核吸收好转期等。

神经系统疾病：神经衰弱、自主神经功能失调、偏头痛、脑卒中康复期、轻症情感性精神障碍等。

血液系统疾病：慢性缺铁性贫血。

消化系统疾病：慢性胃炎、胃溃疡、慢性肠炎等。

代谢系统疾病：糖尿病、肥胖症、高尿酸血症、高脂蛋白血症等。

妇科疾病：更年期综合征、慢性妇科炎症。

职业病：慢性高原性疾病、疲劳综合征、轻度矽肺病、轻度慢性放射病等。

其他：慢性高原性疾病、慢性放射性疾病、尘肺、慢性职业中毒、手术后康复期等。

(2)青岛疗养地

①地理特征：青岛疗养地位于东经120°9′，北纬36°4′。地处山东半岛南部的黄海之滨，胶州湾畔，东西长约25km，南北宽约3km。为我国著名的海滨疗养胜地。疗养区集中在八大关风景区和海滨地带，依山傍海，北有湛山、太平山、小鱼山，青山环抱；南有汇泉湾、太平角、大麦岛，蜿蜒连绵，广阔的细沙海滩形成了优良的天然浴场。“碧海、蓝天、绿树、红瓦、黄墙”及依山就势、鳞次栉比的优美建筑，环境优雅，景色宜人的碧波荡漾的太平湾，使青岛海滨成为疗养、休闲

的最佳圣地。

②医用资源:青岛疗养地属于海洋气候,冬无严寒,夏无酷暑。年平均气温为12.3℃,月平均气温1月份最低,为-0.9℃,8月份最高,为23℃;极端气温最高为35℃,最低为-13.5℃;7月中旬至9月中旬,气温、水温均在20℃以上,是海水浴的最佳月份。相对湿度平均72%、月平均相对湿度12月份最低,为60%,7月份最高,为92%。平均降水量为723.8mm,雨季为6、7、8月份。月均风速:6、7月份最小,为3.9m/s,11、12月份最大,为6m/s。夏季海滨有海陆风交错形成傍晚、夜间、黎明前特殊的降雨方式,气温凉爽宜人,为疗养及避暑的最佳时期。气压平均为1.015×10^5Pa,1月份最高,为1.0248×10^5Pa。在日光辐射和海浪冲击的作用下,空气负离子含量较高,据测定,太平角海滨平均负离子7341个/cm^3。海水含有多种微量元素,海滨空气清新。7月份、9月下旬至十月上旬,为最佳疗养季节。

③人文景观:疗养区近处有中山公园,樱花之盛冠于全国,花团锦簇,似云似雾,有"东园花海"之称。鲁迅公园依崖傍海,公园内有我国最大的海产博物馆,蕴有海洋动、植物标本和实物7000余种。栈桥建于清光绪十七年(1891年),全长440m,宽10m,隔海相望,"琴岛飘灯"尽取眼底。著名道教胜景崂山,距市区40km,主峰名巨峰,海拔1133m。崂山三面临海,海山相连,交相辉映,奇岩怪石,飞瀑流霞。唐诗人李白作诗赞曰:"我昔东海上,崂山餐紫霞"。宋、元以来,寺观兴建,现存上清宫、下清宫、太平宫、华楼宫等,皆简朴无华,具道家恬淡虚无之意,成为道教名山。

④主要适应证:青岛疗养地适于各种职业人员的保健疗养和慢性病康复疗养。对下列各系统疾病的疗养效果更为显著:

循环系统疾病:高血压病1、2级、稳定型冠心病、心肌梗死康复期(尤其适合本市区出院患者就近疗养)、陈旧性心肌梗死。

呼吸系统疾病:支气管哮喘、慢性支气管炎、肺气肿、肺结核(活动性肺结核吸收好转期、非传染性者)、结核性胸膜炎康复期。4、5月份因处于雾季故呼吸系统疾病不适于来此疗养。

消化系统疾病:慢性胃炎、消化性溃疡、功能性消化不良、慢性结肠炎、肠易激综合征。

内分泌系统及代谢疾病:糖尿病、肥胖症、高脂蛋白血症、高尿酸血症。

神经系统疾病:神经衰弱、自主神经功能失调、脑动脉硬化(轻症)、脑卒中后遗症。

运动系统疾病:腰椎间盘突出症、骨质疏松症、肩周炎、增生性关节炎、强直性关节炎。

妇科疾病:更年期综合征、慢性妇科炎症。

其他:慢性高原性疾病、慢性放射性疾病、慢性职业性疾病、手术后康复期等。

(3)北戴河疗养地

①地理特征:北戴河疗养地位于东经119°28′,北纬39°51,海拔1.8m,地处河北省秦皇岛市西南的渤海之滨,北倚莲蓬山,南临渤海湾,西起戴河口,东至鹰角石,长约10km。为我国著名的海滨疗养地。

②医用资源:北戴河属于海洋气候,春无风沙,夏无酷暑,冬无严寒,气候温和湿润。年均气温为10.62℃;日平均气温1月份最低,为-7℃,7月份最高,为23℃;日温差6℃左右。年平均相对湿度为60.6%、7月份为82.1%、1月份为47.5%、其余月份均在50%以上。年均降水量为698.5mm,以6、7、8月降雨最多,分别为148.82、128.96、116.27mm。平均风速在2.24~3.20m/s之间,夏、秋季多东北风,春、冬季多西风。年平均气压为1.0379×10^5Pa,7、8月份最低,12、2月份最高。一年中有281个晴天,阳光辐射时间长,紫外线含量丰富。北戴河疗养地处于海滨风景区,海岸曲折漫长,海水清澈,有长达10km的海滨沙滩,海沙细软,为较佳之天然海水浴场。海水冲击海岸产生大量负粒子,海水蒸发大量的钠、氯离子及碘、镍等微量元素,空气特别清新。北戴河为理想的海水浴、日光浴、空气浴、沙浴和海滨气候疗法的综合疗养地。

③人文景观:北戴河疗养地历史悠久,远在2000多年前的汉代以成舟楫聚泊之所。史书记载汉武帝曾东巡至碣石;近年在金山嘴工地挖掘出土了秦始皇东巡观海的行宫遗址。唐太宗东征时"刻石记功"相传即在此。清光绪二十四年(1898年),北戴河正式辟为避暑区。疗养区北倚莲蓬山,山峦起伏,群峰连贯,又名联峰山。登山南望天水一色,北戴河风光尽收眼

底。莲蓬山西坡有仙人洞、桃源洞、老虎洞等奇石异洞。莲花石公园内有观音寺，钟亭等古迹。北戴河海滨东端有一巨礁，兀立岸边，似雄鹰屹立，称鹰角石，在此观沧海日出，气势磅礴，天地宽阔。北戴河东北30km处，为著名的山海关。北依燕山，南临渤海，地势险要，有“两京锁钥无双地，万里长城第一关”之称。山海关城东门始建于明洪武十四年(1381年)，城台高12m，箭楼上悬有“天下第一关”巨幅匾额。登楼望长城，宛如一条巨龙，起伏在崇山峻岭之中，景象非常壮观。距城南4km，是举世闻名的万里长城东端起点老龙头，为登高望远之地，附近有孟姜女庙、燕塞湖等游览胜地。

④主要适应证：北戴河疗养地适于各种人员保健疗养和慢性病疗养。

循环系统疾病：高血压病、冠心病、慢性瓣膜性心脏病、心肌炎、心脏神经官能症、肺心病。

呼吸系统疾病：慢性支气管炎、支气管哮喘、支气管扩张、肺炎康复期、胸膜炎。

消化系统疾病：慢性胃炎、消化性溃疡、慢性胆囊炎、胃肠功能紊乱症。

血液系统疾病：白细胞减少和粒细胞减少症、高原性红细胞增多症、慢性贫血。

内分泌系统及代谢疾病：糖尿病、高尿酸血症、高脂血症、肥胖症。

神经系统疾病：神经衰弱、脑外伤后遗症、周围神经炎、精神创伤康复期、焦虑症。

泌尿系统疾病：肾炎康复期、尿路结石、前列腺增生。

皮肤科疾病：慢性湿疹、脂溢性皮炎、银屑病。

其他：慢性高原性疾病、慢性放射性疾病、尘肺、慢性职业中毒、减压病、手术后康复期等。

(4)鼓浪屿疗养地

①地理特征：鼓浪屿疗养地位于东经118°04′，北纬24°27′，地处福建省厦门市西，系四面环海的岛屿，与厦门市有700m的厦鼓海峡相隔，有轮渡往返于厦门市与鼓浪屿之间。鼓浪屿古名园洲仔，因西南海滨礁穴受浪冲击，声如雷鼓，明代改称“鼓浪”屿。屿上龙头山、升旗山和母鸡山并列，冈峦起伏，碧波、白云、绿树交相辉映，处处给人以整洁幽静的感觉。小岛完好的保留着许多具有中外各种建筑风格的建筑物，有“万国建筑博览会”之誉。屿上人口约两万，居民喜爱音乐，钢琴拥有密度居全国前茅，被誉为琴岛。

②医用资源：鼓浪屿气候温和，年均气温为20℃，7、8月份气温最高，月平均温度28.2℃～28.4℃，1月份气温最低，月平均温度12.5℃。年均相对湿度77%。年均降水量1137.0mm。年均日照为93天。海水表层温度年均为21.3℃，空气中负离子含量高。鼓浪屿是海水浴、日光浴、空气浴、沙浴和海滨气候疗法的理想疗养地。

③人文景观：鼓浪屿岩石嵯峨，树木葱郁，花卉茂盛，各式楼阁林立，素以“海上花园”享誉中外。其最高处为日光岩，沿岩阶面上高90m，登岩顶凭栏远眺，大海浩瀚，波浪滔天，可见大担，二担诸岛出没于烟波之间。山崖上有“鼓浪洞天，鹭江第一”八个大字。明末清初，民族英雄郑成功在此屯兵操练水师。山上有“日月俱悬”“与日争光”“闽海雄风”等石刻。在日光岩北麓有1962年修建的郑成功纪念馆。日光岩南麓为菽庄花园，系利用天然地形，巧妙布局，奇石叠垒，假山曲幽，可览海上风光。厦门四季如春，名胜荟萃，与鼓浪屿隔海相望。主要风景名胜有五老山高耸云霄，号称“五老凌霄”，可远眺山海风光。五老山下的南普陀寺为闽南佛教圣地，供奉千手观音，造型别具风格。位于浔江之滨集美镇的鳌园，建有“集美解放纪念碑”和陈嘉庚先生墓。东郊狮山为景色秀丽的万石岩游览区，主峰太平岩，岩凌四起，“太平笑石”甚为奇特。

④主要适应证：鼓浪屿疗养地适宜老年人疗养和各种职业人员的保健疗养。对下列疾病均有较好的效果：

循环系统疾病：高血压病、稳定型冠心病或支架术后、陈旧性心肌梗死、轻度心肌病或瓣膜病、神经官能综合征。

呼吸系统疾病：慢性支气管炎、慢性肺气肿或肺心病代偿期、肺炎康复期。

神经系统疾病：神经衰弱、自主神经功能失调、精神创伤康复期、脑动脉硬化症。

运动系统疾病：骨质疏松症、慢性颈肩腰腿痛、腰椎间盘突出症等。

妇科疾病：更年期综合征、慢性妇科炎症。

其他：慢性高原性疾病、慢性放射性疾病、慢性职业性疾病、手术后康复期等。

(5)兴城疗养地

①地理特征：兴城疗养地位于东经 120°46′，北纬 40°38′。地处辽宁省西南部兴城市城东 3km 渤海之滨。北依首山，西临渤海，气势雄伟，是国家级风景名胜区。它与美国的西雅图和我国的青岛极为相似。海滨浴场绵延 14km，由兴海湾、港口湾、邴家湾、老龙湾四个海水浴场，即第一、二、三、四海水浴场组成，是我国北方最大的天然浴场。兴城既是历史古城，又是我国著名的海滨－矿泉－治疗泥疗养地。

②医用资源：兴城疗养地属海洋性气候。年平均气温 8.7℃，6—8 月份气温最高，月平均气温为 23.9℃，11—3月份气温最低，平均为 －10.6℃ ～ －10.3℃，极端最高气温为 40.8℃，极端最低气温为 －25℃，气温日差平均为 10.3℃，其中 7 月份日温差为 6.7℃，10 月份为 12.4℃。年均降雨量为 590.9mm，月平均降雨量 7、8 月份分别为 162.2mm、155.1mm，10 月至次年 3 月份多以降霜形式出现。年均相对湿度 64%，最高可达 100%，最低为 0%，6—9 月份湿度最大，海雾最多 13.2 天。年均气压为 1.015×10^5Pa，冬季较高为 1.025×10^5Pa，夏季较低，年振幅为 2.33×10^3Pa。年均风速 3m/s，冬季以北风为主，春则由偏北风渐转南风，夏秋南风转偏北风。全年平均日照为 280.9 天，照射率年均为68.8%。7、8 月份海水平均温度为25.94℃（最高为 28℃），海沙平均温度为 44.26℃（最高为 48℃）。随着海陆温度变化，形成了海陆风气候。夏季多属轻风、微风，冬春 6～8级风出现较多。兴城海滨呈半弧形，滩缓沙软，空气中负离子含量较高，为海水浴、空气浴、日光浴、沙浴和医疗步行之佳处。兴城温泉在城东南 2km，辽、金时代已享盛名。泉水无臭清澈，水温达 70℃左右，含钾、钠、钙、镁、氯、锌、溴、氡等多种对人体有益的化学元素，属氯化钠钙型硅酸泉。以库尔洛夫公式表示：

$Rn25.99_{EM}H_2SiO_3 0.0975M4.294\ T63.6℃\ pH7.3$。

③人文景观：兴城文化历史悠久，为一保存完整的美丽的海滨古城，始建于公元 1428 年。明宣德五年(1430)增筑外城，清乾隆四十六年(1781)重新修建。该城布局完整，城廓为正方形，城壁外用大青砖，里用大石块，中间夯土砌成。城周长 3274m，南北长 825.5m，东西宽 803.7m，高 10.1m，底宽 6.5m，上宽 4.5m。四门设城楼，中心有鼓楼，颇为雄伟壮观。海滨有兴海公园，园内树木葱郁，绿荫成片，亭台楼阁点缀其间。海水碧波连天，鱼帆片片。远处菊花岛、葫芦岛，秀影晶莹，构成一幅绚丽景色。

④主要适应证：兴城疗养地集矿泉、海水、治疗泥等多种疗养资源，属于少见的复合型疗养地，适于各种职业人员的保健疗养及慢性疾病的疗养。矿泉水饮用对消化系统疾病，矿泉泥对运动系统、妇科等疾病有显著疗效。主要适应证如下：

循环系统疾病：高血压病、冠心病、慢性瓣膜性心脏病、心肌炎康复期、心脏神经官能症、肺心病。

呼吸系统疾病：慢性支气管炎、支气管哮喘、肺气肿(老年性)。

消化系统疾病：慢性胃炎、胃下垂、消化性溃疡、慢性胆囊炎、慢性肠炎、习惯性便秘。

内分泌系统及代谢疾病：糖尿病、高脂血症、高尿酸血症、肥胖症等。

神经系统疾病：脑动脉硬化症、脑卒中后遗症、神经衰弱、多发性神经根炎、末梢神经炎、周围神经损伤、肋间神经痛、坐骨神经痛。

运动系统疾病：颈椎病、肩周炎、慢性腰肌劳损、腰椎间盘突出症、颈腰骨质增生、肥大性脊柱炎、骨性关节炎、风湿性关节炎、类风湿性关节炎、风湿性肌炎。

妇科疾病：更年期综合征、慢性盆腔炎。

皮肤科疾病：神经性皮炎、脂溢性皮炎、皮肤瘙痒症、银屑病、慢性湿疹。

耳鼻喉科疾病：过敏性鼻炎、慢性扁桃体炎、慢性咽炎。

其他：慢性高原性疾病、慢性放射性疾病、尘肺、慢性职业中毒、手术后康复期等。

(二)矿(温)泉疗养地

1.概述　矿泉是从地下自然涌出地面的一种地下水，地下水的天然出露被称为泉。矿泉水必须是天然出露或人工揭露的地下水。地下水中所含可溶性固体成分(矿化度)超过 1000mg/kg，或含有游离二氧化碳超过 250mg，或含有对人体健康有益的成分，能补充人体所需的微量元素。温泉与矿泉的含义并不相同。矿泉是按水的矿化度划分的，而温泉是根据水的温度而分的。矿泉不一定是温泉，温泉也不都是矿泉。中国地域辽阔，温泉的温度界定，各地区的认识也不相同。我国温泉的分类标准为：冷泉水温在25℃以下；微温泉在26℃～33℃；温泉在34℃～37℃，热泉在38℃～42℃高热泉水温超过43℃。一般人对水的不同感温多在34℃～35℃之间，认为以34℃以上作为划分温泉的标准比较合适。按泉水含有的化学成分分类，有淡水泉和矿泉两种。

温（矿）泉的形成与地热系统紧密关联。形成的温（矿）泉多存在于沉积盆地或变质地质环境。我国的温（矿）泉资源是伴随着大陆板块运动特别是华夏和新华夏运动形成的，形成了云南、台湾高温温泉集中区，而其他地区的温泉则多是由于构造运动，随着地质断层及地质破碎带的出现形成的。

矿（温）泉疗养主要是矿（温）泉所特有的药物化学性能以及水温、水压、浮力等物理效应的综合作用。

2. 地理特征　我国各种类型的温（矿）泉资源非常丰富，没有一个省没有泉，是世界上泉水最多的国家之一。主要分布于西南及东南地区，北方的温（矿）泉相对集中于以辽东半岛及山东半岛为中心的区域。全国已查出有地热温泉3000多处，钻凿地热井2000多眼，矿泉有1200多处，以西藏、云南、台湾、福建为温泉密集区，且水温普遍较高。全世界发现的温泉共有6000多处，中国占了2/3以上，居世界首位。

著名的矿泉疗养地如陕西临潼、北京小汤山、辽宁汤岗子、安徽半汤、南京汤山、四川攀枝花等地。多以热泉、氟泉、汽泉、喷泉等形式出露地表，温度大部分在80℃以上。东南沿海一带温泉水温大部分为40～80℃。

3. 主要疗养资源　温（矿）泉水含有多种化学元素、气体及放射性物质，如碘、溴、钙、镁等活性元素及二氧化碳、硫化氢。温（矿）泉水具有适宜的温度及一定的浮力、多种化学成分等，从而发挥健身治病作用。

4. 主要疗养适应证　温（矿）泉对循环系统疾病、消化系统慢性疾病、神经系统功能性疾病、骨关节疾病、皮肤病、泌尿疾病、风湿与妇科病、脑血管病康复等均有较好的治疗。

5. 注意事项　一切患有急性发热性疾病，急性传染病，病情较重的慢性及并发化脓性疾病为禁忌证。女性生理期前后、怀孕初期或后期的妇女不宜入浴。

6. 高原人员常去的矿泉疗养地

（1）临潼疗养地

①地理特征：临潼位于富饶的关中平原中部，地处东经109°14′，北纬34°24′，海拔424.8m。北临渭河，南依骊山，东距渭南市32km，西到古城西安30km，市区面积20km^2。疗养区集中于骊山北麓，东起秦陵、西至石榴园的狭长地带，景色秀丽。地下蕴藏丰富的矿泉水，为我国著名的矿泉疗养地。

②医用资源：临潼疗养地属暖温带大陆性季风气候。年均气温13.5℃，月均温度以7、8月份最高，分别为26.9℃、25.9℃，12、1月份最低，分别为－4℃、－9℃。年均相对湿度为71%。年均降水量为553.3mm，降水多集中在7、8、9月，分别为87.6mm、70.2mm、96.6mm。年均气压为9.672×10^{5}Pa。风速年均为2.6m/s。年均日照率约48%，日照较充分。空气中负离子平均在1000～2500个/cm^3。气候温和，空气清新。临潼矿泉分布于骊山北麓，东西长20km，南北宽1km的地带。泉水无色透明，微具硫化氢味，呈弱碱性（pH7.62）。水温为39.3℃～51℃，涌量为500t/h，含氡量为538Bq～663Bq，并含有钾、钠、钙、镁、铁、铝、锌、砷、氯、硫、碳酸、氟、溴、碘等多种化学成分。临潼矿泉水一年四季的理化性质略有不同，春秋季溶解性固体成分的总量均在1000mg/L以下，氡的变化不大。临潼矿泉属于低矿化度硫酸盐氯化钠物重碳酸钠弱氡泉。因其含氟量高达6.5～7.0mg/L，可致氟斑齿、氟骨症，故不宜饮用。以库尔洛夫公式表示：

Rn65.5EMM0.834T43℃ pH7.0

③人文景观：临潼历史悠久，是古代精英荟萃之地。华清池位于城南端，是历代帝王的行宫和游览胜地，距今已有3000余年，旧有“显辰汤”“骊山汤”“汤泉宫”“温泉宫”之称；唐玄宗李隆基于天宝六年（公元747年）大兴土木，治汤井为池，改名为“华清宫”、唐玄宗与杨贵妃的故事及著名的“西安事变”就发生在这里。其南侧有以莲花池为中心的贵妃池、华清池、五间亭、望沙亭、飞虹桥；西有飞霸殿、晨旭亭、晚霞亭、龙

吟榭、九龙汤、华清池宾馆，池中堤上有九龙嬉水，堤畔有壮丽的石舫；园内建筑高低错落，楼阁起伏，古树参天，垂柳成荫，池水涟漪，群芳争艳。骊山海拔1250m，过飞虹桥登骊山即到东花园、兵谏亭、老君殿、老母殿、烽火台，当年周幽王烽火戏诸侯博得褒姒一笑就在此地。登山俯瞰，八百里秦川，蜿蜒的渭河，历历在目，使人心旷神怡，赏心悦目。秦始皇陵位于城东4km，建于公元前259—前210年，陵中心土堆高46m，长宽各7.5km，陵基坐西朝东，外表宛如一座小山。1974年在墓东一号兵马俑坑建有面积16300m^{2}的展厅，定名为“秦始皇兵马俑博物馆”，内有6000多具出土的栩栩如生的兵马俑，被誉为世界第八奇迹、此后又建有二号、三号兵马俑坑。临潼以西古城西安是著名的古王都，先后有西周、秦、西汉、隋、唐等十一个王朝在这里建都。这里有“蓝田猿人”化石的发现地、有母系氏族公社的半坡遗址、有西周、汉代的古墓群、有众多的寺宇，还有钟楼、鼓楼、碑林、大雁塔、小雁塔、乾陵、昭陵及太白自然保护区等名胜古迹，不胜观赏。

④主要适应证：临潼疗养地适宜于各种职业人员的保健疗养和疾病疗养，其矿泉浸浴对下列疾病有较好的疗效：

循环系统疾病：高血压病、动脉粥样硬化、稳定型冠心病、心肌梗死康复期。

呼吸系统疾病：慢性支气管炎，肺炎康复期、肺气肿和肺心病代偿期。

内分泌系统及代谢疾病：糖尿病、高尿酸血症、高脂血症、肥胖。

神经精神疾病：神经衰弱、自主神经功能失调、神经根炎、坐骨神经痛、精神创伤康复期、脑卒中康复期。

运动系统疾病：肩周炎、腰椎间盘突出症、颈椎病、慢性风湿性关节炎、创伤性关节炎。

皮肤科疾病：银屑病、皮肤瘙痒症、神经性皮炎、过敏性皮炎、慢性湿疹。

妇科疾病：慢性妇科炎症、更年期综合征。

其他：慢性高原性疾病、慢性放射性疾病、尘肺、慢性职业中毒、手术后康复期等。

(2)从化疗养地

①地理特征：从化疗养地位于东经113°39′，北纬23°25′，地处广东省广州市东北75km的从化县市内，是我国著名的温泉疗养地。

②医用资源：从化疗养地年均气温21.8℃，相对湿度78%；月均降水量为140.1mm。冬无冰雪。从化矿泉水温30℃～70℃，属氡泉及硅酸泉，含钙、镁、钾、钠及硅酸等成分，无色、无味、无臭，水润滑，浮力较大。以库尔洛夫公式表示：

Rn712EMH2SiO30.092 M0.4 T60℃。

③人文景观：从化疗养地温泉范围广，约5km^2，有流溪河斜贯其间，四周青山环抱。四季百花争艳，茂林修竹常年青翠，绿水碧波，别具一番风韵。碧浪桥横跨流溪河上，连楼河水两岸。河水别墅群中，有一小圆湖，景色十分秀丽。河西岸山谷中多瀑布，沿公路登山，经香粉瀑，飞虹瀑，再拾级而上，可见“百丈飞涛”，又名大瀑布，银河倾泻，直下九重，似万马奔腾，似冰绢飘筠。瀑布顶端有摩崖石刻“百丈飞涛泻漏天”七个大字，笔力遒劲，更添瀑布雄伟气势。

④主要适应证：除2—4月为低温阴雨期外，其他月份均为较好的疗养季节。从化温泉对下列疾病疗效较好：

循环系统疾病：高血压、稳定型冠心病、早期动脉硬化、心脏神经官能综合征。

呼吸系统疾病：慢性支气管炎、慢性肺炎康复期。

神经系统疾病：神经衰弱、自主神经功能失调、神经根炎、坐骨神经痛、末梢神经炎。

内分泌系统及代谢疾病：肥胖症、糖尿病、高尿酸血症、甲亢。

消化系统疾病：慢性胃炎、胃溃疡、慢性肠炎、过敏性肠炎。

运动系统疾病：慢性关节炎、颈椎病、慢性腰腿痛、腰椎间盘突出症。

皮肤科疾病：慢性湿疹、荨麻疹、银屑病、皮肤瘙痒症、神经性皮炎。

妇科疾病：更年期综合征、慢性妇科炎症。

其他：慢性高原性疾病、慢性放射性疾病、慢性职业性疾病、手术后康复期等。

(3)小汤山疗养地

①地理特征：小汤山疗养地位于东经116°15′，北纬40°04′。地处北京市安定门外东北30km的昌平区东部小汤山南麓，与明十三陵毗邻。为我国著名的矿

泉疗养地。

②医用资源：小汤山镇地处华北大平原西北部边缘，海拔36m，属温带气候，四季分明，光照充足，风力和缓，干湿相宜。年平均气温8℃～12℃，月平均气温7月份最高，为35.4℃，1月份最低，为零下19.9℃；年平均气压1.2369×10^5Pa；年平均相对湿度71.3%；年平均降水量600mm。小汤山矿泉属高热含氟碳酸－硫酸钠钙型淡温泉。水温大部分在40℃～60℃，最高可达76℃。泉水中除含有钠、钙、镁、钾外还有多种微量元素，如锂、铜、锶、钡、硼、硅、锗、镭、氡、硫等。泉水因含氟量高，故不宜饮用。以库尔洛夫公式表示：

F0.0065M0.42T50℃

③人文景观：小汤山疗养地历史悠久，明代已是皇家禁苑。清康熙五四年（1715年）在此建筑“汤泉行宫”，于矿泉涌出凿石为池，用于浸浴。小汤山主峰高，海拔1670m，山路盘旋曲折，泉水潺潺长流，林木郁郁葱翠，有归隐于林下之感。与其毗邻的天寿山麓小盆地上有明代帝后陵墓13处，称十三陵。小汤山西北有十三陵水库、九龙游乐园、居庸关、八达岭以及云台、银山铁壁、沟崖等旅游景点。自小汤山东去，有怀柔水库、慕田峪长城、密云水库及京都第一瀑、黑龙潭等游览区。距小汤山温泉西1km是大汤山，这里已建成亚洲唯一的大型航空博物馆，并开发成北京著名的旅游区。

④主要适应证

循环系统疾病：高血压病、稳定型冠心病、轻度心功能不全、心肌梗死康复期、心脏神经官能症等。

呼吸系统疾病：慢性支气管炎、支气管扩张、慢阻肺、肺心病代偿期、肺炎康复期。

消化系统疾病：慢性胃炎、胃溃疡、十二指肠溃疡、慢性胆囊炎、肠易激综合征。

神经系统疾病：神经衰弱、神经痛、疲劳综合征、脑卒中康复期、精神创伤后的康复。

运动系统疾病：肩周炎、颈椎病、骨质增生、腰椎间盘突出症、肌肉劳损、慢性风湿和类风湿性关节炎、软组织损伤。

泌尿生殖系统疾病：慢性肾小球肾炎、男性性功能障碍。

妇科疾病：更年期综合征、慢性妇科炎症。

代谢疾病：糖尿病、痛风、高尿酸血症、高脂血症。

高原性疾病：高原脱适应症、高原习服不良、慢性高原性疾病等。

（4）汤岗子疗养地

①地理特征：汤岗子疗养地位于东经122°43′，北纬40°53′。地处辽宁省鞍山市西南14km汤岗子乡境内，是我国主要的矿泉和治疗泥疗养地。

②医用资源：汤岗子疗养地属大陆性气候。夏季多南风，气候炎热，湿润多雨；冬季长达6个月；春季偏寒，少雨多风，日照长，回暖快，湿度小；秋季短，时风时雨，气候凉爽。历年平均气温8.2～8.8℃，7月份气温较高，月平均为22.9℃，最高可达31.7℃，1月份平均气温－8.6℃，最低为－28℃。相对湿度平均为62.2%。年降水量713mm。

汤岗子矿泉发现于公元644年（唐贞观十八年），有自然泉井18眼，泉水从花岗石岩缝中涌出，无色透明，水温57℃～65℃，最高可达72℃，同时存在冷泉，水温13.6℃。据记载：唐太宗率兵东征时，其士兵曾以此泉水浴战；辽金时期，曾以此泉水取名“设汤池县”；明崇祯三年所立“娘娘庙碑”记载：“鞍山汤池，自古为远东的名池秀峰之域”。清乾隆帝祭奠其太祖时曾3次在此“驻辇”洗浴。

汤岗子热泉以含氡和硅酸著称。以库尔洛夫公式表示：

Rn374Bq H2SiO30.128 F0.016 M0.49 T72℃ pH8.9

汤岗子冷泉为氡重碳酸氯化物钠钙型水，以库尔洛夫公式表示：

Rn960Bq F 0.055 M0.232 T13.6℃ pH6.99

实行水浴时，只要将热泉与冷泉的泉水兑制成所需治疗的温度即可。在汤岗子理疗医院内，地下蕴藏着天然热矿泥，因而蜚声中外。在矿泉水分布带的矿水溢出区域内，有一长110m，宽100m的天然热矿泥区，中心地带泥温达72℃。矿泥色灰黑，颗粒直径0.05～0.015mm占82%，含水量40%～50%，主要成分为：氧化硅、三氧化二铝，比重2.65～2.70、比热0.44～0.52Cal。矿泥受其下部的温泉浸泡、滋养而形成，因此泥温不受气温影响。1964年建成直径40m的钢架玻璃结构的天然热矿泥保温室，结束了露天采泥的历史。由于矿泥含量大，颗粒细腻，可塑性强，含水量适中，无污染，适宜用于多种慢性病的治疗，效果相当显著。

③人文景观：在汤岗子疗养地主要有 20 世纪 50 年代建成的汤岗子理疗医院，庭院有如融古今建筑为一体的天然公园，松苍柏翠，垂柳依依，湖水清澈，群芳争艳，楼台亭榭，点翠飞红，兰桥迂回，曲径通幽。钓鱼台、悦心河、极目亭、满月桥、花苑、龙泉别墅、龙宫温泉诸景，令人目不暇接，流连忘返。远眺东部是东北地区三大名山之一的千山山脉，千山又称千朵莲花山，有“无峰不奇，无石不峭，无寺万古”之誉，名胜古迹颇多，是著名的风景区。

④主要适应证：汤岗子矿泉浴对运动系统疾病，循环系统疾病、妇科疾病、皮肤科疾病均有显著疗效；饮用对消化系统疾病的疗效也佳。

汤岗子矿泉泥的成分与其矿泉近似，是汤岗子疗养地的主要特色，对下列疾病有良好的疗效：

循环系统疾病：高血压、冠心病、动脉硬化、栓塞性静脉炎、周围性静脉炎、静脉曲张。

消化系统疾病：慢性胃炎、慢性胃溃疡、慢性肠炎、胃肠术后粘连。

神经系统疾病：神经炎、神经痛、多发性脊髓神经根炎、周围神经系统疾病、周围神经外伤后遗症。

运动系统疾病：风湿性关节炎、类风湿性关节炎、创伤性关节炎、颈椎病、腱鞘炎、滑囊炎、腰椎间盘突出症、肌肉慢性炎症、骨髓炎、骨折愈合缓慢。

泌尿生殖系统疾病：慢性肾炎、慢性前列腺炎、慢性副睾炎。

妇科疾病：更年期综合征、慢性盆腔炎。

皮肤科疾病：银屑病、慢性湿疹、神经性皮炎、营养性溃疡、外伤后的瘢痕形成、瘢痕挛缩和粘连。

其他疾病：慢性高原性疾病、慢性放射性疾病、尘肺、慢性职业性疾病、手术后康复期等。

(5)滇池疗养地

①地理特征：滇池(昆明湖)疗养地位于东经 102°29′，北纬 24°56′，地处云南省昆明市南 4km，海拔 1885m，是云南高原上一个断层陷落湖，素有“高原明珠”之称。滇池沿岸尚有许多自然涌出的矿泉，如滇池西 40km 处有全国著名的安宁温泉 - 碧玉泉，早在明代就被誉为“天下第一汤”。滇池是我国著名的气候和矿泉疗养地。

②医用资源：滇池疗养地具有高原山地气候特点。由于昆明南受印度洋暖流和季风的影响，加之滇池湖水的调节和东北乌蒙山挡住了北来的冷空气，故使昆明地区形成了特有的“四季如春”的气候，因而整年鲜花盛开，绿树成荫。“万紫千红花不谢，冬暖夏凉四时春”，是对这里气候的写照。年均气温 15℃左右，1 月最冷，平均 7.8℃。7 月最热，平均 20℃左右。年均降水量为 1017.4mm，6 ~ 8 月降水最多。年平均相对湿度为 75%。年平均气压 8.146×10^5 Pa。年平均风速 2.1m/s。阳光充足，紫外线含量较多。空气清新，负离子浓度高，1000 ~ 1500 个/cm^3。安宁温泉地处安宁市境内，泉水清澈，水质柔滑。世称有“三绝”：一是无硫磺气；二是浮垢入水自去；三是关节炎，皮肤病一浴即愈。泉水除含钾、钙、镁、钠、氯、硫、HCO^{3-}、SO_4^{2-} 外，还有铜、锌、锰、锂、铯、硼等 15 种微量元素和允许范围内的镭、铀、氡等微量放射性元素，对健身疗疾等具有较好的疗效。以库尔洛夫公式表示：

M0.362 T42 ~ 45℃　PH 7.3Q6000t/d

③人文景观：滇池南北长 40km，东西平均宽约 8km，面积 294km^2，号称“五百里滇池”。湖水群山环抱，山水相映，池上烟波浩渺，碧波万顷，轻帆点点，浮翠泛舟。滇池之滨有西山大观楼、观青山、白鱼口、龙门、金殿等胜景。昆明市是一座拥有 2000 多年历史的古城，是少数民族集聚之地，并有“花都”“春城”之美称，尤以山茶、报春、杜鹃、玉兰四大名花为著。20 世纪 90 年代修建了规模宏大的世界园艺博览园，饮誉中外。昆明东南 120km 处有著名的路南石林，面积达 26000 公顷，是路南撒尼族著名的爱情故事“阿诗玛”的故乡。石林回环上下长达 2000m 左右，奇石异峰，千姿百态，誉为“天下第一奇观”。

④主要适应证：滇池疗养地具有优质的矿泉，良好的气候及美丽的景观，是矿泉浴、日光浴、空气浴的综合疗养地，四季皆可在此疗养。由于其海拔 1885m，可以有效减轻高原人员脱适应反应，对高原人员疗养有独特优点。适于不同职业人员的保健疗养和疾病疗养。主要对下列疾病有良好的疗效：

循环系统疾病：高血压病、早期动脉硬化、稳定型冠心病、心肌病或瓣膜病代偿期等。

呼吸系统疾病：慢性支气管炎、轻度肺气肿、慢性肺心病、肺炎康复期。

消化系统疾病：慢性胃炎、消化性溃疡、胆囊炎、慢性肠炎。

神经系统疾病：神经衰弱、神经麻痹、神经痛、脑卒中后遗症、脑栓塞后遗症。

运动系统疾病：慢性关节炎、颈椎病、腰椎间盘突出症、肩周炎、软组织损伤。

内分泌系统疾病：糖尿病、高尿酸血症、高脂血症、肥胖。

泌尿系统疾病：慢性前列腺炎、慢性肾炎。

妇科疾病：慢性盆腔炎、宫颈炎、更年期综合征。

其他疾病：慢性高原性疾病、慢性放射性疾病、尘肺、慢性职业性疾病、手术后康复期等。

（三）湖滨疗养地

1. 概述　我国是一个湖泊众多的国家，湖泊是陆地上洼地积水形成的。全国湖泊分布具有范围广而又相对集中的特点，主要分布在东部平原和青藏高原，其次为云贵高原、蒙新地区和东北地区。湖泊形成原因不同，特点也各异。淡水湖主要分布于我国东部平原和东北地区。咸水湖主要分布在气候干燥的内陆水域区，主要是青藏高原和蒙新地区。

2. 地理特征　在中国的东半部，有一条明显的地理界线，称作"秦岭—淮河线"。在这条线以南，年降水量超过 800mm，到处是河流，一派水乡风光。中国最大的 5 个淡水湖：鄱阳湖、洞庭湖、太湖、洪泽湖和巢湖都分布在这个区域里。由于降雨南方多，因而湖泊多分布于南方。

3. 主要疗养资源　湖泊疗养地是以湖泊的水为主要自然疗养资源，也是重要的水资源景观。湖泊具有夏凉冬暖的优越气候，气候温和、湿润宜人、空气清新、湖周边充满负离子。湖泊水天一色，景色秀丽，视野开阔，自然景色与丰富多彩的人文景观构成完整美丽的景观，使人心旷神怡。

4. 主要疗养适应证　适宜各种职业人员的保健和慢性病疗养，尤其是神经系统疾病，如衰弱、失眠等症；对心血管系统、慢性消化道疾病、慢性呼吸系统疾病等都有较好的治疗作用。

5. 注意事项　气候刺激性较小，故禁忌证较少。

6. 高原人员常去的湖滨疗养地

（1）太湖疗养地

①地理特征：太湖疗养地是以太湖为中心的地区，包括无锡、苏州疗养区，位于东经 120°19′，北纬 31°19′。太湖跨越江苏、浙江两省，北傍无锡，东邻苏州，西靠宜兴，南联湖州，面积 $2200km^2$，平均水深 1.94m，蓄水 27.2 亿 m^3，是中国五大淡水湖之一。湖滨地带气候温和湿润，风景优美，是驰名中外的湖滨疗养地。

②医用资源：太湖疗养地属内陆湖滨气候。年均气温为 15.3℃，以 7 月份最热，平均温度为 28.3℃，1 月份最冷，平均为 2.5℃。年均相对湿度为 80%。年均气压为 $1.016 \times 10^5 Pa$。降水量为 1052.2mm，6 月份降水量最多，为 167.7mm，占全年降水量的 16%。年均风速为 3.2m/s。一年中有 58 个晴天，127 个雨天，34 个雾天，无霜期 221 天。太湖疗养区的特点是：雨量充足，气候温和湿润，湖面水域宽广，湖周绿树成荫，风速较小，光照充足，空气清新，负离子含量较多。这里的湖光山色使人兴趣横生，心身舒畅，为疗养保健，陶冶情操提供了天然条件。

③人文景观：无锡市文化古迹胜景繁多。惠山以泉水著名，惠山泉又称天下第二泉，开凿于唐大历元年（公元766 年），水质清甘，宋代列为宫廷贡品。南浒山上的梅园，广植梅树，以梅饰山，依山饰梅，布局别具一格。春初梅桩绽蕊，疏影横斜；秋季桂花飘香，沁人心脾。距无锡市 10km 突入太湖之半岛，名为鼋头渚，以自然景色为主，依山傍水，湖岸曲折，亭阁点缀，望湖中岛屿错落，万顷碧水泛波，点点帆影飘逸，为观赏太湖景色之佳处。距鼋头渚 2.5km 有湖中三山岛，岛上有枫树，在深秋季节，清澈湖水映出满山鲜红，别具情趣。五里湖畔的蠡园为江南名园之一，三面临湖，傍水而建，以水饰景。近年又增建了多处影视城新景点。

太湖东的苏州市内园林遍布，河道纵横，故有"东方威尼斯"之称。清时已有著名园林 200 余处，如沧浪亭、狮子林、网师园、拙政园、留园、怡园等，颇具盛名。每座园林各有特色，给人以美的享受。

④主要适应证：适宜各种职业人员的保健疗养和慢性病疗养。

神经系统疾病：神经衰弱、自主神经功能失调、疲劳综合征、脑动脉硬化症、脑卒中康复期、精神创伤后的康复。

循环系统疾病：高血压病、冠心病、心律失常、心肌炎、心肌病、慢性心脏瓣膜病、慢性心功能不全、心肌梗死康复期、心脏神经官能症。

呼吸系统疾病：慢性支气管炎、支气管扩张、肺炎康复期。

消化系统疾病：慢性胃炎、消化性溃疡、慢性胆囊炎、胃肠神经官能症。

神经系统疾病：神经衰弱、失眠、疲劳综合征、面神经炎、坐骨神经痛、脑动脉硬化症、脑卒中恢复期。

运动系统疾病：颈椎病、腰椎间盘突出症、肩周炎、慢性腰肌劳损、腰椎骨质增生。

泌尿生殖系统疾病：慢性肾小球肾炎、慢性前列腺增生、男性性功能障碍。

内分泌系统疾病：糖尿病、高尿酸血症、高脂血症、肥胖。

妇科疾病：更年期综合征、慢性妇科炎症。

其他疾病：慢性高原性疾病、航空病及减压病康复期、慢性职业病、手术或肿瘤治疗后的康复期。

(2)杭州疗养地

①地理特征：杭州疗养地位于东经120°16′，北纬30°15′。地处浙江省北部钱塘江口北岸，京杭大运河南端，以其风景秀丽而著称于世，为我国著名的风景及湖滨疗养地。

②医用资源：杭州疗养地属亚热带气候，气温年均为16.2℃，月平均气温7、8月份最高，分别为28.0℃，28.6℃，1、2月份最低，分别为3.8℃，5.1℃。年均相对湿度为80%。年均降水量为1398.9mm。年均风速为2.25m/s。年均气压1.0115×10^5Pa，7、8月最低，分别为9.992×10^5Pa，1.0012×10^5Pa。疗养区依山傍水，树竹成荫，繁花似锦，环境幽雅，气候温和湿润，空气清新，负离子含量高。此外，杭州北87km有著名的山地疗养区—莫干山，主峰塔山海拔719m，遍山竹林，郁郁葱葱，空气清新，负离子含量丰富，盛夏凉爽如秋，为著名的避暑胜地。杭州市西北临安市西天目山建有森林疗养院。

③人文景观：杭州建城距今已有2100余年历史，是一座历史悠久的文化古城，也是中国著名的七大古都之一，五代的吴越国和南宋王朝都曾在杭州建都。素有鱼米之乡，丝绸之府，文化之邦的美誉。

杭州因有西湖而闻名遐迩，西湖形成至今已有12000多年。西湖位于平原、丘陵、湖泊与红海相衔接的地带，三面环山，南北长3.3km，东西宽2.8km，面积约为5.6km^2。在宽阔的湖面上，孤山峙立，如似水面上的绿色花冠；苏堤，白堤仿佛两条瑕带；三潭印月，湖心亭，阮公墩三个小岛鼎立湖心。沿湖四周树绕花缀，构成一个彩色缤纷的大花环。绿荫丛中，掩映着数不清的楼台轩榭，使人有“古今难画亦难诗”之感。

西湖不仅擅山水之胜，林壑之美，它更因众多的历史人物而生色。著名的民族英雄岳飞、于谦、张苍水，巾帼英杰秋瑾等，都埋骨西子湖畔。自古西湖就与文人，墨客结下了不解之缘。白居易、苏东坡、林和靖都留有千古传颂的名篇。从南宋宫廷画家马远到近代大画家吴昌硕，以及近代画家黄宾虹、潘天寿等，都描绘过西湖的仙姿丽质。西湖也因有古今文人，名家的题咏和描绘而更负盛名。西湖胜景甚多。自南宋始即有“西湖十景”：苏堤春晓、柳浪闻莺、曲院风荷、三潭印月、平湖秋月、花港观鱼、双峰插云、雷峰夕照、南屏晚钟、断桥残雪。1986年又评增了虎跑梦泉，龙井问茶，满陇桂雨，云栖竹径，九溪烟云，吴山天风，玉皇飞云，宝石流霞，阮墩环碧，黄龙吐翠等“新十景”，使西湖的景色更加秀美。钱塘江口的涌潮称钱江潮，为旷世奇观。每逢农历八月十八日，当南北两潮相逢汇成一线时，由东向西，汹涌澎湃，如万马奔腾。苏东坡曾云：“八月十八潮，壮观天下无”。

④主要适应证：杭州疗养地一年四季皆可疗养，最佳时间为4—6，9—11月。适于各种职业人员保健疗养和慢性病疗养，主要适应证如下：

神经系统疾病：神经衰弱、自主神经功能失调、疲劳综合征、脑动脉硬化症、脑卒中康复期、精神创伤后的康复。

循环系统疾病：高血压病、冠心病、心律失常、心肌炎、心肌病、慢性心脏瓣膜病、慢性心功能不全、心肌梗死康复期、心脏神经官能症。

呼吸系统疾病：慢性支气管炎、支气管扩张、肺炎康复期。

消化系统疾病：慢性胃炎、消化性溃疡、慢性胆囊炎、胃肠神经官能症。

神经系统疾病:面神经炎、坐骨神经痛、脑动脉硬化症、脑卒中恢复期、神经衰弱。

运动系统疾病:颈椎病、腰椎间盘突出症、肩周炎、慢性腰肌劳损、腰椎骨质增生。

泌尿生殖系统疾病:慢性肾小球肾炎、慢性前列腺增生、男性性功能障碍。

内分泌系统疾病:糖尿病、高尿酸血症、高脂血症、肥胖。

妇科疾病:更年期综合征、慢性妇科炎症。

其他疾病:慢性高原性疾病、航空病及减压病康复期、慢性职业病、手术或肿瘤治疗后的康复期。

(3)桂林疗养地

①地理特征:桂林疗养地位于东经110°16′,北纬25°15′,海拔166.7m。地处广西壮族自治区东北部,漓江的西岸,气候温和,峰石岩洞奇秀,名胜古迹众多,景观范围广阔,是独具特色的风景疗养地。

②医用资源:桂林平均气温18.8℃,7、8月份气温最高,平均为28℃左右,1、2月份气温较低,平均为7.9℃~9.1℃。极端最高温39.4℃,极端最低温度-4.9℃。年均相对湿度76%,最高为100%,最低为3%,月平均相对湿度各月均为70%~80%之间。年均气压9.950×10^5Pa。年均风速2.5m/s。年均降水量1990.3mm,一年中雨天较多,可达200d,4—6月份雨最多。晴天较少,平均为33~54天。春夏多雨,冬暖夏凉,温差较大,空气中负离子浓度较高。

③人文景观:桂林因桂树成林而得名。桂林历史悠久,秦始皇33年(公元前214年)设桂林郡。桂林景色秀丽,素有“桂林山水甲天下”之誉。独秀峰屹立于市中心,刻有“南天一柱”,从西麓拾级而上,经306级登临顶峰,周围数十里奇景胜色,尽收眼底。芦笛岩神奇瑰丽,是一个“大自然艺术之宫”,还有叠乐山、象鼻山、榕湖、杉湖、南溪山、穿山、西山等胜景。特别是漓江像一条青色的绸带,蜿蜒漂流于丛山奇峰之中。沿途茂林修竹,点点村舍镶嵌,片片渔舟漂泛。从桂林到阳朔,沿途有斗鸡山、冠山、惠山等。登舰游览,一路奇山秀水,暇不胜赏,如入诗情画意之境。阳朔更以其山青、水秀、峰秀和洞巧闻名,自古有“阳朔山水甲桂林”之称。

④主要适应证:桂林疗养地适于各种职业人员的保健疗养和下列慢性病的疗养:

循环系统疾病:高血压病、冠心病、瓣膜或心肌病代偿期、心脏神经官能症。

消化系统疾病:慢性胃炎、消化性溃疡、消化不良、慢性肠炎。

呼吸系统疾病:慢性支气管炎、慢性哮喘、肺气肿、肺炎康复期、肺心病代偿期。

神经系统疾病:神经衰弱、自主神经功能失调、疲劳综合征。

内分泌系统疾病:糖尿病、高尿酸血症、高脂血症、肥胖。

其他疾病:慢性高原性疾病、轻度慢性放射病、尘肺、慢性职业中毒、减压病、手术后康复期等。

(四)山地疗养地

1. 概述　我国是一个多山的国家,山地、高原、丘陵约占全国土地总面积的65%。许多高大绵长的山脉,成为中国陆地的骨架。山地地形的多种多样,各自呈现出不同的自然景观。风景名山分布极其广泛,主要集中在东部和西部地区,如庐山、峨眉山、黄山、泰山、莫干山、福建武夷山、浙江天目山、贵州雷公山等。山地由于地势高,山景垂直变化大,气候类型多样,景色丰富,奇观众多,植被良好,空气清新无污染,具有极高的疗养价值。

2. 地理特征　按海拔高度划分,中国的地势是西部高东部低,呈现明显的阶梯状由西向东倾斜分布。据此,由低到高可以把中国地势分成三个阶梯。第一阶梯为北起大兴安岭,南到太行山—巫山—雪峰山一线以东地区,地势平缓,多为海拔不到500m的平原和丘陵。第二阶梯为该线以西,大致为海拔1000~2000m的高原与盆地。第三阶梯是青藏高原。这种自然形成的倾斜地势,有利于海洋上空的潮湿气流深入到中国大陆内地。

3. 主要疗养资源　山地环境对人体健康较为有利的高度范围是中、低山区,即为海拔高度在500~2000m左右的区域,它对人体健康有促进作用。山岳地区,太阳照射强烈,紫外线含量较多,远离污染源,气流活跃,空气清新,负离子含量大,海拔高,低温,气候呈垂直分布。山地特殊的气候与自然景观,构成了奇特的山岳环境,形成了赏心悦目的优美景观。山地光照丰富，气候干燥，是比较理想的山地疗养地。

4. 主要疗养适应证　山地气候兼有多种气候类型的特点，可以进行不同类型的气候疗养，如森林疗养、温泉疗养和日光疗养。山地气候疗养的疾病有：支气管哮喘，百日咳、变态反应性疾病、精神分裂症、贫血、偏头痛、脑震荡后遗症、结核病、慢性鼻炎、喉炎、过敏性哮喘、动脉硬化、血液疾病、代谢性疾病、银屑病等。

5. 注意事项　高山气候可使溃疡患者病情加重、晚期高血压、心功能代偿不全的心脏病患者等都不宜进行山地疗养。

6. 高原人员常去的山地疗养地

(1)庐山疗养地

①地理特征：庐山疗养地位于东经 115°59′，北纬 29°35′。地处江西省九江市南，耸立于鄱阳湖畔，长江之滨。主要疗养区牯岭，海拔 1167m，是庐山的中心，素有“云中花园”之称。庐山南麓有星子温泉。庐山具有夏凉、景秀、泉温、气清四大特点，是闻名于世的疗养避暑胜地。

②医用资源：庐山属于亚热带湿润山地气候，以牯岭地区为中心，年平均温度为 11.4℃；7—9 月份，月均气温 22.6℃，比九江市低 0.8℃ ~ 7.2℃；1 月份月均气温 - 0.4℃。年均相对湿度 78%。年均降水量为 1917mm，5—8 月份平均气压 8.895×10^5Pa。每年雾日达 194d。庐山崇山峻岭，森林密盖，飞瀑急流，空气负离子含量较高，尤以凌晨和午后更高，7—8 月份平均负离子为 885 个/cm^3。

庐山星子温泉为内陆湖滨气候，海拔 50m。年均气温 17.3℃，7—9 月份气温平均为 28.8℃，12 月至次年 2 月份较冷，平均为 4.1℃，基本属于暖温带范围。泉水温度为 62.5℃，最高 72℃，矿化度低，矿物质 0.34g/L，pH 值 7.8 ~ 8.6，含可溶性 SiO_2 90mg/L，F14.5 ~ 15mg/L，具有微量放射性元素。水质好，水量大，涌量 1063t/d，为一复合性医疗矿泉，属高热含氟硅质弱矿化度碱性重碳酸盐 - 钠型硫化氢氡泉。以库尔洛夫公式表示：

Rn51EMH2S4.25 M0.343　T69.0℃pH8.4 Q1063t/d

③人文景观：庐山历史源远流长，至今仍留有众多的历史遗产及人文景观，不仅有峰、岭、峡、谷、崖、洞、瀑布、湖、涧、溪、泉；而且有宫、亭、台、寺之美誉。海拔 1000m 以上的峰峦有 96 座，汉阳峰最高，海拔 1474m，峡谷 99 条。相传周朝匡氏七兄弟上山，结草庐为舍，修道成仙，故称匡庐。奇峰峻岭，飞瀑名泉，丽岩溶洞，云雾霞霭，古木异花，人文古迹等比比皆是。其中仙人洞石松横空，五老峰山姿奇特，龙首崖苍龙昂首，含鄱口势含鄱湖，大天池霞落飞云，玉渊潭碧流惊波，三叠泉垂练激石，秀峰碑刻如林，风景最为奇秀壮观。含鄱口山势高峻，登望鄱亭远眺，江湖浩荡，千帆竞发，是观赏日出、月出、早霞晚霞之佳境。庐山植物园为我国著名的亚热带高山植物园，各种植物达 3400 余种。

④主要适应证：庐山疗养地适于各种职业人员的保健疗养和下列疾病的疗养：

循环系统疾病：高血压病、稳定型冠心病、慢性瓣膜性心脏病代偿期、轻症血栓性闭塞性脉管炎、心脏神经官能症。

呼吸系统疾病：慢性支气管炎缓解期、轻度肺气肿、支气管哮喘缓解期、尘肺、胸膜炎康复期。

消化系统疾病：慢性胃炎、消化性溃疡、胆囊炎、慢性肠炎。

血液系统疾病：慢性缺铁性贫血。

代谢疾病：糖尿病、高脂蛋白血症、高尿酸血症、肥胖症。

神经系统疾病：神经炎、偏头痛、神经衰弱、脑动脉硬化症、疲劳综合征、脑卒中后遗症。

运动系统疾病：颈椎病、肩周炎、腰椎间盘突出症、骨性关节炎。

泌尿生殖系统疾病：慢性肾炎、尿路结石、前列腺增生症

皮肤病：神经性皮炎、慢性湿疹、银屑病、皮肤瘙痒症、玫瑰糠疹。

其他疾病：慢性高原性疾病、常见职业性疾病、手术后康复期等。

(2)峨眉山疗养地

①地理特征：峨眉山地处四川盆地的西南边缘，东北与川西平原接壤，西南连接大小凉山，全市面积 1183 平方公里。峨眉山介于北纬 29°16′ ~ 29°43′，东经 103°10′ ~ 103°37′之间，为邛崃山南段余脉，山体南北延

伸,绵延23km,面积约154km²。峨眉山地势陡峭,风景秀丽,素有"峨眉天下秀"之称。峨眉山主要由大峨山、二峨山、三峨山、四峨山4座山峰组成,大峨山即为常说的峨眉山,其主峰为万佛顶,海拔3099m,次峰为著名的金顶。峨眉山处于多种自然要素的交汇地区,区系成分复杂,有植物3200多种,动物种类达2300多种,山中猴群结队成群为该山一大特色。

②医用资源:峨眉山的气候属亚热带湿润性季风类型,年平均气温17.2℃,气候宜人。由于海拔较高而坡度较大,气候带垂直分布明显。山区内低云、多雾、雨量充沛,气温变化显著:有寒带(海拔3047m以上,年均3.0℃)、亚寒带(海拔2200~3047m,年均7.6℃)、温带(海拔1200~2200m,年均13.1℃)、亚热带(海拔1200m以下,年均17.2℃)。峨眉山年平均降水量为1922mm,年平均相对湿度85%,年均降雪天数为83天,年均有雾日为322.1天,年平均日照山麓为951.8小时。峨眉山为森林疗养地,植被极为丰富,满目苍翠。而且,空气中负离子含量较高,可达到18 000~23 000个/cm³,对心肺功能、代谢性疾病、神经衰弱等具有良好的康复疗养价值,是开展森林浴的绝佳场所。

③人文景观:峨眉山具有丰富的自然、文化资源。峨眉山是国家5A级风景名胜区和中国四大佛教名山之一,是普贤菩萨的道场,素有"仙山佛国""地质博物馆"之美誉。峨眉山－乐山大佛是世界文化与自然双重遗产。宗教文化特别是佛教文化构成了峨眉山历史文化的主体,千百年来,儒、释、道三家文化在此碰撞、融合、演变,形成了以佛禅、武术、品茶为核心的峨眉山文化。李白、陆游、徐霞客、别峰宝印禅师等古人曾流连峨眉山,并留下"峨眉山月半轮秋,影入平羌江水流""蜀国多仙山,峨眉邈难匹"等誉满千秋之诗句。现代文豪郭沫若曾在峨眉沙湾镇居住。写下不少峨眉的诗篇。峨眉山以其"雄、秀、神、奇"为特色,其中金顶极为出名,可观"日出、云海、佛光、圣灯"四大奇观,并拥有一尊48m高、660t重的世界最大十方普贤金佛。阳光下,金顶的金、银、铜殿熠熠生辉。峨眉山有良好的植被,全年满山苍翠,山林间掩藏着报国寺、伏虎寺、万年寺、华藏寺等千古名刹。位于峨眉山市城区的亚洲最大十方丛林大佛禅院气势恢宏,常年梵音佛号萦绕,让峨眉饱含绵绵禅韵。"朝圣起点"峨眉象城、国家4A级景区竹叶青茶叶生态园、川西风情街、峨眉院子和峨秀湖等展示着峨眉不同的本土文化。

④主要适应证:最佳疗养季节为每年5—9月,适宜于保健疗养、慢性病康复疗养、高原或其他职业性疾病疗养。

循环系统疾病:高血压病(轻、中度)、冠心病稳定期或支架术后、心肌病或瓣膜病代偿期、心衰康复期、心脏神经官能症、动脉硬化等。

呼吸系统疾病:慢性支气管炎、支气管哮喘、咽炎、各型肺炎的康复期、胸膜炎、肺癌术后等。

消化系统疾病:慢性胃炎、胃溃疡、胃肠功能紊乱、慢性肠炎等。

神经系统疾病:神经衰弱、脑卒中康复期、自主神经功能失调、偏头痛、神经痛、轻度焦虑等。

血液系统疾病:缺铁性贫血、白细胞减少和粒细胞减少症

代谢系统疾病:高脂血症、高尿酸血症、糖尿病、肥胖症、脂肪肝等。

运动系统疾病:颈椎病、腰椎间盘突出症、肩周炎、骨质疏松、慢性颈肩腰腿痛等。

泌尿生殖系统疾病:慢性肾小球肾炎、前列腺增生。

高原疾病:高原性红细胞增多症、高原性心脏病、高原血压异常、高原肺水肿及脑水肿康复期等。

(3)西昌疗养地

①地理特征:西昌市为四川省凉山彝族自治州的首府,位于川西高原(海拔1500~2500m)的安宁河平原(四川第二大平原)腹地,东经101°46′~102°25′,北纬27°32′~28°10′。南北最长约20km,东西最宽约43km,辖区面积2651km²。西昌市全境地形以中山为主,占全市总面积的78.9%。整个山体,大部分界于2000~3000m之间。安宁河东侧属螺髻山山脉,其北段主脊线在喜德县境,南段主脊线在西昌与普格的分界线上。西昌邛海是四川省第二大淡水湖,古称邛池,位于西昌市城区东南5km处,属安宁河水系,水域面积30km²左右。泸山位于邛海之滨,海拔2317m,与邛海相对高差807m。

②医用资源:属于亚热带高原季风气候区,素有小"春城"之称,蕴藏着丰富的气候资源,具有冬无严

寒,夏无酷暑、四季如春、日照充足等特点,四季均宜疗养。西昌是举世闻名的太阳城、月亮城、航天城,是“一座春天栖息的城市”。西昌年均气温为17.5℃,年均最高气温为23℃,年均最低气温为12℃,气温年较差小,日较差大。西昌地区太阳辐射强,日照充足,年平均日照2800小时,年均降雨量为1020mm,雨季集中在5—10月,约占全年总降雨量的93%左右。西昌城市森林覆盖率85%,空气负氧离子超过20 000个/cm^3。西昌列为全国三大养生度假地、五大健康长寿带之一。西昌独特的气温、日照、经纬度等地理特征是开展日光浴、森林浴的重要优势。适度的海拔优势,是开展高原官兵阶梯式习服、脱习服过程的重要条件。高山及泸沽湖特有的宁静环境,也是缓解官兵神经、心理疲劳的良好场所,对促进身心快速康复具有显著作用。

③人文景观:西昌是我国重要的旅游城市,具有丰富的自然及人文景观。境内及周边地区有邛海、泸山、螺髻山、泸沽湖、灵山寺、卫星发射基地、知青博物馆等。泸山是中国唯一一座道、佛、儒三教共存的圣地。邛海国家湿地公园面积达到2万余亩,观鸟岛、梦里水乡、烟雨鹭洲、西波鹤影、梦寻花海、梦回田园六大湿地公园建成后成为全国最大城市生态保护湿地,被评为国家湿地旅游示范基地。西昌文化古朴,民族风情浓郁。从秦汉时期设立郡县至今有2100多年历史,自古以来是南方古丝绸之路重镇,明清古城保存完好,享有“中国十大最美古城”美誉。境内有世居民族14个,拥有全国唯一的彝族奴隶社会博物馆,火把节、彝族年、藏历年、开斋节、毕摩文化等民俗风情具有浓郁特色。

④主要适应证:西昌疗养地一年四季皆可疗养,适于各种保健、康复疗养,以及高原性疾病阶梯式习服或脱习服治疗,主要适应证如下:

循环系统疾病:轻度高血压病、稳定型冠心病、心脏神经官能症、动脉粥样硬化等。

呼吸系统疾病:慢性支气管炎、支气管哮喘等。

消化系统疾病:慢性胃炎、胃溃疡、胃肠功能紊乱、慢性肠炎等。

神经系统疾病:神经衰弱、自主神经功能失调、轻度焦虑等。

代谢系统疾病:高脂血症、高尿酸血症、糖尿病、肥胖症、脂肪肝等。

运动系统疾病:颈椎病、腰椎间盘突出症、肩周炎、骨质疏松、慢性颈肩腰腿痛等。

泌尿生殖系统疾病:慢性肾小球肾炎、慢性前列腺增生。

高原疾病:高原脱适应症、高原习服不良、慢性高原性疾病等。

(4)腾冲疗养地

①地理特征:腾冲疗养地位于东经98°29′,北纬25°02′,海拔1630m。地处云南省西南部,西与缅甸联邦共和国毗连,国境线长148.075km,风景秀美、自然资源富集,是近年来热门的疗养地。

②医用资源:腾冲疗养地属热带季风气候,集大陆气候和海洋性气候的优点为一体,冬春天气晴朗,气候暖和,夏秋晴雨相兼,气候凉爽宜人,年平均降雨量为1531毫米,年平均相对湿度为77%,气温在0℃~30℃之间。评为“最适宜人类居住的地方之一”。境内空气质量良好,负氧离子平均含量每立方厘米3827个,最高达38 000多个,PM2.5小于10,称为“天然大氧吧”。腾冲地处亚欧板块与印度板块相撞交接的地方,地质史年代发生过激烈的火山运动和漂移碰撞,使腾冲成为世界罕见并且是最典型的火山地热并存区。方圆1000km^2,有99座火山,88处温泉,温泉多属硫磺碳酸氢盐泉,呈弱碱性,水温为37℃~95℃,含有丰富的硫磺成分,此外,还含有铁、氟、溴、碘、锶、锂、钡、砷、偏硅酸、碳酸氢根离子、硫酸根离子、氯离子等微量元素及成分。对皮肤病、关节炎症、风湿等疾病均有治疗作用。腾冲是天赐资源富集地,森林覆盖率70.7%,横贯全境的高黎贡山,物种丰富,种类繁多,誉为“物种基因库”,被联合国教科文组织列为“生物多样性保护圈”,被世界野生动物基金会列为A级保护区。腾冲市境内有高等植物2000多种,水生浮游植物55种,其中,有国家重点保护珍稀野生植物60种,如大树杜鹃、长蕊木兰、云南红豆杉、桫椤、银杏等。

③人文景观:腾冲与国内其他边境县份最大的不同之处,就在于汉文化始终处于主导地位。长期以来,腾冲在与外界交往中,中原文化与边地少数民族文化、异域文化、商帮文化相互融合,形成了以“和谐

和顺”为核心的丰富内涵和兼收并蓄的“腾越文化”精神，深植于腾冲人民心中，成为腾冲人民的精神烙印。火山地质公园位于腾冲市和梁河县境内，是我国四大火山群之一，共有 90 多座新生代火山堆。整个火山群面积达 221.36km^2。特殊的地质结构，形成了“十山九无头”的奇异火山地貌，火山堆、火山溶洞、熔岩石地、火山湖、堰塞瀑布、柱状节理规模宏大，分布集中，类型多样，保存完整，其规模和完整性均居全国之首，有较高的科考和观赏价值，被誉为“火山地质博物馆”。热海景区距腾冲城 9km 处，总面积约 9km^2，较大的汽泉、温泉群共有 80 余处，其中 14 个温泉群水温高达 90℃以上。热海景区最具代表性的是“大滚锅”，其直径 3m 多，水深 1.5m，水温高达 96.6℃，昼夜翻滚沸腾，四季热气蒸腾。云南地热资源相当丰富，占全国已知温泉数的 1/4。此外，还有和顺古镇、北海湿地等核心景区，有国殇墓园、滇西抗战纪念馆、和顺图书馆等文化景区，兼具自然风光与历史沉淀。

④主要适应证：腾冲疗养地一年四季皆可疗养，最佳时间为 4 月，11—12 月。适于各种职业人员保健疗养和慢性病疗养，以及高原性疾病阶梯式习服或脱习服治疗，主要适应证如下：

循环系统疾病：高血压病、稳定型冠心病、心律失常、轻度心功能不全、心肌梗死康复期、心脏神经官能征等。

呼吸系统疾病：慢性支气管炎、支气管扩张、慢阻肺、肺心病代偿期、肺炎康复期。

消化系统疾病：慢性胃炎、胃溃疡、十二指肠溃疡、慢性胆囊炎、肠易激综合征。

神经系统疾病：神经官能征、神经衰弱、慢性神经性疼痛、自主神经功能失调、疲劳综合征、脑卒中康复期、精神创伤后的康复。

运动系统疾病：肩周炎、颈椎病、骨质增生、腰椎间盘突出症、肌肉劳损。

泌尿生殖系统疾病：慢性肾小球肾炎、慢性前列腺增生、男性性功能障碍。

妇科疾病：更年期综合征、慢性妇科炎症。

代谢疾病：糖尿病、高尿酸血症、高脂血症、肥胖。

高原性疾病：高原脱适应症、高原习服不良、慢性高原性疾病等。

三、疗养地自然疗养资源的开发和保护

半个多世纪以来，伴随着世界工业化、都市化建设过程的加速，自然界可供医用的资源，如日光、气候、海水、矿泉、自然景观等相继遭到了不同程度的破坏。尽管我国医用自然资源极为丰富，但在对医用自然资源的认识和重视、全面调查统计、卫生防护、科学的开发和利用等一系列问题上仍然存在许多薄弱环节，如海滨疗养地海水的卫生防护问题、医用矿泉的合理开发和利用问题、疗养地植被的保护问题等等。因此，我国广大疗养工作者应当高度重视，科学的开发和保护医用自然资源。

1. *完善医用自然资源保护立法*　我国在十八大以来，加大对生态资源的保护和利用，加大以法律形式保护生态资源的力度，同时制定一系列的法规、制度，投入一定经费并保证落实，如制定统一的分析生态环境的原则和方法，建立疗养资源的地区性综合保护网和监控系统，在海水浴场、矿泉出口、治疗用泥源周围建立或进一步完善卫生防护带。建立生态证，对有关问题调查和登记，严格监督直接污染源，建立经常性的卫生防护制度等。

2. *遵循充分利用、合理消耗的原则*　对医用自然资源首先是合理开发和利用，避免过度消耗和浪费，如矿泉水、治疗用泥等，并非取之不尽，用之不竭，因此我国应当更加重视对疗养资源的严格管理和科学利用；另一方面，随着人类向大自然回归潮流的兴起，我们应该更大程度地调动自然因子，并将其用于全民的医疗卫生事业，如进一步开发利用气候疗养资源，制定地区气候信息指标并予以医学评价；制定地区性的和全国性的生物医学气候地图；调查城市居民饮水矿泉水量，并有计划地开发和保障；积极开发建设近山区和森林疗养地等。

3. *积极开展污染防护研究工作*　为进一步提高保护生态环境和疗养资源的水平，我们应该积极开展保护生态环境的实践研究工作，如关于防治矿泉污染、空气污染、海水污染、植被破坏、噪声污染、生态平衡破坏的问题研究等等，将研究成果及时转化并运用到医用疗养资源的保护实践之中。自然治疗资源、治疗－保健地区以及疗养地保护领域通过建立卫生保

护性周围地带实现保护措施。卫生保护性周围地带　由三个区带组成，见表 2－1－17。

表 2－1－17　疗养地的保护性地带

分类	疗养地卫生保护性周围地带
第一区带	禁止生活居住和所有类型的生产活动，但不包括以保健、治疗和康复为目的，在合理采用生态清洁工艺技术条件下，开展自然治疗资源的研究和利用工作。
第二区带	禁止配置与疗养治疗和休养环境的建立和发展无直接联系的设施和建筑物，以及从事污染环境与自然治疗资源并导致其耗竭的工作。
第三区带	限制安置工业和农业组织机构与建筑物，限制伴有污染周围环境与自然治疗资源并导致其耗竭的生产活动。

4. 充分借鉴国外先进经验　为了保护和利用自然治疗资源，俄罗斯联邦签署了“关于自然治疗资源，治疗—保健性地区和疗养地的联邦法”，联邦法规明确是提供用于居民的治疗和休养，很多国家和地区都在借鉴并建立和不断的规范保障措施。德国、法国、奥地利、瑞典等国在矿泉的开发、医用和研究等方面有着重要经验；日本在气候疗法、矿泉疗法等自然疗养因子的学术研究和实际应用方面也有值得我们学习借鉴的地方；埃及、以色列等国在海水、海沙、海泥的开发利用取得了一些新进展。因此，我国疗养工作者可以通过积极参加国际学术交流，进一步拓宽视野，结合实际条件大力推动我国医用自然资源充分、合理的开发利用。

（徐　莉　王新全　闫　灏）

第二章 >>>

常用疗养技术

近年来,疗养中心担负高原官兵的疗养任务逐年增多,为了科学地制定疗养措施,预防高原疾病的发生,提高高原官兵的疗养保障能力,疗养中心着力于科学研究高原官兵疗养与康复技术。疗养机构常用的疗养技术,用于高原疗养人员的疗养预防、疗养治疗、疗养康复的方法,主要是采取健康管理(健康教育)、物理疗法、体育疗法、中医疗法、心理疗法、营养疗法等综合疗养措施,尤其结合高原人员疗养与康复特点,包括高压氧疗法及常用抗缺氧药物,使高原人员疗养期间脱习服及返回高原的适应性习服的应用,这些疗养方法与自然疗养因子共同构成综合性疗养措施,对提高高原人员预防保健、疾病矫治及军事作业能力起到非常好的作用。

第一节 健康管理

一、健康管理概述

健康管理(managed care)定义:利用现代生物医学和信息化管理技术,从社会、心理、生物学的角度,对个人或群体的健康状况、生活方式、社会环境等进行全面监测 ,分析、评估、提供健康咨询、指导,并对健康危险因素进行干预管理的全过程。健康管理的宗旨是调动个体和群体及整个社会的积极性,有效地利用有限的资源来达到最大的健康效果。健康管理的具体做法就是用健康管理的新理念,即“健康体检是基础、健康评估是手段、健康干预是关键、健康促进是目的”,为个体和群体(高原人员)提供有针对性的科学健康信息并创造条件采取行动来改善健康。健康管理主要是针对健康需求对健康资源进行计划、组织、指挥、协调和控制的过程,健康需求不光包括医疗用药,健康危险因素也是一种健康需求,如超重、肥胖、血糖异常、血脂异常;当然也可以是一种健康状态。健康管理的手段可以对健康危险因素进行分析,对健康风险进行量化评估,或对干预过程进行监督指导。但是,健康管理一般不涉及疾病的诊断和治疗过程。疾病的诊断和治疗是临床医生的工作,不是健康管理人员的工作。

健康管理服务的特点就是标准化、量化、个体化和系统化。健康管理的具体服务内容和工作流程必须依据循证医学和循证公关卫生的标准和学术界已经公认的预防和控制指南及规范等来确定和实施。健康评估和干预的结果既要针对个体与群体的特征和健康需求,又要注重服务的可重复性和有效性,强调多平台合作提供服务。然而,健康管理过程只是健康管理周期运转过程中的一个周期,或称为一个循环,而不能称为健康管理的全过程。健康管理的全过程应是健康管理单循环的多次往复运行,即是从健康危险因素的检查监测(发现健康问题)开始,到健康危险因素评估(认识健康问题,引导干预),再到健康危险因素干预。

健康管理信息化的支撑是一个动态的、连续的系统工程,涵盖了信息采集、数据监测、效果评价、方案修正等诸多信息数据元,必须通过各种信息化手段来发挥健康管理服务的有效职能,以高效、精准、便捷的方式来提升客户的健康体验。要充分利用现有信息和网络设施,加速推进嵌入“云计算”“物联网”“大数据”等先进信息技术的新一代健康管理系统与健康体检系统的数据库对接,实现网上预约查询、健康信息采集、健康风险评估、网络资讯互动、实时追踪干预等健康管理信息化。

健康管理多元化的协作是管理学、预防医学及临床医学结合与提炼后形成的一门交叉学科。多学科、多产业、多元化协作发展是搞好健康管理建设的一条有效途径。健康管理是疗养预防的重要措施,实施过程中要在健康管理中融入疗养康复技术,在疗养康复中引入健康管理方法,让两者连贯起来,实现科研、人才、信息、保障"四头并进",使健康管理融入疗养预防、疗养治疗、疗养康复中,以丰富健康管理手段。

二、高原人员开展健康管理目的及意义

高原人员是一群生活在高海拔地区人员,生活环境中的各种有害因素存在于工作场所及训练过程中,并与特定职业相伴随而危害高原人员身心健康,降低生活质量。对高原人员来说,做好各种高原人员以及高原有关疾病预防工作,才能降低伤病,提高工作和战斗力。高原人员健康管理就是运用预防医学、临床医学、社会医学等各种技术和知识,对高原人员提供个性化的健康管理、疾病管理及健康风险预测。只有高原人员身心健康,才能全身心投入工作战斗,工作战斗效率才会高,才能为国家建设、国防建设贡献力量。

健康管理在高原人员适用的主要意义在于健康管理是当今生命科学与人类健康研究发展的重大创新,高原人员的健康管理是现代健康观、医学观与医事观的重要体现,对高原人员开展健康管理是有效防控高原疾病及其风险因素,防止其流行飙升的重大举措,是提高高原人员健康素养、保护高原人员劳动力资源、部队战斗力以及提供健康生产力的基本策略,是延长高原人口寿命的有效途径。

三、健康管理在高原人员健康体检中的应用

(一)高原人员健康体检

1. 高原人员健康体检界定　高原人员健康体检是健康信息采集的重要内容,其运用健康测量工具、现代医学影像及医学检测技术,对个体健康状况及其功能进行部分或全面检测,以获取高原人员健康评估的依据。

2. 高原人员健康体检程序　高原人员健康体检包括个人基本健康信息采集、体检设计、健康检查、健康体检报告及其解读五个环节。

3. 高原人员健康体检内容　基础健康检查、随年龄和性别调整的检查、不同疾病的健康检查、专项目的健康检查(癌症、女性保健、飞行员等)。

4. 高原人员健康体检的目的　健康体检是健康信息采集的重要环节,为评估个人健康、制订个人健康管理计划提供依据,长期连续不断的年度体检也是评估衰老进程的重要内容。进行健康体检主要是为了:①了解个人健康状况;②评估健康风险因素及患病风险;③早期发现疾病;④为个人健康管理提供科学依据。

5. 高原人员健康体检分类

(1)定期体检　对高原人员群体或个人进行的年度(或阶段性)健康体检。

(2)预防性体检　为保证高原人员群体体格(健康)标准,在未从事这项工作前或工作中进行的体检。

(3)鉴定性体检　通过体检确定高原人员健康受损程度,或伤残等级。

(4)专项体检　为高原人员实现特殊的目的而设计的体检等。

6. 高原人员健康体检基本流程

(1)采集个人基本健康信息,包括个人基本信息、个人史、家族史、遗传史、疾病史、药物史、职业、生活习惯、家庭经济状况、居住环境、当前不适症状等。

(2)结合个人的基本健康信息和患病状况,设计个性化体检内容。

(3)根据体检设计进行全面检查,并对检查发现的问题或异常结果进行深入检查。

(4)整理检查结果,评估健康状况,出具健康体检报告。

(5)为高原人员解读健康体检报告,并根据高原人员要求进行健康管理指导。

7. 高原人员健康体检的原则与方法

(1)体检原则　①充分沟通。全面了解受检者的基本健康信息和体检需求。②个性化。除基础体检外,结合受检者的年龄、性别、家族健康、生活环境、健康状况和要求,设计健康体检内容。③重点突出,适度检查。根据客户体检目的和承受能力,适度安排检查内容。

(2)体检方法　基本健康信息收集与整理。基础体检:物理检查、专科检查、常规体液检查、生化检查、心电图及影像检查、心理测定等,在基础检查基础上,

结合个人信息和患病增设检查内容。特殊功能（或状态）测评。根据个人的特别要求，增设心理、认知和行为功能评价量表，或功能评价。

8. 高原人员健康体检的内容

（1）基本健康信息的采集

①个人一般信息，包括姓名、性别、年龄、出生地、居住低、家庭地址、联系人、联系电话、婚姻状况、身份证号码等。

②既往史、家族史、预防接种史、高原病史及药物过敏史。

③个人生活史、职业史、习惯与爱好。

④近期接受医疗服务、药物治疗，及其服药保健（或功能）食品情况。

⑤家庭状况（经济、居住）、环境状况。

⑥医疗保健资源状况：有无健康管理，医疗便捷程度（医疗机构等级、距离）。

⑦体检时的主要不适症状。

（2）基础健康体检

①物理检查：身高、体重、人体成分、内科常规、外科常规、眼科、耳鼻咽喉、口腔、妇科等。

②生化及检验项目：血常规、尿常规、大便常规、血脂、血糖（空腹）、血尿酸、肝功能、肾功能、出凝血时间等。

③心电图与影像检查：常规心电图、心脏B超、腹部B超（肝、胆、胰、脾、肾、膀胱、前列腺、子宫、卵巢）、胸部X线片等。

④健康理念评价。对健康基本知识、理念认知的评价。

⑤认知状态（心理）测定。

（3）不同年龄、性别、职业、习惯等健康体检重点内容

①不同年龄

≥18岁：健康理念、心理健康、健康风险因素认知、社会适应能力评价。

≥40岁：健康风险、部分肿瘤筛查、重要器官功能评价（更年期）。

≥65岁：慢性病评估、肿瘤筛查、重要器官功能评价。

②不同性别

女性：检查乳腺、子宫、卵巢、宫颈。

男性：检查前列腺、睾丸、附睾。

③不同职业

体力劳动：检查皮肤、四肢、脊柱和关节。

脑力劳动：检查血压、脂代谢、糖代谢、颈腰椎及体能。

④不良习惯者

吸烟：年龄<45岁者，查超敏C反应蛋白、凝血功能、D-二聚体检测，有条件者做吸烟易患疾病基因检测；年龄>45岁者，查肿瘤标志物全套、眼底检查、肺部CT、血管弹性、颈动脉超声；年龄>55岁者，查胃肠镜检查。吸烟>20年者，查颈动脉超声、脑血管磁共振。

饮酒：年龄<45岁，查超敏C反应蛋白、同型半胱氨酸，有条件者做饮酒易患疾病基因检测；年龄>45岁者，查肿瘤标志物全套、糖化血红蛋白、餐后2小时血糖、血管弹性、颈动脉超声、肝脏CT；年龄>55岁者，查胃肠镜检查、胰腺MRI检查。

长期生活无规律：年龄<45岁，查甲胎蛋白、癌胚抗原、同型半胱氨酸、超敏C反应蛋白；年龄>45岁者，查肿瘤标志物全套、糖化血红蛋白、餐后2小时血糖、免疫球蛋白；年龄>55岁者，查心脏超声心动图、颈动脉超声、血管弹性以及胃肠镜检查。

（4）家族疾病

①心血管病史：应半年至一年定期化验一次血脂；年龄<45岁，查同型半胱氨酸、超敏C反应蛋白、超声心动图、超敏肌钙蛋白T，有条件者做冠心病易感基因检测；年龄>45岁者，查24小时动态心电图、运动平板试验、冠脉CT、血管弹性、血管内皮功能检测、颈动脉超声；男性年龄>55岁者，女性年龄>60岁者，查冠脉CT或冠脉造影检查。

②脑血管病史：年龄<45岁，查同型半胱氨酸、超敏C反应蛋白，有条件者做脑血管易感基因检测；年龄>45岁者，血管弹性、血管内皮功能检测、颈动脉超声、头颅CT；男性年龄>55岁者，女性年龄>60岁者，查头颅MRI、头颅MRA或者脑血管造影检查。

③糖尿病史：年龄<35岁，增加餐后2小时血糖，有条件者做糖尿病易感基因检测；年龄>35岁者，增加OGTT试验、胰岛素释放试验、C肽释放试验；年龄>55岁者，女性年龄>60岁者，增加血管弹性、血管内皮功能

检测、颈动脉超声、冠脉 CT、头颅 MRI、头颅 MRA 检查。

④肿瘤病史:年龄<45 岁,肿瘤标志物、肿瘤易感基因检测;年龄>45 岁者,增加头颅 CT、肺 CT 扫描;女性增加乳腺超声、宫颈涂片(TCT)和 HPV 检测;年龄>55 岁者,必要时增加 PET - CT、胃肠镜检查。

⑤遗传疾病史:增加相关疾病检测内容,基本基因检测。

⑥肥胖家族史:BMI、代谢及胰岛素抗体检查。

(5)居住环境　高原地区:年龄<45 岁,增加超敏 C 反应蛋白、同型半胱氨酸、凝血功能、D 二聚体检测、超声心动图,有条件者做易患疾病基因检测;年龄>45 岁者,查肿瘤标志物全套、糖化血红蛋白、餐后 2 小时血糖、甲状腺功能检查、眼底检查、肺功能检测、肺部 CT、血管弹性、颈动脉超声;年龄>55 岁者,增加头颅 MRI、胃肠镜检查。

(6)药物或其他过敏史　除基础检查外,增加食物不耐受检测、血清总 IgE 水平、特异性 IgE 检测、过敏原检测、药物代谢基因测定。

(二)健康档案的建立与管理

目前人们对卫生保健的需求日益增加,单纯治疗疾病已不能满足其需求,而希望得到连续性、综合性的医疗保健服务,这就必须要全面了解个人及其家庭的社会、经济、文化、宗教、心理和医疗等背景,建立并逐步完善健康档案,这是健康管理的第一步。

(三)健康档案的内容

1. 家庭健康档案　家庭健康档案包括家庭的基本资料、家系图、家庭生活周期、家庭卫生保健、家庭主要问题目录及问题描述和家庭各成员的健康档案(其形式与内容见个人健康档案)。

(1)家庭基本资料　包括家庭住址、人数及每人的基本资料、建档医生和护士姓名、建档日期等。

(2)家系图　以绘图的方式表示家庭结构及各成员的健康状况和社会资料,是简明的家庭综合资料,其使用的符号参考生物学。

(3)家庭生活周期　可分为 8 个阶段,即新婚、第一个孩子出生、学龄前儿童、学龄儿童、青少年、孩子离家创业、空巢期和退休。

(4)家庭卫生保健记录　包括家庭环境的卫生状况、居住条件、生活起居方式等。

(5)家庭主要问题目录及其描述　记载家庭生活压力事件及危机的发生日期、问题描述及结果等。

2. 个人健康档案　个人健康档案,包括以问题为中心的个人健康问题记录和以预防为导向的周期性健康检查记录,以及长期用药记录、辅助检查记录、住院记录、转诊记录、会诊记录、周期性健康检查记录。这些记录主要以表格形式出现。

(1)个人健康问题记录　目前,全科医疗中个人健康问题记录多采取以问题为中心的医疗记录(problem oriented medical record,POMR)。POMR 由基本资料、问题目录、问题描述及问题进展记录、病情流程表等组成。

①基本资料:基本资料一般包括人口学资料(如年龄、性别、教育程度、职业、婚姻、种族、社会经济状况等)、行为资料(如吸烟、饮酒、饮食习惯、运动、就医行为等)、个人史(药物过敏、月经史等)。高原人群的基本资料还应包括世居高原、移居高原或短期居住高原,居住地海拔高度等问题。这些基本资料的表格设计可参考表 2-2-1~2-2-3。

②问题目录:问题目录中所记录的问题是指过去影响、现在正在影响或将来还要影响患者健康的异常情况。可以是明确的或不明确的诊断,可以是无法解释的症状、体征或实验室检查结果,也可以是社会、经济、心理、行为问题(如失业、丧偶、偏异行为等)。

③问题描述及问题进展记录:问题描述将问题表中的每一问题依序号逐一以“S—O—A—P”的形式进行描述。

S:代表患者的主观资料(subject data)。主观资料是由患者提供的主诉、症状、病史、家族史等,医生的主观看法不可加入其中,要求尽量用患者的语言来描述。

O:代表客观资料(objective data)。是医生诊疗过程中观察到的患者资料,包括体检所见之体征、实验室检查、X 线等检查的资料,以及患者的态度、行为等。

A:代表评估(assessment)。评估是 SOAP 中最重要,也是最困难的一部分。完整的评估应包括诊断、鉴别诊断、与其他问题的关系、问题的轻重程度及预后等。

P:代表计划(plan)。计划也称与问题相关的计划,是针对问题而提出的,每一问题都有相应的计划,包括诊断计划、治疗计划、患者指导等。

④病情流程表：流程表以列表的形式描述病情（或其他问题）在一段时间内的变化情况，包括症状、体征、检验、用药、行为等的动态观察。流程表通常在病情（或问题）进展一段时间后，将资料做一图表化的总结回顾，可以概括出清晰的轮廓，及时掌握病况，修订治疗计划、患者的教育计划等。

(2)长期用药记录　记录建档人长期、主要用药名称、用量、用法，开始用药时间，变更情况等。

(3)辅助检查记录　记录实验室检查、超声检查、X线检查等项目名称、检查结果及结果描述。

(4)住院记录　记录住院病历号，医院名称、科别，诊断和处理及结果等。

(5)会诊和转诊记录　转诊即把患者的医疗护理责任转给别的医生。会诊是指某一医生为解决患者的问题而请教别的医生。

(6)家庭病床记录　记录问题名称、发生日期、建床日期、撤床日期和患者转归等。

(7)周期性健康检查记录　周期性健康检查记录内容包括有计划地健康普查（如测血压、乳房检查、胃镜检查、尿液检查等）、计划免疫（预防免疫接种等）和健康教育等。

3. 慢性病随访记录　根据高原慢性病发病情况，建立主要慢性病随访监测记录，为实施慢性病干预措施提供依据，内容包括症状、体征、实验室检查、并发症、转诊、指导、用药等。表2－2－4为高血压病患者随访服务记录表。高原地区慢性病如冠心病、高血压病、慢性阻塞性肺疾病（COPD）等，随访记录可参考表2－2－1～2－2－4。

表2－2－1　个人基本信息表

姓　名		出生日期		
性　别	□男　　□女	身份证号		
民　族	□汉族　　□藏族　　□其他少数民族			
高原群体类别	□世居人群　　□移居人群（家人移居高原　年，本人居住高原　年） □短期居住(居住时间：　年　　月) □旅游者　　□援藏干部　　□高原施工人员　　□其他			
居住地海拔	米	本人电话		
联系人姓名		联系人假电话		
户籍地址				
现住详细地址				
邮政编码		住宅电话		
户籍类型	□常住　　□暂住　　□流动　　□外籍　　□其他			
血　型	□O型□A型□B型□AB型□不详			
RH是否阴性	□阳性 □阴性□不详			
单位/学校名称		单位/学校电话		
文化程度	□研究生　□本科　□专科　□职教　□高中　□初中　□小学　□文盲/半文盲　□不详			

人群分类（职　业）	□幼托儿童　□散居儿童　□大中小学生　□教师 □工人　□农民　□渔(船)民　□牧民 □国家机关干部　□医务人员　□离退人员 □商业、服务人员　□军人　□家务及待业 □不详　□其他
婚姻状况	□未婚　□已婚　□丧偶　□离异　□不详
医疗费用支付方式	□城镇职工基本医疗保险　□城镇居民基本医疗保险 □新型农村合作医疗　□贫困救助　□商业医疗保险 □全公费　□全自费　□其他
登记单位	
登记人	登记日期

表 2-2-2　个人生活习惯信息表

体育锻炼	锻炼频率	□从不　□偶尔(周 <1 次) □经常(周 1 ~6 次)　□每天(周 >6 次)		
	每次锻炼时间	分钟	坚持锻炼时间	年
	锻炼方式	□跑步　□快走　□游泳　□健身操　□其他		
饮食	饮食习惯	□荤素均衡　□荤食为主　□素食为主		
	饮食嗜好	□无嗜好　□嗜好盐　□嗜好糖　□嗜好油		
吸烟	吸烟情况	□从不 □已戒 □吸烟	日均吸烟(支)	
	开始吸烟年龄	岁	戒烟年龄	岁
饮酒	饮酒频率	□从不 □偶尔(周 <1 次)□经(周 1 ~6 次) □每天(周 >6 次)		
	折合白酒日饮量	两	是否戒酒	□已戒 □未戒
	开始饮酒年龄	岁	戒酒年龄	岁
	近一年内是否醉酒	□是　□否	葡萄酒 4 两，黄酒半斤，啤酒 1 瓶 果酒 4 两折合白酒 1 两	
	饮酒种类	□白酒　□啤酒　□红酒　□黄酒　□其他		
职业暴露	职业暴露情况	□无　□暴露	暴露年限	年
	暴露毒物名称		有无防护措施	□有　□无
	登记单位			
	登记人		登记日期	

表 2－2－3　个人目前健康状况/既往病史及家族遗传史信息表

<table>
<tr><td colspan="3">现患疾病</td><td colspan="5">□高血压　□糖尿病　□精神病　□肺结核　□肝炎
□冠心病　□脑卒中　□恶性肿瘤　□慢性高原病　□其他</td></tr>
<tr><td colspan="3">目前残疾情况</td><td colspan="5">□视力残疾　□听力残疾　□言语残疾　□肢体残疾
□智力残疾　□精神残疾　□其他</td></tr>
<tr><td colspan="3" rowspan="2">过敏史</td><td colspan="5">□镇定麻醉剂　□动物毛发　□抗生素　□柑橘类水果
□室内灰尘　□鸡蛋　□鱼及贝壳类　□牛奶
□带壳的果仁　□花粉　□其他过敏</td></tr>
<tr><td colspan="5">药物过敏　□青霉素　□磺胺　□链霉素　□其他</td></tr>
<tr><td rowspan="15">既往史</td><td rowspan="3">发病史</td><td>发病时间</td><td colspan="4">疾病名称</td><td>转归</td></tr>
<tr><td>年　月</td><td colspan="4"></td><td>□痊愈　□好转
□未愈</td></tr>
<tr><td>年　月</td><td colspan="4"></td><td>□痊愈　□好转
□未愈</td></tr>
<tr><td rowspan="3">手术史</td><td>手术时间</td><td colspan="4">手术名称</td><td>手术医院</td></tr>
<tr><td>年　月</td><td colspan="4"></td><td></td></tr>
<tr><td>年　月</td><td colspan="4"></td><td></td></tr>
<tr><td rowspan="3">外伤史</td><td>受伤时间</td><td colspan="2">外伤发生原因</td><td colspan="2">外伤部位</td><td>外伤发生地点</td></tr>
<tr><td>年　月</td><td colspan="2"></td><td colspan="2"></td><td></td></tr>
<tr><td>年　月</td><td colspan="2"></td><td colspan="2"></td><td></td></tr>
<tr><td rowspan="3">输血史</td><td>输血时间</td><td>输血原因</td><td colspan="2">输血品种</td><td>输血数量</td><td>输血医院</td></tr>
<tr><td>年　月</td><td></td><td colspan="2"></td><td></td><td></td></tr>
<tr><td>年　月</td><td></td><td colspan="2"></td><td></td><td></td></tr>
<tr><td rowspan="3">住院史</td><td>入院时间</td><td>住院天数</td><td colspan="3">住院原因</td><td>医院名称</td></tr>
<tr><td>年　月</td><td></td><td colspan="3"></td><td></td></tr>
<tr><td>年　月</td><td></td><td colspan="3"></td><td></td></tr>
<tr><td>家史族</td><td colspan="7">□无　□高血压　□糖尿病　□冠心病　□慢性阻塞性肺炎
□恶性肿瘤　□脑卒中　□重性精神病　□结核病　□肝炎　□先天畸形　□其他
与本人关系，发病年份</td></tr>
<tr><td>遗传史</td><td colspan="7">□无
□有：疾病名称：</td></tr>
<tr><td colspan="3">登记单位</td><td colspan="5"></td></tr>
<tr><td colspan="3">登记人</td><td colspan="2"></td><td colspan="2">登记日期</td><td></td></tr>
</table>

表 2－2－4　高血压病患者随访服务记录表

<table>
<tr><td colspan="2">姓 名</td><td colspan="2"></td><td colspan="2">年龄</td><td>编号</td><td></td></tr>
<tr><td colspan="2">随访日期</td><td colspan="2">年　月　日</td><td colspan="2">年　月　日</td><td colspan="2">年　月　日</td></tr>
<tr><td colspan="2">随访方式</td><td colspan="2">□门诊　□家庭　□电话</td><td colspan="2">□门诊　□家庭　□电话</td><td colspan="2">□门诊　□家庭　□电话</td></tr>
<tr><td colspan="2">症　状</td><td colspan="2">□无症状　□头痛头晕
□恶心呕吐　□眼花耳鸣
□呼吸困难　□心悸胸闷
□鼻出血　□四肢发麻
□下肢水肿</td><td colspan="2">□无症状　□头痛头晕
□恶心呕吐　□眼花耳鸣
□呼吸困难　□心悸胸闷
□鼻出血　□四肢发麻
□下肢水肿</td><td colspan="2">□无症状　□头痛头晕
□恶心呕吐　□眼花耳鸣
□呼吸困难　□心悸胸闷
□鼻出血　□四肢发麻
□下肢水肿</td></tr>
<tr><td rowspan="5">体征</td><td>血压(mmHg)</td><td colspan="2"></td><td colspan="2"></td><td colspan="2"></td></tr>
<tr><td>体重(kg)</td><td colspan="2"></td><td colspan="2"></td><td colspan="2"></td></tr>
<tr><td>体质指数</td><td colspan="2"></td><td colspan="2"></td><td colspan="2"></td></tr>
<tr><td>心率</td><td colspan="2"></td><td colspan="2"></td><td colspan="2"></td></tr>
<tr><td>其他</td><td colspan="2"></td><td colspan="2"></td><td colspan="2"></td></tr>
<tr><td rowspan="6">生活方式指导</td><td>日吸烟量(支)</td><td colspan="2"></td><td colspan="2"></td><td colspan="2"></td></tr>
<tr><td>日饮酒量(量)</td><td colspan="2"></td><td colspan="2"></td><td colspan="2"></td></tr>
<tr><td>运动</td><td colspan="2">次/周　分钟/次</td><td colspan="2">次/周　分钟/次</td><td colspan="2">次/周　分钟/次</td></tr>
<tr><td>摄盐情况（咸淡）</td><td colspan="2">□轻　□中　□重</td><td colspan="2">□轻　□中　□重</td><td colspan="2">□轻　□中　□重</td></tr>
<tr><td>心理调整</td><td colspan="2">□良好　□一般　□差</td><td colspan="2">□良好　□一般　□差</td><td colspan="2">□良好　□一般　□差</td></tr>
<tr><td>遵医行为</td><td colspan="2">□良好　□一般　□差</td><td colspan="2">□良好　□一般　□差</td><td colspan="2">□良好　□一般　□差</td></tr>
<tr><td colspan="2">实验室检查</td><td colspan="2"></td><td colspan="2"></td><td colspan="2"></td></tr>
<tr><td colspan="2">服药依从性</td><td colspan="2">□规律　□间断　□不服药</td><td colspan="2">□规律　□间断　□不服药</td><td colspan="2">□规律　□间断　□不服药</td></tr>
<tr><td colspan="2">药物不良反应</td><td colspan="2">□无　□有</td><td colspan="2">□无　□有</td><td colspan="2">□无　□有</td></tr>
<tr><td colspan="2">此次随访分类</td><td colspan="2">□控制满意　□控制不满意
□药物不良反应　□并发症</td><td colspan="2">□控制满意　□控制不满意
□药物不良反应　□并发症</td><td colspan="2">□控制满意　□控制不满意
□药物不良反应　□并发症</td></tr>
<tr><td rowspan="10">用药情况</td><td>药物名称 1</td><td colspan="2"></td><td colspan="2"></td><td colspan="2"></td></tr>
<tr><td>用法用量</td><td>每日　次</td><td>每次 mg</td><td>每日　次</td><td>每次 mg</td><td>每日　次</td><td>每次 mg</td></tr>
<tr><td>药物名称 2</td><td colspan="2"></td><td colspan="2"></td><td colspan="2"></td></tr>
<tr><td>用法用量</td><td>每日　次</td><td>每次 mg</td><td>每日　次</td><td>每次 mg</td><td>每日　次</td><td>每次 mg</td></tr>
<tr><td>药物名称 3</td><td colspan="2"></td><td colspan="2"></td><td colspan="2"></td></tr>
<tr><td>用法用量</td><td>每日　次</td><td>每次 mg</td><td>每日　次</td><td>每次 mg</td><td>每日　次</td><td>每次 mg</td></tr>
<tr><td>药物名称 1</td><td colspan="2"></td><td colspan="2"></td><td colspan="2"></td></tr>
<tr><td>用法用量</td><td>每日　次</td><td>每次 mg</td><td>每日　次</td><td>每次 mg</td><td>每日　次</td><td>每次 mg</td></tr>
<tr><td>原因</td><td colspan="2"></td><td colspan="2"></td><td colspan="2"></td></tr>
<tr><td>机构及科研</td><td colspan="2"></td><td colspan="2"></td><td colspan="2"></td></tr>
<tr><td colspan="2">下次随访日期</td><td colspan="2"></td><td colspan="2"></td><td colspan="2"></td></tr>
<tr><td colspan="2">随访医生签名</td><td colspan="2"></td><td colspan="2"></td><td colspan="2"></td></tr>
</table>

(四)电子健康档案

电子健康档案(electronic health record,EHR)是与人们健康和医疗相关活动的电子化记录,不仅包括人们接受医疗服务的记录,还包括免疫接种、接受保健服务、参与健康教育活动的记录等。美国国际卫生信息标准组织(health level seven international,HL7)卫生标准对电子健康档案定义为:向每个个人提供的一份具有安全保密性的、记录其在卫生体系中关于健康历史与服务的终身档案。

电子健康档案包括高原官兵的基本信息、过敏史、既往史、个人史、月经及生育史、家族遗传病史及历次体检和就医情况,并与各医院实现联网。去医院看病,只要提供一个编号,家庭成员情况、病史、社区诊断情况、在其他医院接受过的治疗就能一目了然。当发生意外时,可以立即通过电脑查阅危重患者的血型、过敏药品、当前的慢性病及个人保健医生的联系方式,从而采取及时、正确的急救措施,挽救患者的生命。总之,电子健康档案是详尽准确记录一个人"由生到死"健康状况的记事簿。

1.国外电子健康档案历史与现状　美国是电子健康档案建设的先行者,经过40余年的发展,取得了显著进展,并在电子健康档案的组织建设、标准制定、资金筹集、隐私与安全保护、利益相关者协调方面积累了相当丰富的经验。2007年2月21日,美国HL7组织宣布的《电子健康档案系统功能(ANSI/HL7 EHR)》,获得美国国家标准学会(ANSD)的正式批准,成为世界上第一个关于电子健康档案系统的国家标准。2009年,美国总统奥巴马在就职后首次电台讲话中承诺公众:5年内建立个人电子健康档案,以减少医疗差错、节省医疗保健费用,并投入190亿美元,推动实现"每个美国人都建立自己的电子健康档案"这一目标。20世纪80年代后期,英国发起了国家卫生信息化战略,2002年开始启动国家医疗IT项目,目标是:实现患者医疗信息在全国范围内的共享交换,全面实现英国国民健康保险制度(NHS)所有信息系统的标准化,使医疗服务从业者获得最好的医疗信息服务体验;利用10年时间为每个公民建立一个全生命周期电子病历系统。2007年,英国投资64亿英镑,计划10年内建立全科医生数据系统和医生网络软件系统项目。英国电子健康档案的研究是由隶属于卫生部的国民健康保险信息权威组织(NHSA)来筹备和实施的,其标准研究已被纳入国家信息技术项目研究和国民健康保险制度实施中。

2.我国电子健康档案历史与现状　与国外相比,我国健康档案研究起步较晚,伴随着社区卫生信息化和区域卫生信息化的发展而展开。经历了从无到有、从零散到系统、从局部到整体、从纸质到电子化的发展过程。近年来,卫生信息化作为深化医疗改革的重要任务和技术支撑,其核心内容电子健康档案(EHR),已经成为卫生信息化建设和区域医疗业务协同的重要载体。国家"十二五"卫生信息化发展规划的总体框架是"3521+2"工程,即3级公共服务信息平台,5大业务领域应用系统,2个基础数据资源库,1个卫生专网,加2个保障体系。其中EHR作为2个基础数据资源库之一,被提到了前所未有的高度,"逐步建立可共享的健康档案与电子病历基础数据资源库,为全国所有的居民建立符合统一标准的居民电子健康档案"是国家"十二五"卫生信息化的五大发展目标之一。

3.电子健康档案的特点

(1)以人为本　电子健康档案以人的健康为中心,以全体官兵为对象,以满足居民自身需要和健康管理为重点。

(2)内容完整　电子健康档案(EHR)不同于电子病历(EMR)。电子病历是患者在诊断和治疗过程中产生的电子化医疗信息文档,有利于医院业务和管理的要求,有助于提高疾病诊断和治疗水平;而电子健康档案记录贯穿人的生命全程,内容不仅涉及疾病的诊断治疗过程,还关注机体、心理、社会因素对健康的影响。其信息主要来源于居民生命过程中,与各类卫生服务机构发生接触所产生的所有卫生服务活动(或干预措施)的客观记录。

(3)重点突出　电子健康档案记录内容是从日常卫生服务记录中适当抽取的,与居民个人健康管理、健康决策密切相关的重要信息。详细的卫生服务过程记录仍保留在卫生服务机构中,需要时可通过一定机制进行调阅查询。

(4)动态高效　电子健康档案的建立和更新与卫

生服务机构的日常工作紧密融合,通过提升业务应用系统实现在卫生服务过程中与健康相关信息的数字化采集、整合和动态更新。

(5)标准统一　电子健康档案的记录内容和数据结构、代码等都严格遵循统一的国家规范与标准。

(6)分类指导　在遵循统一的业务规范和信息标准、满足国家基本工作要求的基础上,电子健康档案在内容的广度和深度上具有灵活性和可扩展性,支持不同地区卫生服务工作的差异化发展。

4. 电子健康档案的作用

(1)满足自我保健的需要　官兵可以通过身份安全认证、授权查阅自己的健康档案。系统、完整地了解自己不同生命阶段的健康状况和利用卫生服务的情况,接受医疗卫生机构的健康咨询和指导,提高自我预防保健意识和主动识别健康危险因素的能力。

(2)满足健康管理的需要　持续积累、动态更新的电子健康档案有助于卫生服务提供者系统地掌握服务对象的健康状况,及时发现重要疾病或健康问题、筛选高危人群并实施有针对性的防治措施,达到预防为主和健康促进的目的。基于知情选择的电子健康档案共享将使居民跨机构、跨地域的就医行为及医疗保险转移逐步成为现实。

(3)满足健康决策的需要　完整的电子健康档案能及时、有效地提供基于个案的各类卫生统计信息,帮助卫生管理者客观地评价居民健康水平、医疗费用负担及卫生服务工作的质量和效果,为区域卫生规划、卫生政策制定及突发公共卫生事件的应急指挥提供科学决策依据。

四、高原人员健康评估

(一)高原人员健康评估报告的原则和要求

1. 原则　及时、准确:找准问题关键,及时、客观、准确反映客户健康状况。个性化:根据高原人员不同健康风险因素、生活和工作环境、健康需求及消费水平,出具评估报告。

2. 要求　有效沟通:出具报告前,充分了解高原人员的健康需求、关注重点、家庭及社会环境。因人而异:根据个人的心理承受能力出具报告,必要时与家人认可的其他人进行沟通。健康评估报告只是对当前健康状况疾患病风险的总体评价,不能作为医疗诊断依据,只是作为健康管理的重要依据。

(二)健康评估的方法

1. 收集、整理个人健康信息　依据健康风险因素可能对健康的影响程度,对健康风险因素进行排序,保证个人健康信息的完整性。可以由健康管理师执行。筛查(检查)个人健康风险因素,及时发现生理和病理改变。其检查结论由相关专科以检查报告形式发布。

2. 健康评估(专科或会诊式)　全科医师或健康管理专家根据高原人员健康风险因素等健康信息,就个人健康理念、患病风险、慢性病状况、重大疾病预警等进行综合评价,形成报告文本,签字后发布。

(三)高原人员健康评估的内容

1. 基本健康状况　基本健康或健康良好:曾经或偶有(<2 次/年)短暂(<1 周)自我感觉不适,如身体不适、疼痛、注意力不集中和(或)工作不在状态,各项检查正常。一般或亚健康:经常(≥3 次/年)或较长时间(≥1 周、<1 月)自我感觉不适,食欲不振、无明确定位的疼痛、睡眠障碍、困倦、易疲劳等,各项检查基本正常。疾病:经过临床诊断患 1 种及 1 种以上疾病。基本生理功能:正常或基本正常、功能状况。

2. 患病风险评估　原则上只对一级患病风险因素导致的患病风险等级进行评估。

(1)轻度患病风险　具有≥1 个不可变健康风险因素,各种检查正常者。

(2)中度患病风险　具有≥1 个不可变健康风险因素,和(或)≥1 个可变健康风险因素,各种检查正常者。

(3)高度患病风险　具有≥1 个不可变健康风险因素,和≥1 个可变健康风险因素,和(或)≥1 个短暂功能改变或疾病健康风险因素,各种检查正常者。

(4)心理健康状况　心理精神认知、心理和行为评估。

(5)健康评估结果　健康风险因素、患病风险(轻度患病风险、中度患病风险、高度患病风险、重大疾病患病风险)、专科健康评估、疾病诊断(根据疾病对健康的有限程度排序)、综合健康状况〔健康、良好、一般(亚健康)、疾病、器官衰竭〕。

(6)评估报告文本设计

①患病风险评估报告——右上角黄色。

②专科评估报告——右上角紫色。

③疾病评估报告——右上角蓝色。

④重大疾病风险报告——右上角红色。

⑤综合评估报告——右上角白色。

⑥中医评估报告——右上角绿色。

(7)健康评估报告注意事项

①告知高原人员健康评估与医疗诊断不同,正确理解健康评估报告。

②建立与高原人员的沟通机制,提供及时的咨询服务。

③健康评估报告属于高原人员个人隐私,未经个人同意不得告知任何人。

④评估报告的解读因人而异,充分评估个人心理承受能力决定解读的方法。

(四)高原地区慢性病和高原病的健康风险评估

高原慢性病是高原地区危害人体健康的常见慢性非传染性疾病,如高血压病、冠心病等。高原地区慢性病的分布与不同海拔高度和经济状况有着密切的关系。平原地区或低海拔地区的人群进驻高原或高海拔地区后可能发生急性轻症高原病(急性高原反应),严重时出现急性重症高原病如高原肺水肿、高原脑水肿,威胁生命安全。久居高原则易患高原红细胞增多症、高原心脏病等慢性高原病。开展急性、慢性高原病健康风险评估对于提高高原人群工作效率和生存质量具有重要意义。

1.高原地区慢性病的健康风险评估

(1)高原地区慢性病流行病学调查　高原地区慢性病以心血管系统疾病、消化系统疾病和呼吸系统疾病较为常见。高原地区慢性病患病率随着年龄的增加而增加。青海省卫生防疫站于1997年4—5月对西宁地区(海拔2260米)老年人慢性病状况进行了调查,共调查1362名60岁以上老人。其中慢性病患病率为67.99%;患病率居前8位的分别为COPD(39.27%)、高血压(22.50%)、冠心病(21.98%)、胆囊疾病(11.44%)、其他心脏病(10.53%)、白内障(8.06%)、髋关节病及骨质疏松(7.28%)和糖尿病(7.02%)。男性的前4位疾病与总调查人群相同,而女性前4位疾病分别为高血压、胆囊疾病、COPD及冠心病。

高原地区慢性病疾病谱与平原地区略有差异,考虑与高原地区低压低氧、辐射强、寒冷干燥的环境有关;另外很多高原农牧民保健意识不足,患慢性病未能早发现、早诊断和早治疗,这些也是导致高原慢性病多发的原因。

(2)高原地区慢性病发病的危险因素　下面简述高原地区冠心病、COPD和胆囊结石发病的危险因素。

1)高原地区冠心病发病的危险因素:高原人群有着较为特殊的居住环境、生活起居及饮食习惯,因此高原人群中,冠心病发病的危险因素较平原地区人群有以下特殊性。

①高原红细胞增多症:高原红细胞增多症为继发性红细胞增多,在高原人群中属常见病、多发病。高原人群中多发的高原红细胞增多症为冠心病发病的危险因素。红细胞增多瘀滞、血液黏稠、血流缓慢、心肌细胞的氧摄取及代谢能力下降,甚至附壁血栓的形成在冠心病的发生、发展中有重要影响。

②低压低氧环境:首先,低氧环境中心肌有氧氧化方式供能有所减少,氧摄入不足而心肌耗氧很大,造成心肌细胞摄取和利用氧的负平衡。其次,有资料证实,因低压低氧等理化因素的存在,血管内皮较易受损,易发生血栓和动脉粥样硬化。此外,缺氧可能与前列环素(PGI2)/血栓素A2(TXA2)平衡失调、冠状动脉痉挛的发生有一定关系。

③饮食习惯:因气候寒冷、能量消耗大、水果和蔬菜等副食品供应相对不足、饮食结构较单一等原因,高原人群形成了高脂肪、高热量、食盐过多等饮食特征。饱和脂肪酸和胆固醇摄入过多,尤其藏族农牧民长期以酥油、牛羊肉、青稞、奶茶等为食。饱和脂肪酸和胆固醇的摄入过多、维生素及微量元素摄入不足及食盐摄入过多均是冠心病发生、发展的危险因子。

④饮酒:有报道,高原人群(青海)人均白酒的消费量居全国前列,饮酒量大、频繁,且白酒中乙醇含量高;一些研究已证实长期大量饮酒与冠心病发生密切相关。此外因高寒缺氧、经济欠发达、生活方式单调等原因,高原人群户外活动及体育运动较平原人群偏少。

2)高原地区 COPD 发病的危险因素

①吸烟:吸烟导致 COPD 已经成为共识。相比不吸烟者,吸烟者出现呼吸道症状、肺功能异常的概率更高,一秒用力呼气容积(FEV1)年下降速度更快,COPD 死亡率更高。另外,部分 COPD 患者出院后,缺乏长期有效管理,难以戒烟。

②室内空气污染:高原地区气候寒冷,冬季时间长,取暖时间长达 7 个月;一些家庭由于经济状况较差,长期使用柴草、煤炭、牛粪、木头等生物燃料取暖,不注意开窗通风,这些东西燃烧后会产生大量烟雾,并释放出碳氧化物、氮氧化物、硫氧化物等有毒有害物质并被人体吸入,在气道和肺部沉积,刺激支气管黏膜,使气道清除功能受损,为细菌入侵创造条件。临床观察发现,高原 COPD 发病具有家庭聚集倾向,考虑与此有关。

③高原环境因素:高原由于其特定的地理环境,人体血氧分压和血氧饱和度均明显低于平原人,高原地区 COPD 较平原 COPD 的不同特点是低氧血症较重,尤其是在夜间睡眠时更为突出。长期缺氧易引起红细胞增多、血液黏滞度增高、总血容量和肺血容量增多,容易形成血栓;肺动脉微小血栓形成又易导致慢性肺动脉高压,引发右心室肥厚和右心功能不全。

④社会经济地位:研究发现,社会经济地位较低(多以教育水平和经济收入为指标)与 COPD 或肺功能低下存在关联,但具体机制尚不清楚,可能与生活方式的影响有关,如居住工作环境、健康水平、卫生保健水平、社会支持等因素。2007 年全国慢性病危险因素监测资料发现,西部地区 COPD 患病率高于东部地区,考虑经济水平的地区差异为其主要原因。

3)高原地区胆囊结石发病的危险因素:在高原地区慢性病疾病谱中,胆囊结石的发病率明显高于平原地区,这与高原地区特殊的自然环境、饮食结构、饮食习惯有密切的关系。

①高原环境因素:高原自然环境恶劣、空气稀薄。当氧气和三磷酸腺苷(ATP)供能不足时,脂类代谢发生紊乱,肝脏脂化作用下降,使胆汁酸盐、卵磷脂及胆固醇三者相对浓度比例失调,胆固醇析出形成结石;持续缺氧也会引起血脂异常,增加了结石形成的机会。有文献报道,世居藏族人比移居汉族人胃酸浓度低,缺氧使胃肠黏膜消化吸收、运动功能下降,导致胆囊排空延迟,造成胆固醇结晶析出,形成胆固醇结石。

②饮食结构因素:世居藏族人主食有牛羊肉、鸡肉、奶类等高蛋白、高胆固醇的食物,还有长期食用的动物内脏、酥油茶等都为高胆固醇食物。动物实验研究证明,高胆固醇饮食与胆固醇结石的形成存在密切关系。另外,高原上若没有适当补充维生素,易发生体内维生素不足,也会诱发胆囊结石的形成。

③饮食习惯因素:青藏高原昼夜温差大,很多人早睡晚起,早餐与晚餐的间隔时间相对延长。空腹时间的延长使胆汁分泌减少,胆汁中胆酸含量降低,而胆固醇含量不变,以致胆固醇在胆汁中呈过饱和状态而结晶;又因为长时间胆囊未收缩使胆汁浓缩、沉积而产生结石。

④运动:随着科技的发展、生活质量的提高,原有的体力劳动被机械化代替,缺乏运动和体力劳动也是诱发胆囊结石的高危因素。有研究报道,运动量少使胆囊肌的收缩率下降,胆汁排空延迟,容易淤积,胆固醇结晶析出形成结石。扎西措姆等对超重、运动、吸烟、饮酒与西藏人群胆囊结石患病风险的调查中发现,每周运动时间≥4 小时和<2 小时的人群中发生胆结石的患病率分别为 9.2% 和 18.1%。

2. 急性高原病的健康风险评估

(1)急性高原病的流行病学调查　急性高原病是人体急进海拔 3000m 以上地区,因机体暴露于低压缺氧环境,不能适应高原低氧而引发的一系列高原特有的地区性疾病。常见的症状有头痛、失眠、食欲减退、疲倦、呼吸困难等。一般来讲,平原人快速进入海拔 3000m 以上高原时有 50% ~75% 的人出现急性高原病,但经 3 ~10 天的习服后症状逐渐消失。急性高原病发生主要与登高速度、抵达海拔高度及个人易感性有关。良好的预防手段可显著减少急性高原病的发病率。近年来高原部队新兵急性高原病的发病率持续下降,连续多年没有发生 1 例因高原病而致死亡病例。

(2)急性高原病发病的危险因素　调查显示,初次到达高海拔地区的受试者中,在平均海拔 4525m 的地方急性高原病发病率为 56%,其中高原脑水肿和高原肺水肿的发病率分别为 0.28%、0.49%。其主要危险因素有以下几种。

①海拔：在中等海拔地区西宁(2261m)和格尔木(2808m)，急性高原病的发病率分别为0%和3%。在海拔3500m以上，急性高原病的发病率随着海拔高度的增加而增加。海拔3486m发病率为33%，4292m为49%，4505m为58%，4650m为62%，迅速上升到海拔近5000m(4905～5010m)的高度，急性高原病的发生率增加到67%。

②上升速度：登高速度越快，发生急性高原病的概率越高。

③年龄：年龄≤25岁发生急性高原病的风险为年龄41～62岁的2倍。但毛亚宁等在一项"青藏铁路乘客中急性高原发病率及发病因素分析"的研究中发现，年龄大于40岁的乘客急性高原病发病率为31%，显著高于年龄组小于40岁的乘客。这种差异的原因，可能是因为年轻人的易动性造成体力消耗较大，而这恰恰是急性高原病的致病因素。而在列车中，不论青年或老年乘客，均处于相对静息状态，老年人总体心肺功能低于年轻人，因此老年人急性高原病的发病率较高。

④体力劳动：到达海拔4000m工地，经过休息后开始劳动的急性高原病发生率为53%；到达工地后很快从事艰苦体力劳动，如挖掘、使用重型设备或爬山，其发病率为72%，患急性高原病的风险增加了2.4倍。

⑤体重指数：严重肥胖者较标准体重和偏瘦的急性高原病发病率高出将近3倍。严重肥胖的受试者，在高海拔地区特别是在进行体力活动时，会出现呼吸困难、心悸、疲劳，这些症状导致了其工作能力下降，他们几乎丧失了劳动能力，需要立即运往低海拔地区。

⑥民族：从海平面或低海拔地区来的工人(海拔3486m发病率为33%，海拔4905m发病率为67%)与中度海拔地区(2000～3000m)来的工人在同一海拔高度相比(海拔3486m发病率为3.0%，海拔4905m发病率为4.1%)，其急性高原病发生率较高。尽管藏族工人在劳动中的负重比汉族工人高，但汉族工人发生急性高原病的风险仍高于藏族工人。

⑦脉搏血氧饱和度(SpO_2)：患急性高原病的受试者的平均SpO_2水平(74%±4%)要低于健康人群水平(86%±5%)。SpO_2下降的程度与急性高原病的症状评分呈负相关。在海拔4525m的地方，SpO_2低于80%的人要比SpO_2正常的人患急性高原病的风险大3倍。在患急性高原病的受试者中，肥胖者SpO_2(68%±3%)比正常BMI者(87%±4%)更低。

⑧性别：男女之间急性高原病发病率及其严重程度无显著差别。另外发现，急性高原病与服用红景天无关。缺乏急性高原病知识的人和不听劝阻的人，可能延误病情，错过了早期诊断及治疗的机会，易于引发较严重的急性高原病。

(3)急性高原病易感人群的预测指标　从低海拔地区空运许多新兵到海拔3600m地区，57.2%的新兵会发生急性高原病。通过科学的方法，筛选出人群中的急性高原病易感者，采取相应的预防措施，是减少急性高原病发生率的实用有效方法。目前国内外学者对此进行了大量的探索研究，提出若干急性高原病易感人群的预测指标。

①动脉血氧饱和度(SaO_2)：SaO_2是反映人体血红蛋白携氧能力及人类对低氧适应能力的重要生物学指标；人的SaO_2随着海拔高度升高而降低的变化幅度存在明显的个体差异。魏春梅等调查并检测了1200例急进高原者(救灾及建设人群)的SaO_2，提出可将SaO_2降低25%作为发生急性高原病的生物学预测指标。

②动脉血氧分压(PaO_2)：低压舱实验和高原现场检测发现，急性高原反应重者PaO_2较低，肺泡－动脉氧分压梯度($A-aDO_2$)较高；高原反应轻者PaO_2较高，$A-aDO_2$较低。通过建立PaO_2及$A-aDO_2$的判别式与判别图法，用于急性高原反应生理学诊断。

③心电图ST段：机体进入低氧环境后，对于心脏来说，一方面动脉血氧分压降低，ATP生成减少；另一方面由于低氧刺激交感神经兴奋，心率和心排血量增加，心肌能量需求量增大，耗氧量增加。心肌氧供减少和氧耗增加的矛盾直接影响机体在高原低氧环境下的适应能力和劳动能力。

④肺通气量指标：杨景义等利用用力肺活量(FVC)与体表面积(BSA)、胸廓体积等相关参数所组合的复合指标对急性高原病易感人群进行预测。在低海拔区测定，当单位胸廓体积肺活量(L/m^3)<400，单位体表面积肺活量(L/m^2)<3时即有一定预测

价值。

⑤肺弥散能力：更登等对27名健康者（从海拔2260m快速进入海拔4700m高原）进行肺CO弥散量的测定，显示肺CO弥散量与急性高原病有某种程度相关。高原反应组10例和对照组17例相比，肺CO弥散量均随海拔的增高而增加，高原反应组增加的幅度明显小于对照组。因此，认为人体进入高原后肺CO弥散代偿能力不足是发生急性高原病重要原因之一，利用测定肺CO弥散量以评估人体对高原的适应性可作为预测急性高原病发生的一项客观指标。

⑥肥胖：魏春梅等研究发现，急进4000m高原后24小时内，肥胖者的急性高原病评分显著高于非肥胖者。提示BMI指数>28可作为发生急性高原病的生物学预测指标。

⑦呼吸睡眠：在高原环境下，机体的缺氧在睡眠过程中表现得更为明显。研究发现，急性高原病评分与睡眠呼吸暂停低通气指数（AHI）、自发微觉醒次数之间均成正相关。魏春梅等提出AHI>(35.6±25.3)及自发微觉醒次数>(55.2±23.7)均可作为发生急性高原病的生物学预测指标。

⑧心理因素：张西洲等对某部47名士兵进行了艾森克个性问卷测验，并跟随部队进驻海拔5200m某边防哨卡随访。调查发现，重度高原反应组情绪大多不稳定或倾向不稳定，轻度高原反应组情绪均稳定或倾向稳定。因此他们认为艾森克个性问卷和艾森克个性理论对急性高原反应易感人群的预测有重要意义。牟信兵等运用症状自评量表（SCL－90）、焦虑自评量表（SAS）和抑郁自评量表（SDS）对160名急性高原病患者心理状况调查表明，高原病患者的心理健康状况明显低于正常对照组，也从另外一个角度提示心理因素的差异与急性高原病发病的关系。

⑨家族史、既往高原病史：对急性高原病易感人群最直接的预测指标是对其工作史、家族史、既往疾病史的调查。曾在高原工作过几周而无任何问题的将很可能再次胜任同样的工作。同样，曾有过高原性心脏病、高原肺水肿、高原脑水肿等疾病的人，现在或今后亦很可能发病，均不宜再次进入高原。因此，在选择高原工作的人员时，应注意其在高原的经历。同一家族急性高原病的易感性很相似，应注意询问家族成员中是否有急性高原病发病史。

⑩动脉血压冷激发试验：杨景义等通过动脉血压冷激发试验对急性高原病易感人群进行预测。方法是将冷加压激发试验（左手浸入<4℃冰水中2分钟）后血压与静态血压相比较，当收缩压增高>20.03mmHg，舒张压增高>15.00mmHg，脉压增高>9.75mmHg，平均动脉压增高>20.03mmHg时，预示受试者进入高海拔区可能发生急性高原病。预测成功率为76%～91%。

⑪血浆皮质醇：研究表明，受试者在急进高海拔区前，在低海拔地区采取空腹静脉血，用放射免疫法测定血浆皮质醇，当含量<552mmol/L时，即有较高的预测价值。预测成功率为80%～94%。

⑫抗利尿激素（血管升压素）：急性高原病患者常见有面部、手或脚水肿。到达海拔4243m时，患急性高原病者体重增加，而无症状者体重减少，并认为前者是由于水潴留造成的。可见对高原的反应，正常者应该有轻度的利尿，而急性高原病易感者则有抗利尿效应。抗利尿激素可能是这一机制的基础，但研究结论尚不一致。

⑬血液酸碱度：杨景义等利用血液酸碱度为指标，从低海拔地区急进高海拔地区前应用微量血气分析仪，测定耳垂血（热敷耳垂5分钟）的pH值。如在海拔1400m处测定血pH值>7.40，在海拔2800m处测定血pH值>7.45时，预示受试者急进高海拔地区（海拔4500m以上）有发生急性高原病的可能。预测成功率为80%～83%。

⑭肺阻抗微分波：杨景义等对60名青年战士肺阻抗血流图进行检测，经统计学处理后发现，急性高原病发病组的右室射血期（RVET）、右心指数（RHI）及右肺区域性血流量（RSV）明显低于未发病组。

⑮体型：况允在20世纪80年代初就提出应用胸围、胸廓前后径明显小于一般人的实例来预测急性高原病易感者，认为这部分人群肺容量小而肺、体循环阻力高。一项研究发现，高原肺水肿易感者比对照组胸围明显小，肺容量明显减少，因而产生较严重低氧血症；肺动脉压和支气管动脉压明显大于对照组，因而产生较大肺、体循环阻力，这些人患高原肺水肿的危险性较大。周其全等认为体型为超力型（身材较矮

而粗壮、颈粗短、肩平、面红、胸廓宽阔、腹上角呈钝角)或无力型(身材细长、四肢较长、颈细肩窄、胸廓扁平狭长、腹上角呈锐角)的人易发生急性高原病。

⑯脑血流量:周其全等对3组160名急进高原人群资料回顾分析得出,急进高原人群中的急性高原病患者脑血流量显著高于高原习服人群。监测急进高原人群的脑血流量不仅可以早期发现急性高原病患者,更可以预测急性高原病易感者。

⑰光单纯反应时:孟宪发等测定健康人乘车抵达海拔4700m高原现场前后和在实验室内吸入低氧混合气体(相当于海拔4500~4700m)前后的光单纯反应时。在两种条件下,所得结果基本相同。人体中枢神经系统对急性低氧的反应有明显个体差异,可区别出稳定型、兴奋型和抑制型三类。其中抑制型(反应时较正常日间波动范围延长者)现场和实验室分别有83%及75%的人出现急性低氧反应,其他两型合并统计,分别有79%及80%的人基本无反应。可见,反应时抑制型的人急性高原病的发生率高。

⑱低氧通气反应:检测低氧通气反应(HVR)是预测高原环境耐受性、筛选急性高原病易感者的一种方法,不少学者对此方面进行了研究。有证据表明,低氧通气反应性较差的人对高原环境的耐受性亦较差。

⑲最大摄氧量:目前虽未见急性高原病发病者与未发病者之间最大摄氧量($V_{O_{2max}}$)差异的报道,但$V_{O_{2max}}$作为评价机体心肺机能状态和有氧劳动能力的重要指标,对于评价急进高原人群的适应能力不失为一个较好的指标。

⑳血型:检测移居不同海拔高度、不同移居时间的246人的血型与SaO_2水平。结果显示,A、O、B、AB 4种血型SaO_2水平多寡依次为A、O型>B型>AB型。初入海拔5380m地区3~7天,A、O血型者SaO_2水平显著高于B、AB血型者。初入高海拔地区SaO_2水平高者显然对高原早期习服适应有着十分重要的意义。海拔4300m移居2年的O、A、B血型者SaO_2水平显著高于AB血型者。血型能否作为急性高原病易感人群预测指标,还有待进一步探索。

㉑性别:高原临床工作总结发现,女性进入高原后患肺水肿及脑水肿者较为少见,推测这可能与女性机体内分泌代谢水平与男性不同有关,女性对低氧的耐受性较男性强。也有学者认为男女对高原低氧适应并无显著差别,男性急性高原病发生率高可能受心理、活动强度和体力负荷等因素的影响。

3.慢性高原病的健康风险评估

慢性高原病发生于世界各高原地区。据1998年美国科罗拉多大学Moore及Reeves教授的统计,全世界约有560万人患有慢性高原病,而且数字呈逐年递增态势。

(1)慢性高原病的流行病学调查　张西洲等对驻西藏阿里高原(海拔4300m)某部队315名官兵进行慢性高原病患病率调查,官兵和士官的慢性高原病患病率为38.3%,义务兵为20.7%,13名藏族官兵未发现患有慢性高原病。其中轻度慢性高原病占85.7%,中度占14.3%,无重度慢性高原病患者。高亮等根据慢性高原病"青海标准",调查世居新疆塔县(海拔4000m以上)的160例塔吉克族牧民,其慢性高原病患病率为25.0%,其中轻度占90.0%,中度占10.0%,无重度慢性高原病患者。

(2)慢性高原病发病的危险因素

①海拔高度:海拔3000m以下慢性高原病罕见,患病率随海拔升高而增高。一项调查发现,海拔5380m、5200m、5100m处慢性高原病患病率分别为29.6%、35.2%、30.8%,显著高于海拔4300m处4.1%、海拔3700m处7.4%。

②性别:男性慢性高原病多见。在玛多地区(海拔4300m),汉族男性慢性高原病的患病率为7.77%,女性为1.76%;藏族男性为1.78%,女性为0.56%。男性约为女性的4倍。性别差别受若干因素影响,如月经期妇女的行经有如"自然放血",起着预防红细胞增多的作用,此外或与女性激素对肺通气的影响有关。

③年龄:秘鲁的研究提出年龄是慢性高原病发病的主要因素,大部分慢性高原病发生于中老年。然而,对青藏高原藏族人的生理学研究未发现静息通气、血细胞比容(HCT)与年龄间有明确的相关。由此认为在藏族人群中,年龄并非一个慢性高原病独立的易感因素,这一点与南美安第斯人员有重要区别。

④民族:移居汉族持续居住海拔3500m以上多年者的慢性高原病患病率是藏族人的5倍。

⑤居住期限:慢性高原病的发生通常需要一定的

高原居住时间。一个健康汉族持续居住高原到发病需15~20年,而藏族发病通常要35~40年。而汉族年轻工人在海拔4500m以上只需较短数年,甚至在海拔5000m一年即可发生慢性高原病。因此居住海拔高度、性别及遗传背景是影响慢性高原病发生早晚的因素。

⑥吸烟:调查并观察到吸烟与慢性高原病间的关系,在汉族男性,吸烟者慢性高原病患病率是不吸烟者的3倍。其机制尚不清楚,疑似烟的产物造成小气道功能障碍和导致小叶中心肺气肿,从而减低肺泡通气,加重低氧血症。

⑦职业:在同等海拔高度,不论藏汉,也不论男女,机关工作者包括干部、教师和政府官员,其慢性高原病的患病率为农牧民的2~3倍。提示城市工业化发展将是慢性高原病的危险因素。

⑧睡眠障碍:高原藏、汉族之间的睡眠结构及睡眠质量有明显差别。在一项模拟海拔5000m的藏汉睡眠对比研究中,8名健康藏族男性(26±7)岁及6名汉族男性(31±4)岁均居住在海拔4179m,汉族男性居住10年以上。两次睡眠监测的结果显示,在海拔2261m时,汉族男性已出现较多的睡眠唤醒和清醒期。在海拔5000m,藏族男性的总睡眠时间较汉族男性长,睡眠结构明显优于汉族男性;汉族男性出现明显的睡眠低氧血症,而藏族男性可保持较高的动脉血氧饱和度。

五、高原人员健康干预

(一)疾病风险等级的干预

1.轻度患病风险的干预　重点:个人健康理念的建立或修正。建立个人准确健康理念,修正错误或不全面的健康理念。认识个人曾经和现在的健康风险因素。拒绝不良健康行为树立预防疾病的信心。结合个人健康状况,适度定期进行健康检测。提供健康咨询与指导。

2.中度患病风险的干预　重点:校正不良健康行为。个人健康理念的建立或修正。制订不良行为干预计划,如饮食干预、运动干预、个人习惯纠正等。建立个人与健康管理机构的沟通机制,保证双向沟通顺畅。建立必要的健康检查计划,定期评估干预计划实施与效果。

3.高度患病风险的干预　重点:对可能造成的损害进行检测,并进行适当调理。个人健康理念的建立或修正。个人不良行为(或健康风险因素)干预。健康状况调理(亚健康治疗)。异常生理指标的定期检测。制订健康管理计划。建立个人健康档案。

4.慢性病管理　重点:慢性病院外治疗的监督,并发症风险管理。患病风险的干预措施(同上)。慢性病长期治疗计划。慢性病院外治疗、行为管理(包括风险因素干预、执行力管理)计划。并发症预防与管理计划。

(二)常用的健康干预措施

1.个人不良行为干预　个人不良行为或性格内容:不规律的作息习惯、过度饮食或偏食、吸烟、过度饮酒、体力活动少、持续高压力状态等。

2.遗传和(或)家族风险因素干预　正确认识自身的遗传或家族风险因素。评估遗传或家族等不可变风险因素对健康的影响,建立信心,重视规避其他可变健康风险因素。

3.环境风险因素干预　认识所处环境风险因素,评估环境风险因素对健康的影响,针对环境健康风险因素的改进或干预措施。

4.社会风险因素干预　认识自身社会风险因素,如工作压力、生活压力及家庭压力等。评估社会风险因素对健康的影响。针对各种压力的干预措施。

5.营养风险因素干预　营养干预,营养素调配。

6.作为风险的疾病因素(并发症)干预　认识原发疾病可能导致的并发症。评估原发病对健康的系统影响。积极治疗原发病。

(三)高原地区慢性病和高原病的健康干预

高原地区常见病包括高血压、冠心病、糖尿病等慢性非传染性疾病及急性、慢性高原病等,在这些疾病健康干预方面的实践与研究还处于起步阶段。

1.高原地区高血压的健康干预　高原地区气候寒冷,空气稀薄,高原人员长期受到慢性缺氧刺激及经常食用高热量、高蛋白、高脂肪、高盐等食物,且大多嗜烟酒,从而高原地区高血压发病率较高。健康干预措施包括以下几种。

(1)健康教育　给患者及家属提供相关资料;对

患者现存的健康问题进行针对性指导；定期出黑板报、举办小讲座，介绍健康知识。

(2)建立病情档案　详细记录患者病情及血压、服用药物名称，以便了解血压波动情况。

(3)心理指导　高血压虽然发病率高，危险性很大，但国前有许多药物和措施，可以有效控制高血压，减少并发症的发生；切勿背思想包袱，保持良好的心态，改变不良生活习惯。

(4)生活指导　起居规律，劳逸结合，保持充足睡眠，根据体质进行适量有益的体育锻炼，比如慢跑、打太极拳、散步、做体操等。高原冬季早晨特别寒冷，老年人锻炼不应太早，注意保暖。运动中出现任何不适现象，应立即停止。

(5)饮食指导　宜清淡、低热量、低脂肪、低盐、易消化饮食。每人每天食盐量应控制在6g以内，注意多吃蔬菜、水果，并保持大便通畅。高原地区气候干燥，老年人血液黏稠度高，平时应多喝水。每餐进食不宜过饱，戒烟戒酒。

(6)定期测血压　指导患者正确测血压，通过血压记录可以动态观察血压波动情况。

(7)用药指导　高血压患者多需长期服药，须在医生指导下服用。为了获得最佳疗效，又能减少不良反应，在药物治疗的同时，别放松非药物治疗，两种治疗相结合既可增强疗效，又可减少用药量。

(8)定期复诊　患者定期到医院检查，在医生指导下做心电图、超声心动图、X线、尿常规、肾功能、血糖血脂、眼底动脉硬化检查。

(9)氧疗　长期生活在高原地区老年人血氧饱和度相对偏低，特别是心血管疾病患者，缺氧更加重病情，每天应定时低流量吸氧1～2小时，改善组织慢性缺氧，缓解并发症，同时做好用氧安全指导。对高原高血压病患者的健康干预取得一定效果。患者中自觉改变不良生活方式人数占总人数的87%，遵医嘱用药人数占服药总人数的98%。

2. 高原地区糖尿病的健康干预　高原气候寒冷，许多人有饮烈性酒的习惯，长期饮酒可引起高血糖；高原人员喜食牛羊肉，高糖、高盐食品较多，新鲜蔬菜、水果、鱼、虾较少；高原缺氧，可能使胰岛素的敏感性限低；这些原因使糖尿病患者血糖较难控制，并发症发生率高。因此科学合理的健康干预是实现患者自身有效控制血糖的基础。健康干预措施包括以下几种。

(1)饮食干预　在尊重患者的信仰、饮食习惯的基础上，根据每位患者的病情，制订出不同的饮食干预计划。进行一对一的饮食治疗理论知识讲解，指导患者阅读糖尿病饮食指导手册，使其纠正饮食误区。一般在饮食干预后2周进行评价，对存在的问题再次给予指导干预。对患者接受饮食干预前、干预2周后、出院2个月后的理论知识，以及空腹血糖、餐后2小时血糖进行评价比较。

(2)其他干预措施　发放糖尿病健康教育小册子，举办糖尿病知识讲座；进行运动指导、用药指导、预防并发症指导、血糖自测指导。通过这些健康干预措施，使糖尿病患者取得很好的疗效，空腹血糖、餐后2小时血糖均得到明显改善。

3. 预防急性高原病的健康干预　新兵到高原前后可能出现焦虑或抑郁等情绪反应，有的发生急性高原反应、高原肺水肿或高原脑水肿等，且不良心理状态在一定程度上可能促进高原病的发生。因此，研究新兵入高原后出现不良情绪的对抗措施具有重要的理论意义和实践意义。

心理干预措施：进高原前对干预组人员进行高原气候环境和高原病知识讲座，对高原有关疑问进行解答，集体进行心理疏导，发放淀粉胶囊安慰剂，对高原特别恐惧人员进行一对一的个别辅导。进高原后第1天、3天、7天进行集体讲座，介绍高原气候环境和高原病症状与预后，进行心理疏导，对高原病症状特别严重人员进行一对一的个别辅导。通过心理干预，给入高原新兵讲解高原、高原病、心理应激及心理咨询等方面的知识，有助于缓解新兵的焦虑、抑郁等不良情绪，而不良情绪的减轻也可以在一定程度上减少大脑耗氧量，对生理应激也有一定作用，从而形成良性循环。健康教育措施包括以下几种。

(1)心理健康教育　保持良好的心态是适应高原低氧反应的必要因素之一。针对盲目乐观型新兵，详细介绍高原地理环境，气候特点，含氧量，空气的温度、湿度，以及入高原后机体可能发生的某些适应性改变等方面的知识，使之正确认识高原环境，以免进入高原后出现高原反应症状而产生不良情绪。对入高原前情绪焦虑者应加强宣传指导，教育者讲述自己多次上高原的经验，同时加强预防保健，使之有安全感、信赖感，从而产生良好的心理效应。在入高原后的随访过程中，及时发现心理问题并进行疏导。

(2)高原反应基础知识教育　在进高原前给新兵讲解高原反应知识。对初入高原者进行全面的身体检查，患有心脏病、高血压、肺心病、严重贫血、肝肾疾患、重症胃肠道疾病者不宜进入高原；应注意防寒保暖，近期有上呼吸道感染、腹泻者应积极治疗，待愈后再入高原；如坚持前往者，应在正确指导下合理用药，控制目前症状；入高原后避免抽烟和过度饮酒，防止丰餐。

(3)预防用药教育　前往高原地区时，应准备一些高原生活的特殊药物，如可准备生晒参或西洋参、复合维生素，并建议在入高原前开始服用。为保证充足的睡眠，进高原后可酌情睡前口服舒乐安定1~2片；同时还可备用常规外出的药物，如预防感冒、腹泻和晕车的药物。

(4)饮食教育　新兵入高原后宜进食高糖、高蛋白、高维生素的食物；少吃产气多的食物如黄豆。食盐量应减少，增加蔬菜量。高原空气干燥，机体失水量大，应多饮水，初入高原者每日需水量为3.4~4.5L。

(5)运动教育　向新兵演示呼吸的要领，建议入高原前后应坚持做呼吸运动，每日3~5次，每次约10分钟；身体状况较好的情况下还可进行适当锻炼，如散步、慢跑。

(6)吸氧教育　纠正大家依赖于吸氧预防高原反应这一错误观点。轻度高原反应一般不需要吸氧，因为吸氧反而会延迟机体主动产生对低氧的耐受力，可能会妨碍机体对高原的习服适应能力。对中、重度高原反应可用鼻导管或鼻塞法吸氧，流量为1~3L/min。

(四)高原人群的心理健康干预

心理健康干预指在心理学理论指导下有计划、有步骤地对一定对象的心理活动、个性特征或行为问题施加影响，使之朝向预期目标变化。有效的心理健康干预对维护高原人群身心健康有着非常重要的意义。高原人群的心理健康干预包括三级体系。

1.一级干预　一级干预也称为健康促进，是指在普通人群中建立良好的行为、思想和生活方式。干预面向普通人群，通过教育示范，灌输健康的生活方式，包括适应性锻炼、充足的睡眠、健康饮食、积极心态等，使进驻高原人群对可能遇见的各种困难和不利因素有思想准备，树立战胜困难的信心，以平和心态去主动适应高原、战胜高原。特别要注意克服以下两种不良心理。

(1)恐惧心理　要认识到高原并非"龙潭虎穴"，高原反应也没有那么可怕。西藏每年都要接待一千余万人次的国内外游客，年龄涵盖了老、中、青及婴幼儿，其中真正因为高原反应需入院治疗的并不多。另外若有恐惧心理，反而会诱发或加重高原反应，因为恐惧可引起交感神经兴奋、机体耗氧量增加。

(2)自负心理　部分人可能觉得自己身体好，对进驻高原有满不在乎的自负心理。其实高原反应存在个体差异，既往身体好，并不意味着进驻高原后就没有高原反应；既往体质弱，也不意味着高原反应重。有自负心理则往往做不好进驻高原前的准备工作，到了高原后又不注意休息，好强逞能；这样也容易诱发高原反应，甚至发生高原肺水肿、高原脑水肿而危及生命。

2.二级干预　二级干预也称为预防性干预，是指有针对性地采取降低危险因素和增强保护因素的措施。又分为针对急性高原病危险因素(如肥胖等)的选择性预防干预，针对有心理障碍先兆和体征人群的指导性预防干预。干预越早，效果越好。二级干预的主要目的是消除危险性因素，增加保护性因素，阻断心理障碍的过程，减少出现不良后果的可能性。

3.三级干预　三级干预是针对进驻高原后患有心理疾病的患者。三级干预包括心理咨询和心理治疗。心理咨询是指采用心理学的理论与方法，帮助来访者减轻或消除其烦恼，改善其生活状态，解决其遇到的危机，提高其解决问题和进行决策的能力。心理咨询是复杂程度最低的一类心理学治疗，它可由所有卫生专业人员来进行；用于解决不太严重的情感问题，帮助人们适应紧张的环境，或做出困难的决定。心理治疗是在治疗者与来访者之间建立的良好关系基础上，由经过专业训练的治疗者运用心理治疗的有关理论和技术，对来访者进行帮助的过程，是激发和调动来访者改善其动机和潜能，以消除或缓解来访者的心理问题与障碍，促进其人格成熟和发展的过程。

六、高原人员健康促进方法

（一）健康促进行为

1. 促进日常健康行为　是指在日常生活与工作中，使自己的行为更健康的过程。包括：一是学习行为，主动接受健康教育或健康指导，提升自己的健康价值理念；二是通过学习规范自身行为，养成良好行为习惯；三是自我修正不良生活和工作习惯。

（1）保健行为：个人具备良好的健康理念，面对各种健康风险所采取的风险规避行为。如按时吃早餐、保持良好睡眠习惯、节制饮食、坚持锻炼、正确刷牙等良好的个人行为，年龄增长体力下降后要逐步减少或规避高强度运动，疲劳后要及时调养，恢复状态，高血压、糖尿病等慢性病要长期持续有效治疗，预防并发症。

（2）避免有害环境的影响：当感知到或将要进入到对自己健康不利的环境时，个人所表现的系列反应和采取的行动。首先是运用自己的价值理念对环境因素进行进一步确认，确认其是否真实有害于健康；其次是选择和决定即将采取的行动方案；最后采取个人行动规避有害环境。决定其采取行动的关键是个人的健康价值理念，即个人构建了什么样的健康价值观。

（3）戒除不良习惯的行为：对已知不良健康行为的修正或戒除的行为过程。包括两个方面：一是界定自己行为对健康的危害性。可通过改变个人的健康价值理念，评价其自身行为的好与坏；也可以通过其他人来协助评价自己的行为，如医师或健康管理师的健康评估。二是接受专业健康管理人员的指导，戒除自己的不良行为，如吸烟、不食早餐、暴饮暴食等。

（4）预警行为：对已知可能导致重大疾病的风险采取的一系列风险规避行为。包括两个方面：一是通过专业机构或人员，评估是否存在重大疾病风险，如急性心梗、猝死、癌症等。二是积极配合健康管理机构，制订健康管理计划，采取有效干预措施，并不断完善预警机制。

（5）求医行为：个人身体不适或有异常表现时及时看病就医的过程。包括两个方面：一是通过自己的所学或他人帮助，知晓身体的异常状态。二是积极就医，寻求医疗帮助，治疗疾病的行为。

（6）遵医行为：对健康管理或医疗人员制订的健康管理方案有效执行的过程。包括：一是通过双方的有效沟通，明确方案的内容及其价值；二是采取行动，全面执行这一方案；三是及时沟通，解决执行中的问题，或调整方案，确保健康预期实现。

2. 个人角色行为　指个人在健康管理服务过程中的角色定位过程。包括两个方面：一是接口管理机构有义务协助个人明确自己在这一过程中的角色定位，即自己干什么及其参与的重要性。二是发挥自己在健康管理计划实施中的关键作用，即个人主动参与性。

（二）健康教育方法

健康教育是一门研究传播保健知识和技术，影响个体和群体行为，清除危险因素，预防疾病，促进健康的科学。高原环境对人体的健康具有较大影响，制定相应的健康教育措施，通过一系列的健康教育提高自我保健及防病意识，并建立起科学的生活方式，达到预防疾病，提高工作效率的目的。

1. 常用的健康教育措施

（1）组织集体保健讲座　组织健康理念与日常习惯、健康技能、高原病防治知识等专题健康知识讲座。帮助高原人员学习医学科普知识，提高预防疾病和自我保健的能力，提高对高原病的预见性，增加防护措施。

（2）进行健康教育服务　把健康教育融入日常生活中，采用提问、启发等技巧，营造互动学习的氛围，让保健知识在日常聊天交流中得到掌握；对于普遍关心的生活中的健康疑问，可召开交流座谈会，大家在互相交流、探讨中学习。

（3）注重心理干预　做好心理健康知识教育，教会大家自我调节心态，预防心理疾病。可采用团体心理疏导，交换解决问题及讨论或一对一的个体心理疏导等方式。

（4）采取适当的运动方式干预　进行适量的体能锻炼，增强机体活力。如登山、慢跑、骑自行车、打篮球、乒乓球、羽毛球、网球等有氧运动。也可采用理疗和按摩等方法进行康复治疗。

（5）进行生活习惯、饮食习惯和膳食结构的干预，养成健康良好的饮食、生活习惯，培养健康的业余爱好及积极参加体育锻炼的习惯等。

2. 健康教育的目的和内容

(1)不同年龄阶段的健康教育　结合不同年龄的生理特点与变化制订健康教育内容,包括青年人如何建立健康理念和健康安全观、中年人如何规避健康风险、老年人如何适应变化的环境、管理慢性病。

(2)营养健康教育　营养健康的价值、内容和方法。特别是不同年龄、疾病、环境和生活状态下的营养需求,良好的营养是维护健康、预防疾病的基础。

(3)环境保护与职业健康教育　正确认识环境与健康,即人与自然的关系。有效规避环境与职业风险,改善个人生活环境。

(4)心理卫生教育　正确认识心理健康,及时、主动参与心理健康测试,评估心理健康、个人心理健康问题的干预措施。

(5)生殖与性安全健康教育　认识健康的生殖与性行为,评估个人性行为安全,规避不健康的性行为与生殖观。

(6)禁烟与不良行为教育　认识吸烟与不良行为对健康构成的风险,积极参与纠正个人吸烟与不良行为,建立个人信心,主动获取帮助和干预措施。

(7)疾病预防健康教育　了解常见疾病的危害、健康风险因素与患病风险的关系、健康风险干预措施和日常生活中的健康防病知识。

(8)重大疾病预警教育　正确认识重大疾病及其对个人健康的威胁,树立预防信心;预警机制的价值与基本工作程序,学会自我预警检测方法。

(9)专科保健教育　认识基本生理功能对于健康的重要价值,了解专科保健的内容及方法,日常生活中积极参与专科保健,学会获得专业机构的保健措施的方法。

3. 健康教育的目标人群或场所

(1)部队健康教育　针对部队高原人员的健康状况,分析、制订的健康教育方案。

(2)学习健康教育　针对战士健康理念和健康状况,制订的重在帮助战士建立正确的健康理念、纠正不良健康行为和学习基本安全知识。

(3)医院健康教育　帮助高原人员正确认识疾病风险及其个人存在的健康风险因素,积极配合医疗,改善个人在医疗行动中的遵医行为,并保证出院后的继续治疗和康复。

4. 不同高原人员的健康教育策略

(1)面向部队的健康教育　①防病常识。认识个人健康风险因素,积极干预健康风险因素。②家庭保健常识。良好的卫生、饮食习惯,轻松和谐的家庭环境,常见健康问题的处置原则,发热、头痛、腹泻等家庭处置知识。③现场急救常识。骨折固定、呼吸困难、晕厥等现场急救知识。

(2)特定高原人员的健康教育　①脑力劳动者:了解缺乏运动对健康的危害,增加体力活动对于个人健康的意义,减少久坐和长时间特定姿势对身体的影响,如电脑操作、写作、绘图等。②长时间持续精神压力或紧张状态者:学会评估压力的基本方法,在日常生活中减轻压力,必要时适当脱离工作环境,放松或分散注意力。③体力工作者:避免过度疲劳或组织损伤,适当减小劳动强度或休息。④宿命论者:切勿轻视自己的健康问题,以科学的态度对待个人健康,接受健康管理服务,降低个人健康风险。⑤年轻人:建立良好的健康价值理念,重视个人良好的行为养成,降低健康风险。

5. 健康教育具体实施安排　个人健康教育计划是健康管理计划的内容之一。计划的制订主要依据个人健康理念、风险因素和(或)患病情况,充分考虑个人的执行力和依从性,保证计划的顺利实施和个人健康预期。各健康管理机构应根据高原人员特点,组织专家研究制订,并通过实践加以完善。通用健康教育文本或影视资料,讲座、健康风险干预技术及健康管理方法等影视材料,为高原人员提供多层次的健康教育内容,提高个人参与健康管理的积极性。

6. 健康教育执行人　健康管理机构的健康教育主要围绕高原人员的健康管理,健康教育执行人必须经过培训,即使是长期从事医疗服务的专业人员,内容和方法的培训也是必要的。培训内容包括高原医学基础知识、健康理念评估、修正健康理念、常见健康风险因素的干预、高原慢性病指导和健康教育流程。

(三)高原驻训部队官兵健康教育措施

1. 进驻高原前的健康教育措施

(1)了解高原环境特点　低压缺氧、寒冷干燥、紫外线辐射强等。

(2)体能准备　①健康体检排除明显的呼吸系统和心血管系统疾病,如有上呼吸道感染症状者应暂缓进高原。②部队进驻高原前,应进行为期1~2个月的长跑、负重行军、爬山等体育锻炼,以提高体能。③保持充足的睡眠。④进驻前3天开始酌情服用抗缺氧药物,以预防高原反应。

(3)心理准备　①树立正确的人生观和世界观,立志献身国防事业。②明确努力方向,保持奋发进取的精神。③克服高原恐惧心态,保持乐观向上的情绪。

(4)高原医学知识教育　一般人从平原进入高原后多少都有些高原反应,学一点高原医学知识,对减少高原恐惧感和尽快适应高原环境十分必要。

2. 进驻高原后的健康教育措施

(1)在生活卫生方面　①坚持饭前便后洗手;坚持饭后漱口、早晚刷牙,使用符合卫生要求的保健牙刷。②不喝生水、不吃不洁净的食物;不酗酒,不吸烟。③勤洗澡,勤理发,勤洗衣服,勤晒被褥。④早晨坚持冷水洗脸,以提高御寒免疫力,洗后涂高原护肤霜,以防瘙痒或皲裂。⑤晚睡前和行军、劳动后用温水泡脚,鞋袜大小要合适,并经常清洗,保持干燥,勤剪指(趾)甲,以防指(趾)甲卷边和甲床受损。⑥勤换洗内裤,保持阴部干燥卫生,野战行军应穿针织纯棉宽松内裤,以防大腿内侧皮肤擦伤。⑦适当参加文体活动,注意活动量适宜。⑧按规定打预防针,服用预防药品。⑨保持室内外环境清洁卫生,及时清扫垃圾和杂物;保持人员密度大的集体宿舍、教室、会议室、食堂、礼堂清洁和空气循环流通。⑩改善污水排放设施,将生活污水排入下水道,对粪便进行无害化处理。

(2)在日常学习方面　①学会科学用脑,要劳逸结合,动静交替,使脑力劳动和体力劳动交替进行,文化知识课与军事训练课穿插进行,合理安排学习与休息。②讲究科学用眼,保持正确的阅读、书写姿势,掌握好视物距离,阅读时眼和书本的距离应保持在30~50cm。调节好适当的光照度,不可在阳光直射下阅读。

(3)在训练方面　①坚持适度锻炼,注意劳逸结合,定期进行体格检查。②佩戴防护眼镜,预防雪盲。③涂抹高原护肤霜或其他防晒品,预防日光直接照射所致的皮肤病。④皮肤接触水后,应当及时擦干,训练后要用热水泡脚,擦干后涂上油脂,以防皮肤皲裂。⑤训练时,应按规定穿戴防寒服和涂抹高原防冻霜,发生冻伤后,应尽早就医,正确施治。⑥训练休息时,夏天应选择荫凉处,并多饮水,以防烈日曝晒、气候干燥而引发脱水疾病,冬天应选择向阳避风处,以防冻伤的发生。⑦高原的水多为雪水,水温极低,故训练时应尽量避免涉水,禁止潜水,以防肌肉抽筋而发生意外。

七、健康教育在高原病防治中的应用实例

青海省人民医院吕红英报道了其对150名政府机关人员(平均年龄38.5岁)进行急性高原病健康教育的效果。

1. 健康教育形式　通过发放健康教育小处方,让他们了解急性高原病的发生、发展、转归过程。告知他们进入高原后出现的头痛、头晕、心悸、气促、胸闷、咳嗽、食欲减退、乏力、失眠、嗜睡等一系列反应是机体适应性和代偿性的变化。

2. 健康教育内容

(1)行为指导:进入高海拔地区的起初两天,避免剧烈活动(如爬山、跑步、急速行走等),可以适量活动,如散步、慢走等。如有不适反应,应注意休息。

(2)生活指导:创造一个良好的睡眠环境,光线柔和、通风良好、室温和相对湿度适宜。失眠者必要时可口服促睡眠药物帮助睡眠,以保证充足的休息。初到高原前几天不要频繁洗浴。洗浴时水温适宜,时间不宜太长,防止消耗体力或受凉而引起感冒。准备足够的防寒衣物,注意保暖,避免受寒以免引起上呼吸道感染。

(3)饮食指导:宜食易消化、营养丰富、高糖、高蛋白及含有多种维生素的食物,如各种蔬菜、水果。少吃产气的食物,如黄豆、大豆等。进食不宜过饱,避免暴饮暴食。高原空气干燥,机体失水量大,应每天适当多饮水。禁止酗酒,避免吸烟。

(4)吸氧和药物预防:每晚低流量吸氧2~4小时,氧流量1L/min;3天后逐渐缩短吸氧时间。吸氧可以纠正缺氧,预防高原反应,能改善和减轻头痛,改善睡眠状况。为提高机体氧的耐受能力,进入高原前3天开始口服红景天、丹参片等。

(田　径　杨瑞华　索　黎　张　鸿　周　正)

第二节 物理疗法

一、物理疗法的概念

物理疗法是应用自然界和人工的各种物理因子，如光、电、声、磁、热、冷、矿物质、机械压力等因素作用于人体，以提高健康水平，预防和治疗疾病，促进病后机体康复的方法。物理治疗属于调节人体生理机制的自然疗法，无创伤、无痛苦。随着时代的发展和科技进步，人们越来越深刻地认识到人与自然的密切关系。物理治疗已成为医学中一门重要的分支，也是一门交叉学科，治疗范围很广。

二、物理治疗的起源与发展

物理治疗在我们的生活中很常见，它属既古老又年轻的医学学科。在远古的石器时代，原始人利用阳光、砭石、石针、水和按摩等方法治疗疾病，抵御疼痛。我国及古希腊、埃及、罗马的早期文献记载了阳光、冷水浴、热水浴、体操、按摩等方法治疗疾病的作用。春秋战国时期的名医扁鹊常用针灸、砭石、熨帖、按摩等方法治病。我国是世界上最早应用矿泉水、磁场治疗疾病的国家。第二次世界大战、苏联卫国战争中，苏膜用物理方法治疗创伤、疼痛、感染，伤病员康复重返前线率明显增高。

近年来科学技术飞跃发展，物理治疗技术应用和作用原理方面的研究获得了显著进步。临床应用电刺激疗法治疗心动过缓、传导阻滞；射频电消融技术治疗心室内病灶；还有高频、超高频电疗、超声碎石、超声切割、电化疗法、激光疗法等技术发展很快。现代物理学促进了医学的发展，同时也使古老的物理疗法得以不断完善，并充实了丰富的新内容。

我们这里提到的理疗主要是指常用的、广泛的、操作性强的理疗技术，治疗常见病、多发病引起的疼痛、损伤、感染等病症。

三、物理因子的主要治疗作用

物理因子的主要治疗作用有：消炎消肿作用、镇痛作用、抗菌作用、镇静催眠、兴奋神经－肌肉、缓解痉挛、软化瘢痕、消散粘连、促进机体各类创伤的修复、加速伤口愈合、加速骨痂形成、增强机体免疫力、脱敏等作用。

1. 消炎、消肿作用　物理因子具有消炎消肿作用。如紫外线疗法、超短波、毫米波、激光、磁场疗法等，可以有效地改善局部血液循环、加速炎性物质消散、增强免疫细胞功能。

肢体加压疗法通过套在肢体上的气囊有规律地充气、排气而压迫肢体软组织，促使组织间液经静脉和淋巴管回流以改善血液循环，提高心、脑、肾等重要脏器的血流量，纠正组织器官缺血缺氧状态，消除肢体局部水肿。

2. 镇痛作用　在针对疼痛病因进行治疗的基础上，应用恰当的物理因子可以较好地达到镇痛目的。例如炎性疼痛可采用上述具有消炎作用的物理因子；缺血性疼痛和痉挛性疼痛可应用毫米波、超短波、红外线、半导体激光等无热、温热效应，改善缺血、消除痉挛；神经性疼痛可应用低、中频电疗法，抑制痛觉冲动传入，达到治疗作用。

3. 抗菌、杀菌作用　毫米波、超短波、半导体激光可增强机体免疫力，协同药物治疗抗菌消炎效果明显。紫外线具有较好的杀菌作用，其杀菌效力最强的光波长为254～257nm，对金黄色葡萄球菌、枯草杆菌、绿脓杆菌、溶血性链球菌均有杀灭作用。

4. 镇静催眠　电睡眠疗法、温水浴疗法、毫米波、超短波、音频电疗、耳穴疗法、磁场疗法等能够增强大脑皮质扩散性抑制、解除全身紧张状态，因而产生明显的镇静、催眠效果。

5. 兴奋神经－肌肉　低、中频电流，如间动电流、干扰电流、调制中频电流，均可引起运动神经及肌肉兴奋，以治疗周围神经麻痹及肌肉萎缩。其机制为细胞膜受电刺激后，产生离子转移，膜通透性和膜电位发生变化，形成动作电位引起神经、肌肉兴奋。

6. 缓解痉挛　肌电生物反馈疗法可有效控制和降低痉挛的程度。温热疗法能够降低肌梭中传出神经纤维兴奋性，使牵张反射减弱、肌张力下降。毫米波、超短波、微波、石蜡疗法、太阳灯和红外线，具有全身热效应的热水浴、光浴等均可达到缓解、缓解痉挛的作用。

7. 软化瘢痕、消散粘连　中频电、音频电、磁疗、石蜡疗法、超声疗法，可改变结缔组织弹性，提高延展性，因而具有软化瘢痕和消散粘连的作用。

8. 加速伤口愈合　毫米波、半导体激光、紫外线照射可防止和控制伤口感染,且能刺激肉芽组织生长,加速伤口愈合,可显著缩短溃疡的愈合时间。

9. 加速骨痂形成　磁疗、激光、毫米波、微波、超短波、经皮电神经刺激疗法、干扰电和脉冲磁场疗法,均能促进骨质生长,加速骨折愈合。

10. 增强机体免疫力　毫米波、激光、紫外线、红外线、磁场等物理因子均有增强和调节机体免疫力的作用。

11. 脱敏作用　改善机体对外界各类因子作用的反应性。紫外线能将蛋白分解生成组胺,小剂量组胺不断进入血液,又刺激组胺酶产生,当组胺酶足够量时,分解产生过量的组胺,起到脱敏作用。

四、综合物理治疗方案

根据物理因子的作用深度和作用机制选择一种、两种或多种物理因子联合应用。

(一)治疗方法的选择

1. 根据作用深度选择

(1)作用于皮肤表面时　选择紫外线、激光(光化学效应)、长波红外线(热效应)、直流电(电化学效应)、毫米波(谐振效应)。

(2)作用于皮下脂肪层时　选择短波或超短波电容电极;短波红外线。

(3)作用于肌层时　选择毫米波、超短波、微波(无热—微热—温热效应);低、中频脉冲电流(肌肉收缩)。

(4)作用于深部及骨组织时　可选择毫米波、超短波、微波、超声波等。

2. 根据作用机制选择

(1)镇痛、镇静　选择磁疗,毫米波,低、中频脉冲电流,直流电,温热水疗,耳穴疗法等。

(2)扩张血管、促进血液循环　选择低、中频脉冲电流,直流电,高频电流,红外线和紫外线,激光等。

(3)抗过敏　选择紫外线、激光疗法、毫米波等。

(4)促进伤口愈合　选择高频电疗、激光疗法、紫外线等。

(5)抗痉挛　选择低、中频脉冲电流,高频电流,红外线等。

(6)防治下运动神经元损伤后的肌萎缩　选择低、中频脉冲电流等。

(二)治疗方法的运用

为了提高疗效和缩短病程,可以将两种或两种以上理疗方法联合应用。联合应用的物理因子之间必须有协同或相加的作用,防止相互削弱或产生拮抗作用。

1. 两种物理因子的应用　激光与紫外线促进伤口愈合;超短波与干扰电治疗躯体及四肢肌肉疼痛;水疗与电疗(低频电、直流电)促进血液循环、放松肌肉、消炎止痛等。

2. 多种物理因子的联合应用　五官疾患如鼻炎、中耳炎可用五官超短波联合激光穴位照射。关节疼痛应用磁疗、毫米波、超短波联合红外线或 TDP 照射疗法,湿热袋敷疗法等。

3. 与其他疗法综合应用　根据患者病痛情况,物理治疗结合中医的按摩、点穴、针灸、刮痧、拔罐、艾灸、耳穴等方法,以及与药物、手术、放疗等综合应用。

五、常用理疗方法

1. 低频脉冲电疗法　感应电疗法;电兴奋疗法;神经肌肉电刺激疗法;间动电疗法;超刺激疗法;电睡眠疗法;经皮神经电刺激疗法;低频电疗新技术等。

2. 中频电疗法　等幅正弦中频电疗法;干扰电疗法;正弦调制中频电流疗法;双动态调制中频电流疗法;音乐电流疗法;电脑中频电疗法等。

3. 高频电疗法　超短波电疗法;脉冲式超短波电疗法;微波(分米波、厘米波、毫米波)疗法等。

4. 光疗法　红外线疗法;电光浴疗法 ;可见光疗法;紫外线疗法;激光疗法等。

5. 声疗法　常规超声疗法;超声药物透入疗法;超声间动电疗法;超声雾化吸入疗法等。

6. 磁疗法　静磁场疗法;动磁场疗法;磁热振疗法等。

7. 传导热疗法　石蜡疗法;湿热袋敷疗法;热气流疗法;泥疗法。

8. 冷冻疗法　冷疗法;冷冻疗法等。

9. 生物反馈疗法　肌电生物反馈;手指温度生物反馈等。

10. 加压疗法　肢体加压疗法、体外反搏疗法等。

11. 传统医学疗法　按摩、点穴、耳穴、针灸、拔罐、刮痧、艾灸等。

12. 其他　牵引、静电疗法、空气离子疗法、水疗法、体育疗法、高压氧等疗法。

六、高原医疗机构常用理疗设施及使用方法

(一)电疗法

【中频电疗法】

应用频率为1～100kHz的脉冲电流治疗疾病的方法,称为中频电疗法。主要包括等幅正弦中频电疗、干扰电疗、正弦调制中频电流疗法、双动态调制中频电流疗法、音乐电流疗法、电脑中频电疗法。这里主要介绍常用的电脑中频疗法和干扰电疗法。

1. 主要治疗作用

(1)止痛作用　以低频调制的中频电流止痛效果最显著,治疗后使局部的痛阈增高,有即时止痛和后续止痛作用。

(2)促进血液、淋巴循环　可以显著地促进局部血液和淋巴循环的作用,可使小血管、毛细血管、淋巴管扩张。

(3)对骨骼肌的作用　骨骼肌产生收缩活动,电流作用深度较大,因此常用于锻炼骨骼肌。

(4)软化瘢痕和松解粘连的作用。

(5)促进神经功能恢复　直接的,如各种神经炎治疗;间接的,如神经损伤引起的并发性闭汗、肌肉萎缩、感觉及功能性障碍等。

2. 治疗技术　以BA2008－Ⅱ型电脑中频治疗仪为例。该机采用微电脑控制技术,有两个通道输出和两个温热输出,设计50个特定的系列程序处方。见图2－2－1。

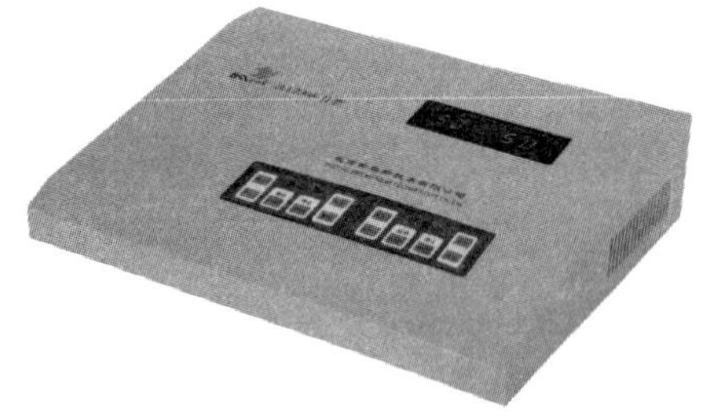

图2－2－1　BA2008－Ⅱ型电脑中频治疗仪

(1)主要技术参数

①频率:中频载波频率:2～8kHz;低频调制频率:0.5～140Hz。

②输出波形:方波、尖波、三角波、锯齿波、指数波、正弦波及数种组合波。

③调幅度:100%、60%、33%、0%。

④调制方式:连续调制、断续调制、间歇调制、变频调制和交替调制。

⑤输出电流调节方式:用按键递增、递减(100档,每档1mA)。

⑥最大输出电流:交流100mA(负载500Ω);输出电流稳定度:≤7%。

⑦工作电源:交流220V±22V,频率50Hz±1Hz;输入功率≤90W。

(2)治疗设备　电极板用无毒硅导电橡胶制成,有长方形、圆形和手指等形状;亦有自粘式电极片,黏合贴切,操作方便,可重复使用。根据病情和治疗部位选用不同形状和大小的电极。加热电极板的温度恒温在45℃以内,治疗时将电极板压平放置,用绷带或沙袋固定,以防接触不良产生针刺感或灼伤。使用电极时要注意与其配套的输出线,输出线一端插入电极小孔,另一端插入机器后面板上相应插孔或插座。电极板使用寿命为1500小时,当电极板黑色面任意两点之间的电阻>200Ω时,电极板已老化,应更换,以免灼伤皮肤。

(3)剂量和时间　感受限以引起皮肤感觉为限;收缩限以引起肌肉出现收缩为限;耐受限以能够耐受的电流强度为限。每个处方自动设定治疗时间,常规为20分钟,每日或隔日1次。

(4)操作方法

①接通电源:将随机配制的电源线一头插入机器后面板的电源插座,另一头插入220V交流电源(注意地线要接地良好)。打开电源开关,这时机器发出“嘀”的一声响,显示器显示“01”(处方号)。

②连接输出线:将两芯插头输出线的一头插入“A输出”或“B输出”插孔,另一头的2个插针分别插入电极板的小孔中。加热治疗时,用加热6芯输出线的一头插入“A加热”或“B加热”插座,另一头的3个插针分别插入2块加热电极板的小孔中。注意:“A输出”不能与“A加热”同时使用,“B输出”不能与“B加热”同时使用。

③固定电极板,按键操作:选择合适的电极板(图2－2－2)如使用硅导电橡胶电极板,应在电极与皮肤之间加棉布衬垫。棉垫用热水浸湿后拧干平铺与患区皮肤。为防止浸湿衣服,应在电极与衣服之间加塑

料巾。以弹性绷带固定。也可用自粘式电极片，黏合贴切，操作更方便。依病症选择相应的治疗处方。选择治疗处方时，分别按A、B通道的“增大↑”或“减小↓”键，使显示器显示所需的处方即可。

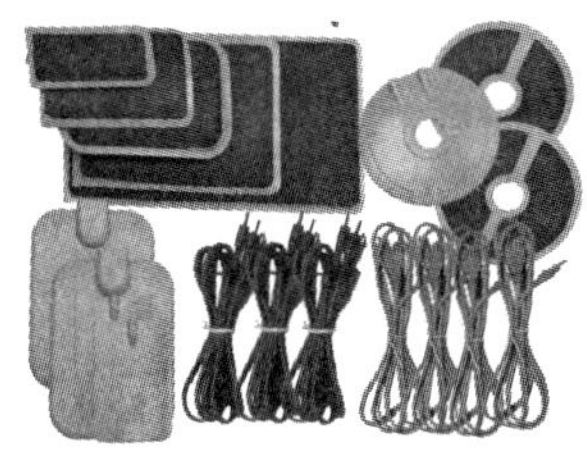
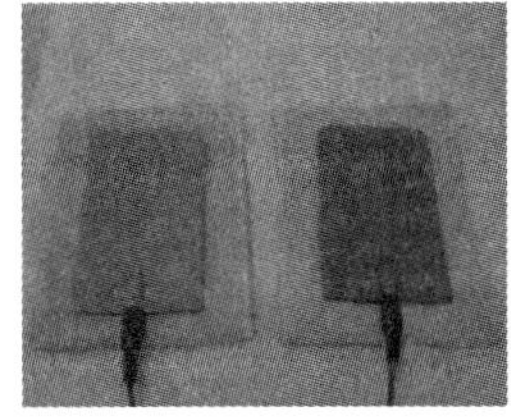

图2-2-2 电脑中频治疗仪附件及棉布衬垫

④启动输出：分别按一下A、B通道的“启动”键，这时显示器显示该处方的治疗时间。调节输出电流强度：分别按住A、B通道的“增大↑”键，使输出电流不断增大，此时相应通道的输出指示灯应点亮，操作人员注意边调节边询问患者，达到其耐受限电量时松开按键。由于开始时人体对电流比较敏感，所以过几分钟后，可适当再加大输出强度。若患者感觉量大，则按“减小↓”键将输出强度减小。停止按键3秒钟后，显示器恢复显示治疗倒计时的时间。

⑤治疗结束：机器自动切断输出电流，并发出音响提示，显示器恢复初始状态。

(5)注意事项

①应仔细阅读机器说明书后再进行操作。

②机器工作时，附近避免有强烈的电器干扰。当启动强电流输出后，切勿使输出线末端两插头或两电极相碰，以免短路。

③治疗过程中，在未将输出电流设为“0”位时，避免关、开电源，以免电击患者，应在开机后放置电极，在关机前取下电极。

④普通电极板和对应通道的热电极板不能同时使用。

⑤若输出电流调节到20mA患者仍无感觉时，应停止增加输出，检查接口及电极板情况。

(6)应用处方举例 电脑中频治疗仪包含50个处方，其中包含了多步程序处方、音频电流处方、正弦调制中频电流处方、脉冲调制中频电流处方。以下是常用的处方，可根据适应证选择。

处方1：扭伤、挫伤、腰痛、颈椎病

适用于治疗急慢性扭伤、挫伤、腰肌劳损、下背部、腰椎间盘病、腰椎后关节紊乱、颈椎病、落枕。

治疗方法：应根据治疗部位选用相应大小的电极板，对置或并置于患部。耐受限电量。

处方2：关节肿痛、骨质增生、类风湿关节炎

适用于治疗关节炎、类风湿关节炎、骨质增生、关节肿痛、髌骨软化、半月板损伤等，有明显消肿、消炎作用。

治疗方法：以膝关节治疗为例，两个107mm×72mm电极板于膝关节内外侧对置治疗。耐受限电量。

处方3：坐骨神经痛、神经炎、股外侧皮神经炎、肌纤维质炎

适用于治疗以上病症，有镇痛消炎作用。

治疗方法：以坐骨神经痛为例，两个130mm×95mm电极板，一个放在臀部，一个放在小腿后外侧治疗。耐受限电量。

处方4：肩周炎、肱骨外上髁炎（网球肘）、腱鞘炎

适用于治疗肩关节周围炎、肩关节活动功能障碍、网球肘、腱鞘炎。

治疗方法：以网球肘为例，将两个直径为60mm×95mm的电极板，一个放置肱骨外上髁部，另一个放在同侧临近处，或将两个电极板在肘关节内外侧对置。耐受限电量。

处方5：盆腔炎、附件炎、注射后硬结

治疗方法：两个直径为130mm×95mm电极板放在下腹部和腰骶部对置治疗；或并置于下腹部。注射后硬结：将电极板直接置于硬结处。

处方6：咽炎、喉炎、声带小结、声带麻痹

治疗方法：将两个直径为40mm的圆形电极板置喉部两侧治疗。耐受限电量。

处方7：胃下垂、胃肠功能紊乱、便秘

治疗方法：将两个135mm×95mm电极板放在腹部和腰部前后对置治疗。耐受限电量。

处方8：面神经麻痹、周围神经损伤、电体操（弱）

适用于治疗因周围神经损伤所致的周围神经麻痹。

治疗方法：将一个小号圆电极板放在肌肉和神经的运动点上，另一个130mm×9.5mm电极板放在腰颈部或腰骶部。耐受限电量。也可用自粘式电极片，黏

合贴切，操作方便，可重复使用。

处方9：消除运动后疲劳

适用于消除腰部肌肉、大腿肌肉、小腿肌肉的运动后疲劳。

治疗方法：取与该部位相应大小的电极板对置或并置治疗。耐受限电量。

处方10：电体操（强），锻炼刺激肌肉，使肌肉发达

电体操是应用调制的中频电流刺激正常肌肉或失神经支配的肌肉，使其收缩以达到某一具体治疗目的的方法。

治疗方法：根据所需刺激肌肉的体积选择好电极板，放置于需进行刺激的肌肉起始两端治疗。耐受限电量。输出电流量越大，效果越明显。

处方11：镇痛、各部位软组织损伤

适用于治疗急慢性轻度扭伤、挫伤、肌肉劳损，各部位的酸痛不适等，有良好的镇痛作用。

治疗方法：选择相应大小面积的电极板对置或并置患处。耐受限电量。

处方12：镇痛、各部位软组织损伤

适用于治疗陈旧性软组织损伤。

治疗方法：同处方11。

处方13：消炎、消肿

适用于改善血液循环、促进淋巴回流、消炎、消肿（如闭塞性脉管炎、糖尿病所致的周围神经血管病等）。

治疗方法：选择相应大小的电极板直接对置或并置患处。耐受限电量。

其他处方参考仪器说明书。

（7）禁忌证　全身情况不佳，如高热、昏迷、恶性肿瘤、心力衰竭、出血倾向等；皮肤损伤、急性化脓性炎症、急性湿疹、金属异物等。

【立体动态干扰电疗法】

1. 主要治疗作用

（1）镇痛　可引起疼痛部位皮肤和神经纤维兴奋形式的改变，并使受损细胞所释放的前列腺素、缓激肽、组织胺等致痛物质减少。

（2）改善血液循环　作用于自主神经及担负新陈代谢的细胞器而致血液循环得到加强。

（3）对神经肌肉的作用　其刺激强度和部位有较大的动态变化，对神经肌肉直接作用后可引起特殊形式的生理收缩，交替地激活肌肉纤维，以免肌肉疲劳。通过电体操可以刺激萎缩的肌肉或体力弱的肌肉，使紧张的肌肉松弛。

（4）调节内脏器官功能的作用　通过对自主神经、血液循环以及平滑肌的影响，改善胃肠平滑肌的张力及内脏器官的血供和功能。

2. 治疗技术　仪器设备见图2－2－3。该仪器是电脑型电疗仪。面板上有六大治疗处方供选择。每种处方可自动变换12种治疗方式，共有72种治疗方式。星状电极，有两种大小不同的电极，适合在不同部位治疗，每次治疗采用一对电极。每个星状电极上都有排列成三角波的3个小电极，每对星状电极的左右两对小电极的方向是相反的。将3组相差0～100Hz的中频电流交叉输入人体，在体内形成立体干扰场，由此产生深部位的治疗效果。

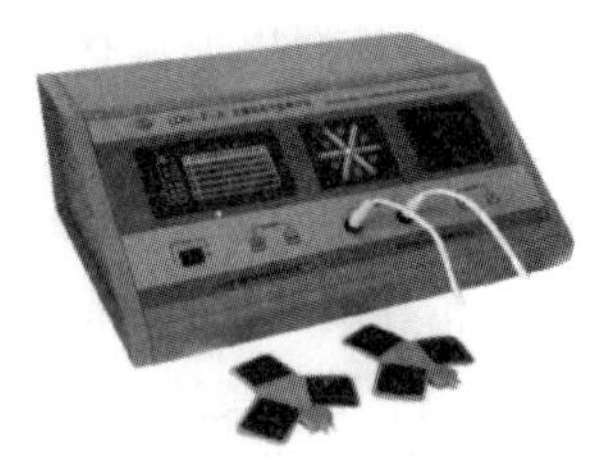

图2－2－3　LDG－2－A型立体动态干扰电疗仪

3. 操作常规

（1）患者取舒适体位，暴露治疗部位。

（2）选好电极，棉衬垫用温水浸透拧干，套在电极板外。

（3）采用对置或并置法。对置：两个星状电极在治疗部位的上下或两侧反方向放置；并置：两个星状电极在治疗部位上同方向放置。以沙袋、固定带或患者自身体重固定电极。

（4）检查治疗仪的输出是否在零位。按治疗需要选择差频参数。

（5）接通电源，同时缓慢调节输出，电流强度以患者电极下出现麻痹感（感觉阈）或肌肉收缩反应（运动阈）为度，也可在阈上或阈下，也可以达到耐受限（患者最大耐受量）。治疗中患者电极下感觉减弱时可再稍加大电流强度。每次治疗20～30min。

（6）治疗完毕电流输出自动调回零位，取下电极、

棉衬垫。

(7)治疗每日或隔日1次,10次为1疗程。

4. 注意事项

(1)按说明书正确放置电极,以保证交叉电流能通过病变部位。

(2)治疗仪有电流输出时,同路电极不得相互接触。

5. 适应证和禁忌证

适应证:颈椎病、关节炎、肩关节周围炎、扭挫伤、肌纤维组织炎、骨折延迟愈合、术后肠粘连、肠麻痹、迟缓性便秘、尿潴留、压迫性张力性尿失禁、胃下垂、失用性肌萎缩、坐骨神经痛等。

禁忌证:恶性肿瘤、急性炎症、出血倾向、局部金属异物、心脏起搏器、对电流不能耐受者。

【高频电疗法】

医学上将100kHz以上的交流电称为高频电,以高频电作用于人体治疗疾病的方法称为高频电疗法。按频率分为如下几类:

(1)高频电疗法　包括150~1000kHz,共鸣火花电疗法;1.625MHz,中波疗法;13.56MHz、27.12MHz,短波疗法。

(2)超高频电疗法　40.68MHz、50.0MHz,超短波疗法。

(3)特高频电疗法　包括433.9MHz、915MHz,分米波疗法;2450MHz,厘米波疗法。

(4)极高频电疗法　37.50GHz、42.25GHz(波长8mm、7.1mm)或53.57GHz、61.22GHz,(波长5.6mm、4.9mm)毫米波疗法。

以下主要介绍常用超短波疗法、毫米波疗法和微波疗法。见图2-2-4和2-2-5。

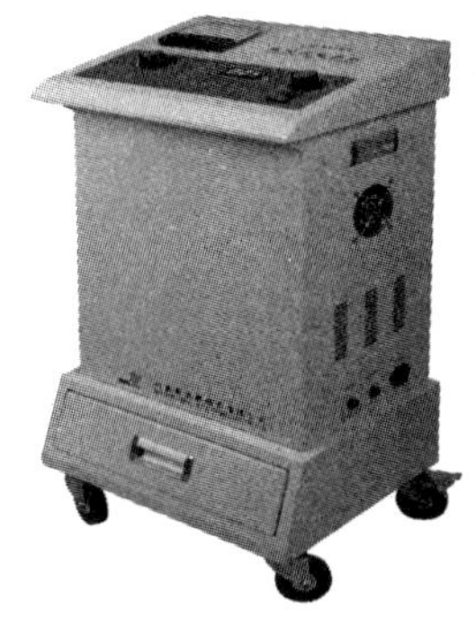

图2-2-4　超短波电疗机BA-CD-II

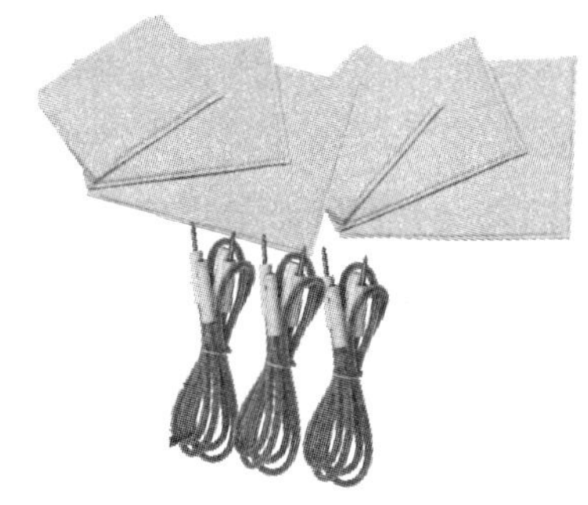

图2-2-5　超短波电疗机附件

1. 超短波疗法

(1)超短波疗法主要治疗作用

①对神经系统的作用:小剂量的超短波电场,能促进周围神经再生,大剂量抑制再生过程。对脑、脊髓的各种炎症性疾病,超短波有直接消炎的作用。

②对心血管的作用:无热量和微热量超短波可引起毛细血管扩张。在一定范围内增加作用强度,可使深部内脏血管扩张,比其他物理疗法引起的血管扩张更持久、作用更深。

③对消化系统的作用:动物实验发现,超短波有促进胃肠分泌和胃肠吸收的作用。在温热的作用下,还有解除胃肠痉挛的作用。

④对肾脏的作用:作用于健康人肾区,有利尿作用,增大剂量则利尿作用增强。温热量超短波作用于肾区治疗肾功能衰竭(尿路阻塞除外),可以解除肾血管痉挛。增加肾血流量,有显著的利尿作用。

⑤对结缔组织的作用:小剂量有促进肉芽组织和结缔组织再生的作用,加快伤口愈合,但大剂量长时间则可使伤口及周围结缔组织增生过度、脱水老化、坚硬,影响伤口愈合。

⑥对炎症过程的作用:超短波对炎症过程有良好的作用,特别是对急性化脓性炎症有显著的效果。不同剂量对不同炎症的作用机制不同。例如,对急性化脓性炎症,应采用无热量超短波治疗,若采用温热量则会因组织细胞通透性进一步增高,渗出加剧而使炎症恶化,当炎症发展至亚急性和慢性期,则应改用微热量或温热量,以促进炎症产物的吸收。

(2)治疗方法

①电极:超短波主要采用电容场法,电极常用橡皮

板式电容电极,有大、中、小三种规格。大功率超短波用于体表,为长方形电极。五官超短波为圆形电极。

②电极放置

对置法:两电极分别置于治疗部位两侧,电力线贯穿组织,作用较深。注意电极应与体表皮肤保持平行,否则电力线分布不均匀;电极与体表的间隙大小也会影响电力线的分布,间隙小则体表电力线密度比深部大,间隙大则两者相差不大,作用均匀。因此,治疗深部组织及内脏器官应增大电极与体表间的距离。

并置法:两电极置于人体的同一平面上,注意两电极间的距离不能太小,否则会引起两电极的电力线短路。两电极的最近距离应大于两电极与体表间隙之和,以微热量的距离计算应大于6cm。适用于皮下及脂肪组织等表浅组织病变。

单极法:主要用于五官超短波。一电极置于治疗部位,另一电极置于治疗区域较远处。适用于治疗五官及表浅病灶。大功率电疗机器禁用单极法。

③剂量:包括治疗功率和治疗持续时间。常用剂量等级参考:参考患者感受和输出功率。分别为:无热量、微热量、温热量、热量。大功率超短波:(体表超短波)常用于胸腹部、脊柱、四肢关节。中号板状电极,常用治疗剂量为60～80mA,微热、温热量。治疗时间:每次15～20min。小功率超短波:(五官超短波)常用于眼部、鼻部、耳部炎症及面神经炎、三叉神经痛、牙龈炎、颞下颌关节炎、扁桃体炎、咽喉炎等。治疗剂量为30～50mA,无热量～微热量。根据部位选择合适的电极,对置或并置,有支架固定,与体表保持距离约1cm,治疗时间:每次10～15min。

(3)操作常规

①除去患者治疗区域的一切金属物品。

②根据病情选择电极,将电极置于治疗部位,电极与治疗部位体表应加衬垫,衬垫中间用毛毡或棉垫制作,外套用纯棉布缝制,可更换清洗。

③接通电源,预热3～5min后,再调至“治疗”档,调节调谐按钮,使机器处于谐振状态。

④治疗中应经常询问、观察患者反应,如诉过热或头晕、心慌等不适,应停止治疗并及时处理。

(4)注意事项

①治疗时一定要注意使机器处于谐振状态,谐振是通过调节可变电容的电容量使输出电路的振荡频率与振荡电路的频率一致,使治疗电极获得最大的功率输出。禁止在非谐振状态下进行治疗。

②治疗中两个电极导线不能缠绕,不可交叉互相接触。治疗中不能随便移动体位。

③局部伤口分泌物较多时应清洗后再做治疗。治疗局部有汗液应擦干后再治疗。

④在皮肤感觉障碍、瘢痕、骨突出部位治疗时,应注意间隙,放好衬垫,防止烫伤。妇女月经期应避免进行下腹部治疗。

⑤脂肪层厚的部位不易用电容场法热量级剂量治疗时,防止因脂肪过热引起皮下痛性硬结。停止治疗后可自行消失。

(5)适应证

①炎症性疾病:包括软组织、五官和内脏器官的急性、亚急性炎症、慢性炎症急性发作期,如毛囊炎、疖、痈、蜂窝织炎、脓肿、溃疡、窦道、丹毒、甲沟炎、指头炎、手外伤后感染、乳腺炎、淋巴结炎、静脉炎、睑缘炎、外耳道炎、中耳炎、鼻炎、鼻窦炎、咽炎、扁桃体炎、喉炎、牙根尖炎、冠周炎、颌面间隙感染、支气管炎、肺炎、胃炎、肠炎、阑尾炎、肾炎、肾周围脓肿、膀胱炎、前列腺炎、盆腔炎、前庭大腮腺炎、化脓性关节炎、化脓性骨髓炎、术后伤口感染等。

②疼痛性疾病:面神经炎、周围神经损伤、神经痛、肌痛、灼性神经痛、幻痛等。

③血管和自主神经功能紊乱:闭塞性脉管炎、雷诺病、痔疮、血栓性静脉炎等。

④消化系统疾病:胃肠功能低下、胃肠痉挛、胆囊炎、慢性溃疡性结肠炎、过敏性结肠炎等。

⑤软组织、骨关节疾病:肌纤维组织炎、软组织扭挫伤、肌肉劳损、肩关节周围炎、肱骨外上髁炎、颈椎病、腰椎间盘突出症、骨性关节病、骨折愈合迟缓、关节积血、关节积液。

(6)禁忌证　出血倾向、心血管功能代偿不全、活动性结核、恶性肿瘤、植入心脏起搏器者。

2. *毫米波疗法*　毫米波是指波长1～10mm,即频率30～300GHz的高频电磁波,又称EHF(极高频,Extremely high frequency)电磁波。毫米波疗法(millimeter wave therapy)是应用EHF频段由具有特定参数的弱毫米波($1\sim10mw/cm^2$)防治疾病的方法。其特点是治疗范围广,镇痛消炎、促进伤口愈合、增强免疫力等疗效明显,安全性能好。

(1)毫米波生物物理学特性　属于微波,在电磁波谱分布图上与远红外线相邻,其物理学特性除具有微波的共性以外,还具有波长短、能量小、强度低等特点。研究认为其辐射时的极高频电磁波与人体组织细胞所产生的振荡频率十分接近。当接受这种电磁波能量时,细胞、分子聚合物对毫米波辐射的谐振吸收,产生不属于温度变化的生物学效应——非热效应。会导致离子活性迁移的加速、细胞膜渗透性的改变、双层脂类化合物膜离子渗透率增大。蛋白质、酶、氨基酸等选择性吸收了谐振能量,离子产生运动,从而使局部血管扩张、血流加速、组织细胞营养代谢增加,组织功能和再生能力提高,病理产物和代谢产物的吸收与排泄加速。

(2)主要治疗作用

①促进上皮生长、加速伤口愈合和溃疡愈合　在毫米波的作用下,生物体蛋白质、酶、氨基酸等选择性吸收了谐振能量,离子产生运动,引起组织细胞内化学成分改变,破坏或减弱细菌及其毒素作用。另外,由于组织毛细血管扩张,血流速度加快,组织代谢过程加强,细菌生长受抑,从而加速了伤口愈合。

②消炎、止痛作用:由于毫米波对含水量多的组织有选择作用,可改善局部组织的新陈代谢和血液循环,使渗出物与致病物质排除加速,从而达到消炎、消肿、止痛目的。

③促进骨痂生长、促进骨折愈合:影响骨痂生长的一个重要因素是骨折断端发生微循环障碍,在毫米波作用下,通过直接或间接生物学效应,改善骨折断端微循环,促进新生血管形成,促使骨盐沉着提早进行和骨痂生长,从而加速骨折愈合。

④降血压作用:毫米波作用于颈上交感神经节,通过神经反射机制,促进大脑皮质脑干神经动力学互相作用,使功能获得重建,表现为传入神经纤维冲动频率增加,从而使周围血管张力下降。

⑤增强免疫功能:研究证实,T淋巴细胞在总体上与产生的抗体具有共振性质,保证在免疫应答反应中抗原与抗体间的引力,外界毫米波与免疫系统发生相互作用时,可增强其功能。

(3)设备与治疗技术

①治疗设备:以北京百全毫米波治疗仪为例,见图2-2-6。

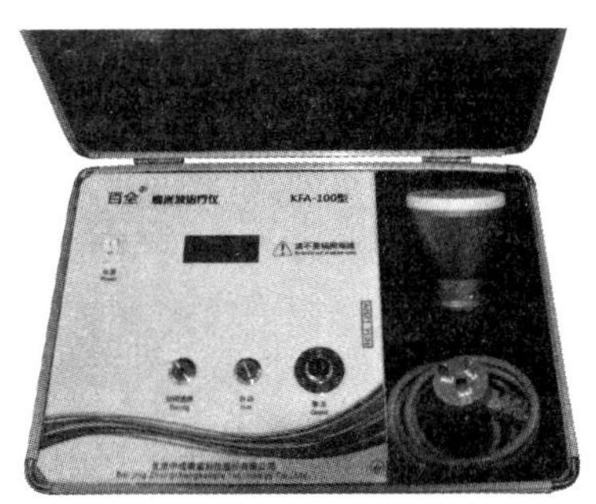

图2-2-6　KFA-100型毫米波治疗仪

工作频率:30~40GHz;波长:7.5~10.0mm;功率密度:$4\sim9mW/cm^2$;治疗时间:15分钟/档,共六档;输入功率20W;输出通道:单通道,配置一个钟形毫米波辐射器,辐射面积$15.13cm^2$。

②治疗技术:患者取舒适体位,确定治疗部位。以患区、痛点、相关经络穴位以及脏器的体表投影部位为照射部位。暴露治疗部位,也可穿单层薄面衣服。调整支架固定辐射器,或用绑带固定,或手持辐射器。接通电源,打开输出开关,调节治疗时间等参数。辐射器喇叭口中心对准治疗部位,直接接触照射。照射伤口或创面时,间隔距离0.5cm。每次治疗20~30分钟,1次/日,每疗程10次。穴位治疗:每穴15min,2~4个穴位,1次/日,每疗程10次。疗程间隔2~3天,1~2疗程。

(4)注意事项

①治疗部位应保持清洁,伤口创面敷料应用薄层干纱布。

②因辐射器输出时无热量,患者无感觉,治疗前应观察仪器输出指示灯是否显示正常输出。

③辐射器是发出毫米波的主要部件,要妥善放置,防止撞击或掉落。

(5)适应证

①内科疾病:慢性胃炎,肠炎、胃及十二指肠溃疡、溃疡性结肠炎、高血压病、冠心病、咽喉炎、气管炎、肺炎、慢性阻塞性肺部疾病等。

②软组织、骨关节伤病:颈椎病、腰椎病、肩关节

周围炎、膝关节损伤、风湿性关节炎、骨折、扭挫伤、肌纤维组织炎、筋膜炎、伤口愈合迟缓、烧伤等。

③炎症性疾病：毛囊炎、疖、痈、蜂窝织炎、丹毒、手部感染、淋巴结炎、静脉炎、面神经炎、中耳炎、颞下颌关节炎、肾盂肾炎、前列腺炎、盆腔炎等。

④其他：失眠、三叉神经痛、慢性疼痛、带状疱疹遗留神经痛、白细胞减少等。

(6)禁忌证　禁用于眼部、月经期或妊娠期下腹部、高热、活动性出血、体内或体表金属异物局部、心脏起搏器局部。

3. 微波疗法

(1)主要治疗作用　同超短波。

(2)治疗技术

①仪器设备：微波辐射器。因微波弥散性大，故传输时需用特制的传输系统，包括波导管（或同轴电缆）和辐射器。辐射器的种类有：圆形辐射器、长形或矩形辐射器、马鞍形辐射器、聚焦和体腔辐射器、微带辐射器。分别适合于不同的部位。辐射器的应用距离方法：有距离辐射（以空气为间隙，多采用圆形、长形、马鞍形辐射器，治疗时要求辐射器与人体表面有一定的空间距离，一般为3～10cm），直接接触辐射（聚焦辐射器、体腔辐射器治疗时要求用接触辐射法。辐射功率一般≤10W。）

②剂量：微波治疗的剂量指标包括患者吸收微波功率和辐射治疗时间。但目前多以患者的主观温热感参考。

无热量：无温热量感；

微热量：恰有温热量感；

温热量：有舒适的温热量感；

热量：有尚可忍受的热感。

(3)操作常规　以目前常用的微波治疗机为例（波长12.24cm，频率2450MHz，厘米波，体表照射）。

①治疗前：除去患者身上的金属物品，取舒适体位，治疗部位不须裸露。选择相应的辐射器，移动支臂，使辐射器对准治疗部位。根据辐射器要求决定辐射器与皮肤之间的距离，一般为3～10cm。

②治疗时：将治疗仪接通后，调节输出旋钮，达到治疗要求剂量。治疗剂量根据患者的温热感分级，与超短波疗法相同，同时也参考电流表指示的瓦数。急性炎症选择无热量，亚急性和慢性炎症选择微热量<50W，每次治疗8～10分钟。治疗时应注意询问患者的感觉，如患者感觉过热或有灼痛感，应终止治疗，检查是否有灼伤。如有灼伤应及时处理。

③治疗结束：将治疗仪输出回零，关闭电源，移开辐射器。

④治疗频度与疗程：每日或隔日治疗1次，10次为1疗程。

(4)注意事项

①治疗前检查治疗仪各部件能否正常工作、支臂有否松动、辐射器馈线是否完好无损。

②辐射器与输出电缆必须紧密接触，未接辐射器前不得开机。

③辐射器有输出时不得空载，更不能朝向四周空间，尤其不能朝向金属物与人的眼部。有输出的辐射器只能朝向患者的治疗部位或盛有水的塑料盆。

④治疗时治疗部位体表要保持干燥，伤口的湿敷料及油膏应予除去。

⑤腹部治疗前患者必须先排空大小便，也不得在饱餐后治疗。

⑥避免照射感觉障碍或血液循环障碍的部位。不应依靠患者的感觉增加剂量，防止灼伤。治疗剂量以微热量为宜。

⑦手表、手机、收录机、电视机、移动电话、精密电子仪器必须远离治疗仪，以免发生干扰。

(5)适应证

①炎症性疾病：丹毒、蜂窝织炎、乳腺炎等软组织化脓性炎症吸收期。

②软组织、骨关节伤病：软组织扭挫伤恢复期、肌纤维组织炎、棘间韧带损伤、肩关节周围炎、肱骨外上髁炎、术后伤口愈合延迟、慢性溃疡、压疮、烧伤、冻伤等。

③内科疾病：慢性支气管炎、慢性胃炎、胃十二指肠溃疡等。

(6)禁忌证　同超短波疗法。

(二)光疗法

【红外线疗法】

红外线肉眼不可见，用红外线治疗疾病的方法称为红外线疗法。目前医用红外线分为两段，即短波红外线和长波红外线。

生物物理学特性：按波长划分为短波红外线（1.5～0.76μm）和长波红外线（15～1.5μm）。红外线对人体的穿透深度：在生物物理学上，将强度降到起始值的50%的深度称有效穿透深度。短波红外线的穿透深度为1～10mm，可穿透皮肤达到血管、淋巴管、神经末梢及其他皮下组织。长波红外线可穿透深度为0.05～1mm，仅达到皮肤浅层。

1. 治疗作用

（1）促进局部渗出物的吸收，减轻局部肿胀，组织张力下降，达到消肿止痛的作用。

（2）解痉和缓解肌紧张，温热作用于骨骼肌和平滑肌，可使组织温度升高，达到解痉止痛的效果。

（3）改善血液循环，促进代谢过程，使组织营养状况得到改善。清除致痛化学介质，对于局部浅层组织的慢性炎症及某些疼痛性疾病有镇痛作用。

2. 治疗技术　仪器设备有红外线治疗仪见图2－2－7。

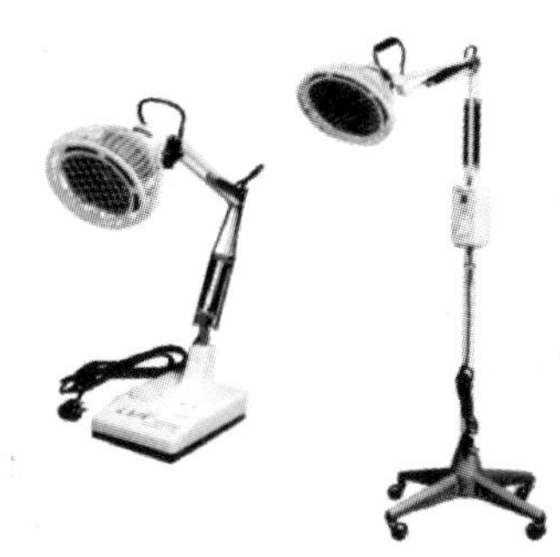

图2－2－7　红外线治疗仪

（1）红外线灯　发出不可见的红外线，波长为15μm～770nm，以2～3μm的长波红外线为主。适用于局部治疗。

（2）石英红外线灯（白炽灯）　发出95%的红外线、5%的可见光，其波长为350～4μm，主要为800nm～1.6μm的短波红外线。功率多为300～500W，最好加防护罩，适于局部病灶较深的部位。

（3）TDP辐射器（特定电磁波辐射器）　波谱范围0.55～25μm，属于长波红外线。

辐射器的选择：

①根据部位大小选择 小部位治疗采用<300W的小功率辐射器；大部位治疗采用>500W的大功率辐射器。

②根据病灶深浅选择 病灶较深的选用短波红外线；浅表部位选用长波红外线。

3. 操作常规

（1）治疗前应检查灯头、灯罩，螺丝拧紧固定。一般预热5min，TDP辐射器需预热20min。

（2）患者采取舒适体位，暴露治疗部位，检查患者治疗局部的皮肤感觉是否正常；如有创面应先清洗再照射。头面部治疗时，应注意保护眼睛，可用湿纱布（厚1cm）遮盖。

（3）告诉患者应感觉到舒适的温热感，而不是可耐受的最大热感。并要求患者不要离红外线灯过近或接触，以防止灼伤。一旦患者感觉过热，应立即报告。

（4）将辐射器固定于治疗部位的上方或侧方，应使大部分红外线垂直辐射于治疗部位。

（5）皮肤与辐射源的距离决定受热的程度。距离可根据辐射器的功率而定，750～1000W不发光灯为90cm，50～500W不发光灯为75cm；1000W发光灯为75cm；500～600W发光灯为60cm；250～300W发光灯为30～40cm；200W以下发光灯为20cm。具体可根据患者的感觉升高或降低，升高可产生更多的热，反之则减少热的产生。为了安全起见，在改变灯的距离时，应注意离患者远些。

（6）治疗剂量也可由治疗时间调节。初次治疗，亚急性疾病的治疗时间或电刺激前的预热时间，以15～20min为宜；慢性疾病治疗时间为20～30min。

（7）治疗中应随时询问患者的感觉，观察局部反应。

（8）在整个治疗过程中，出汗可增加热的挥发，因此应及时擦干汗液。

（9）治疗结束后，关机并移去红外线灯，擦干皮肤，穿上衣服，并让患者卧床休息数分钟。

（10）治疗后进行必要的评定，包括检查皮肤的状况和整体生理功能状态等。

（11）治疗频度。亚急性疾病为1～2次/d，慢性疾病可酌情减少。

4. 注意事项

（1）治疗时患者不得随意移动体位，以防触碰灯具引起灼伤。皮肤感觉障碍、瘢痕、植皮部位和骨突出部位治疗时,应特别小心并经常询问,观察局部反应。治疗时间应严格掌握,不能超过30min。治疗中患者如诉头晕、疲乏无力等不适,应停止治疗并对症处理。

(2)因眼内含有较多的液体,对红外线吸收较强,易引起白内障,因此,头、面部不宜治疗。肩、胸部治疗时,患者应戴墨镜,注意保护眼睛。

(3)昏迷或局部感觉障碍、血液循环障碍、瘢痕者、肢体有动脉阻塞性疾病时,不宜治疗。

(4)治疗中患者若出汗过多、感觉头晕、心慌,应适当加大灯距,或关闭光浴器部分灯泡,以免过热。

(5)急性创伤后不宜用红外线治疗,待24~48h局部渗出和出血停止后,可从小剂量开始,以免加剧肿痛和渗出。

(6)治疗部位有伤口时应先予清洁处理。

(7)多次治疗后,治疗部位皮肤可出现网状红斑,以后有色素沉着。

5.适应证

(1)软组织炎症吸收期　疖、痈、丹毒、蜂窝织炎、淋巴炎等软组织炎症吸收期。

(2)亚急性和慢性损伤　肌肉劳损、挫伤、损伤性滑囊炎、踝关节捩伤等,尤其是软组织扭挫伤恢复期等。

(3)伤口　需要收敛干燥的渗出性伤口。

(4)各种慢性关节炎和关节病　适用于膝、指、腕、踝等较浅的关节。

(5)配合其他理疗　配合紫外线治疗疖、痈等感染;在电刺激之前刺激皮肤出汗以改善皮肤导电性。

(6)其他　较浅部位的神经炎和神经痛、关节纤维性挛缩、神经性皮炎、胃肠炎等。

6.禁忌证　急性炎症、高热、水肿、恶性肿瘤、活动性结核、活动性出血或出血倾向、外周血管疾病、感觉缺失不能明确判定热度的患者。

7.常用的治疗方法

(1)胸或背部照射法　患者仰卧或侧卧,暴露治疗部位,胸部(上至颈前,下至剑突),以胸骨柄为照射中心;背部(上至后颈部,下至第10胸椎),以第1、2胸椎为中心。适用于气管炎,胸、背部疾病。

(2)腰部照射法　患者取侧卧位或坐位,暴露腰部,以痛处为中心照射。适用于腰肌筋膜炎、腰肌劳损等软组织疾病。

(3)腹部照射法　患者仰卧或侧卧,暴露腹部,以脐为中心或患部为中心照射。适用于肠粘连、肠痉挛、慢性结肠炎。

【紫外线疗法】

紫外线是光谱中位于紫光之外,波长小于紫光的不可见光线,其波长为400~180nm,光量子能量高,有明显的光化学效应。根据紫外线的生物学特点,将医用紫外线分为三段:

长波紫外线(UVA):波长400~320nm;

中波紫外线(UVB):波长320~275nm;

短波紫外线(UVC):波长275~180nm。

紫外线对人体的穿透深度:机体对紫外线的敏感度受年龄、性别、肤色、生理状况、身体不同部位、既往接触阳光、疾病、药物、食物、其他物理因子作用等多种因素的影响,个体差异较大。在人体的各部位对,紫外线的敏感度不同,选择照射剂量应考虑到影响因素。

短波紫外线为0.1~0.01mm,主要达表皮浅层;中长波紫外线为1~0.1mm,主要达表皮深层、毛细血管和神经末梢。皮肤对紫外线的反应主要是红斑反应和色素沉着。

红斑反应:一定剂量的紫外线照射皮肤后,经过一定时间,照射野皮肤上呈现的边界清楚、均匀的充血反应。

色素沉着:是紫外线照射引起的另一种可见的反应。光照引起的色素沉着有两种类型,即直接色素沉着和延迟色素沉着。

1.主要治疗作用

(1)消炎作用　红斑量紫外线照射可加强血液和淋巴循环,加强新陈代谢,使网状内皮细胞的吞噬功能增强,提高机体的免疫能力。对浅层感染及开放性感染,紫外线能直接作用于细菌,对控制感染和炎症有明显的作用。不同剂量的紫外线可治疗不同阶段的炎症,在炎症浸润期能防止液化,促进吸收;如炎症已化脓,则可促其早熟使炎症局限化。

(2)加速组织再生　小剂量的紫外线照射能加速组织的再生,促进结缔组织及上皮细胞的生长,可促进伤口或溃疡面的愈合。

(3)止痛作用 紫外线照射对交感神经有"封闭"作用,即当其兴奋性高时,以局部红斑量照射可降低兴奋性,具有止痛作用。可治疗神经痛或伴有疼痛症候的疾病,如带状疱疹等。

(4)抗佝偻病作用 在人体皮肤中含有7-脱氢胆固醇,经中波紫外线照射后,可转变成维生素 D_3,它具有很强的治疗佝偻病的作用。

(5)脱敏作用 其作用波段为中波紫外线。紫外线照射可产生少量组胺,被血液吸收刺激组织产生组胺酶,多次进行全身亚红斑量或局部红斑量照射,组织中的组胺酶的含量增加,不断分解产生过多的组胺,而达到脱敏作用。

(6)色素沉着 能治疗色素脱失性皮肤病。

(7)加强药物作用 用红斑量紫外线照射,可使照射部位的血管渗透性增高,血液循环改善,使药物能较多地集中在病灶部位,加强药物的治疗效果。

2. 紫外线剂量的测定及人体对紫外线的敏感性

(1)紫外线剂量的测定 应用生物学反应的程度计算紫外线剂量。

①生物剂量(minimal enythemal dose,MED):使用一定的紫外线灯管,在一定的灯距下,照射后引起最弱红斑量所需的最短时间为一个生物剂量。单位:s(秒)。

②测定部位:选择体表对紫外线最敏感的区域,如腹部两侧、胸部两侧、上臂内侧和大腿内侧等,一般常选用下腹部或上臂内侧。

③测定用品:目前常用的是ZYY-9型紫外线治疗机(低压水银石英灯),生物剂量测定器:长方形或圆形不透光薄板,每孔大小1.5cm×0.5cm,孔间距离0.5cm,一般为6孔,上置一块相同大小的活动遮盖板。

④测定步骤:患者取合适体位,将测定器固定于被测部位,周围用治疗巾遮盖。将光源垂直对准测定器,距离皮肤1~2cm。按每隔1秒照射,依次抽动插板各孔,直至6孔照射完毕。照射6~8h后观察测定结果,以出现最弱红斑孔的照射时间为一个生物剂量。如在24h观察,则以当时存在的最弱红斑量的前一孔的照射剂量计算。如照射后6隔孔均未出现红斑或全部出现红斑,则应适当增减每孔照射时间,重新测定。

剂量分级:紫外线照射后的剂量按受照射区皮肤的红斑反应进行分级,通常采用5级法:

①0级红斑(亚红斑量):1个MED以下,皮肤无红斑反应。

②Ⅰ级红斑(弱红斑量):1~3个MED,皮肤有微弱的红斑反应,界线可辨,约24h后消退。

②Ⅱ级红斑(红斑量):4~7个MED,皮肤有鲜红色红斑,稍肿,轻度灼痛,2~3d后消退,伴轻度色素沉着。

③Ⅲ级红斑(强红斑量):8~12个MED,皮肤有暗红色红斑、水肿、灼痛,4~5d后消退,伴色素沉着。

④Ⅳ红斑(超红斑量):10个MED以上,皮肤有暗红色红斑、水肿、出现水疱、剧烈灼痛,5~7d后消退,伴明显色素沉着。

3. 应用方法 以常用的ZYY-9紫外线治疗机为例,见图2-2-8。

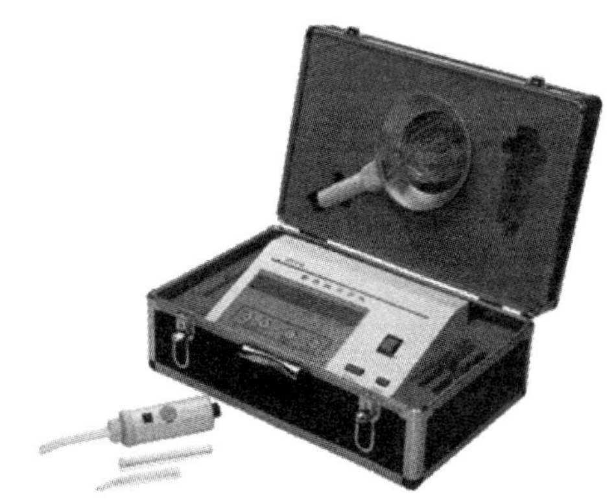

图2-2-8 ZYY-9紫外线治疗机

(1)主要技术参数

①输出紫外线波长:254nm占85%;其他波长占15%。

②电源:220V±0.1V,50Hz。

③工作电压:大灯管50V±5V,20kHz±0.1kHz;小灯管30V±2V,20kHz±0.1kHz。

④功率:整机功率≤30W;大灯管功率18W;小灯管功率10W;误差:±0.1V。

⑤外线辐射强度:小灯管引起皮肤最弱红斑量MED≤1秒(直光导抵近照射);大灯管MED≤2秒(距

离照射面30mm)。

⑥紫外线有效辐射直径:体腔≤14mm;体表≤180mm。

⑦治疗计时范围:1～999秒(可调),误差±0.1。

(2)操作方法

①插接好输出电缆线,连接电源,根据治疗需要选择体表或体腔照射治疗方式。

②开启电源开关,紫外线灯管亮,预热约20秒;此时数字显示为10秒,可根据需求通过主机板面升、降键预置治疗时间。

③体表照射(包括小面积照射)时,将治疗光盘灯管抵近患部距离3cm,按动手把按钮(按一下即松开),此时治疗指示灯亮,治疗开始后治疗时间倒计时,治疗时间到,音响提示,将紫外线灯治疗盘迅速移开治疗区域。待音响停止后数字显示自动复位。

④体腔照射时,按动主机面板上治疗选择键,切换到体腔治疗状态。根据病情选择体腔光导棒,旋松手把上的固定螺母,将光导棒轻轻插入光导棒孔,以触到灯管为准,再把螺母固定紧。灯管预热20秒,将光导棒伸入腔内对准治疗区,按动治疗启动键开始治疗。治疗结束,光导棒立即移开治疗区,旋松螺母,取下光导棒,洗净浸泡于75%乙醇溶液中消毒。

(3)治疗处方应用指导

①体表照射:1个生物剂量=2秒(灯管距照射部位3cm)

②体腔照射:直光导1MED=1秒;鼻光导1MED=2秒;大弯光导1MED=3秒。治疗处方参考见表2-2-5。

表2-2-5 紫外线照射治疗机处方参考

病种	照射部位	首次剂量(MED)	增加剂量(MED)	照射间隔	照射次数
疖肿	面部	3-5	1-2	隔日	3-5
	躯干	6-8	1-2	每日或隔日	3-5
痈	四肢	8～10	1～2	每日或隔日	3～5
	颈后	6～8	1～2	每日或隔日	3～5
	背部	6～8	1～2	每日或隔日	3～5
蜂窝织炎	面部	3～5	1～2	隔日4～6	
	四肢	8～10	2～3	每日或隔日	4～6
甲沟炎	病灶	10～20	2～3	每日	4～6
颈淋巴结炎	病灶	3～4	1～2	每日或隔日	4～6
丹毒	四肢	8～10	2～3	每日或隔日	5～7
	躯干	6～8	2～3	每日或隔日	5～7
带状疱疹	照射局部	8～10	1～2	每日或隔日	5～7
急性咽炎	分三区	6～8	每次增1	每日	4～6
	咽后壁				
	咽两侧				
口腔溃疡	照射局部	5～6	1～2	每日	4～6
鼻炎	鼻腔内	6～8	每次增1	每日	3～6
窦道	窦道内	15～20	1～2	每日或隔日	6～12

(4)注意事项

①眼睛不可直视点燃的紫外线光源及光导输出端,如需要观察病灶须戴上防护镜。

②体腔照射时,应尽量使光导接近治疗部位。体表治疗时,直视部位以距离灯管3cm左右为宜,照射时不要因为太近或治疗时间过长产生过热引起灼伤。

③体腔治疗时,灯管风冷控制会自动启动;光导棒插接时务必旋松手把上的螺母,轻拔、轻插,避免损坏灯管。

④紫外线灯管启燃后或在开机状态下不可接插或拔下输出手把,保持灯管清洁,每日用乙醇棉球擦拭。

⑤严禁空载操作。紫外线光源的非治疗照射时间(疗前对准治疗部位时间和疗后滞留时间)要尽量缩短,避免照射过量。

⑥当天照射后局部应避免刺激(过冷、过热或洗澡),以免影响治疗效果。

⑦患者的非照射区必须以布巾洞巾盖严,予以保护。

⑧紫外线照射与其他物理因子(如超短波、红外线)治疗相配合应用时,应先行温热治疗,后照射紫外线。

(5)适应证

①局部照射适用于丹毒、疖、痈、蜂窝织炎、淋巴结炎、静脉炎、甲沟炎、手部感染等软组织急性化脓性炎症、伤口感染、伤口延迟愈合、关节炎、肋软骨炎、溃疡、压疮、冻伤、烧伤、带状疱疹等、毛囊炎、脱发、慢性湿疹、肺炎、气管炎、神经炎、神经痛、肌炎等。

②体腔照射适用于口、咽、鼻、外耳道、阴道、直肠、窦道等腔道急性感染、溃疡。

(6)禁忌证　恶性肿瘤、心肺肝肾功能衰竭、出血倾向、活动性结核、急性湿疹、红斑狼疮、日光性皮炎、血卟啉病、色素沉着性干皮症、皮肤癌变、血小板减少性紫癜、光过敏症、应用光过敏药物(光敏治疗时除外)、放疗、化疗后1年内。

【激光疗法】

激光是在原子、分子体系内,通过受激辐射放大而发出的光能,故称激光,又称莱塞。

1.特征

(1)高方向性　发散角是衡量光线从光源发出后能否平行前进的一个指标。太阳、日光灯等普通光源是四面八方同时发光的,激光是集中在一个很小的角度发光,发散角很小,所以成束性和指向性特别好。

(2)高亮度(高强度)　激光是目前最亮的光源,其能量高度集中。

(3)高单色性　激光为受激辐射引起的光,频率单一,光谱单纯。

(4)相干性好　相干性是光的一种干涉现象。相干性好是指波的频率相同、方向相同和光波波动的位组一致。一般电灯光线的方向和频率都不相同,为非相干光线。而激光的光束中光线方向、频率和波动位相相同,即为相干性好的光。

2.治疗作用

(1)消炎止痛　小功率激光无杀菌作用,但通过光化学作用可以改善局部血液循环,增强白细胞的吞噬功能,加速代谢产物、病理产物的排出,迅速产生消炎、止痛作用。

(2)促进上皮生长　小功率激光能促进上皮细胞生长和血管再生,加速组织修复功能。

(3)穴位治疗　激光照射穴位,可直接作用于神经末梢感受器,通过对经络的影响调节气血的运行,改善脏腑的功能,达到治疗目的。

(4)激光割切、焊接和烧灼　高能量破坏性激光是应用大功率的光刀进行割切、焊接和烧灼。可用于体表病变的切割手术;焊接适用于治疗眼科视网膜剥离;烧灼用于治疗宫颈糜烂、皮肤疣等。

(5)治疗肿瘤　激光的高热作用可破坏肿瘤组织。

3.治疗技术

(1)照射方式　①原光束照射:使用弱激光照射病变局部、穴位、自主神经节段部位、交感神经节、体表或头皮感应区等。②散焦照射:用于照射面积较大的病变部位。③原光束或聚焦烧灼:使用强激光照射使病变组织凝固、炭化、气化。④聚焦切割、烧灼:即激光刀,用于手术的切割、烧灼。

(2)应用方法　理疗常用的弱激光以半导体激光为例。

1)主要技术指标

①激光物质:GaALAs(镓铝砷)。

②波长:810nm ±20, 650nm。

③平均功率:0 ~ 500,600nm 连续可调;0 ~ 1000mw 脉冲可调。

④总功率:810nm3000mW;650nm100mW。

⑤光斑直径:复合管探头 100 ~ 120mm;单管探头 30 ~ 50mm。

⑥整机重量:3.5kg。

2)治疗技术照射部位

①痛点或痛区照射。

②创面直接照射。

③星状神经节照射。

④肌肉附着点照射。

⑤穴位照射。

⑥腔内病灶处(如口腔、鼻腔、阴道)直接照射。

3)探头选择与临床应用

①面照射探头(复合头、多个激光管列阵、散焦):可用于治疗较大面积的疼痛及损伤。如:带状疱疹(还可同时预防和治疗疱疹后遗神经痛);大面积软组织损伤及消除外伤性血肿,乳房切除术后导致的上臂水肿(淋巴回流受阻);创伤外科进行皮瓣移植术后促进愈合及抗感染等。半导体激光治疗仪(柜式)见图 2-2-9。

②点照射探头(单管头、聚焦):适用于疼痛部位较深(如梨状肌综合征)、痛点明确的患部、穴位、扳机点、神经根和(或)特定神经干,以及面照射探头难以抵达的部位或特别是伤口的深层部位进行治疗时,使用单管探头直接对相关部位进行深部照射治疗,可取得理想的疗效。半导体激光治疗仪(便携台式)见图 2-2-10,照射方法参考图 2-2-11。

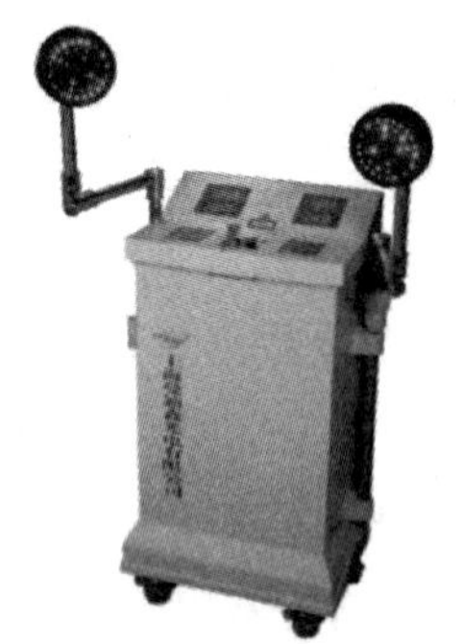

图 2-2-9 半导体激光治疗仪(柜式)

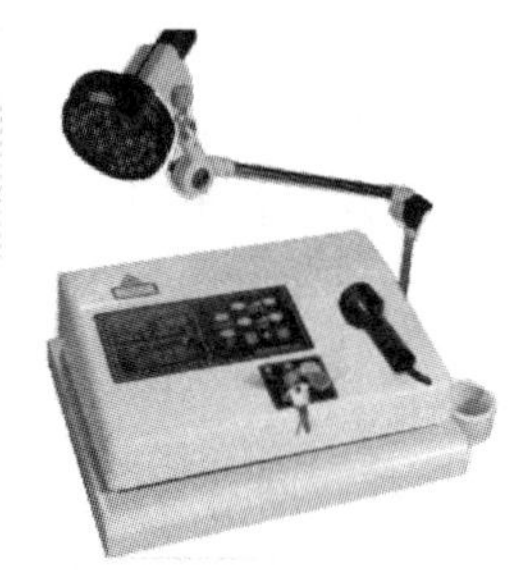

图 2-2-10 半导体激光治疗仪

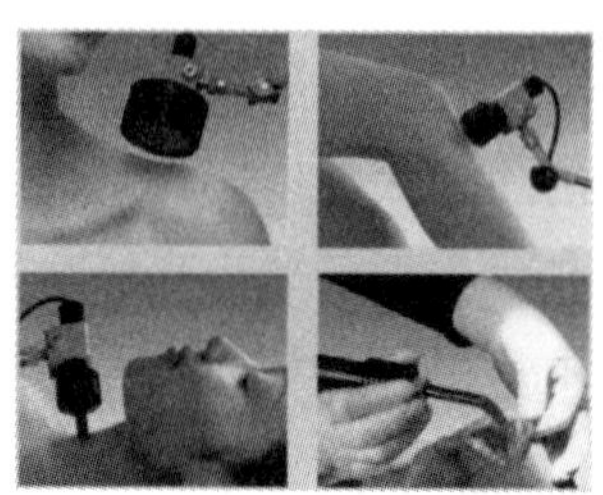

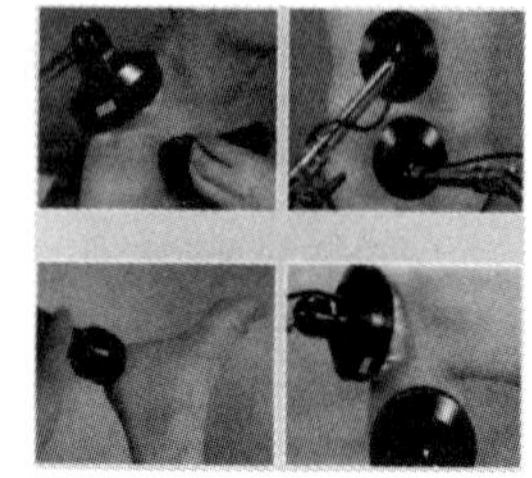

图 2-2-11 导体激光照射方法

4)照射剂量选择:照射剂量由功率和照射时间两个参数决定。

①照射功率选择:头颈部照射,输出功率 150 ~ 250mW;躯干及四肢 250 ~ 400mW,腔内照射一般在 250 ~ 350mW 之间,因导光棒传输率≥80%,故实际输出功率为 200 ~ 280mW。如选择脉冲输出,功率可在上述连续输出功率的基础上,增加 200 ~ 300mW 左右。

②不同方式照射时的功率选择

①接触性照射(如痛点或穴位照射),功率选择同上。

②非接触性照射(如创面照射),探头一般距创面 2 ~ 3cm,功率可适当增加 50mW 左右。

③照射时间选择:穴位及痛点,痛区接触性照射,每穴(点)一般为 3 ~ 5min,创面非接触性照射,时间适当延长 8 ~ 10min。一般每天每点照射 1 次,每次照射 2 ~ 8 个点不等,5 ~ 10 天为 1 疗程。

(3)操作常规

①患者取合适体位,暴露治疗部位。

②接通电源,根据不同的部位调整功率和时间。

③根据照射部位选择光斑大小。缓慢调整激光探头,使光点准确照在病变部位或穴位上。

4. 注意事项

(1)激光治疗室内应光线充足。

(2)激光器放置的位置应合理,尽量避免光束照射或反射在其他人员身上。操作时，要注意光束的通路，不能直接照向任何人眼部或经反射镜反射至人眼，必要时操作者要戴与激光种类相应的激光防护镜。不得将光束随意指向其他方向，关节臂或光纤端不动作时应始终向下。不得随意触发激光开关。

(3)眼睛、毛发避免照射。

(4)月经期盆腔部位、孕妇下腹部禁止照射。

(5)新生儿、婴儿禁用。

(6)对光过敏、结核及出血性疾病者禁用。

(7)用于晚期癌症患者止痛治疗时，需在医生指导下进行。

5. 适应证　感染性皮肤病如丹毒、痤疮感染期、甲沟炎、足癣；慢性溃疡如糖尿病性溃疡，闭塞性脉管炎、褥疮；关节痛如颞颌关节痛、网球肘、膝关节炎、腱鞘炎；软组织损伤、颈椎病、腰椎病、肩周炎；盆腔炎、附件炎、肛周术后组织水肿、渗出及感染性创面；过敏性鼻炎、咽炎、扁桃体炎、中耳炎、眼结膜炎、牙龈肿胀、口唇疱疹等。

6. 禁忌证　出血倾向及高热患者。

7. 临床应用举例　见表2-2-6。

表2-2-6　半导体激光应用举例

病　名	照射部位
骨折及骨折后疼痛	骨折区域多点照射
腱鞘炎及韧带扭伤	病变部位多点照射
急性软组织损伤 肌肉撕裂和损伤	1. 压痛点 2. 肿胀部位多点照射 3. 穴位照射
腰椎间盘突出（尤其对腰牵治疗效果不佳者）	1. 病变处神经根部位 2. 穴位照射 3. 局部压痛点
头颈肩痛（颈椎病、颈肩痛、落枕等）	1. 星状神经节 2. 穴位照射 3. 局部压痛处多点照射
带状疱疹及疱疹后神经痛	1. 皮疹区 2. 相应神经根 3. 星状神经节 4. 穴位照射
皮肤急慢性溃疡	皮损处多点照射

连续输出200～300mW，脉冲输出400～600mW，每个部位5～10min，1～2次/日，10日为1疗程。

(四)磁场疗法

应用磁场作用于机体、经络穴位治疗疾病的方法。

1. 治疗作用

(1)止痛　磁疗能改善局部血液循环和组织营养，加速炎性渗出物的吸收，降低末梢神经的兴奋性，促使致痛物质分解和转化，具有明显的止痛作用。适用于创伤性疼痛、神经性疼痛，尤其对软组织损伤性疼痛疗效显著。

(2)消炎、消肿　在磁疗作用下，毛细血管的通透性改善，有利于渗出物的吸收，提高机体的非特异性免疫力，增强白细胞及吞噬细胞的作用。适用于慢性炎症和软组织损伤引起的组织局部水肿。

(3)镇静、解痉　磁疗对神经系统具有调节作用，能改善人体的睡眠状态，延长睡眠时间。可缓解肌肉痉挛和减轻皮肤瘙痒等状态。

(4)降血压和降血脂　磁场能调节自主神经及周

围神经的功能，可使动静脉毛细血管管径扩大，血液循环的外周阻力降低，微循环功能改善，使血压下降。此外，磁场能使胆固醇的碳氢长链变为短链，成为多结晶中心，加速红、白细胞的流动，使沉着于血管壁的胆固醇减少而起到降血脂的作用。

2. 磁场的类型和器械

(1)恒定磁场　磁场强度和方向不随时间而变化，又称静磁场(磁片、直流电磁疗机、保健磁疗用品)。

(2)交变磁场　强度和方向随时间有规律变化的磁场(异级旋转磁疗器、电磁疗机、磁床和磁椅)。

(3)脉动磁场　磁场强度随时间而变化，但磁场方向不变(同级旋转磁疗器、磁按摩器)。

(4)脉冲磁场　将脉冲电流通过电磁铁的线圈，即产生不同频率和波形的脉冲磁场，其磁场强度随时间而变化。磁场强度可达数千高斯。

3. 治疗方法分类

(1)静磁场疗法(直接贴磁法、间接贴磁法、耳磁场法)

(2)动磁场疗法(旋转磁疗法、电磁场法)

(3)磁热振疗法(目前常用)　常用的磁热振治疗仪如下。

①治疗技术:根据各仪器说明书操作。该仪器是一种以磁场效应为主，配合热效应和振动效应的综合理疗方法。可产生磁场、振动，温度可调。附有传感治疗带、固定带、沙袋等。

②操作常规:检查治疗仪器能否正常工作，传感治疗带是否破损，各调节是否在设定的位置。患者取下手表及金属物品，取舒适位，可穿薄层衣服，不必裸露治疗部位。将传感治疗带置于病患部位，裹紧。接通电源，调节输出，可先达到一定温度(一般为40℃)，振动最强，再调至合适温度。每次治疗20～30min，治疗完毕，关闭输出与电源，从患者身上取下传感治疗带。每日或隔日治疗1次，15～20次为1疗程。

③注意事项:治疗前应除去治疗区的金属物品，以免被磁化。治疗时注意防止过热引起灼伤，对感觉障碍者尤应密切观察。

④适应证:软组织、骨关节疾病，如软组织扭挫伤、肌纤维组织炎、颈椎病、肩关节周围炎、腰椎病、退行性骨关节病、关节炎、坐骨神经痛等。内科疾病，如慢性支气管炎、慢性胃炎等。

⑤禁忌证:恶性肿瘤、高热、急性化脓性炎症、出血倾向、活动性结核、金属异物局部、心脏起搏器等。

(五)超声波疗法

将频率在2kHz以上，不能引起正常人听觉反应的机械振动波作用于人体以达到治疗疾病的方法称为超声波疗法。

1. 主要治疗作用

(1)机械作用　超声波的机械作用在组织中引起细胞波动而出现一种微细按摩作用，可以改善局部血液和淋巴循环，加强组织营养和物质代谢；同时可刺激半透膜的弥散过程，提高通透性和组织再生能力。可治疗某些局部循环障碍疾病，如营养不良性溃疡。机械作用可使坚硬的结缔组织延长、变软，可治疗瘢痕、硬皮病及挛缩。当应用大剂量超声波时，还可以利用其对生物体的“破坏”作用杀菌，常用于饮水消毒。

(2)热作用　主要通过三种途径:通过媒介时被吸收而转化变成热能；在超声波压缩相位中，通过媒介时交替的压力变化，使组织细胞周期性紧缩，引起温度升高；在不同组织界面上超声能量的反射，因驻波形成而致质点、离子摩擦生热。由于人体组织对声能吸收量的差异，超声波的热效应以骨和结缔组织最显著，脂肪和血液最少，在骨和肌肉界面1cm内，用1MHz，1W/cm^2的强度照射温度可升高5℃～7℃。热作用除普通吸收，还具有选择性加热的特点，可在骨膜上产生局部高热，用于治疗关节、韧带等运动性创伤。

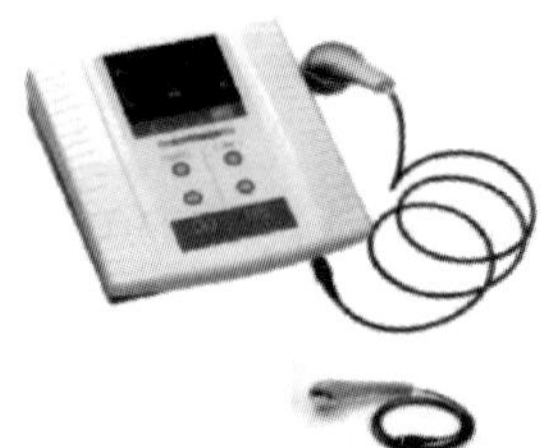

图2-2-12　超声波治疗仪

2. 超声疗法的分类

(1)常规超声疗法

①直接治疗法:固定法和移动法。

②间接治疗法:水下法和辅助器治疗法。

(2)超声药物透入疗法

(3)超声间动电疗法

(4)超声雾化吸入疗法

3.治疗设备　见图2-2-12。

4.操作常规

(1)超声治疗仪

①输出形式:可分为连续式或脉冲式(通断比有1:2、1:5、1:10和1:20)

②常用频率:0.8MHz、1MHz、3.2MHz。

③声头直径:有1cm、2cm、5cm等。

(2)辅助设备　水槽、水袋或水枕、漏斗、耦合剂等。

(3)直接接触法

①患者取舒适体位,充分暴露治疗部位,治疗部位皮肤涂以耦合剂,将声头置于治疗部位。

②告诉患者治疗中应有的感觉,如酸胀、温热感。

③检查仪器各旋钮是否处在“0”位或应在的位置上,接通电源,根据需要选用连续或脉冲输出,定时,调节输出至所需剂量。

④固定法:用于痛点、穴位、神经根和病变较小的部位。将声头以适当压力固定于治疗部位,超声强度不得大于0.5W/cm^2。

⑤移动法:将声头紧密接触治疗部位并做缓慢往返或圆圈移动,声头移动速度以2~3cm/s为宜,超声强度不得大于1.5W/cm^2。

⑥治疗中应询问患者的感觉。用固定法治疗时,如治疗局部过热或疼痛,应移动声头或降低强度以免发生灼伤。

⑦治疗结束时,将超声输回调回“0”位,关闭电源,取下声头擦净声头和皮肤上的耦合剂,并用75%乙醇涂擦消毒声头。

⑧治疗时间、频度和疗程:固定法每次3~5min,移动法每次5~10min,每日或隔日1次,10~15次为1疗程。

(4)水下法

①将患者手足等凹凸不平的部位与声头同时放入37℃~38℃的去气水盆中,声头对准治疗部位,距离皮肤1~5cm。

②接通电源,调节治疗时间和输出剂量。声头固定或做小范围移动。

③治疗结束时,将超声输出调回零位,关闭电源,取出声头,擦干声头及治疗部位。

④治疗时间、频度和疗程:每次5~12min,每日或隔日1次,10~15次为1疗程。

(5)水袋法　将不含气体的水袋置于体表不平的治疗部位,水袋与皮肤及声头之间均涂接触剂,以适量压力将声头压在水袋上,一般按直接接触的固定法进行治疗。也可用塑料等材料制成漏斗,内盛去气水,将小口置于治疗部位,声头放入大口内,以治疗小部位病变;或在水下治疗时用反射器,以改变声束的投射方向,用以治疗声头不易直接投射的部位。

(6)超声药物透入疗法　将所需药物充分混入接触剂中或以药物乳剂作为接触剂治疗,操作与直接接触法相同。

5.注意事项

(1)仪器维护

①使用前须检查超声头有无破裂,如有破裂严禁使用。

②声头不可空载,以防损害声头内的晶体。治疗时声头必须通过耦合剂紧密接触皮肤,或置于水中,方可调节输出。

③注意机器和声头的散热,如过热应暂停一段时间,再继续使用。

④电线不得卷曲或扭转。要保护声头,切勿碰撞。

(2)操作注意事项

①耦合剂应涂布均匀,声头应紧贴皮肤,不得有任何细微间隙。

②固定法治疗时或皮下骨突部位治疗时,超声波强度宜小于0.5W/cm^2。

③避免使用高强度治疗。

④患者治疗部位皮肤感觉缺失时,应特别注意。

⑤进行胃部治疗时,患者须饮开水300ml,取坐位治疗。

⑥治疗部位如伴有血肿,超声头应尽量避开血肿中心,输出强度要小,以防再次出血。

⑦水下法治疗时皮肤上不得有气泡。

⑧水袋法与水下法所用的水必须是经过煮沸的水,冷却后缓慢灌注,以免激起水泡,使气泡进入水中。

(3)操作人员注意事项　操作人员不得直接用手持声头，声头握柄上要用网套保护或操作人员戴好手套。

(4)适应证

①软组织损伤、劳损：软组织扭挫伤、瘢痕组织、注射后硬结、冻伤，冻疮、肩关节周围炎、腱鞘疾病(狭窄或囊肿)。

②外科炎症：乳腺炎、肢体溃疡。

③骨关节伤病：颈椎病、腰椎间盘突出症、脊柱炎、骨关节病、半月板损伤和髌骨软化症、骨折等。

④泌尿生殖系统疾病：前列腺炎、附睾淤积症、阴茎硬结、输卵管闭塞等。

⑤神经系统疾病：脑血管意外后遗症、脑外伤、三叉神经痛、肋间神经痛、灼性神经痛、患肢痛、硬皮病等。

⑥循环系统疾病：冠心病、雷诺病等。

⑦其他：带状疱疹、玻璃体浑浊、视网膜病变、颞下颌关节功能紊乱症等。

(5)禁忌证

①全身情况不允许：活动性肺结核、严重支气管扩张、化脓性炎症、血栓性静脉炎、败血症、持续性高热、出血倾向、消化道大面积溃疡、放射线或同位素治疗期间及随后的半年内、恶性肿瘤(超声治癌技术除外)。

②局部不允许：严重心脏病的心区和交感神经节及迷走神经部位、睾丸部、安装心脏起搏器和血管支架的患者、高度近视患者的眼部及其临近区、孕妇的腹部和腰骶部、小儿骨骺、急性关节炎、椎板切除术后的切除部位、皮肤破溃、有出血倾向等。

(6)常用治疗方法

①四肢及脊柱关节炎：于病变处及相应节段的脊椎旁进行，采用连续式或1:5脉冲式超声波。大关节可采用接触移动法，声头做圆圈式移动；小关节可用水下法。亚急性病例，用连续式超声波，强度0.5～0.8W/cm^2，3～5min；慢性病例，强度0.6～1.5W/cm^2，5～10min。急性关节炎一般不进行超声波治疗。

②软组织损伤与炎症

急性挫伤：作用于病变部，采用接触移动法，强度0.2～0.8W/cm^2，3～5min，每日或隔日1次；若伴有血肿，声头应尽量避开血肿中心，强度要小，以防再次出血。

瘢痕组织：声头作用于瘢痕局部，采用接触移动法，强度1～1.5W/cm^2，5～10min；肢端处的瘢痕可用水下法，脉冲通断比1:10，强度0.25W/cm^2，每分钟移动1cm，每隔14天1次。

软组织感染引起的疖、痈等急性炎症：采用水下法，强度1～2W/cm^2，3～5min，每日或隔日1次。

(六)生物反馈疗法

应用电子仪器将人体内正常的或异常的生理活动信息转换为可识别的光、声、图像等信号，以此训练患者学会通过控制这些被显示的信号来调控不随意的(或不完全随意的)、通常不能感受到的生理活动，从而达到调节生理功能及治疗某些身心疾病的目的，称为生物反馈疗法。不同的生物反馈仪具有不同的治疗作用。

1. 生物反馈

(1)肌电生物反馈

①肌肉再教育：对中枢神经系统疾病(如脑血管意外后、脊髓不完全性损伤)、外周神经损伤等导致的肌力减退，可通过肌电生物反馈训练得以增强。对面神经麻痹等特别的周围神经损伤疾病可进行面肌等的肌电生物反馈训练，从而使患者表情肌恢复正常。

②缓解痉挛：继发于中枢神经系统损害的痉挛主要表现为相应的肌张力增高，并由此而影响患者的肢体运动功能，通过肌电生物反馈训练，可有效地控制或降低痉挛的程度，因此改变受累肢体的运动功能。

③获得全身肌肉放松：在肌电生物反馈的诱导下，可获得肌肉放松，并由此产生机体及心理的放松效应。

(2)手指温度生物反馈：手部温度变化(手部血管自主神经张力变化)极易反映心理压力(应激)情况，因此，手指温度生物反馈作为一种辅助治疗手段，可通过放松的生理效应减轻社会心理压力对机体的不良影响，降低身心疾病的发生率。

(3)其他生物反馈

①血压生物反馈：可使部分原发性高血压患者学会自我调节血压，减少降压药的用量。其他具有放松效应的生物反馈也有此作用。

②心率生物反馈：可达到患者不用仪器即可自行调节和控制心率的作用，对部分心律失常的患者起辅助治疗作用。

③脑电生物反馈：目前常用 α 波（正常人处于安静状态下的主要脑电波）和 θ 波（在人欲睡时增大）作为反馈信号，以增加 α 波成分和 θ 波成分为目的，从而缓解情绪紧张、焦虑的作用。

④皮肤电生物反馈：可使患者认识交感神经兴奋状态，并寻求降低交感神经兴奋性的方法。

2. 肌电生物反馈疗法

（1）仪器设备：肌电生物反馈治疗仪，能描记并显示肌电的数值，可发出不同颜色的灯光和声音信号，并附有 3 个表面电极（传感器），其中 2 个是肌电记录电极，1 个是地极。有的仪器还有供患者使用的耳机。其他用品有 75% 乙醇、细砂纸、导电膏、固定带等。见图 2－2－13 和图 2－2－14。

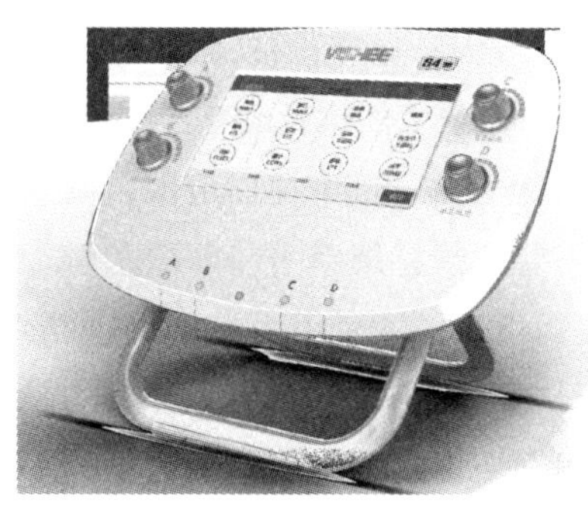

图 2－2－13 肌电生物反馈治疗仪

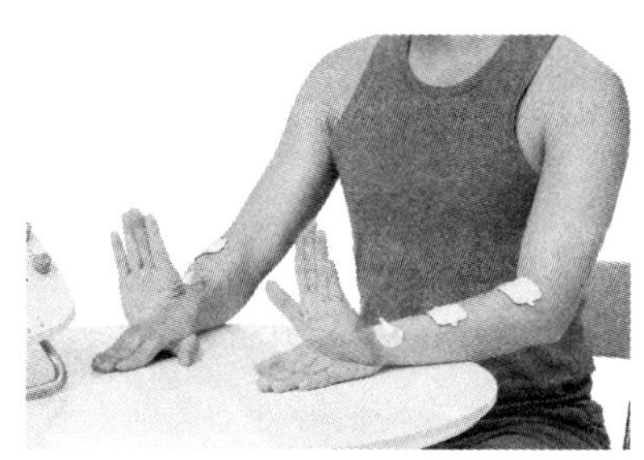

图 2－2－14 肌电生物反馈治疗仪表面电极（传感器）

（2）操作方法

①检查治疗仪各开关旋钮是否在适当的位置，能否正常工作。

②患者取舒适的体位，暴露治疗部位。

③用肥皂水清洁拟安放电极部位的皮肤，再用 75% 乙醇脱脂。角质层厚的部位可先用细砂纸轻擦皮肤，再用 75% 乙醇脱脂。

④电极表面涂以导电膏并固定于治疗部位皮肤上。治疗头痛时电极放在额部，治疗肢体瘫痪时将电极放在患肢上。通常将 3 个电极排成一行，将地极放在 2 个记录电极中间。将电极导线与治疗仪相连，患者戴耳机。

⑤将治疗仪接通电源，启动后调节旋钮测定肌电基线，显示肌电数值，并发出灯光和声音信号。

⑥按治疗要求，由治疗人员或录音带的指导语引导患者学会根据视听反馈信号，通过自我控制调节肌电电压，从而使治疗部位肌肉放松或紧张。一般每次先训练 5min，休息 5min 后再训练，反复训练 4 次，达到每次总共训练 10～15min，肌肉收缩 75～100 次。

⑦治疗完毕，关闭电源，从患者身上取下电极。

⑧每日治疗训练 1～3 次，疗程无严格控制。

⑨进行若干次治疗后，可让患者自己默诵指导语，按照在治疗室学会的感受和自我控制技术，在家中不用治疗仪进行自我训练，每次 15～20min，以强化认识和记忆，巩固和提高疗效。最后过渡到完全脱离治疗仪进行自我训练治疗。

（3）注意事项

①治疗前要找出最合适的电极放置部位，做好记号，以便再次治疗时保证疗效。

②治疗训练环境应安静，患者要集中注意力，仔细体会肌肉放松与紧张的感觉，注意视听信号和治疗人员的指导语。

③治疗中指导语的速度、音调、音量要适宜。

（4）适应证和禁忌证

①适应证：偏头痛、紧张性头痛、失眠、神经症、焦虑症、高血压病、痉挛性斜颈等。

②禁忌证：意识认知障碍者。

（七）牵引疗法

【颈椎牵引疗法】

1. 仪器设备　电动牵引装置见图 2－2－15。

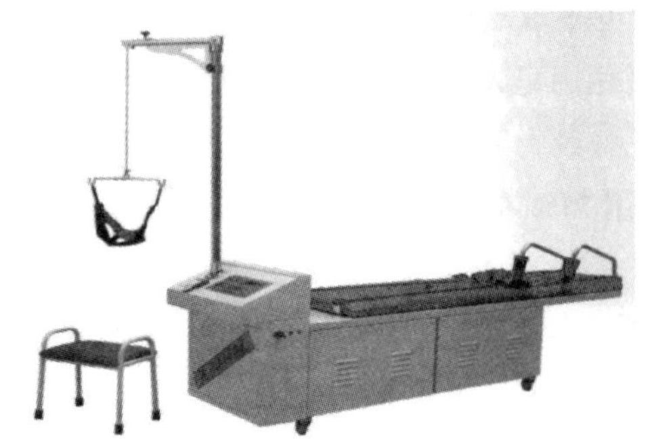

图 2－2－15 电动牵引装置

2. 操作常规

(1)处方　①牵引体位:一般选择坐位。②颈椎的角度:通常在中立位到 30°颈屈位范围内,上颈段病变牵引角度可小些,下颈段病变牵引角度可大些。③应用模式:可选择持续牵引或间歇牵引。通常间歇牵引可使患者更为舒适些。④牵引力量:牵引力量的范围应是患者可以适应接受的范围。通常以患者体重的 7%～8% 为牵引首次力量,适应后逐渐增加。常用的牵引力量范围为 6～15kg。⑤治疗时间:每次 15min。⑥频度和疗程:1 次/日或每周 3～5 次,疗程 3～6 周。⑦其他的理疗:若在牵引治疗前或治疗中应用温热等物理因子,应在牵引处方中予以注明。

(2)治疗操作

治疗前:①明确牵引首次重量。②根据处方选择患者舒适、放松体位,如坐位、仰卧位等。③根据处方确定患者颈部屈曲角度。④牵引带加衬,使患者更为舒适,且使牵引力量作用于患者后枕区(枕部)而非下颌部。⑤将牵引带挂于牵引弓上。

治疗中:①设定控制参数:包括牵引力量、牵引时间、牵引方式、间歇牵引时的牵引、间歇时间及比例。②治疗调整:每次牵引后,可根据患者牵引后的症状、体征的改变,相应调整牵引体位、角度、力量和时间。

治疗后:①牵引绳完全放松、所有参数回零后关机;卸下牵引带。②询问患者牵引效果及可能的不适,记录本次牵引参数,作为下次治疗的依据。

3. 注意事项

(1)治疗前取下耳机、助听器、眼镜等物品,嘱患者尽可能使颈部及全身放松,密切观察患者的状况,预防不良反应。如有假牙的患者可将纱布卷放于上、下后牙之间;使用改良牵引带可减少颞颌关节疼痛;合并腰椎病变者,牵引力量宜小,以避免产生腰椎疼痛。

(2)对肌肉疼痛导致的痉挛者,宜采用小剂量持续牵引,避免采用间歇牵引方式。

4. 适应证　颈部肌肉疼痛导致的痉挛、颈椎退行性疾病、颈椎椎间盘突(膨)出、颈脊神经根受刺激或压迫、颈椎失稳症和寰枢椎半脱位等。

5. 禁忌证　颈椎及临近组织的肿瘤、结核或血管损害性疾病、脊髓炎或椎间盘炎、颈段风湿性关节炎、严重的颈椎失稳或椎体骨折、脊髓压迫症、突出的椎间盘破碎、急性损伤或炎症在首次治疗后症状加重、严重的骨质疏松、颈椎病术后、未控制的高血压、严重的心血管疾病。

【腰椎牵引疗法】

1. 仪器设备　电动牵引装置或机械牵引装置。

2. 操作常规

(1)处方　①牵引体位:根据患者病情和治疗需要选择仰卧位或俯卧位等体位,常用仰卧位。②腰椎的角度:通常以髋或膝的位置改变腰椎的角度,髋或膝的位置可在全伸展位到 90°屈曲范围内调节。③应用模式:根据需要选择持续牵引或间歇牵引。间歇牵引可使患者更为舒适。④牵引力量:牵引力量的范围应是患者可以接受的范围。通常首次牵引力量 >25% 体重,适应后根据情况逐渐增加牵引力量。一般常用的牵引力量为 22～35kg。⑤治疗时间:每次 20min。⑥频度和疗程:1 次/日或每周 3～5 次,疗程 3～6 周。⑦辅助的理疗:在牵引治疗前或治疗后可用中频电疗、红外线等放松局部肌肉。

(2)治疗操作

治疗前:①根据处方,确定选择患者牵引体位,并使患者体位处于正确的牵拉力学列线上。②固定牵引带,骨盆牵引带的上缘应恰好处于髂前上棘,反向牵引带固定于胸廓(或双侧腋下),分别将牵引带系于牵引弓和牵引床头。

治疗中:①设定参数:包括牵引力量、牵引时间、间歇牵引时的牵引间歇时间及断续比例。②治疗调整:

每次牵引后，可根据患者牵引后的症状、体征的改变，相应调整牵引力量、时间，一般用渐增力量，根据牵引力的大小相应调整时间，牵引力大则时间短。

治疗后：①牵引绳完全放松、控制参数回零后关机。②患者状况再估价。③记录本次牵引参数，作为下次治疗的依据。

3. 注意事项

(1)嘱患者尽量使自己放松，如症状加重或有不良反应时及时报告。

(2)为减少摩擦力可选择滑动的分离式牵引床，骨盆置于滑动部分；治疗前后，锁定分离床，治疗时再启动。可采用脚凳、枕头等调整患者腰椎角度。

4. 适应证　腰椎间盘突出症，尤为造成脊神经损害者；腰椎退行性疾患；腰椎小关节功能障碍、腰椎肌肉疼痛导致的痉挛或紧张等。

5. 禁忌证　下胸腰段脊髓受压、马尾神经综合征、腰椎感染、恶性肿瘤、风湿性关节炎、急性拉伤扭伤、腹疝、裂孔疝、动脉瘤、严重痔疮、严重的骨质疏松、急性消化性溃疡或胃食管反流、心血管疾病(尤其是未控制的高血压)、严重的呼吸系统疾病、心肺功能障碍、孕妇。

(八)空气压力波疗法

空气压力波疗法(又称正压顺序循环疗法、肢体加压疗法)，是一种用包裹于足踝、小腿到大腿(或手、前臂、上臂)进行充气加压的气囊装置治疗疾病的方法。气囊序贯有规律地对肢体施加周期性的加压与泄压，使组织间液经静脉血管及淋巴管的回流增加，促进血液和组织液循环，改善心、脑、肾等重要脏器的血流量，纠正组织器官缺血缺氧状况。

1. 治疗原理

(1)提高组织静水压　组织液静水压约为1.33kPa，肢体加压时，经组织间压力传导，可使组织液静水压提高到6.67kPa以上，由此克服毛细血管内压及组织间胶体渗透压的作用，促使组织间液向静脉及淋巴管回流。

(2)加压治疗时，套在肢体上的气囊由远端向近端序贯充气(挤压)及排气(放松)，对静脉和淋巴管起到唧筒的作用，从而促进静脉血和淋巴液回流，有利于改善机体血液循环。缓解消除肢体局部水肿、疼痛、酸胀、肢体沉重感、间歇性跛行等临床症状。防止静脉瘀滞，并增加心、脑、肾的血流量，改善组织器官缺血缺氧状态。

2. 设备　以IPC600D型为例，见图2－2－16。双下肢气囊见图2－2－17，单上肢气囊可图2－2－18。

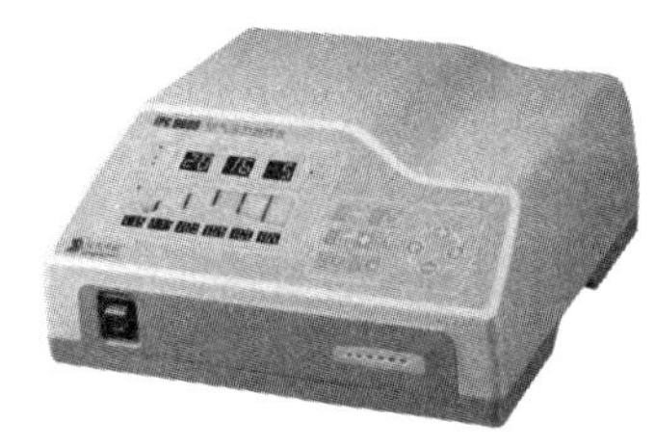

图2－2－16　IPC600D型空气压力波治疗仪

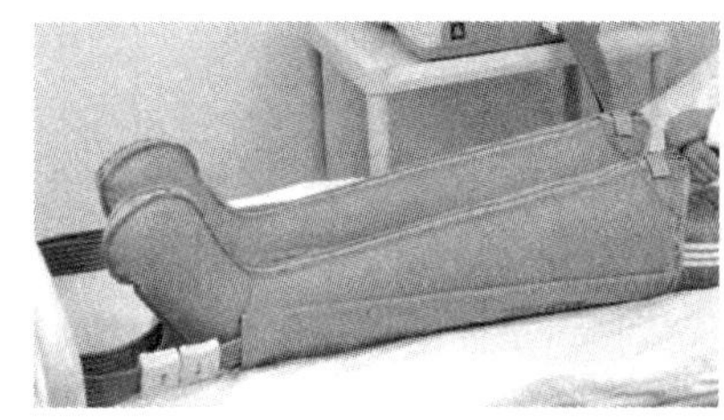

图12－2－17　双下肢气囊

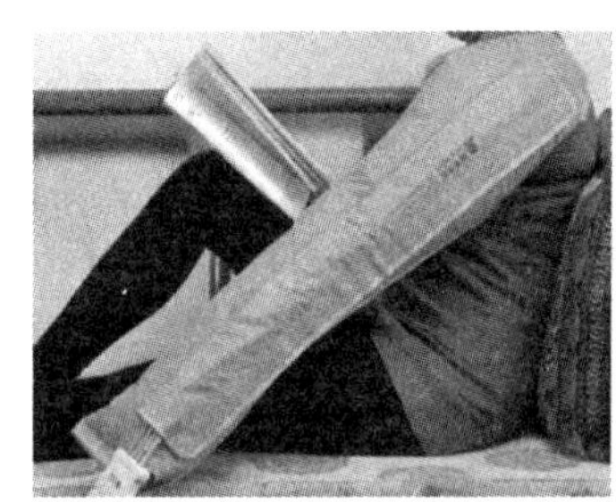

图2－2－18　单上肢气囊

设备特点：针对国内电磁环境兼容设计，包括六腔序贯叠加气囊设计；数码显示，触摸键操作；四种单独或组合治疗模式；水肿增强组合模式；动脉组合模式，每腔压力0～200mmHg单独可调；治疗时间0～99分钟或连续运行；腔室达到设置压力后保持时间0～12秒可调，对血液流速和流量的变化进行干预；循环充气间隔时间0～90秒可调，允许静脉自然充盈，避免持续挤压；可同时治疗两个肢体；套筒有内衬布，换洗方便，避免交叉感染。

3. 适应证

(1)肢体创伤后水肿，淋巴回流障碍性水肿。

(2)周围血液循环障碍,包括外伤后血管痉挛,雷诺现象(雷诺病),弛缓性瘫痪合并循环障碍(如复杂性区域性疼痛综合征),脑血管意外偏瘫及长期卧床者。

(3)单纯性静脉曲张、静脉炎早期和病情已稳定的动脉栓塞引起的循环障碍。

(4)免疫性疾病引起的血管病变,如多动脉炎,硬皮病、类风湿关节炎合并脉管炎、系统性红斑狼疮。

(5)手术后因伤痛制动而长期卧床者,可预防手术后下肢深静脉血栓形成。

4. 禁忌证　出血倾向性疾病;急性炎症性皮肤病;心功能不全;急性静脉血栓;深部血栓性静脉炎;肺水肿;丹毒;不稳定性高血压。

5. 操作常规

(1)患者取坐位或仰卧位,根据部位选择专用气囊式上肢袖套或下肢腿套套在患肢上,拉好拉链,检查导气管与气囊接口是否按顺序连接好。扣好气囊近端的尼龙搭扣。

(2)打开电源,设定治疗时间,启动开关。

(3)参照仪器使用说明书,根据患者情况选择相应模式。

6. 注意事项

(1)治疗应在患者清醒状态下进行,患肢应无感觉障碍。

(2)治疗前应检查设备及气囊接口是否正常。

(3)首次治疗应从小剂量开始,限定在安全范围内。治疗期间应注意观察患者对压力的感受,及时调整。

七、高原常见疾病的综合理疗技术

(一)疼痛

理疗是治疗疼痛的重要手段,可根据疼痛的不同阶段和不同性质选择理疗方法作为综合措施之一。

1. 急性疼痛

(1)理疗目的　减少急性损伤反应,抑制水肿产生,降低神经纤维和痛觉感受器的敏感性,减少组胺等疼痛介质的释放。

(2)理疗方法

①最初的24~48小时内,主要采用局部冷疗方法控制水肿,尤其是在肌肉、韧带等运动器官急性损伤剧烈疼痛时。

②冰袋:先在皮肤上涂上乳剂,然后在冰袋与皮肤之间用纸巾或毛巾保护,冰袋中含有聚乙烯凝胶,可在冷冻状态下保持柔软,并适应各种骨性突起。如无专用冰袋,可将软包装的牛奶、冰块或冰棍从冰箱取出后用纸巾或毛巾保护后敷于患处。

③冷喷:冷喷剂(氯乙烷、甲氧氟烷)可直接喷涂于患处。

④冰敷:在受伤24小时内。可用冰块敷于局部或将疼痛肢体浸泡于冰水中等方法。

⑤24~48小时后,可采用中频电疗法,脉冲磁疗法、高频电疗法、超声疗法等。

2. 亚急性疼痛和慢性疼痛

(1)理疗目的　尽快并最大限度地缓解和消除疼痛。

(2)理疗方法　局部可选择超短波疗法、中频电疗法、毫米波疗法、半导体激光疗法等。

3. 常见急性疼痛的理疗

(1)理疗目的　根据疼痛原因及性质选择理疗因子,以达到最大限度地缓解和消除疼痛的目的。

(2)理疗方法　①肌痉挛性痛:可用电脑中频疗法,时间为20min。深层肌肉或较丰富的浅层肌肉可用毫米波、微波或超短波疗法,剂量以患者有舒适温热感为度,时间为10~15min。②内脏痛:空腔内脏,如胃肠的痉挛性痛,可用磁疗、毫米波疗法,或超短波对置法进行微热量到温热量治疗。③肢体缺血性痛:动脉无阻塞时,可用半导体激光、磁疗、超短波疗法。动脉不完全阻塞时,不宜直接加热,可利用交叉或交感性血管反应在对侧肢体上进行温热量超短波疗法或微波疗法。④炎性疼痛:紫外线疗法、半导体激光、毫米波疗法、无热量超短波或微波疗法。

4. 常见慢性疼痛综合征的理疗

(1)理疗目的　慢性疼痛综合征的治疗往往采用综合治疗的方法,理疗是其中的手段之一。

(2)理疗方法

肌筋膜痛综合征:①热疗法。可采用浅表热疗法(如湿热敷)、红外线疗法和深部透热疗法(如超短波和超声波)。②电刺激疗法。可联合应用电脑中频治疗仪的相应处方，也可采用神经肌肉电刺激疗法。③激光疗法：常用波长为810nm的半导体激光或波长为632.8nm的低能量氦－氖激光直接照射疼痛部位或相关穴位。④其他：可采用拔罐疗法、刮痧疗法、按摩、足浴和全身热水浴等。

神经性疼痛：如坐骨神经痛、带状疱疹性疼痛及后遗神经痛。①急性期：可采用局部毫米波疗法、超短波疗法、微波疗法、紫外线疗法、激光疗法、磁疗法等。②后遗神经痛：采用神经肌肉电刺激疗法、低中频电疗法、超声疗法、毫米波疗法、激光疗法、微波疗法等。③复杂性、区域性疼痛综合征：各种可降低肢体疼痛和敏感性的理疗因子均可采用。如热疗、冷疗、蜡浴、冷热水交替浴等。

（二）常见疾病的理疗方法

1. 支气管炎、肺炎、胸膜炎

（1）理疗目的　消炎、祛痰、镇咳，缩短病程及减少并发症。

（2）理疗方法　①毫米波疗法：天突、膻中、肺俞、廉泉、曲池、尺泽等穴位交替照射，每穴照射时间20～30min，1次/日，每日可照射1～4个穴位，7～10次为1疗程。②超短波疗法：胸背部前后对置，微热量，时间10～15min，1次/日，一般5～10次。③微波疗法：采用圆形辐射器对准体表支气管投影区，距离7～10cm，微热量，每次10～15min，1次/日，一般5～10次。④紫外线疗法：采用胸背局部照射，分两区：颈前区及胸区上半部，颈后区及肩胛间区。治疗剂量从弱红斑量2MED开始，每次增加1/2～1MED，终至4～5MED，每日或隔日1次，共5次。⑤激光疗法：半导体激光或氦－氖激光，采用穴位照射，常选用中府、天突、膻中、肺俞、廉泉、大椎、合谷、内关、丰隆等。每穴5min，每次照射3～4穴位，1次/日。一般8～10次。⑥脉冲磁场疗法：将2个磁头分别对置于前胸、后背部。每次频率0.7Hz，0.4～0.6T，每次15～20min，1次/日，一般5～10次。⑦火罐疗法：根据年龄和体型选择火罐，在背部大椎、风门、肺俞，前胸的中府等处拔罐。每次选2～4穴，可前后轮换，治疗次数4～6次。⑧耳穴疗法：主穴有气管、支气管、平喘、神门、肺；配穴有枕、内分泌、脾、大肠。

2. 急性胃肠炎

（1）理疗目的　消炎、镇痛、解痉、恢复正常分泌功能。

（2）理疗选择　①毫米波疗法：天枢、中腕、神阙、足三里、内关等穴位照射，时间20～30min，1次/日，7～10次。②超短波疗法：患者取卧位，在上腹部及背部相应脊髓节段（T_6～T_{12}），剂量从无热量到微热量，时间15～20min，共8～10次。③可采用红外线、TDP照射腹部，使患者有舒适的温热感为宜。时间20min，1次/日，共5～8次。④耳穴疗法：主穴有耳尖放血、胃、大肠、小肠、直肠、内分泌、脾、交感；配穴有腹、艇中、神门、枕。

3. 慢性胃炎、胃及十二指肠溃疡

（1）理疗目的　调整中枢和自主神经系统功能，促进胃及十二指肠的血液循环及营养状态，消除水肿和痉挛，调节胃及十二指肠的分泌和运动功能，缓解症状，促进溃疡愈合。

（2）理疗选择　①中频电疗法：正弦调制的中频电疗法或干扰电疗法。②毫米波疗法：中脘、天枢、气海、内庭、足三里、内关、脾俞、大肠俞等穴位，每次可选择3～4穴交替照射，每穴照射时间20～30min，1次/日，7～10次。③超短波：无热量到微热量，时间15～20min，共8～10次。④微波疗法、激光疗法、红外线、TDP疗法，用法见相关章节。⑥耳穴疗法：慢性胃炎耳穴疗法：主穴：胃、脾、皮质下、神门。配穴：浅表性胃炎取交感；萎缩性胃炎取胰胆、内分泌；肝胃不和型取肝、艇中、三焦。胃、十二指肠溃疡耳穴疗法：主穴：胃、十二指肠、皮质下、脾、交感、神门。配穴：肝胃不和型取肝、三焦；胃阴不足型取胰胆、内分泌。

4. 便秘

（1）理疗目的　调整结肠功能，提高肠壁平滑肌张力，恢复肠道正常蠕动。

（2）理疗选择　①电脑中频：选择7号处方，两电极并置或对置于下腹部、腰骶部。耐受量，每次20min，1次/日，共5～10次。②亦可选电脑中频的电兴奋疗法、间动电疗法的处方。③耳穴疗法：主穴有大肠、三焦、脾、腹、皮质下；配穴有肺、便秘点。

5. 三叉神经痛

（1）理疗目的　减轻疼痛，改善神经营养状况，促进血液循环，减少疼痛发作次数。

（2）理疗选择　①超短波疗法：采用五官超短波圆

形电极，对置于患侧面部，无热量至微热量。每次8～12min，1次/日，共10～15次。②毫米波疗法：太阳、攒竹、鱼腰、四白、下关、承浆、医风、合谷等穴位，每次可选择3～4穴交替照射，每穴照射时间20～30min，1次/日，7～10次。③间动电疗法：用直径2cm的小圆电极，阴极作用于压痛点，阳极并置于沿该神经距阴极2cm以上处。密波2min，间升波3～5min，每日1～2次，共8～12次，适用于疼痛症状明显者。④超声疗法：患侧面部涂以接触剂。移动法：功率强度0.5～1W/cm^2，每次15min，1次/日，共15次。⑤耳穴疗法：主穴有耳颞神经刺激点（在对耳屏屏间切迹内侧中点）、三焦、皮质下、脑干、神门、枕、相应部位；配穴有外鼻、外耳、大肠。

6. 面神经麻痹

（1）理疗目的　改善局部血液循环和营养，消炎消肿，预防和治疗面肌萎缩，促进神经再生。

（2）理疗选择　①急性期：发病14天以内可采用五官超短波疗法，或毫米波、微波、半导体激光、氦氖激光疗法。②恢复期：发病14天以后可用电脑中频的相应处方。采用舒适的耐受量，注意不可随意加大电流强度。③耳穴疗法：主穴有三焦、脑干、皮质下、内分泌、肾上腺、相应部位（以面神经麻痹的部位取穴）；配穴有脾、肝。

7. 坐骨神经痛

（1）理疗目的　降低神经的兴奋性，止痛、消炎、减轻症状，防止肌萎缩。

（2）理疗选择　①电脑中频：根据病情选择治疗处方，两电极置于腰骶部上、下或左右并置；或一电极置于腰部，另一电极置于患肢痛处。电流强度以患者有明显的肌肉收缩感为宜，每次20min，1次/日，共10～20次。②干扰电疗法：两电极腰腹部对置。③脉冲磁疗：腰腹对置或腰部痛和患肢痛区并置。脉冲频率40次/min，磁场强度0.6～1.0T，每次20～30min，1次/日，共15～20次。

8. 神经衰弱

（1）理疗目的　调节大脑皮质兴奋与抑制过程的平衡，使症状缓解。

（2）理疗选择　①毫米波疗法：内关、医风、风池等穴位照射，每穴照射时间20～30min，1次/日，7～10次。②低频脉冲电疗法、电睡眠疗法；③耳穴疗法：主穴有耳尖放血、神门、心、皮质下、枕、神经衰弱区、垂前；配穴有脾、肝、胆、肾、胃。④按摩手法：如百会、头维、安眠、神门、风池、内关等。⑤水疗法：全身的平温水浴等。

9. 皮肤及皮下组织感染（疖、痈、丹毒、蜂窝织炎等）

（1）理疗目的　加强局部血液循环及淋巴循环，提高网状内皮系统功能和白细胞的吞噬能力，控制炎症发展，促进炎症吸收。

（2）理疗选择　①紫外线疗法：病灶范围较大，炎性浸润明显者采用局部中心重叠照射。每日或隔日1次，共3～5次。配合创面清洗换药。②超短波疗法：炎症早期应用无热量，每次8～10min，4～6次。亚急性和慢性期时，宜用微热量，每次10～15min，1～2次/日，5～10次。可与紫外线联合应用。③毫米波疗法：患区直接照射，创面局部有渗出应覆盖单层纱布，或间接照射，距皮肤2－3mm，如创伤面积大可以分区照射，每部位照射时间20～30min，1次/日，7～10次。④微波疗法：根据病变面积选择辐射器，急性期无热量，每次8～10min，1次/日，共2～5次；慢性期，微热量，每次10～15min，1次/日，5～10次。⑤红外线、TDP疗法：在局部感染控制后，与紫外线联合应用，可促进肉芽组织生长，患区局部照射，微热感，每次15～20min，1次/日，5～10次。

10. 急性腰肌损伤

（1）理疗目的　解除肌肉痉挛，促进局部血肿或渗出物的吸收，消肿止痛，恢复腰部功能。

（2）理疗选择（损伤24h以后）　①电脑中频：根据病情选用相应处方。②毫米波疗法：患区局部照射，每次20～30min，1次/日，5～10次。③超短波疗法：患区局部照射，微热感，每次15～20min，1次/日，5～10次。④半导体激光照射：大光斑，痛点或痛区照射，剂量200～250mw，8～10min。⑤微波疗法：无热量，每次10～15min，1次/日，5～10次。

11. 腰椎间盘突出症、慢性腰肌劳损

（1）理疗目的　缓解疼痛，减轻神经张力，降低兴奋性，消除神经根水肿与粘连，改善局部血液循环，加强局部组织的营养，增强腰部肌肉的支持能力，促进其功能恢复。

（2）理疗选择　①电脑中频、干扰电疗法：电极放置于腰部痛区。②毫米波局部照射：时间 20 ~ 30min，1 次/日，7 ~ 10 次。③超短波疗法：腰部及患侧小腿屈侧或腰部对置，微热量，每次 15 ~ 20min，1 次/日，共 5 ~ 10次。④半导体激光疗法：痛点或痛区照射。

12. 颈椎病

（1）理疗目的　止痛、解痉，解除颈神经压迫，增强肌肉、韧带的张力。

（2）理疗选择　①电脑中频：选择相应处方，或选用药物离子透入疗法。②毫米波疗法：大椎、风池、内关等穴位照射，时间 20 ~ 30min，1 次/日，7 ~ 10 次。③超短波疗法：颈后及肩背部并置或颈后、患侧前臂斜对置，微热量，每次 10 ~ 20min，1 次/日，15 ~ 20 次为 1 疗程。④颈椎牵引：患者坐位，牵引力有个体差异，一般按体重的 15% ~ 20%，如 60kg 体重可牵引 9 ~ 12kg，从低重量开始。牵引角度根据病变部位，多选用前屈 15° ~ 20°，时间 15 ~ 20min，1 次/日，5 ~ 10 次为 1 疗程。脊髓型颈椎病患者慎用。⑤超声疗法：接触移动法，0.5 ~ 1.0W/cm^2，6 ~ 10min，1 次/日，10 ~ 15 次。⑥脉冲磁疗：颈部和（或）患侧上肢，每次 20min，1 次/日，15 ~ 20 次为 1 疗程。⑦半导体激光疗法：星状神经节照射，取平卧位，双侧胸锁关节上方 2.5cm，距正中线 1.5cm 为照射点。剂量 200 ~ 250mW，每次 3 ~ 5min，1 次/日，10 次为 1 疗程。⑧推拿按摩法。⑨耳穴：主穴有颈椎、神门、肾、内分泌、肝、枕小神经点。

13. 肩关节周围炎

（1）理疗目的　改善局部血液循环和组织营养，提高肌张力，扩大关节活动范围，防止肌肉萎缩和粘连。

（2）理疗选择　①干扰电疗法。②电脑中频疗法：选择相应处方。③脉冲磁疗。④超短波疗法：患肩对置，无热量或微热量，每次 15min，1 次/日，5 ~ 10 次为 1 疗程。⑤半导体激光疗法：痛点、痛区或穴位照射。肩髎、肩内陵、天宗、肩贞、外关等。每次选 3 ~ 4 个穴位，每穴 3min，1 次/日，5 ~ 10 次为 1 疗程。⑥推拿按摩手法。

14. 耳、鼻、咽喉科疾病

（1）理疗目的　消炎消肿、止痛，改善血液循环，促进炎症的吸收，控制感染。

（2）理疗选择　①超短波疗法：五官超短波，适用于外耳道炎、鼻炎、扁桃体炎、咽喉炎。根据不同的病摆放电极，急性期采用无热量，亚急性或慢性期采用微热量或温热量。②激光疗法：采用氦 - 氖激光和半导体激光进行相应穴位照射，也可直接照射患区。③紫外线疗法：体腔照射法，选用相应的导子。

15. 口腔溃疡

（1）理疗目的　改善局部血液循环和营养状态，促进创面愈合。

（2）理疗选择　①半导体激光疗法：直接照射患部，每次 3 ~ 5min，1 次/日，共 10 次。②紫外线疗法：选用导子直接照射患部。从 5MED 开始，每次增加 1 ~ 2MED，每次或隔日 1 次，共 6 ~ 10 次。③耳穴疗法：主穴有相应部位、口、心、脾、内分泌、肾上腺、风溪、神门、耳尖；配穴有失眠取神经衰弱区，垂前。

16. 睑腺炎（麦粒肿）

（1）理疗目的　早期促进炎症消散，避免化脓；后期促使脓肿早日成熟。

（2）理疗选择　①超短波疗法：五官超短波，小号电极单级法。在炎症早期或化脓前期用无热量；化脓期为使病灶局限，可用微热量，每次 10 ~ 15min，1 次/日，共 10 次。②磁疗法：旋磁法，治疗前嘱患者轻闭患眼，将旋磁头轻放在患眼上。每次 10 ~ 15min，1 次/日，共 10 次。③耳穴疗法：耳尖放血。

17. 颞下颌关节炎

（1）理疗目的　松弛肌肉痉挛，降低神经兴奋性，改善关节功能。

（2）理疗选择　①超短波疗法：五官超短波，中号电极，双颞颌关节对置，无热量至微热量，每次 10 ~ 15min，1 次/日，共 5 ~ 8 次。②半导体激光疗法：采用穴位照射和痛点照射。③中频电疗法：选用音频电疗处方。④超声疗法：将声头紧密接触患部做缓慢环形移动，0.7 ~ 1.2W/cm^2，5 ~ 8min，1 次/日，10 ~ 15 次。⑤耳穴疗法：主穴有相应部位、口、三焦、喉牙；配穴有大肠、胃、神门、枕。

18. 其他　急性咽喉炎主穴有耳尖放血、咽喉、口、气管、喉牙、内分泌、肾上腺；配穴有神门、大肠。慢性咽喉炎：取穴有咽喉、内分泌、肾上腺、气管、口、肺。慢性鼻炎：主穴有内鼻、肺、外耳；配穴有内分泌、肾上腺、风溪。过敏性鼻炎：主穴有内鼻、肺、肾上腺、风溪、内分泌、耳尖；配穴有体质弱者取脾、肾。

（梁岚萍　杨　鸽）

第三节　运动疗法

一、运动疗法的概念

运动疗法是运动医学的分支。其含义是以运动为手段，根据不同人群及疾病特点，选用合适的运动方法，确定适合的运动量，进行有针对性的治疗的治疗方法。由治疗者本人进行各种体育运动，也可应用设备或在治疗人员的帮助下进行，以尽快提高和促进各种功能的恢复，加速疾病痊愈。

二、运动疗法的特点

（一）治疗方法不同

运动疗法是由患者自我治疗、自我锻炼、主动积极的治疗方法。由此带来的一系列对机体有益的影响，包括精神、神经、体液的调节，是其他方法无可比拟的。

（二）治疗作用不同

它既是局部治疗也是全身治疗，肌肉活动对局部器官起到锻炼作用，对全身脏器也能产生积极影响，从而加快疾病的康复。例如增强肌力、提高肌耐力、改善关节活动范围，也可提高心、肺功能。

（三）治疗目的不同

它不但促进临床治愈，还可加快功能和劳动能力的恢复，促进相应疾病的全面康复。

（四）治疗效应不同

它在治病的同时，既增强全身体力和抗病能力，还可达到预防疾病的效果。

三、运动疗法原则

经常坚持循序渐进，个别对待，密切观察。

四、运动疗法的常用设施

运动疗法的设备可简可繁，基本设备要根据基层部队卫生条件因地制宜，以下条件供参考。

（一）房屋设置

医疗体育室应有良好的采光，通风条件和保暖防暑设施，墙面色调明快，地面平整防滑，有条件者可铺木质地板。室内面积，约 100～300m^2 做拳操练习，特别是编组进行的练习，需要一片空阔的场地。

（二）基本设备

1. 体操垫　1m×2m 共 1～3 块，用于各种卧位、匍匐位运动，包括腹背肌练习、脊柱矫正体操等。

2. 肋木　1～3 柱，用于辅助上下肢及躯干的主动练习和关节活动范围练习，也可用来悬挂各种牵引装置及像皮条等肌力练习工具。

3. 体操镜　可固定在墙壁上，也可做成移动的镜架。用于矫正身体姿势、步态及体操姿势。

4. 体操棒　直径 2.5cm 长 1m 的木棒。是上肢与躯干主动运动的辅助器械。双手持棒时，可利用健肢帮助患肢做助力运动。以增进肌力或改善关节活动度。

5. 体操凳　木质，宽 0.3m，高 0.3m 与 0.45m，长 1.5m，用于骑坐位和卧位练习。或与肋木、哑铃、杠铃、拉力器配套，用以增强腹部及肩带肌力，改善脊柱活动度。

6. 锻炼台　木制，约 0.6m×1.8m×0.75m，常与悬吊架、滑轮、重锤等配合使用。锻炼台一般应配备有大小枕头 3 只和毛巾被、被单等，供坐卧位的肢体和躯干的助力、主动或抗阻运动及按摩用。

（三）肌力训练设备

1. 哑铃与沙袋，重量为 1～10kg，各若干个。

2. 橡皮条或弹簧条，可固定于柱子、肋木、悬吊架、锻炼台上。

3. 墙拉力器或综合训练器一套，即为若干种不同形式拉力器的组合。

4. 手部肌肉训练器械，如海绵球、握力器、橡筋网、橡皮布等构成手部各肌群锻炼设备。

5. 股四头肌训练器。

6. 前臂旋转抗组练习器。

（四）恢复关节活动范围的设备

1. 肩关节旋转练习器。

2. 肩梯，固定于墙上，手指轮替向上爬，以增加肩关节活动范围。

3. 前臂内外旋练习器。

4. 踝关节活动器。

5. 腕关节屈伸练习器。

6. 关节连续被动练习器。

（五）步行训练设备

1. 各种拐，如肘拐、腋拐、手杖等。

2. 各种助行器。

3. 平行木。

4. 步行梯或台阶。

5. 跨越练习器。

6. 踝内外翻步行练习器。

（六）实用功能练习器

1. 插板、小积木、游戏棒、扑克牌等可进行手部活动的玩具。

2. 书写、绘图、打字等用具，筷子等生活用品。

3. 可供装拆的小型器件及装拆工具。

4. 简单的木工、金工、雕刻用具。

（七）耐力训练（有氧训练）设备

主要用于改善心肺功能和代谢能力。①固定自行车；②活动平板；③踏步器；④划船器；⑤登山器。

（八）牵引治疗设备

①颈椎牵引器；②腰椎牵引床；③各关节牵引的系列设备。

（九）功能检查室基本设备

1. 基本检查用具　诊察桌、人体磅秤、身高尺、听诊器、血压计、叩诊锤。

2. 关节活动范围测量用具　通用量角器或方盘量角器、手指量角器、直钢板尺、软皮尺。

3. 肌力测量器械　握力器、手提测力器、捏力计。

五、高原人员运动保健方法

（一）主动运动

1. 颈腰椎疲劳损伤的预防性锻炼

（1）两臂向前向上举起，吸气，还原时呼气，各4次。

（2）双手握拳置于腰两侧，左手向右前方击拳，右手向左前方击拳（拳心向下），收回。（拳心向上）左右交替，各16次。

（3）双手叉腰，头部向前屈、后仰、左右侧屈各4次。

（4）左上肢向后斜上举，头向左转看手（右手叉腰），还原，左右交替，6~8次。

（5）双手交叉，翻掌向上吸气，抬头双眼看手背，向两侧放下，呼气，4~8次。

（6）双手贴肩，做肩关节旋转活动，4~8次。

（7）双手交叉握住置头后，头部向后靠，双手向前推，8次。

（8）放松呼吸，两臂向前向上举起，吸气，弯腰，两臂自然下垂，在体前放松摆动，吸气4次。注意：各动作要准确、缓慢，运动次数逐渐增加，最后每个动作做到16次，勿过量。

2. 颈部活动方法

（1）用下巴颏在前方缓缓写汉字"鳳"，每日1~3次。

（2）颈椎操

①头正位—头低下至最大限度—抬头回到正位—头仰至最大限度—恢复头正位。

②头向左转至最大限度—头回到正位—头向右转至最大限度—头恢复正位。

③头正位—头向左转—下颌尽量够左肩—头回到正位—头向右转，下颌尽量够右肩—头恢复正位。

3. 上肢活动

（1）耸肩，向前旋转三周、向后旋转三周。

（2）双上肢平举，上下反复运动。

（3）双手握拳，向前轮流平推，回收，并同时活动手腕。

4. 腰部运动

（1）两腿分开，与肩同宽，弯腰，双手相互交叉，上臂前推，收回。

（2）两腿分开，躯干交替向左右弯曲，手指顺裤缝向小腿外侧往复运动。

（3）双手上举，十指交叉，左右侧弯。

（4）髋关节按右、后、左、前顺序做圆周运动。

5. 保护腰的办法

（1）搬运物品时，先将身体尽量向重物靠拢，然后弯腰屈膝，双手持物，伸膝直腰，提起重物，可防止腰肌损伤。

（2）由蹲位起立时，先抬臀伸膝，由腰至颈渐次抬起。

6. 下肢运动

(1)取半蹲位,并拢双膝,左三圈、右三圈。

(2)取立姿,双手叉腰,平抬大腿,小腿向前踢出,左右腿交替进行。

(3)弓步压腿。

7. 足部运动

(1)取坐位,双脚轮替,反复左勾脚尖、绷脚尖动作,可预防下肢静脉曲张。

(2)双脚以脚腕为轴,并拢抬起做圆周运动。

(二)增强身体耐力的训练方法

1. 步行。

2. 跑步。

3. 游泳,如蛙泳、仰泳、自由泳。

(三)祖国传统运动疗法方法

1. 气功八段锦

(1)两手托天理三焦

(2)左右开弓似射雕。

(3)调理脾胃须单举。

(4)五劳七伤往后瞧。

(5)摇头摆尾去心火。

(6)双手摸踵固肾腰。

(7)攒拳怒目增气力。

(8)踮脚顿足百病消。

2. 太极拳　简化24式太极拳(略);42式简化太极拳(竞赛套路)。

一段:①起式;②右揽雀尾;③左单鞭;④提手;⑤白鹤亮翅;⑥搂膝拗步;⑦撇身锤;⑧捋挤式;⑨进步搬拦锤;⑩如风似闭。

二段:①开合手;②右单鞭;③肘低锤;④转身推掌;⑤玉女穿梭;⑥左右蹬脚;⑦掩手肱锤;⑧野马分鬃。

三段:①云手;②独立打虎;③右分脚;④双峰贯耳;⑤左分脚;⑥转身拍脚;⑦进步载锤;⑧斜飞式;⑨单鞭下式;⑩金鸡独立;⑪步穿掌。

四段:①虚步压掌;②独立托掌;③马步靠;④转身大捋;⑤歇步擒打;⑥穿掌下式;⑦上步七星;⑧退步画虎;⑨转身摆莲;⑩弯弓射虎;⑪左揽雀尾;⑫十字手;⑬收式。

3. 军体拳(略)

(四)日常生活活动指导

1. 睡眠

(1)保持充足睡眠,睡前避免剧烈运动。按时洗漱就寝,如有颈部不适,注意洗漱时不要过分低头或仰头。睡前最好洗热水澡或用热水洗脚、泡脚。

(2)枕头高度以12~15cm为宜,平卧位时高度与自己的拳头等高,侧卧位时头部与脊柱相平为度,可量身定做,枕芯以荞麦皮为佳,垫枕部位应在项部,可达到放松颈部肌肉的目的。颈椎生理曲度有改变者,平卧时枕头中部置于颈部,使颈部保持轻度后仰过伸,侧卧时枕头与肩宽等高,保持颈椎中立位。不要将双臂上举放在头部,以免影响手臂的血液循环。建议使用荞麦枕,颈椎记忆枕,决明子、野菊花中草药枕。

2. 体位

(1)看书写字不要驼背、过分低头,桌宜高、凳宜低。

(2)不要持续固定一个体位,每小时做1次头颈部活动或体位改变。低头看书写字,每20分钟,抬头仰视2~3分钟,低头学习30~40分钟,需做左顾右盼动作,使颈部充分向左右旋转;避免躺着看书、看电视等不良生活习惯。

(3)正确的站姿和坐姿

站姿:两目平视,下颌稍内收,胸部挺起,腹背宜平,小腹微内收,两腿直立,两足分开与肩同宽。

坐姿:上身挺直,下颌微收,双下肢并拢,选择合适的坐具,以使腹部处于相对松弛状态,减少腰肌劳损的机会。坐在有靠背的椅子上时应在上述姿势的基础上,尽量使腰背紧贴并倚靠椅背,使腰背部的肌肉放松。

(4)出现颈部肩背疼痛及头晕的症状应及时调整身体姿势,如长时间伏案工作、应用电脑、低头看手机、打游戏、躺在床上看电视等。

3. 腰围、颈托、矫形器、牵引器使用注意

(1)腰围、颈托、颈围等矫形器对脊椎有固定、制动和保护作用,可保持正常体位,避免外伤,减轻头颈部及腰部负荷,有助于缓解疼痛症状和组织修复。注意不可长期佩戴,以免肌肉萎缩、关节粘连僵直,影响肢体活动功能。颈托及腰围松解要适度,平躺时应松

开腰围。

(2)使用充气式牵引器时注意充气量要适度,不可过满,佩戴时间为10~15分钟,不宜过长。

(梁岚萍　张洁琼)

第四节　中医疗法

中国传统康复医学是中医学的重要组成部分,是研究和应用中医的理论、方法解决康复医学中面临问题的学科。它以“气元论”和“阴阳五行学说”为哲学基础,以整体观念为主导思想,以脏腑、经络、气血、精神等学说为核心,以辨证论治为康复医疗特点,采用独具风格的康复治疗方法如针灸、推拿、气功、拔罐、中药等传统的治疗方法,构成了一个理论与实践相结合的康复医疗体系。

一、推拿疗法

(一)适应证

1. 外科　腰椎间盘突出,脊髓损伤,扭挫伤,急慢性劳损,颈腰椎骨质增生,关节脱位,骨折愈合功能恢复,腱鞘炎,术后肠粘连。

2. 内科　神经衰弱,胃肠功能紊乱,高脂血症,脑卒中后遗症,胃下垂,关节炎,瘫痪,感冒,头痛,失眠,呃逆,尿潴留等。

3. 妇科　乳腺炎,慢性附件炎,月经不调,闭经,痛经等。

4. 儿科　消化不良,慢性气管炎,肺炎,发热,小儿麻痹后遗症,肌性斜颈等。

5. 其他　漏肩风,急慢性肌纤维组织炎,落枕,昏厥,面神经麻痹,肌肉,关节运动障碍,近视等。

(二)禁忌证

主要有急性传染病伤寒,白喉等;皮肤病湿疹,疥疮,皮炎等;烧伤或严重冻伤;恶性肿瘤;出血性疾病;精神分裂症;骨结核;脓毒败血症;开放性创伤及术后未拆线者;妇女怀孕或月经期,其腰部、腹部及下肢不宜推拿;饱食后;极度疲劳、酒醉者;病情危急,推拿后可能造成不良后果者。

(三)常用经络和腧穴

1. 经络的含义　经络是“经”和“络”的统称,包括经脉和络脉两个部分。经络是人体气血运行经过联络的通路,通常将十二经与任督二脉合称十四经。

2. 十四经循行流注的规律　十二正经是一阴一阳、一手一足、一脏一腑交替循环流注的,任督二脉循行于腹背正中。其循行流注规律如图2-2-19所示。

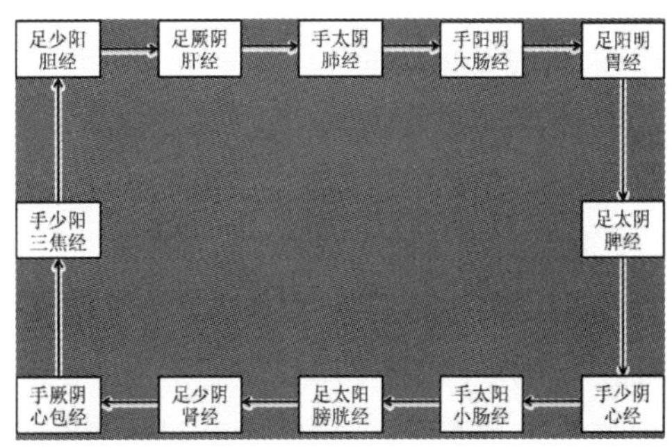

图2-2-19　十二经脉流注次序

(四)推拿的作用

1. 温通经络,散寒止痛,调节脏腑。

2. 调和营卫,通利气血。

3. 调节神经。

4. 增强体质及抗病能力。

(五)推拿前的准备

1. 患者应采取舒适并易于操作的体位。

2. 按摩部位姿势应稳固,肌肉应放松,肢体肌肉于屈曲位较伸直位松弛,故肢体按摩时多取半屈曲位,按摩时位置不变,为此于按摩上肢时,多将上肢放于按摩小桌上,按摩下肢时,常于腘窝下垫以枕头。肌肉松弛的指标:①被动运动无抵抗。②被动运动时肌张力不升高。③举起该肢体时感觉有相当重的重量。

3. 被按摩部位皮肤应清洁、光整、健康,被按摩部位可裸露或不裸露。不裸露时可穿内衣并于其上敷以清洁的布单,于被单上进行按摩;被按摩部位如裸露时需用润滑剂。

4. 按摩前应排尿排便。

5. 按摩前不可做剧烈运动,应安静休息20~30分钟后再开始按摩。

6. 饱食、酒后不宜按摩。

7. 按摩与其他理疗方法的配伍。临床上按摩常与其他理疗方法如石蜡疗法、水疗、光疗等结合进行,以增强疗效或作为按摩的准备疗法,一般多在各种理疗方法之后进行按摩。按摩与水疗结合应用则可在水疗后,或水疗中同时进行按摩。为了避免患者负荷过大,不主张在全身按摩的当日进行其他较强烈的理疗。

(六)推拿手法

1. 推揉类

(1)推法　用拇指或手掌在一个部位、一个穴位或沿一条经络上施压并向前推动的手法。推法常用于头面、四肢、胸腹及腹背部。

(2)揉法　用手指或手掌紧贴皮肤,并带动其来回或环形移动,使皮下组织发生摩擦的手法。此法适用于全身各部位。

(3)滚法　用小鱼际及手背部着力来回揉动,其作用深而广,常用于肌肉丰厚处。

(4)搓法　用双手在肢体上相对用力搓动,使各层组织发生摩擦,常用于上肢。

2. 摩擦类

(1)摩法　用手指或手掌加压在皮肤表面上滑动,其作用表浅,刺激轻柔缓和,常用于胸腹、胁肋部。

(2)擦法　用手指或手掌在体表迅速地擦动直至皮肤发红。

(3)抹法　两手拇指向两边分开抹动,常用于头面部和穴位等处。

3. 按拿类

(1)按法　用手指、手掌或肘部鹰嘴点在身体某处或穴位上用力向下按压。此法作用较深,刺激较强,需和揉法结合应用。手指按法适应全身各穴位,掌按法常用于腰背及下肢,肘按法常用于胸背及臀部。

(2)拿法　用两指或数指拿住肌肉并稍用力向上提拿。此法刺激性强,常用于肌肉较多处或穴位上。

(3)掐法　用拇指、食指或中指在穴位上做深入的下掐动作,使患者产生较明显的酸胀感觉,又称指针法。

(4)拨法　用拇指端按入某处软组织的缝隙中,然后做横向拨动。

(5)捏法　用手指抓住皮肤、肌肉,相对用力进行捏挤,并且边捏边向前推进,常用于四肢及腰部。

(6)踩跷法　用足底搓动或踩踏腰部、臂部或大腿,此法刺激量很大,应用时须慎重。

4. 拍振类

(1)拍捶法　用指面或指掌,手掌尺侧缘或空拳拍打或捶击患处放松肌肉或提高兴奋性,常用于肩背、腰部及四肢。

(2)振动　用手指或手掌按住体表,做快速振动。常用以放松肌肉与止痛。

(3)叩法　用手指轻轻叩击患处,一般用于头面部与关节处。

5. 摇动法

(1)屈伸法　以刚柔相济的手法被动屈曲关节。常用肩、肘、膝等关节。

(2)摇法　顺势轻巧地做各关节的旋转、绕环等被动运动的一种手法,如摇肩、摇髋。

(3)抖法　用手握住肢体末端并略加牵引,然后稍用力做连续的小幅度的上下抖动以放松肌肉。主要用于上肢。

(4)引伸法　是肢体放松时,突然施加轻巧的被动牵伸的一种手法。常起牵伸与复位作用。

(七)注意事项

1. 推拿的卫生要求

(1)指甲要经常剪修、磨光,以免伤及患者皮肤。

(2)在医院工作的推拿医生,上班可穿白衣、戴白帽,衣帽要整洁。

(3)推拿治疗每个患者前后,都要洗手一次。

(4)推拿室温度要适宜,冬季应保持在18℃~20℃。

(5)推拿室空气要保持新鲜,特别是夏季要经常通风换气。

(6)推拿单、床单、枕套要经常换洗、消毒。

(7)小儿推拿要注意垫好尿布,以免大小便污染治疗床具。

(8)医生每推拿一位患者后,应休息5~10分钟。

2. 推拿介质　为了保护患者皮肤,常在施治部位盖一条布单或涂擦一些药液,如油、酒、水、汁、粉等。

(1)布单　半新的白布,洗净后折好备用。

(2)外擦止痛药水　将药水涂在医生手上,或涂在施治部位,然后推拿,多用于风湿痛、关节痛、筋络痛、腰痛、软组织的扭挫伤等,皮肤破损时禁用。

(3)常用油　麻油、冬青油等。

(4)常用酒　50%乙醇、白酒或烧酒,多用于高热的患者,有活血退热解表作用;药酒,即将所用中药浸泡于50%乙醇或白酒中,2周后取出浸泡液即成外用药酒。

处方A:红花、桃仁、乳香、没药各9g,广木香1.5g,樟脑6g,酒500ml,有活血祛痰,理气止痛作用,用于软组织损伤。

处方B:生麻黄、伸筋草、透药草、干姜各9g,红花、荆芥、防风、羌活、独活各3g,川芎6g,酒1000ml。有祛风散寒,温经活血的作用,用于痹症。

(5)净水 小儿推拿时多用,一般用温水或冷水,如高热者可用冰水。

(6)滑石粉 夏季推拿时,将滑石粉直接擦在施治部位,以保护皮肤,防止出汗黏滞,利于手法运动。

(7)其他 用葱姜汁、冬青膏、鸡蛋白、松花粉、活络药水、玉树油、肉桂油等作介质。

3. 推拿操作顺序和手法规律

(1)操作顺序 一般顺序是先上后下,先左后右,先前再后,先头面后躯干,先胸腹后背部,先上肢后下肢。

(2)手法规律 ①手法的路径遵循由面到线、由线到点、由点到面的规律。施治开始从面上推拿,以缓解肌肉紧张,给患者舒适的感觉,随之循经络路线推拿,再取穴施以手法,最后还转到面上以结束推拿。②手法的力量遵循由轻到重、由重到轻的规律。推拿开始着力要轻,为探索患者对推拿力量所能承受的程度,逐渐加劲,同时使患者逐步适应需要施治的强度,维持一定时间后,慢慢减轻力量。③手法的动作遵循由慢到快、由快到慢的规律。推拿时要耐心,不能急躁,快慢适宜,渐变行之,一般动作起始慢,逐渐加快到一定速度(最快200次/分),再缓慢下来。④手法的功夫由浅入深、深入浅出,这和上述规律有关,一般是点上力重、快、深,面上轻慢浅。

4. 推拿量 是指推拿次数、时间、手法、强度、疗程。

次数:每天1次,有的隔天1次或隔2天1次,也有1天推拿2次。

时间:每次推拿为局部15分钟,少则10分钟,多则20分钟,全身推拿为30~40分钟。

强度:以病情、胖瘦、年龄、性别、患者反应及接受程度而异。小儿一次15分钟左右即可。1个疗程中,可进行6、8、12、15、30等不同次数的推拿。有些慢性病的治疗时间要长,一个疗程结束后休息数天或1个月再进行第二个疗程,必要时可推拿3~4个疗程。

二、针灸疗法

(一)适应证

1. 痹证 中医认为风、寒、湿3种外邪侵入身体引起痹症,如风湿性或类风湿关节炎、骨关节炎、痛风、肌筋膜炎、纤维组织炎、肩周炎、腰腿痛等。

2. 痿证 肢体出现麻木不仁、软弱无力等症状。各种瘫痪症都属痿证,如面神经麻痹、偏瘫、截瘫、肢瘫等。

3. 脏腑病 脏腑病是指五脏六腑的病,如哮喘、高血压、冠心病、胃下垂、胃肠功能紊乱等。

4. 视、听、语言障碍疾患 聋、哑、盲残疾者的视听语言能力的改善,也是康复医学研究的课题,针灸治疗有一定的效果。

5. 其他 如精神病、癔症及其他神经官能症,肿瘤患者的康复治疗以及戒烟、减肥等。

(二)主要作用

1. 调节机体功能 针灸疗法对人的整体功能与局部功能均具有良好的调节作用。

2. 提高机体免疫力 针灸对细胞免疫和体液免疫均有增强与调整作用。

3. 镇痛 中医学认为经络气血不通则产生疼痛,而针灸可通经活络,使气血通畅,从而减轻或解除疼痛。

(三)取穴的原则

1. 循经取穴 ①本经取穴:根据病变所在的脏腑、经络腧穴,尤其是取本经位于肘、膝的腧穴。②表里经取穴:取与病症有关的表里经脉的腧穴。

2. 局部或邻近取穴 由于每个腧穴都能治疗所在局部和邻近部位的病症,故当某一部位发生病变时,就可以在局部或邻近部位选取腧穴治疗。本法多用于器官、经脉、四肢关节等部位的病痛。

3. 对症取穴 对症取穴是针对全身性的某些病症,结合腧穴的特殊作用而采用的一种取穴方法。本法包括各种特定穴的应用和经验取穴等。

4. 其他 耳针、头针、腕踝针等亦各有其取穴原则,需区别对待。

(四)针刺前的准备

1. 针具的选择 现在临床上多使用不锈钢毫针。

一般男性、体壮、形肥、病深者，用针可稍长稍粗；女性、体弱、形瘦、病变部位较浅者，则所选针具宜短宜细。所用毫针的长度以刺入腧穴应至深度后，针身略露出皮肤为宜，不要把针体全部刺入皮肤，以防止折针等意外情况的发生。

2. 体位的选择　患者在针刺时所用体位是否适当，对腧穴的正确定位、针刺的施术操作、持久的留针以及防止晕针等都有很大影响。如果年老体弱、病重体虚或精神紧张，坐位针刺容易引起疲劳甚至可能发生晕针等情况，因而采取卧位比较合适。选择体位的依据主要是腧穴的所在部位。选择适当的体位，既有利于腧穴的正确定位，又便于针灸的施术操作和较长时间的留针而不致疲劳。在留针过程中，最好让患者不要变化体位，否则可能出现滞针、弯针等情况。在各种体位中，仰卧位适宜于取头、面、胸、腹部、上下肢部分腧穴；侧卧位适宜于取身体侧面少阳经腧穴和上下肢的部分腧穴；俯卧位适宜于取头、项、脊背、腰骶、下肢背侧及上肢部分腧穴；仰靠坐位适宜于取前头、颜面和颈前等部位的腧穴；俯伏坐位适宜于取头和项背部的腧穴；侧伏坐位适宜于取头部的一侧、面颊及耳前后部位的腧穴。

3. 消毒　如果条件具备，针具可置于高压蒸汽锅内消毒，在15磅气压、120℃高温下15分钟，即可达到消毒目的；也可以用煮沸消毒法，将针具用纱布包好，放入清水锅中进行煮沸，一般15～20分钟亦可达消毒的目的。此外，也可用药物消毒，即将针具置于75%乙醇内，浸泡30分钟，取出拭干即可备用。关于放置针具的器皿和镊子等，可用2%来苏溶液或1：1000升汞溶液浸泡1～2小时后应用。一些传染性疾病患者用过的针具，必须另行放置，严格消毒后使用。

对于一般患者，要做到一穴一针，用过的针具要单独放置，清洗消毒后才可再次使用。需要针刺的穴位，一般用75%的乙醇棉球拭擦即可，有时根据特殊需要还要先用2.5%的碘酒棉球消毒，然后再用乙醇棉球脱碘。用乙醇和碘伏棉球消毒时要注意从穴位的中心部位开始向四周呈环形擦拭。穴位消毒后，不要再接触污物，以免重新污染。

（五）注意事项

1. 孕妇的腹部、腰骶部不宜针灸，并禁用合谷、三阴交、昆仑、至阴等穴。

2. 小儿囟门未闭合时，头颈部腧穴不宜针刺，且小儿不宜留针。

3. 饥饿、疲劳、酒醉者不宜针刺，精神紧张，体质虚弱者刺激量不宜过强。

4. 出血性疾病者不宜针刺，皮肤感染、溃疡、瘢痕、肿瘤的部位不宜进针。

5. 须避开血管进针，以防止出血。

6. 施灸时应注意防止烫伤患者。

7. 针灸后至少24小时内不得进行水疗或游泳，以防止针刺部位感染。

8. 针刺眼球周围和项部的风府、哑门等穴位以及脊椎部的腧穴，要注意掌握一定的角度，更不要大幅度提插、捻转，也不要长时间留针，以免损伤重要组织器官。

（六）针灸常用的经络和腧穴参考

见图2－2－20～2－2－31。

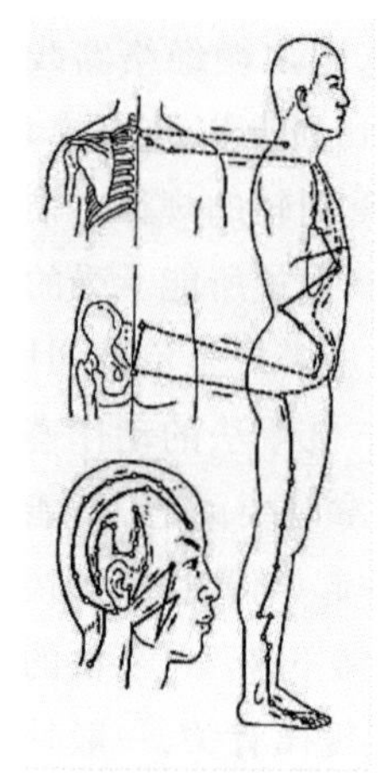

图2－2－20　足少阳胆经

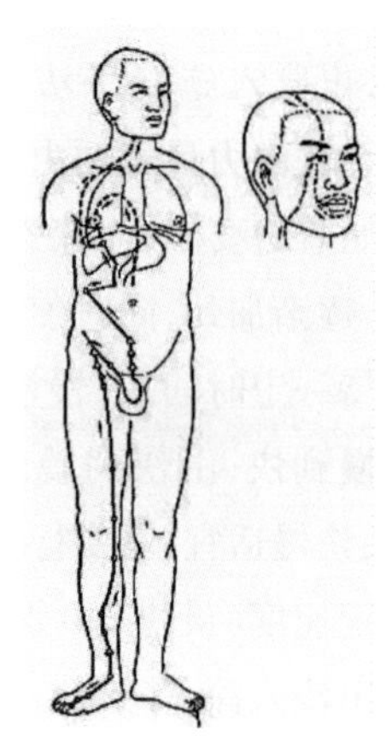

图2－2－21　足厥阴肝经

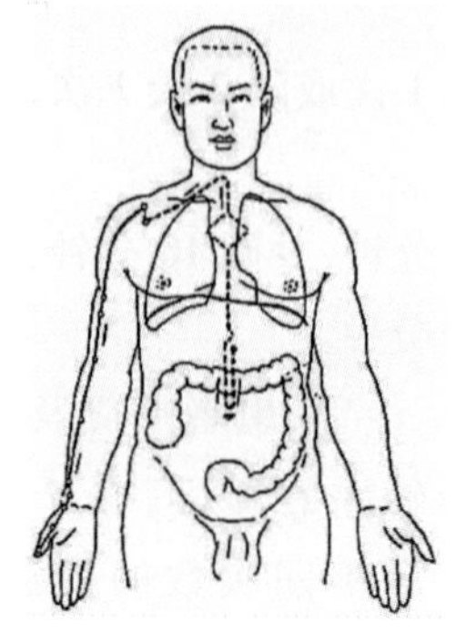

图2－2－22　手太阴肺经

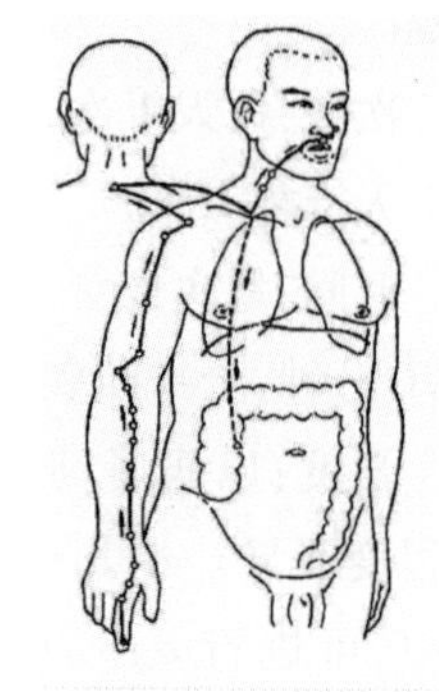

图2－2－23　手阳明大肠经

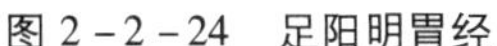

图 2－2－24　足阳明胃经

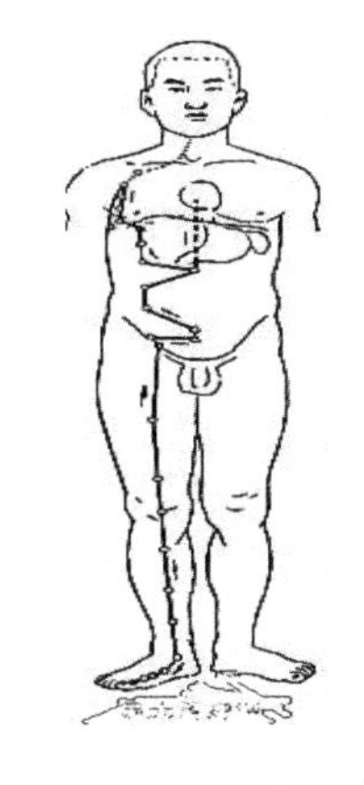

图 2－2－25　足太阴脾经

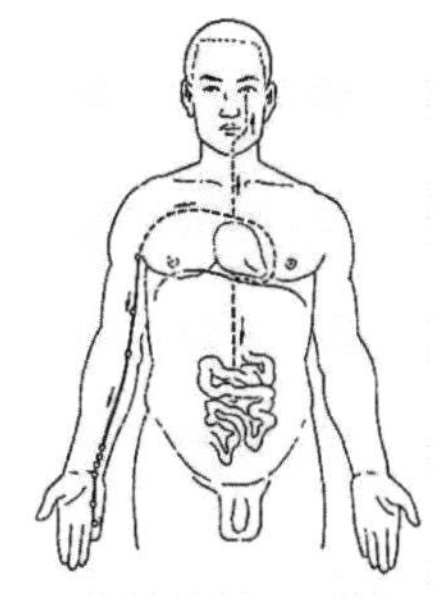

图 2－2－26　手少阴心经

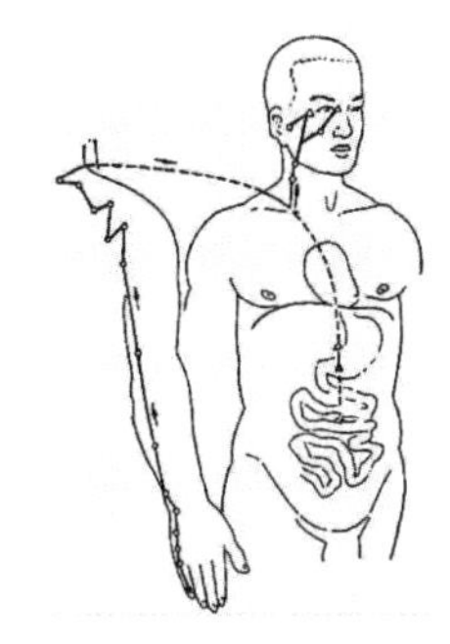

图 2－2－27　手太阳小肠经

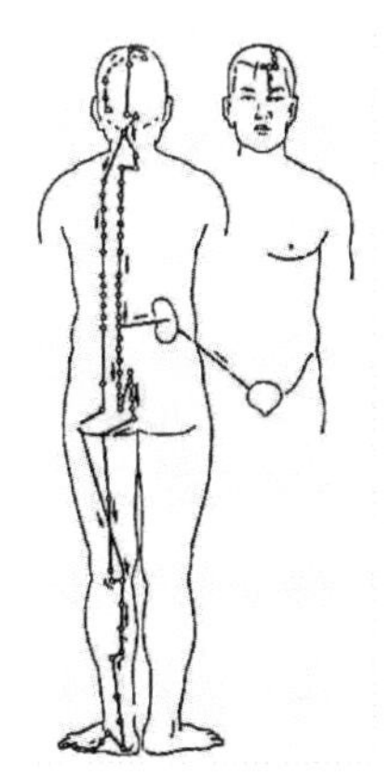

图 2－2－28　足太阳膀胱经

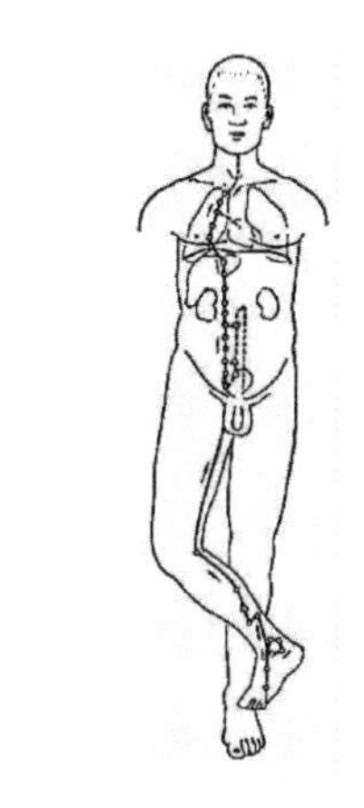

图 2－2－29　足少阴肾经

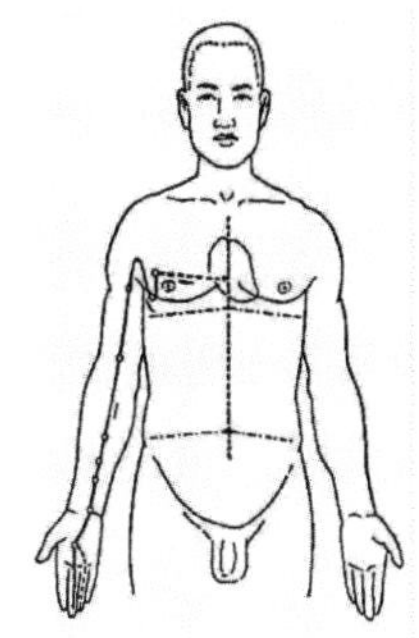

图 2－2－30　手厥阴心包经

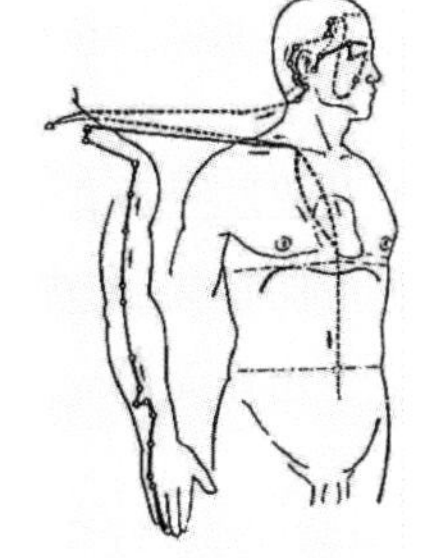

图 2－2－31　手少阳三焦经

（七）电针疗法

电针疗法是针刺穴位“得气”后，配合应用不同频率的电流，以加强对腧穴的刺激，从而达到治疗疾病的一种治疗方法，其适应证与针灸相同，尤其适于慢性疾病、顽固性疼痛等。

（八）常见针刺意外情况的处理及其预防

针刺治病一般比较安全，但如果针刺手法不适当，或对人体解剖部位缺乏全面的了解等，也可能会出现一些意外情况。应当绝对避免发生的意外有气胸、内脏损伤或内出血、断针等；另外，晕针、滞针、弯针以及皮下血肿等也应尽量避免发生。万一发生了意外情况，不要惊慌失措，要冷静、及时、果断地采取相应的补救措施。

1. 气胸　针刺胸、背部以及位于锁骨上窝的缺盆穴等，尽量要斜刺或平刺，如果必须直刺，一定不要刺入过深，同时在留针期间应注意防止所遮盖的衣被将针体压向深部，以免引起气胸。对于有肺气肿病史的患者更应加以注意。

如果发生了气胸，轻者出现胸痛、胸闷、心慌、气短、呼吸不畅，严重的则有呼吸困难、心跳加快、发绀、汗出和血压下降等休克现象。还可出现患侧肋间隙变宽、胸部叩诊有过度反响、肺泡呼吸音减弱或者消失，甚则气管向健侧移位，如气窜至皮下，可于患侧颈部和胸前出现握雪音。X 线胸透检查可进一步确诊，并可发现漏气多少和肺组织受压的情况。

有的患者，针刺当时并无明显异常现象，几小时后，才逐渐出现胸痛、胸闷、呼吸困难等症状，对此应及时采取治疗措施。如果出现气胸，立即给患者吸氧，并与急救科室联系，及时采取相应的救治措施。

2. 内脏损伤或内出血　对于肝、脾肿大及腹胀的患者，针刺腹部穴位时刺入不宜过深，同时不宜采用较大幅度的提插捻转手法，以免造成可能出现的肠穿孔或肝脾出血。对于尿潴留的患者，针刺下腹部穴位时同样应当避免膀胱损伤。

如果发生这些情况，患者会出现腹痛等急腹症的症状，应及时请外科医生进行会诊。

3. 神经损伤　针刺哑门、风府、风池以及华佗夹脊等腧穴不宜深刺，同时不要强力提插捻转，以免伤及脑和脊髓。有个别针刺哑门穴引起蛛网膜下隙出血造成死亡的病例报告，应引以为戒。

针刺神经干附近的腧穴如阳陵泉等也应避免强力刺激，以免引起周围神经损伤。如果针刺后局部或神经通路的远端出现了持续性的疼痛、麻木、感觉异常或肌肉萎缩，则可能是周围神经损伤。这时应暂时停止针刺该穴位，并及时采取理疗或用适当的推拿手法进行治疗。

4. 断针　断针是指毫针的针体折断并留在患者体内。如果针刺前做好针具的检查并在针刺时多加注意，断针是可以避免的。针具质量不佳，或针身、针根由于长期反复浸泡消毒发生了腐蚀损伤，针刺前疏于检查，同时针刺时将针身全部刺入皮肤，行针时强力提插、捻转、致肌肉强力收缩，或留针时患者体位改变，或遇弯针、滞针未及时处置，并强力抽拔，均可出现断针。

为防止断针现象的发生，针刺时切勿将针身全部刺入皮肤，留针时嘱咐患者尽量不要进行体位变换。如果断针后部分针体浮露于皮肤之外，嘱患者保持原有体位，以防残端向深层陷入，并及时用镊子钳出。若折断针身残端与皮肤相平或稍低，可用左手拇、食两指在针旁按压皮肤，使残端露出皮肤之外，用右手待镊子将针拔出。若折断部分全部深入皮下，须在 X 线下定位，施行外科手术取出。

5. 晕针　晕针是在针刺过程中患者发生晕厥的现象。其临床表现为突然出现头晕目眩、面色苍白、心慌气短、多汗、恶心欲吐、精神萎靡、血压下降、脉沉细等症状，严重者甚至会出现猝然昏倒、神志不清、二便失禁、唇甲青紫、四肢逆冷、脉细微欲绝等症。发生滞针的原因多为患者体质虚弱，并在针刺时精神过于紧张；或在疲劳、饥饿、大汗、大泻、大出血之后进行针刺治疗；或针刺时患者体位不当；或医生行针的手法过重等。

如果发生了晕针，应当立即停止针刺，迅速出针，让患者平卧，头部放低，松开衣带，注意保暖。轻者令其静卧，给予热茶、温开水或糖水饮之，一般片刻即可渐渐恢复。重者在进行上述处理后，可选取水沟、素髎、内关、合谷、太冲、涌泉、足三里等穴以指腹按揉或针刺。亦可灸百会、气海、关元等穴。若仍不省人事、呼吸细微、脉细弱者，可考虑配合其他治疗或采用急救措施。

为防止晕针的发生，对于初次接受针灸治疗和精神紧张者，先做好解释工作，以消除其疑虑；注意患者的体质，应尽量采取卧位，并正确选择舒适自然且能持久保持的体位；取穴宜适当，不宜过多，手法宜轻，切勿过重；对于饥饿、过度疲劳者，应待其进食、体力恢复后再进行针刺。医生在针刺治疗过程中，应密切观察患者的神态变化，询问其有无异常感觉。

6. 滞针　滞针是指在留针过程中医生感觉针下涩滞，捻转、提插以及出针均感困难的现象，这时如果勉强提插、捻转或出针，患者会感觉局部疼痛难忍。

滞针的发生多由于患者精神紧张，当毫针刺入腧穴后，患者局部肌肉强烈收缩；或行针手法不当，向单一方向捻针太多，以致肌肉纤维缠绕针体所致；留针时间过长也可出现滞针。

为了避免滞针的发生，对于初诊和精神紧张患者，要做好解释工作，消除顾虑。进针时应避开肌腱，行针时手法宜轻巧，不可捻转角度过大，或单向捻转过多。用搓法时，注意与提插法的配合，可避免肌纤维缠绕针身，降低滞针发生的可能性。

7. 弯针　弯针是指进针时或将针刺入腧穴后，针身在体内形成弯曲的现象。

弯针的原因主要是医生进针手法不熟练，用力过猛过速，或针下碰到坚硬组织，或因患者体位不适，在留针时改变了体位，或因针柄受外力碰击，或因滞针处理不当。

出现弯针后，不得再行提插、捻转等手法。如果是轻度弯曲，可按一般拔针法将针慢慢地退出；如果针身弯曲，应注意弯曲的方向，顺着弯曲方向将针退出；如果弯曲不止一处，须视针柄扭转倾斜的方向，以防断针；如果是患者体位改变造成的弯针，则应嘱咐患者恢复原来的体位，使局部肌肉放松，再行退针。

为了防止弯针的发生，医生针刺手法要熟练，指力要轻巧，避免进针过猛。留针期间患者不要随意变动体位。针刺部位和针柄应避免受外物碰压。

8. 血肿　血肿是指针刺部位出现皮下出血而引起肿痛以及皮肤呈现青紫色的现象。导致血肿的原因多为针尖弯曲带钩，使皮肉受损，或刺伤血管所致。若微量的皮下出血而出现局部小块青紫时，一般不必处理，可自行消退。若局部肿胀疼痛较剧，青紫面积大而且影响到活动功能时，可先做冷敷止血后，再做热敷，以促使局部淤血消散吸收。为防止血肿的发生，针刺前应仔细检查针具，要熟悉人体解剖部位，避开血管针刺。针刺手法不宜过重，切忌强力提插捻转。出针时立即用消毒干棉球揉按压迫针孔，尤其是眼球周围等组织比较疏松，更应注意出针后充分按压针孔。

三、拔罐疗法

（一）适应证及注意事项

临床上拔罐疗法常用于软组织急性扭伤、挫伤及慢性劳损、局部风湿痛等，也可用于失眠、哮喘、肺炎、胃炎、肾盂肾炎、膈肌痉挛等病症。出血性疾病、水肿、消瘦者及毛发处不宜使用，拔罐时应选好拔罐部位，一般以肌肉丰满、皮下脂肪丰富的部位为宜。拔罐要注意防止烫伤患者皮肤，取罐时须先用指尖在罐旁按压，使空气进入，不能硬抠。胸肋间及腹部勿用火罐拔，以免损伤肋间神经及发生肠梗阻。

（二）主要作用

中医学认为拔罐疗法可祛风散寒，祛湿除邪，温通经络，疏通血脉，并能活血散瘀，舒筋止痛。现代医学认为，由于罐内形成负压后吸力甚强，可使局部毛细血管扩张，甚至破裂，随即可产生一种类组胺物质，随体液周流全身，刺激各个器官，使其功能加强；另一方面负压的机械刺激，通过反射途径，可调节大脑皮质的兴奋与抑制过程；温热刺激能促进局部血液循环，加速新陈代谢，改善局部组织的营养状况，还可增加血管壁的通透性，增强粒细胞的吞噬能力。因此，拔罐疗法具有镇静止痛、消炎、消肿的作用。

（三）常用方法

由于拔罐用具、方法、形式等不断演变，因此拔罐疗法种类较多，其中常用的有以下几种：火罐、排罐、走罐、刺络拔罐。

1. 火罐是最常用的一种拔罐法，可分为三种：①闪火法：用镊子夹住乙醇棉球，点火后在罐内燃烧片刻，立即拿出，迅速将罐扣在皮肤上；②点火法：用小金属盖盛乙醇棉球放治疗部位中央，点火后将罐扣于皮肤上；③投火法：将小纸条点燃后投入罐内，迅速将罐扣于治疗部位皮肤上。

2. 排罐是在一个较大面积的部位（腰背、臂、大腿等），同时排列吸附较多的罐，其操作方法同闪火法。

3. 走罐是在平整光滑的罐口边与治疗部位涂上一薄层凡士林后，将罐子按闪火法拔上，然后用力将罐子上下、左右推移。

4. 刺络拔罐是刺血法、皮肤针法与拔罐法的综合应用，即在散刺、叩刺后进行拔罐。

（马　静　卢建军）

第五节　心理疗法

一、高原环境对军人心理的影响

军事活动往往受到地理环境、气候因素等诸多要素的制约和影响。所以特殊环境历来受到中外军事家的重视。中国古代著名军事家孙武就认为指挥官在分析战场形势、预测战争的胜负以及进行战略决策时，一定要从五个方面着手，即：“道、天、地、将、法”。其中“天”就是天文和气候。“地”是地理，指各种地理条件，尤其是地形。孙武强调把地理条件作为战略决策的重要依据和取胜的重要保障。世界著名战略学家克劳塞维茨也曾经说过：“地理环境同军事行动本身有着十分密切而永远存在的关系，它不论对战争过程本身，还是对战斗的准备和运用，都有决定性的影响。”现在，虽然现代技术带来了先进的武器装备和智能化设备，却并不能代替人的作用。武器及各种设备只是人的感觉、能力、拳头的进一步延伸。因此，不但要关注高原环境对军人心理和生理的影响，更要关注对抗、防护、适应等问题。

当人们在海拔高于3000m的地区作业时，生理和心理健康、心理过程、感觉、睡眠以及体力劳动能力都会有一定程度的下降。在4～12小时内，就会出现急性高原病，引起机体的不适感，并对人心理产生影响。当该人群脱离高原回到平原以后，其心理问题可能依然存在，或者因为醉氧及平原环境重新适应，出现新的心理问题。在疗养过程中针对其存在的心理问题进行有效干预，能够帮助疗养员精神和心理康复。

（一）高海拔对军人生理及心理的影响

不同海拔对人体的心理和生理功能的影响不同，大致划分为4个区：一是无症状区，即0～3000m，由于缺氧程度较轻，静止时机体保持着足够的代偿适应能力，但在1500m以上，完成复杂的智力任务已开始受到影响。二是代偿区，即 3000～5000m，机体通过增加心率及肺通气量尚能对抗缺氧对机体的影响。短时间停留、静止的情况下，人的生理和心理功能还不会受到严重的影响。三是障碍区（不完全代偿区），即 5000～7000m，代偿反应虽已充分发挥，但不足以补偿缺氧对机体的影响，在静止状况下也出现明显的生理和心理功能下降。四是危险区，即 7000m 以上，机体代偿反应已不足以保证心、脑等重要器官的最低氧需量，很容易导致意识丧失。

1. 高原人员面对高寒缺氧环境，经常处在低温、低压、强辐射、强紫外线环境中，还要经常遭受狂风、暴雪恶劣气候的侵袭，容易导致心理应激，躯体化、恐怖、强迫症状、忧郁、焦虑、敌对、精神疾病等因子分值显著高于平原常模。

2. 高海拔对情绪状态的影响　暴露于高海拔环境可能会产生欣快感和判断失误。欣快感是很危险的，但人们很难意识到它的影响，且发生对急性缺氧的反应后并不能预测对慢性缺氧的反应。

低海拔对情绪的影响大于对认知能力的影响。在中等海拔高度，胺的代谢会发生变化，随即出现情绪改变。模拟 3840m 高原的研究发现，在第 1 天的暴露中“困倦”和“迷茫”不断增加。在 4000m 停留 1～4 小时，受试者自我评价是“不太友善”但“思路清晰”；同时也感到“困倦”和“迷茫”。48 小时以后，所有的情绪改变就都恢复了。随着高度的上升，体力下降、疲劳加重。

3. 高海拔对人格的影响　在 3000～4000m 通常会出现神经衰弱，表现为疲劳、感受性下降以及其他心理症状。在 4000～7000m，会出现明显的变化，如妄想、偏执、强迫、抑郁、敌视；认知功能也明显下降，很容易发生躁狂抑郁症的表现。超过 7000m，急性脑水肿会导致中枢神经系统功能和结构受损。有研究者认为登山者的心理障碍与攀登的高度和在高海拔地区停留的时间成正比，另外，其人格特征、情绪氛围、危险程度及其他生物和心理因素都是发生心理障碍的病原学基础。

4. 高海拔对记忆和思维的影响　记忆对缺氧敏感，在 1800～2400m 海拔高度进行检查，记忆力就有所下降。随着海拔高度的增加，缺氧程度的加重，记忆损害也变得严重，可以从记忆下降到完全丧失记忆能力。缺氧对短时记忆的影响较大，对长时记忆影响不明显。

急性高原缺氧也可影响到人的思维能力。在 1500m 时，思维能力开始下降，表现为新近学会的复杂智力活动能力受到影响；3000m 以上，思维能力全面下降，以判断力下降较为明显，主观感觉不能准确地反映客观能力，出现不合理的固定观念，影响工作的顺利进行。

记忆和思维受损的同时，必定伴有注意力下降。在海拔 5000m，注意力的转移和分配能力明显减弱，难以很快地从一项活动转移到另一项活动中去。随着海拔的增高，注意力的范围变窄，并且难以集中注意力。注意力的损害在人员返回海平面后仍会持续一段时间。

5. 高海拔对睡眠的影响　在高海拔区经常会出现各种睡眠问题，高海拔地区核心问题是呼吸暂停。周期性呼吸暂停（持续 10～20 秒的呼吸突然停止）和睡眠中断经常发生。在快速上升到 1600～4700m 的过程中，“困倦”自评增高。甚至经过整晚的睡眠，也很难获得良好休息使体力恢复。有研究发现人员在 4300m 停留 12 天后，EEG 的参数、睡眠中清醒的次数以及睡眠质量自评都可恢复到海平面水平。

6. 高海拔对视觉的影响　视觉对缺氧最为敏感，视敏度及颜色鉴别能力在 3000m 高度就开始下降。缺氧所引起的一些作业绩效下降，部分原因是视觉敏感性下降。在缺氧条件下，反应时延长；而且低强度视觉刺激的反应时延长更明显。另外，高原病的症状、不良情绪和操作能力下降恢复后，暗适应的下降还会持续一段时间。

7. 高海拔对工作绩效的影响　高原缺氧对工作绩效的影响是减低了人体有氧代谢率（最大有氧能力）。这不仅意味着在高海拔地区最大工作效率的下降，并且海拔越高，下降越多。国外研究结果表明，在 1500m 以上，海拔高度每上升 1000m，有氧工作能力下降 10%。只要人停留在高原，最大有氧能力的下降就一直存在。即使已经习服，有氧能力的恢复也不会超过 6%。一旦回到海平面，有氧能力就会立即或不久后恢复。研究表明，至少在 4300m 以下，大肌肉群的等张收缩力量不会减少；在 4300m 处，手等张收缩的握力会减少 5%～15%，并且会至少持续 2 周，但回到海平面 2

天后就会恢复。

高海拔对绩效的影响是会导致错误数增多、作业速度减慢或二者兼而有之。缺氧对认知功能的影响要大于对心理运动能力的影响。降低作业的速率可以保证正确率。随着时间延长，在4600m作业的速率可恢复到低海拔地区水平，同时错误数也有所下降。

在高海拔地区，工作绩效在时间上有改变。人们只要登上4600m以上高原，各种绩效马上就会出现严重的下降。受试者在4200m和4700m停留7小时，在受试者进入高海拔环境后很多作业绩效很快就出现下降。从2～7小时开始，有些作业绩效缓慢回升，而另一些则无改善。在4600m停留14小时后，大多数认知任务恢复到基线水平；然而一些作业绩效在38小时或43小时时还受影响。与之相反，AMS的症状和大多数负性情绪的改变在38～43小时还有加重。这些数据表明，工作绩效的下降同AMS的症状是不同步的。在AMS出现之前工作绩效的影响损害最大；之后，当AMS症状最严重时，工作绩效会改善或完全恢复。

8.高原缺氧和高原病　一进入高原就会出现血液中氧含量下降(低氧血症)。周围空气氧分压下降，氧气很难弥散入血液。大脑、肌组织和其他组织的氧供减少，特别是大脑缺氧严重影响感觉过程、心理状态、睡眠和工作能力。低氧血症引起的判断失误和心理行为改变被认为是攀登珠穆朗玛峰登山者死亡的重要原因。严重时会出现各种幻觉，接近顶峰，危险的欣快感带来的冲动行为和判断失误会危及生命。

在高海拔环境最常见的有急性高原病(AMS)、高原肺水肿(HAPE)和高原脑水肿(HACE)。

AMS的主要症状是：头痛、头晕、食欲缺乏、失眠、无力、恶心、呕吐和身体不适。易感人群在进到高海拔几小时至1天之内就会发生AMS。人适应了特定高度后，轻度的AMS的症状会在1周内消失。但当进入更高的海拔时，AMS的症状会重新出现。AMS症状的严重程度和影响范围与上升速度及海拔的高度密切相关，高度越高，上升速度越快，发病率也随之上升。快速进入3000m左右高度时，只有个别人发病；在3650m左右，发病率是40%；在4300m左右，发病率是75%～80%；至5000m左右，几乎每个人都会发病。

当发生HAPE时，缺氧会引起肺内毛细血管的通透性增加。大量血浆蛋白渗出，特别是在进行体力劳动时会更加严重。这些病理生理变化干扰了氧的输送，导致患者严重缺氧，进一步加重毛细血管的损伤，除非尽快降到低海拔地区进行治疗，否则肺水肿就会进行性加重，患者可能最终因缺氧死亡。HAPE最具特征的症状是咳出粉红色泡沫痰或白色泡沫痰，肺部有广泛的湿啰音。

HACE的症状是由颅内压升高引起的。HACE的首发症状有意识模糊、发音不清、步态不稳，这些症状早期很难被发现。HACE病情会很快发展并出现幻觉、共济失调。精神恍惚、麻痹、昏迷，甚至死亡。这些症状一旦出现，就会危及生命，应尽快降低所在高度或吸入氧气。

(二)低温对军人心理的影响

1.冷应激对感知觉的影响　在冷环境中，触觉敏感性下降是最明显的表现。触觉敏感性下降，致使肢体特别是双手在工作时反馈减少，进而表现为人体的灵活性下降。虽然视觉可以弥补一部分功能，但是当在夜间或避光情况(如在汽车引擎盖)下操作时，便会增加执行任务的难度。特别是完成一些需要裸手操作、高灵敏度的任务时，双手必须直接接触冷刺激，进一步加剧了皮肤温度降低，导致手指僵化，甚至冻伤，难免感知觉下降或减退。

2.冷环境对操作能力的影响

(1)冷环境中，操作水平下降多是由于肌肉、关节僵化以及关节腔滑液变黏稠，导致手的生物学功能僵化引起的。研究表明，当体表温度维持在人体休息状态的水平——12.7℃的冷环境中，手操作的灵活性就会出现下降。

(2)冷环境中，装备的物理化学状态可能出现变化，也是导致操作能力下降的一个重要原因。在这种条件下，原本适用于常温的塑料、橡胶等制品在应用时可能会出现各种意想不到的问题。例如塑料的容器、设备、导管会变脆而易裂；塑料或橡胶制成的细绳、卷带和管子不能从卷轴上卸下或卷起，甚至在非常冷的环境中破裂或折断，导致电路短路或其他危险发生等。所有这些，都会导致操作受限甚至发生威胁和严重事故。

(3)冷环境对其他心理因素的影响。寒冷直接降低人的运动愿望,人会减少运动以保存能量,以使体温保持在较为温暖的状态,这在一定程度上降低了操作的动机,也是影响操作任务完成的一个重要因素。同时由于寒冷使人体活动受限,在一定程度上也导致情绪积极性下降。

(三)偏远对军人心理的影响

人的心理对内外来信息的接受和抑制,以及心理水平的提高和降低,都会受到一定的环境所制约。俄国生物学家谢切诺夫和巴甫洛夫长期的实验证明,环境在人的心理发展中是起着决定作用的。环境能够给人的心理发展以多方面的影响。有研究证明,交通闭塞的山区,不利于人们与外界交流和能力发展,不利于人们以社会联合的形式进行生产和生活,往往会使人形成空虚、寂寞、孤僻的心理行为。

高原边防艰苦自然环境及工作条件会对机体产生不良影响,并有可能导致认知、情感、思维与行动异常。尤其是官兵长期处于偏远环境中,与社会相对长时间隔离时,引发的心理问题最为严重。

1. 边远哨所的环境及其任务的特殊性,容易导致官兵心理应激,其中较为突出的是躯体化、焦虑、恐怖、精神疾病等。

高原人员面对高寒缺氧环境,经常处在低温、低压、强辐射、强紫外线环境中,还要经常遭受狂风、暴雪等恶劣气候的侵袭,同时缺水、缺蔬菜和水果,物资供应匮乏,加之信息闭塞、远离亲友、缺少社会的交流等均可导致心理应激。躯体化、恐怖、强迫症状、忧郁、焦虑、敌对等因子分值显著高于人均水平。

在高原边防上,守防人员随着驻守时间的延长,SCL-90 总分和因子分值有逐渐增高趋势。有研究显示,初到高原各项评分在短期内与常模有显著性差异,3 个月时,抑郁分值提高不明显,12 个月后,显著性高的因子增多,如躯体化、抑郁、敌对、偏执等。

2. 高原边防哨所战士长期驻守在自然环境恶劣、任务单调、远离亲友远离社会的地方,交通不便,信息闭塞,很容易产生孤独感、被抛弃感,由此而产生一系列生理心理反应。驻守边远哨所时间越长,可能导致心理障碍的危险性越大,出现的心理问题更严重。驻守高原山区的士兵,由于地貌相似,并且缺少明显的方位感,如果不善于掌握地貌特征,极易产生方位错觉、迷失方向,因而产生动摇、悲观失望甚至绝望的情绪体验。

3. 睡眠障碍、个人的调节能力、人际关系以及来自家庭的关怀都影响到官兵的心理和行为。

4. 高原低温、低氧、低气压,人员体力消耗大,并且由于地处偏远而任务单调,易导致知觉麻木、思维迟钝。恶劣气候同时会降低情绪的稳定性。

二、心理干预策略

(一)高海拔心理干预策略

人在恶劣环境中的生活、工作和娱乐能反映人的适应能力。心理因素可以提高人在高海拔环境中处理问题和发挥作用的能力。在应激环境中的经历可以改变人的行为唤醒、注意容量和任务的控制加工和自动加工,从而减轻绩效的下降。在高原环境中从事一些操作任务会减轻高原反应的症状和程度。曾经体验过在一种恶劣环境中的症状表现和不适将有利于在相同环境中进行应对。如果人们能意识到高原反应的基本原理和过程,就会有更多的精力去工作,不断检查,防止错误,保证在关键时刻能够把握重要信息。

(二)偏远环境心理干预策略

维护偏远环境驻地官兵的心理健康,虽然可以采取一些心理干预措施,如宣传慰问,讲解相关心理卫生知识等方法在一定程度上能缓解士兵的心理压力,但从根本上解决官兵的心理问题要从改善营区生活环境、丰富哨所生活、提高生活质量入手,特别是加强科学的轮换制度,避免官兵长期在艰苦地区工作。重点注意以下两个方面:

1. 宣传教育,群防群治。对一些普遍性的生理和心理问题,如高原疾病、情绪问题等,应该集体予以控制,保持群体心理卫生,对心理问题及时发现、及时治疗,培养好的团队精神,互相鼓励、互相支持。

2. 加强心理训练和心理干预。建立一个良好的心理交流关系。采用直接交流或者通过电话等方式进行间接交流,通过倾听、对话,表达理解、关注的态度,帮助官兵学习到一些合理调整情绪和宣泄自己情感的方式,在交流中及时发现问题,提供解决问题的方法。

(三)冷环境心理干预策略

在冷环境下,通过一些防护措施来提高工作绩效是必要的，可以归纳为以下几个方面。

1. 提前讲解不同气候环境下对人体生理心理的影响机制，可以提高在实际工作环境下的耐受能力。

2. 训练过程中，引入冷环境的习服训练。当准备在冷环境下工作时，有必要在冷环境下，特别是在与实际操作相似的冷环境下进行训练，这样能够提高操作技能，保持良好适应能力。对于官兵迅速展开遂行任务非常有意义。

3. 如果条件允许，在一定范围内让操作人员周期性地暂停一段时间工作，那么许多操作任务就能够顺利完成。

三、心理咨询

（一）基本概念

心理咨询是心理学的一个重要分支学科。一般来说，心理咨询的概念有广义和狭义之分。从广义的角度，它涵盖了临床心理干预的各种方法或手段；而从狭义的角度，主要是指非标准化的临床干预措施，是各类非标准化干预手段或方法的统称。因此，广义的心理咨询概念包括了“狭义的心理咨询”和“心理治疗”。我们平常所说的心理咨询主要是指“狭义的心理咨询”。

（二）心理咨询的基本要求

心理咨询的形式多种多样，但是，无论何种形式、何种类型的心理咨询，都要遵循以下一些基本原则。

1. 咨询原则　咨询关系是一种职业性的人际关系，任何形式的心理咨询都必须以良好的咨询关系为基础，因此，建立良好的咨询关系是心理咨询的核心内容。良好的咨询关系取决于咨询人员和求助者双方的共同努力，对于求助者来说，其咨询动机、合作态度、期望程度、自我觉察水平、行为方式以及对咨询人员的反应等，会在某种程度上左右咨询关系。对于咨询人员来说，其咨询态度、职业责任感、访谈技巧、知识的广度和深度以及自身的心理素质等对咨询关系的建立和发展具有更为重要的影响。

2. 一般性与特殊性相结合原则　在心理咨询的过程中，由于个人的经历、心理特征及所处环境存在着很大的差异，因此，每一个个体的具体表现不尽相同。这就要求心理咨询人员不仅要了解求助者存在的主要问题，还要注意其特殊表现；既要了解他的一般心理特征，又要了解这些心理特征存在的特殊情况，从而防止心理咨询工作的表面化、形式化。这样，才能做到对不同的求助者选择和制定不同的咨询方案，进一步提高咨询效果。

3. 保密性原则　在心理咨询中实行保密原则，是遵守职业道德和职业规则的重要体现。心理咨询常常涉及求助者的个人隐私，只有在遵守保密原则的前提下，求助者才能够敞开心扉，畅所欲言，说出自己内心的感受。因此，心理咨询人员要对求助者与心理咨询有关的信息进行保密，不能随意谈论求助者，如果需要进行专业探讨，必须征得本人同意，并且隐去求助者的个人信息后方可进行。

4. 中立性原则　在心理咨询的整个过程中，咨询人员保持中立性态度是非常重要的职业理念。无论遇到何种问题，咨询人员在言谈举止上均应保持客观、中立的立场，只有这样，才能对求助者的情况进行客观的判断和分析，对其问题进行正确的了解，并尽可能地提出适宜的处理办法，才能保证取得较好的咨询效果。

5. 社会性原则　坚持社会性原则，就是要采取积极和建设性的态度，避免出现消极情绪，从发展的角度启发求助者发挥自身潜能以积极应对。在心理咨询中，有时求助者的问题与社会环境因素的困扰密切相关，甚至有些问题咨询人员也无法解决，因此，在交谈中就要注意社会性原则，使谈话与所处的社会规范相一致，建设性的意见与求助者的社会文化背景相一致。

6. 综合性原则　在心理咨询中，咨询人员使用一种咨询理论和方法去解决求助者的不同问题时，有时会遇到阻碍，这是因为某一种咨询理论和治疗技术并不能解决各种问题，这就需要综合运用各种方法，才能取得较好效果。同时，在遇到较为严重的心理障碍时，给予药物治疗也是必需的。普遍认为，把心理咨询、心理治疗和药物治疗结合起来，可以更好地提高咨询效果。

（三）心理咨询的范围

心理咨询范围主要包括恋爱、婚姻家庭、求学与就业、个人成长、人际关系、生活方式和习惯等方面带来的困惑与烦恼，需要心理咨询的帮助，还包括各种心身疾病相关的心理问题、慢性病及伤残人员的心理问题、各种神经症的诊断与治疗问题、各种精神疾病康复期的心理咨询、性心理异常和性功能障碍的心理咨询等。

（四）心理咨询的程序

一般来说，心理咨询的基本工作程序主要包括收集资料、资料的分析与评估、制定咨询方案和咨询效果的评估等方面。

1. 收集资料　收集资料是心理咨询整个过程的第一步骤，是进行心理咨询工作的基础，也是心理咨询人员的一项基本功。无论进行何种咨询或治疗，首先必须搜集临床资料。其基本途径是通过谈话、观察、心理测验以及临床实验室检查来进行的。收集以下内容。

（1）人口学资料　包括姓名、性别、年龄、军龄、出生地、出生日期、职业、收入、经济状况、受教育状况、宗教、民族、婚姻状况、现住址、联系方式等。

（2）求助目的与愿望　求助者来咨询的原因，期望达到什么样的目标，资料一定要具体而详细。

（3）生活状况　包括居住条件、日常活动内容、活动场所、生活方式和习惯、近期生活方式有无重大改变等。

（4）婚姻家庭　包括一般婚姻状况、婚姻关系是否满意、婚姻中有无重大事件发生、是否存在道德和文化因素、家庭组成成员之间的关系等。

（5）工作与社会生活状况　包括对工作的态度、兴趣、满意程度；社交中在道德和法律方面的责任感；参加集体活动的兴趣如何；娱乐体验的描述是否恰当；自我评价是否恰当；社会生活中的价值取向等。

（6）个人成长史　包括出生时的情况；童年和少年期生活是否顺利、有无重大特殊事件发生、是否患过严重疾病、父母情感是否和谐、家庭及学校教育情况、有无退缩或攻击行为；少年期性萌动时的体验和对待方式、少年期的兴趣何在、有无充足时间做游戏、与同伴关系如何；青年期的学习、恋爱、升学、就业、婚姻是否顺利，有无受过挫折等。

（7）临床观察与评价　外表和行为、言语特点、目前精神、身体和社会功能状态。

（8）心理测验　能够相对客观地反映求助者的各种心理特征，为临床观察提供辅助资料。

2. 资料的分析与评价

（1）对资料可靠性的评价　在对收集到的资料进行分析和评价时，首先要考虑资料是否真实可靠，只有这样，才能得到有价值的诊断。

（2）定性分析　确定主要问题，确定求助者的主要问题是否属于心理咨询的范畴。进行病因分析，包括生物学原因、社会学原因、心理学原因，同时还要有诊断名称、诊断依据、鉴别诊断。

3. 制定咨询方案

（1）咨询方案的格式规范完整；

（2）确定求助者的问题；

（3）整理临床资料；

（4）对求助者的评估报告；

（5）诊断，包括诊断名称、诊断依据、鉴别诊断；

（6）判断求助者的问题是否属于心理咨询的范围；

（7）咨询方案由双方共同商定；

（8）确定咨询模式；

（9）确定咨询目标；

（10）确定咨询双方的责任、权利与义务；

（11）明确咨询中使用的具体方法、过程及原理；

（12）说明保密原则；

（13）咨询方案签订与变化。

4. 效果评估　心理咨询效果评估可以选择在一次或几次咨询后进行，目的是及时总结经验并做适当调整。而在咨询结束前的评估则是对整个咨询成效的检验。

（1）求助者的自我评估　求助者自我感觉到自己在认知、行为、情绪和社会功能等方面发生了积极的改变，说明咨询取得了效果。

（2）求助者周围环境的信息反馈　主要通过其家人、朋友和同事反映的情况，观察到求助者在许多方面发生了积极的改变，说明咨询取得了效果。

（3）求助者心理测验的对比分析　通过对求助者心理测验的量化结果进行前后对照，发现其有明显的改善，说明咨询取得了效果。

（4）咨询师的评定　通过咨询人员的观察，发现求助者在认知、行为、情绪和社会功能等方面确实发生了积极的改变，说明咨询取得了效果。

需要注意的是，心理咨询效果评估要以咨询目标为中心，只有咨询目标的实现才是咨询效果的真正体现。

(五)心理咨询的技巧

任何形式的心理咨询都需要运用心理咨询的技巧来实现,因此掌握心理咨询的技巧是一项基本功,只有能够在临床实践中灵活使用,才能取得较好效果。

1. 基本态度　对于咨询人员来说,在整个咨询过程中所持的态度对咨询关系的建立和发展具有重要影响。因此,咨询人员保持正确的咨询态度是一项基本要求,它不仅是建立良好咨询关系的重要基础,也是职业理念和人性表达的重要体现。做不到这一点,无论多么好的咨询技巧都是没有意义的。

(1)尊重　尊重是指对求助者的过去和现状进行完整的接纳,把他看作是一个具有独立人格的人。

(2)热情　热情是充满温暖氛围的情感表达。它与尊重相辅相成,二者缺一不可。热情应该贯穿于整个咨询的过程中。

(3)真诚　以真实的“我”的面貌与求助者进行交流。

(4)共情　即深入对方内心去体验他的情感、思维,把握求助者的体验与他的经历和人格之间的联系,以便更好地理解问题的实质,同时把自己的共情传达给对方,以影响对方并取得反馈。

(5)积极关注　是指心理咨询人员关注求助者的言语和行为的积极面,使其拥有正向价值观。

2. 会谈技巧　心理咨询中的最基本的技巧就是如何谈话,即会谈法。任何形式的心理咨询都离不开谈话,通过谈话,帮助双方建立良好的咨询关系,获取信息和资料,从而发现问题、解决问题。

(1)会谈的基本要求

①耐心倾听:耐心倾听来访者的诉说,不仅是一种尊重,也是一种安慰和鼓励。

②持非评判性态度:与求助者进行交流时,不要轻易发表自己的意见,对求助者进行评价应该持非批判态度。

③把握谈话内容和方向。

(2)谈话的种类　心理咨询经常涉及不同的内容,也就有了不同形式的谈话类型,主要包括以下几种。

①摄入性谈话:主要是收集资料。

②咨询性谈话:主要涉及健康人的某些问题。

③治疗性谈话:是心理治疗的基本内容,主要涉及存在心理和行为异常的人。

④危机性谈话:是一种特殊形式的谈话,主要针对的是求助者发生意外或遭受突如其来的打击或伤害时出现的心理危机。

3. 咨询技巧

(1)观察　观察主要指咨询人员对求助者的非言语信息的感受。

(2)提问　提问形式包括开放式提问、封闭式提问、聚焦式提问、清单式提问。不同的提问方式有不同的作用。

(3)重复　重复是指咨询人员直接地重复求助者的话或某些措辞。

(4)内容反应　内容反应是指咨询人员把求助者的某种言谈和思想加以综合整理,再反馈给求助者,看求助者是否同意自己的理解。

(5)情感反应　情感反应是指咨询人员对求助者言语和非言语信息中所表达的情感做出反馈,加以重述和明确。

(6)总结　总结是指咨询人员对咨询中所涉及的事实、情感、行为反应等内容经过分析综合后以概括的形式表达出来。

(7)解释　解释是指咨询人员依据某种理论或经验对求助者表达的信息进行进一步描述。

(8)对质　对质是指咨询人员对求助者表达的矛盾信息进行质询,使其清楚自己的矛盾所在。

(9)指导　指导是指咨询人员指示引导求助者做某些事或说某些话,是心理咨询中最有影响力的技术。

(10)情感表达　情感表达是指咨询人员向求助者表达自己的情绪和情感,可以针对求助者,也可以针对自己。

(11)内容表达　内容表达是指咨询人员表达自己的思想内容和意见。

四、心理治疗

(一)心理治疗的基本概念

心理治疗是在治疗师与患者建立良好关系的基础上,由经过专业训练的治疗师运用心理治疗的有关理论和技术对患者进行治疗的过程。其目的是激发和调动患者改善现状的动机和潜能,以消除或缓解患者的心理问题与障碍,促进其人格的成熟与发展。

(二)心理治疗的目标

心理治疗的根本目的是激发患者的潜能,以消除或缓解患者的心理问题与障碍,促进患者人格成熟。缓解或消除症状是心理治疗的近期目标,而促进患者人格成熟则是远期目标。

(三)心理治疗的基本原则

1. *帮助患者自立的原则* 要明确工作的目的是促进患者的心理成长,而不是使患者在生活中对治疗师产生心理依赖,要避免扮演患者的人生指导教师的角色。

2. *客观中立原则* 必须在治疗过程中保持客观中立的态度。心理治疗师培训中接受自我分析十分重要,这便于治疗师深入分析医患关系的性质,有利于确定中立的立场。

3. *尊重患者的原则* 应尊重每一位患者,尊重他们作为人的权利和尊严,以真实、诚实、真诚的态度帮助患者。

4. *保密原则* 应尊重患者的个人隐私权,在临床实践中必须严格遵守保密原则。

5. *时间限定原则* 心理治疗师在其临床服务工作中应注意遵守治疗时间的规定,通常个体治疗每次的时间为45~50min。

6. *关系限定原则* 临床服务工作中心理治疗应按照本专业的道德规范与患者建立良好的治疗关系,不得利用患者对自己的信任或依赖牟取私利,不得与患者发展专业工作以外的社会关系。

(四)常用心理治疗方法简介

1. *放松训练* 放松训练对于应付紧张、焦虑、不安、气愤的情绪与情境非常有用,可以使人振作精神、恢复体力、消除疲劳、稳定情绪,增强个体应付紧张事件的能力。放松训练程序如下。

(1)准备工作 帮助对方找到一个舒服的姿势,使之感到轻松,不紧张。可以靠在沙发上或躺在床上。要在安静的环境中进行练习,光线不要太亮,尽量减少无关刺激。

(2)放松的顺序 手臂部→头部→躯干部→腿部。也可重新排列顺序。

(3)放松方法 集中注意→肌肉紧张→保持紧张→解除紧张→肌肉松弛。每部分肌肉的紧张放松过程都可以结合以上步骤进行。例如对手臂部的放松,治疗者对来访者可以发出这样的指示:伸出你的右手,握紧拳,使劲儿握,就像要握碎什么东西一样,注意手臂缩紧的感觉(集中注意和肌肉紧张)……坚持一下,……再坚持一下(保持绷紧)……好,放松……现在感到手臂很放松了……(解除绷紧和肌肉松弛)。

当各部分肌肉放松都做完之后,治疗者还可继续给出指示语:现在你感到很安静、很放松……非常安静、非常放松……全身都放松了……(然后等来访者从1数到50),事先叫对方或由治疗者掌握时间……请挣开眼睛。治疗者给指示语时,要注意语调和语速,创造一种轻松的气氛,语速要与来访者的呼吸协调一致。从紧张到放松过程中,要有时间间隔,让来访者体验紧张和放松的感觉。

(4)其他放松法

①想象性放松:让来访者先坐好,闭上双眼,然后给指导语,使来访者进行想象。

想象情景要事先了解清楚,想象的情景应当是来访者感到最舒适、惬意、轻松的情景。如情景是在大海边,可给出这样的指示语:我静静地仰卧在海滩上,周围没有其他的人,我感受到了阳光温暖的照射,触到了身下海滩上的沙子。我全身感到无比舒适。微风带来一丝海腥味,海涛在有节奏地唱着自己的歌,我静静地、静静地聆听着这永恒的波涛声……给指示语时要注意语义、语调和节奏。

②深呼吸放松法:在没时间和场地练习以上放松方法的情况下,如果感到紧张,可用此法。具体做法是闭上双眼,双肩下垂,然后慢慢地做深呼吸。

2. *系统脱敏法* 系统脱敏法用于治疗超出一般紧张的焦虑或恐怖状态。由三部分组成:放松训练;建立焦虑或恐怖的等级层次;要求来访者在放松的情况下,按等级层次中列出的项目进行想象或实地脱敏。

(1)建立恐怖(或焦虑)的等级层次

①找出所有使来访者感到恐怖(或焦虑)的事件。并报告出恐怖(或焦虑)的主观程度。主观程度可用主观感受尺度来度量,尺度一般为0~100,单位为sud,见表2-2-7。

表 2-2-7 主观感觉尺度

0	25	50	75	100
心情极度平静		轻度恐惧	中度恐惧	高度恐惧

②将来访者报告出的恐惧(或焦虑)事件按等级程度由小至大顺序排列。例如有一害怕考试的学生惧怕考试的主观等级。一般所建立的等级层次以 6 ~ 10 个为宜,最多不能超过 20 个。

(2)系统脱敏步骤　脱敏的 3 个步骤如下。

第一步:放松。

第二步:想象脱敏。由治疗者口头描述,让来访者进行想象。从等级层次中最低的一个恐惧(焦虑)事件开始。

第三步:停止想象。让来访者报告此时感觉到的主观恐惧(焦虑)的等级分数。治疗者记下此时的等级分数。

然后重复上述步骤,想象的时间可逐渐延长,如第二次保持时间可增至 1min,直至来访者对此事件不再感到焦虑或恐惧为止(一般达不到 0,连续 2 ~ 3 次达到 10sud 左右即可)。然后对下一事件进行同样的脱敏训练。一般一次会谈以完成 1 ~ 2 个事件的脱敏训练为宜。

想象脱敏的步骤也可采用实地或实物脱敏。

3. *满灌疗法*　满灌疗法指让患者面临能产生强烈焦虑的环境或想象之中,并保持相当时间,不允许患者逃避,从而消除焦虑和预防条件性回避行为发生。因为焦虑症状不可能持续高水平地发展下去,它是波动变化的,即有一个开始、高峰和下降的过程。其疗效取决于每次练习时患者能坚持到心情平静和感到自制为止,不能坚持到底实际上就等于回避治疗。

4. *发泄疗法*　发泄疗法是让来访者回忆再次体验自己过去受到精神创伤时的情绪反应,通过某种方式使其不良的情绪如愤恨、抑郁、自责等得到发泄,达到平衡心理的作用。具体方法可让来访者讲述不良的体验,也可让来访者击打沙袋或摔打枕头等来发泄。

5. *想象厌恶疗法*　想象厌恶疗法是指由咨询师描述某些厌恶的东西,唤起来访者厌恶想象,最终使其对某些东西或行为感到厌恶,达到消除异常行为目的的方法。

6. *内观疗法*　内观疗法又称自醒疗法,是来访者通过自我洞察、自我分析彻底反省,在自我反省中领悟。内观疗法可分为"集中内观法"和"分散内观法"两种。前者指将来访者集中在一起,在咨询师的指导下进行内省,后者则指在平时来访者找咨询师接受治疗,这种方法适合于焦虑症。

7. *支持疗法*　支持疗法是指通过咨询者和来访者的亲切交谈,通过科学的解释和必要的保证使来访者树立信心,克服消极情绪。从而达到矫正不良心理的一种方法。支持者可以是治疗师也可以是战友、领导和家庭成员。

8. *来访者中心疗法*　来访者中心疗法是以来访者为中心,所有情况都由来访者提供,咨询时必须放弃自己的看法和判断,其要做的就是创造一种良好的治疗气氛。使来访者感到温暖,不受压抑,促使他重新评价周围的事物,并按照新的认识去洞悉自己,达到自我治疗的目的。以来访者为中心治疗要掌握三个要点:①设身处地地理解技术;②坦诚交流的技术;③无条件交流和关注技术。目的是让来访者毫无顾虑地把压在心底的痛苦说出来。

9. *静默疗法*　来访者将注意力集中到某一个物件、声音、意念或体验上,并以此达到精神松弛,控制其异常的心理活动的目的。

10. *暗示疗法*　暗示疗法是指治疗者采用语言、动作或其他方式使来访者在不知不觉中受到积极的影响,从而改变不良认知和行为的一种方法。暗示的方法首先要建立在来访者对治疗高度信任的基础上。常用的有语言暗示、药物暗示、手术暗示和情绪暗示等。在一些病例中要注意采用渐进式暗示,不求一次完全恢复。另外,治疗师对来访者的鼓励、解释、保证等也有暗示作用。

11. *矛盾意向疗法*　矛盾意向疗法是故意让来访者从事他感到害怕的行为的一种方法,如怕狗者,让他有意识地与狗接触。通过接触改变认知,从而使他对该行为持无所谓的态度。

12. *合理情绪想象技术(REI)*　也称合理情绪治疗、理性情绪疗法。

(1)使来访者在想象中进入他产生过不适当的情绪反应或自感最受不了的情境之中,体验在这种情境下的最强烈的情绪反应。

(2)帮助来访者改变这种不适当的情绪反应并体会适度的情绪。

(3)停止想象,让对方讲述当时他是怎么想的。治疗者此时要强化来访者的新的合理的信念,纠正某些不合理的信念,补充其他有关的合理信念。

13. *Beck认知疗法* Beck认知疗法适于抑郁、焦虑、恐怖、强迫症等患者。其治疗过程分以下几个阶段。

(1)初期会谈 全面了解来访者的问题,做出诊断,看是否适合做认知疗法。若适合,需确定首先干预的目标。

(2)识别负性自动想法 治疗者和来访者讨论,一起练习识别负性自动想法的方法,然后通过认知疗法日记等家庭作业发展其识别能力。在会谈中,采用A—B—C序列的方法探查来访者的负性自动想法,A为情境或事件,B为信念,C为情绪和行为后果。

(3)检验负性自动想法 要使来访者改变其负性自动想法,认知疗法采取"协同检验"的方法,即医患协作把来访者的负性自动想法当作一种假说加以检验。由于来访者的负性想法或想象没有得到证据支持或面对相反的证据,来访者的负性想法将会发生改变。

(4)识别功能失调性假设 在患者能熟练地识别和排除负性自动想法后,治疗重点应转移到识别功能失调性假设。它是产生负性自动想法的基础,只有改变功能失调性假设,情绪障碍才能从根本上解决。

(5)盘问功能失调性假设 潜在的功能失调性假设是抑郁或焦虑患者的一种易患倾向,一旦为某种严峻生活事件激活,即可派生出大量负性自动想法,伴随出现抑郁或焦虑症状。认知疗法除了对付负性自动想法以改善情绪外,还应改变潜在的功能失调性假设,只有这样才能减少复发的危险。

14. *精神分析疗法* 人格结构包括本我、自我、超我三部分。自我从本我中分化出来,一部分是无意识的,一部分是有意识的。人生早期经历的措折和创伤往往被压抑到无意识中,当人在遭受挫折时往往会上升到意识中来。

15. *森田疗法* 森田疗法是日本森田正马教授创造并发展的一种治疗神经症的技术。治疗原理是把当前朝向自己的精神能量改向外界。从而摆脱内心的冲突。其原则是"顺其自然",即对自己目前存在的症状完全顺其自然,不要拒绝,不要对抗,让来访者明白,用意识的力量难以控制和随意改变自身的症状和情绪顺其自然是较好的方法。

16. *夸张疗法* 夸张疗法是指治疗者用幽默夸张的言语叙述虚构的内容,使来访者受到感染,使其欢愉,以此来消除不良情绪。一般用来治疗紧张症和疑病症,可作为心理咨询的辅助方法。

17. *音乐疗法* 是利用音乐来帮助平缓失衡心理的一种方法。可针对不同的心理状态选用不同的乐曲。如紧张情绪可选用轻松的古典音乐,抑郁情绪则可选择明快使人振奋的音乐。也可根据个人喜好自选。

18. *舞蹈疗法* 在音乐伴奏下,让来访者进行舞蹈表演。不求完美,只求随意放松,从而活跃情绪,减轻紧张和焦虑。

19. *书写疗法* 书写疗法是借助书写活动而进行的一种行为疗法,是心理疗法的辅助方法。

20. *绘画疗法* 绘画疗法是艺术疗法中的一种,指通过绘画活动使人专心创作,表述自己的意念,从而转移消极的情绪。

21. *体育疗法* 通过体育运动帮助来访者恢复身心健康的一种心理治疗技术。主要方法有:医疗性体育活动,按摩和牵引,利用日光、空气和水等自然条件的锻炼。

22. *园艺疗法* 是指来访者通过园艺活动,使其不良情绪在活动中得到转移,是一种辅助的心理治疗方法。

23. *动物疗法* 动物疗法是指饲养和训练动物而进行的一种心理治疗辅助方法。美军战斗应激心理支援分队就携带犬来进行心理治疗。

24. *生物反馈疗法* 生物反馈疗法是指在电子仪器指示下,将人身体内部的生理过程、生物电活动加以放大,放大后的机体活动信息以仪表读数或蜂鸣音形式呈现,使本人及时了解自身的机体状态,并学会控制自己的情绪。

(汪　瑞)

第六节 营养疗法

高原人员长期处于低氧、低温、强辐射等恶劣的气候环境中,会出现一系列缺氧症状,引起人体功能和营养代谢的改变。李晓莉、刘璐等人对常驻高原部队官兵进行营养与膳食保障调查研究发现:高原部队的膳食和营养素摄入不均衡,官兵体内蛋白质营养状况较好,但官兵机体普遍缺乏 25 - OH - VD_3、B_1、B_2、铁和锌,体脂率较低。高原人员在疗养期间应采取合理的饮食营养干预措施,例如:增加粗粮、蔬菜、豆类、菌类及海产品等食物的摄入,增加皮肤的日晒面积及时间,必要时服用营养补充剂及进行营养宣教,可改善高原人员膳食营养状况,有利于高原人员身体恢复。因此,必须重视高原人员在疗养期间的膳食调配,合理制定食谱,加强营养教育,保证营养卫生安全,确保科学膳食。

一、营养食谱编制

(一)编制食谱的基本原则

膳食计划是营养工作的主要内容之一。因此做好膳食计划工作是保障合理营养的中心环节。

1. 根据国家军用标准制定　依据《军人营养素供给量》《军人食物定量》等国家军用标准及营养学原则,编制营养合理、均衡的食谱。

2. 根据高原工作性质制定　高原人员在高原低温、低压、低氧、高辐射的工作环境中,受到多种有害因素的复合作用,对人体的生理机能、营养代谢产生了一定影响。制定食谱时要充分予以考虑。

3. 建立合理的膳食制度　把全天的食物按照一定的次数、间隔时间、数量和质量分配到各餐中。充分考虑食物比例,保证热能充足及各种营养素平衡合理。

4. 确保食谱的切实可行　食谱不是各种食物的简单罗列和拼凑,必须考虑大多数人的饮食习惯,并根据季节变化和地区特点,制定营养合理、可操作的食谱。

(二)制定食谱应注意的问题

1. 供给标准和疗养地条件　根据疗养地条件,在供给标准内,优先采购禽类、水产类等脂肪低、蛋白质丰富、口味佳的肉类食品。优先选用红、黄、绿叶等富含胡萝卜素、核黄素及抗坏血酸的深色蔬菜。动物性食品在三餐之间须做合理分配。总的来说,必须掌握营养原则,结合疗养地副食品供应情况选择食物,保证合理营养。

2. 饮食习惯及食物需要量　食物是营养素的载体,制定食谱时必须考虑到个体的饮食习惯和食物需要量。要经常了解疗养员对饮食的要求,制定既符合营养原则又使大家感觉满意的食谱。

3. 季节环境影响　膳食随季节变换,一般秋冬季的主食和肉食的消耗量较大,而夏季饭菜宜清淡爽口,必要时补充饮料、冷食、甜食等来提高热量,补充其他营养素。

4. 烹调方法多样　应考究饭菜的色、香、味,注意博采众长,不断增加饭菜的花样品种,经常变换口味,避免单调。在烹调方法上,要注重兼容并蓄,不可偏重一种烹调方法,既要发扬疗养地区传统饭菜的优点和地方菜系的特色,又不能完全局限于本地的饭菜风味,不断丰富疗养单位的饭菜品种与风味,以满足更多人的需求。

二、营养知识教育

营养教育是健康教育的重要组成部分,主要指通过营养信息交流和行为干预,帮助个体或群体获得食物与营养知识,培养健康生活方式的教育活动和过程。疗养期间应从“合理膳食,适量运动”入手,积极开展营养教育和营养训练,改变疗养人员不良饮食习惯,积极倡导健康生活方式,改善营养状况,预防营养性疾病。

(一)营养教育的要点

1. 计划性　根据每批次高原人员来院通知,了解本批疗养人员驻地、身体情况及入院体检结果,找出营养教育重点,制定营养教育计划。

2. 组织性　在每批来院疗养人员保障协调会上,指定好营养教育课程时间、地点、主题和相关负责人,组织好高原人员疗养期间的营养教育集体课程。

3. 常态化　疗养期间人员的营养教育应实施实时、实地、桌边、餐中教育,把握重点场景进行教育,以提高教育效果。

4. 有评价　高原人员营养教育的效果评价非常直观,可以从出院体检数值、科学饮食习惯养成、营养知识等方面进行评价。每批疗养结束,营养科应根据以上情况进行工作总结、评价。

(二)营养教育的方式

1. 集中授课　教育前,营养科讲师应根据高原人员饮食误区进行内容编排或者组织疗养膳食教育内容,提前做好授课准备。同时做好登记,防止重复和遗漏。

2. 桌边即时教育　就餐时,对不符合高原人员营养要求的行为进行即时教育。

3. 板报教育　每日一帖,回答高原人员关心的营养问题或者工作中观察到的应注意而未注意的问题。

4. 个别咨询　营养科设立高原人员营养知识咨询点,对有特殊饮食要求的或者有特殊需要的高原疗养人员开放。

三、营养卫生管理

营养卫生管理的目的是保证膳食卫生安全,防止膳食污染和有害因素对人体的危害,保障疗养人员身体健康,增强疗养人员体质。良好的膳食安全不仅指膳食的卫生,还包括合理的饮食结构及摄入量。疗养院卫生部门主管本单位膳食卫生监督管理工作。疗养餐厅负责人应协同营养师做好卫生管理工作。

(一)膳食安全卫生管理的组织与职责

1. 膳食安全卫生由疗养院院长总负责,业务副院长和医务部、院务部负责人具体负责,医疗科、门诊、采购中心、营养科具体实施并承担相关责任。

2. 营养科及饮食保障部门对加工、就餐环节中的膳食安全负主要责任。采购中心对采购环节负主要责任。

(二)膳食从业人员的健康管理

1. 按规定及时向卫生行政部门上报从业人员体检名单,并与承担体检的单位联系,及时安排从业人员经常性体检。对原有健康证的人员,须收集健康证,在体检后验证、盖章;对新参加工作无健康证者,体检前还须收集照片,以便体检后及时办理健康证。

2. 健康检查中发现患有痢疾、伤寒、病毒性肝炎等消化道传染病(包括病原携带者),活动性肺结核,化脓性或渗出性皮肤病等法律明确规定有碍卫生的疾病或健康带菌者,应调离岗位或隔离、休息治疗。需要复查的,应及时安排复查。处理情况须报告卫生行政部门。

3. 收集体检登记表,建立从业人员健康档案。要求从业人员有病早报告、早治疗,特别是有上述有碍卫生的疾病或症状时须及时就诊检查。

4. 患有碍食品卫生的疾病的从业人员,经隔离、治疗、休息病愈后,凭治疗单位证明,及时将有关检验报告、体检表等送卫生行政部门审查,领取健康合格证后方可复工。

(三)膳食从业人员的个人卫生要求

1. 着装仪表　从业人员的着装应美观、大方、整齐、清洁,工作服必须常洗常换,离开岗位应及时换下工作服,工作时不应穿背心、短裤、超短裤、拖鞋等。严禁赤裸操作,从业人员头发要清洁,工作时必须带工作帽,冷菜加工及熟食销售人员应戴口罩,要求把口鼻全部罩住。

2. 手部清洁　从业人员工作开始前、如厕后应洗手;处理被污染原材料后应洗手;从事与生产、服务无关的其他活动后应洗手;操作期间应经常洗手,洗手应注意方法,要用肥皂等去污、杀菌用品,要用流水冲洗,擦手要用清洁的毛巾,毛巾要经常洗涤、消毒;从业人员端菜、送饭、送菜时,不能让手指直接接触食物。

3. 卫生习惯　从业人员要养成良好的卫生习惯。一是"四勤",即勤洗澡、勤理发、勤剪指甲、勤洗手。二是工作时不吸烟、不喝酒、不吃零食;不对着膳食或别人打喷嚏、咳嗽,不直接用手抓熟食,不用加工用的勺子直接尝味;不穿着工作衣上厕所等。

(四)膳食制作安全卫生程序

1. 严把采购关

(1)规范主副膳食筹措渠道,实行定点筹措、阳光采购。

(2)不采购有毒、有害、腐烂变质、酸败、霉变、生虫、污秽不洁、混有异物或其他感官性状异常的膳食。

(3)不采购未经检验及病死畜禽类膳食。

(4)不采购无生产厂家、无生产日期、无生产许可证的"三无"产品。不采购过期膳食。

(5)严禁采购野生菌类、发芽土豆、鱼胆、猪甲状腺、狗肝、河豚等有毒食材。

2. 严把保管关

(1)膳食储藏处应当保持干燥、阴凉、通风,防止霉烂变质。

(2)放置膳食的容器要保持清洁,落实防腐、防蝇、防鼠措施,防止被污染。

(3)生、熟膳食要分开存放,严禁将膳食与有毒物品放在一起。

3. 严把加工关

(1)生膳食加工前要冲洗干净,尤其是瓜果、蔬菜要用清水浸泡,彻底冲洗。

(2)荤素膳食要分池清洗,生熟刀板要严格分开。

(3)制作四季豆、扁豆等膳食应当充分烧熟煮透。

(4)制作凉菜要严格消毒,炎热季节尽量避免食用凉拌菜。

(5)对剩饭剩菜及外购熟食,食用前要仔细检查,并回锅加热。

(6)禁止加工腐烂变质、发霉、生虫、掺杂、掺假、有毒有害和死亡的鱼虾等食物。

4. 严把消毒关

(1)餐具消毒要有专门房间、专门设施。

(2)餐具清洗消毒应由专人负责,按一刮、二洗、三过清、四消毒、五保洁的顺序操作。

(3)冷菜操作前应用紫外线灯进行空气消毒30分钟,冷菜间应备有消毒水,供操作人员洗手及清洗刀、砧板、抹布等用具。若冷菜加工时间长、加工量大,应隔一段时间对手、刀、砧板再次进行消毒。滤水用的过滤器应定期消毒、更新滤芯,使水质符合要求。

5. 严把熟食贮存关

(1)熟食贮存必须具备60℃以上或者10℃以下的存放条件。

(2)如采用冷藏,必须把膳食至少冷却至室温状态再放入冰箱。

(3)放入冰箱的膳食要加盖,做到生、熟分开,避免交叉污染。

(4)贮存的熟食在进食前应彻底加热。

6. 严把膳食加工场所关

(1)切、配场所卫生 切、配场所地面应有一定坡度,便于冲洗;墙壁、天花板无油漆脱落;无霉斑、无污染及膳食残渣,所有加工剩余废物应及时倒入带盖废物桶并当日清除。

(2)烹调场所卫生 灶面、灶台、墙壁应经常洗刷,做到无油垢、无积灰、无食物残渣,排气罩不滴油。工作结束后应做好地面、灶台、操作台和用具的清扫洗刷等卫生工作,保持加工场所清洁。

(3)烟道 至少每半年清洗烟道1次。

(4)分餐 严格落实分餐制。

(五)加强膳食安全的监管

1. 疗养院成立膳食安全卫生监管小组并明确各自职责,通常监管小组成员由营养科主任、餐厅行政管理人员和仓库保管员组成。

2. 组织炊管人员的全员膳食卫生安全培训、营养配餐员培训及卫生监管人员专业培训,提高膳食安全相关人员的专业水平。

3. 根据疗养院实际情况,努力提升疗养饮食安全检验检测水平。

4. 严格落实食物留样检验制度。所有直接入口食物都需要留样备检。留样时取每份食物50~100g放入经消毒的留样专用杯,存入0℃左右的冰箱,至少存放72小时。若出现疑似食物中毒现象,将食物留样封存送卫生防疫部门检验。

(六)构建膳食安全信息体系

充分利用现有资源,形成军地互联、上下互通的膳食信息网络,构建具有膳食安全检测分析、信息通报、事件预警和应急处理等功能模块的膳食安全信息体系。

(七)建立疗养膳食安全突发事件和重大事故应急处置机构

1. 根据《突发公共卫生事件应急条例》和《军队处置突发公共卫生事件应急预案》等文件规定,结合疗养院实际情况,制定疗养膳食安全突发应急预案。

2. 出现疗养膳食安全突发事件时,应及时上报,及时救治,及时查明原因。

3. 加大疗养膳食安全突发事件和重大事故监管督办力度,健全膳食事故查处机制,落实膳食安全责任追究制度,督促落实整改措施。

(八)开展疗养膳食安全宣传教育

1. 定期组织疗养人员、炊管人员、营养配餐人员及卫生监管人员进行膳食知识培训。

2. 开展形式多样的膳食安全教育活动,如膳食安全知识竞赛、授课、板报、假冒伪劣膳食识别等,健全膳食安全宣传教育体系，普及膳食安全常识和法规知识，推动膳食安全卫生工作健康发展。

四、高原人员疗养期间的合理膳食

长期在高原环境中工作，人体易产生免疫功能下降、高血压、睡眠质量下降、强紫外线伤害等高原损伤，疗养人员可在康复期间采取恰当的饮食干预措施，促进身体恢复。为了使疗养员尽快恢复健康状态，补充高原工作期间消耗的营养储备，应针对高原人员的身体变化制定具体的饮食对策，提供合理营养的平衡膳食。

（一）增强免疫功能

高原环境中，低氧、低温、强辐射等因素都可能对机体生理功能产生影响，其中的低氧因素是影响免疫功能的主要因素。研究发现，低氧对红细胞、中性粒细胞、吞噬细胞和淋巴细胞功能均具有影响。

研究发现蛋白质、维生素A、维生素E、维生素C、铁、锌、硒以及人参皂苷、红景天苷、黄石多糖和齐墩果酸等通过影响基因表达、细胞信号传导、新陈代谢等机理，可显著提高人体免疫力。疗养人员可多食用提高免疫功能的膳食，如富含微量元素硒、锌、铜、镁、铁及叶酸、维生素B_6、维生素B_{12}的动物肝脏；或者富含锌、能促进T细胞核抗体产生的海鲜，如牡蛎、扇贝、海鱼等食物；菠菜、胡萝卜、花椰菜等富含β胡萝卜素的蔬菜，能促进免疫细胞增多；富含维生素C的有一定的抗病毒感染作用的水果。

（二）稳定血压

高原高血压症是慢性高原病的一个临床类型，为高原移居人群的多发病和常见病。凡在低海拔地区血压正常，进入海拔3000米以上高原后，因高原低氧，通过血管收缩反射或交感神经活性亢进、心排血量增加，至血压持续上升，并伴有高血压症状，即为高原高血压症。

在疗养期间可采取营养干预的方法，通过改善维生素及微量元素供给，稳定血压、增强血管弹性，恢复血压正常。建议摄入富含优质蛋白的食物，如牛后腿、猪里脊、鸡胸、草鱼、鸡蛋等，可增强血管弹性，有助于稳定血压、降低高血压的发病率。研究发现，维生素C具有保护动脉血管内皮细胞免遭体内有害物质损伤的作用，高血压患者血液中维生素C含量较高者，其血压相对较低，富含维生素C的食物有猕猴桃、苦瓜、橙子、小白菜等；维生素E能增强机体免疫力，具有较强的抗氧化能力，通过保障体内能舒张血管的一氧化氮的供应，使血压稳定，富含维生素E的食物有葵花籽、白芝麻、大豆、麦芽等；钾能缓解钠盐对人体的损害，使血压降低，含钾丰富的食物有豆类、银耳、松子仁、香蕉、蒜苗、青椒等；镁可以使轻、中度高血压患者的血压下降，富含镁的食物有海蜇皮、菠菜、黑枣、芦柑等；钙能增加尿钠排泄，减轻钠对血压的不利影响，有利于降低血压，含钙丰富的食物有牛奶、虾皮、荠菜、海参、蛤蜊等。

（三）改善睡眠

高原特殊的自然环境对人的影响是多方面的，其中，神经系统对高原低氧最为敏感。在高原低气压特殊环境下，机体的神经、呼吸调节功能和昼夜生理节律均有变化，随着海拔的升高，睡眠模式将会紊乱，夜间周期性呼吸将会发作，出现一系列神经功能失调症状。

疗养人员应补充有助于改善睡眠的营养物质，例如富含松果体素的食物，包括燕麦、甜玉米、香蕉、番茄等；富含铜、锌的食物，例如牡蛎、鱼、瘦肉、虾、鳝鱼等；此外牛奶含有两种催眠物质：一种是色氨酸，能促进大脑神经细胞分泌使人昏昏欲睡的神经递质——五羟色氨；另一种是对生理功能具有调节作用的肽类。它们都对提高睡眠质量有一定帮助。

（四）修复紫外线辐射损伤

紫外线辐射损伤是高原工作者重要损伤之一。人在高原所受的紫外线辐射强度随海拔升高而增加；高原地区人烟稀少，空气比较清洁，日光中的紫外线被吸收较少；高原积雪时间长，雪面反射率高。诸多因素都增强了紫外线的辐射强度。

研究发现n－3脂肪酸（在鱼油中）能够减轻DNA损伤和增加损伤细胞的凋亡。鱼油和果胶对降低肿瘤发病率和增强自然凋亡有协同保护作用。膳食中提供含n－3脂肪酸的食物（例如深海鱼类）、含果胶丰富的水果（如草莓、苹果和香蕉等），有助于提高高原人员机体抗辐射损伤能力。此外，膳食营养素中很多成分具有抗氧化活性，如β－胡萝卜素、维生素C、维生素E、铜、锌、锰、硒等，为疗养人员提供富含这些营养素的食物有助于增强抗氧化能力，加快损伤组织修复。

(五)恢复劳动能力

高原工作人群在缺氧因素的作用下,引起最大心排血量降低、过度通气使呼吸肌耗氧量增加和易疲劳、低氧通气敏感性下降、肺气体弥散功能减弱等反应,导致机体有氧代谢供能减少,劳动能力明显降低。

在疗养期间,要制定科学的锻炼计划,同时需要通过膳食调理,促进肌肉系统恢复。建议摄入优质蛋白质或氨基酸补充剂,提高血氨基酸水平;另外还需要及时补充糖、维生素、矿物质等营养物质,最大限度地恢复劳动能力。

(李晓莉　张星弛)

第七节　高压氧疗法

常氧是在常压下呼吸空气,其中氧气的体积分数为0.21,氧分压为21kPa,称为常压,习惯上也以0.21ATA表述。混合气中如氧分压为21kPa,即称常氧混合气。高压氧从生理学角度讲,环境压力超过(或大于)1个绝对大气压(0.1MPa或100kPa或1ATA)者,称为高压。在高压环境下,呼吸气体中氧的分压(即氧的压强,简称氧压)超过(或大于)1ATA者,称为高压氧(hyperbaric oxygen 或 high pressure oxygen,HBO)。所以,不论吸用纯氧、压缩空气还是配制的含氧混合气,只要其氧分压达到此高度,均可吸到高压氧。临床高压氧治疗时通常通过面罩给氧,以纯氧为呼吸气体。

高压氧治疗作为一种特殊的治疗手段,近年来在基础理论和临床应用上有着迅猛的发展,愈来愈被广泛应用和重视,随着人们对高压氧基础理论的不断研究,以及生命科学的深入与发展,高压氧医学必将成为一个重要的学科领域,揭示氧除了在正常机体内的生物动力学规律和对机体功能调整作用外,对机体功能的丧失与结构障碍,尤其在心脏功能损害上的治疗作用,将更加引人注目,同时又深入到现代生物学的三大热点——分子生物学、细胞生物学和神经生物学的前沿性理论知识,并与现代临床医学诸多学科有着紧密的联系。实践证明,高压氧治疗对某些疾病,如CO中毒、厌氧菌感染性疾病、潜水减压病、空气栓塞症、组织缺血缺氧性疾病、皮肤和骨移植以及血红蛋白携氧障碍等疾病有显著疗效;对颅脑损伤、脊髓损伤和多种外伤及其后遗症也有良好疗效。高压氧治疗融加压治疗与吸氧于一体,对于源于高海拔的低压性缺氧临床疗效确切。高压氧可以显著提高机体氧含量,增加氧储备,改善微循环,加速红细胞破坏,理论上干预了高原反应发生发展中的部分环节。而实践中又有成功应用载氧适应预防高原反应的先例,青藏铁路建设中将定期进高压氧舱吸氧作为医疗保健措施之一,创造了高原零死亡的奇迹。因此,高压氧预治疗可成为一种新的、安全且行之有效的高原病预防措施。高压氧医学在基础、临床、预防、军事医学、运动医学、高原医学等方面都将发挥重要的作用,高压氧医学事业将得到广泛的重视和发展。

由于高压氧治疗有改善机体缺氧,促进疲劳恢复等功能;高压氧治疗对高原脱习服症状有改善作用,经研究在疗养院期间为高原人员促进脱习服,开展高压氧辅助疗养,提高了疗养效果。因此高压氧治疗将成为疗养医学中不可或缺、作用独到的治疗手段。

一、高压氧的作用机制

(一)高压氧的作用原理

1. 生理学作用　高压氧条件下,血中氧的溶解量增加,随着血中溶解氧的增加,氧的有效弥散半径加大,弥散深度和广度增加,高压氧还可明显改善微循环和血液流变性,这是高压氧治疗的生理学基础。从广义上讲,对于临床上各种病因所致的急性缺氧、慢性缺氧所致的营养性障碍,只要给氧后病理变化有好转,均亦属高压氧治疗范围。

2. 物理学作用　利用高压氧的压力机械效应,即依据亨利定律和波义耳-马略特定律,可治疗减压病、空气栓塞症、麻痹性肠梗阻和嵌顿疝,促进侧支循环的建立。

3. 压力作用　高压氧治疗减压病和空气栓塞症效果显著是大家公认的。其机制在于一方面加压治疗时压力作用使体内已形成的气泡体积缩小和使气泡内气体压强升高,加快其溶入体液速度的过程;另一方面,以氧取代氮,使体内氮张力迅速降低,气泡内的氮分压与体液中氮张力间的压差梯度加大,促使氮气溶解于血液或体液,并经肺脏或皮肤等排出,从而改善受压组织的供血、供氧,消除症状,使受损组织得以恢复。

4. 血管收缩作用　高压氧作用下可使正常机体组织的小动脉收缩,血流量减少。由于高压氧的缩血管作用,可降低颅内压,减轻脑水肿,打断缺氧—水肿的恶性循环。但是,缺血缺氧组织的血管反而因缺氧、CO_2 积聚、酸中毒等因素对高压氧作用不敏感,而没有发生收缩,反而舒张,从而导致高氧张力的血液由正常部位组织流向缺血区域,使病灶区获得较多的血供和氧供。

5. 抗菌作用　氧本身就是一种广谱抗生素,它不仅抗厌氧菌,也抗需氧菌。在200~300kPa(ATA)氧压下,黏膜双球菌和脑膜炎双球菌的生长明显受到抑制;在300kPa(ATA)氧压下,革兰氏阳性菌、白喉杆菌生长可完全抑制;对干酪乳杆菌生长抑制至少需280kPa(ATA)氧压。

(二)高压氧的治疗机制

1. 高压氧下血液运输氧的方式变化,血中氧溶解量显著增加,提高血氧张力。通过提高吸入氧的浓度或吸入空气的总压力,使肺泡氧分压提高,增加血氧和组织氧含量。

2. 高压氧下提高血氧弥散速率,增加有效弥散范围,克服组织的氧供障碍。人脑灰质毛细血管静脉端于常压空气条件下氧的有效弥散半径约为30μm,通常脑细胞距毛细血管最远处亦约为30μm,毛细血管间间距约为60μm。在300kPa(ATA)氧压下其弥散半径可达100μm左右,这就使得在一般常压下无法深达的组织细胞可获得足够的氧供,增加组织储氧量,纠正缺氧。

3. 高压氧调节血管舒缩功能,增加缺血区的血流量和椎基底动脉供血量。在高压氧作用下,颈动脉系统血流量有所降低,而椎动脉血流量增加,使得脑干和网状激活系统氧分压相对增高,这有利于脑干功能活动,对持续性植物状态患者的恢复起到一定促醒作用。

4. 高压氧增强微循环血液流变功能,改善缺血缺氧组织血供,促进侧支循环的建立。高压氧作用下缺血组织的血管扩张,血流速度加快,微循环得到改善。研究证实,在200kPa(ATA)氧压下Wistar大鼠皮肤微循环血流速度加快,红细胞聚集减轻,开放的微动脉数增加,并较早有侧支循环建立。表明微循环的改善是克服局部缺血、缺氧,尤其是细胞缺氧代谢障碍的重要基础,并有利于营养性溃疡的恢复和术后伤口更快地建立侧支循环。

高压氧对缺血性心脑血管疾病的治疗作用,除了提高组织氧含量、改善损伤组织血液灌注外,还与适宜高压氧作用下改善血液流变性能有密切关系,可降低白细胞与血管内皮细胞黏附作用,增强微循环血流动力,从而减少白细胞对血管内皮细胞的刺激和损伤作用,减少缺血时白细胞和血小板的激活活化,防止血细胞聚集导致的微血栓栓塞作用。

5. 氧的抗微生物特性形成的高压氧对细菌,尤其对厌氧菌的抑制作用。高压氧抑制作用的机制,可分非特异性和特异性两方面。非特异性原因是使硫氢基氧化为二硫基,而硫氢基是许多酶类的组成部分(如辅酶A、谷胱甘肽过氧化物酶和琥珀酸脱氢酶等),由此可使一些酶被灭活,代谢发生障碍,细菌体也不例外地受到抑制。特异性原因,如对厌氧菌,因其既缺乏细胞色素氧化酶,又缺乏过氧化氢酶、过氧化物酶,在高压氧下它既不能从代谢中获得能量,又不能除去有氧代谢的过氧化氢,从而使代谢发生障碍,导致厌氧菌在此高氧条件下不能生长。这就是高压氧治疗某些厌氧菌感染性疾病,如气性坏疽、破伤风等取得显著疗效的缘故。

6. 高压氧对信使系统的调节作用,减少细胞内钙超载。正常生理条件下,细胞外 Ca^{2+} 浓度约为2μmol/L,而$[Ca^{2+}]i$浓度约为0.05μmol/L,细胞外 Ca^{2+} 浓度比细胞内高出约5个数量级。缺氧可以引起细胞的稳态失衡,细胞内 Ca^{2+} 浓度上升,细胞内 Ca^{2+} 的变化可激活各种核转录因子,最终引起肺动脉细胞的增殖。在250kPa(ATA)高压氧作用下提高细胞色素氧化酶、Na^+-K^+-ATP 酶活性的同时,可调控 Na^+/Ca^{2+} 平衡,减少 Ca^{2+} 内流,减轻细胞内钙超载,使细胞膜功能正常化。高压氧减少$[Ca^{2+}]i$超载的机制之一,是通过减少细胞膜上L型钙通道的开放数而实现的。

(三)保健作用

1. 消除疲劳、提高智力和工作效率　人脑耗氧量占全身20%,且对缺氧特别敏感。供氧不足,则引起体力不足、头昏、失眠、记忆力下降及食欲不振等疲劳综合征,影响人的智力和工作效率,吸氧后可以明显改善上述症状。

2. 提高身体抵抗力、祛病防病　吸氧可增强人体细胞、组织和器官的物质代谢,增强各器官的功能,提高机体免疫力，对脑供血不足、脑梗死、冠心病、神经衰竭等常见病有很好的防治作用。

3. 吸氧有助于美容养颜　吸气可增强人体细胞的有氧代谢，加强皮肤营养，使松弛的皮肤弹性增加，减少皱纹；皮肤细胞的代谢功能增强，可减少黑色素沉着，使瘀斑减退，肌肤美化；吸氧还有助于改善毛囊营养，促进毛发生长，预防脱发。

4. 经常吸氧能预防老年病的发生　随着年龄的增长，血管硬化及肺功能减退，体内动脉血氧分压逐渐下降，吸氧可明显提高氧分压，预防很多老年病的发生。

5. 有助于改善男子性功能　氧保健是一种高级强身方法，吸氧可提高视力，改善老花眼；吸氧亦可改善男子性功能，保持旺盛精力，改善生活质量；氧还可以促进运动后体力的恢复。

6. 有益胎儿的生长发育　胎儿需要的氧气是从母亲的血中获取的，因此孕妇吸氧可保证胎儿获得足够的氧气，使胎儿更好地发育，预防早产或痴呆的发生。

7. 改善亚健康状态　生活在现代社会的人们，常常会出现情绪低落、心情烦躁、易失眠、倍感疲劳、慢性咽痛、反复感冒，医学专家称之为亚健康状态。据调查，我国约有60%人群处于亚健康状态，而且中青年知识分子比例更高，约78%人处于亚健康状态。实验证明，吸氧对改善亚健康状态非常有效。

二、高压氧对机体的影响

正常呼吸空气条件下，安静状态成年人每人每分钟平均需氧量为250ml，并经肺排出同体积的CO_2，在体力负荷或在病理状态下，需氧量可通过肺通气量和分搏量的增加以及血流速度加快增加数倍。动脉血中氧分压可波动于10.64～13.3kPa(80～100mmHg)间，这些氧主要为与Hb结合氧(19.4%)和溶解状态氧(0.3%)。当氧分压增加至13.3kPa，则几乎所有Hb与氧结合为HbO_2，血中氧含量进一步增加，只可能是氧在血浆中溶解。溶解状态的氧经过毛细血管到细胞外液中，进入细胞内。高压下呼吸氧气或混合气时导致肺泡气中氧分压增加，与其吸入气中含量百分比成正比。如在2ATA下呼吸空气时，肺泡气中氧分压增大，由13.96kPa(105mmHg)到34.58～35.9kPa(260～270mmHg)，在3ATA下可达到55.86～57.19kPa(420～430mmHg)。呼吸纯氧时肺泡气中PaO_2增长更加明显：100kPa下达89.5kPa(673mmHg)，200kPa下达109.58kPa(1433mmHg)，300kPa达291.66kPa(2193mmHg)。血中物理溶解氧量决定于其分压，在一般情况下呼吸空气时100ml血中含0.3ml溶解氧(0.3%)，而当呼吸纯氧时为2.36ml；3ATA氧压下Hb基本上被“解除”了运输氧的功能，在此情况下物理溶解氧在血中含量达到6.4～6.6ml。此时，组织代谢所需的氧，由溶解在血浆中的氧量供给已足够。氧在血中的这一饱和特征，为改善机体和组织的氧化、纠正缺氧的组织细胞的氧供状态提供了物质基础。

1. 高气压对循环系统功能的影响　在300kPa(ATA)氧压下心血管功能有许多变化，这些变化的持续时间和显著程度与高压氧治疗时的压力-时程呈正比。心率变慢是高压氧作用下典型和规律性反应。心搏量、血管阻力和器官血流量在高压氧下的变化表明，这是机体在神经系统调控下的一种保护性反应，一般是可逆的。高压氧下心肌收缩功能的改善可标志心血管功能障碍的恢复。

(1)心率减慢　在3ATA下吸90%～95%氧时心率可减慢15～28次/min(平均15次/min)，为初始水平的20%～37%。早期心动过速患者在高压氧治疗后，有些经一个疗程即可见心率明显减慢。高压氧下发生的心动过缓，主要是对副交感神经的影响。但是，不能排除高压下促使心动过缓发生的其他因素，包括高分压氧对心肌和调节心脏功能的直接作用。

高压氧下由于心率减慢，可使心排血量减少1.72～2.65L(平均2.21L)。但是，由于溶解氧量的增加，仍能改善机体氧平衡，可使循环障碍性缺氧的心血管系统得以好转，消除心肌缺氧，增加缺血区的氧含量，改善血流动力学和心肌的传导性。研究证实，在高压氧作用下，缺血组织的血管扩张，血流加快，微循环明显改善。

(2)心肌收缩力和心排血量的改变　很多实验证明，高压氧下心肌收缩力减弱。Kioshos等(1969年)用犬做实验，在高压氧治疗前1～3周，用手术方法使犬的心肌由上而下的传导完全中断，因而心率固定不变。实验犬在300kPa氧压下，心排血量(收缩期)平均减少19%，左心室的工作量减少20%，心肌收缩力的指数降低14%，与此同时，等长和等张收缩期延长14%。

高压氧有减弱心肌收缩力的作用，但是这一作用机制目前尚未明了。高压氧下由于心率减慢、心肌收缩力减弱，从而导致心排血量下降。这一变化与压力的大小有关。

(3)血压升高　高压氧下，血管收缩，外周阻力增大，足以导致动脉血压升高。健康人在300kPa氧压下，总血管阻力增加50%以上。然而由于心率减慢，有效循环血量降低（通常不超过10%）。若心排血量减少不明显，则收缩压会轻度升高，而舒张压升高较显著，脉压差变小。1/2～3/4的患者收缩压与舒张压均升高，舒张压升高基础压的10%左右。

高压氧下血管收缩，可以对抗因缺氧而导致肥大细胞释放组胺所引起的毛细血管床扩张，使血压升高，增加组织血流灌注量，改善微循环，纠正休克。因此高压氧可用于各种病因所致休克的抢救。

由于高压氧有升压作用，故对合并高血压的患者，应将其血压控制在收缩压21.33kPa、舒张压13.33kPa以下才准予入舱治疗，并应在治疗前后反复测量血压，如血压明显升高，宜暂时中断高压氧治疗。

2. 高压氧对呼吸系统功能的影响　在高压氧下，呼吸系统功能发生变化，这与呼吸中枢对血氧分压增高的反应及压缩气体对呼吸过程的物理作用有关。

(1)呼吸频率减慢　一般在200～300kPa氧压下，约有90%的患者呼吸减慢。这是血氧含量增加、血氧分压提高，通过颈动脉体等化学感受器反射性地抑制呼吸中枢的缘故。若切断相应的传入神经，则高压氧下机体的呼吸频率不改变。但如果氧分压过高，吸氧时间过长，CO_2运输障碍，血液及组织中CO_2潴留，氢离子浓度增高，刺激呼吸中枢，呼吸频率反而加快。

(2)肺活量增大　在高压氧下，因肠胃内气体受压缩，膈肌穹隆下降可达1.5～2.0cm，胸腔上下径扩大，平静呼吸时肺的张开程度较常压下为大，胸膜腔的负压也因此增大。由于肺可张开的幅度增大，肺容积也随之增大，肺活量也就增大。在200～300kPa氧压下，功能残气量通常不变，肺活量平均增加7%。这种变化，在脱离高压氧环境后即不复存在。

(3)呼吸功能增加　呼吸功=压力×容积。呼吸功能增加主要用于克服胸廓、肺组织的弹性阻力和气体在呼吸道内流动时的摩擦力（即非弹性阻力）。在高压氧下，吸入气体密度增高，非弹性阻力增大；同时胸廓扩大，肺容量增加，弹性阻力也增大。故总的呼吸阻力显著增大，因此呼吸系统的工作量增加。

重复高压氧作用可使最大通气量等指标有所改善，正常人呼吸系统功能在250～300kPa(ATA)下未超出生理代偿性反应的范畴。在高压下，气体的密度增高，但流动性降低。呼吸肌有力者，尽管呼吸功有所增加，但仍可维持正常的呼吸。但是，如果压力较高或者时间过长，可导致肺动脉、小动脉收缩，肺组织损害，肺塌陷等。过高的氧气可改变肺泡表面活性物质活性，影响肺表面张力，改变肺脏的顺应性，损害肺通气功能，而这些变化与Ⅱ型肺泡细胞受损有关。

3. 高压氧对神经系统的影响　在维持机体和外环境平衡中起主导作用的是神经系统。中枢神经系统和自主神经功能在高压氧治疗时发生的变化，取决于高压氧作用的压力值和暴露的持续时间，而个体的神经类型以及对氧的敏感性等因素亦有一定影响。

吸入气中CO_2浓度的升高可促进氧和氮对中枢神经系统的影响，改变大脑血流量的供应。在各种缺氧情况下，神经系统高级部位的活动及心理、体力、智力、工作能力的变化可作为高压氧治疗效应的精确判别指标。

高压氧治疗对神经系统的作用成双相反应。开始阶段激活神经活动，脑电图兴奋性增高，快波增多，其频率及幅度加大，但有时出现尖波，额部引导频率改变明显，使之与枕部的频率特性趋于平衡。

4. 高压氧对内分泌功能的影响　高压氧对内分泌功能的影响取决于用氧制度。研究与观察证实，在300kPa(ATA)氧压下停留90min和300kPa(ATA)下停留30min不会导致甲状腺功能改变，而会导致蛋白质氨基酸代谢异常，但在300kPa(ATA)下90min则可见其活性升高。注射甲状腺素可促进氧的毒性作用。如果用甲状腺的药物阻断剂，则降低高压氧对动物的毒性作用。

临床采用高压氧治疗时必须考虑到神经内分泌对机体的作用，有必要对初次接触高压氧舱操作和高压氧治疗患者进行适应性的高压氧作用观察。有学者对28 000人次高压氧治疗观察，提出神经内分泌对气体环境有一定适应性，可使机体生理指标相对稳定。在加压初期的应激可提高机体反应性，应视为机体储备能力的动员。垂体前叶生长激素、甲状腺素、垂体肾上腺皮质类固醇、17－羟皮质类固醇在较高压力下均有明显升高。血中羟皮质甾族和尿中肾上腺皮质类固醇量增加，酮胆胺和固醇类激素的增加，提高了细胞膜的通透性。

5. 高压氧对血液系统功能的影响　高压氧对正常人及患者的血液有形成分及血液化学有所影响。如果说这种作用对正常人是生理适应性变化，而对患者，则是使组织器官缺血缺氧时产生损伤性变化的恢复与正常化。

在高压氧100～300kPa(ATA)中停留1～1.5h，一般不引起血液有形成分发生明显改变，可能有红细胞减少和血红蛋白下降，以及一过性的白细胞数增多，但不明显。一般在作用后8～24h可正常化。如在200～300kPa(ATA)吸氧时正常人在4h内血红蛋白下降2%～3%，红细胞减少(0.25～0.50)×10^{12}/L，经过一昼夜可恢复正常。

止血是血液的一种保护性功能。在200～300kPa(ATA)氧压下，健康人和其他动物血液系统的凝血功能被抑制，激活抗凝血系统，血液的溶纤维蛋白活性升高20%，减压后也高，可持续数天。此变化可视为机体对血管内壁上一过性血栓形成的一种保护性反应。

反映组织氧化还原过程和物质代谢状态的血液生化成分发生的变化也颇引人注目。在文献中可见到高血氧时代谢受到抑制的资料，也可见相反的论点报道。但分析看来，在高压氧下氧化过程总的是加快的，无氧代谢受到抑制。如果正确掌握高压氧治疗原则，在200～300kPa(ATA)下停留40～60min不会引起人血液酶谱正常功能的任何实质性变化，也表明在此条件下机体适应性机制的稳定性。

对有某些组织和器官氧化还原功能异常的患者实施高压氧治疗，可使其酶活性升高，物质代谢得以改善。如在300kPa(ATA)氧压下治疗心肌缺血性疾病时，可改善心肌磷代谢，使ATP、肌酸磷酸激酶和无机磷含量升高，磷酸化进程正常化。实验研究中也证实了这一点，在300kPa(ATA)氧压下进行1h的高压氧治疗，在心肌暂时性缺血区保留有84%的高能磷酸化合物，主要是ATP，而在对照组中只有53%。

6. 高压氧对感觉器官功能的影响　高压氧可以迅速提高血氧张力，增加血氧含量，有效改善眼底组织的缺氧状态，阻止视网膜内层细胞缺血缺氧所致的病理变化，有助于可逆性病变的恢复。高压氧可提高血氧有效扩散距离和组织储氧量。Dollery报道在240kPa氧压下，脉络膜血氧含量比平时增加18～20倍。氧可扩散入视网膜达260μm，而黄斑中央凹厚度只有150μm。由此推测，在高压氧下，即使视网膜动脉阻塞，仍可由脉络膜供氧，纠正视网膜缺氧状态。高压氧能增强吞噬细胞功能，使纤溶酶活力增强，有利于血凝块及渗出物被微循环运走和弥散到淋巴组织中去，促进栓子减少或消失，使阻塞的血管再通，血运恢复。

2005年Fattori和同事们应用高压氧治疗原因不明的听力突然减退的患者，并进行了对照研究。50名患者在发病后48h内就诊，随机挑选30名患者行每日1次、共10d的高压氧治疗，其他20例患者静脉应用10d血管扩张剂。经电测听检查发现，所有患者的听力在500～40 000Hz均有提高，声学及听神经检查显示无论年龄、性别如何，高压氧组患者疗效均较药物治疗组好。

虽然有许多文章涉及高压氧治疗突聋，但涉及高压氧治疗眩晕的文章却不多。Delb等对193例早期行血液流变学治疗的眩晕患者行高压氧治疗，有22%的患者有改善，17%中度改善，10.4%明显改善，2例患者眩晕完全消失，病程超过40d的疗效降低。

7. 高压氧对微循环的作用　实验研究和临床实践证实，高压氧对改善微循环有良好的作用。

(1)增强红细胞的可变性　红细胞是双凹圆盘状，平均直径为8μm，边缘最大厚径在1μm以下，平均体积为83μm^3。红细胞在通过毛细血管时，可变成不同的形状。这种可变性是血液黏性的决定因素，尤其在微循环，因该处毛细血管直径比红细胞直径小，这就导致毛细血管内的血液黏滞度比大血管内的还高，而黏滞度过大时常会造成栓塞。红细胞的可变形性取决于正常的血红蛋白结构，以及ATP储量。一个正常的红细胞可在其细胞膜不伸长或不破裂的情况下变形。红细胞具有这种变形能力的一个重要条件是微循环和组织之间的氧交换。Mathien等(1984年)测定了高压氧治疗前后红细胞变形的情况，结果显示治疗后红细胞的滤过指数平均降低(27.1±18.5)%。当血细胞比容和沉降率保持不变时，高压氧治疗后滤过指数下降表明红细胞可变性增高。

(2)抑制血液凝固系统　有报道称高压氧下血凝系统被抑制,而抗凝系统被激活。在270~400kPa氧压下,血凝时间延长34%,而血浆对肝素的耐受性增加34%,凝血酶原指数降低2.40%,总的凝血时间延长30%。

抗凝血作用还与红细胞膜上不饱和脂质在高压氧下过度氧化,导致红细胞脆性增加、溶血亢进,以及有利于血栓溶解有关。同时高压氧下吞噬细胞功能增强、纤溶酶活性增加,血凝块被溶解。因此对有凝血功能障碍的患者,选择高压氧治疗必须慎重考虑。

(3)降低血液黏度　徐鹏等(1984年)用高压氧治疗20例老年高血压患者(60~73岁),在250kPa压力下80min,每日1次,2周及4周各10例。于治疗前及治疗后1~4周测定动脉血氧、血小板聚集率(ADP诱导)、血液流变学、RBC等,发现血小板聚集率显著降低,血浆黏度降低,红细胞电泳加快,HCT下降,分压升高。结果表明,高压氧下微循环获得改善。

火翠香等(1992年)报道,70例受试者在高压氧治疗前血液流变学异常的指标,于高压氧治疗后显著改善。主要是因为高压氧能减少血小板的聚集、降低红细胞的滤过指数、增高红细胞弹性、降低血细胞比容及减少红细胞的生成。

(4)改善微循环调节功能　周伟等(1986年)观察家兔球结膜微循环发现,在高压氧治疗前,球结膜微循环有不同程度的血管结、弯曲、不均匀的张力降低,形成微血管瘤;部分微动脉变直,失去透明性,难以辨认血流;动、静脉比例失调,部分呈低流状态;个别可见红细胞聚集,偶见微血栓。高压氧处理后,血管形态、血液流态、血细胞聚集状况等均有明显的改善。

8.高压氧对氧自由基的作用　随着自由基化学和自由基生物学、医学的发展,人们发现自由基、脂质过氧化作用与疾病发生发展的关系十分密切,尤其在高压氧治疗时产生的过多的氧自由基对机体有何损害,更引人注目。外源性自由基对机体危害早已为人们认识,但内源性自由基对机体危害的认识,直到1968年发现了清除OFR的超氧化物歧化酶以后,才得到大量的实验数据。

高压氧下OFR随着氧分压的升高而增加,细胞内H_2O_2量将随氧分压升高而增加,因细胞本身对组织高氧张力的保护作用降低,组织细胞内氧张力增高,使那些本来不反应的脂质自由基等与氧反应产生OFR,从而增强氧的损伤作用,形成的脂质过氧化物(lipid peroxides,LPO)也明显增多。

高压氧可提高组织中自由基的浓度。高压氧造成机体自由基产生增多的确切机制尚未彻底阐明。现有研究认为可能与几个环节有关:

(1)激活细胞内黄嘌呤氧化酶(XOD),通过尿酸代谢途径产生O_2^-。高压氧下,XOD活化可能是产生自由基的始发因素之一。高压氧可激活黄嘌呤脱氢酶(XDH)转变成XOD,而该酶氧化次黄嘌呤使之转变成黄嘌呤,后者又在该酶催化下生成尿酸,同时该酶通过对分子氧(O_2)的单价还原,使其变成超氧阴离子自由基O_2^-。超氧阴离子是自由基链式反应起始因子,通过Heber - Weiss反应或在过渡性金属离子Fe^{2+}或Ca^{2+}参与下,经Fenton反应生成·OH。

(2)损伤线粒体电子传递体系　高压氧可使线粒体电子传递体系所传递的电子流溢出,过早地传递给O_2而生成O_2^-,后者又可造成线粒体膜结构与功能进一步损伤。正常情况下,机体内大部分O_2在细胞色素氧化酶复合物等作用下,得到4个电子直接还原成H_2O,但有3%~5%发生单电子还原生成O_2^-。高压氧使此过程得到加速。

9.高压氧对毛细血管通透性的作用　总的来说,高压氧可以降低毛细血管通透性。高压氧改变毛细血管通透性的机制包括:

(1)毛细血管内皮细胞间隙变小。

(2)毛细血管内皮细胞的内皮小洞、裂隙缩小或数量减少,其机制同上。十二指肠等组织的毛细血管内物质通透,主要靠内皮小洞、裂隙,由于高压氧下内皮小洞、裂隙改变不如细胞间隙显著,所以高压氧下十二指肠等组织的通透性仅轻度下降。

(3)高压氧下毛细血管变细,毛细血管渗透面积缩小,物质渗透的量减少,渗透的速度减慢。

(4)高压氧下毛细血管内血流量减少,也会使毛细血管渗透性下降。

10.高压氧对生殖系统的影响　Aitken等的研究首次报道了大深度饱和潜水对潜水员生殖功能的影响。4名潜水员在460m压力下呼吸氦氧混合气生活工作了7天，在高压下共暴露了33天。其中3名潜水员于进舱前4天、进舱后第27天(200m)、出舱后1天、出舱后第48天提供了精液样品；2名潜水员于出舱后210天提供了精液样品。该研究主要检测睾丸的生精功能和精子的质量及受精能力。潜水员在高压下精子形态出现异常、浓度降低、活动精子百分率下降，出舱后第48天更为明显，到出舱后210天仍有异常。该实验证明大深度饱和潜水对潜水员的生殖健康有一定影响，并提示可能会有长期效应。

三、高压氧在高原医学中的应用

（一）高压氧与高原肺水肿

1. 高压氧治疗高原肺水肿的机制　高压氧不同于常压吸氧。在高压氧下，肺泡氧分压迅速提高，弥散入血的氧量增加，血液中的氧含量随之增加，组织的氧储量亦增加，氧的有效弥散范围增大。这比较彻底地改变了机体缺氧状态，消除了导致HAPE的各种因素。如缺氧直接刺激造成的肺血管收缩，交感神经过度兴奋，上皮损伤导致的跨膜水钠转运障碍。高压氧形成的高气压还可通过物理作用使肺泡内气压超过了肺组织间隙和毛细血管静水压，阻止了渗(漏)出，促进水肿消除。应用高压氧在特高海拔现场治疗32例HAPE收到极好效果，迅速改善了患者的病情，病死率为0%。高压氧治疗HAPE有疗效肯定、见效快、明显降低病死率等优点，值得有条件的医疗机构推广应用。

外界气压升高，可将呼吸道内肺水肿液持续推向肺泡，并进一步使肺泡内压和组织间隙压升高，当超过毛细血管静水压时，便可阻滞血管和肺泡的渗出。同时高压氧可使呼吸道内气泡的体积缩小或破碎，使呼吸道变得通畅，从而改善通、换气功能。

2. 高压氧治疗高原肺水肿的方法

(1)应当在大型高压空气舱中进行，应有专门医护陪舱人员，准备好各种抢救器材和必备的药物，随时监测生命体征。进舱前应将呼吸道分泌物清除干净，舱内应有吸引装置。

(2)治疗压力一般在2.0～2.5ATA(200～250kPa)，加压10～15分钟，稳压60分钟，中间可改吸空气10～15分钟，减压时要注意肺部情况，缓慢减压，亦可在0.3ATA停留时给患者加用地塞米松或呋塞米，以避免减压过程中出现肺水肿反跳。出舱后仍要在舱外观察肺部情况，吸干净口、鼻腔中及气管内的分泌物后，由医护人员护送至病房，交给病房护士后方可离开。如首次治疗后肺水肿控制不满意或出舱后症状反复，可于12小时后再进行1次高压氧治疗，治疗压力为2.0ATA(200kPa)。

(3)高压氧治疗3～5次为宜。患者面罩吸氧，维持药物治疗(选用氨茶碱0.25g、速尿20～40mg、地塞米松10mg静脉给药，必要时予多巴胺或间羟胺等血管活性药物)。

崔建华研究表明，无论在平原(海拔1400m)，还是在中度高原(海拔3700m)，给予高压氧预治疗3～5次，可预防进驻高原或进驻更高海拔地区机体急性高原病发生，使心率减缓、血氧饱和度增高。

（二）高压氧与高原脑水肿

1. 高压氧治疗高原脑水肿的机制　用高压氧治疗可迅速改善机体的缺氧状态，增加机体的储氧能力，增强机体对缺氧的耐受能力，从而迅速缓解症状。其治疗机制是高压氧可以使机体的血氧分压提高10倍以上，机体的物理溶解氧也增加十几倍，氧气在机体内的弥散距离增加，从而迅速改善机体的缺氧状态，提高机体对高原缺氧的适应能力。高压氧可使正常脑血管收缩、阻力增加、脑血流量减少，从而减轻脑水肿；可使椎底动脉系统血管扩张，网状系统血流量增加，促进患者清醒；可使缺血的脑组织的血流量增加(反盗血现象)，改善脑组织缺氧。

2. 高压氧治疗高原脑水肿的方法

(1)早期治疗　在高原脑水肿出现后及早进行高压氧治疗，可以迅速控制脑水肿，打断恶性循环，加速疾病恢复。

(2)治疗压力　实验证明颅内压力降低与高压氧治疗压力呈负相关，即压力越高，颅内压力降低越显著，但脑血流量减少也越明显，会给患者脑组织带来血流量减少的弊端。目前国内外临床经验及实验表明，脑水肿的高压氧治疗压力一般在200kPa，大多数学者认为，治疗高原脑水肿不能单纯追求降低颅内压力的效果，应以最大限度地降低颅内压力，但同时将脑血流量减少所带来的副作用降到最低限度为宜。加压、减压、稳压吸氧按常规进行。

(3)治疗疗程　高原脑水肿患者,经过2~5次高压氧治疗,结合临床对症处理,患者能治愈或病情缓解、好转。稳定后,逐级下送,继续行高压氧治疗、对症处理。10天为1疗程,疗程之间要有一定间隔。

(三)高压氧与高原红细胞增多症

1.高压氧治疗高原红细胞增多症的机制

(1)在高压氧下骨髓处于高氧状态,正常的红细胞生成受抑制。

(2)高压氧能明显地改变机体对氧的摄取利用方式,使血氧含量增加,血氧分压增高,血氧弥散能力增强,从而迅速纠正机体的缺氧状态,引起中枢神经、循环、呼吸、内分泌等系统一系列生理机能的特征性变化。血氧含量增高,体内运输氧的红细胞需要量减少,部分被储藏于肝和脾脏内,使血液稀释,血流加快,有利于改善微循环。

(3)高压氧可使红细胞可变形性增高,可降低血液黏度,恢复毛细血管的正常血流灌注,改善微循环,纠正局部组织缺氧。

(4)高压氧可使血液或肾脏中的EPO浓度降低,使血红蛋白的含量降低,红细胞的数量减少,从而打断因缺氧所致的红细胞代偿性过度增生的恶性循环。

(5)高压氧的血管收缩作用可使局部组织的血流减少(但氧含量和氧分压却可显著增高),血管通透性降低,从而消除组织、脏器的瘀血水肿。

2.高压氧治疗高原红细胞增多症的方法　李宇琛等报道,将72例高原红细胞增多症患者随机分为实验组和对照组,每组36例。实验组采用高压氧舱结合药物治疗,即每日做1次高压氧舱治疗,治疗压力为200kPa,面罩给氧,时间为40分钟×2+10分钟;丹参注射液10ml静脉点滴,1次/d。对照组单纯静脉滴注丹参注射液10ml,1次/天。两组均接受了1个疗程(15天)的治疗。治疗后,实验组患者血红蛋白平均下降52g/L,红细胞计数平均下降1.95×10^{12}/L;对照组患者血红蛋白平均下降25g/L,红细胞计数平均下降1.23×10^{12}/L。高压氧结合药物滴注治疗高原红细胞增多症所致高黏滞综合征会取得较满意的疗效。贺彪等将诊断明确的105例高原红细胞增多症随机分为HBO综合治疗组(HBO)和常规治疗(对照)组。HBO组75例,对照组30例。所有患者经临床确诊后均使用丹参、低分子右旋糖苷、能量合剂、维生素B族、维生素C和小剂量己烯雌酚等治疗。HBO组同时加用HBO治疗,治疗压力为2.80ATA。吸纯氧60分钟,中间休息10分钟。1次/天,10次为1疗程。两疗程之间均间隙5d,均为1~3个疗程为限。每疗程结束后查血红蛋白和血细胞比容。结果HBO组近期临床治愈71例(94.67%),好转4例(5.33%);对照组近期临床治愈17例(56.67%),好转7例(23.33%),无效6例(20.00%)。HBO组临床治愈率明显高于对照组。

高压氧治疗高原红细胞增多症方案以压力在2.0~2.5 ATA(200~250kPa),加压、减压各30分钟,中间间隔10分钟,每次治疗总时间130分钟。1次/天,10日为1疗程,疗程间歇3~5天,给予1~3个疗程治疗。所有患者在高压氧治疗的同时均使用丹参、低分子右旋糖酐、能量合剂、维生素B族、维生素C和小剂量己烯雌酚等治疗。

(四)高压氧与高原脱习服症

1.高压氧治疗高原脱习服症的机制

(1)高压氧下血氧含量增高,红细胞需求量减小,血液稀释,血流加快,有利于改善微循环。

(2)在高压氧下骨髓处于高氧状态,红细胞生成受到抑制,脾脏储存红细胞代偿性增强,红细胞平均寿命缩短,从而使循环血中红细胞总数减少,血细胞比容降低。

(3)高压氧可明显提高血氧张力,提高组织器官的氧含量和氧储备,在高压氧下,血中溶解氧可增加15~30倍;特别是在保持冠状动脉中的高氧张力的条件下,冠状动静脉的氧张力变化差不明显,表明心肌组织氧含量有所提高,与此同时,高压氧可降低心率,减少心排血量,从而降低心肌耗氧量。

(4)血氧张力增加,心肌耗氧量减少和心脏做功减少,使心肌缺血缺氧状况得以改善,心肌有氧代谢恢复正常,氧化磷酸化过程顺利进行,ATP升高,增加红细胞膜的柔顺性,从而使全血黏稠度下降。

(5)在高压氧下,肺泡氧分压迅速提高,弥散入血的氧量增加,血液中的氧含量随之增加,组织的氧储量亦增加,氧的有效弥散范围增大。

2.高压氧治疗高原脱习服症的方法　解放军第18医院将驻守在海拔5000m以上哨卡1年的男性青

年官兵随机分成3组，其中高压氧1组采用高压氧治疗，1次/日，共治疗10次；高压氧2组采用高压氧治疗，1次/2日，共治疗5次；对照组在高压氧舱里接受纯氧吸入治疗，不加压，1次/日，连续10日。高压氧压力2.2ATA(220 kPa)，戴面罩吸氧30分钟，吸2次，中间间隔10分钟，加压减压各30分钟。分别在治疗前、治疗后第5、10天进行脱习服症状调查。结果表明，两种高压氧治疗高原脱习服方案疗效确切，考虑到实用性和经济性，1次/2天，共治疗5次的方案值得推广。

3. *疗养期间高压氧治疗高原脱习服症的作用与方法* 原兰州军区临潼疗养院徐莉等人选择2013年7月从海拔4000m、5000m区域哨卡刚下山一周的守防官兵31名，赴疗养院进行为期一个月的康复疗养，将他们随机分组为高压氧疗组18名，正常疗养组13名；海拔4000m组8名，海拔5000m组23名；守防6个月组7名，守防12个月组24名，年龄26.45±5.42岁。对照组(同期未参加疗养组)153名，除对照组外均按照疗养康复计划进行。结果显示：疗养15日时，高压氧治疗组的高原脱习服症状评分明显低于正常疗养组；疗养30d时，两组高原官兵的高原脱习服症状评分之间无统计学差异，见表2-2-8。结论表明高压氧治疗对高原脱习服症状有改善作用，在疗养院期间为促进提高脱习服，可开展高压氧辅助疗养，以提高疗养效果。

表2-2-8 不同治疗措施对高原官兵不同期脱习服症状评分结果

组别	例数	年龄	症状评分			二次方曲线趋势	
			1天	15天	30天	*F*值	*P*值
高压氧组	18	26.28±5.71	11.06±59	2 4.28±3.91★	0.56±0.92	5.281	0.035
疗养组	13	26.69±5.20	11.31±57	4 7.92±4.77	0.77±1.09	4.520 0.055	
*t*值		0.207	0.119	2.337	0.590		
*P*值		0.838	0.906	0.027	0.560		

注：与疗养组比较，★ $P<0.05$

疗养期间高压氧治疗方法为：1次/2d，共治疗5次。高压氧压力2.2ATA(220kPa)，戴面罩吸氧30分钟，吸2次，中间间隔10分钟，加压、减压各30分钟。

(崔建华)

第八节 常用抗缺氧药物

近半个世纪以来，国内研究和使用的抗缺氧(抗高原反应)药物有许多，大多以植物药为主，如红景天等。在美国，乙酰唑胺是食品药品监督管理局(FDA)批准的针对急性高原病的唯一药物。糖皮质激素(如地塞米松等)、茶碱也可用以改善血氧饱和度，减轻急性高原反应症状。目前国内药店或医院里抗缺氧(抗高原反应)药物、保健品很多，一定要区分药物(药品)与保健品，因为药物的质量和效果更为可靠。最直观简捷的区分方法是药品上有国家批准文号即“国药准字”，保健品上则没有。

一、植物药

中医认为高原病因气虚、血虚和伤阴所致，故中医往往采用补气、活血、养阴的疗法，以提高机体对低氧的耐力。植物药主要包括红景天、冬虫夏草、沙棘、党参、黄芪、茯苓、人参、唐古特青兰、刺五加、灵芝等。

(一)红景天

红景天是景天科多年生草木或灌木植物的根和根茎。红景天大多生长于高原地带。相传清朝康熙皇帝御驾亲征西北时，惊叹于红景天抗高原反应作用，将其称为“仙赐草”。

1. *主要成分* 红景天苷、苷元酪醇、黄酮类化合物、多种维生素和微量元素等。

2. *药理作用* 具有抗缺氧、抗疲劳、抗辐射、延缓衰老、抗菌、镇痛、调节内分泌等作用。

(二)冬虫夏草

蝙蝠蛾幼虫被虫草菌感染，死后尸体、组织与菌丝结成坚硬的假菌核，在冬季低温干燥土壤内保持虫形不变达数月之久(冬虫),待夏季温湿适宜时从菌核长出棒状子实体(子囊座)并露出地面(夏草),可入药。冬虫夏草又名中华虫草,也称为夏草冬虫,简称虫草。野生冬虫夏草主要产于青海、西藏、新疆、四川等省及自治区的高寒地带和雪山草原。

1. 主要成分　虫草酸、虫草素、氨基酸、甾醇、生物碱、维生素、多糖及矿物质等。

2. 药理作用　具有调节免疫系统功能、抗肿瘤、抗疲劳、提高心脏耐缺氧能力、调节血脂等多种功效。

(三)沙棘

沙棘又名醋柳、酸刺、黑刺,是胡颓子植物沙棘的果实。沙棘属落叶灌木或小乔木,是优良的水土保持树种之一。沙棘耐干旱、耐寒冷、耐瘠薄,生态适应性极强。800多年前,成吉思汗便发现了沙棘的营养和药用价值,将沙棘称为"圣果"。

1. 主要成分　维生素C、维生素E、胡萝卜素、不饱和脂肪酸、黄酮类化合物、酚类和有机酸类、萜类和甾体类化合物、必需氨基酸、微量元素等。沙棘果实有维生素宝库之称。

2. 药理作用　具有抗肿瘤、增强免疫力、抗动脉硬化、调节血脂、抗缺氧、抗疲劳、抗辐射等作用。

(四)刺五加

刺五加,也称五加参、五加皮,属五加科五加属灌木,生长于山坡林中及路旁灌丛中,分布于华中、华东、华南和西南。根茎及根皮可入药。

1. 主要成分　刺五加苷、氨基酸、脂肪酸、甾醇、黄酮类化合物、非芳香性不饱和有机酸、微量元素等。

2. 药理作用　具有抗疲劳、抗缺氧、增强免疫力、抗肿瘤、抗炎、解热镇痛、改善血液循环、调节内分泌等作用。

(五)人参

人参为五加科植物人参的根。主产于吉林、辽宁、黑龙江,以吉林抚松县产量最大,质量最好,称吉林参。野生者名"山参";栽培者称"园参"。园参一般应栽培6~7年后收获。鲜参洗净后干燥者称"生晒参";蒸制后干燥者称"红参";加工断下的细根称"参须"。山参经晒干称"生晒山参"。西洋参是人参的一种,又称广东人参、花旗参。

1. 主要成分　多种人参皂苷、甾醇及其苷类、有机酸、黄酮类化合物、糖类、微量元素、维生素等。

2. 药理作用　具有抗休克、强心、抗疲劳、抗缺氧、促进造血、调节血脂、增强免疫力、增强性腺功能、调节内分泌、抗肿瘤等多种作用。西洋参性凉而补,凡欲用人参而不受人参之温者皆可用之。

(六)党参

党参为桔梗科多年生草本植物党参、素花党参、川党参及其同属多种植物的根。党参为我国常用的传统补益药,古代以山西上党地区出产的党参为上品。

1. 主要成分　甾醇、党参苷、党参多糖、党参内酯、生物碱、无机元素、氨基酸、微量元素等。

2. 药理作用　具有调节胃肠运动、抗溃疡、增强免疫力、调节神经系统、增强造血、改善血液流变学功能,并有延缓衰老、抗缺氧、抗辐射等作用。

(七)丹参

丹参为双子叶植物唇形科的根和根茎,又名赤参、紫丹参、红根等。主产于安徽、河南、陕西等地。

1. 主要成分　丹参酮、隐丹参酮、异隐丹参酮、羟基丹参酮、降丹参酮、异丹参酮、丹参酚、丹参醛、丹参素、丹参酸、原儿茶酸、原儿茶醛。

2. 药理作用　具有改善心肌供血、改善微循环、调节血脂、抑制血栓形成、抗凝血、促进纤溶、抗缺氧、抗肿瘤、增强免疫力、保肝、抗菌等作用。

(八)灵芝

灵芝又称灵芝草、神芝、芝草、仙草、瑞草,是多孔菌科植物赤芝或紫芝的全株,以紫灵芝药效为最好。灵芝原产于亚洲东部,中国分布最广的在江西。灵芝作为拥有数千年药用历史的中国传统珍贵药材,具备很高的药用价值。

1. 主要成分　麦角甾醇、真菌溶菌酶、酸性蛋白酶、L-甘露醇、烯醇、多种氨基酸、多肽及多糖类等。

2. 药理作用　具有抗肿瘤、抗衰老、抗神经衰弱、抗缺氧、改善微循环等。

(九)银杏叶作用

银杏是一种具有很高药用价值的植物,别名白果、公孙树,属裸子植物。分布于我国广大地区。

1. 主要成分　银杏双黄酮、异银杏双黄酮、去甲基银杏双黄酮、芸香苷、山柰素-3-鼠李糖葡萄糖苷、山柰素、槲皮素、异鼠李素、白果醇、白果酮、p-谷甾醇、豆甾醇及维生素等。

2. 药理作用　具有改善脑细胞代谢、改善脑血液循环、改善学习记忆;保护缺血心肌;清除自由基、抗脂质过氧化、抗血小板活化因子、抑制血小板聚集、降血脂等作用。

二、临床药品

(一)诺迪康胶囊

本品为胶囊剂,内容物为浅黄棕色至棕黑色颗粒及粉末;气香、味苦涩。

1. 主要成分　圣地红景天。

2. 功能主治　益气活血。用于气虚血瘀所致胸痹,表现为胸闷、刺痛或隐痛、心悸气短、神疲乏力、少气懒言、头晕目眩等。

(二)心脑欣胶囊

本品为胶囊剂,内容物为浅褐色粉末;气微、味淡。

1. 主要成分　红景天、枸杞子、沙棘。

2. 功能主治　益气养阴,活血化瘀。用于气阴不足、瘀血阻滞所引起的头晕、头痛、心悸、气喘、乏力,缺氧引起的红细胞增多见上述证候者。

(三)复方党参片

本品为薄膜衣片,除去包衣后,显深棕色,味甘、苦。国内有多家药厂生产复方党参片。

1. 主要成分　党参、丹参、当归、北沙参、金果榄。

2. 功能主治　活血化瘀,益气宁心。用于心肌缺血引起的心绞痛及胸闷等。

(四)乙酰唑胺

本品为白色片。乙酰唑胺别名醋氮酰胺片、醋唑磺胺片。

1. 主要成分　N-[5-(氨磺酰基)-1,3,4-噻二唑-2-基]乙酰胺。

2. 药理作用　本品为碳酸酐酶抑制剂,能抑制房水生成,降低眼压。20 世纪 50 年代发现其在治疗青光眼和脑积水方面具有良好疗效。此后肺科医生发现该药还有刺激呼吸、提高肺通气量、改善动脉血氧合、减轻水肿等作用,这可能是其防治高原反应的机制之一。

3. 适应证　适用于治疗各种类型的青光眼,也用于抗青光眼及某些内眼手术前降低眼压,也可用于防治急性高原病。

(五)银杏叶片

本品为薄膜衣片,除去包衣后显浅棕黄色或棕褐色。国内有多家药厂生产银杏叶片。

1. 主要成分　银杏叶提取物。

2. 药理作用　清除自由基、抑制细胞膜脂质过氧化、拮抗血小板活化因子引起的血小板聚集、防止血栓形成、改善心肌缺血、改善血液流变性、提高红细胞的变形能力、降低血液黏滞度、改善循环障碍;对脑部血液循环及脑细胞代谢有较好的改善和促进作用,对大脑具有保护作用。

(六)高原康

本品为胶囊,目前尚未通过国家食品药品监督管理局审批,因此只限于西藏军区总医院内部使用。

1. 主要成分　地塞米松、氨茶碱、安定。

2. 功能　抗急性高原病。

三、保健品

(一)高原安胶囊

1. 主要成分　西洋参、红景天、人参果、党参、茯苓、车前草、薏苡仁、黄芪、柏子仁等。

2. 功能　抗高原反应。

3. 适用人群　适用于初进高原和久居高原的人群服用。

(二)舒克胶囊

1. 主要成分　丹参、山楂、当归、葛根、泽泻、牡蛎、川牛膝。

2. 功能　提高缺氧耐受力。

3. 适用人群　处于缺氧环境者。

(三)优易

1. 主要成分　灵芝、红景天、螺旋藻、三七。

2. 适用人群　①用于户外活动或工作的人员,以及高原、高山缺氧者等人群;②用于运动员等参与体育赛事、竞技等人群;③用于强脑力和强体力劳动者、工作压力大的亚健康人群。

四、高原低氧对药物代谢的影响

高原低氧环境中,机体产生一系列生理或病理变化,这些变化会影响药物在体内的吸收、分布、代谢和排泄。一系列研究提示,在高原低氧环境中用药,某些药物剂量应做适当调整。

(一)人体药物代谢的特点

在人体各个器官中,肝脏和肾脏是血流比较丰富的组织器官,是参与药物代谢的重要器官。药物在肝脏中的生物转化包括氧化、还原、水解、结合 4 步。其中氧化代谢是药物生物转化的主要方式之一,该反应需要细胞色素 P450(CYP450)的参与。CYP450 是肝脏重要的药物代谢复合酶系，能催化许多外源性和内源性物质合成和分解代谢反应。

底物经 CYP450 生物转化，代谢成相应的产物，使化合物的极性增加，利于排泄。CYP450 催化物质代谢的分子机制是分子氧的一个氧原子引入底物，底物被氧化成水溶性较强的代谢产物。随生物所处环境不同，CYP450 还有其他催化机制，如无氧情况下，存在过氧化物支路（无须 NADPH）；通过氧化还原机制，氧不加入底物中形成羟基化产物，而是形成超氧化氢。

CYP3A 是人体主要的细胞色素 P450 亚族，是肝脏 CYP450 酶的主体。临床中约有 60% 的药物经 CYP3A 催化代谢，CYP3A 也催化许多内源性物质的代谢，如睾酮及可的松的 6β－羟化代谢。

（二）高原低氧对药物代谢动力学的影响

不同药物的代谢途径和代谢机制存在差异，但是由于药物在体内的生物转化是一个耗氧的过程，在缺氧条件下，肝脏的代谢能力受到限制，多数药物生物转化率降低，清除率受到影响。Powell 等发现 COPO、肺水肿、肺性心脏病和心功能衰竭患者中茶碱血浆清除率（CL）降低 30% ~60%，这些疾病都与缺氧有关，所以推测茶碱 CL 的降低归因于低氧，这一观点已得到证实。

近年来相关研究逐渐增多，大鼠急进海拔 4010m 高原后，普萘洛尔的药－时曲线下面积（AUC）、平均驻留时间（MRT）、半衰期（$t_{1/2}$）、峰浓度（C_{max}）均显著增大、血浆清除率（CL）、表观分布容积（Vd）均显降低。大鼠急进海拔 4300m 高原后，阿莫西林的 AUC、MRT、C_{max} 均显著增大，CL 显著降低。

人体与其他动物体内药物代谢酶的活性和水平存在一定差异，药物的代谢途径及代谢产物也不完全相同，导致高原低氧环境中药物的人体代谢水平出现不同结果，有些药物血浆清除率降低，有些药物血浆清除率提高，甚至个别药物在急、慢性缺氧试验中出现了双向结果。

研究发现平原志愿者急进海拔 4500m 高原后，茶碱和维拉帕米 CL 等参数未改变，提示急性缺氧对两种药物的体内代谢无影响。另一项研究发现，磺胺甲噁唑在急进和久居海拔 3800m 健康志愿者体内的吸收和代谢发生明显变化，主要表现为 CL 降低、$t_{1/2}$ 延长。

人体试验提示，除了年龄、性别、饮食、个人体质外，缺氧时间与缺氧程度也是影响高原低氧环境下药物在人体内代谢的重要因素。

种族差异导致同一药物在不同种族人群中安全性、疗效、剂量和给药方案不同。有研究通过比较平原汉族、世居高原汉族和世居藏族志愿者体内磺胺甲噁唑的药代动力学特征，发现磺胺甲噁唑在高原世居汉族和藏族健康男性志愿者体内的药物代谢动力学均发生显著变化，主要表现为 $t_{1/2}$ 延长、CL 降低；高原世居藏族组磺胺甲噁唑的 AUC 比高原世居汉族组显著降低 10.8%，其他参数无显著性差异。

可以看出，除个别药物外，在高原低氧环境中大部分药物的体内代谢减慢，表现为 MRT、$t_{1/2}$、AUC 升高，Ke、CL 降低。

（三）高原低氧对药物代谢酶的影响

CYP450 酶系是一个由庞大基因家族编码调控的氧化酶系统，其主要亚型酶有 CYP1A2、CYP2A6、CYP2B6、 CYP2C8、CYP2C9、CYP2C19、CYP2D6、CYP2E1、CYP3A4、CYP3A5 等。其中 CYP3A4 是人体中最重要的药物代谢酶，代谢 50% 以上的药物。Proulx 等发现家兔在急性缺氧 8 小时后，CYP450 酶的含量降低而活性没有变化，但 24 小时后含量和活性均降低，提示低氧对 CYP450 酶活性的影响与机体缺氧时间有关，较短时间内机体存在代偿性反应，CYP450 酶活性变化不明显。Kurdi 等以低压舱模拟高原低氧环境，急性缺氧 48 小时后家兔 CYP450 酶的活性和表达发生明显变化，CYP1A1 活性显著降低、CYP1A1 和 CYP1A2 蛋白表达降低约 20%，而 CYP3A6 蛋白表达升高 50‰。高原低氧影响药物代谢酶的研究以往主要集中在 CYP450 酶系，近年来陆续出现一些其他代谢酶的报道。有研究发现，大鼠从低海拔地区（400m）急进 4600m 高原后，N－乙酰基转移酶 2（NAT2）活性显著降低 38.7%。Shefali 等利用低压舱模拟 7620m 高原环境，发现大鼠急性缺氧 6 天和 24 天后，谷胱甘肽巯基转移酶（GSTs）活性分别显著降低 15% 和 23%。

高原环境导致代谢酶活性和表达的改变与部分酶底物的药物代谢变化特征一致，如低氧使 CYP1A2、CYP2B6、CYP2C9、CYP2C19 和 NAT2 活性和表达降低，其底物如：茶碱、苯妥英钠、布洛芬和磺胺甲噁唑在高原环境中的代谢减慢，提示在高原低氧环境中这些药物的给药剂量应适当减少。

（黄学文　娄　博　李　强　古浩然）

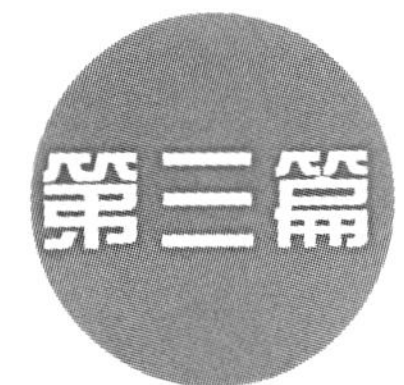

第三篇 急慢性高原病的康复疗养

全世界在海拔3000m以上的高原居住的人口约3800万人。我国高原面积辽阔,海拔在3000m以上的高原地区约占全国总面积的六分之一,主要集中在西藏、青海和新疆等地。医学上的高原概念与地理学上的高原概念不同。地理学上的高原是指海拔在500m以上,顶面平缓,起伏较小,而面积又比较辽阔的高地。医学上的高原概念是从高原环境对人体所产生的影响来考虑的。能产生明显生物效应(机体反应)的高原称为医学上的高原。高原低氧和寒冷两种环境因素常同时或先后作用于人体,对人体健康产生不同程度影响。加上在特殊环境下执行军事作业任务,因海拔、区域、时间的长短不同,常会发生高原急性、慢性疾病。怎样提高部队在高原寒冷环境中的生存能力和作战能力,发挥康复疗养对高原急性、慢性疾病的康复作用,探讨低氧和寒冷复合因素损伤的康复疗养措施,已成为疗养机构医务工作者和院校有关研究人员共同关注的问题。

急性、慢性高原病康复疗养是根据疾病的种类和病情,选择适宜的疗养地和疗养时间,遵照生物-心理-社会-环境医学模式理念,制定专病康复疗养方案;按照疾病体检筛查、健康评估鉴定、身心习服训练、分案康复矫治原则,综合运用自然疗养因子、物理疗法、中医疗法、医疗体育、营养疗法、心理疗法、健康教育、文娱疗法、高压氧等现代康复技术,辅以药物治疗,实现疗治结合,达到增强体质、防治疾病、促进康复的目的。

第一章 >>>

高原病概述

高原环境的特点主要有:低氧、低气压、寒冷、干燥、辐射强、大风等。这些因素对人体都有不同程度的影响。海拔越高,影响越大。高原病特指由于高原低氧(低气压所致)对人体损害而出现的各种临床症群。所以,高原病发病的根本原因是高原缺氧所致,另外寒冷、劳累、情绪紧张、心理素质差、恐惧、呼吸道感染、饮酒等是其诱发或加重因素。康复疗养期间应科学检测、评估,制定康复计划,促进高原病的康复。

第一节 高原病发展简史

我国有关高原病的记载先于西方,早在史籍《汉书·西域传》里就有记载,公元100年前去印度取经的使者经过西藏高原时,就提到在穿越大头痛山和小头痛山时,人会出现头痛、头晕及呕吐。但由于历史原因,我国对于高原病的实验研究工作起步较晚,直到20世纪50年代中期才着手高原病的起步性研究工作,50年代末开始全面(从基础到临床)开展了高原病的研究,并取得了较好的成绩。国外认识高原病虽迟于我们,但研究工作起步早,且较为系统。

一、国内高原病发展概况

据历史记载,我国是世界上最早认识高原病的国家。远在公元前139年,汉武帝派张骞出使西域,随行一百多人,西出阳关,徒步翻越帕米尔高原,回来时仅剩下张骞和堂邑父俩人。公元前32年,汉成帝时代,大将军武库令杜钦描述了自己及同伴出使克什米尔和阿富汗等地,翻越几座高山时出现的症状,即在穿过皮山(塔里木盆地及和田附近的喀喇喀什山口)后,要穿过大头痛山(西藏高原)时,觉得浑身发热、脸色苍白、剧烈头痛、头晕及呕吐,这些症状同急性高原病的表现极为相似,史册注明它出现在登山中,足见当时人们已认识了高原病。公元399年,东晋高僧法显带领他的同伴多人到天竺取经,曾穿越著名的帕米尔高原、昆仑山、天山及喜马拉雅山,在他的游记中,记述了他的一位同伴在翻越某一山口时,出现口吐白沫而死的情景,这可能是最早关于HAPE临床表现的描述。唐贞观三年(公元641年),唐太宗之女文成公主,出嫁西藏王松赞干布,随行二百多人,克服重重险阻,不远万里,终于到达西藏拉萨。自此以来,西藏与内地通商、民间交往、政事往来及僧侣传教络绎不绝,从而人们逐渐加深了对高原病的认识,并加以记载。清朝初年在泸定桥立碑著文,描述清军远征西藏的情景:"……王师西征,历瘴疠险远之区"。且强调指出,西藏山高地险易患瘴疠,气候恶劣,冰雪较早,必须精明强干人员,方足胜任。说明人员身强力壮是能战胜高原气候的。当时把高原病称为瘴疠。乾隆五十六年(公元1792年)朝廷派大臣福康安进高原,问土著人过唐古拉山的情况,答曰:"该处山高,阴寒凝结,即成瘴疠,雪后瘴气更甚。"这显然表明寒冷会加重高原病,又问去巴塘、里塘的情况,答曰:"山高雪大,亦碍遄行,气候不寒,虽染瘴气,亦可易痊愈"。以上是藏东、藏北地势、气候和易患高原病的记载。藏西也有类似记载:1792年,尼兵犯境,福康安进兵尼泊尔而击退来敌,尼泊尔人在投降书中写道:"去年抢扎什伦布寺时……,回来时雪山上染瘴气而死者二三千人"。以上可知,当时把高原病称为瘴、瘴气、瘴疠、药瘴、水土不服等,其发病与高原气候异常、寒冷、阴寒凝结有关。它的表现为头痛、头晕、气喘,若是高山宿营(暴露于低氧环境之下),加遇大雪则可造成大批人员死亡,多者达数百人、上千人,冰冻寒冷与缺氧是主要原因。

我国是最早认识高原病的国家，但对高原的深入认识与研究始于20世纪60年代。1951年，中国人民解放军在进军西藏时，不可避免地遇到了平原人如何适应高原环境的问题，这是世界上首次大批平原人进入高原环境的实践，开始了对高原环境、高原医学的认识和研究。1954年，总结了修筑康藏公路中多发病的经验教训，阐述了高山病、高山肺炎、高原雪盲的临床特征和防治要点。1960年，在掌握了大量的高原生理、运动医学后，我国登山队成功地登上了世界最高峰——珠峰，显示了我国高原医学研究方面的雄厚实力。1962年中印边界自卫反击作战中，我军因高原性疾病使部队非战斗减员高达40%。半个多世纪过去了，随着科学技术的发展，我国在高原医学方面已做了大量工作研究，并取得较好的成绩。从整体和组织器官水平的研究已深入到细胞和分子水平。在高原疾病防治方面已总结出许多行之有效的方法。除了阶梯适应性训练，药物预防特别是各类中草药预防高原病已取得可喜的成绩。对驻守海拔5000m以上地区官兵的呼吸、心血管、血液、消化、神经等系统的深入研究，以及对急、慢性高原性疾病防治的经验总结，经过近40多年的长期攻关研究，掌握了大量的高原病的临床资料，在高原病的命名、分型、发病机制和防治方面均取得了显著的成绩。

近年来，我国高原医学专著相继出版，内容广泛，涉及高原营养、高原外科、高原病防治、急性高原病防治等。虽然我国高原医学研究起步较晚，但在党和政府的关怀下，在广大高原医学科研人员的努力奋斗下，我国的高原医学研究取得了辉煌的成就，在世界高原医学研究范围内占有一席之地。

二、国外高原病发展概况

国外由于实验生理学、登山、旅游及传教活动的发展，于19世纪末已开始对高原病进行实验研究。国外最早记录和描述高原病的是神父Joseph，他于1509年著*Naturall and morall historie of the east and west Indies*（西班牙文），在该书中他写道："我要说明所有这些是叙述一种奇异的感受，空气或者是风，当它在某些印第安人的地区吹刮起来，人们就罹患晕船病，不比在海上轻，甚至比在海上更重"。1519年，西班牙首次侵入南美洲秘鲁，当达到海拔3962m时，士兵出现了明显的呼吸困难等症状。16世纪中叶，随着登山运动的兴起，西方人对高原病有了进一步的认识，出现了较为科学、系统的记载。1540年，瑞士医生Pilatus记述了急性高原病的症候。1644年，Torricelli首次发明了汞柱大气压检测计。4年后，即1648年，Pascal同他的内弟Perier在众目睽睽下，检测了海拔1465m山顶上大气压值明显低于平原大气压。1739年，比利加等提出高山对人、畜的影响，来源于"空气稀薄"和"毒气扩散"。1777年，Lavoisier等通过实验，清楚地描述了人体呼吸道存在着O_2、CO_2等气体。1783年，Montgolfier兄弟等乘热气球飞行成功，随着热气球运动的发展，人们不但认识了高空病，而且也为研究高空生理提供了条件。

1853年，Schachur等首次提出假设，即人到高原出现的有关症状与空气中氧分压降低有关。Paul Bert在高原医学发展中起着举足轻重的作用，他被尊称为高原生理学之父，他首次采用减压舱模拟高原环境，观察到当机体处于高原环境时，低氧、低气压是产生高原病的根本原因，同时当受试者吸氧，完全可以改善高原低压低氧所引起的症状。1878年，他发表的经典著作*La pression baromet riqcle*（法文）被认为是最早最权威的高空生理专著。1890年，Viaul记录了最著名的机体对高原低氧的生理反应，即高原可使人体RBC数增多。1891年，Rarte等首次描述了高原性肺水肿病例。1898年，Mosso等编写的*Life of man on the high Alps*出版，在该书中，他完整地描述了一例HAPE患者的临床表现和尸检证实双肺明显水肿，但无肺炎的特征，这是世界上首例高原性肺水肿尸检报告。

1913年，Ravenhill做为秘鲁安第斯山矿的医生，发表了*Some experiences of mountain sickness in the Andes*，他将急性高原病分为：①普通型高山病（急性高山病）；②心型高山病（HAPE）；③神经型高山病（高原脑水肿）。他的分型可以说是现代急性高山病分型的雏形，一直沿用至今。1901年，意大利著名高山生理学家Mosso说服了意大利皇后玛格利塔，正好皇后是一位热心的登山爱好者，随后Mosso受到皇后和另一位企业家Solvay的资助，在阿尔卑斯山的玫瑰峰上建立了世界上第一座高山研究站，即玫瑰峰（Monte Rosa）

研究站。而后，世界上许多高原科学家曾云集于此从事高原医学研究。此后，世界上许多国家相继建成了高山医学研究站，如奥地利达符高山研究站、瑞士中部的荣弗劳研究站及美国加州的白山研究站等。随着这些高山研究站的建成，在高原病的发病机制、病理变化、临床表现，以及高原病的预防、治疗等方面取得了不少收获。同时，对一些长期争论的问题达成了统一的认识，例如对于肺部呼吸交换的生理学理论研究——呼吸交换是一个分泌过程或是扩散过程，长期以来争论不休，但在1921—1922年，Barcroft 在安第斯山 4267m 高度上进行的动物实验证实了扩散作用的观点，他通过实验发现，机体动脉氧分压总是低于肺泡氧分压，肺部摄取氧气是氧分压差别的结果，他的研究成果发表在“Lessons f romhigh altitude”上。人们利用获得的高原医学知识，也开始了登山及高原探险活动。Zuntz 等于1910年首次组织了一支国际高原探险队，登上 Tenerife 峰。1909年，Abruzzi 在没有使用氧气的情况下，登上 7500m 高峰，同时也注意到在登山过程中供氧的奇特作用，进而确定了氧气对登山速度的影响。1924年，Norton 在没有使用氧气的情况下，登上 8500m 高峰。1918年，Schneider 把长期连续缺氧所致的反应，称为高山病，这可能是对高山病最早的定义。1926年，苏联在帕米尔高原及天山一带进行了高山生理的研究。1951年，英国登山队在珠穆朗玛峰下的门龙拉（海拔 5486m）建立了门龙拉高山研究站，Puph 等在此对高山运动生理、高山营养及高山装备等进行了详细研究，为随后（1953年）英国珠穆朗玛峰登山队首次登顶做了准备工作。1928年，Monge. C 编写的 *The disease of the Andes* 出版，书中描写了1925年，他在临床上遇到的一名38岁男性患者，系秘鲁赛罗－德帕斯科（海拔 4300m）的土著人，临床表现为头痛、失眠、结合膜充血等症状，但每当患者去平原时，以上症状消失，重返高原后复发，患者外周血 RBC 数高达 8.9×10^{12}/L，Hb 为 211g/L。Monge 即以“一例 Vaquez 病（高原红细胞增多综合征）”为题提出报告。限于当时的认识，故误认为这是秘鲁发现的第一例 Vaquez 病（即真性红细胞增多症），但他的附题则说明了此病与高原环境有关。其后他又收集了多例类似的病例，并做了探讨，直到1942年，他明确以慢性高山病命名此症。为了纪念 Monge. C 对高原医学所做出的卓越贡献，国际上已将慢性高原病习称 Monge 氏。1942年，另一位秘鲁学者 Hurtado 发表了题为“Chronic mountain sickness”的论文，首次通过实验证实慢性高山病的发生机制是由于周边化学感受器对低氧的敏感性减退和呼吸中枢对 CO_2 的敏感性减低，这一发现为进一步探讨慢性高原病的治疗、预防提供了理论基础。1937年，Hurtado 经过实验研究后，认为 HAPE 发生的原因不是由感染引起的，而是高原缺氧所致，他果断地应用“HAPE”的命名，而舍去了“高原肺炎”这一诊断，HAPE 这一名称延续至今。1948年，Monge. C 的又一经典著作 *Acclimatization in the Andes* 问世，他系统地描述了高原世居居民对高原环境的生理适应。1948年，Rahn. H 在“Man's respiratory response during and after acclimatization to high altitude”中对非世居人进入及适应高原环境后的呼吸生理进行了详细的描述。随着心导管术的临床及医学基础研究中的应用，Fred 等于1962年，首次测定了 HAPE 患者的血流动力学，他们发现 HAPE 患者的肺动脉压明显增高，从而提出 HAPE 为非心源性肺水肿的论点。

60年代以后，高原医学研究在世界许多国家开展起来，如美国、加拿大、日本、德国、秘鲁、英国、印度等国都设立有专门研究高原医学的机构或联合组织，广泛地开展了各项科研活动并举办讨论会。1960—1961年一支由国际科研专家、生理学家和登山运动员组成的高山医学考察队分别在珠峰脚下海拔 3962m、5334m 及 5791m 处，设立了明博、绿色及银色国际高山医学研究站。本次考察获取了大量高山生理资料，发现了高山栓塞症（肺、脑），并论证了人在特高海拔，不论条件如何优越，仍将不可避免地发生高山衰退症（High altitude deterioration）。1962年和1965年在印度的大吉岭召开了关于高山问题和人体对环境适应及体力问题的国际学术讨论会。60年代中后期，以美国环境医学研究为中心举办过多次国际性高原学术讨论会。1971年世界卫生组织和英国伦敦心脏病研究所举办国际高山生理学——心脏和呼吸问题学术讨论会，部分研究工作已深入到分子水平。1979年，英国学者 Heath. D 的 *Man at high altitude* 一书出版，该书的资料来源是作者从1965年，10年内对高原地区的4次实地考察，以及在英国利物浦大学病理实验室所做的大量工作，同时收集了分散在各种专业杂志中的有关高原医学研究文献资料。该书曾再版两次，不失为高原医学研究中有较大价值的参考书。1986年，Schoene等人首次应用纤维支气管镜采集HAPE患者肺泡-气管灌洗液，发现灌洗液中蛋白质含量特高，说明肺毛细血管渗透性增加。HAPE是一种渗出性水肿，这一观点对传统的HAPE发病机制学说提出了质疑(过去认为HAPE属于压力性漏出型水肿)，使人们对HAPE的认识又深入了一步。1988年，我国学者隋官杰同英国学者Harris等人，首次提出小儿亚急性高山病"的命名，描述一种常发生于移居者高原第一代出生的婴儿或出生于低海拔地区小儿迁往高原后所发生的小儿高原心脏病。1990年，印度学者Anand等观察了一组驻扎在极高海拔(5800m～6700m)高原几周后所出现的病症，他发现这类患者表现为以呼吸困难及全身水肿为特征的充血性心衰，他将这类高原病称为"成人亚急性高原病"。由上可知，似乎在众所周知的急慢性高原病之间，仍有亚急性高原病存在。

1991年，美国学者West等提出高原肺水肿是一种"肺毛细血管应激衰竭"的假说。自从人类最早认识高原环境可对机体造成影响以来，历经几个世纪，人们对高原病经过实践、认识、再实践、再认识，最早关于其记载仅散见于一些关于军事和通常的旅行记录中，高原地区的居民为了生存和繁荣本民族，在征服和适应高原环境的过程中，逐渐发现了高原病的存在，在生产实践中也加深了对高原病的认识。18世纪末，随着登山运动的蓬勃开展，加之由于人体生理学知识的日益丰富和有关大气物理学的研究日渐完善，人们对高原低氧环境对人体的影响日渐了解，同时对高原病的发病机制、病理生理、临床症状以及预防和治疗原则也日趋科学，使其成为一门独立的学科即高原医学。高原医学由于登山运动的发展、旅游事业的兴起，当前已扩展到航天医学领域，开始外层空间对机体适应的研究。高原医学的研究是一个庞大的课题，也是个繁重光荣的任务，不仅能为航空病、航天病、潜海病等低氧医学提供客观资料，也可为各种合并有缺氧症的疾患(如休克、失血、贫血、肺心病、冠心病)借鉴。目前，关于各种高原病的发病机制尚未完全阐明，对高原环境中各种致病因素尚需探讨，对高原病的统一命名、分类、分型及防治都需要进行深入的探讨。

(崔建华)

第二节 高原病命名和临床分型

自1918年Schneider把长期持续缺氧所致的反应称为高山病以来，虽然世界不同高原地区对各型高原病的观察和研究经历了相当长的时间，但由于高原病的表现形式复杂，许多问题尚未完全解决，迄今对高原病的命名及临床分型仍不一致。由于高原病的命名不统一，临床分型不一致，甚至相互混淆，这极大地妨碍了高原医学的科研及学术交流，也不便于正确指导防治。因此，对高原病的命名及临床分型统一标化是十分必要的。早在1979年国际高原医学会议上即有人建议将对高原病及高原医学的名词、术语进行国际统一标化，但至今尚未取得完全一致。

一、国外对高原病命名及临床分型的认识

国外对高原病的研究及提出命名和分型较早，在1918年Schneider就把长期连续缺氧所致的反应称为高山病，1923年Biuee首次使用高山衰退一词，1928年Monge首次报道"安第斯山病"，1943年Monge提出"亚急性高山病"的概念。但国外由于受客观条件的限制(如高原少，所见高原病例不多等)，至今尚难提出一个全面、完整的临床分型方案。国外一般称高原病为高山病，其原因可能是缘于1918年Schneider首次将机体长期连续缺氧所致的反应命名为高山病之故。此外，对高原病认识和研究较早的国家如英国、意大利、美国等缺乏高原，他们的研究对象多为登山者、旅游者，研究者所看到的是人群登上高山所发生的特有疾病。因此，国外将高原病称为高山病有其历史、地理原因。

一般说来，国外将高原病分为急性高原病和慢性高原病两大类，对急性高原病分类较详细、全面，这可能与医学发达国家(如英、美、法等)涉及的急性高原

病有关。对急性高原病的分类大致三种方案:一种如 Mirrakhimov 按病状轻重分为轻度(潜伏型)、中度(典型)和重度(显著型)。另一种如 Diekinson 依预后好坏分为良性和恶性两大类。此外,早期也有学者以脏器受损分为普通型、心脏型和神经型。但大多数学者推崇 diekinson 1982 年提出的方案,即将急性高原病分为良性急性高山病和恶性急性高山病两种,后者又分为肺型、脑型和混合型。前者与我国的急性高原反应相似;肺型相当于我国的 HAPE;脑型相当于高原脑水肿;混合型相当于高原肺水肿和高原脑水肿同时出现。1991 年在加拿大召开的第七届班夫国际低氧讨论会上,与会代表经讨论,在 Dickinson 方案的基础上制定了急性高原病的分型及诊断标准,该标准将急性高山病分为急性高山病、HAPE 和高原脑水肿三型。这与我国对急性高原病的分型基本一致。

国外所指的慢性高原病,即慢性高山病或称蒙赫病(Monge's Disease)。1925 年,秘鲁著名的高原生物医学家 Monge 发现了第一例"高原红细胞增多综合征"。1942 年他明确以"慢性高山病"命名,对此症做了进一步描述。为纪念他的发现,国际上已将 CMS 习称为 Monge 病。

国内与国外在慢性高原病分型上意见分歧较大,可能由于以下两点原因:国外对 CMS 的认识多来自南美国家一些学者的观点,而西方医学发达的国家多缺乏这方面的临床实践及研究,这就造成了国外对该病认识和研究的局限性,国外像南美国家学者所描述的 CMS 患者多为高原世居人群,而我国所研究的对象多为移居人群,由于被试对象不同,其所患的 CMS 也各有特点。

国外对 CMS 的命名与分型也存在争议,如 1966 年 Monge 将之分为两型:原发性 CMS 和继发性 CMS,前者是指原无胸肺等疾患而罹患 CMS 者;后者是指高原居民伴有肥胖、肺气肿或脊柱后侧突等疾患而出现 CMS 征象者。而 Ariass - stella 等则认为 CMS 是由不同病因引起的临床综合征,将其分为三型:Ⅰ型称为"Chronic Soroche",发生于平原人移居高原后而从未获习服者,其症相当于牛粪发生的"胸档病",即平原牛迁饲于高原后发生的右心衰竭;Ⅱ型称为"Monge's Syndrome",发生于平原移居高原后曾一度生活良好者。相当于继发性 CMS;Ⅲ型命名为"Monge's disease",发生于高原世居者或曾经成功地习服高原的人,并无加重低氧血症的器质性疾患,但随后却发生了 CMS 的症状,相当于原发性 CMS。但不少学者对此分型存在异议。

二、国内对高原病命名和临床分型的认识

新中国成立以前,国内对高原医学的研究几乎是一片空白,高原病在国内引起广泛重视始于 1951 年部队修筑川藏公路及其后修建青藏公路时。由于当时对高原病缺乏认识,加之高原客观条件艰苦,据一些资料记载,该病的病死率甚高,严重影响高原边疆的开发和建设。因此,对高原医学和高原病的研究就成为一项迫切的课题,并纳入国家重点医学科研项目之一,当时以军队为主体的广大医务人员奔赴高原现场,通过大量的调查研究,于 1952 年终于明确了高原病是由于人体对高原缺氧习服不良所致,并确定高原肺水肿属高原病中独立的一型。但当时对高原病的概念及分型还相当模糊,对其命名出现诸如高原适应不全症、高原综合病征心循环型、高原肺炎等诊断名称。

1954 年西南军区卫生部总结了修筑川藏路中多发病的经验,阐述了高山病、高山肺炎、高原雪盲的临床特征和防治要点,并将高原脑水肿列为高原病中的一型,称为"高原昏迷"。1955 年吴德成和刘冰儒首先提出高原心脏病的诊断名称,1958 年李言让等首先报道 HAPE 的临床分析。1959 年底第七军医大学牵头在重庆召开了全军高原医学专题讨论会,根据对高原病的临床感性认识,首次较系统地提出了高原病分型的雏形方案,该方案在高原病的命名上把"高山病"改称为"高山适应不全症",并将高原病分为高山反应、高山昏迷和高山肺水肿三型,并未对慢性高原病做过多的深入的阐述,这可能是由于移居人群居住高原地区时间短,医学界还未对慢性高原病引起足够重视之故。1964 年张士楷编著了我国第一部高原医学专著《高原卫生》,该书对高原病的命名及临床分型做了初探。当时研究人员对高原病的研究普遍重视,发现了不少特殊情况,同时也提出了关于高原病命名上的一些新问题,如:高原血尿、高原蛋白尿、高原性肝肿大、

高原高血压、高原癫痫、缺氧性脱发等,在分型上出现了高原反应兴奋型、抑制型、昏迷型等。1964年吴永生提出了较全面的高原病分型。

1966年以后的10余年中,国内发生了文化大革命,国内高原医学研究处于停滞不前的状态,高原病的命名及分型与文革前变化不大。如1974年西藏军区卫生处编写的《高原适应不全症防治手册》。将高原病分为高原反应、高原昏迷、高原肺水肿、高原心脏病、高原红细胞增多症、高原血压异常和高原适应不全症混合型共七型,对其命名仍称高原适应不全症。文革结束后,高原医学和其他自然、社会科学一样得到了较快发展,广大高原医学工作者同样也受到了极大鼓舞,对高原病的命名及分型又展开了讨论。1982年在西宁召开了全国高原医学学术讨论会。经讨论,拟定了《高原病命名及分型的试行草案》,该稿将高原病分为急性和慢性两大类,急性又分为急性高原反应、高原肺水肿、高原脑水肿;慢性又分为慢性高原反应、高原心脏病、高原红细胞增多症、高原高血压和高原低血压症。此稿的试行,无疑对我国统一高原病认识和防治方面起到了一定的推动作用。但在这一时期及其之后,一些高原医学者对此持不同意见,一些高原医学书籍也未按此稿对高原病进行命名和分型,如1983年西藏自治区人民医院编著的《实用高原医学》和1991年南疆军区李同方主编的《高原疾病防治》等。为此,中华高原医学学会于1992年在海口市召开了全国高原病命名与分型的学术讨论会,提出了新的命名与分型意见,但总的来说,该病仍分为急性和慢性两大类,即:急性高原反应、高原肺水肿、高原昏迷、急性高原病混合型、急性高原病特殊型和高原红细胞增多症、高原心脏病、高原高血压、高原低血压以及慢性高原病混合型。但广大高原医学专家并未因此而取得完全一致,如对急慢性高原反应命名及时间上的争论,关于高原低血压问题,急慢性高原病之间是否还有亚急性高原病等。对此仍有不少学者积极撰文阐述自己的观点,这就为制定一个新的我国高原病命名与分型方案奠定了基础。1995年在西宁市召开了第三次全国高原医学学术讨论会,在“海口会议”的基础上综合各代表的意见,拟定并通过了又一个新的命名及分型标准,该标准即将高原病分为急性高原病(Acute high altitude disease,AHAD)和慢性高原病(chronic mountain siekness,CMS)两大类,急性高原分为急性轻症高原病和急性重型高原病,急性重型高原病又分为高原肺水肿和高原脑水肿;慢性高原病分为高原衰退症、高原红细胞增多症、高原心脏病和慢性高山病。2004年在西宁召开的第六届国际高原医学和低氧生理会议暨中华医学会第五次全国高原医学大会上,达成了国际慢性高原病量化诊断标准,应用了以我国为主要意见的记分系统,并将此定名为“青海慢性高山病记分系统”(青海标准)。一致认为这一慢性高原病的“青海标准”,从原有的定性标准进入了量化标准,诊断的科学性更强,记分系统的可操作性好,便于判断病情程度。

三、高原病的命名及分型

(一)急性高原病

AHAD是人体近期急速进入高原后或由高原到更高海拔的高原后出现的低氧性损害和相应的临床症状群,其发病高度海拔2500m以上(个别特别易感者也可在2000m以上发病)。急性高原病还有一种特殊类型:B型HAPE:进入高原较长时间、已习服后,海拔高度不变,由于劳累、酗酒、呼吸道感染诱发等诱发的HAPE。

1. 轻型(mild type) 急性轻症高原病(acute mild altitude disease,AMAD)。

2. 重型(serious type)

(1)高原肺水肿(high altitude pulmonary edema,HAPE)。

(2)高原脑水肿(high altitude cerebral edema,HACE)。

(二)慢性高原病

CMS是长期慢性高原低氧引起的机体损害,其病理生理更复杂,临床表现更具体多样性,而病程长期迁延为一大特点。因此,其命名及分型更显复杂。

CMS的分型历经多次改变。1982年全国第一次高原医学学术讨论会将CMS分为(1982年标准):慢性高原反应、高原心脏病、高原红细胞增多症、高原高血压、高原低血压。1995年中华医学会第三次全国高原医学学术讨论会将慢性高原病分为(1996年标准):

高原衰退症，高原红细胞增多症、高原心脏病、慢性高山病。

其中，HAPC 的血液学参数，长期应用标准为：$RBC \geq 6.5 \times 10^{12}/L$，$Hb \geq 200g/L$，$HCT \geq 65\%$。2004 年第六届世界高原医学与生理学会议暨中华医学会第五次全国高原医学大会提出新标准：男性 Hb≥210g/L；女性 Hb≥190g/L。但在长期实践中发现，很多患者 Hb 在 200～210g/L 之间时症状已很明显，临床上很认可 Hb≥200g/L 的诊断标准。

历史上 CMS 的定义很混乱。2007 年中华医学会高原医学分会对 CMS 重新进行了定义：此病为一临床综合征，发生于海拔 2500m 以上的世居者或久居高原者，主要特征为过度的 RBC 增多（男性 Hb≥210g/L；女性 Hb≥190g/L）、严重的低氧血症，某些患者尚有中度或严重的肺动脉高压，以致可以发展为充血性心衰。当患者转至低海拔地区症状逐渐消失，重返高原则症状复发。

1. 命名及分型（1995 年标准）

（1）高原衰退症（high altitude deterioration，HADT）

（2）高原红细胞增多症（high altitude polycythemia，HAPC）

（3）高原心脏病（high altitude heart disease，HAHD）

（4）CMS 或蒙赫病（monge' s disease），即混合型（CHAD）。

2. 诊断标准

（1）高原移居和世居者在海拔 3000m 以上均可罹患 CMS，少数易感者也可在 2500m 至 3000m 发病。

（2）典型症状是头痛、呼吸困难及或心悸、乏力、睡眠障碍、耳鸣、局部感觉异常、精神错乱，突出体征是发绀、结合膜毛细血管增生扩张、静脉扩张。

（3）血液学指标是 Hb≥200g/L。

（4）中度或明显肺动脉高压常可见。

（5）排除肺疾患、真性红细胞增多症及其他继发性红细胞增多。

（6）转至海拔低处或海平面症状缓解，HB/HCT 值逐渐下降。

1997 年，国际高山医学协会（ISMM）提议建立慢性高山病的国际诊断标准，为此成立了一个国际慢性高山病研讨工作组，目的是要统一概念和统一诊断标准。中国学者根据多年基础研究和临床实践经验修订了我国原有标准并提供了一项量化诊断标准，应用一个症状问答记分系统。

3. 症状与体征记分

CMS 的症状与体征记分体系于 2004 年在第六届世界高原医学与生理学会议暨中华医学会第五次全国高原医学大会提出，中华医学会高原医学分会于 2007 年在《高原医学杂志》上颁布。症状与体征记分体系具体内容如下：

以下 8 项计分之和为总计分：

（1）呼吸困难及（或）心悸

无呼吸困难（或）心悸	0 分
轻度呼吸困难（或）心悸	1 分
中度呼吸困难（或）心悸	2 分
重度呼吸困难（或）心悸	3 分

（2）睡眠障碍

无睡眠障碍	0 分
轻度睡眠障碍	1 分
中度睡眠障碍	2 分
重度睡眠障碍	3 分

（3）发绀

无发绀	1 分
轻度发绀	2 分
中度发绀	3 分
重度发绀	4 分

（4）静脉扩张

无静脉扩张	0 分
轻度静脉扩张	1 分
中度静脉扩张	2 分
重度静脉扩张	3 分

（5）局部感觉异常

无局部感觉异常	0 分
轻度局部感觉异常	1 分
中度局部感觉异常	2 分
重度局部感觉异常	3 分

（6）头痛

无头痛	0 分
轻度头痛	1 分

中度头痛 2分

重度头痛 3分

(7)耳鸣

无耳鸣 0分

轻度耳鸣 1分

中度耳鸣 2分

重度耳鸣 3分

(8)Hb

男性 180~210g/L 0分

≥210g/L 3分

女性 160~190g/L 0分

≥190g/L 3分

4. CMS诊断及严重度判定

将以上记分相加做出CMS的诊断及判定其严重度如下：

无CMS 总记分=0~5分

轻度CMS 总记分=6~10分

中度CMS 总记分=11~14分

重度CMS 总记分=15分或更高

特别是呈严重头痛，过度RBC增多(Hb>250g/L)其总记分达15时为重症，CMS患者应立即转入低海拔地区。这一诊断标准经我国多年现场和临床应用，证实是简易和精确。

(崔建华)

第三节 高原病康复疗养的选择

高原特有的环境因素，对高原官兵的生存能力和作业能力影响极大。疗养在改善机体功能，增强机体抵抗力方面有特殊功效。自20世纪50年代开始，医学的发展促使疗养与康复治疗措施及早地进入临床治疗，在康复治疗阶段采用更全面有效的综合治疗手段，其内容之一即积极采用自然疗养因子。疗养地自然疗养因子作用的重要机制是其对机体有整体性的锻炼作用，可以提高机体的适应能力，这是药物疗法所不能比拟的。

近年来，疗养机构担负高原官兵的疗养任务逐年增多，经科学研究制定疗养保障方案并采取综合保障措施，达到有效预防高原疾病发生，改善官兵高原脱习服症状，尤其是高原保健疗养到高原疾病康复疗养，以及为提高部队高原军事作业能力的特勤疗养，对提高我军高原官兵的战斗力起到了重要的作用。

疗养机构不同于治疗医院，也不同于度假宾馆，有其自身的特点。疗养机构是运用以自然疗养因子为基础的疗养手段，科学地进行保健、疾病的预防、治疗和康复的机构。我国疗养资源丰富，具有众多类型的疗养地，并且每个疗养地(区)都有各自不同的特点，因此各级疗养机构管理人员以及卫生保健医师、临床医师须熟悉预防、保健、治疗和康复等的具体方法，明确疗养地的合理选择，掌握疗养适应证和禁忌证，以达到合理利用、科学管理，不断提高疗养效果和保证安全的目的。

一、康复疗养的合理选择

根据高原人员身体健康状况或病情选择适宜的疗养地和疗养中心是取得良好疗养效果、保证疗养安全的首要前提。而掌握不同疗养地的疗养适应证与禁忌证，则是提高疗养效果的重要环节。

据苏联的调查，1970年全苏工会系统疗养院的17 967名疗养员，有34.6%不适宜在该疗养院疗养。乌克兰地区调查3493名属于疗养禁忌证的疗养员中，有94.8%是由于疗养管理机构和疗养院医务人员没有掌握疗养适应证和禁忌证造成的。其主要原因：一是疗养事业管理人员缺乏疗养学的科学知识，不了解各疗养地和疗养院自然疗养因子的性质、作用及特点，不能根据病情正确地选择适宜的疗养地；二是对疗养适应证与禁忌证掌握得准确，在发放疗养证或入院检查时，对疗养员的病情缺乏全面了解，只注意主要疾病，忽视了次要疾病或并发症，结果按主病选择疗养，忽视了次要病或并发症的禁忌，或将尚需在医院治疗的患者过早地送疗养中心疗养；三是不遵守疗养管理规定，迁就疗养人员的要求。

上述情况的存在，不仅不能充分发挥不同疗养地(院)的特点及作用，也无助于疗养人员的保健，疾病的预防、治疗和康复，也不利于疗养事业的发展。为此，根据疗养地自然疗养因子的性质、特点、当地季节、气候及疗养中心的条件来确定疗养适应证和禁忌证是非常重要的。合理地选择疗养地，必须注意下列两点：一是各级疗养管理机构必须熟悉所属疗养院（地）自然疗养因子的性质及作用特点，严格按照疗养适应证及禁忌证发放疗养证；二是严格入院检查制度，在疗养员入院时，疗养院医师应根据其健康状况或病情判定其是否适宜住院疗养。对不适宜在本院疗养或本季节疗养的人员，特别是有禁忌证的，应耐心地解释说明，并向发证机关提出其不宜接受疗养或改换疗养地点或疗养时间的建议，以期获得良好的疗养效果或避免选择错误的疗养方式。

二、康复疗养选择应遵循的一般原则

1. 所患病症必须适宜该疗养中心（地）疗养。

2. 在确定疗养前，必须有详细的体检资料和明确的诊断。

3. 属下列情况之一者，不适宜康复疗养。

（1）各种疾病的急性期、慢性病进展期和有严重并发症者。

（2）各类传染性疾病及其治愈后医学观察期未满者或为病原携带者，有传播的可能者（专门收治传染病康复期患者的疗养院除外）。

（3）恶性贫血及各种有出血倾向性的疾病者。

（4）精神病、癫痫、中度以上的脑痴呆患者。

（5）凡需外科手术的各种疾病，或手术后不具备疗养指征者。

（6）各种恶性肿瘤尚需化疗或放射线治疗者。

4. 属下列情况之一者，一般可适宜康复疗养。

（1）高原缺氧高度相关疾病、重大疾病或大型手术后，经康复疗养可促进机体恢复。

（2）长期在高原劳累或因工作紧张后体质虚弱，精力减退，无严重器质性病变，经康复疗养可恢复健康。

（3）病情稳定的慢性高原病、高原职业病，通过自然疗养因子及综合康复疗养措施可使其功能获得改善。

（4）高原人员（包括高原的空勤、特种兵、驻训部队等）定期慢性病的康复疗养。

三、高原疾病康复疗养适应证

目前对高原疾病康复疗养的适应证我国尚无统一规定。参照国际上一些疗养事业发达国家的规定和我国开展高原康复疗养工作的经验，拟定下列高原疾病及常见疾病适合康复疗养。

（一）呼吸系统疾病

1. 高原慢性支气管炎及轻度肺气肿，无严重并发症。

2. 高原肺心病病情稳定，代偿功能良好。

3. 轻型哮喘、支气管哮喘缓解期，无严重并发症。

4. 高原支气管扩张，无并发症。

5. 高原各类肺炎康复期，无严重并发症。

6. 各类胸膜炎康复期。

7. 高原肺栓塞康复期，无严重并发症和后遗症。

8. 高原气候引起的非感染性慢性咽炎。

9. 高原气候引起的非感染性气道高反应性咳嗽。

10. HAPE 恢复期回到低海拔。

（二）循环系统疾病

1. 高原心脏病，病情稳定。

2. 原发性高血压病，无严重心、脑、肾并发症，病情稳定的 1 级、2 级高血压病。

3. 冠状动脉粥样硬化性心脏病，病情稳定，近期内无频繁心绞痛发作；无严重心功能不全及心律失常。

4. 高原风湿性、病毒性心肌炎康复期，代偿功能良好的心脏瓣膜病，病情稳定无急性或亚急性征象。

5. 高原心肌病早期，劳累后无心绞痛、心力衰竭、严重心律失常以及其他明显症状。

6. 高原心脏神经官能症，无合并明显精神忧郁（自杀企图）等症状。

7. 高原器官动脉粥样硬化，如主动脉、脑、肾等动脉粥样硬化所致疾病，病情稳定。

8. 高原血栓闭塞性脉管炎处于局部缺血期或有间歇性跛行而基本不影响行动者。

9. 高原高血压回到低海拔后血压恢复较好。

10. 高原低血压回到低海拔后血压恢复较好。

11. 高原性肺动脉高压控制较好者。

12. 高原病窦综合征回到低海拔心率恢复较好。

13. 高原性心肌缺血。

14. 高原代偿性心肌肥厚（尚未达到高原心脏病诊断标准）。

(三)消化系统疾病

1. 反流性食管炎,无食管出血、穿孔、重度狭窄等严重并发症。

2. 各型慢性胃炎、慢性肠炎、无严重并发症。

3. 消化性溃疡、无严重并发症或术后康复期。

4. 胃黏膜脱垂,无上消化道出血及幽门梗阻、胃下垂。

5. 肠易激综合征。

6. 慢性非特异性溃疡性结肠炎、无严重并发症。

7. 胃肠神经官能症。

8. 慢性功能性便秘。

9. 脂肪肝无严重并发症。

10. 肝硬化代偿期。

11. 非急性发作期的慢性胆囊炎、胆石症及胆囊切除术后康复期。

12. 慢性胰腺炎,无严重并发症。

13. 以呕吐为主要表现的急性轻型高原病恢复期。

14. 高原应激性胃黏膜损伤恢复期。

15. 高原应激性溃疡恢复期。

(四)神经系统疾病

1. 各型神经症。

2. 脑动脉硬化症、脑卒中康复期,未并发严重神经精神症状。

4. 排除器质性疾病引起的自主神经功能紊乱。

6. 各类偏头痛、丛集性头痛、三叉神经痛、肌紧张性头痛。

8. 面神经炎、周围神经炎,无明显肢体功能障碍。

9. 神经根炎、多发性神经炎,无严重并发症。

10. 坐骨神经痛。

11. 高原脑水肿恢复期。

12. 高原睡眠障碍。

13. 以脑力下降为主要表现的高原衰退。

(五)血液系统疾病

1. 无严重并发症的 HAPC。

2. 原发性白细胞减少症及原发性慢性血小板减少性紫癜,病情稳定,无并发症。

3. 传染病引起的白细胞减少症,原发病已经治愈且无传染性。

4. 阵发性睡眠性血红蛋白尿,一年内血红蛋白尿未发作,不须输血,血象、网织红细胞恢复正常,近期痊愈。

5. 高原性红细胞增多有轻微症状者(尚未达到 HAPC 诊断标准)。

(六)内分泌系统及代谢疾病

1. 单纯性甲状腺肿、无显著甲状腺肿大及压迫症状。

2. 甲状腺功能亢进或减退,病情稳定;甲状腺术后康复期、无严重并发症。

3. 糖尿病、无急性感染及严重心、肾、眼并发症和酮症酸中毒。

4. 高脂蛋白血症。

5. 肥胖症,无严重并发症。

6. 非急性发作期的痛风、高原性痛风。

(七)泌尿生殖系统疾病

1. 慢性肾小球肾炎、慢性肾盂肾炎病情稳定,无肾功能不全。

2. 慢性肾功能衰竭,处于肾功能代偿期,病情稳定。

3. 无须手术的尿路结石或手术后康复期、体外震波碎石排石后。

4. 慢性前列腺炎、前列腺增生症,无严重排尿困难及并发症。

5. 男性性功能障碍。

6. 高原性不育不孕。

7. 轻度高原性蛋白尿。

(八)肌肉骨骼系统疾病

1. 急、慢性期或康复期的颈肩部肌筋膜疼痛综合征。

2. 颈椎病无严重功能障碍、急性期或反复发作的“落枕”。

3. 肩关节周围炎。

4. 腰背部(或腰臀部)肌筋膜炎、梨状肌损伤综合征、股四头肌损伤。

5. 急性腰扭伤、慢性腰肌劳损。

6. 腰椎间盘突出症(急性症状消失)、腰椎后关节紊乱症、腰部韧带损伤。

7. 髋部扭挫伤、骶髂关节无严重功能障碍。

8. 外伤或火器伤后的骨关节炎,骨关节因石膏固定所致的运动障碍。

9. 外伤或火器伤致脊柱关节病变。

10. 慢性脊椎炎、强直性脊椎炎。

11. 膝关节半月板损伤、膝关节韧带损伤、踝关节扭伤。

12. 风湿性关节炎、类风湿关节炎、骨性关节炎,无急性、亚急性征象和明显运动功能障碍。

13. 以体力下降为主要表现的高原衰退。

(九)眼科疾病

1. 高原性白内障不需要手术者。

2. 高原性日光性视网膜灼伤恢复期。

3. 高原性结膜干燥症恢复期。

4. 高原性结膜血管扩张症。

(十)耳鼻咽喉科疾病

1. 慢性鼻炎、过敏性鼻炎。

2. 慢性鼻窦炎、气压损伤性鼻窦炎。

3. 慢性咽炎、慢性喉炎。

4. 慢性化脓性中耳炎、气压损伤性中耳炎。

(十一)皮肤科疾病

1. 慢性或亚急性湿疹。

2. 慢性或亚急性接触性皮炎、药物性皮炎康复期、脂溢性皮炎、神经性皮炎。

3. 结节性痒疹、皮肤瘙痒症、荨麻疹、皮肤角化症。

5. 处于静止期和消退期的银屑病、斑秃。

6. 高原红、高原性指甲凹陷、高原性脱发。

7. 高原性日光性皮炎、高原性神经性皮炎。

(十二)创伤及手术后康复

1. 脑震荡后遗症。

2. 颅脑伤术后,伤口愈合,无意识障碍。

3. 甲状腺次全切除术后,切口愈合良好,有轻度发音障碍,瘢痕生成及挛缩。

4. 心、肺手术后,切口愈合良好,无严重并发症,处于康复期。

5. 胃、肠手术后,切口愈合良好,无严重并发症,处于康复期。

6. 骨、关节损伤(术)后康复期,无严重畸形。

7. 烧伤愈合后,疤痕挛缩,局部功能障碍。

8. 高原骨折非手术治疗病情稳定者。

9. 高原骨折手术治疗恢复期。

10. 高原枪弹伤手术后恢复期。

(十三)残疾

1. Ⅲ级、Ⅳ级肢体残疾。

2. 低视力,生活能自理。

3. 中枢神经系统损伤导致的失语症。

4. 外伤、炎症及药物中毒所致耳聋或重听。

(十四)其他

1. DAHAS 症状轻微者。

2. 高原亚健康。

3. 亚急性高原病恢复期。

四、高原疾病康复疗养禁忌证

(一)呼吸系统疾病

1. 慢性支气管炎、肺气肿,合并反复发生的肺部感染。

2. 支气管哮喘反复发作,病情难以控制。

3. 肺结核活动期(专科疗养机构除外)。

4. 未控制的 HAPE。

(二)循环系统疾病

1. 急、慢性心力衰竭,心功能Ⅲ级。

2. 较严重的心律失常,包括药物控制无效的频发多源性室性早搏、心动过速、心房颤动、心房扑动、Ⅱ度以上房室传导阻滞和病态窦房结综合征。

3. 原发性高血压伴心、脑、肾较严重的并发症。

4. 不稳定型心绞痛。

5. 急性心肌梗死发病在半年以内,病情不稳定,或陈旧性心肌梗死有较重并发症。

6. 肺源性心脏病代偿功能不全。

7. 高原心脏病合并心衰。

8. 高原性肺动脉高压病情未控制。

9. 高原高血压有严重并发症。

10. 高原低血压有严重并发症。

11. 高原病窦综合征有严重并发症。

(三)消化系统疾病

1. 消化性溃疡合并反复发生上消化道出血。

2. 急性肝炎、慢性肝炎活动。

3. 肝硬化失代偿期或伴食管静脉曲张有出血倾向。

4. 高原应激性胃溃疡未控制者。

(四)脑血管疾病

1. 脑出血、脑梗死后有较重后遗症,生活不能自理。

2. 高原脑水肿病情未控制者。

(五)内分泌系统疾病

重型糖尿病伴严重并发症,或胰岛素依赖型糖尿病伴有酮症酸中毒及感染。

(六)泌尿系统疾病

1. 肾功能衰竭。

2. 前列腺肥大、排尿有明显困难,影响肾功能。

(七)其他

1. 性病、梅毒、艾滋病。

2. HAPC 有严重并发症。

3. DAHAS 病情严重者。

(徐 莉 王 伟)

第二章 >>>

高原人员康复疗养

我国疗养资源丰富，具有众多类型的疗养地，并且每个疗养地(区)都有各自不同的特点。高原人员康复疗养须按一定原则进行，采取康复疗养与康复医学的手段，包括预防、评定和康复治疗，并形成高原人员康复疗养服务体系，以达到合理利用康复疗养技术与资源，提高高原人员康复疗养效果的目的。

第一节　高原人员康复疗养概述

一、概念

高原人员康复疗养是高原疾病及高原战创伤、训练伤临床治疗后在疗养机构进行机能恢复或者功能重建，以及对患心理疾病人员进行心理疏导和干预等综合措施，以促进其重返工作岗位，提高生活质量，最终融入社会(social integration)、家庭。

按照《军队疗养工作规则》中康复疗养政策规定，高原人员康复疗养根据病情需要安排，康复疗养期限每次不超过30天，最长不超过60天。在疗养机构进行康复疗养，评估对伤病情况后制定个体化康复计划，发挥疗养地疗养因子的优势，采取综合康复措施，以促进康复，重返岗位。

全军现有六家疗养中心被批准为“军队区域康复中心”试点单位，目前试点开展康复双向转诊和康复疗养收治工作，康复疗养保障范围扩大至营职以下干部及士官。康复疗养时可以带1名随员(陪护)，限于成年亲属或战友。

二、对象及范围

高原执行任务中患伤病的军人，患训练伤、心理应激和其他伤病的军人，以及患伤病的军队管理的离休退休干部为康复疗养对象，由医疗机构评估和鉴定，发放康复疗养证，到康复疗养中心康复治疗。

三、原则

疗养机构进行的康复疗养，既遵循康复治疗的一般原则，也具有其独特性，具体如下：

(一)早期介入的原则

康复疗养已早期介入伤病的预防及治疗。早期介入伤病预防是现代康复医学的重要工作内容之一，其中一级预防是指通过有效手段预防各类伤病的发生，疗养地康复疗养将是一级康复预防介入的最佳场所。

(二)主动参与的原则

康复疗养人员在疗养地能够主动地参与到康复医疗计划的制定和实施中，另外主动参与的内涵还包含对其及家属进行健康教育与健康促进，使其具有较好的参与自我健康管理的能力，包含对康复治疗的依从性及对自我症状的识别和评估能力，这将为康复疗养后的社区康复、重返岗位奠定良好的基础。

(三)功能训练的原则

注重伤病所致功能障碍的评估和训练以促进功能恢复。在功能评估基础上，采取各种康复疗养方法对伤病人员生理、心理功能障碍进行康复训练，努力使其恢复或代偿，进而重新获得高水平的日常生活及社会活动能力。

(四)全面康复的原则

现代医学已由传统的生物医学模式向生物-心理-社会医学模式转变，疗养地康复疗养不只是进行躯体的康复，而且以优质的服务、优美的环境，促使精神(心理)、职业、社会的康复，即全面康复。

(五)团结协作的原则

康复疗养遵循多专业、多学科团结协作的原则。

建立以康复医师为核心,包括物理治疗师、运动治疗师、作业治疗师、语言治疗师、心理治疗师、营养师、体疗师、文娱师、康复护士及相关科室人员、疗养医师在内的各专业人员有机结合的协作组,以康复疗养员为中心实施全面康复。

(徐 莉 王 伟)

第二节 高原人员康复疗养的手段与方法

一、康复疗养的手段

康复疗养与康复医学的手段基本一致,包括预防、评定、治疗。

(一)康复疗养预防

康复疗养预防是指在伤、病、残的发生前后采取措施,防止亚健康、疾病、残疾及功能障碍的发生、发展或减轻其程度。康复疗养预防分为三级,即一级预防、二级预防和三级预防。

1. 一级预防 在亚健康和高原疾病防治中一期预防发挥首要的作用,在消除疲劳,增强体质,预防疾病、损伤、精神创伤的发生方面发挥重要作用。

(1)疗养环境 提高机体适应性,减少高原理化因素对机体的影响。

(2)健康促进 健康体检中心、健康管理中心开展健康评估,形成健康监测及健康教育体系,健康体检后建立档案,健康教育能使疗养人员增强防病意识,掌握疾病危险因素和亚健康预防基本知识、保健技能。

(3)建立良好的生活习惯 合理营养,防止营养不良;限制或禁止吸烟、饮酒;适量运动,在疗养因子环境内科学地进行有氧运功,提高体适能。

(4)开展保健活动 减少慢性病、职业病及老年病的致病因素,并及时诊治与康复。

2. 二级预防 康复疗养是二级预防的有力手段,是对已发生伤病后早发现、早治疗,对功能障碍性疾病或早期慢性病的疗养康复治疗,可防止其发展。

(1)早发现 定期进行各种检查,做到早发现、早诊断,将疾病的损害控制在最低水平。

(2)早期介入治疗 尽早采取相应的措施,有利于防止功能障碍,促进身心功能恢复,防止残疾的发生,可降低10% ~20%的残疾发生率。

(3)控制危险因素 开展慢性疾病健康管理,改良生活方式,有效地控制各种危险因素,遏制疾病发展和变化。

(4)预防并干预在治疗原发病的基础上,预防并发症,避免继发性残疾出现。

3. 三级预防 当残疾出现后,采取康复疗养措施防止发生严重残疾。

(1)开展康复疗养治疗 尽早、正确地选择和开展物理治疗、作业治疗、言语治疗、心理治疗等康复治疗。

(2)提高日常生活活动能力 提高康复治疗的实用性,帮助伤残官兵回归家庭和社会。

(3)开展职业康复 通过职业咨询、指导、评价、训练、安置等措施,帮助伤残官兵回归工作岗位。

(4)开展健康教育 为伤残官兵提供各种学习机会,保证其受教育的权利。

(二)康复疗养评定

1. 康复疗养评定(recuperation rehabilitation evaluation) 是用客观、量化的方法有效和准确地评定高原康复疗养员亚健康、疾病、功能障碍的原因、性质、部位、范围、严重程度、发展趋势、预后和转归,是康复疗养的重要组成部分,是正确开展康复治疗的基础。康复评定须多次进行,贯穿于康复治疗的始终。康复疗养过程中借鉴ICF的理念,把疗养环境因素作为背景因素之一,而另一个背景因素是患者个人因素,这些背景因素与健康状况有着直接的联系。

2. 康复评估鉴定 康复疗养机构组织专家团队,研究完善高原官兵康复疗养评估标准,建立健全高原病康复疗养质量评估体系。康复疗养后,组织专家对康复效果进行评估,查找分析康复技术、治疗手段等方面存在的短板弱项,构建鉴定评估与疾病预防矫治、高原病康复于一体的康复疗养平台,不断提升兵高原病康复能力和水平。

3. 康复评定的目的

(1)明确高原习服、躯体功能情况;

(2)确定康复目标;

(3)制定康复疗养计划;

(4)判断康复疗养效果;

(5)判断疾病预后;

(6)预防高原病及功能障碍的发生和发展;

(7)为残疾等级的划分提出依据。

4. 康复评定内容　是评定高原人员的躯体、精神、言语、心理、社会和职业等多方面内容;

(1)躯体方面　包括循环、呼吸、血液系统等主要脏器功能,关节活动度、肌力、肌张力、肢体运动功能、协调与平衡能力、感觉反射、日常生活能力;

(2)精神方面　包括智力测验、性格测验、情绪测验、神经心理功能;

(3)社会方面　包括社会活动能力、就业能力、生存质量;

(4)职业方面　高原职业适应能力。

5. 康复评定的方法

(1)定性分析　普遍反映事物的规律性的描述性资料,从而整体上把握评定对象的特性。

(2)半定量分析　是将定性分析中所描述的内容分等级进行量化的方法。常用的方法是量表法。

(3)定量分析　通过测量获得并以数量化的方式说明其分析结果。

(三)康复治疗

疗养地、疗养机构采用综合的康复疗养治疗。以康复评定的结果为依据,制定康复目标和康复计划。全面的康复疗养治疗方案包括协同、合理地使用各种可能的治疗措施和手段。①一般疗法(疗养地选择、适应证、禁忌证);②物理治疗(自然疗养因子、人工物理疗法);③医疗体育(康复训练);④传统康复治疗;⑤作业疗法;⑥心理治疗;⑦言语吞咽疗法;⑧营养治疗;⑨高压氧疗法;⑩康复疗养护理;⑪文娱疗法等。近年又开展了健康管理、康复工程、职业康复等。

二、康复疗养的工作方法

康复疗养需要跨学科多种专业参与。其特点决定了其团队由多个学科的专业人员组成,即康复治疗团队,在整个康复流程中始终是由疗养科医师、康复科治疗团队完成康复治疗工作。成员包括物理治疗师(physical therapist,PT)、作业治疗师(occupational therapist,OT)、言语矫治师(speech therapist,ST)、心理治疗师、营养师、假肢与矫形器师(prosthetist and orthotist,PO)、文体治疗师(recreation therapist,RT)、社会工作者(social worker,SW)、康复护士及相关科室人员等。各种专业人员对康复疗养员进行检查、评定,讨论其健康状态及功能障碍的性质、部位、严重程度、发展趋势、预后、转归等,提出各自对策(包括近期、中期、远期治疗方案与目标),形成完整的、分阶段性的治疗计划,由各专业人员分头付诸实施。康复治疗中期,对计划的执行结果进行评价、修改、补充。康复治疗结束时,对康复效果进行总结,并对下阶段治疗或出院后的康复提出意见。

三、康复疗养流程

康复疗养工作从高原伤病的预防阶段开始,直至重返岗位、回归社会或家庭。通常采用的康复疗养流程是:医师接诊—举行康复评定会以进行初期评定—制定康复计划—按照医嘱安排康复治疗——中期评定评估治疗效果、修正治疗方案—末期评定以指导出院后的重返岗位、回归家庭或社区。

四、康复目标与康复计划

康复目标和康复计划是在康复评定的基础上制定的。根据康复评定的结果,对高原人员存在的问题做出客观判断,制定出符合患者实际的康复目标和与之相应的康复计划。

1. 康复目标　以康复疗养员为中心,致力于患者的功能、日常生活能力的提高,使患者能够回归家庭和社会。康复目标因患者功能障碍的情况和程度不同而有所差异,确定康复目标也受康复疗养员年龄、性别、身体状况、职业等因素的影响,需要注意的是阶段康复目标要与整体的康复目标一致,争取最佳的治疗效果。康复目标分为长期目标和短期目标。长期目标是尽最大努力,使康复疗养员达到最好功能水平时的标准。短期目标是在完成长期目标的过程中某一阶段的治疗标准。

2. 康复计划　制定治疗计划要针对评定中存在

的问题，根据康复疗养员在海拔高度停留的时间，按照年龄、性别、身体基础情况、交流能力、理解能力、文化水平、心理适应能力等情况，询问高原病史、家庭及社会构成等多方面情况制定康复计划，有以下原则：①目的明确：治疗计划要围绕一定的目标进行；②以评定为依据，与康复疗养人员实际功能相符；③个体化：依据每位康复疗养员的实际情况及健康体检报告和经治机构的病情摘要，伤病评估意见，精准制定针对性临床诊疗和康复疗养方案；④系统性：治疗计划要周密、严谨，并依据康复疗养员功能变化适时调整；⑤治疗科学性：治疗计划要进行阶段性修订。

五、康复疗养路径

1. *康复疗养前期* 详细询问病史，进行健康体检。在此基础上收集健康评估、娱乐爱好、生活饮食等详细资料，按照个人疗养生活制度分级，即锻炼性生活制度（相当三级护理）、保护－锻炼性生活制度（相当二级护理）、保护性生活制度（相当一级护理），为疗养中期的各项分级活动安排提供科学依据制定康复疗养计划，加快脱习服过程，促进疾病康复。。

2. *康复疗养中期* 给患者安排活动时，既要充分利用驻地的自然疗养因子，又要发挥特殊综合作用，如高压氧疗、有氧运动、物理疗法、中医疗法、营养等疗法。既要有一定的运动量达到锻炼的目的，又要考虑到高原康复疗养员的健康状况，确保疗养安全，做到劳逸结合，同是定期进行康复评估，适时调整完善康复疗养方案。

3. *康复疗养后期* 安排康复疗养效果评估、健康状况再评估，告知返回的注意事项，必要时开展高原慢性疾病管理，及出院后定期疗效随访。

高原慢性病康复疗养路径见表 3－2－1。

表 3－2－1 高原慢性病康复疗养路径表

姓名:________ 性别:________ 年龄:________ 疗案号:________

时间	第 1～3 天	第 4～7 天	第 8～29 天	第 30～60 天
主要诊疗工作	1. 经治医师完成高原疾病检诊、处置和首程记录(12 小时内)。 2. 高压氧等综合治疗。 3. 按规定医疗查房。 4. 初期康复评定。 5. 网上开具体检申请。 6. 按规定医疗查房。 7. 营养技师指导制订食谱(营养科)。	1. 按规定医疗查房,反馈体检结果(第 4 天)。 2. 制定高原疾病康复计划。 3. 汇总心理检测结果,进行心理保健指导(心理科)。 4. 景观治疗(根据情况选择)。 5. 营养技师制定落实个性化营养处方(营养科)。	1. 按规定进行医疗查房。 2. 运动疗法(体疗科)。 3. 景观治疗。 4. 高原疾病复查。 5. 中期康复评定。	1. 末期康复评定。 2. 出院疾病管理、健康指导。 3. 营养技师落实个性化营养处方,给予院外膳食建议。 4. 疗案归档(出院后 7 天。)
重要医嘱	1. 疗养护理常规。 2. 下达体检医嘱。	1. 根据病情需要调整医嘱。 2. 完成疾病长期管控方案。	根据病情需要调整医嘱。	1. 出院医嘱。 2. 三级随访。
护理工作。	1. 责任(值班)护士指导填写入院登记卡,并录入电脑(2 小时)。 2. 发放联系卡、日程安排表、《心理测量表》。 3. 签署《疗养告知书》。 4. 责任(值班)护士介绍入院须知和房间设施使用。 5. 发放《健康教育需求问卷》,进行健康教育需求调查。 6. 执行医嘱。 7. 做好体检护理服务。 8. 护理查房。 9. 基础护理。	1. 执行医嘱。 2. 做好体检护理服务。 3. 进行共性化健康教育,开展健康教育大讲堂。 4. 景观治疗护理。 5. 收取《心理测量表》。 6. 汇总《健康教育需求问卷》,制定健康教育计划。 7. 按等级进行护理查房。 8. 基础护理。	1. 执行医嘱。 2. 进行个性化健康教育。 3. 健康教育效果评估。 4. 景观治疗护理。 5. 按等级护进行理查房。 6. 基础护理。	1. 办理出院手续。 2. 出院健康指导。 3. 出院高原慢性病管理指导。 4. 终末消毒。
疗养变化情况记录	1. 无 2. 有 原因: 1. 2.	1. 无 2. 有 原因: 1. 2.	1. 无 2. 有 原因: 1. 2.	1. 无 2. 有 原因: 1. 2.

注:1. 入院时间从疗养员到院办理入院手续当日起算。

2. 各科室医务人员须严格按照路径表单要求,密切配合,及时完成各项诊疗工作。

3. 经治医生、责任护士负责监督协调各项诊疗措施落实情况,疗养员出院前在路径表单对应位置签名。

(徐 莉 王 伟)

第三节 高原人员康复疗养服务体系

一、康复医疗服务方式的类型

根据高原病康复面对情况不同，可选择机构康复、中间机构康复、远程康复等。

1. 机构康复(institution – based rehabilitation IBR) 包括军队的医院康复科、康复门诊、专科康复门诊、康复医院、专科康复医院。

2. 中间机构(In the middle of facilities) 包括军队特勤/康复疗养中心、荣军康复医院等。在疗养机构康复治疗的患者病情稳定，不需要手术等特殊医疗手段进行处理。疗养(中间)机构与机构康复建立网络联系，形成相互转诊机制。

3. 远程康复(Remote rehabilitation) 康复疗养结束，还存在高原性疾病情况，通过互联网、电话、媒体等多媒体开展康复治疗工作。远程康复是科学技术高速发展的产物，通过双向或多项通信技术，尤其是5G技术的应用，能够突破时空、地域开展康复治疗。

康复疗养服务方式主要是在中间机构(疗养中心)组织实施。

二、康复疗养医疗服务架构

1. 康复疗养机构按其性质和任务分为：综合性康复中心和高原病专科性康复中心。

2. 按其地理环境特点及疗养康复手段不同又分为：森林康复疗养中心、海滨康复疗养中心(海水浴功能康复中心)、矿泉康复疗养中心(风湿病矿泉康复中心)、湖滨康复疗养中心等。

3. 按疾病种类不同及区域康复中心康复科分为：神经康复科、骨关节康复科、急性高原病康复科、疼痛康复科、慢性高原病康复科、心肺康复科。

三、康复疗养机构设置

1. 康复疗养中心 主要承担战创伤、慢性病、老年病及伤病术后恢复期的康复医疗，是具有我国特色的疗养康复机构；配备有康复专业的业务人员及康复设备，为伤病者及残疾人提供功能检查评定和全面的康复治疗，并承担培训康复医学人才和科学研究的任务。

2. 康复科 是设在疗养机构或疗养机构康复中心的康复机构，一般较康复疗养中心规模小，配有相应的康复设备和专业技术人员。根据服务对象不同又可分为综合性疗养康复科、专病性疗养康复科及职业病疗养康复科三类，其工作任务方式与康复中心相似。

四、疗养康复网络建设

2015年国务院办公厅下发《关于推进分级诊疗制度建设的指导意见》，坚持科学就医，完善双向转诊程序，建立健全转诊指导目录，重点畅通慢性期、恢复期患者向下转诊渠道，逐步实现不同级别、不同类别医疗机构之间的有序转诊。到2020年，逐步形成基层首诊、双向转诊、急慢分治、上下联动的分级诊疗模式，基本建立符合国情的分级诊疗制度。军队疗养机构作为高原病康复疗养的重要机构，与医院建立双向转诊模式。

1. 相互配合、相互促进 机构康复、中间设施、社区康复和远程康复等各种康复服务方式是相互配合、相互促进的。疗养机构(中间机构)根据实际需要与一定数量的康复机构相互配合、相互促进，大力发展疗养康复、远程康复，为广大高原患者服务。

2. 相互联系、构建网络 加强网络医疗等新型信息技术手段，研发高原官兵特异性生理指标远程监测系统，常态化开展远程会诊、远程教育培训，为持续提高高原病康复疗养中心伤后康复、慢病管理、专疾矫治、心理维护、卫勤支援能力提供有力支撑。

3. 相互对接、双向转诊 军队医疗机构逐渐开始试行双向转诊制度，主要是军队医院与军队疗养机构或基层卫生机构之间针对伤病员开展双向转诊。军队对医院高原伤病员进行早期康复评定，符合康复疗养适应证的伤病员可持《康复疗养证》到军队康复中心开展30~60天的康复疗养。

4. 定期跟踪随访 建立高原官兵康复疗养跟踪随访制度，明确随访内容、手段和时效，组织重点对象、患病群体、典型病例远程和现地跟踪随访，开展疗后健康指导，建立高原康复疗养健康信息数据库，动态记录康复矫治效果，为研究不同类型高原区域、岗位或执行任务期间患高原病防治提供信息技术支撑。

五、康复疗养双向转诊办理流程

1. 填报《康复疗养申请表》(表 3－2－2),由体系医院或患者本人所在单位医疗机构出具转诊介绍信,附住院/门诊病历或“病情摘要”。

2. 经所在单位审批同意后,与特勤/康复疗养中心预约接诊。

3. 携带《康复疗养证》、本人及随员有效身份证件、军人保障卡、转诊介绍信等,至特勤/康复疗养中心办理人住手续。

表 3－2－2　康复疗养申请表

<table>
<tr><td rowspan="3">疗养员</td><td>姓名</td><td></td><td>性别</td><td></td><td>年龄</td><td></td><td>电话</td><td></td></tr>
<tr><td>部职别</td><td colspan="3"></td><td colspan="2">在职 □
离退休 □</td><td>职 级</td><td></td></tr>
<tr><td>军人保障卡号</td><td colspan="3"></td><td colspan="2">身份证号</td><td colspan="2"></td></tr>
<tr><td rowspan="2">随员</td><td>姓名</td><td colspan="3"></td><td colspan="2" rowspan="2">疗养时间</td><td colspan="2" rowspan="2">年　月　日至
年　月　日</td></tr>
<tr><td>身份</td><td colspan="3"></td></tr>
<tr><td colspan="2">疗养机构名称</td><td colspan="7"></td></tr>
<tr><td>医疗机构
诊治意见
(各级医院、
门诊部、卫生所)</td><td colspan="8">经治医生(签字)　　医疗机构(盖章)
年　月　日</td></tr>
<tr><td>所在单位
审批意见</td><td colspan="8">领导(签字)　　单位(盖章)
年　月　日</td></tr>
<tr><td>疗养机构
收治科室
意　见</td><td colspan="8">科室主任(签字)
年　月　日</td></tr>
<tr><td>疗养机构
卫生机关
意　见</td><td colspan="8">卫生机关(盖章)
年　月　日</td></tr>
</table>

注:1. 此表一式两份,分别作为签发《疗养证》和报销疗养路费的凭据。

2. “身份”指:随员与康复疗养人员的关系,指配偶、子女、公勤人员等。

(徐　莉　曹保文　王　伟)

第三章 >>>

急性高原病的康复疗养

急性高原病一般指由平原进入高原或由高原进入更高海拔地区时,在数小时至数天内发病的疾病。我国把急速进入高原后发生的各种临床症候群称为急性高原病。其可分为急性轻型高原病、高原肺水肿和高原脑水肿。国外将急性高原病分为良性急性高山病、恶性急性高原病,后者再细分为高原肺水肿及高原脑水肿。

第一节 急性轻型高原病康复疗养

急性轻型高原病是指机体由平原进入高原地区(2500m以上)或久居高原进入更高海拔地区,在数小时内发病的疾病。表现为头痛、头晕、心悸、胸闷、气短、乏力、纳差、睡眠障碍,重者出现恶心、呕吐、发绀、尿少等症状,一般无特殊重要体征,常见有心率加快、呼吸深快、血压轻度异常、颜面或(和)四肢水肿,经过在高原短期适应,或经过对症治疗,症状及体征显著减轻或消失。当机体快速进入高原后,即出现心慌、气促等症状,这是机体对缺氧刺激的生理反应,应同我们所指的急性轻型高原病症候群相区别。急性轻型高原病通常发生于进入高原6h以后,在12~96h其发病率达到高峰,其发生是缺氧时,机体的液体潴留及体液重新分配的结果。

一、发病率及病因

1. *急性轻型高原病的罹患率* 不同的研究报道差异较大,这可能是由于观察对象进入高原的海拔高度不同、季节不同、观察对象的年龄、种族存在等差异。进入高原海拔高度越高,急性高原病的发病率越高,临床症状也越严重;冬季其发病率明显高于夏季,这可能是由于冬季高原的气候严寒;此外其他诱发因素,如进入高原前过度疲劳、患有上呼吸道感染等均会使急性轻型高原病发病率明显增加。

研究人员于1987年用回顾性调查的方法,对进入青海省4086~5226m的高原居民进行了调查,发现急性高原病的发病率高达86.1%。

西藏军区总医院于1990年10月份和1991年12月对快速进驻4个不同海拔高度(3000~4520m)的2291名新战士急性高原病发病情况进行了调查。结果,在海拔3000m地区,新战士的急性轻型高原病罹患率是56.47%;海拔3658m地区,罹患率为59.74%;海拔3900m高原,其发病率为87.63%;而海拔4520m高原,其发病率高达95.55%。表3-3-1示2291名战士进入四个不同海拔地区急性轻型高原病,轻、中、重度的罹患率。

表3-3-1 四个不同海拔地区高原病发病率

单位:%

进驻地	急性轻型高原病		
	轻	中	重
甲地(3000m)	37.89	13.27	5.31
乙地(3658m)	39.00	20.01	4.73
丙地(3900m)	51.72	24.30	11.61
丁地(4520m)	28.89	32.22	30.00

2. *影响发病的因素* 除了低氧是急性高原病发病的根本原因外,高海拔、过度的体力劳动、精神情绪过度紧张、过冷、上呼吸道感染、饮酒、过饱、水盐摄入不当,以及劳动与休息制度的破坏等是急性高原病的诱发因素。

一般上升海拔的高度越高、速度越快,发病率越高,病情也越重。西藏军区总医院曾观察了2291名新兵急性高原病发病诱因,其急性高原病的罹患率随着海拔高度的不同,其急性高原病的严重程度(发病类型)亦不同。此外急性高原病患者的恢复情况,是随着海拔高度的下降,恢复速度加快。上呼吸道感染,感冒发热,影响氧的摄取,使代谢率加快、氧耗增加,加重机体缺氧状态。体力活动增强,增加氧耗,使机体缺氧更为严重。寒冷使机体产热增加,增加氧耗,加重缺氧。另外,神经衰弱、既往的重要器官疾病、外伤出血以及先天性对缺氧敏感等都会促进和加重急性高原病的发生。

二、诊断依据

(一)临床表现

1. 症状　急性轻型高原病的临床症状依据其发生频率,依次为头痛、头昏、气促、心慌、恶心、纳差、呕吐等症状。表 3-3-2 是西藏军区总医院观察的三个不同海拔高度地区的 2291 名新战士急性轻型高原病的主要症状和发生频率。

表 3-3-2　三个不同海拔地区急性轻型高原病主要症状发生频率　单位:%

进驻地	头痛	口干	恶心	头昏	气促	心慌	胸闷	呕吐	乏力	鼻衄	失眠
甲地(3000m)	83.36	90.91	60.78	94.03	45.75	32.30	47.38	42.38	52.80	27.31	44.92
乙地(3658m)	66.61	70.08	34.29	77.23	57.36	41.12	50.98	17.91	47.65	43.09	37.02
丙地(3900m)	85.89	82.21	50.92	84.66	15.36	12.26	18.40	44.78	40.08	58.28	29.45

从表 3-3-2 可以看出三个不同海拔高度急性轻型高原病主要症状和发生频率大致相同,即均以头痛、头昏、口干等症状最为明显,甲地和丙地其恶心、呕吐症状发生频率较乙地为高,分析原因可能同新兵到达乙地后,需继续乘汽车旅行有关(即晕车症状)。随着海拔高度的升高,患者的鼻衄发生率也随之增高。

西藏自治区人民医院蒋建平等对 458 名初来拉萨地区的平原人患急性高原病的情况进行了调查,在 458 人中,有 136 人发生了急性轻型高原病,其症状发生频率由高到低依次为:头痛、头昏、纳差、呕吐等(表 3-3-3)。除了表中所列症状外,尚有头胀、飘浮感、口干、腹痛、腹泻、耳鸣、失眠等症状。

表 3-3-3　急性轻型高原病症状发生频率　单位:%

	头痛	头昏	纳差	呕吐	心悸	胸闷	气促	咳嗽	咳痰	鼻衄
例数	123	122	96	34	115	76	117	87	42	64
占比	90.4	89.7	70.6	25.0	84.6	55.9	86.0	64.0	30.9	47.1

国外对急性高原病的症状认识主要来源于 1969 年 Singh 等对 840 名印度士兵的深入研究,以及 Hackett 等于 1976 年对 146 名旅游者的观察。国外学者对急性轻型高原病主要临床症状的描述见表 3-3-4。

表 3-3-4　患急性高原病的症状发生率　单位:%

症状	症状发生率	症状	症状发生率
头痛	96	失眠	70
食欲不振	38	恶心	35
头晕	27	顽固性头痛	26
呼吸困难	25	尿少	19
呕吐	14	乏力	13
运动失调	11		

进驻地海拔高度不同,急性轻型高原病病期长短不同,在不同海拔高度新兵患病均以入藏后,第1~2天发病人数最多,为急性轻型高原病发病的峰期。林芝市(海拔2900m),新兵入藏后第3天时,其患病率几乎降至零;拉萨地区(海拔3658m)新兵进藏第5天及日喀则市(海拔3900m)进藏第7天时,几无患者出现,而那曲市(海拔4507m)患者的所有症状完全消失需10天左右。

2. 临床体征　急性轻型高原病患者一般无特殊重要体征,常见的体征是心率加快、呼吸深快、血压轻度异常,颜面或/(和)四肢水肿、发绀等。

3. 心电图改变　对急性轻型高原病患者心电图改变的资料报道不多。西藏军区总医院曾于1997年12月跟踪观察了196名战士从平原地区乘飞机进入高原地区(3658m)的心电活动,196名受试者到高原地区后有48名患者有急性轻型高原病,现将患者心电图改变说明如下:

(1)心率　患者的心率显著快于进藏前($P<0.01$)。

(2)P波　各组未见异型P波。$PTFV_1<0.03mm$;

(3)心电轴、QRS振幅、各导联R+S值　患者进藏前后各项指标相比无统计学意义。

(4)T波及T/R值　进藏后T波低平发生在基组中3例,轻组中9例,中组中5例,主要发生在Ⅱ、Ⅲ、aVF导联上。经统计,同进藏前比较,进藏后变化明显。T/R值亦发生了显著变化,主要在Ⅱ、Ⅳ、aVF导联上($P<0.001$)。

(5)ST段　患者中有4例ST段下移≥0.05 mV,其轻组无ST段变化,表明病情越重,改变越明显。

(6)心律　患者中,患窦性心律不齐3例,不完右传导阻滞3例。

4. 血气改变　急性轻型高原病患者治疗前后的血气变化见表3-3-5。

表3-3-5　急性轻型高原病患者治疗前后血气检查结果($\bar{x}\pm S$)

	急性轻型高原病		
	治疗前	治疗后	P值
pH值	7.45±0.04	7.40±0.02	>0.05
PaO_2(mmHg)	45.67±2.40	53.02±2.93	<0.01
SaO_2(%)	82.70±2.67	87.48±2.11	<0.05
$PaCO_2$(mmHg)	26.00±4.30	26.46±2.00	>0.05

5. 肺功能　轻型高原病患者20名,同海拔高度健康人20名作为对照进行了肺功能测定,观察结果如表3-3-6。

表3-3-6　急性高原反应患者肺功能的变化($\bar{x}\pm S$)

单位	同海拔健康人	HAAR
肺活量(VC)	90.71±9.40	83.90±10.10
功能残气量(FRC)	118.40±35.70	206.00±60.90**
残气容积(RV)	235.70±78.40	518.30±114.62**
肺总量(TLC)	178.30±30.90	201.30±19.32*
RV/TLC	168.20±39.51	216.50±27.50*
一秒钟用力呼气容积(FEV_1)	138.20±12.16	83.71±14.10**
大呼气中段流量(MMEF)	135.30±12.10	96.90±20.12**
最大通气量(MBC)	164.60±16.41	86.12±25.10**
75%肺活量时的最大呼气流量(V_{25})	153.30±40.10	118.50±19.90*
50%肺活量时的最大呼气流量(V_{50})	138.11±18.34	112.10±20.20*
25%肺活量时的最大呼气流量(V_{75})	132.60±16.70	100.90±24.30**

$P<0.05$;**$P<0.01$;m=实测值;P=预计值。

由表3－3－6可知，高原健康人在高原低氧环境下，肺容积相应扩大，通过流速加快和弥散功能增强，摄氧量明显提高，而急性轻型高原病患者肺功能多数指标仍保持平原正常值水平，即对高原低压、低氧环境的刺激反应迟钝，少量肺容积略扩大，主要表现为残气量显著增加，通气和流速降低。

（二）诊断

1. 临床诊断　急性轻型高原病的临床诊断主要依据病史和临床表现综合诊断，其诊断标准为：进入高原或由高原进入更高海拔地区发生的一系列症状及体征，经过在高原短期适应或经过对症治疗，其症状及体征显著减轻或消失。急性轻型高原病的症状（按症状出现频率由高到低排列）依次为头昏、头痛、心慌、气促、食欲减退、倦怠、乏力、恶心、呕吐、腹胀、腹泻、胸闷痛、失眠、眼花、嗜睡、眩晕、鼻衄、手足发麻、抽搐等。体征常表现为心率加快、呼吸深快、血压轻度异常、颜面或（和）四肢水肿、口唇发绀等。

2. 症状评分诊断　关于急性轻型高原病的临床诊断，虽然有些患者可充分阐述症状且医生能够全面了解病情，但因患者的表达能力不同和医生对该病认识的差异，诊断常难一致。为弥补临床诊断方法的不足，目前许多国家如俄罗斯、日本、印度等已采用了症状评分法评价急性高原病。Hacket等的评分标准是：头痛、恶心、食欲不振及失眠各占1分；呕吐、头痛用阿司匹林0.6g加可待因30mg不能使其减轻者为2分；安静时有明显的呼吸困难、卧床不起及共济失调各3分。总分≥2分即可诊断为急性高原反应。美军制订的“环境症状调查表”中列有60多个项目，每个项目分为5个等级，除了几乎包括所有缺氧症状外，还含有部分疲劳症状。现场应用证实，环境症状调查表可将受试者的症状分为9个症状组，分别反映其对环境的不同适应情况。其中，两组反映急性高原病（AMS），有脑缺氧的称为AMS－C，有呼吸抑制的称为AMS－R。当AMS－C＞0.7分或AMS－R＞0.6分，被认为有AMS。结果表明，环境症状调查表与临床诊断符合率高，便于统一。但由于所列项目太多，耗时长，难以推广应用。国内尹昭云等在总结了30多年的防治急性轻型高原病研究工作的基础上，参考国外文献，对急性高原反应的主要症状，即头痛和呕吐，按其严重程度、是否影响活动能力、对一般药物治疗反应等进行分度和评分。将头痛分为四度，即基本无头痛（±）、轻度（＋）、中度（＋＋）和重度（＋＋＋），分别记为1、2、4和7分；将呕吐分为三度，即轻度（＋）、中度（＋＋）和重度（＋＋＋），分别记为2、4和7分；其余症状各记1分。在各症状平分基础上，以头痛或呕吐的严重程度或总评分高低，将急性高原反应区分为基本无反应（±）、轻度（＋）、中度（＋＋）和重度（＋＋＋），即评分在1～7分之间，其他症状各记1分，总分≤4分为基本无反应，5～10、11～15和16分以上分别为轻、中、重度。

（三）检查与评估

1. 详细询问病史　询问高原地区工作的时间及海拔高度、发病经过及其他与高原有关的疾病名称，以及高原疾病简要治疗经过。

2. 详细的体格检查　重点是心、肺的视、触、扣、听检查。

3. 检测项目　血、尿常规，血脂、血糖、尿酸、血清酶、血氧饱和度、血液流变学检查，心电图、肺功能和X线胸部摄片。视病情可做血气分析、动态心电图、二维超声心动图、放射性核素检查等检查。

4. 康复评估　根据以上检测评估循环、呼吸、血液系统等功能，测量身高、体重，计算体重指数，评估营养状况；进行精神心理量表检测，评估心理及精神状况：焦虑自评量表（SAS），症状自评量表（SCL－90）；艾森克个性问卷（EPQ）；汉密尔顿抑郁量表（HAMD）；生活事件量表（应激相关心理检测LES）。自主神经功能检测；高原脱习服量表分析；匹兹堡睡眠质量指数量表（PSQI）检测等。

三、康复疗养指征及疗养地选择

进入高原或由高原进入更高地区发生的一系列症状及体征，经过在高原短期适应或经过对症治疗，其症状及体征没有减轻或消失均适于疗养。选择海拔2000m以下的山地、森林、海滨、矿泉疗养地为宜。

四、康复疗养方法

1. 护理　病情稳定者，按心脏病常规三级疗养护理,如出现病情变化,应及时更改护理等级。外出活动应备硝酸甘油等急救药品。

2. 饮食　一般选用清淡易消化的普通饮食,避免高脂肪、高钠盐,多吃富含维生素 K 的蔬菜和水果。忌暴饮暴食,禁烟酒。

3. 自然因子疗法　离开高原地区后,应充分利用疗养区空气清新,氧含量丰富,空气负离子多,风景秀丽等自然因子,促进身体康复。根据情况选择氡泉或硫化氢泉浴、日光及空气浴、森林浴等,1～2 次/d,20min/次。

4. 物理疗法　直流电离子导入疗法、紫外线疗法、空气离子吸入疗法、音乐疗法。

5. 心理疗法

(1)心理疏导　医护人员应对患者因高原而产生的恐惧心态进行有针对性的疏导,使其消除疑虑,正确对待,树立与疾病做斗争的信心。

(2)行为训练　语言治疗,鼓励患者经常进行户外活动,改善呼吸功能,增强抗病能力。

6. 体育疗法

(1)呼吸操　其目的系通过加强膈肌活动,增大通气量,达到改善肺功能的目的。常用方法有二。

卧位法:身体仰卧(头部稍垫高),双手自然放于腹部,做腹式深呼吸。鼻吸气,口呼气,呼气与吸气时间比为(2～3):1每次 10～15min,1～2 次/d,长期坚持锻炼。

立式法:双足分开与肩同宽,双臂自然下垂。深吸气时,两手压迫胸廓两侧或上腹部,吸气时头向后微仰,双臂下垂,尽量挺腹。每次持续 10～15min,2 次/d。根据患者耐受情况,可逐步延长时间和增加次数。

(2)健身锻炼　耐力性需氧运动如步行、跑步、蹬车、体操、太极拳、太极剑、游泳等,掌握好运动量。

7. 药物疗法

①降低肺动脉压:常用的药物有氨茶碱、酚妥拉明、前列腺素 E、硝苯地平等。

②乙酰唑胺:口服乙酰唑胺,对急性高原病有良效。其用法为:口服,每次 250mg,每日 3 次。其作用机制是不但使机体排尿量增加,减轻机体的水钠潴留,而且使肾脏排出重碳酸盐增多,从而引起代谢性酸中毒。以代偿高原呼吸性碱中毒,同时也有人发现,乙酰唑胺可增高脑脊液 H^+ 浓度,以代偿急速进入高原时因过度通气引起的脑脊液 H^+ 浓度降低,使过度通气更大些,但是,在应用乙酰唑胺的同时应注意其可以引起过敏反应等副作用。

③安体舒通:口服,每次 20mg,每日 3 次。安体舒通用于治疗急性高原病的作用机制在于该药是醛固酮的拮抗剂,对醛固酮的保钠排钾等作用有拮抗作用。安体舒通也可以保存钾,防止机体过多地排泄 K^+。多数学者认为 K^+ 丧失可能是引起急性高原病症状的一个重要因素,Watetlow 等曾观察到一组登山队员服乳糖后,血清钾离子浓度较低,但并无体钾丧失较多的证据,但这些队员均有钠潴留的趋势,且急性高原病症状更重,时间更长。因此,研究人员认为急速进入高原的人应保证钾摄取量高,同时适当限制钠的摄取以免水钠潴留。

④对症治疗:对于急性高原病患者出现头昏、头痛时可服复方阿司匹林、索密痛等药,或针刺合谷、太阳、上星、百会等穴位,一般留针 10 分钟左右;对于恶心、呕吐可用消呕宁 5～20mg/次,每日 2～3 次,亦可作预防用,预防效果占 90% 以上;也可口服冬眠灵 25mg,每日 1～2 次;对于顽固性呕吐的患者可用维生素 B_6 50mg、维生素 C 500mg 及乙酰普吗嗪 20mg 加入 25% 葡萄糖液 40ml,静脉内缓慢注入,效果较好。对于失眠及睡眠障碍者,作者建议选用口服扑尔敏,这是因为扑尔敏是组胺受体拮抗剂,它不仅可以治疗失眠,也可以对抗缺氧引起的肺动脉高压。

8. 中医疗法

(1)复方及中成药　如复方丹参片、滴丸和注射液,冠心苏合丸、救心丹、活血丹、地奥心血康等。

(2)针灸疗法　体针、耳针、艾灸疗法等。

9. 氧气疗法　如果条件允许,吸入氧气是有益的。宜采用持续性、低流量给氧,氧气流量以 1～2L/min 比较合适;间断性的给氧方式是禁止的,这是因为间断性的吸氧常常使机体适应高原环境的时间延迟。吸氧可以缓解患者恐惧高原的心理,使其情绪尽快地稳定下来;此外,吸氧可以改善及减轻急性高原病患者的某些症状,如头痛,特别是夜间头痛,改善患者的睡眠状况及纠正患者的呼吸暂停征。同时,可防止病情进一步发展。

五、疗效评定

1. 治愈　症状、体征基本消失,休息时心电图恢复正常,运动试验由阳性转为阴性。

2. 好转　症状基本消失,心功能基本恢复,但重要体征、X线、心电图未恢复正常。休息时心电图ST段压低恢复在0.05mV以上,或T波倒置变浅(达50%以上),或平坦变直立。

3. 无效　病情无变化。

(崔建华　徐　莉)

第二节　高原肺水肿恢复期的康复疗养

高原肺水肿(high altitude pulmonary edema, HAPE)与一般急性肺水肿(心源性)相似,临床表现有呼吸困难、咳嗽、咳大量白色或粉红色泡沫痰,听诊示两肺布满湿啰音。医学界最早报道HAPE病例始于1898年,早期学者将其描述为肺炎或充血性心力衰竭,对其探讨多限于临床现象的描述,治疗上也没有确切的措施和方法,死亡率高达20%~30%。1962年中印边境之战大量的HAPE官兵涌现,之后印度军方逐渐对急性高原病予以重视,于1963—1965年在西方医学期刊发表了不少关于HAPE研究的文章,同时随着高山旅游、探险业的发展,欧美国家也对高原病予以了重视。

一、发病率

国内外关于HAPE发病率的报道差异较大,一般为0.5%~1.0%左右,国外成人最高发病率为15.5%,最低为0.57%,国内报道成人最高发病率为9.9%,最低为0.15%(表3-3-7)。国外多认为儿童和少年发病率高于成人,如秘鲁安第斯山的资料显示2~12岁发病率为10%,13~20岁为17%,21岁以上者为3%。北美资料显示1~14岁发病率为0.9%,21岁以上为0.03%。国内由于来往青藏高原等地儿童人数少,故未见有儿童发病率的有关资料。发病率之所以如此悬殊,可能与下列因素有关:进入高原的速度、劳动强度、到达地的海拔高度及环境气候等因素有关。

西藏军区总医院于1990—1991年,对空运进驻青藏高原4个不同海拔高度(3000m、3658m、3900m及4500m)的约2万名新兵的高原肺水发病情况进行了调查。结果显示:海拔高度为3000m的甲地,HAPE的发病率为0%;海拔高度3658m的乙地,HAPE的发病率为0.77%;海拔高度为3900m;发病率为1.61%;海拔高度为4520m,发病率高达6.66%。由上可知,HAPE的发病率随着海拔高度的升高而明显增加(表3-3-7,3-3-8)。

表3-3-7　世界各地所报道的HAPE发病率

发病地区	海拔高度(m)	调查对象及人数	发病率(%)	资料来源
喜马拉雅山区	3050~5490	印军	15.50	Singh(1965)
喜马拉雅山区	3050~5490	印军	0.57	Menon(1965)
麦克利山	6195	587名登山者	1.0	R. Wilson(1978)
肯尼亚山	5200	7500名登山者	0.40	C. S Houston(1978)
喜马拉雅山区	2800~5500	522名登山者	1.5	Hackett(1976)
喜马拉雅山区	4243	200名登山者	4.5	Hackett(1979)
中国南疆高原	5800	1748名战士	4.5	152医院(1976)

续表

发病地区	海拔高度(m)	调查对象及人数	发病率(%)	资料来源
青藏高原	3600~5200	4000 名战士	1.0	西藏军区总医院(1965)
青藏高原	4200~4800	5233 名战士	0.15	西藏军区总医院(1984)
青藏高原	5000	11000 名民工	9.9	杨景义(1986)

表 3-3-8 青藏高原四个不同海拔地区 HAPE 发病率

进驻地高度(m)	调查人数	HAPE 发病率(%)
甲地(3000)	4000	0.00
乙地(3658)	3500	0.77
丙地(3900)	3000	1.61
丁地(4520)	1000	6.66

二、发病因素及诱因

1. *海拔高度* Grover 等认为多数病例发生在 3000~4000m 之间,我们的经验是本病多发生在 3000~5000m 地区,在此高度范围内原则上海拔愈高发病率愈高。发生 HAPE 的最低海拔高度各地区报告资料有所不同,例如在喜马拉雅山为 3350m,在安第斯山为 3660m,在北美落矾山为 2509m。在我国青藏高原发病率最低高度为 2757m。我们认为人类患 HAPE 者只要急速上到 3000m 以上,无论在任何地区,均可患病,只不过因时、地、人的各方面条件不同而有不同。Kobayash 等(1987)报告的 27 例 HAPE 患者,他们发生在海拔 2680~3190m。Gabry 等(2003)报告了位于法国阿尔卑斯山急救中心收治的 52 例 HAPE 患者,他们发生在海拔 1400~2400m,均为度假滑雪者,排除因感染、心脏病、神经及中毒性疾病患者。解放军第四医院(青海西宁)报告,在海拔 2261m 处收治本病 6 例,这很值得在这些地区工作的人员警惕。

2. *种族差异* 有资料提出秘鲁高原世居印第安人与移居白种人发病率无明显差异。但有人认为尼泊尔境内谢尔巴人患本病者少于秘鲁印第安人,他们提出印第安人在安第斯山定居不过一万年左右,而谢尔巴人来自西藏高原,在高原上生活已数十万年,因而谢尔巴人适应高原的能力强于印第安人。学者还认为谢尔巴人患高原病少是由于他们的血红蛋白氧离曲线左移。西藏高原世居藏族患本病者可能比移居汉族少见。西藏军区总医院曾报道该院 10 年间,收治的 923 例 HAPE 中,藏族仅占 1 例,西藏自治区人民医院收治的 100 例 HAPE 中也只有 4 人是藏族人,而拉萨市人民医院收治的 60 例 HAPE 中无 1 例藏族人。藏族人发病是否确属少见。

3. *初入或重返高原与患病的关系* 无论初入或重返高原,本病多在进入高原 1~7d 内发病,但有短至 3h,长达 10d 以上者。也有个别久住高原因劳累等诱因而发病者。乘飞机进入高原多在 3d 内发病。秘鲁、美国等国研究人员多认为 HAPE 系长住高原人去平原停留 1~3 周后返回高原后而发病。西藏高原地区重返高原患病者多在去平原地区停留 3~6 个月后返回高原时发病,在平原地区逗留最短者 10d。印度资料显示初入高原而患 HAPE 者亦不少,占 332 例的2/3。Menon 的 101 例中有 66 例系重返高原者。国内以往的资料也显示初入高原患病人数多,但近年来由于重返高原人数日益增加,故重返高原者发病数也日益增多。西藏军区总医院收治的 HAPE 患者 778 例统计结果表明,重返高原发病者 478 例,占 61.5%。由以上可知,重返高原的确是一个重要致病因素。高原上的人进入海拔更高地区亦可患 HAPE。

4. *进入高原的方式* 无论步行、乘车或乘飞机进入高原均易患 HAPE。近年来由于乘飞机进入西藏高原的人数大为增加,故乘飞机者患病人数显著增高。西藏军区总医院从 1981~1984 年收治 171 名 HAPE 患者中,乘飞机进藏患病者 140 人,其余则为乘汽车进入。Hackett 报告的 12 例 HAPE 中,11 例系乘飞机进入高原者,另一例为步行上山者,他提出缓慢步行进入喜马拉雅山者,急性高原病患病少而且症状也较轻微,这与机体逐步获得适应能力有关。

5. *职业、劳动强度及过度疲劳* 进入高原不管担任何种工作任务均可患 HAPE,但从事重体力劳动者发病率高。例如在青藏公路上驾驶员患 HAPE 的概病率较高,占乘车进藏患病人员的 30%,这显然与他们沿途劳累有关。在藏北高原行军或施工中多系负重大、劳动强度大者患病,这符合多数人认为的初到高原劳动强度愈大,肺水肿发病率愈高的看法。

很快进入高原而又未能习服的人,如进行剧烈体力活动或过度劳累,亦极容易患 HAPE。因此,在高原地区进行体育活动如高原登山、高山滑雪、旅游均有患 HAPE 的危险。此外,HAPE 常发生于小男孩,这是因为小男孩进入高原后,他们活泼喜动、不愿充分休息。

6. *发病季节和气候变化* 任何季节、任何月份均可患病,但一般来说冬、春季发病较多。国内早年的统计显示是以 11 月到第二年 3 月发病数多,但近年的资料显示 4 ~ 10 月发病数也不少,这主要是由于这些年来在这段时期内来往高原和参加高原各项劳动的人数大为增多。此外,这段时间亦是青藏高原气候最恶劣、最寒冷的季节。本病与寒冷确实关系密切,国内外早有人提到寒冷是 HAPE 发病的主要诱因。HAPE 特别容易发生在新入高原或由高原进入更高地区,且正好遇上天气突然降温或暴风雪来临时。国外曾有学者报道有在高山冰湖游泳后,患 HAPE 而死者。我们也曾见到掉入冷水后诱发本病者或高原上夜间看露天电影时有个别战士患 HAPE 的病例。

7. *上呼吸道感染与 HAPE 的关系* 上呼吸道感染也可诱发 HAPE。西藏军区总医院在拉萨收治的 865 例 HAPE 中,病前患上感者占 30%。南疆的资料显示在 239 例 HAPE 中,上呼吸道感染作为诱因者占 29%。国外亦有类似的报道,如 Milldege 等曾认为呼吸道感染可能是本病的附加因素。分析上呼吸道感染诱发 HAPE 的可能原因是进入高原、前后患上感,特别是伴发热时出现的症状,如头痛、心慌、气促、鼻塞等,常常使缺氧更加明显。

8. *个体易感性和家族易感性* 国外资料曾提及有 2 次以上重患本病者,最多为 4 次。西藏军区总医院曾收治的 923 例 HAPE 患者当中,2 次以上重患者为 129 例,约占重返高原发病人数的 27%,其中有 2 例患 HAPE 达 7 次之多。作者在临床上曾遇到某汽车队工人先后患 HAPE 8 次。特别值得一提的是,有的患过 HAPE 人员从内地休假返回高原后,即使采取卧床休息、吸氧、服药等各种措施,也未能避免发生 HAPE。国外曾报道有父子、兄弟、母女同患 HAPE,我们也曾见到有兄妹和父女同患此病的情况,提示 HAPE 有家族易感性和个体易感性。有人在动物实验中也发现,患 HAPE 有种族差异性和个体差异性,分析得知易患者肺血管结构上有某些变化,因而具有先天性易感因素。

总之,一般认为寒冷、过度疲劳及剧烈运动、上呼吸道感染是 HAPE 发病的主要诱因。这些因素主要是增加了机体的氧消耗量,降低了机体对高原缺氧的适应能力。但这些条件仅仅是相对的。如一些报告强调寒冷及大雪后 HAPE 发病增多;登山及从事繁重体力劳动容易发病。此外,像精神紧张、恐惧、酗酒、腹泻等其他因素都可作为诱因而致 HAPE,在较低海拔地区发生 HAPE 常涉及潜在的易感因素,如先天性的右肺动脉缺失等。

三、病死率和死亡原因

1. *病死率* 在 20 世纪 60 年代和 70 年代初,HAPE 病死率在国内外报道中都是较高的。1963 年,有人总结国外 86 例 HAPE 文献资料,发现其病死率高达 12.7%。另有人总结 1966 年前的 540 例病例,发现其病死率为 5.7%。1979 年,Dickinson 报道 39 例高原肺和/(或)脑水肿病例,其中 5 例死亡,病死率为 12.8%。收集 1958—1965 年国内文献,共 160 例 HAPE,其病死率为 9.4%。近年来由于诊治及时、医疗条件大为改观,HAPE 病死率已大为下降。如西藏军区总医院在拉萨、黑河、安多等地区收治的 923 例 HAPE 中,病死率为 0.33%;某医院 1973—1976 年在青藏公路各兵站共收治 87 例 HAPE,1983—1984 年在唐古拉山附近共收治 95 例 HAPE,两组中均未见 HAPE 患者死亡的报道。

2. *死亡原因* 本病只要诊治及时准确,绝大多数病例均能在3～5d内痊愈，但死亡病例仍时有发生。目前看来造成死亡的原因大约有以下几种情况：①边远偏僻地区，交通不便，医疗条件差，使诊治延误。②某些并发症如心衰、休克、广泛性肺栓塞、严重肺部感染、重症脑水肿或/（和）脑出血等，未能及时发现而进行恰当治疗。有的病例本已处于脱水状态而又使用大量强利尿剂，致水、电解质严重失调，加重肺循环障碍。严重病例常并发肺栓塞，尚未能得到适当而及时的抗凝治疗等。③十分严重的肺水肿本身即可造成患者迅速死亡，再加上广泛肺栓塞和肺梗死，严重脑水肿、脑出血和并发脑疝等均可导致患者死亡，因此个别特重病例虽经各种有力抢救，甚至及时转往低海拔地区也难免死亡。例如，Dickinson等1983年报告在喜马拉雅山所见的HAPE和/（或）脑水肿死亡7例中，除1例外，都系送往加德满都（海拔高度为1370m）治疗1～4 d后才死去的，其中1例HAPE患者尽管诊治都很及时正确，而且患者发病后，及时空运到加德满都进行治疗，结果仍未能免于死亡。

四、诊断依据

（一）临床表现

HAPE与一般急性肺水肿相似，临床表现有呼吸困难、发绀、咳嗽、咳大量白色或粉红色泡沫痰、两肺布满湿啰音。

1. 临床症状　所有患者均有不同程度的咳嗽，开始时多为干咳或伴有少量黏痰，随后即咳出粉红色、黄色、白色或血性泡沫痰。大多数患者有头痛、头昏、心慌、胸闷、气促，较重者常表现为呼吸急促及惊慌不安。1200例HAPE患者当中，其临床症状出现频率由高到低依次为咳嗽（100%）、泡沫痰（90.17%）、头昏痛（89.83%）、胸闷（70.66%）、发热怕冷（61.16%）、气促（57.0%）、心慌（50.42%）、恶心（26.00%）。

2. 体征　HAPE患者，体温37℃～39℃，脉搏81～121次/分，呼吸20～40次/分，血压多在正常范围内。

HAPE突出的表现是肺部湿啰音，重者双肺满布湿啰音，伴痰鸣音、心音常被遮盖，轻者双肺或一侧肺底可闻及细湿啰音。患者唇、耳垂、四指及颜面出现不同程度的发绀，肺动脉瓣第二音亢进或分裂，部分患者心尖区、肺动脉瓣听诊区有Ⅰ～Ⅲ级吹风样收缩期杂音，极少数重症患者有颈静脉怒张、肝肿大及双下肢浮肿等表现。HAPE的体征出现频率由高到低依次是：发绀（66.58%），双侧肺部湿啰音（60.16%），右肺肺部湿啰音（10.75%），左肺部湿啰音（9.16%），心尖部Ⅱ级缩鸣（4.00%），颜面、双下肢浮肿（3.33%），肝肿大（2.92%），颈静脉怒张（2.33%）。

3. X线表现　HAPEX线检查有以下特征。

①多数HAPE患者两肺有片状、絮状模糊阴影，亦可呈斑点状或结节状阴影。

②分布区域以肺门旁最为明显，向外呈扇形伸展，肺尖及肺底则可不受累，分布形状如“蝙蝠翼”或“蝶形”。

③HAPE早期可只有肺纹理增粗表现，重症病例常伴有胸腔积液。

④肺动脉圆锥常凸出，心影可向两侧扩大，恢复后示心脏比例缩小而复原。

4. CT表现　早期纹理增粗，呈毛玻璃样改变。CT典型改变为单肺或双肺点片状影。

5. 心电图变化　HAPE患者的心电图常有以下改变：患者常出现窦性心动过速，心电轴右偏，右束支传导阻滞，肺性P波，或P波尖高，T波倒置及ST段下降等改变。

作者曾报告了184例HAPE患者的心电图检查结果，其中88例（占47.8%）表现为正常心电图，22例（占12.0%）呈不完全性右束支传导阻滞，13例（占7.0%）呈右心室高电压，9例（占4.9%）出现右心室肥厚，14例（占7.6%）呈左心室高电压，2例（占1.1%）示左心室扩大。另外，也有部分病例有肺性P波、心肌缺血及各类早搏表现，偶尔可见室性心动过速。

HAPE的心电图改变是多种多样的，但出现这些变化，其本质是患者肺动脉压过高及心肌直接受到缺氧损害的结果。肺动脉高压引起右心室急剧扩张，心电图示心电轴右偏、肺性P波及P波高尖等改变。此外，肺动脉高压引起的右心室急剧扩张使心排血量骤减，冠状动脉供血减少，使心肌出现缺血缺氧改变，再加上低氧血症直接对心肌的损害，使心电图表现出T

波改变及ST段下降。同时，临床上亦经常可以看到，随着HAPE的临床好转及治愈，患者出现的心电图改变也随之恢复，这就进一步证实了HAPE患者的心电图改变是肺动脉高压及心肌缺血的结果。

6. HAPE的分型　通常，HAPE是由于近期由低海拔地区进入高原或由高原到更高的高原，通常称为A型HAPE。但有部分患者是长期居住高原、近期没有由低海拔地区进入高原或由高原到更高海拔地区的经历，由于呼吸道感染、劳累、饮酒诱发肺水肿，将其称为B型HAPE。B型HAPE在野外驻训人员发病率较高。

二、诊断

1. 近期抵达高原(海拔2500m以上)，出现静息时呼吸困难、胸闷压塞感、咳嗽、咳白色或粉红色泡沫状痰，患者感全身乏力或活动能力减低；或近期由高原到更高海拔地区。

2. 一侧或双侧肺野出现湿啰音或喘鸣，中央性发绀，呼吸过速，心动过速。

3. 胸部X线照片可见以肺门为中心向单侧或两侧肺野呈点片状或云絮状浸润阴影，常呈弥漫性、不规则性分布，亦可融合成大片状阴影。心影多正常，但亦可见肺动脉高压及右心增大征象；或胸部CT呈毛玻璃样改变，单肺或双肺点片状影。

4. 经临床及心电图等检查排除心肌梗死、心力衰竭等其他心肺疾患，并排除肺炎。

5. 经卧床休息、吸氧等治疗或低转，症状迅速好转，X线征象可于短期内消失。

(三)检查与评估

1. 详细询问病史　询问高原地区工作的时间及海拔高度，发病经过及其他与高原有关的疾病名称，以及简要治疗经过。

2. 详细的体格检查　重点是心、肺的视、触、扣、听检查。

3. 检查项目　血、尿常规，血脂、血糖、尿酸、血清酶、血氧饱和度、血液流变学检查，心电图和X线胸部摄片。视病情可做血气分析、动态心电图、二维超声心动图、放射性核素检查等检查。

4. 肺功能检查　早期肺气肿、残气量及肺总量可正常。行流速－容积曲线、闭合气量检查，能较早发现小气道阻塞病变。

5. 康复评估　测量身高、体重，计算体重指数，评估营养状况；选择性进行精神心理量表检测，评估心理及精神状况：焦虑自评量表(SAS)，症状自评量表(SCL－90)；艾森克个性问卷(EPQ)；汉密尔顿抑郁量表(HAMD)；生活事件量表(应激相关心理检测LES)。自主神经功能检测；高原脱习服量表分析；匹兹堡睡眠质量指数量表(PSQI)检测。

五、康复疗养指征及疗养地选择

HAPE恢复期临床表现基本平稳，心功能基本正常者均适于疗养，选择海拔2000m以下的山地、森林、海滨、矿泉疗养地为宜。

六、康复疗养方法

1. 护理　病情稳定者，按心脏病常规三级疗养护理，避免受凉感冒，密切观察肺部病变情况等，如出现病情变化，应及时更改护理等级。

2. 饮食　一般选用清淡易消化的普通饮食，避免高糖、高脂肪、高钠盐，多吃富含维生素K的蔬菜和水果。忌暴饮暴食，禁烟酒。

3. 自然因子疗法

(1)空气离子疗法　每次20～30min，1次/d，20～30次为1疗程，充分利用疗养区空气清新、氧含量丰富、空气负离子多、风景秀丽等自然因子，促进身体康复。

(2)选择安排氡泉或硫化氢泉浴、森林浴、海水浴等，需要注意安排时间疗程。

4. 物理疗法　超短波疗法直流电离子导入疗法、紫外线疗法、音乐疗法。

5. 体育疗法

(1)呼吸操　其目的系通过加强膈肌活动，增大通气量，达到改善肺功能的目的。常用方法有两种。

卧位法：身体仰卧(头部稍垫高)，双手自然放于腹部，做腹式深呼吸。鼻吸气，口呼气，呼气与吸气时间比为(2～3):1，每次10～15min，1～2次/d，长期坚持锻炼。

立式法：双足分开与肩同宽，双臂自然下垂。深吸气时，两手压迫胸廓两侧或上腹部，吸气时头向后微仰，双臂下垂，尽量挺腹。每次持续 10～15min，2次/d。根据患者耐受情况，可逐步延长时间和增加次数。

(2)健身锻炼　进行耐力性需氧运动如步行、跑步、蹬车、体操、太极拳、太极剑、游泳等，掌握好运动量。

(3)加强低氧耐受性训练，避免急速进入高原地区。急进高原的上升速度很重要，尤其对登山者而言，有人建议，开始时每天上升 300m 高度，以后每 2 天再增加 300m 高度是较为安全的。但即使如此仍有发生 HAPE 的可能，尤其高原人在重返平原后再返高原时更应注意。

6. 中医疗法

(1)复方及中成药如复方丹参片、滴丸和注射液，冠心苏合丸，救心丹，活血丹，地奥心血康等。

(2)针灸疗法，如体针、耳针、艾灸疗法等。

7. 心理疗法

(1)心理疏导　医护人员应对患者因高原而产生的恐惧心态，进行有针对性的疏导，使其消除疑虑，正确对待，树立与疾病做斗争的信心。

(2)行为训练　语言治疗，鼓励患者经常进行户外活动，改善呼吸功能，增强抗病能力。

(3)保持心情舒畅　充分了解高原的气候特点、环境地理等知识，了解有关高原病的知识，正确对待高原缺氧引起的高原病，消除对高原环境的恐惧心理。

8. 药物疗法

(1)一氧化氮　吸入 NO 治疗低氧性肺动脉高压，不同的作者在不同的实验中所用的剂量不一样。整体动物实验中 NO 的剂量大致在 5～80ppm 之间，且不同 NO 浓度的降低肺部血压效果相似，不存在剂量效应。NO 副作用较大，HAPE 患者 NO 的治疗剂量应偏小，剂量多在 10ppm。

(2)氨茶碱　0.25g 稀释于 10%～50% 葡萄糖液 20ml 中，10～15 分钟内匀速注入静脉，或者 0.25g 加入 5% 葡萄糖液 100ml 中缓慢静滴，8～12 小时后可重复使用，一般病例每日 2 次，严重病例可每日使用 3 次，使用次数根据病情程度而定。

(3)地塞米松　地塞米松注射液 10mg 稀释于 10%～50% 葡萄糖 20ml，10min 内匀速地注入静脉，一般病例每日 1～2 次，疗程不超过 3d。如患者有癫痫、消化性溃疡、高血压、糖尿病等病症，应慎用或禁用地塞米松。

(4)利尿剂

①速尿：临床上多采用速尿 20mg 静推，每日 2－3 次，根据尿量调整剂量和频次。

②乙酰唑胺：口服，每次 250mg，每日 3 次。但在使用乙酰唑胺治疗 HAPE 必须注意以下两点：

由于 HAPE 发病急，病情重，而口服乙酰唑胺往往起效慢、时间长，因此口服乙酰唑胺在治疗 HAPE 时仅仅只能作为一种辅助治疗药物。

在应用乙酰唑胺时应注意下列不良反应：困倦、面部及四肢麻木，久用可引起代谢性酸中毒和低钾血症，更严重的不良反应是粒细胞缺乏等。

(5)降低肺动脉高压的药物　在应用扩血管药治疗 HAPE 研究中，研究者曾使用酚妥拉明、硝普钠、肼苯哒嗪、硝苯吡啶等药物，所有作者均报道扩血管药可使 HAPE 患者增高的肺动脉压降至正常，同时也观察到患者临床症状、体征有明显改善，对 HAPE 的治疗有较满意的疗效。由于扩血管药除了可降低肺动脉压力外，也常常影响机体的体循环状态，使血压下降，因此对于 HAPE 患者同时伴有脱水或血压下降者使用扩血管药要慎重。在以上扩血管药中，用于治疗 HAPE 的，多数学者推崇硝苯吡啶，这是由于硝苯吡啶降低肺动脉压缓慢而平稳，同其他扩血管药相比，硝苯吡啶对体循环影响也要小一些。

硝苯吡啶使肺动脉压力降低的机制主要是阻滞钙离子的慢通道，并抑制交感神经末梢释放儿茶酚胺，从而使肺动脉压降低，使右心功能改善，表现为右心房压回降和心排血量增加，达到治疗 HAPE 的作用。具体用法为：硝苯吡啶片，口服 10～20mg/d，或硝苯吡啶 10～20mg 舌下含服。

9. 氧气疗法　一般采用持续高流量吸氧(4～8L/min)；对确实缺氧严重者可给予特高流量持续吸氧(10L/min)，但高流量吸氧时间不宜过长，一般不超过24h，以免发生氧中毒；对泡沫痰较多者可在氧气湿化瓶中加入适量酒精，可以有效消除呼吸道及肺中痰泡沫。

七、疗效评定

1. 显效　症状明显减轻，体征显著减少，肺功能有改善。

2. 好转　症状、体征部分减轻，肺功能有效改善。

3. 无效　症状、体征无变化。

（崔建华　徐　莉）

第三节　高原脑水肿恢复期的康复疗养

高原脑水肿（high altitude cerebral edema，HACE）是人体急速进入高原或从高原迅速进入更高海拔地区时以及久居高原者在某些因素（如过劳、上感、剧烈运动、精神剧变等）的诱发下出现机体对高原低压性缺氧不适应，由于脑缺氧而引起的严重脑功能障碍，出现严重的神经精神症状，甚至昏迷或（和）共济失调的一种高原特发病，属急性高原病中最严重型之一。

虽然国内外很早就有对高原病症状的记载，但对HACE的认识和研究却较晚。在国外，1913年Raunhill曾指出急性高原病除了普通型急性高原病（相当于我国的急性轻型高原病）之外，尚可分出心脏型急性高原病和神经型急性高原病，这两型都可致死。神经型急性高原病现称为HACE。1975年Houston等分析了12例HACE的特点。我国对此病的认识和研究始于1951年康藏公路建设时期。1954年第七军医大学高原卫生工作组最早报道了11例HACE。1960年我国正式确认该病属急性高原病中独立的一型，习称“高原昏迷”（high altitude coma，HACA）。

由于HACA发病机制等许多问题尚未完全解决，加之该病病例较少，大量广泛深入的研究受到限制，因此，其命名分歧较大。我国曾有高山昏迷、脑型高山病、高原颅内压增加综合征、高原缺氧综合征、急性高山病脑型、急性高山病昏迷型、高原脑病等名称，现在一般比较公认的称呼是HACE，但仍有不少学者按习惯称之为高原昏迷。我们依据大量的临床病例观察研究，认为命名为HACE较恰当，这样能确切地反映其病理生理基础，较全面地阐明其临床表现、病程及预后等临床特征，并对治疗有明确的指导意义。而脑型高山病或高原脑病等均不能反映本病的本质及临床特征，易与其他各型高原病的脑部症状相混淆；高原昏迷亦不能反映本病的病理生理基础，以及疾病的整体性和复杂性，仅表现了本病的一个严重的局部症状和疾病阶段。因此，我们认为HACE的命名充分体现了本病的整体性、复杂性、主客观一致性及其独特性。国外对HACE有称神经型急性高山病（Raunhill，1913年）、脑型或大脑型高山病（Fitch，1964年）、HACE（Lazar，1974年）、脑型高原病（Houston，1975年）、恶性高山病脑型（Dickinson，1982年）、高原脑病（Hultgren，1982年）等。1991年在加拿大召开的第七届班夫国际低氧讨论会上将其统一称为HACE，这与我国目前的命名一致。

一、发病率

HACE的发病率各家报道不一致，这可能与调查者的调查方式，受调查人群的数量、进入高原的方式、进入高原的海拔高度以及进入高原前的身体状况和高原逐年的气候变化等因素有关。1965年西藏军区调查了由青藏公路进藏人员，其HACE的发病率约为0.5‰；80年代初，张彦博等人在海拔3800～4200m地区对2293人的调查结果显示HACE的发生率为0.8‰。此外，中国医科院基础所在海拔3300m地区进行调查，调查的472人中发生昏厥者3例，占0.64%。另有人对急进海拔3700m平原人进行调查调查，调查显示，HACE的发生率为0.29%。1993年，有人对某部于4－5月进驻喀喇昆仑山海拔5247m地区进行国防施工的1338人进行研究，急性高原病的发生率为86.0%，HACE的发生率为2%。而在1990年同一时期该部队803人进驻海拔5010m地区施工，急性高原病的发病率为58.0%，HACE为0.4%。李英悦等则认为HACE总的发病率为0.5%～2%。国外Singh等于1969年对1925名急进高原海拔3350～5500m之间的印度士兵进行研究，确诊为HACE的有24例，其发生率为1.2%。

综上所述,高原 HACE 的人群发生率约为0.05% ~ 2%,随着海拔增高及劳动强度增大,其发生率增高。

二、发病的诱因

高原缺氧无疑是 HACE 发生的根本原因,亦即缺氧是其明确的病因,但其发生常与下列诱因有关。

1. 感染　特别是上呼吸道及肺部感染,可增加机体耗氧量,加重缺氧而诱发 HACE,上感诱发 HACE 者占16.6% ~40.8%。

2. 过劳、剧烈运动　使机体氧耗量增加,加重机体缺氧,这两者占 HACE 诱因的17% ~31.3%。

3. 情绪异常　精神过度紧张、恐惧、悲愤、极怒等使代谢增加,耗氧量增加,同时交感神经紧张性增强,都易发生 HACE。

4. 气候恶劣、寒冷,以及大量饮酒、发热等均可加重缺氧而诱发此病。

三、病理学改变

光镜观察:①脑细胞肿胀;②脑组织水肿;③脑神经胶质网水肿;④胶质细胞变性;⑤脑血管病变(主要见毛细血管扩张瘀血,内皮细胞肿胀向腔内突起,小静脉血栓形成,小动脉周围间隙有袖套状出血)。

电镜观察:髓鞘神经膜有增厚改变,神经胶质细胞变性,胞浆内有较多的初级溶酶体及板层状小体,胶质细胞的胞浆内有空泡状改变及部分线粒体呈空泡化,星形细胞和神经细胞的线粒体有囊性变并有部分呈空泡化,小脑浦肯野细胞的改变主要是变性水肿,核消失,胞浆内出现空泡及线粒体呈空泡化。

四、诊断依据

(一)临床表现

1. 症状和体征　HACE 的临床突出表现是意识丧失(昏迷),患者在发生昏迷前,常常有一些先兆症状和体征,随着病情的进一步加重和发展而进入昏迷,现分别叙述如下:

(1)前驱期症状、体征　患者在发生昏迷前数小时至1 ~2d 内都有前驱症状,如头痛(较剧烈,且呈进行性加重)、恶心呕吐(多为喷射性频繁呕吐)、发绀、气促、不思饮食、嗜睡、意识蒙眬、精神萎靡、神志恍惚、语无伦次、定向障碍,少数患者可出现小便失禁、精神行为异常、随地大小便等,患者神经生理反射多正常,一般无病理反射。

有学者认为,一旦患者出现以下几点表现,即为昏迷先兆:头痛加剧、呕吐频繁;神经系统症状由兴奋转为抑制或呈强烈兴奋;突发谵语、大小便失禁;腱反射明显减弱,有病理反射出现。

(2)昏迷期症状及体征　突出表现为意识丧失,对周围一切事物无反应,呼之不应,问之不答。绝大多数为轻度昏迷,昏迷时间较短,意识丧失多在数小时至48h 以内恢复,昏迷 7d 以上者较少见,但也有昏迷时间长达24d 以上的。昏迷的深度和时间与海拔高度成正相关,在海拔 4000m 以上地区昏迷时间越长、程度越深,病情越重,预后也越差。

此期除意识丧失外,发绀常较明显,多数患者有呕吐、尿潴留或大小便失禁,部分患者可发生阵发性抽搐。此外昏迷患者由于严重缺氧,致自主神经功能紊乱,故极易并发消化道出血,可有呕血或柏油样便,更甚者可并发感染、休克及多器官功能衰竭。

患者若为浅昏迷则角膜及瞳孔对光反应迟钝,痛觉仍然存在,深昏迷则一切生理反射均消失,常出现病理性反射如巴宾斯基征阳性等。多数患者瞳孔常缩小而固定,或忽大忽小,少数病例出现肢体强直或瘫痪,腱反射亢进或减退,个别病例有脑膜刺激征。

除上述神经系统的表现外,多数患者呼吸浅快,若伴有合并症或并发症时则更快。约 50% 的患者表现为心率增快,40% 的患者心率可正常,少数患者心率减慢。血压多在正常范围内,部分患者血压增高,脉压差增大,也有少数患者血压下降,甚至发生休克。心尖区或心前区、肺动脉瓣听诊区可闻及Ⅱ ~ Ⅲ级吹风样收缩期杂音,肺动脉瓣第二音亢进或分裂。若患者合并 HAPE、急性左心衰或肺部感染等疾病时,则出现相应的症状和体征。

2. 血液常规检查　大多数患者白细胞及嗜中性粒细胞数增高,随着脑水肿的好转而很快恢复正常,如合并细菌感染则白细胞数及嗜中性粒细胞增高明显,常达20.0×10^9个/L 和85% 以上;Hb、RBC 及 HCT 绝大多数正常,如有明显的脱水表现或合并 HAPC 则增高。

3. 尿常规检查　若肾脏未受损，则尿液检查一般常，少部分患者可见少量蛋白（±）；若肾脏发生点状出血或肾小球血管发生缺氧性损害，则可出现蛋白尿，镜下可见红细胞和少许管型。

4. 脑脊液检查　HACE 患者脑脊液压力常轻度到中度增高，增高范围 1.76～5.88kPa（18～60cmH_2O），脑脊液蛋白可轻度增高，而糖、氯化物及细胞数均正常。

5. 眼底检查　HACE 患者常见视网膜水肿及视盘水肿，中心静脉瘀滞，部分患者可见视网膜出血，出血多为点片状或火焰状。

6. 头颅 CT 检查　HACE 患者，头颅 CT 扫描可发现大脑呈弥漫性密度减低，脑室脑池变小、脑沟消失提示有脑水肿存在。

7. 脑电图检查　患者脑电图检查，均呈异常表现，其主要表现为枕区 α 波的急剧减少或消失，以 δ 波为主的慢波占优势，并呈弥漫性异常分布。昏迷患者不同时期的脑电图，其意识障碍的轻重及转归均能在脑电活动上反映出来，即 α 波的数值与意识障碍的程度一般成反比，而与 δ 波的数值成正比，当脑组织缺氧加重，颈静脉血氧饱和度≤30% 时，α 波的波幅度平坦，即脑电活动消失。

（二）诊断标准

1. 近期抵高原（海拔≥2500m 以上）后发病。或近期由高原到更高海拔地区。

2. 神经精神症状体征表现明显，有剧烈头痛、呕吐、表情淡漠、精神忧郁或欣快多语、烦躁不安、步态蹒跚、共济失调（Romberg 征阳性）表现。随之神志恍惚、意识蒙眬、嗜睡、昏睡以致昏迷，也可直接发生昏迷。可出现肢体功能障碍、脑膜刺激征及（或）锥体束征阳性。

3. 眼底检查　可出现视盘水肿及（或）视网膜出血、渗出。

4. 脑脊液　脑脊液压力增高，细胞数及蛋白质含量无变化。

5. 排除急性脑血管病、急性药物或一氧化碳中毒、癫痫、脑膜炎、脑炎。

6. 经吸氧、脱水剂、皮质激素等治疗及转入低海拔地区症状缓解。

（三）检查与评估

1. 详细询问病史　高原地区工作的时间及海拔，发病经过及其他与高原有关的疾病名称，详细询问病史，了解急性期发病、进展、诊断及处理情况，以及简要治疗经过。

2. 体格检查　重点是进行神经系统检查，以了解功能情况，以及心、肺的视、触、扣、听检查。

3. 检测项目　血、尿常规，血脂、血糖、血氧饱和度、血小板、纤维蛋白原、出凝血时间、血液流变学检查，心电图、脑 CT 或 MRI 等检查。

4. 康复评估　检测评估中枢神经功能，评估认知、精神、情绪、神经心理功能。测量身高、体重，计算体重指数，评估营养状况；评估心理及精神状况：焦虑自评量表（SAS），症状自评量表（SCL－90）；艾森克个性问卷（EPQ）；汉密尔顿抑郁量表（HAMD）；生活事件量表（应激相关心理检测 LES）。自主神经功能检测；高原脱习服量表分析；匹兹堡睡眠质量指数量表（PSQI）检测。

五、康复疗养指征及疗养地选择

HACE 临床表现基本平稳，无昏迷及意识障碍，无并发感染、休克及多器官功能衰竭，心功能基本正常者均适于疗养。选择海拔 2000m 以下的山地、森林、海滨、矿泉疗养地。

六、康复疗养方法

1. 护理　二级疗养护理，安静卧床休息，如病情发生变化，应及时更改护理等级。

2. 饮食　一般选用清淡易消化的普通饮食，低盐、低脂、低胆固醇饮食，忌烟、酒、浓茶、咖啡及刺激性食物，多吃富含维生素 K 的蔬菜和水果。忌暴饮暴食，禁烟酒。

3. 自然因子疗法

（1）矿泉浴　病情平稳选择碘泉、硫酸盐泉或重碳酸盐泉浸浴，水温 38℃～40℃，1 次/d，每次 15～20min，20 次为 1 疗程。伴高血压者水温不宜过高，浸浴时间不宜过长。

（2）日光浴及空气浴　病情平稳选择在湖畔或海

滨散步,2 次/d,每次 30min。

(3)森林浴　可利用疗养区空气清新、氧含量丰富、空气负离子多、风景秀丽等自然因子,促进身体康复病情稳定,2 次/d,每次 20 ~ 30min。

4. 物理疗法

(1)超声波疗法　脉冲超声波,病灶侧头部相当于皮质运动区及皮质感觉区部位。剂量 0.75 ~ 1.25 W/cm^2,2 次/d,每次 10 ~ 20min,15 次为 1 疗程。

(2)等幅正弦中频电疗法　两电极分别置于瘫痪上肢的腕部及肩胛间区或瘫痪下的踝部和腰骶部,1 次/d,每次 10 ~ 20min,12 次为 2 疗程。

(3)低频脉脊髓通电疗法　应用方波或其他波型,电流量 3 ~ 6mA,每周 2 ~ 3 次,每次 30 ~ 60min,10 次为 1 疗程。

(4)直流电离子导入法　10% 碘化钾溶液眼 - 枕法经阴极导入,电流强度 3 ~ 5mA,1 次/d,每次 10 ~ 20min,10 ~ 20 次为 1 疗程。

(5)磁疗法　应用敷磁法、电磁法或旋磁法给瘫痪肢体进行穴位治疗,取穴方法见针灸疗法。

5. 语言治疗　脑水肿损伤优势半球,影响语言功能,需要给予语言训练。

6. 体育疗法

(1)医疗体操　主要练习伸展活动及动作的精确性,可在 38 ~ 40℃的温水中进行,1 次/d,每次 15 ~ 20min。

(2)根据残疾和功能障碍程度做器械操或动作协调性及实用性活动练习。

(3)气功疗法　内养功或养气功等。

(4)需氧运动　步行、蹬车,体操、太极拳、太极剑等,掌握好运动量。

7. 中医疗法

(1)辨证论治

①肝阳上亢型:治宜平肝潜阳、息风通络;方药天麻钩藤饮加减。

②气虚血淤型:治宜益气活血通络;方药补阳还五汤加减。

③肝肾亏虚型:治宜滋补肝肾;方药地黄饮子加减。

(2)针灸疗法

①体针:上肢瘫痪取肩髃、曲池、外关、合谷等穴;下肢瘫痪取环跳、风市、阳陵泉、太冲等穴;口角歪斜加配地仓、牵正。每次上、下肢各选 2 ~ 3 穴,1 次/d 或 1/2d,15 次为 1 疗程。

②头针:健侧头相当于运动区部位,面瘫及言语不清取下 2/5,上肢瘫取中 2/5,下肢瘫取上 2/5 并加对侧感觉区,1 次/d,15 次为 1 疗程。

③耳针:取皮质下、脑干、神门、肝肾、心、脾、三焦或瘫痪相应部位,每次 3 ~ 5 穴,中度刺激,1 次/d 或 1/2d。

(3)推拿疗法　先依照体针取穴,用按法及揉法,每穴 1 ~ 2min,然后循四肢经络行滚法或擦法,最后对关节施以屈伸、摇法按摩,1 ~ 2 次/d。

8. 心理疗法

(1)开展心理疏导　调动患者和陪护者的主观能动性,帮助患者树立战胜疾病的信心。

(2)加强行为指导　耐心说服患者坚持自我功能锻炼。

(3)劳逸结合,生活规律,避免情绪波动及身心过度疲劳。

9. 药物疗法

(1)对症治疗,安静卧床休息;

(2)严密观察意识状态的变化,必要时给予镇静药物;

(3)给予氧气吸入,以低流量吸入为主;

(4)兴奋、烦躁的患者可给冬眠灵 50mg,口服或肌注一次。

10. 高压氧疗法　高压氧的压力一般应保持在 1 ~ 3 个绝对大气压之间,每日 1 ~ 2 次,每次 1 ~ 2h,5 ~ 15 次为 1 疗程,其疗程的多少应由病情轻重而定,一般主张治疗至脑电图恢复正常为止。吸入的气体分为纯氧和 60% 以上的高浓度氧两种。有研究发现临床上应用 98% 的氧加入 2% 的 CO_2 混合气体比纯氧改善动、静脉氧分压及脑脊液中的氧分压效果更好。也有学者认为吸入 3% ~ 5% 的 CO_2,虽可改善 HACE 患者的精神错乱,缓解头痛,恢复视力,但吸入 CO_2 并不能减轻颅内高压或脑水肿。因此,吸入 CO_2 的治疗方法虽然可缓解 HACE 的临床症状,但其具体疗效目前尚有争论。

使用高压氧疗法必须注意氧气浓度及氧舱压力的调节。纯氧压力过大时,反而会引起中枢神经系统损害,如在两个大气压下吸入纯氧3～6h,即可使患者出现恶心、呕吐、躁动、惊厥甚至昏迷加深等。因此,使用高压氧治疗HACE患者无须使用过高压力,一个大气压已足够。使用高压氧舱治疗,最好在血气监测下调节压力,使舱内压力维持在健康人的血氧水平即可。出仓时,减压速度不宜过快,以防反跳而加重,使治疗失败。

高压氧疗法的禁忌证有严重的上呼吸道感染、急性副鼻窦炎、中耳炎、青光眼、高血压、严重肺气肿、气胸,有出血倾向者及妊娠妇女等均不宜行高压氧治疗。

七、疗效评定

1. 显效　自觉症状明显好转,意识清楚,血压平稳,肢体及语言功能恢复明显,精细动作明显改善,生活自理。

2. 好转　自觉症状好转,肢体及言语功能有不同程度改善。

3. 无效　症状及体征无变化。

（崔建华）

第四章 >>>

慢性高原病康复疗养

长期生活工作在海拔3000m以上的人群，逐渐造成的心、脑血管系统慢性病态，统称为慢性高原病(chronic high altitude disease，CHAD)。慢性高原病主要有高原红细胞增多症、高原衰退症、高原血压异常和高原心脏病等。

第一节 高原红细胞增多症的康复疗养

高原红细胞增多症(high altitude polycthemia，HAPC)简称“高红症”，是由于高原低氧引起的红细胞过度代偿性增生的一种慢性高原病。临床特征有皮肤黏膜红紫、杵状指、反甲、肝脏肿大，以及心血管系统、呼吸系统及神经系统等多系统的症状。血液学特征是RBC过度增生，其总数$\geqslant 6.5\times 10^{12}/L$，$Hb\geqslant 200g/L$，$HCT\geqslant 65\%$，全血容量绝对增加，低氧血症，血黏度增高，血流阻力加大，血流缓慢，白细胞和血小板计数正常。

一、发病率及影响因素

(一)发病率

有关HAPC发病率的报告结果不尽一致，南美安第斯山区人群发病率约为1%，北美科罗拉多高原地区人群发病率约为1.25%。吴天一等1987年报告我国青藏高原人群发病率为2.51%。但HAPC的发病率随海拔高度增加亦明显增高，在同一海拔高度移居人群的发病率明显高于世居人群，男性发病率明显高于女性。

(二)影响HAPC发病的因素

1. *海拔高度* HAPC的发病率随海拔升高而上升，在海拔3000m以下地区仅有少数易患者罹患，发病率为0.8%；海拔3000m以上地区发病明显增多，发病率为2.43%；海拔4000m以上地区发病率上升至4.27%。这是因为海拔愈高，空气愈稀薄，大气中氧分压亦愈低，从而导致机体缺氧加重，发病率升高。

2. *种族* 大量流行病学调查发现，我国青藏高原世居藏族人群HAPC的发病率显著低于移居汉族人群。Lahiri等的调查发现喜马拉雅世居夏尔巴人不易罹患本症，而南美高原适应地区印第安人RBC的生理水平较高，且易患HAPC。这种差别的本质在于群体的高原适应模式不同。Hackett等对比了四个不同高原的不同人群：南美印第安人、尼泊尔夏尔巴人、青藏高原居民和美国科罗拉多州最高居民点利德维尔白人。结果指出移居青藏高原的我国汉族人和移居南美安第斯山区的西班牙人慢性高原病的发病率明显高于当地世居者。而藏族及其支系的夏尔巴人极少发生HAPC，关键在于这一群体有较高的静息通气水平和保持着完整的低氧通气驱动。Beall等检查了生活在海拔3250～3560m的藏族男性及月经前、后女性的Hb，平均值分别为(16.1+1.2)g/L、(14.4+1.4)g/L及(15.0+1.1)g/L，藏族中98%的男性、96%的月经前女性和82%的月经后女性的Hb值在海拔平面生理值±2SD范围内，这就非常类似某些高山土生动物。Beall认为，虽然同为高原世居群体，藏族人对高原的适应不仅依靠RBC增多这一途径。而南美高原印第安人的Hb值则比藏族人明显高，RBC增多为其适应特征。从人类进化角度看，在青藏高原繁衍生息约5万年的藏族人的适应历史远远超过其他高原群体，在长期的自然环境中逐步建立了完整的高原适应体系，获得了最佳的高原适应性。

3. *性别* HAPC患者以男性多见。冉云德等对西藏军区总医院1961—1990年收治的1240例HAPC病例进行统计分析发现,男性:女性为58:1。其原因可能与下列因素有关:雄性激素可以促进促红细胞生成素(EPO)分泌并与其协同促进红细胞生成,而雌性激素则可抑制EPO的作用,减少RBC的生成;女性周期性月经相当于放血治疗;男性劳动强度比女性大,且吸烟、饮酒者普遍。

4. 心肺功能异常　长期反复的上呼吸道感染、慢性支气管疾病、肺结核及肺纤维化等均可引起呼吸道和肺组织的损害,影响肺的通气和换气功能,进而加重机体低氧,慢性心脏疾病如先心病、风心病、高心病等均可导致肺循环和体循环障碍,影响肺功能和组织供氧,促进和诱发HAPC的发生。这也从反面提示,在高原地区积极防治慢性呼吸系统疾病和慢性心脏疾病,对预防HAPC等高原病的发生具有重要意义。

5. 吸烟　吸烟有害身体健康已被世人公认,吸烟与HAPC的发病亦有关系。HAPC患者中吸烟比例大,有的学者统计达80%。人群调查亦表明,吸烟者的HAPC患病率及平均Hb含量均明显高于不吸烟者。

烟草燃烧时可产生多种对人体有害的成分。根据研究其成分竟达1200多种,其中主要有一氧化碳、尼古丁、烟焦油、氢氰酸、丙烯醛等。CO能与人体血红蛋白结合,形成碳氧血红蛋白(HbCO),其亲和Hb的能力比O_2大210倍,且很难解离,使Hb失去运氧能力;CO还能抑制红细胞的糖酵解,使2,3-DPG减少,氧离曲线左移,从而加重组织缺氧,诱发HAPC。尼古丁可使支气管壁上的纤毛失去活力,甚至脱落,损害支气管黏膜,容易发生支气管炎;吸入的焦油常黏附于咽部和支气管表面上,损害正常红细胞;氢氰酸和丙烯酸等可损害支气管上皮细胞,并使肺组织中对异物具有吞噬功能的吞噬细胞功能减弱,使肺和支气管容易发生感染。上述毒物作用的结果,都将引起支气管和肺组织的损害,影响其通气和换气功能,加重肺组织和全身器官组织缺氧,从而诱发HAPC和其他高原病。

6. 其他因素　移居高原的时间与HAPC发病无确定关系,多数病例在移居高原数月后(高于4500m以上地区多见)或数年后发病,也有部分是在移居高原10年甚至20年之后发病。体力劳动者,特别是劳动强度较大的人群,HAPC的患病率较高。长期大量饮酒的人群,HAPC患病率亦较高。西藏地区20世纪80年代以来,HAPC住院病例急剧下降,这可能与生活水平提高,劳动强度大大降低有关。

二、骨髓象

1. 有核细胞增生程度　HAPC患者的骨髓增生情况首先表现为骨髓造血组织增生明显活跃,占70%左右,属于增生明显活跃。

2. 粒细胞与有核红细胞的比值　HAPC骨髓粒细胞/红细胞值普遍低于平原正常参考值,也低于高原正常人,差异显著。这说明HAPC骨髓以红细胞增生为主,而粒细胞增生不明显。此特点可作为HAPC与真性红细胞增多症的鉴别要点。

3. 红细胞各期有核细胞的百分比　原始和早幼红细胞百分数在HAPC组与高原正常组之间各家报告均无显著差异,HAPC组稍高于高原正常组。中幼红细胞的比值各家报告基本一致,HAPC组明显高于正常组,差异显著。说明HAPC骨髓增生明显活跃主要表现在中幼阶段。晚幼红细胞比值各家报告结果差异甚大,车应龙报告的结果是HAPC组与正常组之间无显著差异,黄跃报告的结果是HAPC组显著高于正常组,而张敏琳报告的结果则与黄跃相反,这可能与各家对中、晚幼红细胞在镜下划分的界限掌握不同有关,或与抽吸的骨髓液混血程度不同有关。

4. 有核红细胞的百分比　HAPC组及高原正常组均明显高于全国13个省市平均值,HAPC组又明显高于高原正常组。这说明在高原低氧环境中,骨髓增生以红细胞增生最为明显。

5. 红细胞有丝分裂象　细胞主要集中在中、晚幼阶段;HAPC组与高原正常组的红系有丝分裂细胞“原始、早幼/中、晚幼”的比值显著低于平原正常人的比值。说明高原人群的中、晚幼红细胞分裂增殖更为活跃。

三、诊断依据

(一)临床表现

本病起病隐匿,呈慢性过程,患者常说不出准确的发病时间,多在逐渐发生缺氧症状后才去就医。一旦发病便迁延多年，在高原低氧环境中不能自愈，转入平原后 RBC 数、Hb 值、HCT 可恢复正常，症状消失，返高原又复发。随着病情的发展，可逐渐引起全身多系统损害，并出现相应的临床症状和体征。

1. 临床症状　HAPC 是全身性缺氧性疾病，由于不同的脏器对缺氧的耐受性不同，其病理损害程度亦不同，相应的临床症状也轻重不一。各系统的临床症状如下：

(1)神经系统症状　大脑耗氧量大，能量储备少，对缺氧耐受性较差，因此本系统的症状出现较早，且全部病例均有神经系统症状。常见的症状为头痛、头昏、记忆力减退、失眠或嗜睡等，部分患者有乏力、肢体麻木等。少数重症病例由于脑水肿、颅内高压，头痛剧烈，发生恶心、呕吐，有一定的意识障碍如思维能力下降、淡漠，对周围事物不感兴趣、易激动。约半数患者耳鸣。极少数病例并发脑出血或脑血栓形成等，可出现意识丧失、失语、肢体瘫痪、病理反射等。

(2)心血管系统症状　半数以上病例出现心悸、气短等，部病例分病程较长，心脏受累明显的病例，可出现左、右心功能不全，以右心功能不全为主，心悸、气短更明显，常发生心前区疼痛、下肢或全身浮肿、尿少等症状。

(3)呼吸系统症状　部分患者有轻微咳嗽，咳少量痰，偶有痰中带血丝，半数患者有胸闷或伴胸痛，夜间睡眠周期性呼吸或呼吸暂停常见。

(4)消化系统症状　由于消化道血管充血，血液淤滞，使消化道蠕动功能减弱，多数病例有腹胀、食欲不振、消化不良等症状。部分病例可因急性胃黏膜出血或胃、十二指肠溃疡出血而出现相应的症状。腹腔脏器发生血栓时，出现剧烈腹痛及急腹症的临床表现。

(5)其他方面的症状　少数患者出现视物模糊或视力减退，这种症状的发生与眼底血管改变、微循环障碍或视网膜病变、眼底出血等有关。个别病例发生突发性耳聋。部分病例发生鼻衄、牙龈出血等，这与 HAPC 患者凝血和纤溶功能异常、毛细血管通透性和脆性增高等有关。

2. 体征

(1)一般状况　HAPC 患者早期多见于体质强壮、肌肉发达而丰满的体力劳动者。患病后随着病程延长，体质逐渐下降，各器官功能也渐渐衰退。最显著的体征是皮肤黏膜青紫，尤其是口唇、两颊、鼻尖、耳垂、手掌、指甲等暴露部位，有时兼有浮肿，面颊毛细血管扩张呈紫红色条纹并交织成网状，眼结膜血管瘀血、迂曲和扩张，形成特殊的面部表现，通常把这种特殊面容称为“多血貌”。口腔黏膜和舌质青紫或紫红，舌下静脉血管盘卷扩张如蛇状。皮肤可发现散在的出血点或瘀斑，在指甲或甲床的基底部更易见到。指(趾)甲松脆、缺乏光泽，可见到反甲或杵状指。偶有黄疸。

(2)心血管系统体征　HAPC 患者的血压改变不一致，高血压比低血压多见。不伴高原性心脏病者心界不扩大。心率在正常范围内或偏低，窦性心动过缓常见，部分有心律不齐。第一心音较低钝，肺动脉瓣听诊区听到第二心音亢进或分裂，$P_2 > A_2$，心尖部和(或)三尖瓣听诊区常闻及Ⅱ～Ⅲ级柔和的吹风样收缩期杂音。当合并心功能不全时，可见颈静脉怒张、下肢水肿和肝脏肿大。

(3)呼吸系统体征　少数人呈桶状胸，呼吸频率一般在 20 次/min 左右，多数患者自觉深吸气呼出后，继之呼吸暂停，但呼吸困难并不常见，夜间睡眠周期性呼吸或呼吸暂停多见。呼吸音清晰，若有慢性咳嗽史，两肺呼吸音粗糙，合并心功能不全时，两肺底可以听到捻发音或小水泡音，且不易消失。

(4)消化系统体征　HAPC 患者少数有腹部胀气，肠鸣音活跃，合并慢性胃炎或溃疡时，上腹部轻度压痛，肝脏常可在右锁骨中线肋下 1～2cm 处触及，边缘钝，质地中等，无触痛。

(5)神经系统体征　一般正常。合并有 HACE、脑出血或脑血栓形成时，可出现意识障碍和相应的定位体征及病理反射。

(二)实验室检查

(1)血液学检查　末梢血液检查：HAPC 患者末梢血液以红细胞改变最为突出，RBC 计数在 $6.5\times10^{12}/L$ 以上，Hb 常≥200g/L，HCT≥65%，少数患者 RBC 计数可超过 $10.0\times10^{12}/L$，HCT 大于 90%，Hb 超过 300g/L。由于高原居民(尤其移居者)RBC 值生理范围波动较大，且 RBC 大小不一，又易受技术因素影响，而 HCT 测定数值最为可靠，且 HCT 的变化与血液黏滞度有明显的相关性，测定较为简单，因此，HCT是诊断HAPC的主要指标，Hb次之，RBC计数再次之。末梢血中血小板计数和白细胞计数、分类一般在正常范围。凝血和纤溶功能检查：部分凝血溶酶与纤溶酶原的比值明显增高。

(2)肾素－血管紧张素－醛固酮系统(RAAS)的改变　HAPC患者肾素－血管紧张素(AⅡ)水平明显低于同海拔健康人，醛固酮(AID)水平也低于同海拔健康人。RAAS水平处于显著降低状态，有利于稳定内环境，阻止HAPC患者血容量进一步增加。

(3)胆红素测定　HAPC患者的总胆红素为(18.126±15.219)μmol/L，一分钟胆红素为(4.959±3.762)μmol/L，均明显高于高原健康人的含量。HAPC患者红细胞脆性明显增加，血液黏滞度增加，促进血管内溶血，肝脏不能处理血液内高水平的血清胆红素可能是HAPC患者高胆红素发生的重要原因。

(三)血氧饱和度测定

HAPC患者血氧饱和度和血氧分压均明显低于同海拔高度的健康人。拉萨地区检查结果为：健康居民血氧饱和度在85%～93%之间，而本症患者多在64.8%～84.6%之间，个别病例低至60%，平均为76.7%。

(四)毛细血管脆性试验(束臂法)

根据西藏自治区人民医院和青海两组报告，毛细血管脆性试验阳性率分别为87.5%、76.7%。

(五)X线检查

胸部X线检查可见双肺野充血。两肺下野呈斑片状的颗粒，直径约2mm。未合并高原心脏病和高血压者，心影可正常。合并高原心脏病和高血压时，首先出现肺动脉圆锥突出，并伴有肺动脉主干增宽且以右下肺动脉最明显，继而出现右心室扩大或双侧心室扩大。

(六)心电图检查

HAPC由于低氧血症引起肺小动脉痉挛，血液黏滞度增加及血流阻力增大，导致肺动脉高压，右心室负荷加重和心肌缺氧缺血，从而对心脏电生理活动产生影响，引起一系列的心电图改变。本症常见的心电图改变为电轴右偏右室肥厚或高电压，右束支不完全性传导阻滞，或左前分支阻滞，ST－T改变常见于Ⅱ、Ⅲ、aVF导联。HAPC患者心电图改变以右心改变为主，若兼有左心室改变者多与合并高血压有关。

(七)超声心动图检查

HAPC患者超声心动图检查常见双室扩大，以右心室更明显，右心室和室间隔肥厚，肺动脉内径增大，射血分数(EF)、每搏心排血量(SV)及每分钟心排血量(CO)明显下降。

(八)眼底检查

HAPC患者有视觉功能改变的占69.5%，眼底改变的占81.5%。其中以视网膜静脉发生改变者最多，占眼底改变的78.5%，表现为视网膜静脉扩张、弯曲或呈腊肠样，着色变深或紫色，个别病例见视网膜静脉血栓形成，视盘可见充血，极少数病例视盘水肿。部分病例视网膜动脉扩张或痉挛、硬化。5%～9%出现视网膜小点状、片状或火焰状出血。

(九)诊断标准

1.长期居住在海拔2500m以上高原发病。病程呈慢性经过。

2.临床表现　主要是头痛、头晕、乏力、睡眠障碍、发绀、结合膜充血、皮肤紫红等多血症病状。

3.血液学参数　具以下三项RBC≥6.5×10^{12}/L，Hb≥200g/L，HCT≥65%。

4.除外真性红细胞增多症和其他继发性红细胞增多。

5.转至海拔低处，症状减轻，病情逐渐好转，RBC、Hb、HCT值逐渐降低。

6.患者转至平原地区，自觉症状、体征逐渐消失，血象、骨髓象也逐渐恢复正常。

7.排除慢性心、肺、肾疾病所致继发性红细胞增多症和真性红细胞增多症。

(十)检查与评估

1.详细询问病史、高原地区工作的时间及海拔、发病经过及其他与高原有关的疾病名称，以及简要治疗经过。

2.体检时注意面、唇、齿龈、舌、耳廓颜色，咽部、结膜充血程度，眼底颜色，视网膜静脉有无充盈纡曲，血压及心脏情况以及肝脾有无增大等。

3.血常规、血小板、网织红细胞计数、HCT、血液流变学等。必要时测定血清铁、肝功能及动脉氧饱和度。

4.骨髓象检查。

5. X 线检查是否有肺动脉段突出的征象。

6. 心电图、心功能、超声心动图等检查。

7. 康复评估　根据以上检测评估循环、呼吸、血液系统等主要功能，测量身高、体重，计算体重指数，评估营养状况；评估心理及精神状况：焦虑自评量表(SAS)，症状自评量表(SCL - 90)；艾森克个性问卷(EPQ)；汉密尔顿抑郁量表(HAMD)；生活事件量表(应激相关心理检测 LES)。自主神经功能检测；高原脱习服量表分析；匹兹堡睡眠质量指数量表(PSQI)检测。

四、康复疗养指征及疗养地选择

以下人员均可选择疗养：①无明显症状的 HAPC 患者；②HAPC 患者，症状明显缓解者；③HAPC 合并高原性心脏病患者，无心衰症状；④HAPC 患者，无栓塞并发症；⑤HAPC 有痛风并发症，患者无痛风急性发作；⑥HAPC 有胃溃疡并发症，胃溃疡急性发作之并发症。选择海拔 2000m 以下的山地、森林、海滨、矿泉疗养地。

五、康复疗养方法

1. 护理　三级疗养护理，安静休息，保持室内空气清新，经常用盐水或复方硼砂溶液漱口，保持口腔清洁。

2. 饮食　普通饮食。戒烟酒，忌咖啡、茶及其他刺激性食物。

3. 自然因子疗法　利用疗养区空气清新、氧含量丰富、空气负离子多、风景秀丽等自然因子，促进身体康复。如选择进行日光浴、空气浴、森林浴等，1 次/d，30min/次。

4. 体育疗法　酌情减少劳动时间和劳动强度。

(1)深呼吸法　进行深而慢的呼吸可增加肺通气量，减少无效通气，缩小生理无效腔，同时还可以增强呼吸肌力量，改善微循环，促进肺泡气体交换，提高氧分压和氧饱和度。4 ~ 6 次/min，配合做好腹式呼吸 2 ~ 3次/d，3 ~ 5 次/min。

(2)医疗步行　每天早、晚各 15 ~ 20min，并适当开展体育锻炼，做上下肢运动，对减轻一定程度缺氧、预防血栓形成有一定价值。

(3) 太极拳　习练时务求精力集中，达到“行动于外，心静于内”。

(4)气功　一般病情可选择“养气功”的六字诀健身法、“洗髓金经”等；体壮者，可选太极功。

5. 心理疗法

(1)向患者说明本病的病因、机制、检查结果及疗养安排，进行心理疏导。

(2)让患者充分了解本病能通过自身生理调节而恢复的机制，并嘱其认真执行疗养措施。

6. 药物疗法

(1)一般无须药物治疗，移居平原后常可使症状迅速缓解。

(2)改善微循环可给予低分子右旋糖酐 40，每日 500ml 静滴，连用 1 周可缓解症状。

(3)必要时口服阿司匹林、路丁等。

7. 中药疗法　选用清热泻火的药物或方剂如龙胆泻肝汤等。

8. 放血疗法　对 Hb 特别高、普通治疗无效者可以进行放血治疗。放血稀释疗法是常采用的方法：放血 300 ~ 500ml 后，再以等量的胶体液、晶体液回输。成分放血也是常采用的方法，具体做法是抽血后将 RBC 分离出去，将血浆及其他有形成分回输。其效果比放血稀释疗法好，且能保留血浆有效成分，是目前放血治疗的主要方法。

9. 吸氧　由于回到低海拔后，RBC 在数月内逐渐下降，这期间血液黏滞度仍很高，组织缺氧仍可能明显。低氧症状较重时，可给以间断吸氧或低流量持续给氧。鼻导管或面罩吸氧，1 ~ 2 次/min，1 ~ 2 小时/次，2 ~ 3 次/d。

10. 高压氧治疗　无禁忌证患者可进行高压氧治疗。高压氧可提高肺泡和血氧分压及血氧饱和度，使血液中物理氧溶解度较常压下提高 5 ~ 20 倍。因此，回到低海拔后进行高压氧治疗仍很有必要。治疗压力为 0.25 ~ 0.28MPa，吸纯氧 40 ~ 60min，中间休息 10 分钟，每天 1 次，10 次为 1 疗程，一般治疗 2 ~ 4 疗程，每 2 疗程间休息 5 天。

六、疗效评定

1. 治愈　头痛、头胀、乏力、心慌气急、呼吸困难等症状消失；皮肤色泽正常，无出血；RBC、Hb 及 HCT

降至正常范围。

2. 好转　症状、体征、血象有改善。自觉症状和体征明显好转或基本消失；RBC < 6×10^{12}/L，Hb < 190g/L，HCT < 60%。

3. 无效　疗养后症状、体征、血象无变化。

（崔建华　徐　莉）

第二节　高原心脏病康复疗养

一、病因及病理学改变

高原心脏病是慢性高原病的一种，病变多先累及右心，严重者可累及左心，心脏体积多有增大，重量增加，右心和（或）左心肥大扩张，房室壁增厚；心肌病变以小灶性坏死为主，多为散在性分布，但近心内膜的心肌和乳头肌的病变较其他部位严重，镜下见左右室乳头肌、室壁和个别心房有不同程度的肌溶性、凝固性、出血性坏死，坏死灶中除见间质细胞增生和少量单核细胞浸润外，几乎见不到多形核的细胞浸润；心肌上可见到瘢痕形成或伴钙盐沉积；间质疏松水肿及少量间质细胞增生；心壁内的细动脉和毛细血管前动脉内皮细胞增生肿胀，管壁因水肿和肌细胞增生而增厚，管腔狭窄，但这种血管的病变是局限性的；肺动脉病变：肺动脉圆锥膨隆，主干扩张，肌型肺小动脉肌层显示不同程度的增厚，直径小于100μm的肺小动脉出现异常的肥厚肌层，以致管腔狭窄。弹力层增生或断裂。内膜增厚，纤维增生，有的肺小动脉内皮细胞增生肿胀，突向管腔，闭塞血管。少数并见肺动脉弥散性轻度扩大。部分肺动脉内有大量血栓，甚至形成多发性肺梗死。

二、诊断依据

（一）临床表现

1. 症状　主要表现为劳力性呼吸困难、心悸、胸闷、头昏、疲乏等症状，有时咳嗽，少数咳血、声音嘶哑，最终发生右心衰竭。也有头痛、头胀、兴奋、失眠或嗜睡、昏睡等症状的报道。

高原心脏病症状表现极不一致，这与病情轻重、病程长短、其他系统器官受损情况，以及个体耐受性差异有关。高原心脏病是以心脏改变为主的全身性疾病，因此神经、循环、呼吸、消化、泌尿等系统都有不同程度的损害。具有重要意义的初发症状有头昏、头痛、惊慌、心悸、气促、失眠、乏力、浮肿等。从各系统来看，以胸闷、惊慌、食欲减退、尿少和手足发麻等症状多见。活动后多有呼吸困难及心前区疼痛，疼痛性质如针刺样或为隐痛，偶有类似绞痛发作，但程度较轻，而持续时间较长。有些患者表现为夜间突发性心前区压迫感而被迫坐起。部分患者平时无明显症状，只是在劳累、感染、精神紧张、重返高原或进入更高海拔地区时才出现症状。心力衰竭时上述症状加重，常伴咳嗽、血性痰、腹胀及全身浮肿。

2. 体征　高原心脏病患者，常呼吸迫促，发绀明显，发绀发生率约为5%，表现在口唇、甲床、耳垂、舌尖等部位，约25%的患者可发生面部、下肢及全身浮肿。心尖冲动弥散，心界向两侧扩大。部分患者心率增快或减慢，可发现期前收缩等心律不齐，肺二音亢进或/（和）分裂。心前区、胸骨左缘或剑突下常闻及Ⅰ～Ⅳ级收缩期杂音，以Ⅱ～Ⅲ级多见，此杂音变化较大，常在一天之内或一夜之间因休息或转到低海拔而明显减轻或消失，可能与缺氧所致乳头肌功能不全有关，具有同其他心脏病鉴别的意义。偶有舒张期杂音或奔马律，特别是重症患者或（心衰患者）。肺部在有干、湿性啰音，多与感染有关。当出现右心衰竭时有颈静脉怒张、肝脏肿大、肝颈静脉反流征阳性、腹水及浮肿等。

3. X线表现　高原心脏病患者X线检查以右室增大或以右室为主的双室增大多见，也有以左室增大为主的。部分患者有右房大，少见左房大者。多数患者肺动脉段圆锥隆突，肺动脉干扩张，右肺下动脉第一分支增宽，上腔静脉增宽。肺门纹理增粗紊乱，个别病例可见肺门舞蹈现象，肺外带肺纹理相对纤细。

4. 心电图、超声心动图　分析571例高原心脏病的心电图资料发现，高原心脏病患者的心电图主要有三种改变，即：①肥厚、劳损或缺血改变（394例，占68.99%）；②心律失常（112例，占19.61%）；③传导障碍（102例，占17.86%）。三者中以前者最多，心律失常其次，传导障碍最少。可见本病可以累及整个心脏，以心肌受累多见，右心受累多于左心。右心肥大或肥厚的心电图表现为尖峰型或肺型P波，这种改变可因病情变化而消失或重复出现。心律失常多见各类期前收缩及室上性心动过速，个别患者亦有房颤改变。传导阻滞中，不完全性右束支传导阻滞和完全性右束支传导阻滞最为多见，左前半分支阻滞、左后半分支阻滞、双束支传导阻滞、Ⅰ~Ⅱ度房室传导阻滞及干扰性房室脱节亦可见到。心肌缺血的心电图改变主要在Ⅱ、Ⅲ、aVF 导联中，ST - T 段抬高，T 波倒置。

超声心动图改变中，90% 左右的患者有右室扩张，内径多在 29 ~ 41mm 之间；部分患者右室流出道增宽；约 60% 的患者右室肥厚，厚度可达 10mm 左右；约 50% 的患者室间隔增厚，多在 13 ~ 19mm 之间，而且室间隔显得平直或收缩期向左室膨出；左室增大者约占 10%，以肥厚为主，扩张较少，多与右室增大同时存在；少数病例可见左房和右房扩大，三尖瓣逆流，肺动脉瓣相对关闭不全，肺动脉高压普遍存在。超声心动图心功能评价中，以右室功能受损较为显著，右室射血前期延长，射血时间缩短，右室射血前期/右室射血时间值增大，右室等容舒张期限延长，肺动脉瓣 X 波振幅减小；左房排空指数减小，二尖瓣前叶 EF 斜率减小，说明左室舒张功能障碍；高原心脏病患者心搏量、心搏指数、射血分数均明显低于平原人，左室长径收缩末期缩短幅度也明显低于平原人，说明左室心肌收缩力下降。

5. 肺功能　肺容积：成人高原心脏病患者，一部分患者仍保持平原正常值范围内，一部分患者明显增高。肺通气：高原心脏病患者无论肺容积增大与否，mmEF、V50、V25 明显降低。肺换气：高原心脏病患者摄氧量明显减少。基础代谢：高原心脏病患者耗氧量、产热量明显增高。

(二)诊断

据 1995 年中华医学会第三次全国高原医学学术讨论会推荐稿，成人高原心脏病的诊断标准如下：

1. 长期居住高原（海拔 2500m 以上）。移居者易患，世居者亦可罹患。

2. 临床表现主要为心悸、胸闷、呼吸困难、无力、咳嗽、发绀、P2 亢进或分裂，重症者出现尿少、肝肿大、下肢水肿等右心衰竭症状。

3. 肺动脉高压征象。表现为以下四项：心电图（心电轴右偏及明显右心室肥厚）；超声心动图（右室流出道≥33mm，右室内径≥23mm）；X 线胸片（右肺下动脉干横径≥17mm 及或右肺下动脉干横径与气管横径比值≥1.10）；心导管（肺动脉平均压≥3.33kPa，25mmHg）。未测定肺动脉压测定时，具有两项以上可诊断。

4. 排除其他心血管疾病，特别是慢性阻塞性肺疾病、肺心病。

5. 转至低海拔处病情缓解，肺动脉高压及心脏病损害逐渐恢复。

关于高原心脏病的诊断标准，目前仍有争议，虽然多数学者仍以上述 1995 年第三次全国高原医学学术会提出的诊断标准为依据，但上述标准似乎过分强调对缺氧所引起的右心肥大的评估，而忽略了患者心脏传导系统及心肌本身的缺氧性损害。因此，使用以上标准难以全面覆盖高原心脏病患者，难免造成漏诊。

为进一步提高高原心脏病的临床诊治，作者通过分析 680 例高原心脏病患者的临床症状、体征及辅助检查（X 线胸片、心电图），临床上将高原心脏病分为三型：

心室肥厚型：即相当于上述诊断标准所描写的高原心脏病。本型临床上多表现为心前区不适，胸闷、发绀、心界向右扩大、P2 亢进分裂、肝肿大、浮肿。X 线示肺动脉段突出，右心扩大。心电图示电轴右偏（VR/S≤1），肺型 P 波。

心肌缺血型：临床上表现为头昏、胸闷、心悸、心前区疼痛不适。心电图示Ⅱ、Ⅲ、aVF 导联中，ST - T 改变，T 波倒置。

心律失常型：临床上表现为胸闷、心悸、心前不适、心律不齐、心脏杂音。心电图示窦性心动过缓、心律不齐、右束支传导阻滞等。

机体长期处于高原低氧环境，发生慢性缺氧，使肺循环阻力增加，产生肺动脉高压，导致右心肥大和心力衰竭；缺氧也可直接使心肌和心内传导系统受损。以上作者所提出的高原心脏病三型临床分型，较全面地反映了缺氧所致心脏损害的部位，在临床诊治中，亦证明是有效、实用的。

(三)检查与评估

1. 询问病史　高原地区工作的时间及海拔，发病经过及其他与高原有关的疾病，以及简要治疗经过。

2. 体格检查　重点是心、肺的视、触、扣、听检查。

3. 检测项目　血、尿常规，血脂、血糖、尿酸、血清酶、血氧饱和度、血液流变学检查，心电图、胸部X线。视病情可做血气分析、动态心电图、二维超声心动图、放射性核素检查等检查。

4. 康复评估　心脏与血管功能评定，心理及精神状况评定：焦虑自评量表(SAS)，症状自评量表(SCL-90)；艾森克个性问卷(EPQ)；汉密尔顿抑郁量表(HAMD)；生活事件量表(应激相关心理检测LES)。自主神经功能检测；高原脱习服量表分析；匹兹堡睡眠质量指数量表(PSQI)检测。

三、康复疗养指征及疗养地选择

近期内无频繁心绞痛发作，无严重心律失常，心功能基本正常者；选择海拔2000m以下的山地、森林、海滨疗养地。

四、康复疗养方法

1. 护理　病情稳定者，已有过心衰的应该注意休息，保持安静，按心脏病常规三级疗养护理，如出现病情变化，应及时更改护理等级。外出活动应备硝酸甘油等急救药品。

2. 饮食　一般选用清淡易消化的普通饮食，避免高糖、高脂肪、高钠盐饮食，多吃富含维生素K的蔬菜和水果。忌暴饮暴食，禁烟酒。

3. 自然因子疗法　根据心功能情况应充分利用疗养区空气清新、氧含量丰富、空气负离子多、风景秀丽等自然因子，促进身体康复。

(1)氡泉浴　浸泡半身或全身，水温37℃～38℃，每次10～15min，1次/d，15次为1疗程。

(2)硫化氢泉浴　水温37℃～38℃，每次10～15min，1次/d，15次为1疗程。

(3)日光及空气浴　时间以夏季9—11时和3—5时为宜，春、秋季以11—13时为宜。1次/d或1次/2d，每次照射的时间根据日光照射强度和气候变化而定。

(4)森林浴　以散步、爬山、练太极拳、健身操等方式进行，1～2次/d，每次30～60min。

4. 物理疗法

(1)直流电离子导入疗法　根据病情选用1.5%硫酸镁溶液，10%复方丹参溶液，0.25%～0.5%烟酸溶液，0.8%～3%川芎嗪溶液，10%碘化钾溶液等。将作用电极置于心前区，非作用电极置于肩胛间或左前臂，电流量一般为5～16mA，每次15min，1次/d，15次为1疗程。

(2)紫外线疗法　采用红斑量的紫外线，分胸前、胸侧及胸背三区照射，每区照射面积为8cm×10cm，每日照射一区，每区照射5次。此法更适合心绞痛患者。

(3)空气负离子吸入疗法　浓度为10 000～20 000个/ml，1次/d，每次15min，20次为1疗程。

(4)音乐疗法　选用节奏缓慢、风格典雅的乐曲，每次20～30min，1次/d，15～20次为1疗程。

5. 体育疗法

(1)耐力性需氧运动　根据病情和条件，可选用下肢等张运动，如步行、跑步、蹬车等，也可选用上肢等张运动，如划船等，或上下肢联合运动，如体操、太极拳、太极剑、游泳等。运动强度，按活动控制法，冠心病患者在运动时摄氧量达最大摄氧量的57%～78%时比较理想；按反应(即心率)控制法，运动时心率达最高运动心率的70%～80%，体质稍差者可选择60%～70%的最高心率，也可根据净增心率法判断，即运动时最高心率减运动前安静时心率，每分钟不超过20～40次。运动的持续时间，一般每次为30min。运动频度，每周3～5次。出现下列情况应中止运动：心绞痛，心律失常，心率反应过快过慢，运动中步态不稳、面色苍白、肢体疼痛，运动后长时间疲劳、失眠，体液潴留引起的体重增加，精神错乱，心电图出现明显异常等。

(2)气功疗法　以放松功和内养功为主，采用卧式或坐式，每次30min，2次/d。

6. 中医疗法

(1)辨证论治

①胸阳痹阻：治以通阳宣痹，方用栝蒌薤白半夏汤加减。

②气滞血瘀：治以疏肝理气，活血化瘀，方用丹参饮加减。

③气阴两虚：治以益气养阴，方用炙甘草汤加减。

④阳气虚损：治以助阳益气，方用理中丸或金匮肾气丸加减。

(2)草药单方、复方及中成药

①单味人参、丹参、田七炖服,或制成散剂冲服。

②中成药:复方丹参片、滴丸和注射液,冠心苏合丸,救心丹,活血丹,地奥心血康,健心丸等。

(3)针灸疗法

①体针:主穴取心俞、阴郄、膻中、内关,配穴取足三里、间使、厥阴俞、公孙等。

②耳针:主穴取心、皮质下、神门、交感,配穴取小肠、内分泌、肾、肺、脾等。

③艾灸疗法:取内关、心俞、膻中、郄门为主穴,配厥阴俞、足三里、关元、神厥等。每次取2~4穴,每次每穴间接灸10~15min,1次/d,15次为1疗程。

7.心理疗法

(1)心理疏导　提供优质服务和优美环境,产生良好的心理效应,有利于心身健康。

(2)语言治疗　通过个别或集体咨询,解答有关高原心脏病的病因、症状和预防保健,消除患者顾虑,纠正其某些不良习惯,达到心理平衡。

8.氧气疗法　一般以鼻导管或鼻塞给氧,低流量(2L/min)间断使用,有条件时可用高压氧舱治疗。高压氧疗法适应于心绞痛恢复期患者,1次/d,每次治疗时间根据病情而定,10次为1疗程。

9.体外反搏疗法　适用于心绞痛、病窦综合征及缺血性心律失常。取平卧位,按技术操作常规进行。1次/d,每次40~60min,12次为1疗程,总治疗次数根据病情而定。

10.药物疗法

(1)隐匿型冠心病治疗

①控制易患因素,消除诱因,积极治疗并发病,如高血压、糖尿病、高脂蛋白血症等。

②选用防治动脉粥样硬化的药物,如降血脂和扩张血管的中西药物。

③抗血小板聚集药,如肠溶阿司匹林片50mg,1次/d,或噻氯匹定(力抗栓)250mg,1次/d,或双嘧达莫(潘生丁)25mg,3次/d,均为口服。

(2)心绞痛治疗

①制止发作:停止活动,立即休息,给氧,并选用下列药物。舌下含服硝酸甘油0.3~0.6mg或亚硝酸异戊酯0.2ml,压碎安瓿后吸入,或硝酸甘油气雾剂喷入口腔;硝苯地平(心痛定)5~10mg含服;硝酸异山梨酯(消心痛)5~10mg舌下含服,或硝酸异山梨酯气雾剂喷入口腔;地尔硫䓬(硫氮䓬酮)30mg,3次/d,口服。

②预防发作:硝酸酯类药物:硝酸异山梨酯10~20mg,2~3次/d,口服;硝酸戊四醇酯(长效硝酸甘油)10mg,3次/d,餐前服用;单硝酸异山梨醇酯20~40mg,1~2次/d,口服;硝酸甘油膜,贴在皮肤上,1次/d,每次1剂,每剂含硝酸甘油25mg(或50mg),24h释放量为5mg(或10mg);长效硝酸甘油膏(心泰膏),贴于前胸部,1次/d,可预防卧位性心绞痛发作。

受体阻滞剂:不宜用于有心力衰竭、病窦综合征、房室传导阻滞(AVB)Ⅱ度以上及低血压的心绞痛患者。可选用普萘洛尔10~20mg,3次/d;美托洛尔50~100mg,3次/d;阿替洛尔25~100mg,3次/d。以上药物均为口服。

钙离子拮抗剂:硝苯地平10~20mg,3次/d,口服;维拉帕米40~80mg,3次/d,口服;地尔硫䓬30~90mg,3次/d,口服。

联合用药:钙离子拮抗剂与硝酸酯类药物合用能提高疗效,但可使血压下降,须密切观察;β受体阻滞剂与钙离子拮抗剂合用,最适宜心绞痛阈值稳定的劳力型心绞痛和合并快速心律失常者。

手术治疗:Ⅲ、Ⅳ级心绞痛经药物治疗无效,可采用经皮腔内冠状动脉成形术(PTCA)、冠状动脉内激光成形术、冠状动脉旁路移植术等。

五、疗效评定

1.治愈　症状、体征基本消失,休息时心电图恢复正常,运动试验由阳性转为阴性。

2.好转　症状基本消失,心功能基本恢复,但重要体征、X线、心电图未恢复正常。休息时心电图ST段压低恢复在0.05mV以上,或T波倒置变浅(达50%以上),或平坦变直立。

3.无效　病情无变化。

(崔建华　徐　莉)

第三节　高原衰退症的康复疗养

高原衰退症,过去我国学者习称“慢性高原反应”

"持续性高原反应"。1976 年研究报道,在高原环境生活的"健康人"中,有 75% 以上的人有头昏、头晕、失眠疲倦、记忆减弱等不适应症状;有 50% 以上的人心界扩大,肺第二音亢进或分裂,心尖区 Ⅰ ~ Ⅱ 级缩鸣音、肝大等体征而这些体征并不集中在某个人身上,不符合慢性高原病某型的诊断。因此,将其另列一型是必要及合适的。第一次全国高原医学学术讨论会(1982 年)进一步明确了此型的命名及诊断标准,即慢性高原反应有以下特征:①发病一般在海拔 3000m(少数低于此高度也可发生)。多为居住高原较长时间后逐渐出现一系列症状,少数则为急性高原反应迁延不愈而致。②主要症状像神经衰弱综合征。间或伴有自主神经功能紊乱征象。有时伴有浮肿、原因不明的肝肿大、蛋白尿等,血压可偏高或偏低。③一般都有减重、消瘦和体力、脑力劳动能力明显减退的客观依据。④上述症状在转至海拔较低地区或平原后有明显减轻或消失。

高原医学工作者经过长期临床观察,进一步证实了高原衰退症是客观存在的,并对其进行了更深入准确的总结,认为此型患者系对高原低氧环境适应不良所致,是移居者在高原慢性缺氧过程中出现了一系列脑力及体力衰退现象。脑力衰退症状主要有头痛、头晕、失眠、记忆力减退、注意力不集中、思维能力降低、情绪不稳、精神淡漠等。同时常有食欲减退、体重减轻、体力减退、极度疲乏、工作能力下降、性功能减退、月经失调等。尚可伴有血压降低、脱发、牙齿脱落、指甲凹陷、间歇浮肿、轻度肝大等。病程迁延,呈波动性,逐渐加重,但转至海拔低处或海平面地区,症状逐渐减轻消失,在高原就地则往往不转化为高原红细胞增多或出现显著肺动脉高压。

在世界其他地区也有此类病症的报道,不过称谓各异,如南美学者称之为适应病(adaptive disease)或适应衰退(failure to acclimatize),在印度称之为狭义的"慢性高山病"(chronic mountain sickness)。我国旧称"慢性高原反应",此术语概念模糊,此外,所谓"慢性高原反应"也绝不单纯是"急性高原反应"时间上的延续,将此二者并为"高原反应"一型也不妥当。有改称为"高原机能失调",仍然含义不确。1981 年,在加拿大召开的第七届国际低氧讨论会上,有学者把机体长期逗留在海拔 5000m 以上的登山运动员出现的失眠、疲乏、食欲减退、体重下降、精力和体力减退等现象命名为高原衰退(其实这一名称早在 1953 年就有学者曾提及)。而据我国学者在青藏高原的长期观察,多数病例在久居海拔 4000 ~ 5000m 发病,但少数病例在海拔 3000m 以上也可发病。以上表现仍同慢性高原反应的临床特征。因此,借鉴国外学者的观点,我国学者将此型命名为高原衰退症。

对于高原衰退症的诊断,在临床上必须注意以下两点:首先原"慢性高原反应"的诊断条件过宽,短时或有轻度症状者亦常予列入。众所周知,在高原,因心理因素、情绪变化或劳累等均易出现头痛、心悸、疲乏、失眠等为常见现象,但激发因素一旦消除,症状亦告消失,故不宜将此类现象亦列入本型的诊断。其次,高原衰退症的临床症状、体征与其他各型慢性高原病的症状、体征并无特殊不同,因而在诊断高原衰退症时,应持审慎态度,以免掩盖其他型诊断而延误处置时机。

一、发病率及发病机制

(一)发病率

由于缺乏高原衰退症的明确诊断标准,且国内高原医学界长期对该型诊断标准有争议,有关高原衰退症的专题报告较少,且对其发病率报告不一。吴天一等(1983 年)报告在海拔 2260 ~ 2800m 地区,高原衰退症发病率为 1.06%;海拔 3050 ~ 3800m 地区发病率为 3.94%;海拔 4068 ~ 5226m 地区其发病率随海拔高度升高而呈现增加趋势。西藏军区体检队于 1973 年 7 月调查了西藏拉萨地区(海拔 3658m)739 名部队官兵慢性高原病发病情况,高原衰退症发病率高达 50% 以上。

(二)发病机制

虽然高原低氧环境是高原衰退症发生的主要因素,但低氧如何引起高原衰退即高原衰退症的发生机制目前仍不清楚。探讨高原衰退症机制方面的文章也很少,总结近几年的研究资料发现,高原衰退症发生与下列因素有关。

1. 神经、内分泌功能紊乱　神经系统抗缺氧能力最差,大脑皮质缺氧最敏感,神经系统衰退,主要是因为高原缺氧使人的脑功能发生不同程度衰退。同时，在高原衰退症的症状中，因神经系统功能衰退所引起的症状出现较早。有学者报道，高原海拔越高，记忆力减退越明显，其中短时或瞬时记忆减退尤为显著，就中等海拔高原居民记忆力而言，一般记忆力从40岁开始减退，60岁以后明显减退，记忆力减退的年龄比平原人提前10年。高原睡眠脑电图主要表现为觉醒反应频繁，深睡期明显减少或消失，多停留在浅睡期和中度睡眠期，由于睡眠质量差，因此易出现疲乏、记忆力下降、注意力不集中、工作效率降低等表现。

在对人类高原习服的研究中，肾上腺皮质激素改变最早且广泛受到学者重视，这不仅因为肾上腺皮质激素参与机体各主要代谢活动，重要的是机体在处于有害的刺激环境下，通过下丘脑及垂体前叶引起肾上腺皮质激素做出迅即的应激反应，使机体免受损害。据研究证明，长期居住在高海拔低氧下的高原人，血浆皮质醇比平原人分泌减少，表明其肾上腺皮质功能减退。血浆皮质醇含量降低的原因，可能是长期低氧时，肾上腺皮质直接抑制的结果，同时也反映出慢性缺氧丘脑下部 - 垂体 - 肾上腺轴调节功能异常。有研究资料表明，高原居民血浆中甲状腺素（T_3、T_4）水平明显低于平原人，有人认为这与高原低氧引起激素的合成和分泌障碍有关。

2. *微循环障碍及免疫功能低下*　高原衰退症患者血液流变学研究表明，患者的外周血多显示RBC增多、全血黏度增加及血小板聚集性增高。由于外周血的这些改变使血液更加缓慢、淤积，不利于组织血流灌注和氧气的运输及交换，进而影响组织、器官的结构和功能，从而使机体多器官发生机能衰退。有学者也注意到，长期生活在高原低氧地区居民存在着免疫功能失调，主要表现为细胞免疫、体液免疫水平下降，循环免疫功能受损将会导致机体免疫防御和免疫自稳功能降低，接受外源和内源抗原机会增多，导致细胞功能失调和代谢障碍，进而引起机体的功能衰竭。

二、诊断依据

（一）临床表现

1. *临床症状*

（1）脑力衰退症状　表现为头痛、头晕、失眠、记忆力减退、注意力不集中、思维、判断能力降低、情绪不稳和精神淡漠等。

记忆力减退、注意力不集中，其程度差别很大。记忆力减退主要表现为近记忆力减退，即患者对过去几周、几天经历的事常常难以记起，对几周内未见面的朋友有时难呼其名，注意力不集中多表现为阅读时很难集中精力一次性读完一篇文章。失眠、高原衰退症患者大多表现为失眠，即入睡困难，有时表现为睡眠较浅，极易唤醒，有时表现为早醒，再次入睡相当困难。昏厥：在高原上剧烈运动、精神高度紧张或过度悲伤可诱发昏厥，有时患者亦可无任何诱因而突然神志不清、大小便失禁。发作后除全身无力、精神紧张外无其他不适，临床检查也无任何阳性发现。

（2）体力衰退症状　表现为食欲减退、体重减轻、疲乏无力、劳动及工作能力降低、性功能减退、月经失调等。

2. *体征*　主要表现为血压降低、脱发、牙齿脱落、指甲凹陷、间歇性浮肿及肝脾肿大等。

血压降低：多表现为收缩压降低及脉压差缩小，可能同心功能下降有关。脱发多表现为均匀性脱落，完全脱落者少见。开始时，患者会表现为头发光泽减退、头发脆性增加而易断，继之头顶及额前双侧头发脱落，患者大多表现为头发稀疏无光泽。

浮肿：高原衰退症患者一般为晨起颜面和后下肢凹陷性浮肿。返回平原后多在短时间内消肿。

肝脾肿大：高原衰退症患者大多有肝脾肿大，但肝功能多为正常。回到平原后，肿大的肝脾在短时间内恢复至正常大小。

（二）诊断

1. 发生于久居海拔2500m以上的移居者及世居者。

2. 脑力衰退表现为头痛、头晕、失眠、记忆力减退、注意力不集中、思维、判断能力降低、情绪不稳和精神淡漠等。

3. 体力衰退表现为食欲减退、体重减轻、疲乏无力、劳动及工作能力降低、性功能减退、月经失调等。

4. 伴随症状有血压降低、脱发、牙齿脱落、指甲凹陷、间歇浮肿、轻度肝脾肿大等。

5. 不伴有 RBC 增多和显著肺动脉高压。

6. 病程迁延，呈波动性，但逐渐加重，出现持续进行性衰退，但转至海拔低处或海平地区症状逐渐减轻消失。

(三)检查与评估

1. 详细询问病史　高原地区工作的时间及海拔，发病经过及其他与高原有关的疾病名称，以及简要治疗经过。

2. 体检检查　认真进行体格检查，尤其是心血管和神经系统检查。测卧位、坐位、站位时的血压及心率。

3. 检验　血、尿常规，肝功、血脂、血糖、电解质、肾功能、尿酮，必要时进行去甲肾上腺素或促皮质素刺激试验。

4. 特殊检查　心电图、胸部 X 线、超声心动图、脑电图，头颅 CT、MRI 检查等。

5. 康复评估　根据以上检测评估神经、运动主要功能，评估心理及精神状况：焦虑自评量表(SAS)，症状自评量表(SCL－90)；艾森克个性问卷(EPQ)；汉密尔顿抑郁量表(HAMD)；生活事件量表(应激相关心理检测 LES)。自主神经功能检测；高原脱习服量表分析；匹兹堡睡眠质量指数量表(PSQI)检测。

三、康复疗养指征及疗养地选择

无明显脑缺血的表现，病情平稳者均适于疗养。选择海拔 2000m 以下的山地、森林、海滨、矿泉疗养地。

四、康复疗养方法

1. 护理　病情稳定者，常规三级疗养护理，病情不稳时应及时更改护理等级。夜间起床或直立小便时，应加强护理。

2. 饮食　可适当高钠饮食，每日摄钠 > 150mmol。

3. 自然因子疗法　利用疗养区空气清新、氧含量丰富、空气负离子多、风景秀丽等自然因子，促进身体康复。如进行矿泉浴(氡泉或碳酸泉浴)、日光浴、空气浴、饮泉疗法(氯化钠泉)。

4. 物理疗法

(1)使用弹力长袜或长裤、紧身腰带、抗重力衣服以增加静脉回流。

(2)床头抬高 20～30cm，可促进肾素的释放和增加有效循环血量。

(3)直流电离子导入疗法。

(4)肾区直流电疗法。

5. 体育疗法

(1)医疗步行　每天早、晚各 15～20min。

(2)太极拳　习练时务求精力集中，达到“行动于外，心静于内”。

(3)气功　一般病情可选择养气功的六字诀健身法、“洗髓金经”等；体壮者，气功如内养功、强壮功、太极内功等。

6. 中医疗法　①辨证论治。②针灸疗法，如体针、耳针、水针、艾灸疗法等。③按摩疗法。④按中医辨证论治，可将本症分为三型。肺气虚型：精神倦怠，呼吸短促，形寒怕冷，多汗舌淡苔白，脉细数。亦可兼见食欲不振、浮肿、头昏心悸。治疗宜补肺益气，用党参、黄芪、白术、茯苓、山药、蛤蚧、炙甘草。兼有脾虚气陷者可用补中益气汤、气虚卫表不固者用玉屏风散。肺阴虚型：干咳少痰，或带血丝，或口干舌燥，烦躁失眠舌红少津而干，少苔，脉细数。药用生地、沙参、麦冬、玉竹、百合、桑叶、扁豆、花粉。亦可用百合固金汤等。气阴两虚型：体倦、气短、懒言、口渴、多汗、咽干、舌燥、脉虚弱。药用党参、麦冬、五味子、山药、玄参、百合、甘草等。

7. 心理疗法

(1)心理疏导　提供优质服务和优美环境，使患者产生良好的心理效应，有利于心身健康。

(2)移情易性　通过个别或集体咨询，解答有高原衰退病的病因、症状和预防保健，消除顾虑，纠正某些不良习惯，达到心理平衡。

8. 药物疗法　高原衰退症患者可用药物治疗，如头痛可给予止痛药，失眠较重者适当服用安眠药。

五、疗效评定

1. 治愈　头晕、气短等症状消失，血压 ≥ 90/60mmHg。

2. 好转　头晕、乏力等脑缺血症状明显减轻，无体位性晕厥发作，血压波动在 90/60mmHg 左右。

3. 无效　症状及体征无变化。

六、预后

高原衰退症患者的某些症状，在返回平原休息一段时间后可完全恢复,甚至再次返回高原亦不复发。那些返回高原仍然复发的患者,特别是症状多而重的患者,最好返回平原,或在低海拔地区生活和工作。

(徐 莉 崔建华 腾泽晖)

第四节 高原血压异常的康复疗养

平原人移居高原后的体循环血压改变可以表现为血压增高或降低,多数表现为血压增高。随着对高原低氧环境的适应,血压可恢复至原来水平。在严重低氧时血压可明显下降。若此种血压异常状态持续存在或缓解后再度出现并持续下去,可产生继发性损害,即转变为高原高血压症或高原低血压症。高原血压变化的特点是心排血量降低、脉压差缩小。高原高血压与高原低血压不同于高原高血压症及高原低血压症,前者是人体对高原低氧的一种病理生理反应,且多为暂时性的;后者多为持续性并也产生由此引起器质性损害,而成为高原独立疾病。

一、高原高血压

(一)发病率及发病机制

1.发病率 有关高原高血压的研究报告很少,对其患病率的调查报告更为少见,文献报告多为高原人群血压调查的结果。如西藏军区后勤部高山病研究所1974年进行了一次血压普查,其调查人数1592人次(移居汉族人1472人,世居藏族人57人),其高血压发病率为22.76%(257人),其中移居者的高血压发病率为23.32%(250人),世居藏族的高血压发病率为12.28%(7人),世居藏族发病率明显低于移居者。西藏自治区1979年调查藏族人7924人,移居汉族人1748人,移居者的收缩压偏低,世居藏族人的高血压发病率为19.31%(1850人)。虽然,在普查高血压病时,高原地区发病率较高,特别是由平原地区移居高原者。但无法在普查中区别是高原高血压,还是原发性高血压,只能将高血压在高原的发病率与平原的发病率做一比较。全国70余万人的普查资料说明,平原地区的高血压的发病率一般为2%~6%,其中辽宁省的报告是的11.7%,上海市的报告是8.33%,福建省的报告是3.89%。而高原地区西藏约为20%,青海青藏公路沿线为14.14%。

2.发病机制

(1)在高原环境下,长时间缺氧可使大脑皮质功能紊乱,皮质下中枢调节作用减弱,交感神经兴奋性提高,肾上腺髓质活性增加,血液内儿茶酚胺含量增多,造成血管痉挛,血管外周阻力增加,血压上升。

(2)机体缺氧,动脉血氧饱和度下降,刺激颈动脉窦和主动脉体化学感受器,通过传入神经到达血管运动中枢产生交感神经反应,致周围血管阻力增加和心率加速,血压上升。另外初入高原时神经紧张和寒冷刺激均可使上述反应加重。

(3)目前已基本肯定机体在休息状态下,暴露于缺氧环境时血浆醛固酮浓度降低及尿醛固酮排泄量减少,但关于血浆肾素活性结果不一,有下降、无改变或升高,大多数学者倾向于升高,即机体暴露于缺氧环境时,肾素活性升高,而血浆醛固酮浓度下降,肾素-血管紧张素-醛固酮系统变化失调。但是当机体暴露于高原缺氧环境的同时,又处于激发状态(如剧烈运动、机体进入高原缺氧环境初期),肾素-血管紧张素-醛固酮系统的肾素活性和醛固酮含量均呈明显升高趋势。英国学者Milledge等进行了高原大运动量的研究,13名受检者每天在3100m高度步行登山运动6~8h,运动前4天作对照,运动5d,然后返回900m较低海拔地区4d,作为恢复期,观察比较对照,恢复期及运动期血中,肾素、醛固酮和血管紧张素转化酶的变化,结果发现对照和恢复期,肾素和醛固酮含量无明显变化,而运动期肾素和醛固酮含量均明显升高。并进一步发现,高原缺氧伴随运动时血中醛固酮、肾素含量比在平原运动时高2~3倍。

(4)久居高原,慢性缺氧,机体出现代偿性RBC增多,HCT升高,从而引起血液黏滞度增加。血液黏滞度上升与血压有关,舒张压与HCT成正相关。血液黏滞度上升可使外周血管阻力增高从而引起血压升高。

(二)诊断依据

1.临床表现

(1)症状 症状为头痛、头晕、心悸、胸闷、气短、乏力、耳鸣、口干、易怒、多梦、失眠等,可伴有面部及肢体麻木,消化道症状如恶心、呕吐、食欲减退也常见。研究人员报道了219例高原高血压患者的症状频率,虽然所有患者均有不同种类的症状，但以头昏、头痛、心悸、气短、胸闷、失眠、多梦等表现占比例大。此外尚有以下特点：首先，高原高血压症患者的症状突出，但与血压升高程度不相称，分析多数仍属于高原反应的症状。其次，高原高血压临床上虽见到过有脑血管意外的报道，但心、肾、脑的损害较少，其并发症明显少于原发性高血压。

（2）体征　高原高血压的主要体征是血压增高，超出正常标准。收缩压 ≥ 140mmHg，舒张压 ≥ 90mmHg。少有收缩压单纯增高的，多是舒张压增高，收缩压仅轻度、中度增高，脉压差缩小。高原高血压患者根据临床表现和发展过程，表现为两型。单纯型：仅表现血压升高，可由急性期的血压持续升高发展而来，也可在移居高原后较长时间才发病；混合型：大多数高原高血压和 HAPC、高原心脏病并存，形成慢性高山病，此型多发生于久居高原后来又脱适应的居民，如 HAPC 中约 55% 的患者有高血压。我们这里所指的高原高血压主要是指单纯型。约 57.53% 的高原高血压患者有心脏体征。左、右心室均不同程度增大。肺动脉第二音亢进或分裂（这一体征多属高原缺氧因素所致），主动脉第二音增强，心尖部可闻及Ⅰ~Ⅱ级收缩期杂音。

（3）辅助检查

①胸部 X 线：约 72% 的患者有心脏及大血管异常。44.5% 的患者表现为左室轻中度增大，7.6% 的患者表现为右室轻中度增大，6.2% 的患者有双侧心室增大。约有一半的患者有主动脉增宽。原发性高血压患者的心脏改变主要在左心，右心改变主要为高原缺氧所致。

②心电图：有资料表明，约 44.7% 的患者的心电图有不同项目的改变，如部分患者有左右束支传导阻滞，心电图 QRS 平均电轴左偏及左室高电压，少数患者有右室肥厚或双侧心室肥厚。

③眼底检查：约 35% 的患者有眼底改变，主要表现为Ⅰ、Ⅱ期高血压性眼底改变。也可表现为静脉怒张、发绀及眼底出血。眼底改变程度与血压的升高并不成比例。

④实验室检查：可见外围血象中 RBC 及 Hb 增高。尿常规可见少数患者有蛋白尿、颗粒管性等改变。尿糖定性为阴性，血尿素氮正常。

2. 诊断　高原高血压的诊断标准如下：

（1）一般系长期居住在海拔 2500m 以上地区的移居者，发病年龄多较轻，移居高原前无高血压史。

（2）移居高原后，收缩压大于或等于 140mmkg 及或舒张压大于或等于 90mmHg。

（3）返抵平原后血压自行下降，而重返高原后血压又复升高。

（4）排除原发性高血压和其他原因引起的继发性高血压。

3. 检查与评估

（1）详细询问病史，高原地区工作的时间及海拔，发病经过及其他与高原有关的疾病名称，以及简要治疗经过。

（2）认真进行体格检查，注意血压动态变化。

（3）24 小时动态血压监测。

（4）血、尿常规，肝功、血脂、血糖、电解质、肾功、肾素、糖耐量试验、血液流变学、红细胞变形能力检查。

（5）心电图、心向量图、心功能、胸部摄片、眼底镜检查、经颅多普勒、动脉超声、腹部 B 超及心脏彩超等检查。

（6）康复评估　根据以上检测评估心血管、神经系统主要功能，评估心理及精神状况：焦虑自评量表（SAS），症状自评量表（SCL－90）；艾森克个性问卷（EPQ）；汉密尔顿抑郁量表（HAMD）；生活事件量表（应激相关心理检测 LES）。自主神经功能检测；高原脱习服量表分析；匹兹堡睡眠质量指数量表（PSQI）检测。

（三）康复疗养指征

无严重心、脑、肾并发症的稳定期高原高血压患者均适于疗养。选择海拔 2000m 以下的山地、森林、海滨、矿泉疗养地。舒适优美的疗养环境，规律的生活秩序，消除影响血压波动的有关因素，适当安排一些有益于身心健康的活动，如钓鱼、书法、绘画等。衣着适度，避免寒冷刺激，保持大便通畅。

（四）康复疗养方法

1. 护理　缓进型Ⅰ、Ⅱ级高血压患者，在药物或非药物治疗下血压稳定在正常或轻度高血压范围内者，给予三级疗养护理，每日监测血压，血压波动不稳或有心、脑、肾靶器官明显损害者，应及时更改护理等级。

2. 饮食　富含钾、钙和优质蛋白、脂肪适量的低盐饮食。每日钠盐的摄入量应限制在5g左右。戒烟、限制饮酒，少吃辛辣刺激食物，多吃蔬菜和水果。

3. 自然因子疗法　充分利用疗养区空气清新、氧含量丰富、空气负离子多、风景秀丽等自然因子，促进身体康复。

(1)空气浴　清晨在疗养区附近空气清新处散步、做操、练气功，吐故纳新，1 次/d，每次 15 ~ 45min。

(2)日光浴　采用间歇性全身照射法，每照射6min，回到阴凉处休息 5 ~ 10min，3 ~ 4 次/d 为宜。

(3)海水浴　选择 7—9 月份，可酌情做全身浸泡、海水拍体或浅海游泳。

(4)矿泉浴

①氡泉浴：水温 37℃ ~ 38℃，1 次/d，每次 15min，15 ~ 20 次为 1 疗程。此外还可选碘泉浴、硫化泉浴等，方法同上。

②CO_2泉浴：水温初为 35℃ ~ 36℃，疗程后期水温可降至 33℃ ~ 32℃，1 次/d，每次 7 ~ 12min，15 ~ 20 次为 1 疗程。

高血压患者在中午或晚间(例如：晚 8 时)进行矿泉浴疗较在早晨(例如：早 8 时)浴疗的效果显著。

(5)碳酸气水浴　水温 34℃ ~ 36℃，1 次/d，每次 10 ~ 15min，12 次为 1 疗程。

(6)森林浴　森中氧气含量高，有利于降低高血压患者的血压。

4. 物理疗法　直流电离子导入疗法、脉冲超短波及短波疗法、中波疗法、激光疗法、电睡眠疗法、磁疗法、水疗法等。

(1)直流电离子导入疗法　阳极可选用 20% 硫酸镁溶液，10% 钩藤液，10% 杜仲液，0.36% 罗芙木碱溶液；阴极可选用 10% 溴化钠液，10% 碘化钾溶液，10% 五味子溶液。用领区离子导入法，1 次/d，每次 10 ~ 15min，12 ~ 15 次为 1 疗程。

(2)脉冲超短波及短波疗法　应用无热剂量的脉冲超高频电场，作用于患者太阳神经丛区、双足区、颈交感神经节区，1 次/d，每次 10 ~ 15min，12 ~ 15 次为 1 疗程。亦可行超短波微热量肾区治疗。

(3)中波疗法　应用肾区透热法，电流强度 1 ~ 1.5A，每次 20min，1 次/d，15 ~ 20 次为 1 疗程。

(4)激光疗法　采用氦 - 氖激光照射，取穴位人迎、大椎、太冲、颈交感神经节等处，每穴 2 ~ 3min，每次照 2 ~ 4 穴，1 次/d，10 ~ 12 次为 1 疗程。

(5)电睡眠疗法　眼部用阴极、枕部(或乳突部)用阳极，波宽 0.2 ~ 0.3ms，频率 5 ~ 20Hz，电流强度 6 ~ 8mA，每次 20 ~ 40min，1 次/d 或 1/2d，15 ~ 20 次为 1 疗程。

(6)磁疗法

①贴穴法：可用 0.05 ~ 0.15T 的磁片，贴敷曲池、百会、内关、足三里、大椎等穴，每次选配 2 ~ 3 个穴，1 个月为 1 疗程。

②磁带法：佩戴在任何一侧手臂的内关穴处，磁场强度0.05T，每日佩戴 2 ~ 12h，1 ~ 3 个月为 1 疗程。

③旋磁法：磁头置百会穴，磁场强度0.08 ~ 0.12T，每次 5 ~ 10min，15 次为 1 疗程。

(7)水疗法

①松脂浴：水温 36℃ ~ 38℃，1 次/d，每次 10 ~ 15min，12 次为 1 疗程。

②电矿泉浴：用下行电流，电流强度 15 ~ 25mA，1 次/d，每次 10 ~ 20min，12 ~ 18 次为 1 疗程。

③全身电水浴：每次 15 ~ 30min，1 次/d，10 ~ 15 次为 1 疗程。

5. 体育疗法

(1)医疗步行　可在清晨和黄昏进行，要求速度适中，四肢放松自然摆动，行走一般从短距离和慢速(60 ~ 80 步/min)开始，以后可逐渐延长距离并加至速中速(80 ~ 100 步/min)，一般不宜快速(>100 步/min)，1 ~ 2 次/d，每次 15 ~ 30min，以后增至 40 ~ 60min。

(2)降压体操　降压操的动作幅度宜大，肌肉放松，中等偏慢速度或有节律活动，动作常呈弧形而不是直线，要和腹式呼吸结合进行。做操时应按节次循序进行，不宜做头低于心脏水平的动作，不宜跳跃、快速旋转，不做负重性活动，以免引起憋气等，防止反射性血压升高。

(3)太极拳　可选简化太极拳，1 ~ 2 次/d，每次 30min。可以打全套，也可以打半套或几式，如云手、野马分鬃等。

(4)气功　放松功，2 ~ 3 次/d，每次 20 ~ 30min；

松静功、内养功、强壮功等均可选用,注意调意、调身、调息;也可自行练站桩功,意守双脚涌泉穴。

(5)慢跑　开始与步行交替进行,逐渐延长距离并加快速度,随血压下降而运动量增大。血压不稳者活动量要小,并循序渐进,待血压稳定后再按心率快慢确定运动量。

(6)爬山　无合并症的早期高血压患者,可以进行运动量不大的爬山运动。

(7)游泳　可在天气暖和时进行缓慢而放松的游泳。1 次/d,每次 20 ~ 30min,15 ~ 30d 为 1 疗程。

(8)游戏　选择运动量小、情绪不易激动的游戏,如克郎球、台球等。单独练习或穿插在医疗体操之间进行。1 ~ 2 次/d,每次 15 ~ 30min。

(9)自行车、滑雪等其他耐力性运动或有氧运动,可根据患者具体情况选择,运动强度一般为 50% ~ 90% 的运动选择,每周 3 次,每次 30 ~ 60min,1 ~ 8 个月为 1 疗程。

(10)拍打法　用铁丝裹布作成宽约 14cm,长约 60cm 的拍子,按照背部、下肢、胸部、腹部、上肢的顺序拍打。1 次/d,每次 10 ~ 15min,12 ~ 15 次为 1 疗程。

6. 中医疗法

(1)辨证论治

①肝阳上亢:治宜平肝潜阳,方用天麻钩藤饮加减。

②肝阳化风:治宜镇肝熄风,方用镇肝熄风汤加减。

③肝肾阴虚:治宜滋补肝肾,方用六味地黄汤加减。

④心肾不交:治宜滋阴降火,交通心肾,方用六味地黄丸合交泰丸加减。

⑤肾阳亏虚:治宜补肾温阳,方用济生肾气丸加减。

⑥心气虚弱:治宜补益心气,方用养心汤加减。

⑦中风:治宜祛风通络或开窍,方用羚羊角汤加减。

(2)针灸疗法

①头皮针:取书写、呼循、思维、听觉、伏象、头部为基本穴,进针达骨膜,留针 30min,1 次/d,10 次为 1 疗程,共 3 疗程。

②体针:取风池、太冲、曲池、足三里、三阴交,头痛剧、目赤胀者加太阳穴,用捻法进针,中强度刺激,留针 20min,1 次/d,7 ~ 10 次为 1 疗程。

③耳针:以心、肝区、脑点、降压点为主,失眠加神门,多梦加胆,心悸加心脏点,四肢麻木加耳郭上四肢相应穴,严重头晕加耳尖,1 次/2d,10 次为 1 疗程。

④水针:用利血平、异丙嗪或 5% 龙胆草注射液,取穴 3 ~ 4 个注射,1 次/d,7 ~ 10 次为 1 疗程。穴位同体针。

⑤梅花针:点刺背、腰骶区、腘窝、踝关节周围皮肤,1 次/2d,7 ~ 10 次为 1 疗程。

⑥艾灸:用艾炷直接灸患者足三里、绝骨,每周 2 次,每次取 1 个穴(双侧),10 次为 1 疗程。

(3)按摩疗法　取揉、推、分筋和理筋法,于前额、枕后、侧颞、头顶顺督脉和脊旁揉推,局部触及条索状物且压痛明显者,取弹拨和静压手法。

(4)药物敷脐法　可用脐压散。方药为吴茱萸(胆汁制)、龙胆草(醇提物)、白矾(醋溶液)、硫黄、朱砂、环戊氯噻嗪(微量)等混合研末制成。每次 200mg 置于脐中,外用软纸敷盖加胶布固定,每周更换 1 次,用药 3 周。

(5)药枕疗法　用野菊花、竹叶、冬桑叶、生石膏、白芍、川芎、磁石、蔓荆子、藿木香、蚕沙等制成药枕,每昼夜使用不小于 6h。

(6)中药浴脚法　钩藤 20g,剪碎,布包冰片少许,加温水,每日晨起、睡前浴脚,每次 30min,10d 为 1 疗程。

7. 心理疗法

(1)心理疏导　通过医疗和心理咨询向患者讲解高血压与人格特征、生活应激事件及生活环境的关系。鼓励患者注意消除焦虑、紧张、易激动的情绪,保持心理平衡。

(2)移情易性　避开喧闹嘈杂、节奏紧张的都市环境,参加垂钓、旅游、观光、音乐、舞蹈等活动,陶冶性情,提高生活质量。

(3)松静疗法　在幽雅的环境中聆听轻松、悠扬的民族乐曲或古典音乐,并随之入静,彻底放松心绪。

(4)生物反馈疗法　通过训练患者接受生物反馈仪输出的人体生物信息来放松肌肉,学会有意识地控制自己的心理、生理活动。

8. *药物疗法* 从以下五大类药物中按个体化阶梯方案或根据肾素活性水平选用。降压药类别如下：

（1）利尿剂

①嗪类利尿剂：氢氯噻嗪25~50mg，1~2次/d，口服；环戊噻嗪0.25mg，1~2次/d，口服；氯噻酮25~50mg，1次/d，口服。

②保钾利尿剂：螺内酯（安体舒通）40~120mg，每日分3次，口服；氨苯蝶啶50~100mg，3次/d，口服。

③袢利尿剂：呋塞米（速尿）：20mg，1~2次/d，口服。

④非噻嗪类利尿剂：吲达帕胺（indapamide）2.5mg，1次/d，口服。

复方制剂：由氨氯吡咪（amiloride，蒙达清）、阿米洛利和氯噻嗪组成，1~2片，1次/d，口服。

（2）β受体阻滞剂

①普萘洛尔：5~25mg，3次/d，口服。

②阿替洛尔（atenolol）：50~200mg，1~2次/d，口服。

③美托洛尔（metoprolol，倍他乐克）：100~200mg，1~2次/d，口服。

④纳多洛尔（nadolol）：80~160mg，1~2次/d，口服。

⑤醋丁洛尔（acebutolol）：400mg，1次/d，或早晚分2次服。

⑥比索洛尔（bisoprolol，康可）：2.5~5mg，1次/d，口服。

其他：如氧烯洛尔（oxprenolol）、吲哚洛尔（pindolol）、拉贝洛尔（Ubetalol，柳胺苄心定）等。

β受体阻滞剂因有使心肌收缩力受抑制，房室传导时间延长、心率过缓、支气管痉挛、肢冷、低血糖等副作用，有心衰、房室传导阻滞、阻塞性肺气肿病变者不宜用。用药时宜从小剂量开始，视情增加；停药前先递减，不宜骤停。

（3）钙离子拮抗剂（CCB）

①硝苯地平（nifedipine）：5~20mg，1~3次/d，口服。

②维拉帕米（verapami）：30~90mg，3~4/d，口服。

③地尔硫雅草（diltiazem）：20~60mg，3~4/d，口服。

④尼群地平：10~40 mg，1~2次/d，口服。

⑤尼莫地平（nimodipine）：20mg，2~3次/d，口服。

⑥尼卡地平（nicardipine）：10~30mg，3次/d，口服。

⑦费乐地平（felodipine）：5~10mg，1次/d，口服。

目前主张24h平稳降压而提倡使用钙离子拮抗剂的长效剂型（含缓释剂和控释剂两类），如氨氯地平（络活喜，amlodipine）5mg，1次/d；伊拉地平（导脉顺片，isradipine）5mg，2次/d。皆为口服。

（4）血管紧张素转换酶抑制剂（ACEI）

①卡托普利（captopril）：12.5~25mg，2~3次/d，口服。

②依那普利（enalapril）：2.5~10mg，2次/d，口服。

③得拉普利（delapril）：30~60mg，每日分2次口服。

④西拉普利（cilazapril）：2.5~5mg，1次/d，口服。

⑤培哚普利（perindopril）：4mg，1次/d，口服。

（5）血管扩张剂

①中枢作用药：可乐定（clonidine）：0.15~0.4mg，2次/d，口服；甲基多巴（methyldopa）：125~1000mg，2次/d，口服。

②α_1受体拮抗剂：哌唑嗪（prazosin）0.5~2mg，3~4/d，口服。

③外周肾上腺素能神经元阻滞剂：利血平0.2~0.5 mg，2~3次/d，口服。均因副作用多而很少使用。

④直接血管扩张剂：肼屈嗪（hydralazine）10~25mg，2~3次/d，口服。均因副作用多而很少使用。

（6）合理使用方法

①个体化阶梯方案：1988年美国高血压发现、评价和治疗联合委员会（JNC）将钙离子拮抗剂、转换酶抑制剂与利尿剂、β受体阻滞剂并列，作为阶梯治疗的第一线药物，推荐了可随不同病情灵活选药的新阶梯用药程序，即个体化阶梯治疗（individulized stepcare-theropy，ISCT）。具体方案如下：

第一阶段（S1）：可根据病情选用以上四类药中的任何一种。

第二阶段（S2）：两药联用，即首选药加第一阶段的另一种药，或增加首选药剂量。

第三阶段(S3):三药联用,即将原两药之一换用另两种药。

第四阶段(S4):重新诊断和(或)转院会诊,或三药或四药联合。

控制好血压后可试行退回上一阶梯治疗。

②根据血浆肾素活性(PRA)水平分型治疗:用抽血查血浆肾素活性水平的方法直接分型。如无实验室条件,可先使用普萘洛尔口服,服用后血压下降,表示为高肾素型或正肾素型;服用后血压不降,多提示为低肾素型。高肾素型,多见于40岁以下患者及高动力心脏综合征患者,应选用能降低肾素活性的β受体阻滞剂;低肾素型,如血钾正常多属于容量依赖型高血压,常选用钙离子拮抗剂和利尿剂治疗,若血钾低(<3.5mmol/L)应考虑原发性醛固酮增多症的可能而采取外科治疗;正肾素型,单用抗肾素制剂或抗容量制剂常不能有效控制血压,因为有多种因素参与高血压形成,治疗上应联合采用抗肾素制剂和抗容量制剂。

(五)疗效评定

1.治愈　血压恢复正常<18.6/12.0kPa(<140/90mmHg),临床症状消失。

2.好转　收缩压和(或)舒张压下降≥2.6kPa(20mmHg),或下降达到临界高血压水平,症状减轻或消失。

3.无效　病情无变化。

二、高原低血压

(一)发病率及发病机制

1.发病率　以往资料表明,高原地区低血压的发病率为8.62%。另外几组材料从3658m到5100m移居人低血压病发病率约为10%。高原世居人低血压较移居人少见,且多为25岁以下的青少年。移居人低血压无年龄差异。高原地区低血压症可以发生于移居高原后的第一年内,但移居高原时间越长发病率越高。

一般轻度的血压降低,不需要特殊治疗。但急速进入高海拔地区后出现的血压降低严重的患者需要及时转至低海拔地区,转运时给予吸氧并注意保持脑部的血液供应。对于在高原居住时间较长的高原低血压患者,其症状已影响日常工作、生活的,亦应给予适当的治疗。

对于低血压的治疗,目的不在于使血压上升,主要在于减轻临床症状。

2.发病机制　高原低血压的发病机制目前尚不清楚,可能与下列因素有关:

(1)一般认为,缺氧使周围血管平滑肌松弛,毛细血管开放增多,使周围血管阻力下降。

(2)心功能减弱,心排血量降低可能是高原低血压的重要原因。有学者证实了长住高原后心搏量减少引起心排血量下降,似乎是由于缺氧对心肌的直接抑制作用。心脏收缩能力下降,其对血液的推动力不足,同时血容量减低,因而引起体循环血压下降(主要是收缩压)。

(3)低氧可致自主神经功能紊乱,长期高原缺氧可引起自主神经系统选择性地张力增加。由于存在个体差异性,每个人对低氧刺激的反应不同,有的人表现为交感受神经兴奋增强,另一些人可能表现为迷走神经优势,因而出现不同的血液循环反应。缺氧使自主神经功能失调,迷走神经兴奋占优势可能是高原低血压的原因之一。

由上可知,高原低血压的原因主要与低氧引起血管扩张使周围血管阻碍力下降,收缩压下降有关。对男性而言,RBC增多和血液黏滞度增加又抵消了这种扩张作用。这可能是由于舒张压下降不如收缩压下降明显。在女性则存在较男性明显的舒服张压降低效果,这可能与女性RBC增多不如男性明显有关。

(二)诊断依据

1.临床表现

(1)症状　主要症状为头昏、记忆力减退、乏力、眼花、心慌,多数患者在登山、跑步、下蹲突起时加重。但也有低血压患者在运动后血压升高,部分患者还表现出肢体发麻、胸痛、头痛、气促、食欲减退等慢性高原衰退的症状。

(2)体征　脉搏多在60~80次/分之间。收缩压不大于12.0kPa(90mmHg),舒张压不大于8.0kPa(60mmHg),脉压差多缩小。以肺动脉瓣第二音大于主动脉瓣第二音和肺动脉瓣第二音分裂为多见。辅助检查,如胸透、心电图、眼底检查等,未见特殊改变。

2. 诊断　高原低血压症的诊断标准如下：

(1)长期居住在海拔2500m以上发病。

(2)在平原血压正常，抵高原后血压逐渐降低≤12.0/8.0kPa(90/60mmHg，收缩压或舒服张压单项降低即可)。

(3)只有低血压症状群，常见症状有眩晕、头痛、头重、耳鸣、容易疲劳、衰弱感、不安、注意力不集中、工作能力减低、易出汗、四肢冷感、肩僵硬、失眠甚至晕厥等症状。

(4)返抵平原后血压自行上升，而重返高原血压又复下降。

(5)排除其他原因引起的继发性低血压。

3. 检查与评估

(1)详细询问病史，高原地区工作的时间及海拔，发病经过及其他与高原有关的疾病名称，以及简要治疗经过。认真进行体格检查，尤其是心血管和神经系统检查。

(2)侧卧位、坐位、站位时的血压及心率。

(3)血、尿常规，肝功、血脂、血糖、电解质、肾功能、尿酮，必要时测定去甲肾上腺素或促皮质素刺激试验。

(4)心电图、X线胸片、超声心动图、脑电图，头颅CT、MRI检查等。

(5)康复评估　根据以上检测评估心血管、神经系统主要功要功能，评估心理及精神状况：焦虑自评量表(SAS)，症状自评量表(SCL－90)；艾森克个性问卷(EPQ)；汉密尔顿抑郁量表(HAMD)；生活事件量表(应激相关心理检测LES)。自主神经功能检测；高原脱习服量表分析；匹兹堡睡眠质量指数量表(PSQI)检测。

(三)康复疗养指征及疗养地选择

无明显脑缺血的表现的高原低血压患者均适于疗养。选择海拔2000m以下的山地、森林、海滨、矿泉疗养地。

(四)康复疗养方法

1. 护理　病情稳定者，常规三级疗养护理，病情不稳时应及时更改护理等级。夜间起床或直立小便时，应加强护理。

2. 饮食　可适当高钠饮食，每日摄钠＞150mmol。

3. 自然因子疗法　利用疗养区空气清新、氧含量丰富、空气负离子多、风景秀丽等自然因子，促进身体康复。

(1)日光浴　用间歇全身照射法，由20.95J渐增至62.85J，每照射10～15min，休息5～10min，再行照射，如此反复，每次30～50min，1次/d，15～30d为1疗程。

(2)空气浴　气温20℃～30℃的季节，在海边、湖滨或树荫下，卧于床椅上，首次5～15min，渐增加到每次1～2h，1～2月为1疗程。

(3)矿泉浴　选氡泉或碳酸泉，水温38℃～40℃全身浸浴，每次10～15min，1次/d，10～15次为1疗程。

(4)饮泉疗法　氯化钠泉，饭前15～30min饮用，每次100～300ml，1～3次/d，4～6周为1疗程。

4. 物理疗法

(1)使用弹力长袜或长裤、紧身腰带、抗重力衣服以增加静脉回流。

(2)床头抬高20～30cm，可促进肾素的释放和增加有效循环量。

(3)直流电离子导入疗法　用3%～5%麻黄碱或1%去氧肾上腺素液置于阳极，通电20min，1次/d，15～20d为1疗程。

(4)肾区直流电疗法：两块10cm×15cm电极置于脊柱两侧相当于肾脏的位置，另一14cm×22cm电极过于上腹部，电流量15～20mA，每次15～30min，1次/d，15～20次为1疗程。

5. 体育疗法　医疗步行、拳操，气功如内养功、强壮功、太极内功等。

(1)医疗步行　步行1～2次/d，根据个人体质，每次1000～5000m，步速由慢逐渐加快，使心率达到100～120次/min左右，每周3～5次，持之以恒。

(2)拳操　可根据八段锦和练功十八法等自编体操，体操中多做上肢等长运动和腹肌运动，有助于维持和升高血压，2次/d，坚持不懈。太极拳也有利于血压升高。

(3)气功　可选小周天功、内养功、强壮功或太极内功等以培养正气、升提阳气。3～4/d，每次15～30min。

6. 中医疗法

(1)辨证论治

①气阴两虚：治宜益气滋阴，宁心安神，方用生脉

饮合炙甘草汤加减。

②心脾两虚:治宜益气补血,健脾宁心。方用归脾汤加减。

③脾肾双亏:治宜健脾补肾,方用参黄甘杞汤化裁。

④肝肾不足:治宜补肾柔肝、滋阴降火,方用杞菊地黄丸加减。

⑤下元虚损:偏于肾阳虚者,治宜温补肾阳,方用右归丸加减;偏于肾阴虚者,治宜补肾滋阴方用左归丸化裁;若阴阳两虚者,可选用金匮肾气丸或五子衍宗丸化裁。

⑥心肾阳虚:治宜温补心肾,振奋阳气,方用养心汤合肾气丸加减。

(2)针灸疗法

①体针:选用足三里、内关、素髎穴,用补法,1 次/d,10 ~15 次为 1 疗程。

②耳针:常用穴有皮质下、神门、交感、肾上腺、内分泌、心、脾、肾,每取穴 1 ~3 对,用皮肤针针刺或穴位埋针。1 次/d,10 ~15 次为 1 疗程。

③水针:用注射器吸取当归液 1ml,在双侧内关穴进针,深度 0.8 ~1.0cm,每侧注射 0.5ml,1 次/d,10 ~15 次为 1 疗程。

④艾灸:灸百会、神阙、关元、足三里、涌泉,1 次/d,10 ~15 次为 1 疗程。

(3)按摩疗法

①患者仰卧,医师用拇指点揉中脘、天枢、气海、章门、期门各 1min,掐素髎 2min;患者俯卧,医师用掌揉背腰部反复 3 ~5 遍,点心俞、身柱、肝俞、肾俞、脾俞、胃俞各 1min,点揉梁丘、半隆、足三里各 1min,手提背部膀胱经 4 条线,捻提督脉。

②自我按摩:手掌擦揉腹部,顺、逆时针方向各 30 次;双手叠按于小腹,以劳宫对关元穴,然后做深呼吸 6 ~8 次,搓关元穴,以皮肤有热感为度;双拇指分别点京门穴,心慌者可掐揉内关、间使各 1min,头晕者可捏捻耳垂,点印堂各 1min。

7. *心理疗法* 开展心理疏导、移情易性。

(1)心理疏导 通过个别或集体咨询,讲解低血压的发生、发展、危害和预防保健。鼓励患者树立信心、配合治疗、积极锻炼、增强体质,取得良好的康复效果。

(2)移情易性 通过琴棋书画、舞蹈、垂钓、旅游、景观等行为,培养情趣,陶冶情操、转移情志、调神去病。

8. *药物疗法*

(1)氟氢可的松(fludrocortisone) 高盐饮食无效可首选,剂量 0.2 ~0.5mg/d,分 2 ~3 次口服。

(2)非甾体消炎镇痛剂:①吲哚美辛(消炎痛)25 ~50mg,3 次/d,口服;②氟联苯(flurbiprofen)50 ~100mg,3 次/d,口服。

(3)拟交感胺类:①麻黄素 25mg,3 次/d,口服;②去氧肾上腺素(新福林)20mg,3 次/d,口服;③美芬丁胺(恢压敏)25mg,3 次/d,口服;④苯丙胺 25mg,3 次/d,口服。

(4)肾上腺素 β 受体阻滞剂:①普萘洛尔(心得安)10 ~40mg,3 次/d,口服;②吲哚洛尔(pindolol)1 ~5mg,3 次/d,口服;③沙莫特罗(xamoterol)200mg,2 次/d,口服。

(5)麦角胺类:①麦角胺 1 ~4mg,1 ~2 次/d,口服;②二氨麦角胺 5 ~20mg,2 次/d,口服。

(6)抗胆碱药:①颠茄酊 0.3 ~0.5ml,3 次/d,口服;②阿托品片 0.3 ~0.6mg,3 次/d,口服。

(7)赖氨酸加压索(lypressi):由猪垂休提取或人工合成,可口服或鼻黏膜吸入,亦可用垂体后叶粉鼻吸入剂,心肌缺血患者忌用。

(8)细胞外溶液扩张剂:①泼尼松(强的松)10mg,2 次/d,口服;②地塞米松 0.75mg,2 ~3 次/d,口服;③9α-氟氢可的松(9αfludrocor-tison)从每日 0.05 ~0.1mg 的小剂量开始,根据治疗及应加量,至不出现直立性低血压或体重明显增加时则改为每日 0.5 ~1mg 维持。④甘珀酸钠(生胃酮)50 ~100mg,3 次/d,口服。1 周后可减为 50mg,3 次/d,饭后服。4 ~6 周为 1 疗程。

(五)疗效评定

1. *治愈* 头晕、气短等症状消失,血压≥12/8kPa(90/60mmHg)。

2. *好转* 头晕、乏力等脑缺血症状明显减轻,无体位性晕厥发作,血压波动在 12/8kPa(90/60mmHg)左右。

3. *无效* 症状及体征无变化。

(崔建华 徐 莉)

第五章 >>>

高原疾病的中医康复治疗

中医对高原病的认识,虽然在文献中找不到“高原病”这个词,但中医在长期实践中已认识到高原地区的自然地理环境对人体有影响。两千多年前的中医经典著作《素问·五常政大论》中已经提出“地有高下,气有温凉,高者气寒,下者气热,故适寒凉者胀……面西北之气,散而寒之”。该文形象地描述了环境、气候等致病因素及治疗原则。中医根据天人合一理论,认为高原病主要是人体进入高原后,肺气骤虚,体内水湿滞留,感染邪热瘴气而发病。

第一节 中医对高原疾病的认识

高原病主要发生于移居高原者,其主要致病因素是低氧。西医将高原病分为急性高原病和慢性高原病,前者包括急性轻型高原病、高原肺水肿、高原脑水肿,后者包括高原红细胞增多症、慢性高原心脏病、高原高血压、高原低血压等。中医重视整体观念,认为人与高原环境是一个对立统一的整体,而人本身也是一个运动着的对立统一体,在高原环境中,这个统一体的表里、上下、气血、脏腑等,都在一种与高原环境相适应的动态中出现相对平衡,这种平衡不是一种简单的总和,而是一种自成体系的完整的机体平衡,且随着人体在高原停留时间的增加,不断地达到另一种平衡状态。

一、初涉高原或高原病的初级阶段

从中医病因学和症状学的角度来看,高原空气稀薄对初上高原的患者表现出一种湿热病邪的病因属性。人体初涉高原,由于高原空气稀薄和清气不足,肺气骤然受挫,宣降失职,通调水道功能失司,水湿浸渍,加之感染高原湿热病邪,邪羁卫分,蕴郁气分,变生诸证。此时,患者表现为中医的两大证候群,一为发热、烦躁、汗出、头痛、失眠、鼻出血、心悸等热性阳亢的症状,一为倦怠、胸闷、腹胀、恶心、呕吐等湿困阴凝的症状。

二、在高原居住时间较长和高原病的中期阶段

高原居住时间较长和高原病患者的中期阶段,相当于西医学中的机体对缺氧的代偿期和失代偿期交替时期。这个时期比较长、病情表现复杂,由于长期缺氧,人体的各系统,特别是神经系统、心血管系统、血液系统、呼吸系统都会出现比较明显的改变。从中医学的角度上看,患者常有倦怠无力、胸闷头晕、气短心悸、肢凉手冷等气虚痰凝证表现;烦躁潮热、鼻出血、口苦口渴、便燥溺黄等热证表现;还兼见面紫唇暗、爪甲瘀点、舌瘀紫暗等瘀血症状。以上组成了高原病中期阶段的虚实夹杂、寒热错杂、痰湿瘀血的证候。

三、慢性高原病的后期阶段

慢性高原病的后期阶段,机体的不少脏器和组织受到严重损伤,患者常有脏器和器官衰退的临床表现。从中医学来看,患者多表现出心、脾、肺、肾等脏器衰退症状,如肺气虚之喘促、心气虚之惊悸、脾气虚之下陷、肾气虚之肿悸、肝气虚之痿废,也有患者正虚而从阴化寒,出现痰浊壅塞、水饮凝聚、瘀血痹阻等本虚而标存。

(马 静 卢建军)

第二节 中医对高原疾病的康复治疗

一、急性轻型高原病

急性轻型高原病是人体由平原或较低海拔地区进入高原或由高原进入更高海拔地区后,机体在短时

间内发生的以头痛、心悸、气短等急性缺氧表现为主的疾病。

【病因病机】

人体进入高原后，由于清气不足，肺气受挫，宣降失职，不能“通调水道，下输膀胱”，致使水湿浸渍，加之感受高原凉燥之气，邪羁卫气，蕴郁三焦变生诸症。

【临床表现】

急性轻型高原病表现为发热、烦躁、头痛、失眠、鼻出血等热性症状，胸闷、倦怠、恶心、呕吐、腹胀等湿滞阴凝症状，以及心悸、气促、神疲、眩晕等气虚症状。

【辨证论治】

1. 卫气郁遏，湿重于热证

[治法]轻宣化浊，渗利泄热。

[方药]三仁汤合茵陈五苓散加减

杏仁、白蔻仁、薏苡仁、飞滑石、淡竹叶、厚朴、法半夏、茯苓、连翘、甘草、茵陈、白术、猪苓、泽泻、莪术

[加减]患者进入高原前已患感冒，以恶寒、发热、头痛为主，加柴胡、防风以祛风解表；鼻出血明显者，去法半夏加白茅根、旱莲草以凉血止血；咳喘甚者，加葶苈子、川贝母以化痰止咳；胸闷甚者，加瓜蒌以宽胸散结；心悸甚者，加酸枣仁、丹参、牡蛎以宁心安神。

2. 邪热羁气，湿热并重证

[治法]清热解毒，化湿祛浊。

[方药]甘露消毒丹加减

黄连、滑石、石菖蒲、连翘、白蔻仁、栀子、芦根

[加减]头昏甚者，加蔓荆子、菊花以祛风清热；心悸烦躁夜不能寐者，加丹皮、生地黄、夜交藤以清营宁心；衄血者，加藕节、白茅根以止血；胸闷甚者，加瓜蒌、川贝以宽胸散结。

【预防】

常用人参茯苓合剂预防急性高原病轻型。该方用红参10g、茯苓20g，用水浸泡煎熬后，于进入高原前24小时内分3次服完。服药期间忌食萝卜等破气药物。感冒期间，患热证、实证病时不能服用人参茯苓合剂。

此外，本病系由高原清气不足，肺气骤然受挫所致，因此，在平原地区进行体育锻炼，增强体质，也会提高预防本病的能力。

二、高原肺水肿

高原肺水肿是人体由平原进入高原后，机体出现极度疲乏无力，呼吸困难，咳嗽，咳粉红色泡沫痰等临床表现的疾病。属中医的咳喘、心悸、厥脱、水饮等病证。

【病因病机】

高原肺水肿因人体禀赋不足，急速进入高原后，清气不足，肺气骤虚，诸气受损，肺脾宣降运化功能失职，水饮停聚，加之感染高原瘴热湿毒，水饮夹邪毒肆虐妄行，或上凌心阳或壅滞肺络，或下渍脾肾而变生诸症。

【临床表现】

表现为面色苍白，口唇青紫，汗出皮肤湿冷，胸中窒闷，气急息微，张口抬肩，不能平卧，频频咳嗽，咳出白色或淡黄色泡沫痰等饮浊渍肺，肺脉壅滞之证及面色灰黄而暗，口唇紫青，神疲肢冷，头痛如劈，烦躁不安，心慌心悸，喘息气急，不能平卧，咳吐粉红色泡沫痰，甚或厥逆，大量咯血等水湿凌心，心阳欲脱之症。

【辨证论治】

1. 饮浊渍肺，壅滞肺络证

[治法]温肺逐饮，涤痰化浊。

[方药]小青龙汤合葶苈大枣泻肺汤加减

桂枝、白芍、麻黄、干姜、五味子、白术、茯苓、细辛、葶苈子、大枣、炙甘草、泽泻、薏苡仁、苏子、白芥子、法半夏

[加减]喘甚邪实，大便秘结者，加大黄以攻逐。

本证由于缺氧等因素，多有口唇发绀、舌质紫暗、有瘀点瘀斑等瘀血见证，一般以活血化瘀法为主治疗。然而瘀血仅是本病之标象，而气机不畅、水液凝滞，阳虚、气虚，推动无力，阴虚而血脉失于濡润为其本，应探求根源，治病求本。当然也可兼顾活血，但不能一见瘀血症状，即大剂活血为主，舍本逐末，不但疗效差，还可能损伤正气，致病难复，故临床多选用小青龙汤。经治疗后，若喘平热退，诸症减轻，脉转平和者，为正虚邪微，从益气、健脾温补肾阳着手，选用六君子汤、金匮肾气丸、保元汤、生脉散、真武汤等治疗。

2. 水饮凌心，心阳欲脱证

[治法]回阳救逆。

[方药]四逆加人参汤加减

人参、附片、干姜、炙甘草、茯苓、丹参、三七、水蛭

[加减]血出过多，气随血脱者，急用独参汤频频送服。

【预防】

1. 进入高原之前,必须做严格的健康检查;患有严重的器质性心血管或肺部疾病者,不宜进入高原;发生上呼吸道感染时,应积极治疗,待病愈后方可进入高原。进入高原后 1 周内,要注意休息,不宜过度活动,待机体逐渐适应高原缺氧环境后,方可正常活动。

2. 患过高原性肺水肿的人容易再次发病,约有 15% 的患者发病 2 次以上,国内文献报道过一例反复 7 次发病者。这些易感患者不宜进入高原。

三、高原红细胞增多症

高原红细胞增多症是指人体在高原环境下,机体因慢性缺氧所引起的红细胞过度增生的疾病,临床表现为多血面容、全身瘀紫、头痛头晕、健忘、腹胀腹痛、心悸气短、胸闷、水肿、舌质红绛等。属中医血证、头痛、眩晕、健忘、腹痛、胸痹、水肿等证。

【病因病机】

高原红细胞增多症多由于高原地区,清气不足,气虚无以推动血液运行,日久瘀阻脉络,瘀而化热;瘀阻脉络,病久耗伤正气,致五脏亏损所致。其基本病机是热毒入血,煎熬成瘀,贯穿于疾病的始终。

【辨证论治】

1. 热入营分证

[治法]宣肺透气,清营泄热。

[方药]清营汤加减

生地黄、玄参、麦冬、丹参、龙胆草、银花、栀子、泽泻、茯苓、甘草、淡豆豉、竹叶心

[加减]头痛甚者,加蔓荆子、菊花以清利头目;衄血者,加藕节以化瘀止血;心烦甚者,加莲子心以清心热。若温毒之邪初入营卫,证见发热、汗出恶风、咳嗽、头痛身楚者,宜选用清热、宣肺、解毒的药物,如栀子豉汤合银翘散加味,药用栀子、淡豆豉、金银花、连翘、桑叶、黄芩、淡竹叶、牡丹皮、赤芍、甘草等。

2. 热盛瘀血证

[治法]凉血清热,化瘀通络。

[方药]犀角地黄汤合桃红四物汤加减

牦牛角、生地黄、赤芍、丹皮、桃仁、红花、丹参、郁金、三七

[加减]脾虚湿重,证见腹胀呕者,加白术、半夏、生姜以健脾燥湿,和中止呕;衄血重者,加藕节、白茅根以清衄止血;尿血者,加大、小蓟以利尿止血;便血者,加地榆、槐花以凉血止血;胁痛甚者,加柴胡、枳壳以疏肝理气。

3. 心阳痹阻证

[治法]宣痹通阳,化瘀通络。

[方药]瓜蒌薤白半夏汤加减

瓜蒌、薤白、半夏、桂枝、丹参、檀香、枳实、红花、川芎、赤芍、甘草

[加减]阴盛阳微者,加附片以温阳散寒;面浮肢肿者,加附片、大腹皮、泽泻、猪苓以温阳利水。

4. 心脾两虚证

[治法]益气补血,健脾养心。

[方药]归脾汤加减

黄芪、党参、白术、茯苓、龙眼肉、酸枣仁、木香、当归、花生衣、旱莲草、三七、大枣

[加减]心悸甚者,加人参以益气养心;脘腹胀满者,加砂仁、半夏以和中化湿;舌瘀点、瘀斑者,加丹参、蒲黄以活血化瘀。

5. 肝肾亏损证

[治法]滋阴填精,补益肝肾。

[方药]左归饮加减

枸杞子、熟地黄、山萸肉、山药、麦冬、旱莲草、女贞子、杜仲

[加减]心中动悸者,加桂枝、阿胶以通络养心;面赤气喘者,加五味子以收敛肾气;衄血者,加生地黄、仙鹤草以凉血止血;腰膝酸痛者,加怀牛膝以补肝肾、强筋骨。

【食疗】

1. 气虚不复　证见四肢倦怠、饥不思食、脾虚泄泻者,食用淮药金粒(《民间食谱》)。怀山药 300g,豆沙 100g,面粉 100g,白砂糖 150g,做成蒸糕服用。

2. 血虚不复　血虚,头晕眼花,腹中冷痛,食用当归生姜羊肉汤(《金匮要略》)。取当归 30g,生姜 30g,羊肉 500g,文火炖约 1.5 小时至羊肉熟烂即可食用。

3. 瘀留不复　肌肤癣斑,经久不去,舌上见瘀点瘀斑者,食用桃仁粥(《圣惠方》)。桃仁、生地黄各 10g,去渣取汁,入粳米 100g 煮粥,粥熟入红糖 50g 而成。

四、高原心脏病

高原心脏病是指正常人移居高原后，或由高原移居到更高海拔地区后，由于低氧引起肺循环阻力增加，产生肺动脉高压，导致右心肥大和心力衰竭的一类心脏病。临床主要表现为唇甲发绀、劳力性呼吸困难、心悸胸闷、气短气急、水肿尿少、疲乏无力、咳嗽咳痰。本病属中医的咳嗽、痰饮、肺胀、水肿、喘证、心悸、血证等证。

【病因病机】

本病发生于脏腑，主脏属心、肺，但与脾、肾关系密切。大多起病缓慢，常因外感或过度劳累诱发，心、肺、脾、肾进一步虚损而病情加重。

【辨证论治】

1. 肺气亏虚证

[治法]温肺养心，益气化痰。

[方药]保元汤加减

炙黄芪、党参、桂枝、茯苓、陈皮、远志、石菖蒲、法半夏、炙甘草、五味子

[加减]汗出甚者，加龙骨、牡蛎以固表敛汗；咳嗽喘息气短，动则尤甚者，加沉香、冬虫夏草以纳气定喘；痰量增多者，加桔梗、苏子以止咳化痰；痰色转黄者，加鱼腥草、黄芩清热化痰。

2. 心脾两虚证

[治法]健脾补心，养血安神。

[方药]归脾汤加减

党参、黄芪、白术、茯苓、当归、酸枣仁、桂圆肉、木香、丹参、大枣、生姜

[加减]自汗者，加麻黄根、浮小麦、乌梅以收敛止汗；夹瘀血者，加丹参、赤芍、桃仁、红花以活血化瘀；纳呆腹胀者，加陈皮、谷麦芽、神曲、山楂、枳壳、鸡内金以消导化食；乏力气短者，重用黄芪、白术，加人参少佐肉桂，取少火生气之意；失眠多梦者，加合欢皮、夜交藤、五味子、柏子仁以养心安神；脉结代者，加炙甘草、桂枝、阿胶或用炙甘草汤以益气滋阴、补血复脉。

3. 肺肾气虚证

[治法]温肾益肺，纳气定喘。

[方药]金匮肾气丸合参麦饮加减

熟地黄、附片、茯苓、桂枝、泽泻、山茱萸、人参、麦冬、五味子、蛤阶、胡桃肉

[加减]肾阳虚甚者，淫羊藿、仙茅以补肾助阳；喘逆甚者，加紫石英、沉香以纳气定喘；兼血瘀者，加三七以化瘀通脉；肾阴虚者，去附子、桂枝辛热之品、加龟板、西洋参以养阴生津。

4. 气阴两虚证

[治法]补气养阴，活血通络。

[方药]生脉散加减

人参、麦冬、五味子、黄芪、何首乌、熟地黄、山药、丹参、川芎

[加减]心阴不足，心悸重者，加阿胶、酸枣仁、柏子仁以养心定悸；烦躁失眠者，送服朱砂安神丸以镇心安神；阴虚火旺者，去黄芪加生地、玄参、龟板、地骨皮以滋肾清火。

5. 气虚血瘀证

[治法]益气固本，活血通脉。

[方药]补中益气汤合桃红四物汤加减

炙黄芪、生白术、防风、党参、蛤蚧、桃仁、红花、当归、丹参、三七、陈皮、升麻、柴胡、地龙

[加减]咳喘气短，咳痰者，加胡桃肉、五味子、瓜蒌纳气化痰；畏寒怯冷者，加肉桂以温阳散寒；口干口渴者，加麦冬、玉竹、生地黄滋阴增液。

【食疗】

1. 心脾两虚　证见心悸、食欲不振、四肢倦怠等，食用红枣黑米粥（《经验方》）。山药 30g，薏苡仁 50g，荸荠粉 10g，大枣 10g，柏子仁 5g，熟地黄 10g，黑米 200g，白糖 50g 煮粥服用。

2. 心肺气虚　证见心悸轻咳、自汗恶风等，食用鲜奶玉液（《民间食谱》）。粳米 60g，炸胡桃仁 80g，生胡桃仁 45g，牛奶 200g，白砂糖 12g。粳米洗净后用水浸泡 1 小时捞起，滤干水分和生胡桃仁、炸胡桃仁、牛奶、清水拌匀磨细，过滤烧沸即可服用。

3. 气阴两虚　证见咳喘，气短，干咳少痰，可服人参虫草粥（《经验方》）。人参 10g，冬虫夏草 7 根，粳米 30g，黑米 30g，共煮粥，文火熬。

4. 心肾阳虚　可常饮红景天茶（《经验方》）。红景天 10g，枸杞子 10g，泡茶常服，一日一剂。

五、高原低血压

高原低血压是指凡移居高原后出现血压降低（动

脉收缩压持续≤10.7kPa)，以收缩压降低为主且伴有明显的头昏、头痛、眩晕、困倦乏力、食欲不振、睡眠障碍等临床表现，下降至平原地区症状缓解，血压恢复正常的一种疾病。临床主要表现为面色苍白、眩晕头痛、心悸健忘、身倦乏力、自汗恶风、胸闷少气、失眠多梦、四肢麻木、爪甲凹陷、食少纳呆。属中医虚劳、眩晕、心悸等病。

【病因病机】

高原低血压系由患者禀赋不足，久居高原，久感清气不足，宗气虚弱，心阳不足，中气下陷，血瘀脉中，心、脾、肺、肾脏腑气虚而成。主脏在心，与肺、脾、肾关系密切。其基本病机是高原清气不足条件下的脏腑气虚和血脉瘀滞，它贯穿于高原低血压的始终。

【辨证论治】

1. 心阳不足证

[治法]益气养血，温补心阳。

[方药]桂枝甘草汤加味

桂枝、炙甘草、党参、黄芪、当归

[加减]肢冷畏寒较甚者，加肉桂以增强温养心阳之力；气短乏力较重者以红参易党参，以增强补气之功；心悸甚者，加丹参以养血化瘀止悸。

2. 气虚血瘀证

[治法]益气举陷，化瘀通络。

[方药]补中益气汤合归丹合剂

黄芪、党参(病重者用人参)、陈皮、升麻、柴胡、白术、炙甘草、当归、丹参、川芎、红花、刺五加皮

[加减]时冷时热，汗出恶风者，加桂枝、白芍以调和营卫；胸腹痞闷，舌苔白腻者，加苍术、茯苓、厚朴、白蔻仁以健脾燥湿；自汗多者，可加龙骨、牡蛎以收敛止汗。

3. 脾湿血瘀证

[治法]健脾运湿，养血通络。

[方药]半夏白术天麻饮合归丹合剂

半夏、天麻、茯苓、陈皮、白术、甘草、当归、丹参、川芎、红花、刺五加皮

[加减]头目昏重无风象者，去天麻加藁本以祛风除湿；食少纳呆、脘腹胀满者，加佩兰、砂仁以醒脾化湿；肠鸣泄泻者，加藿香、葛根以升清止泻。

4. 肾虚血瘀证

[治法]补肾填精，活血通脉。

[方药]右归丸合归丹合剂

熟地黄、山药、枸杞子、山茱萸、牛膝、菟丝子、鹿角胶、当归、紫丹参、红花、北五加皮

[加减]若虚火偏旺，可加生地黄、黄柏、夏枯草以育阴制火；咯血者，加阿胶、三七以养血止血；潮热颧红者加青蒿、地骨皮、白薇以清虚热；盗汗多者加糯稻根、牡蛎以敛汗固涩。

5. 阳虚血瘀证

[治法]温阳行水，化瘀通络。

[方药]真武汤合归丹合剂

炮附片、白术、茯苓、白芍、生姜、当归、丹参、川芎、红花、刺五加皮

[加减]若虚寒过甚，可加葫芦巴、巴戟天、肉桂以温补肾阳；如水饮凌肺，肾不纳气，可加党参、五味子、炙甘草以益气纳气；心阳被遏，血脉瘀阻，宜重用附片，加桂枝、甘草以温阳通阳；或有久病阳虚未复，见阴虚之证，阳损及阴，宜补肾阳，滋阴液，兼祛水邪，可用大补元煎合济生肾气丸。

【食疗】

1. 气虚乏力、气短自汗、头昏者，食用人参虫草粥(自拟方)。人参2g，虫草3条，黑米10g，香粳米40g，共煮粥，一次食用，常服。

2. 肾精不复、头昏耳鸣、心悸健忘、腰膝酸软者，食用乾坤蒸狗(《太平圣惠方》)。枸杞子15g，天冬10g，生地黄10g，连皮狗肉500g，母鸡肉250g，瘦猪肉250g，将诸药和狗肉、母鸡肉、瘦猪肉一起上笼蒸烂即可服用。

3. 血瘀征象明显者，可服用丹参茶(《中国药膳学》)。丹参6g，五加皮6g，切片，泡开水代茶饮，味淡为止，每日1~2剂。

【专方】

1. 参麦饮(党参10g、麦冬10g、五味子6g)水煎服，每日2次。

2. 升压丸(党参120g、黄芪180g、女贞子120g、补骨脂120g、甘草90g，共磨成粉，制丸，每丸重1.5g)，每次1丸，每日2~3次。

3. 甘草流浸膏，每次2ml，每日2次。

4. 党参麻黄汤(党参9g、柴胡9g、麻黄3g、浮萍9g、陈皮6g、甘草6g)，水煎服。

六、高原高血压

高原高血压是指平原人移居高原后由于缺氧引起血压持续升高超过 3 个月，且能排除原发性高血压和继发性高血压，返回平原后血压很快恢复正常的临床综合征。其主要临床表现为血压升高、面赤眩晕、头痛潮热、烦躁乏力、心悸胸闷、气喘耳鸣、健忘多梦、失眠恶心、纳呆等。属中医的眩晕、头痛、心悸、耳鸣等证。

【病因病机】

本病发生于脏腑，主脏属肝，但与肾、心密切相关。系由素体阳亢，居处高原，清气不足感受高原燥热毒邪，初期为肝火亢盛，热毒壅遏，中后期则主要伤及心、脾、肝、肾。

【辨证论治】

1. 热毒壅遏证

[治法]疏卫清营，泄热化浊。

[方药]三仁汤合清营汤加减

杏仁、白蔻仁、薏苡仁、厚朴、法半夏、滑石、淡竹叶、生地黄、牛膝、丹参、甘草、黄连

[加减]头昏热胀甚者，加菊花、白蒺藜以清泄肝热；鼻出血者，去半夏加旱莲草以凉血止血；胸闷甚者，加瓜蒌以宽胸散结；心悸甚者，加茯苓以宁心安神；呕恶甚者，加代赭石重镇降逆。

2. 肝火亢盛证

[治法]平肝潜阳，清火泄热。

[方药]龙胆泻肝汤加减

龙胆草、黄芩、栀子、地龙、牡丹皮、夏枯草、钩藤、菊花、白芍、决明子、甘草

[加减]若大便秘结者，加生大黄以泻热结；小便炽热者，加车前仁、泽泻以利尿泄热；烦热者，加地骨皮、知母以清烦热；咽干口燥者，加生地黄、玄参以养阴润燥；夜不寐者，加酸枣仁、夜交藤以养心安神。

3. 痰浊中阻证

[治法]燥湿祛痰，健脾和胃。

[方药]半夏白术天麻汤加减

法半夏、天麻、白术、茯苓、陈皮、甘草、石菖蒲、白蒺藜、钩藤、泽泻、车前仁

[加减]若眩晕较甚，呕哕频作者，加代赭石以重镇降逆，并重用茯苓以利水利湿；若脘闷不食者，加白蔻仁、砂仁以化浊开胃；心下动悸者，加桂枝以通阳化水；肥胖多痰，而有身重肢麻，加天竺黄、胆南星、僵蚕等以化风痰。

4. 心脉痹阻证

[治法]活血化痰，行气止痛。

[方药]血府逐瘀汤加减

桃仁、红花、当归、赤芍、川芎、川牛膝、柴胡、枳壳、甘草、丹皮、地龙、牡蛎

[加减]心悸甚者，加丹参、枣仁以补养心血；胸痛彻背者，加桂枝、瓜蒌以通阳散结；若胸痛甚者，可酌情加降香、郁金以活血、理气、止痛；二便不畅者，加莱菔子、泽泻通利二便；心烦甚者，加炒栀子以清郁热。

5. 阴虚阳亢证

[治法]育阴潜阳，平肝息风。

[方药]天麻钩藤饮加减

天麻、钩藤、石决明、桑寄生、黄芩、龟板、生地黄、杜仲、夏枯草、夜交藤、白芍

[加减]肢体麻木者，加牛膝、丹参以滋肝活血；大便秘结者，加火麻仁或蜂蜜 30g 冲服以润肠通便；若偏于火甚者，兼见目赤、苔黄燥可酌加龙胆草、丹皮以清胆泄热；若偏于风盛者，眩晕急剧，泛泛欲吐，四肢麻木，甚则手足震颤，宜加龙骨、牡蛎、珍珠母以镇肝息风，必要时可用藏羚羊角；如兼腰膝酸软，遗精疲乏，可用大定风丸，诸症减轻后，早晚可常服杞菊地黄丸，以滋肾养肝巩固疗效。

6. 肝肾精虚证

[治法]滋养肝肾，育阴填精。

[方药]首乌汤加减

制首乌、干地黄、桑葚子、菟丝子、茺蔚子、覆盆子、龟板、桑寄生、酸枣仁、枸杞子

[加减]若阴虚内热，证见五心烦热，舌质光红，可酌加鳖甲、知母、黄柏以滋阴清热；若偏阳虚，四肢不温者，酌加巴戟天、淫羊藿、鹿角胶等温润之品以助阳。

7. 肾阳亏虚寒

[治法]温肾益精，扶阳助火。

[方药]右归饮加减

熟地黄、淮山药、肉桂、附片、枸杞子、杜仲、山茱萸、炙甘草

[加减]若眩晕较甚者，可加龙骨、牡蛎以镇肝潜

阳;耳鸣失聪者,加磁石以纳气益肾;纳少食呆者,加砂仁、白术以健脾化浊;阳痿滑精者,加巴戟天、肉苁蓉以壮宗筋;下肢水肿甚者,可用真武汤以温肾行水。

【专方】

1. 参附天麻汤(党参、天麻、丹参、钩藤、石决明、葛根、川芎)治疗气虚血瘀而肝阳上亢、肝风内动,症见眩晕、头痛、神昏、四肢抽搐、颈项强直等。

2. 首乌丸(制首乌、生地黄、枸杞子、桑葚、女贞子、白芍、桑寄生、龟板、生牡蛎、石决明)治疗高原高血压出现头痛、目眩、耳鸣、心悸等血压增高征象。

七、胃溃疡

高原胃溃疡初期以标实为主,多呈气滞、瘀血、痰湿、邪热之证;后期以本虚为主,可出现气血亏虚、脾胃虚弱、脾肾两虚。治宜权衡病情之轻重,根据不同阶段的表现,采取不同的措施,或祛邪、或扶正、或扶正祛邪并举。

1. 肝胃不和证

[主症]胃脘胀满或疼痛,串及两肋,嗳气陈腐或呃逆,纳食少或呕吐反胃,舌质淡红,苔薄或薄黄,脉弦。

[治法]舒肝和胃,降逆止痛。

[方药]柴胡疏肝散合旋覆代赭汤加减

柴胡、枳实、白芍、木香、郁金、厚朴、半夏、旋覆花、代赭石、川楝子、香附

[加减]肋痛甚,加延胡索以行气止痛;嗳腐胀满加鸡内金、山楂、谷麦芽健脾消食;胃中嘈杂,口干,舌红少苔,可去木香、陈皮、法半夏、厚朴,加沙参、麦冬、石斛以养阴生津。

2. 痰湿结聚证

[主症]胸膈满闷,食欲不振,腹部作胀,泛吐黏痰,呕吐宿食,大便溏薄,苔白腻,脉弦滑。

[治法]理气化痰,软坚散结。

[方药]导痰汤加减

枳实、制南星、法半夏、陈皮、茯苓、生牡蛎、山楂、神曲、三七、海藻、昆布

[加减]脘痞腹胀,加厚朴以行气除满;舌淡便溏,喜热饮者,属脾阳不振,可加干姜、草豆蔻、苍术,以温中散寒。

3. 气滞血瘀证

[主症]胃脘刺痛拒按,痛有定处,腹满不欲食,或见黑便如柏油状,舌质紫黯或有瘀点,苔薄白,脉细涩。

[治法]活血化瘀,理气止痛。

[方药]膈下逐瘀汤加减

当归、赤芍、桃仁、红花、五灵脂、香附、陈皮、山楂、三棱、莪术、延胡索、甘草

[加减]瘀久损伤血络较甚,而见大量吐血、黑便,应去桃仁、红花、三棱、莪术、赤芍等,加用仙鹤草、蒲黄、槐花、三七以收敛止血等;胃痛甚,加三七粉冲服以化瘀止痛;呕吐甚加法半夏、干姜;胃中灼热加蒲公英、栀子、白花蛇舌草以清热泻火。

4. 脾肾两虚证

[主症]胃脘隐痛,喜温喜按,宿谷不化,泛吐清水,面色萎黄,大便溏薄,神疲肢冷,舌质淡,舌边有齿印,苔薄白,脉沉缓或细弱。

[治法]温中散寒,健脾暖胃。

[方药]理中丸合六君子汤加减

党参、白术、干姜、法半夏、高良姜、陈皮、丁香、白蔻仁、吴茱萸、附子、炙甘草

[加减]如脾肾阳虚,见形寒肢冷者,可加肉桂、补骨脂、淫羊藿以补肾肋阳;大便质软,数日行,加肉苁蓉以润肠通便;恶心呕吐甚,加灶心土、代赭石以降逆止呕。

八、慢性结肠炎

慢性结肠炎在初期阶段多呈湿热蕴结之症,继则出现气滞血瘀的病理表现,故当正气尚存时应以清热利湿、行气活血为主。病至后期,可出现脾肾阳虚、气血亏虚的表现,此时应以扶正为主,祛邪为辅,治疗以温补脾肾、益气补血为基本法则。

1. 湿热蕴结证

[主症]腹部阵痛,下痢赤白,里急后重,胸闷口渴,恶心纳差,舌苔黄腻,脉滑数。

[治法]清热利湿,清肠散结。

[方药]槐角丸加减

槐角、地榆、枳壳、黄芩、黄柏、白头翁、败酱草、红藤、薏苡仁

[加减]大便下血者,加血余炭、血见愁、茜草或三七粉冲服以收敛止血;热结便秘者,加大黄(后下)、枳实、厚朴以行气通便;腹泻明显者,加马齿苋、白头翁以凉血止痢;腹部胀痛加木香、陈皮、延胡索、赤芍、白

芍以行气止痛。

2. 气滞血瘀证

[主症]腹胀刺痛,下痢脓血,舌质紫黯或有瘀斑,苔黄,脉涩。

[治法]行气活血,清肠散结。

[方药]桃红四物汤加减

当归、川芎、赤芍、桃仁、红花、枳壳、乌药、丹皮、香附、延胡索、红藤

[加减]腹硬满而痛者,加川楝子、炮山甲、丹参以行气活血止痛;里急后重者,加广木香以行气止痛;大便秘结属体虚者,加火麻仁、郁李仁、柏子仁以润肠通便,体实便秘者加生大黄(后下)、枳实、玄明粉泻下通便。

3. 脾肾阳虚证

[主症]面色萎黄,腰膝酸软,畏寒肢冷,腹痛绵绵,喜温喜按,五更泄泻,舌淡,苔薄白,脉沉细无力。

[治法]温补脾肾,益气固涩。

[方药]附子理中丸合四神丸加减

党参、白术、茯苓、炙甘草、干姜、制附子、肉豆蔻、补骨脂、五味子、吴茱萸、薏苡仁

[加减]若肾阳虚明显者,加淫羊藿、巴戟天、肉桂以补肾助阳;大便无度者,加诃子、罂粟壳以涩肠止泻;兼腹水尿少者,加白茅根、大腹皮、茯苓皮以清热利尿。

4. 气血两亏证

[主症]形体瘦削,面色苍白,气短乏力,时有便溏,或脱肛下坠,或腹胀便秘,舌质淡,苔薄白,脉细弱无力。

[治法]补气益血,扶正固本。

[方药]八珍汤加减

当归、白芍、熟地黄、川芎、党参、白术、茯苓、升麻、生黄芪、炙甘草

[加减]兼心悸失眠者,加炒枣仁、柏子仁、远志以养心安神;若脱肛下坠,大便频繁,加柴胡、诃子升阳止泻;大便带血者,加艾叶、三七、灶心土(包)以收敛止血。

九、急性上呼吸道感染

急性上呼吸道感染是鼻腔、咽、喉部的急性炎症的概称,是临床常见病和多发病,其发病率较高,具有一定的传染性。常见病原体是病毒,少数病原体是细菌。高原气候,四季不明,年无夏日,秋冬过长,日有四季,形成时空在季节温差上的特异和突变现象,即非其时而感其气,诚如《五运行大论篇》曰:"顺其气则和,违其气则病",同时机体缺氧对外感六淫之邪承受力减弱,常是热不得,寒不得,湿不得,燥不得。劳逸不当亦不得。加之气压低,水分蒸发快,致上呼吸道黏膜干燥,加之风沙大,尘埃易随呼吸被吸入,因此,在高原易出现急性上呼吸道感染。高原急性上呼吸道感染迁延不愈,咳嗽反复不止则可能引发高原肺水肿、高原脑水肿等致命病变。西医对于急性病毒性上呼吸道感染主要为抗病毒治疗及退热对症治疗,但部分患者病程迁延不愈,影响学习、工作和生活,并可造成极大的精神压力。研究人员多认为高原急性上呼吸道感染患者与瘀血有关,其辨证论治不能简单地用风热或风寒证概括,常有兼夹证。感冒时咳嗽实质上是气道反应性增高,主要由于上或下呼吸道上皮细胞完整性破坏,广泛性气道炎症,伴气道高反应,属中医"咳嗽"范畴。高原地区由于海拔高、氧气密度低,造成人体相对缺氧,血红蛋白浓度代偿性增高,血液黏稠度增大,血行不畅,易出现瘀血症状。高原急性上呼吸道感染辨证分型多见寒热错杂夹瘀证。

[主症]恶风或微恶风寒,无汗或汗出不畅,头痛或头胀,头身困重酸痛,咽痒咽痛,咳嗽,痰少黏,口黏不欲饮,纳呆,舌暗红,苔薄白腻或薄黄腻,脉浮缓。

[治法]疏风清热,宣肺活血。

[方药]自拟宣肺解表活血方

薄荷、金银花、连翘、麻黄、青蒿、荆芥、防风、桃仁、莪术、土鳖、甘草

(马　静　卢建军)

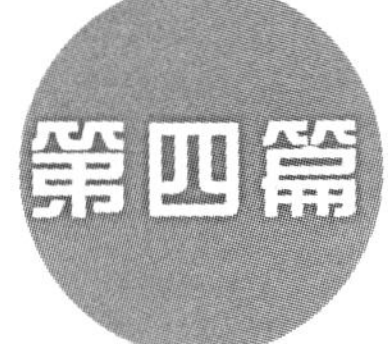

常见高原疾病的康复疗养

自从人类认识到高原环境可对机体造成影响以来，历经几个世纪，人们对高原病的认识经过实践、认识、再实践、再认识的过程。高原地区的居民为了生存和繁荣本民族，在征服和适应高原环境的过程中，逐渐发现了高原病的存在，并且在生产实践中也加深了对高原病的认识。由于人体生理学知识的日益丰富和有关大气物理学的研究日渐完善，人们对高原低氧环境对人体的影响日渐了解，同时对高原病的发病机制、病理生理、临床症状以及预防和治疗原则也日趋科学，使其成为一门独立的学科即高原医学。在高原疾病中，有些常见的慢性疾病，在康复疗养期间如何开展预防、治疗及 康复，是维护健康水平、促进康复、提高正常生活质量的重要环节。常见的高原慢性疾病涉及循环系统、呼吸系统、消化系统、肌肉骨骼系统、内分泌系统、感官系统等，根据不同情况采取不同康复疗养方法。如：高压氧疗、有氧运动、自然疗法、物理疗法、中医疗法、营养膳食、心理调理等现代康复技术，促进高原疾病的康复。

第一章 >>>

心血管系统疾病的康复疗养

高原环境对心血管系统产生一系列影响。心血管疾病是高原地区的常见病与多发病，本节着重介绍除高原特发性心血管病（高原心脏病和高原血压异常，详见高原病章）外的几种高原地区常见的心血管疾病的康复疗养。

第一节 心律失常

一、心律失常常见病因

移居高原人群心律失常的发病率远较平原人群为高，常见病因归纳如下：

1. 高原环境因素，主要是低氧和低气压。

2. 日常活动因素，如体力活动、情绪激动、饱餐、饮酒、浓茶、咖啡、抽烟过量、精神紧张、失眠多梦、过度疲劳、便秘、腹胀等。

3. 呼吸系统疾病，以急慢性呼吸道感染最常见。

4. 消化系统疾病，特别是能引起血液、体液丢失及迷走神经功能亢进的各种疾病。

5. 全身性疾病，如全身感染、发热、中毒、贫血、缺氧、CO_2潴留、维生素缺乏及各种因素所致的水、电解质紊乱及酸碱平衡失调等。

6. 泌尿系统疾病，如泌尿系感染、结石等。

7. 内分泌系统疾病，如甲状腺功能亢进、甲状腺功能减退、醛固酮增多症、嗜铬细胞瘤、糖尿病、低血糖症等。

8. 神经系统疾病，如脑部器质性病变、头部外伤、交感与副交感与神经兴奋等。

9. 各种药物引起，最常见的是氨茶碱、儿茶酚胺及各种抗心律失常药物等。平原时常用的药如洋地黄、奎尼丁、乙胺碘呋酮、锑剂、氨等更易致心律失常。

10. 各种高原特发病，特别是高原肺水肿、高原脑水肿及高原心脏病等。

11. 其他心血管疾病，最常见的是冠心病、肺心病、高血压性心脏病、原发性扩张型心肌病、心肌炎等。

二、高原心律失常的分类

1. 按临床表现分类

（1）快速型心律失常　包括窦性、房性、结区性、室性心动过速，快速性房扑、房颤、室扑、室颤等。

（2）过缓型心律失常　包括窦性心动过缓，房性、结区性、室性逸搏与逸搏心律，窦房和房室传导阻滞等。

（3）节律不齐型心律失常　包括窦性心律不齐、比例不一的房扑、各种期前收缩和逸搏等。

（4）正率型心律失常　如各种非阵发性心动过速等。

2. 按发生机制分类

（1）自律性异常

①窦性心律失常：包括窦性心动过速、窦性心动过缓、窦往心律不齐、窦性停搏等。

②被动性异位心律：包括房性、结区性、室性逸搏和逸搏心律。

③主动性异位心律：包括房性、结区性、室性期前收缩，非阵发性房性、结区性、室性心动过速，阵发性房性、结区性、室性心动过速、心房、心室扑动和纤颤。

（2）传导异常

①传导加速：包括各种类型的预激综合征。

②传导阻滞：包括窦房传导阻滞、房内阻滞、房室阻滞、室内阻滞（左右束支及分支）。

3. 检查与评估

（1）详细询问病史和体格检查。

（2）血、尿常规检查，心电图检查和 X 线胸部摄片。

(3)视病情可做动态心电图、二维超声心动图、放射性核素检查,以及血脂、血糖、尿酸、血清酶、血液流变学检查等。

(4)康复评估 评估心脏功能,评估心理及精神状况:焦虑自评量表(SAS),症状自评量表(SCL-90);艾森克个性问卷(EPQ);汉密尔顿抑郁量表(HAMD);生活事件量表(应激相关心理检测 LES)。自主神经功能检测;高原脱习服量表分析;匹兹堡睡眠质量指数量表(PSQI)检测。

三、康复疗养指征及疗养地选择

1. 引起心律失常的原发病,如心肌炎、冠心病、高血压病等,其病情稳定,符合疗养指征等。

2. 无严重明显症状的期前收缩,Ⅰ度房室传导阻滞,慢性持续性房颤,阵发性心动过速间歇期,无并发症的预激综合征等。

3. 选择舒适优美的疗养环境,气候温和、宜人、空气清新的海滨、湖滨、森林、矿泉等规律的生活秩序,疗养期1~2月,适当安排一些有益于身心健康的活动,如钓鱼、书法、绘画等。无明显器质性心脏病者也可选择海拔2000m以下山地气候疗养地。

四、康复疗养方法

1. 护理 生活要规律,保证充足的睡眠,病情稳定者常规三级疗养护理,如出现病情变化,应及时更改护理等级。加强病情观察。

2. 饮食 一般选用清淡易消化的普通饮食,避免高糖、高脂肪、高钠盐,多吃富含维生素的蔬菜和水果。忌暴饮暴食,禁烟酒、咖啡。

3. 自然因子疗法

(1)日光浴 可根据地区、气候、季节和日光照射强度及身体情况而选择日光浴时间,夏季以9:00—11:00,15:00—16:00为宜,春秋季以11:00—12:00为宜。宜选用间歇全身照射法,地点可选在河岸、旷野、凉台、山区、海滨浴场及特别建筑的日光浴场进行,1次/d或者说1次/2d。

(2)森林浴 选择大气质量符合国家标准的森林浴场,以散步、爬山、练太极拳、做操等方式进行森林浴,1~2次/d,每次30~60min。

(3)矿泉浴 可选用碳酸泉、氡泉等,水温37℃~38℃,1次/d,每次10~15min,15~20次为1疗程。

4. 物理疗法

(1)电离子导入疗法 根据病情选用1.5%硫酸镁溶液,10%复方丹参溶液,0.25%~0.5%烟酸溶液,0.8%~3%川芎嗪溶液,10%碘化钾溶液等。将作用电极置于心前区,非作用电极置于肩胛间或左前臂,电流量一般为5~16mA,每次15min,1次/d,15次为1疗程。

(2)紫外线疗法 采用红斑量的紫外线,分胸前、胸侧及胸背三区照射,每区照射面积为8cm×10cm,每日照射一区,每区照射5次。此法更适合心绞痛患者。

(3)空气离子吸入疗法 浓度为10 000~20 000/ml,1次/d,每次15min,20次为1疗程。

(4)音乐疗法 选用节奏缓慢、风格典雅的乐曲,每次20~30min,1次/d,15~20次为1疗程。

(5)体外反搏疗法 适应于缺血性心律失常。取平卧位,按技术操作常规进行。1次/d,每次40~60min,12次为1疗程,总治疗次数根据病情而定。

5. 体育疗法

(1)耐力性有氧运动 根据病情和条件,可选用下肢等张运动,如步行、跑步、蹬车等,也可选用上肢等张运动,如划船等,或上下肢联合运动,如体操、太极拳、太极剑、游泳等。运动强度,按活动控制法,冠心病患者在运动时摄氧量达最大摄氧量的57%~78%时比较理想;按反应(即心率)控制法,运动时心率达最高运动心率的70%~80%为宜,体质稍差者可选择60%~70%的最高心率,也可根据净增心率法判断,即运动时最高心率减运动前安静时心率,每分钟不超过20~40次。运动的持续时间,每次30min。运动频度,每周3~5次。

(2)气功疗法 以放松功和内养功为主,采用卧式或坐式,每次30min,2次/d。

6. 中医疗法

(1)辨证论治

①胸阳痹阻:治以通阳宣痹,方用栝蒌薤白半夏汤加减。

②气滞血瘀:治以疏肝理气,活血化瘀,方用丹参饮加减。

③气阴两虚:治以益气养阴,方用炙甘草汤加减。

④阳气虚损:治以助阳益气,方用理中丸或金匮肾气丸加减。

(2)草药单方、复方及中成药

①单味人参、丹参、田七炖服,或制成散剂冲服。

②中成药:复方丹参片、滴丸和注射液,救心丹,活血丹,健心丸等。

(3)针灸疗法

①体针:主穴取心俞、阴郄、膻中、内关、配穴取足三里、间使、厥阴俞、公孙等。

②耳针:主穴取心、皮质下、神门、交感,配穴取小肠、内分泌、肾、肺、脾等。

③艾灸疗法:取内关、心俞、膻中、郄门为主穴,配厥阴俞、足三里、关元、神阙等。每次取2~4穴,每次每穴间接灸10~15min,1次/d,15次为1疗程。

7. 心理疗法

(1)提供优质服务和优美环境,产生良好的心理效应,有利于心身健康。

(2)语言治疗　通过个别或集体咨询,解答有关病因、症状和预防保健,消除顾虑,纠正某些不良习惯,达到心理平衡。

8. 药物疗法　治疗各种心律失常有下列可供选用的措施。

(1)镇静、安眠和安定药物　本类药物通过对中枢神经的抑制作用,对功能性的心律失常有一定的治疗作用,对器质性的心律失常也可起辅助治疗作用。

(2)抗心律失常药物的选用　常用抗心律失常药物品种较多,它们的作用机制不同,应用时要选能针对心律失常原因的药物才可得到良好的效果。经一种药物治疗无效时,换用或加用作用机制不同的另一类药物,可能会得到治疗效果。作用机制基本相同的药物联合使用时,由于其作用相加而可减少各自的用量,因而也减少各自的副作用。作用机制不同的药物联合应用时,它们可相互取长补短,增强疗效,但副作用也可能增加,第Ⅰ、Ⅱ两类药物联合应用有可能防止由Ⅰ类药物所致的传导阻滞,也可能导致对心肌的过度抑制,作用机制相反的药物联合应用时则可能减低疗效。因此,应用药物治疗心律失常时,熟识药物的作用机制并严密观察治疗反应极为重要。了解药物的药代动力学则有助于选择药量、给药途径和间隔时间,从而提高疗效。当一种抗心律失常药物长时间应用后,其疗效可能降低,需要换用或加用另一种药物治疗才有效。疗效可能又恢复。此外还要注意药量的个体化,并优先选用副作用少的药物。

①窦性心动过速:应针对病因治疗,药物首选β受体阻滞剂如氨酰心安或洋地黄类(心力衰竭时),必要时考虑用异搏定、地尔硫革、合心爽、心可定、乙胺碘呋酮、新斯的明。

②房性和房室交界性期前收缩:首选导搏定、乙胺碘呋酮、β受体阻滞剂、普鲁卡因酰胺、常咯啉、洋地黄类、奎尼丁。次选安他唑啉、缓脉灵、苯噻啶、乙马噻嗪、双异丙吡胺、苯妥英钠、室安卡因、茚满丙二胺、氨甲酰苯革、新福苷。

③室性早搏:首选慢心律、普鲁卡因胺、双异丙吡胺、室安卡因、乙胺碘呋酮、氨甲酸苯苄。次选缓脉灵、苦参、新福苷。急性心肌梗死或多源性者用利多卡因,洋地黄中毒者用苯妥英钠,缺钾者补给钾盐,心力衰竭者用洋地黄类,锑剂中毒者用阿托品或异丙肾上腺素。

④阵发性室上性心动过速:转律可用新斯的明、腾喜龙、苯肾上腺素、甲氧胺、洋地黄类、受体β受体阻滞剂、异搏定、乙胺碘呋酮、奎尼丁、普鲁卡因酸胺、常咯啉。洋地黄中毒者用钾盐、钙组合剂或苯妥英钠,预激综合征引起者用奎尼下、普鲁卡因胺、茚满丙二胺(非药物治疗用刺激迷走神经措施,电复律或人工心脏起搏超速抑制)。维持可口服上述治疗房性和房室交接处性早搏的药物。

⑤阵发性室性心动过速:转律可用利多卡因、普鲁卡因胺、双异丙吡胺、慢心律、乙胺碘呋酮、奎尼丁、常咯啉。洋地黄中毒者用苯妥英钠,缺钾者用钾盐,心电图示复极延迟者用阿托品或异丙肾上腺素,血压低者加用苯肾上腺素或甲氧胺(非药物治疗用电复律或人工心脏起搏超速抑制)。维持可口服治疗室性早搏的药物。

⑥心房颤动:转律可用奎尼丁(先洋地黄化)、普鲁卡因酰胺、乙胺碘呋酮。预激综合征引起者用奎尼丁、普鲁卡因胺、茚满丙二胺(非药物转律用电复律)。维持可口服上述治疗房性和房室交接处性期前收缩

的药物。减慢心室率可用洋地黄、异搏定或β受体阻滞剂(伴有预激综合征者不宜用)可加。

⑦心室扑动颤动:转律可用利多卡因、普鲁卡因或普鲁卡因胺、溴苄胺(均静脉内注射)。发作前心电图示复极延迟者用阿托品或异丙肾上腺素,缺钾者用钾盐,高钾者用乳酸钠或碳酸钠,同时进行心肺复苏处理(非药物转律为首选),用电除颤或人工心脏起搏。

⑧房室传导阻滞:明显窦性心动过缓和病态窦房结综合征可用阿托品、异丙肾上腺素、麻黄碱、激素(非药物治疗用人工心脏起搏)。

⑨逸搏及逸搏心律:本身为一保护性现象,无须特殊治疗,以治疗原发病为主,如原发病病变尚未控制,心率过慢时可以按第8条进行治疗。

⑩联合用药:室上性快速心律失常可用异搏定加奎尼丁或普鲁卡因胺,β受体阻滞剂加普鲁卡因胺或奎尼丁,洋地黄类加异搏定或β受体阻滞剂或奎尼丁等。室性快速心律失常可用第Ⅰ类药物加第Ⅱ类药物或β受体阻滞剂,溴苄胺加β受体阻滞剂或第Ⅰ类药物。窦性心律缓慢者合用阿托品。缓慢心律失常可用阿托品加异丙肾上腺素加激素。

(3)用机械刺激迷走神经的措施　按压颈动脉窦或眼球、诱发呕吐、做Valsalva动作和采取头低脚高位等措施,可刺激迷走神经加强其张力,抑制心脏的活动,常用于治疗室上性心动过速。

(4)电学治疗　人工心脏起搏通过电极从心内膜(经静脉置入起搏导管电极)刺激心肌,使传导系统功能虽有障碍而仍具有兴奋、收缩以及心肌纤维间传导功能的心脏得以激动,其心房或心室得以按规定的频率有效地收缩,主要用于治疗重度的房室传导阻滞和病态窦房结综合征,也可用于治疗异位快速心律失常(超速抑制)。人工电复律通过电极向患者胸壁前后(电极分置于胸骨右缘第2~3肋间和左背肩、胛区)或心脏前后(开胸手术时)发放高压电流(多用直流电),造成电休克。这种高压电流在发放时已被转变成波峰稍尖、历时短的强大脉冲,能迫使整个心肌除极,然后窦房结的起搏点得以重新控制心搏。主要用于治疗心室颤动,但同步心脏电复律器也可用于治疗心房颤动和扑动,室上性以及室性心动过速。

(5)手术治疗　通过射频消融术切断旁路传导束治疗预激综合征,可防治由后者引起的室上性心动过速;切除心室壁臌胀瘤防治由其引起的室性快速心律失常,施行主动脉冠状动脉旁路移植术防治由心肌缺血所致的心律失常;施行环形心内膜心室切开术治疗心肌梗死后折返激动所致的室性心动过速等。

目前治疗心律失常虽然仍以应用抗心律失常药物为主要手段,但电学治疗和手术治疗已成为有力的补充手段。

9. *高压氧疗法*　适用于恢复期,1次/d,每次时间根据病情而定,10次为1疗程。

五、疗效评定

1. *治愈*　症状消失,心电图恢复正常,运动试验由阳性转为阴性。

2. *好转*　期前收缩明显减少在50%以上,快速房颤心室率控制在70~80次/min,Ⅱ度房室传导阻滞房室传导比例增加,Ⅲ度房室传导阻滞起搏点上移,心室率增加达50次/min以上或Adams-Stokes综合征发作已控制;预激综合征的并发症得以控制,病窦综合征的心室率有所改善。

3. *无效*　症状及心电图检查无变化。

(黄学文　徐　莉　洪　敏)

第二节　冠状动脉粥样硬化性心脏病

冠状动脉粥样硬化性心脏病简称冠心病,亦称缺血性心脏病。它是指在冠状动脉粥样硬化病变的基础上发展起来的缺血性心脏病。占冠状动脉疾病引起的心脏病中的95%左右;冠心病在国内各种心脏病病因中亦为第二位,但较欧美各国冠心病占心脏病住院患者的30%~40%低。高原冠心病多发生在久居高原者。据西藏高原2627例心脏病资料,其冠心病占西藏各类心脏病的13.63%,居第四位。国内各高原地区调查结果表明,在高原无症状冠心病较多,约占76.6%~80%。有资料统计,心肌梗死在高原居民中的患病率亦高于平原。

一、高原地区冠心病的病因及机制

(一)病因

从总体上讲,高原地区冠心病的发病因素大致与平原地区冠心病发病因素相同，但高脂饮食、高脂血症、高血压、肥胖、低氧环境、维生素C缺乏等与高原冠心病的发生关系更为密切。

1. 高脂血症　高原高脂血症的原因主要是：①高原居民以少数民族为多，主要进食肉类、酥油、奶茶等高脂质、低维生素食品。②高原低氧环境使机体脂质代谢紊乱。③前列腺素增高对脂肪代谢的抑制作用。有资料表明，在高原血脂增高的人中，冠心病的患病率明显高于血脂正常的人。说明高脂血症是高原冠心病的重要的致病因素之一。

2. 高血压　西藏高原地区的调查资料表明，高原地区高血压的患病率相当高（6.2% ~45.42%），部分高海拔地区高血压患病率远高于1997年全国高血压及心血管内科学术会议综合11个省市、自治区494 331人血压调查资料提出的我国高血压发病率11%的数值。冠心病的患病率明显高于无高血压的人。说明高血压是高原地区冠心病的另一致病因素，特别是老年冠心病。

3. 高原缺氧环境　低氧环境可因缺氧而直接损害血管内皮细胞，使其发生肿胀肥大，向管腔内突入，而由于内膜的损害，使血管壁的通透性增加，有利于脂质的渗入。慢性缺氧环境可使小动脉平滑肌增生、变厚，伴随着平滑肌细胞增生反应，有大量细胞外基质（胶原、弹力纤维和酸性黏多糖）形成，其酸性黏多糖具有与低密度脂蛋白结合的能力，这就有利于血浆脂质在局部沉积，加之管壁内皮的损害和通透性增高，使血浆中脂质进一步渗入，在内皮细胞的局部可继发血栓形成，逐渐形成粥样硬化斑块。久居高原的人动脉硬化的发生可能与上述改变有重要关系。

4. 肥胖　肥胖是冠心病的易患因素之一。

5. 维生素C缺乏　西藏的调查资料表明，藏族人食物成分中蛋白质及脂肪含量是较高的，而维生素C的含量则较少。维生素C是组成动物细胞间质的必需物质，当其缺乏时细胞间质纤维细胞及基质存在，但缺乏胶质，因而毛细血管壁等组织的间质形成不良，易发生出血现象。血管壁的间质形成不良，同样也有利于脂质的渗入，这样血浆脂质渗入到内膜下层，就成了粥样硬化灶内脂质的来源。

（二）动脉粥样硬化形成机制

1. 血栓形成假说和血小板凝聚假说　后一假说是前一假说的补充。两种学说的共同观点是认为动脉粥样硬化斑块的形成与血管内膜的局部血凝过程有关。其中血栓素 A_2/前列环素比例失调，可能为动脉粥样硬化形成的重要因素之一。

2. 脂质渗入学说　认为粥样硬化斑块中的脂质是来自血浆的脂质渗入。

3. 动脉平滑肌细胞反应学说　这一学说是近年来对于动脉内皮细胞和平滑肌细胞体外研究的进展。该学说认为当内皮细胞损伤或剥脱后，一方面引起血小板的局部聚集和血小板内容物（5-羟色胺、ADP、溶酶体酶及血小板因子等）的释放，另一方面引起平滑肌细胞增生的反应。平滑肌细胞增生的同时，有大量的胶原、弹力纤维和酸性黏多糖形成，后者可与低密度脂蛋白结合，有利于血浆脂质在局部沉积，进而形成粥样硬化斑块。

二、高原地区冠心病分型及诊断

根据冠状动脉病变的部位、范围、程度和心肌供血不足的发展速度、范围和程度的不同进行分类。

（一）隐匿型冠心病

高原地区隐匿型冠心病是指临床上毫无自觉症状，而心电图显示心肌缺血型表现的冠心病。本型患者常有冠状动脉粥样硬化，但病变较轻或有较好的侧支循环，其心电图缺血型改变可见于安静时或仅在心脏负荷增加时。此型在高原冠心病中多见，约占76.60% ~80.00%。

1. 临床表现　患者多为中年以上，无心肌缺血的临床症状，亦无明显的物理检查体征，常有静息时或负荷试验时心电图ST段压低，T波倒置等心肌缺血表现。一般认为这是冠心病的早期表现。由于它可突然转化为心绞痛或心肌梗死，也可演变为心肌硬化，有的患者可发生猝死，因而对该型冠心病应予以重视。

2. 诊断和鉴别诊断　本型冠心病的诊断主要根据心电图静息、动态或负荷运动试验检查，和（或）放射性核素心肌显影，冠状动脉造影来确定。在基层单位双倍二级梯运动试验对本型的诊断有较大帮助，心电图活动平板或踏车分级运动试验也有一定价值，有条件时可以采用。高原地区冠心病应与下列疾病鉴别：

①自主神经功能紊乱：该病可引起 ST－T 波的改变，易与隐匿型冠心病混淆。可采用使患者变换体位（卧、立），观察 ST－T 波是否可以恢复正常，亦可用心得安试验观察 ST－T 波变化等方法鉴别。若 T 波由低平、倒置、双向转为直立为阳性，结合临床，可判断为自主神经功能紊乱引起的 ST－T 波改变。

②慢性高原病：目前已有不少资料证实，高原病患者休息时心电图可出现 ST 段下移，而高原地区正常人 ST 段下移者甚少，因此在高原地区诊断隐匿型冠心病时有必要与慢性高原病（高原心脏病、高原红细胞增多症）进行鉴别。在高原地区休息时心电图出现缺血性 ST 段下移，同时有 X 线显示的右室肥厚、肺动脉圆锥突出、心电图电轴明显右偏、右室肥厚、右束支传导阻滞等以及血红蛋白增高等高原病表现者，不能诊断隐匿型冠心病。如能除外高原缺氧引起的心电图改变和前述二项疾病所致的心电图变化，才可诊断为高原隐匿型冠心病。

③其他：风湿性心脏病、高血压、心肌肥大、阻塞性肺气肿、严重贫血、洋地黄作用、低钾血症、预激综合征、心肌炎、心肌病、克山病等都可使 ST－T 波发生改变，这说明心电图运动试验对诊断冠心病并不具特异性，必须结合临床资料全面考虑，予以鉴别。

（二）心绞痛

心绞痛是冠状动脉供血不足，心肌血氧的供求发生矛盾所致的发作性的临床症候群。其特点是在整个胸部或只在胸部左侧或胸部正中出现的胸骨后压榨性疼痛，有一种收缩感、紧迫感或箍紧感，可放射至心前区或左上肢，部分患者可向颈部、喉、下颌、面颊部、牙齿、牙龈、肩胛间区放射。常与劳累、情绪激动有关，持续数分钟、休息或服用硝酸酯制剂后消失。高原地区心绞痛虽多，但典型心绞痛较为少见，多数表现为不典型的心绞痛或变异型心绞痛，极易与高原心脏病之心前区疼痛相混淆。

1．临床表现　典型心绞痛发作是突然发生的位于胸骨体上段或中段之后的压榨性、闷胀性或窒息性疼痛，亦可波及大部分心前区，可放射至左肩、左上肢前内侧达无名指或小指，偶可伴有濒死的恐惧感，往往迫使患者立即停止活动，重者还可大汗淋漓，疼痛多历时 1～5min，很少超过 15min，休息或含服硝酸甘油片后，在 1～2min 内消失。常在劳累、情绪激动、受寒、饱餐、吸烟、性交时发生，贫血、休克或心动过速亦可诱发。不典型的心绞痛，疼痛可位于胸骨下段、左心前区或上腹部，放射至下颌、颈、喉、面颊部、牙齿、牙龈、左肩胛部或右前胸，甚至上腹部，疼痛可很轻或仅有左前胸不适发闷感。

2．临床分型　根据预后和治疗方法的不同，可将心绞痛分为下列七型。

（1）稳定型心绞痛　指由心肌缺血缺氧引起的典型心绞痛发作，其性质在 1～3 个月内无改变。发作有一定诱因，发作频率、疼痛性质和程度、部位无改变，是最常见的一种类型。

（2）初发型心绞痛　指过去未发生过心绞痛或心肌梗死，而现在发生由心肌缺血引起的心绞痛，时间在 1 个月以内。此型心绞痛多数为稳定型心绞痛，也可发展为不稳定型心绞痛，甚至发生心肌梗死。

（3）不稳定型心绞痛（进行性或恶化型心绞痛）指原有稳定型心绞痛的患者，在 3 个月内疼痛的频率、程度、诱发因素经常变动，进行性恶化或又转为稳定型心绞痛。硝酸甘油不能使疼痛立即或完全消除。该型反映冠状动脉病变有所发展，预后较差。可发展为透壁性、小灶性或心内膜下心肌梗死，甚至可发生猝死。

（4）卧位型心绞痛（休息时心绞痛）　该型心绞痛发生在休息或熟睡时，疼痛时间长、症状重，发作与体力活动或情绪激动无明显关系。硝酸甘油的疗效不明显或仅能暂时缓解。本型可由稳定型、初发型或不稳定型心绞痛发展而来，预后甚差，可发展为急性心肌梗死或发生严重心律失常而死亡。

（5）变异型心绞痛　本型与卧位型心绞痛相似，也常在夜间发作，但未发作时心电图恰恰与其他类型的心电图相反，显示有关导联 ST 段抬高。

（6）静息型心绞痛　该型疼痛常在休息时发生，疼痛发作历时较长，达 30min 到 1h 以上，疼痛性质介于心绞痛和心肌梗死之间，但无心肌坏死的心电图、血清酶和放射性核素的表现。常是心肌梗死的前奏。

（7）梗死后心绞痛　是急性心肌梗死后 1 个月内

又发生的心绞痛。该型心绞痛随时有再发生心肌梗死的可能。

（三）诊断和鉴别诊断

根据典型的发作特点，含用硝酸甘油后缓解，发作时心电图检查以 R 波为主的导联中，ST 段下移，T 波平坦或倒置，发作过后很快恢复，结合患者的年龄和存在冠心病的易患因素等，若能除外其他原因所致的心绞痛，诊断即可建立。如心电图无改变可行心电图负荷试验、动态心电监测及冠状动脉造影等协助诊断。发作不典型者，诊断要依靠观察硝酸甘油的疗效和发作时心电图改变，如仍不能确定者可复查心电图，或做心电图负荷试验，如出现阳性变化或负荷试验诱发心绞痛发作则可确定诊断。本病须与下列疾病进行鉴别。

1. 功能性疾患　功能性疾患可发生胸痛，其特点是胸痛时间较长，可达数小时或数日，可因劳累而加重，经休息不能很快缓解，常伴有情绪紧张和疲乏，可因情绪改变而加重，有过度换气、心悸和头痛，持续性疲乏无力。而典型的心绞痛常由过度体力活动而诱发，但胸痛可经休息或舌下含服硝酸甘油而迅速缓解，若细心了解病史，鉴别多无困难。

2. 急性心肌梗死　该病疼痛部位与心绞痛相仿，但性质更剧烈，持续时间可达数小时，常伴有休克、心律失常和心衰，含服硝酸甘油不能使之缓解。心电图面向梗死部位的导联 ST 段抬高，并有异常 Q 波。实验室检查有白细胞总数及血清酶增高，血沉加快，并有发热。仔细观察，不难与之鉴别。

3. 高原心脏病　由于高原地区心绞痛常不典型，故极易和高原心脏病之心前区疼痛相混淆。高原心脏病之胸痛多发生于心前区，疼痛性质为钝痛或隐痛、刺痛等，一般不向他处放射。疼痛发作无明显诱因，与体力活动、情绪紧张等无一定关系，常常在休息时加重，部分其他活动后反而减轻。服用硝酸甘油不能迅速缓解，疼痛持续时间较长，多在数小时或数日逐渐消失或减轻，根据病史及高原心脏病的缺氧症状和检查所见往往可资鉴别。

4. 各种胃肠道疾患　溃疡病、胆囊疾病、贲门痉挛等在某些情况下可能与心绞痛相混，这些疾患的症状直接与摄食有关，而与体力活动无关。胃肠道和胆囊的 X 线或 B 超检查，可明确这些疾病的诊断。

5. 其他疾病引起的心绞痛　如严重主动脉瓣狭窄或关闭不全、风湿性冠状动脉炎、梅毒性主动脉炎引起的冠状动脉狭窄或闭塞等均可引起心绞痛，应注意鉴别。

（四）检查与评估

1. 详细询问病史和体格检查。

2. 血、尿常规检查，心电图检查和 X 线胸部摄片。

3. 视病情可做动态心电图、二维超声心动图、放射性核素检查，以及血脂、血糖、尿酸、血清酶、血液流变学检查等。

4. 康复评估。评估心脏运动风险、体适能、日常生活能力（ADL），评估心理及精神状况：焦虑自评量表（SAS），症状自评量表（SCL－90）；艾森克个性问卷（EPQ）；汉密尔顿抑郁量表（HAMD）；生活事件量表（应激相关心理检测 LES）。自主神经功能检测；高原脱习服量表分析；匹兹堡睡眠质量指数量表（PSQI）检测。

三、康复疗养指征及疗养地选择

近期无频繁心绞痛发作，无严重心律失常，心功能基本正常者；患心肌梗死后 6 个月以上病情稳定者，安装永久性人工心脏起搏器而无并发症者适于疗养。选择海拔 2000m 以下的山地、森林、海滨、矿泉疗养地。选择舒适优美的疗养环境，规律的生活秩序，适当安排一些有益于身心健康的活动，如钓鱼、书法、绘画等。衣着适度，避免寒冷刺激，保持大便通畅。

四、康复疗养方法

1. 护理　病情稳定者，按心脏病常规三级疗养护理，如出现病情变化，应及时更改护理等级。外出活动应备硝酸甘油等急救药品。

2. 饮食　一般选用清淡易消化的普通饮食，避免高糖、高脂肪、高钠盐，多吃富含维生素的蔬菜和水果。忌暴饮暴食，禁烟酒。

3. 自然因子疗法　充分利用疗养区空气清新、氧含量丰富、空气负离子多、风景秀丽等自然因子，促进身体康复。

（1）氡泉浴　浸泡半身或全身，水温 37℃～38℃，每次10～15min，1次/d，15次为1疗程。

（2）硫化氢泉浴　水温37～38℃，每次10～15min，15次为1疗程。

（3）日光及空气浴：时间以夏季9:00—11:00和15:00—17:00为宜，春、秋以11:00—13:00为宜，1次/d或1次/2d，每次照射时间，根据日光照射强度和气候变化而定。

（4）森林浴：以散步、爬山、练太极拳、健身操等方式进行，1～2次/d，每次30～60min。

4. 物理疗法

（1）直流电离子导入疗法　根据病情选用1.5%硫酸镁溶液，10%复方丹参溶液，0.25%～0.5%烟酸溶液，0.8%～3%川芎嗪溶液，10%碘化钾溶液等。将作用电极置于心前区，非作用电极置于肩胛间或左前臂，电流量一般为5～16mA，每次15min，1次/d，15次为1疗程。

（2）紫外线疗法　采用红斑量的紫外线，分胸前、胸侧及胸背三区照射，每区照射面积为8cm×10cm，每日照射一区，每区照射5次。此法更适合心绞痛患者。

（3）空气离子吸入疗法　浓度为10 000～20 000/mL，1次/d，每次15min，20次为1疗程。

（4）音乐疗法　选用节奏缓慢、风格典雅的乐曲，每次20～30min，1次/d，15～20次为1疗程。

（5）体外反搏疗法　适应于急性心肌梗死、陈旧性心肌梗死、心绞痛、病窦综合征及缺血性心律失常患者。取平卧位，按技术操作常规进行。1次/d，每次40～60min，12次为1疗程，总治疗次数根据病情而定。

5. 体育疗法

（1）耐力性有氧运动　根据病情和条件，可选用下肢等张运动，如步行、跑步、蹬车等，也可选用上肢等张运动，如划船等，或上下肢联合运动，如体操、太极拳、太极剑、游泳等。运动强度，按活动控制法，冠心病患者在运动时摄氧量达最大摄氧量的57%～78%时比较理想；按反应（即心率）控制法，运动时心率达最高运动心率的70%～80%为宜，体质稍差者可选择60%～70%的最高心率，也可根据净增心率法判断，即运动时最高心率减运动前安静时心率，每分钟不超过20～40次为宜。运动的持续时间，一般每次30min。运动频度，每周3～5次。

出现下列情况应中止运动：心绞痛，心律失常，心率反应过快过慢，运动中步态不稳、面色苍白、肢体疼痛，运动后长时间疲劳、失眠，体液潴留引起的体重增加，精神错乱，心电图出现明显异常等。

（2）气功疗法　以放松功和内养功为主，采用卧式或坐式，每次30min，2次/d。

6. 中医疗法

（1）辨证论治

①胸阳痹阻：治以通阳宣痹，方用栝蒌薤白半夏汤加减。

②气滞血瘀：治以疏肝理气，活血化瘀，方用丹参饮加减。

③气阴两虚：治以益气养阴，方用炙甘草汤加减。

④阳气虚损：治以助阳益气，方用理中丸或金匮肾气丸加减。

（2）草药单方、复方及中成药

①单味人参、丹参、田七炖服，或制成散剂冲服。

②中成药：复方丹参片、滴丸和注射液，救心丹，活血丹，健心丸等。

（3）针灸疗法

①体针：主穴取心俞、阴郄、膻中、内关，配穴取足三里、间使、厥阴俞、公孙等。

②耳针：主穴取心、皮质下、神门、交感，配穴取小肠、内分泌、肾、肺、脾等。

③艾灸疗法：取内关、心俞、膻中、郄门为主穴，配厥阴俞、足三里、关元、神阙等。每次取2～4穴，每次每穴间接灸10～15min，1次/d，15次为1疗程。

7. 心理疗法

（1）提供优质服务和优美环境，使患者产生良好的心理效应，有利于心身健康。

（2）语言治疗　通过个别或集体咨询，解答有关冠心病的病因、症状和预防保健方法，消除顾虑，纠正某些不良习惯，达到心理平衡。

8. 高压氧疗法　适应于心绞痛及急性心肌梗死恢复期患者，1次/d，每次时间根据病情而定，10次为1疗程。

9. 药物疗法

（1）隐匿型冠心病

①控制易患因素，消除诱因，积极治疗并发症，如

高血压、糖尿病、高脂蛋白血症等。

②选用防治动脉粥样硬化的药物，如降血脂和扩张血管的中西药物。

③抗血小板聚集药，如肠溶阿司匹林 100mg，1 次/d，或氯吡格雷 75mg，1 次/d，或双嘧达莫（潘生丁）25mg，3 次/d，均为口服。

（2）心绞痛治疗

①制止发作：停止活动，立即休息，给氧，选用下列药物：舌下含服硝酸甘油 0.3～0.6mg 或亚硝酸异戊酯 0.2ml，压碎安瓿后吸入，或硝酸甘油气雾剂喷入口腔；硝苯地平（心痛定）5～10mg 含服；硝酸异山梨酯（消心痛）5～10mg 舌下含服，或硝酸异山梨酯气雾剂喷入口腔；地尔硫䓬（硫氮䓬酮）30mg，3 次/d，口服。

②预防发作：硝酸酯类药物：硝酸异山梨酯 10～20mg，2～3 次/d，口服；硝酸戊四醇酯（长效硝酸甘油）10mg，3 次/d，餐前服；单硝酸异山梨醇酯 20～40mg，1～2 次/d，口服；硝酸甘油膜，贴在皮肤上，1 次/d，每次 1 剂，每剂含硝酸甘油 25mg（或 50mg），24h 时释放量 5mg（或 10mg）；长效硝酸甘油膏（心泰膏），贴于前胸部，1 次/d，可预防卧位性心绞痛发作。

③β－受体阻滞剂：不宜用于有心力衰竭、窦房结综合征、房室传导阻滞（AVB）Ⅱ度以上及低血压的心绞痛患者。可选用普萘洛尔 10～20mg，3 次/d；美托洛尔 50～100mg，2 次/d；阿替洛尔 25～100mg，3 次/d。均为口服。

④钙离子拮抗剂：硝苯地平 10～20mg，3 次/d，口服；维拉帕米 40～80mg，3 次/d，口服；地尔硫䓬 30～90mg，3 次/d，口服。

⑤联合用药：钙离子拮抗剂与硝酸酯类药药合用能提高疗效，但可使血压下降，需密切观察；β 受体阻滞剂与钙离子拮抗剂合用，最适宜心绞痛阈值稳定的劳力型心绞痛和合并快速心律失常者。

⑥手术治疗：Ⅲ、Ⅳ级心绞痛经药物治疗无效，可采用 PTCA、冠状动脉内激光成形术、冠状动脉旁路移植术等。

五、疗效评定

1. 治愈　心绞痛患者经冠状动脉旁路移植术，或 PTCA，或冠状动脉内激光成形术，术后症状消失，休息时心电图恢复正常，运动试验由阳性转为阴性。

2. 好转

（1）心绞痛患者经治疗后疼痛缓解，发作次数减少，休息时心电图 ST 段压低恢复在 0.05mV 以上，或 T 波倒置变浅（达 50% 以上），或平坦变直立。

（2）隐匿型冠心病心电图（静息、或动态、或负荷试验）改善。

（3）急性心肌梗死的临床症状基本消失，心肌酶谱恢复正常，心电图（静息或动态）稳定。

3. 无效　病情无变化。

（黄学文　洪　敏　徐　莉）

第三节　高原病态窦房结综合征

病态窦房结综合征（简称病窦综合征）是指由于窦房结及其周围组织病变，导致起搏和（或）传导功能发生障碍或衰竭，引起一系列心律失常和临床表现，甚至发生阿－斯综合征及猝死的一组综合征。由于长期处于高原低氧环境引起的窦性激动形成或传导障碍，常以缓慢心律为基础，如严重持久的心动过缓和窦性停搏等，以窦房传导阻滞为主，称之为高原病态窦房结综合征。

一、病因及发病机制

长期处于高原低氧环境是高原病窦综合征的主要发病原因。病窦综合征可通过激动形成障碍形成，亦可通过激动传导障碍成形，还可通过二者共存方式形成。窦房结不能适时而规则地形成与传出生理需要的心脏激动，是本病的基本病因。在此基础上进一步产生病理损害和生理代偿之间、高位起搏与低位起搏之间、心脏供血与组织需血之间的矛盾，使本病表现出种心律失常和不同程度的缺血症状。

（一）发生原因

1. 进入高原后，呼吸加强等因素，使迷走神经紧张度增高，出现窦性心律不齐和窦性心动过缓，甚至发生窦房传导阻滞，加上窦房结动脉供血不足及血氧浓度较低，即可引起窦房结功能不全。因而本病的早期多表现为心动过缓。

2. 如果窦房结频率低于交界区节律点的频率，

就会出现被动性异位心律,而由交界性心律或交界性逸搏、逸搏心律取代窦性节律,出现病窦综合征的表现。

3. 高原低氧长期影响窦房结,可使其功能降低,激动形成障碍可导致室性停搏,心脏传导系统对缺氧也很敏感,因此在长期低氧环境下也能引起窦性激动传导障碍。

(二)病理改变

本病的病变常常累及窦房结、心房、房室交界区以及希氏束和心室内传导系统,其中以窦房结病变更为突出。病变性质包括窦房结出血、水肿、坏死等急性病变和退行性变、纤维化、脂肪和肿瘤细胞湿润等慢性病变,其中退行性变和纤维化最为多见。

(三)临床分型

根据病变部位和程度的不同以及心律失常表现特点,本病可分为下列几型:

1. 单纯窦房结病变　心律失常主要表现为显著窦性心动过缓、窦房传导阻滞和(或)窦性停搏。

2. 窦房结伴心房病变　心律失常特点是心动过缓(窦性心动过缓、窦房传导阻滞和(或)窦性停搏)伴有房性心律失常:房内阻滞(异常宽大的 P 波)、房性早搏、房性心动过速、心房扑动及心房颤动。

3. 双结性病性(窦房结和房室交界共病变)　心律失常的特点是心动过缓(窦性心动过缓、窦房传导阻滞和(或)窦性停搏)伴有房室交界区起搏功能障碍,表现为房室交界性逸搏、逸搏性心律(逸搏发生较迟≥2s,逸搏心率较通常慢,≤35 次/min 和(或)房室传导阻滞(多为Ⅱ、Ⅲ度),室性逸搏则少见(交界区病变严重、不能形成交界性逸搏冲动,可出现室性逸搏),亦可出现室上性心动过速(保持传导功能者)。

4. 窦房结伴有心房病变、房室交界区或房室束以下传导系统病变　其心电图特点是心动过缓—心动过速综合征。主要表现是在心动过缓、窦房传导阻滞或窦性停搏的基础上伴有阵发性心动过速(房性、房室交界性、室上性、室性、心房颤动或心房扑动)。

5. 窦房结伴有心房、房室交界区、房室束和束下传导系统病变　心律失常的特点是全传导系统功能障碍。主要表现为窦房传导阻滞、窦房停搏,房内传导阻滞、房室传导阻滞及心室内传导阻滞。

二、诊断依据

(一)症状和体征

1. 脑、心、肾灌流不足表现　轻症或早期病窦综合征常见的脑供血不足表现有疲乏、肌肉酸痛、轻度的性格改变,如烦躁、间歇性记忆力减退或丧失、失眠、夜间惊醒、容易激动、淡漠,或反应迟钝,进一步加重时出现口齿不利、判断错误、头晕、昏厥等。心脏供血不足时可出现心悸、慢性充血性心力衰竭,心动过缓或心动过速以及心绞痛,严重者可发生休克,甚至出现心脑综合征而危及生命。肾供血不足时可出现间歇性少尿和夜间遗尿。

2. 慢性高原病表现　可有失眠、胸闷、心悸、口唇发绀、血压偏低、脉压差小、匙状甲、杵状指、右室肥厚及衰竭、血红蛋白和红细胞增多、血小板减少等。

(二)辅助检查

1. 心电图检查

(1)病窦综合征的心电图特征性改变以窦性心动过缓(<50 次/min)最多见(占 75% ~80%),还可出现窦性停搏和(或)窦房传导阻滞,心房颤动或扑动以及房性或交界性心动过速,快 - 慢综合征。有双结病变时可出现房室交界性逸搏,逸搏心律和(或)Ⅱ、Ⅲ度房室传导阻滞。全传导系统障碍时,可出现窦房、房内、交界处及室内传导阻滞。

(2)慢性高原病的心电图改变,如电轴右偏、右束支传导阻滞,“锥形”肺性尖峰 P 波或肺型 P 波、右室肥厚、ST 段下移及 T 波改变。

2. 心电监测　当用常规心电图不能记录到病窦综合征典型心电图改变时,有条件者可用动态心电图,或用遥控式心电监护仪记录心电图,这两种检查是比较理想的辅助诊断方法。

3. 阿托品试验　本方法是利用阿托品对胆碱能神经的阻滞作用,以排除由迷走神经张力过高所致的心动过缓。本法安全简单易行,有一定参考价值。具体方法是:阿托品 1 ~2mg(或 0.02mg/kg)加生理盐水 2ml,快速静脉注射,往后 1、2、3、5、10、15、20、25、30min 各记录心电图 1 次。有条件时用监护仪连续观察,效果更好。若注药后全部观察时间内窦性心律

<90 次/min,或出现交界性自主心律或原有交界性心律持续存在者即为阳性。因本试验存在一定的假阳性或假阴性,因此在评价其结果时必须密切联系临床资料、综合评价。但国外学者认为,结果阴性便可做出该病的诊断。因为生理性窦性心动过缓经静注阿托品能使窦性心律增快。

4. 快速心房调搏试验　一般将心房颤动频率调至 110～150 次/min,持续 2～4min 后停止,然后测定超速抑制后的窦房恢复时间,正常值为 0.8～0.9s,当窦房结恢复时间延至≥1.5s 时为阳性。有条件的单位可以采用。

5. 吸氧试验　有人推荐将此试验作为诊断高原病窦综合征的辅助方法。方法是吸氧两袋后,立刻及每隔半小时观察心电图 1 次,共 2h。有下列情况之一者为阳性反应:①临床表现改善;②心电图明显改善或恢复正常窦性心律。阳性者有助于此病的诊断,但阴性者也不能除外。

(三)诊断与鉴别诊断

本病的诊断不能单凭临床症状来确定,应以心律失常为主,结合窦房结功能测定和临床表现来确定,不过出现缓慢性心律失常时应想到此病的可能,并进行鉴别诊断,以免误诊和漏诊。其诊断标准为如下:

1. 有提示窦房结功能减退的心律改变。

(1)明显的长时间的(间歇性或持续性)窦性心动过缓(心率<50 次/min);

(2)窦房传导阻滞;

(3)窦性停搏(停搏时间持续 2s 以上);

(4)快-慢综合征;

(5)窦性心动过缓伴房室传导阻滞或室内传导阻滞;

(6)心电图显示起搏点逐渐下移(窦性停搏→房性异位心律→交界区逸搏心律)等,可单独出现,亦可并存。

2. 有提示窦房结功能衰减的试验证据,包括:①阿托品试验阳性;②心房调搏试验阳性;③吸氧试验阳性。

3. 能除外药物作用(如洋地黄、奎尼丁、β 受体阻滞剂、利血平、维拉帕米、胺碘酮、心可定等作用)、神经代谢及其他疾病引起者。

4. 在高原发病、转至低海拔处或平原时临床症状明显好转,心电图改善或恢复正常,以及伴有慢性高原病临床表现或心电图改变者。

在上述第 3 项基础上,如具第 1、2 项中的任何一条兼有第 4 项者,可诊断为高原病窦综合征。若具有第 1 项中的任何一条和第 4 项者,而第 2 项呈阴性结果者为可疑高原病窦综合征。由于高原地区的某些非高原特有疾病可导致病窦综合征的发生,因此高原病窦综合征应注意与之鉴别,其中最常见的有冠心病尤其是心肌梗死、风湿性心脏病、心肌病、心肌炎、心包炎、先天性心脏病、高血压、手术损伤以及系统性红斑狼疮等,一般来讲,这些疾病都有各自的特征,结合病史、辅助检查,不难与之鉴别。

(四)检查与评估

1. 详细询问病史和进行体格检查。

2. 血、尿常规检查,心电图检查和 X 线胸部摄片。

3. 视病情可做动态心电图、二维超声心动图、放射性核素检查,以及血脂、血糖、尿酸、血清酶、血液流变学检查等。

4. 康复评估。根据以上检测心脏运动风险、体适能、日常生活能力(ADL)、呼吸系统主要功能,评估心理及精神状况:焦虑自评量表(SAS),症状自评量表(SCL-90);艾森克个性问卷(EPQ);汉密尔顿抑郁量表(HAMD);生活事件量表(应激相关心理检测 LES)。自主神经功能检测;高原脱习服量表分析;匹兹堡睡眠质量指数量表(PSQI)检测。

三、康复疗养指征及疗养地选择

近期无严重心律失常,心功能基本正常者适于疗养。选择海拔 2000m 以下的山地、森林、海滨、矿泉疗养地。选择舒适优美的疗养环境,规律的生活秩序,适当安排一些有益于身心健康的活动,如钓鱼、书法、绘画等。衣着适度,避免寒冷刺激,保持大便通畅。

四、康复疗养方法

1. 护理　病情稳定者,按心脏病常规三级疗养护理,如出现病情变化,应及时更改护理等级。外出活动应备硝酸甘油等急救药品。

2. 饮食　一般选用清淡易消化的普通饮食,避免高糖、高脂肪、高钠盐,多吃富含维生素的蔬菜和水果。忌暴饮暴食,禁烟酒。

3. 自然因子疗法　充分利用疗养区空气清新、氧含量丰富、空气负离子多、风景秀丽等自然因子,促进身体康复。

(1)氡泉浴　浸泡半身或全身,水温37℃~38℃,每次10~15min,1次/d,15次为1疗程。

(2)硫化氢泉浴　水温37℃~38℃,每次10~15min,15次为1疗程。

(3)日光及空气浴　时间以9:00—11:00和15:00—17:00为宜,春、秋以11:00—13:00为宜,1次/d或1次/2d,每次照射时间,根据日光照射强度和气候变化而定。

(4)森林浴　以散步、爬山、练太极拳、健身操等方式进行,1~2次/d,每次30~60min。

4. 物理疗法

(1)空气负离子吸入疗法　浓度为10 000~20 000个/ml,1次/d,每次15min,20次为1疗程。

(2)音乐疗法　选用节奏缓慢、风格典雅的乐曲,每次20~30min,1次/d,15~20次为1疗程。

5. 体育疗法

(1)耐力性有氧运动　根据病情和条件,可选用下肢等张运动,如步行、跑步、蹬车等,也可选用上肢等张运动,如划船等,或上、下肢联合运动,如体操、太极拳、太极剑、游泳等。运动强度,按活动控制法,冠心病患者在运动时摄氧量达最大摄氧量的57%~78%时比较理想;按反应(即心率)控制法,运动时心率达最高运动心率的70%~80%为宜,体质稍差者可选择60%~70%的最高心率,也可根据净增心率法判断,即运动时最高心率减运动前安静时心率,每分钟不超过20~40次为宜。运动的持续时间,一般每次30min。运动频度,每周3~5次。

出现下列情况应中止运动:心绞痛,心律失常,心率反应过快过慢,运动中步态不稳、面色苍白、肢体疼痛,运动后长时间疲劳、失眠,体液潴留引起的体重增加,精神错乱,心电图出现明显异常等。

(2)气功疗法　以放松功和内养功为主,采用卧式或坐式,每次30min,2次/d。

6. 心理疗法

(1)提供优质服务和优美环境,使患者产生良好的心理效应,有利于心身健康。

(2)语言治疗　通过个别或集体咨询,解答有关病窦的病因、症状和预防保健,消除顾虑,纠正某些不良习惯,达到心理平衡。

7. 高压氧疗法　适用于恢复期患者,1次/d,每次时间根据病情而定,10次为1疗程。

8. 药物治疗

(1)病因治疗　高原病窦综合征,应采用吸氧疗法,每次50~100ml,每天1~2次,有条件者可试用高压氧舱治疗。情况允许时应转至平原治疗。

(2)提高心率

①阿托品:0.3~0.6mg,口服,每天3次。紧急情况下可用1~2 mg静脉注射。

②山莨菪碱片(654-2):10~20mg,口服,3次/d,紧急情况下可静注。

③异丙肾上腺素:前述方法无效时,可使用此药,紧急情况下可静滴,速度以1~2μg/min为宜。若病情稳定,可舌下含异丙肾上腺素5~10mg,每天2~3次或长效异丙肾上腺素,每天30~40mg。

④其他:尚可使用中药(如附子注射液、生脉散、炙甘草汤等)治疗。

⑤特殊疗法:高原病窦综合征经前述处理之后或转至平原地区,大多数有效,但对于经前述处理无效者,尤其是快-慢综合征者应给予特殊处理。因为以心动过速-心动过缓综合征为主要表现的病窦综合征,治疗难度较大。如洋地黄、普鲁卡因、奎尼丁、β受体阻滞剂等药物,在治疗快速心律失常时可诱发过缓性心律失常。心房颤动应用奎尼丁除颤后,可发生极度缓慢的窦性心律或逸搏性心律。故对症状明显的心动过速-心动过缓综合征,尤其有晕厥史者,应予安装人工心脏起搏器,在安装起搏器后,如出现快速心律失常,则可比较安全地应用抗快速心律失常的药物,如发生心力衰竭时也可较安全地应用洋地黄类药物治疗;对于缓慢的心律失常,在安装人工心脏起搏器之后,可使缓慢的心率适当加快,防止心脏停搏与心脑综合征发作。常用按需型起搏器,可较好解决心率慢的问题,但对于仍出现快速性心律失常(室上性或室性)者,必要时可并用一些抗心律失常的药物。伴有房室传导阻滞时,可用房室顺序按需型起搏器,该起搏器符合生理要求,疗效更佳。自动程序扫描复律器(AICD)是现代治疗心动过速-心动过缓综合征最理想的复律器。

五、疗效评定

1. 治愈　症状消失,休息时心电图恢复正常,运动试验由阳性转为阴性。

2. *好转* 症状减轻，休息时心电图改善。

3. *无效* 病情无变化。

六、预防

在高原地区，凡心率在50次/min左右的窦性心动过缓者，尤其是有症状者，可采用针刺人迎、通里和内关穴治疗。中药以补气活血为主，佐以养阴药，常用党参、黄芪、桂枝、炙甘草、丹参、当归、血竭、黄精、麦冬、五味子、生姜等。亦可同时使用654－2或阿托品进行预防。

由于病窦综合征的自然病程是进行性和长期的过程，所以要确定其远期预后是困难的。虽然当前的医疗技术尚不能治愈有器质性病变的窦房结，未经治疗的病窦综合征患者有猝死的可能，但大多数患者通过改善血流动力学、用人工心脏起搏器，可使症状得到改善，可延长患者寿命。因高原低氧环境所致的病窦综合征，脱离缺氧环境，并给予恰当的治疗，预后尚好。

（黄学文　洪　敏　徐　莉）

第二章 >>>

呼吸系统疾病的康复疗养

呼吸系统对高原低氧的反应程度是机体对高原环境习服程度的关键。呼吸系统疾病在高原官兵住院疾病调查中位居第3位,最主要的病种为上呼吸道感染,占呼吸系统疾病的37.78%。分析原因,首先,高原空气稀薄干燥、缺氧,对上呼吸道刺激大;其次,与高原环境引起的组织细胞病理性损害直接相关。高原环境会引起的官兵肺功能损害,并对官兵的潜在战斗力造成影响。通过改善康复疗养环境、高压氧及呼吸操等综合防治措施可提高高原官兵的肺功能。

第一节 急性上呼吸道感染

急性上呼吸道感染简称"急性上感",为外鼻孔至环状软骨下缘包括鼻腔、咽或喉部急性炎症的概称,是人类最常见的传染病之一。部队在高原行军、作战或施工中急性上呼吸道感染发病率较高,可达发病总数的19% ~57.10%。该病的主要病原体是病毒,少数由细菌引起。不但具有较强的传染性,而且可引起严重的并发症,是影响部队人员健康较常见的疾病,应积极防治。

一、病因和发病机制

急性上感约有70% ~80%由病毒引起。主要有鼻病毒、冠状病毒、腺病毒、流感和副流感病毒以及呼吸道合胞病毒、埃可病毒、柯萨奇病毒等。另有20% ~30%的上感为细菌引起,可单独发生或继发于病毒感染之后,以口腔定植菌溶血性链球菌为多见,其次为流感嗜血杆菌、肺炎链球菌和葡萄球菌等,偶见革兰氏阴性杆菌。临床症状可从鼻炎播散引发致命的肺炎。其主要表现为鼻炎、咽喉炎或扁桃体炎。

高原风大风多,风速急,气候干燥,冬秋尤甚,呼吸道黏膜纤毛活动最受影响。当有受凉、过度疲劳等诱发因素,使全身或呼吸道局部防御功能降低时,原已存在于上呼吸道或从外界侵入的病毒或细菌可迅速繁殖,引起本病。

本病一年四季均可发生,而以秋冬季及气候剧变时多见。可通过患者咳嗽、喷嚏产生的含有病毒的飞沫或被污染的用具传播,多数为散发性的。在高原秋冬季节不仅易患本病,还常成为流行病。以发病初1 ~2d最具感染性。因其传染性强,病后获得的免疫力弱而短暂,各种病毒间又无交叉免疫,同时在健康人群中有病毒携带者,一个人一年内可多次发病。

二、诊断依据

高原急性上呼吸道感染与平原无本质不同,但由于高原特殊环境,使本病在高原表现一般较平原重,病程也较平原长。

(一)临床表现

根据病因不同,临床表现可有不同的类型。

1. *普通感冒* 由病毒感染引起,俗称"伤风"、急性鼻炎或上呼吸道卡他。潜伏期数小时或1 ~3d。成人多数由鼻病毒引起,次为副流感病毒、呼吸道合胞病毒等,起病较急,全身症状较轻。首先感觉全身不适,轻度畏寒,一般不发热或偶有轻度发热、头痛。初期有咽干、咽痒,在起病同时或数小时后,发生喷嚏、鼻塞、流清水样鼻涕,2 ~3d后变稠。有时由于耳咽管炎使听力减退,也可出现流泪,味觉减退、呼吸不畅、声嘶、少量咳痰等。检查可见鼻腔黏膜充血、水肿、有分泌物,咽部轻度充血。如无并发症,一般5 ~7d痊愈。

2. *急性病毒性咽炎或喉炎* 急性病毒性咽炎多由鼻病毒、腺病毒、流感病毒等引起。主要特点为咽部发痒和灼热感,疼痛不明显,也不持久。当有咽下疼痛时,常提示有链球菌感染。少有咳嗽。检查可见咽部明显充血和水肿,咽后壁淋巴滤泡增生,颌下淋巴结肿大且触痛。腺病毒咽炎可伴有眼结合膜炎。急性病毒性喉炎多由鼻病毒、流感病毒甲型、副流感病毒及腺病毒引起。主要特点为声嘶、讲话困难、咳嗽时疼痛,常有发热、咽炎和咳嗽。检查发现喉部水肿、充血,局部淋巴结肿大和触痛,并可闻及喘息声。急性病毒性支气管炎多由呼吸道合胞病毒、流感病毒等引起。主要临床症状有干咳或有黏液性痰,伴有发热和乏力。其他症状常有声嘶、胸骨下疼痛。可闻及干、湿啰音。X线显示肺纹理增多、增强,但无肺实质浸润影。

3. 急性疱疹性咽峡炎　常由柯萨奇病毒 A 引起,多于夏季发生,表现为明显咽痛、发热,病程约 7d。查体可见咽充血、软腭、悬雍垂、咽及扁桃体表面有灰白色丘疱疹及浅表溃疡,周围有红晕。多见于儿童。

4. 急性咽结膜炎　主要由腺病毒、柯萨奇病毒等引起,临床表现有发热、咽痛、畏光、流泪,咽及结合膜明显充血。病程 4～6d。

5. 细菌性咽扁桃体炎　病原体多为溶血性链球菌,次为流感嗜血杆菌、肺炎链球菌、葡萄球菌等。起病急,咽痛明显,伴畏寒、发热,体温可达 39℃ 以上。查体可发现咽部明显充血,扁桃体肿大、充血、表面有黄色脓性分泌物,有时伴有颌下淋巴结肿大、压痛,而肺部查体无异常体征。

(二)诊断

根据流行情况、鼻咽部发炎的症状及体征,一般不难做出诊断。临床上需区别是病毒感染还是细菌感染。症状轻、白细胞总数偏低或正常者可能为病毒性感染。全身症状重、体温较高、咽及扁桃体黏膜红肿明显,或有脓性分泌物、白细胞总数升高者多为细菌感染。进行咽拭子细菌培养或病毒分离,可确定诊断。

(三)检查与评估

1. 详细询问病史和进行体格检查。

2. 血液检查　因多为病毒感染,白细胞计数常正常或偏低,伴淋巴细胞比例升高。细菌感染者可有白细胞计数与中性粒细胞增多和核左移现象。

3. 尿常规检查。

4. X 线胸部摄片,了解肺部情况。

5. 心电图检查,了解心脏有无受累。

6. 病原学检查　视需要可用免疫荧光法、酶联免疫吸附法、血清学诊断法、病毒分离和鉴定,以判定病毒的类型,区别病毒和细菌感染。进行细菌培养判定细菌类型和药敏试验以指导临床用药。

7. 康复评估　评估肺功能,评估心理及精神状况:焦虑自评量表(SAS),症状自评量表(SCL－90);艾森克个性问卷(EPQ);汉密尔顿抑郁量表(HAMD);生活事件量表(应激相关心理检测 LES)。自主神经功能检测;高原脱习服量表分析;匹兹堡睡眠质量指数量表(PSQI)检测。

(四)并发症

少数患者可并发急性鼻窦炎、中耳炎、气管－支气管炎。部分患者可继发溶血性链球菌引起的风湿热、肾小球肾炎等,少数患者可并发病毒性心肌炎,应予以警惕。

三、康复疗养指征及疗养地选择

病情稳定,无并发症者均适于疗养。选择舒适优美的疗养环境,空气清新,气候温和的海拔 2000m 以下的山地、森林、海滨、矿泉疗养地。

四、康复疗养方法

1. 护理　病情稳定者,常规三级疗养护理。根据气候变化,适时增减衣物。

2. 饮食　一般选用清淡易消化的普通饮食,避免高糖、高脂肪、高钠盐,多吃富含维生素的蔬菜和水果。忌暴饮暴食,禁烟酒。

3. 自然因子疗法

(1)空气浴　春、秋季节气温为 14℃～20℃时,可在室内或室外做轻微活动,1～2 次/d,首次从 5min 开始,每日增加 5～10min,逐渐增至每次 30min 到 1h,1 个月为 1 疗程。逐步提高人体对外界寒冷的适应能力,增强机体抵抗力。

(2)矿泉水雾化吸入　选择重碳酸钠泉、氯化钠泉或氡泉水,用强力喷雾器吸入,1 次/d,每次 10～15min,8～12 次为 1 疗程。此疗法是利用温热、矿泉盐类成分和气体同时用于呼吸道黏膜,使呼吸加深加强。

4. 物理疗法

(1)超声雾化吸入疗法　药物可选择抗生素、痰溶解剂、支气管扩张剂、中草药等雾化吸入。如痰稠不易咳出,可用α-糜蛋白酶5mg,雾化吸入,2次/d。

(2)空气离子疗法 负离子吸入肺内,可加速气道上皮细胞的纤毛运动,有利于排痰。1次/d,每次20~30min为1疗程。

(3)超短波疗法 胸、背部前后对置法,两个电容电极前后对置,间隙3~4cm,微热量,每次7min,1次/d,10~15次为1疗程。可增强机体免疫功能,改善肺部循环和消炎。

(4)微波疗法 圆形辐射器直径15cm,距离10cm,在体表的气管区用辐射法,无热量或微热量,40~60W,每次10~12min,1次/d,10~15次为1疗程。或用马鞍形辐射器。

(5)紫外线疗法 胸廓分两区:颈前及胸上半部;颈后及肩胛区。自弱红斑量2MED开始,每次增加1/2~1MED到4~5MED,1次/d,共3~5次。如果咳嗽重并且药物治疗效果不明显时,可在颈前胸部中上区和肩胛区,各约300cm^2,用强红斑量6~8MED照射,1次/d,每次1区,共4~6次。有明显的镇咳作用。还可用紫外线穴位照射。对反复发作的急性上呼吸道感染患者,在病愈后,为增强机体防御功能,起到预防的效果,可用基本进度紫外线全身照射,或照射足底50~60MED,每次增加10MED,1次/d,2~3次为1疗程。

(6)磁疗 一般用贴敷法。将磁片贴敷在穴位上,每次3~5穴,4周为1疗程。还可用旋磁疗法进行穴位治疗,每次2~4穴,每次5~10min,隔日或每日1次。

5.体育疗法

(1)呼吸操 着重练习腹式呼吸,通过增强膈肌活动,增大肺通气量,达到改善肺功能的目的。

(2)健身锻炼 ①医疗步行:晨间到户外散步,每日行程500~1500m,可根据个人体力情况调整步速,可急行或慢行,或急行与慢行交替。②气功疗法:可练以调息为主的气功,如六字诀功等内养功。

6.中医疗法

(1)辨证论治

①风寒感冒——治法:辛温解表;方药:荆防败毒散加减。

②风热感冒——治法:辛凉解表;方药:银翘散加减。

③暑邪感冒——治法:清暑解表;方药:新加香薷饮加减。

④时邪感冒——治法:清热解毒;方药:银翘散合普济消毒饮加减。

(2)中成药 连花清瘟胶囊、柴黄颗粒、双黄连口服液、清开灵软胶囊等。

(3)针灸疗法

①体针:主穴取合谷、曲池、外关,配穴取风池、列缺、足三里等。

②艾灸疗法:取大椎、风门、肺俞为主穴,配足三里、曲池、外关等。

每次取2~4穴,每次每穴间接灸10~15min,1次/d,15次为1疗程。

7.心理疗法

(1)提供优质服务和优美环境,使患者产生良好的心理效应,有利于心身健康。

(2)语言治疗 通过个别或集体咨询,解答有关病因、症状和预防保健问题,消除顾虑,纠正某些不良习惯,达到心理平衡。

8.药物疗法 由于高原气候干燥、寒冷、氧分压低、机体抵抗力低下,上呼吸道感染常迁延不愈。如治疗不及时,不但易并发其他感染,而且常成为高原急症如高原肺水肿、高原昏迷的诱因。因此,无论其症状轻重,均应积极进行早期治疗。

(1)对症支持治疗 适当休息很重要,忌烟,多饮水,保持室内空气流通。如有发热、头痛,可选用解热止痛片如复方阿司匹林、去痛片口服。咽痛可用消炎喉片含服,局部雾化治疗。对在登高过程中患本病者,应就地治疗至症状消失后再登高。

(2)抗菌及抗病毒药物治疗 如有细菌感染证据,可选用适合的抗菌药物,如青霉素、头孢菌素、红霉素等。病毒感染可选用抗病毒药物,如阿昔洛韦等。

9.高压氧疗法 刚下高原疾病恢复期,1次/d,每次时间根据病情而定,10次为1疗程。

五、疗效评定

1.治愈 症状、体征基本消失,客观检查指标明显好转。

2. 好转　症状减轻、体征减少，客观检查指标较疗养前部分好转。

3. 无效　疗养前后病情无变化。

六、预防

因高原特殊的气候环境，上呼吸道感染很容易诱发严重并发症，导致上呼吸道感染住院率增高。另外还有如下因素：一是战士缺乏常见疾病基本的预防保健知识；二是战士疏于对自身健康的维护，在高原天气多变的情况下，多数战士未能根据天气变化及时增减衣物等。长此以往，加之高原缺氧环境，发展成急性支气管炎，甚至肺部感染，致呼吸系统疾病高发。平时应教育官兵注意个人卫生，加强洗手措施，防止病毒从自己的手上传到鼻黏膜或结膜。当咳嗽或喷嚏时，应掩住口鼻。对口鼻分泌物进行处理。

（徐　莉　黄学文　张恩达）

第二节　肺　炎

肺炎是指终末气道、肺泡和肺间质的炎症，可由多种病原微生物、理化因素、免疫损伤、过敏及药物所致。在临床工作中，肺炎可按病因或解剖位置加以分类。按解剖学分类可分为大叶性（肺泡性）、小叶性（支气管性）和间质性肺炎；按病因学可分为细菌、病毒、支原体、真菌性和其他病原体所致肺炎。按病因学分类更有利于选用合适的抗生素或化学药物进行治疗。

肺炎既是平原常见病，也是高原常见病。由于高原的特殊环境，虽然高原上病原菌数量相对较少，但肺炎的发病率仍然较高，尤以初入高原者更易罹患，有资料显示以肺炎住院患者占内科住院患者的10%以上。

一、病因与发病机制

高原地区肺炎发病率较高。寒冷、饥饿、疲劳、酗酒、急性上呼吸道感染及急慢性高原病等均能削弱机体的抵抗力，而成为肺炎的诱因。其病原以细菌为主，其次为病毒，偶因物理、化学和免疫原性损伤致病。细菌或病毒性肺炎，大多在呼吸道防御功能受到损害时发病。通常先有不同程度的上呼吸道感染，或有受寒、疲劳、醉酒等病史，呼吸道防御功能受损，细菌侵入下呼吸道，在肺泡内繁殖。或者病毒经呼吸道向下蔓延累及肺脏而引起炎症。吸入有害气体、液体的化学刺激及抗体对内源性或外源性过敏原发生的变态反应，均可导致肺泡的炎性改变。

二、诊断依据

（一）临床特点

高原地区部队多见的肺炎有肺炎链球菌肺炎、金黄色葡萄球菌肺炎和有机油类吸入性肺炎。不同病因引起的肺炎其临床特点不尽相同。

1. 肺炎球菌肺炎　肺炎球菌肺炎是由肺炎球菌或肺炎链球菌所引起，为高原成人肺炎中最常见的类型。肺叶或肺段呈急性炎性改变，患者有寒战、高热、胸痛、咳嗽和咳痰等症状。近年来由于抗菌药物的广泛应用，临床上轻症或不典型病例较为多见。

起病前常有淋雨、疲劳、醉酒、精神刺激、病毒感染史，半数病例有数日的上呼吸道感染的前驱症状。起病急，先有寒战继之高热，体温在半小时内可达39℃～41℃，多为稽留热，与脉率相平行。伴有全身酸痛，部分病例患侧有胸部疼痛，可放射到肩部、腹部，咳嗽和深吸气时加重，腹痛者甚至误诊为急腹症。早期有干咳，渐有少量黏痰、脓性黏痰或典型的铁锈色痰，咯血少见。

患者呈急性热病容，呼吸快，鼻翼扇动，发绀，心率快，可有心律不齐。有时口唇周围出现单纯疱疹。病情严重者可能出现循环衰竭。有败血症者，皮肤和黏膜可有出血点。早期肺部体征无明显异常，仅有患侧呼吸动度减弱，轻度叩浊，呼吸音减低和胸膜摩擦音。肺实变时有典型的体征，如患侧胸部叩浊、语颤增强和支气管呼吸音。消散期可闻及湿啰音。若伴有胸腔积液则叩诊呈实音，呼吸音明显减弱或消失。

白细胞计数多在$(10\sim30)\times10^9$/L，中性粒细胞在80%以上，并有核左移或胞质内出现毒性颗粒或空泡。早期X线仅见肺纹理增粗，典型表现为大叶性、肺段或亚段分布的均匀性密度增高阴影。近年肺段性病变多见。病变约在2～3周或1个月后完全消散。痰涂片革兰氏染色可见成对或短链状排列的阳性球菌，并见较多中性粒细胞，则初步诊断可成立。痰培养24～48 h可得阳性结果。血培养阳性率不高，早期使用抗生素使血培养阳性率更低。

症状、体征典型的病例，结合血象和X线检查诊断并不困难。因目前临床所见肺炎球菌肺炎其临床症状与X线表现以不典型者居多，而其他临床常见病如其他类型的细菌性肺炎、肺结核、肺癌、高原肺水肿，X线片上都可见炎性浸润影，应做出相应的鉴别诊断。

2.金黄色葡萄球菌肺炎　金黄色葡萄球菌肺炎也是高原常见肺炎之一。正常情况下，金黄色葡萄球菌常寄居于鼻前庭和鼻咽部，一般不致病，当机体的抵抗力降低，细菌进入肺组织，即可引起本病。除此之外，还可通过血源感染。

起病急促，患者突然发生寒战，高热，咳嗽，咳脓性或脓血性痰，痰量多，进行性呼吸困难、发绀和胸痛。病情严重者可出现周围循环衰竭。物理学检查阳性体征不多，可闻及散在的湿啰音。肺部X线显示肺段和肺叶实变，或呈小叶样浸润，其中有单个或多发的液性囊腔。X线阴影的易变性是金黄色葡萄球菌肺炎的另一重要特征。

根据全身毒血症状，咳嗽，咳脓性痰，白细胞计数增高(可高达 $50\times10^9/L$)，中性粒细胞比例增加，核左移并有毒性颗粒，X线表现片状阴影并有空洞和液平，可以做出初步诊断，但确诊需靠阳性的细菌培养结果。

3.克雷白杆菌肺炎　克雷白杆菌肺炎不论在平原还是在高原均不常见，在平原只占细菌性肺炎的2%左右，但病死率高达30%左右。临床工作中应对该病有所警惕。本病多见于中年以上男性患者，起病急剧，有高热、咳嗽、痰量多和胸痛，可有发绀、气急、心悸，约半数患者有畏寒，早期可出现休克。临床表现类似肺炎球菌性肺炎，但痰呈黏液脓性、量多、带血，灰绿色。有时痰呈砖红色、胶冻状，颇为典型。X线显示肺炎或小叶实变，有多发性蜂窝状肺脓肿，叶间隙下坠。

老年体衰患者有急性肺炎、中毒性症状严重，且有血性黏液痰者须考虑本病。确诊有待于进行痰的细菌学检查，并与葡萄球菌、结核菌以及其他革兰氏阴性杆菌所引起的肺炎相鉴别。

4.军团菌肺炎　军团菌病是由革兰氏染色阴性的嗜肺军团杆菌引起的一种以肺炎为主的全身性疾病，1977年在美国被确认。该菌存在于水和土壤中，常经供水系统、空调和雾化吸入等途经吸入，引起呼吸系统感染，也可呈小的暴发流行，因此需引起军队卫生工作者的注意。该病起病慢，但也可经2～10d潜伏期而急性起病。通常有乏力、肌痛、头痛和高热寒战，约1/5的患者有相对缓脉。痰量少，黏性，可带血，但一般不呈脓性。还可有恶心、呕吐和水样腹泻。严重者有神经精神症状，如感觉迟钝、谵妄，并可出现呼吸衰竭和休克。

X线显示早期为外周性斑片状肺泡内浸润，继而为肺实变，下叶较多见，单侧或双侧，病变进展迅速，还可伴有胸腔积液。血白细胞多超过 $10\times10^9/L$，中性粒细胞核左移，有时可伴有肾功能改变。痰液、胸液、支气管肺泡灌洗液做Giemsa染色可查见细胞内的军团杆菌。间接免疫荧光抗体检测、血清试管凝集试验及血清微量凝集试验时，前后两次抗体滴度呈4倍增长，分别达1:128、1:64或更高者，均可确诊。

5.肺炎支原体肺炎　肺炎支原体肺炎是肺炎支原体所引起的呼吸道感染，有咽炎、支气管炎、肺炎。肺炎支原体是能在无细胞培养基上生长的最小微生物之一，平均直径为125～150 μm，支原体经口、鼻的分泌物在空气中传播，引起散发的呼吸道感染或者小流行。以往的报道均认为在高原本病很少见，但几乎所有文献均缺乏令人信服的依据。鉴于在平原本病约占非细菌肺炎的1/3以上，或各种原因引起的肺炎的10%，在高原遇到非典型肺炎应想到该病。

本病发病缓慢，开始有畏寒、发热、头痛等，热度不高，一般在38℃左右。2～3d后出现咳嗽，伴少量黏液痰，以后可出现黏液脓性痰，偶有痰中带血；阵发性呛咳为一突出症状。部分病例可无症状。肺部检查可在病变部位闻及细湿啰音。血白细胞多超过 $10\times10^9/L$，个别可超过 $50\times10^9/L$。X线表现为肺部多种形态的浸润影，呈阶段性分布，以肺下野多见，有的自肺门附近向外伸展，支气管肺炎可在3～4周自行恢复。痰、鼻分泌物和咽喉拭子培养可获肺炎支原体，但需时数周，故不能作为早期诊断依据。起病2周后，约2/3的患者冷凝集试验阳性，滴度效价大于1:32，特别是滴度效价逐步升高时对诊断有帮助。

6.吸入性肺炎　吸入性肺炎是指吸入食物、胃内容物或碳氢化合物或其他刺激性液体后,引起的化学性肺炎,严重者可导致低氧血症或急性呼吸衰竭。

高原吸入性肺炎较为多见,其中以吸入汽油、煤油和胃内容物者多见。患者常有吸入异物或呛咳史,多于1~3h后出现症状,临床表现与病因有关,如吸入胃内容物后,胃酸刺激支气管引起强烈的支气管痉挛性咳嗽、气急;在神志不清的情况下,如高原昏迷患者吸入时常无明显症状,但1~2h后可突然发生呼吸困难,迅速出现发绀和低血压,可咳出浆液性泡沫样痰,可带血,两肺闻及湿啰音甚至伴有哮鸣音,严重者可发生急性呼吸窘迫综合征。吸入胃内容物同时可将咽部寄居菌带入肺内,产生以厌氧菌感染为主的继发性细菌感染,表现为发热、咳脓痰等相应症状。吸入不同的有机油,其临床症状不尽相同,其中吸入汽油者症状较重,吸入煤油和柴油者症状稍轻。有机油吸入性肺炎的病程可分为四期。第一期为局部刺激期。患者在吸入有机油后,有机油直接刺激呼吸道,并腐蚀支气管黏膜、气管壁和肺泡壁,立即引起剧烈咳嗽、胸闷、气急与胸痛,甚至有濒死感。第二期为中毒期。吸入有机油约10min后,出现乏力、头晕,部分患者有恶心、呕吐和关节酸痛。大约经过2h后进入第三期——肺炎期。吞噬细胞吞噬有机物后引起肺部炎性改变,患者体温逐渐升高,肺部呼吸音增强甚至出现啰音。当油质阻塞支气管时会继发细菌感染,患者呼吸系统症状进一步加剧。经过治疗,1周后进入恢复期,各种症状逐渐消失。

X线可显示两肺散在不规则、片状边缘模糊阴影。平卧位时常出现于肺的后下部位,站立位如吸入有机油,病变部位95%以上在右肺中叶,这可能与右肺中叶狭长、官腔细小,吸入物难以及时排出有关。血白细胞计数可达10×10^9/L以上,少有超过20×10^9/L者。

(二)检查与评估

1. 详细询问病史和体格检查。

2. 血、尿常规检查,X线胸部摄片。

3. 心电图检查,肺功能检查,了解心肺情况。

4. 康复评估　评估肺功能、体适能、日常生活能力(ADL),测量身高、体重,计算体重指数,评估营养状况,评估心理及精神状况:焦虑自评量表(SAS),症状自评量表(SCL-90);艾森克个性问卷(EPQ);汉密尔顿抑郁量表(HAMD);生活事件量表(应激相关心理检测LES)。自主神经功能检测;高原脱习服量表分析;匹兹堡睡眠质量指数量表(PSQI)检测。

三、康复疗养指征及疗养地选择

重症肺炎恢复期,或伴有其他慢性病患者的恢复期均可疗养。可选择海拔2000m以下的山地、湖滨气候疗养地,气候温和的森林、湖畔、矿泉等疗养地。

四、康复疗养方法

1. 护理　病情稳定者,按常规三级疗养护理。卧床休息,合理作息,保证睡眠充足。

2. 饮食　宜选高热量、高蛋白、高维生素饮食。多饮水,禁烟酒。

3. 自然因子疗法　日光浴:上午9:00—10:00,每次治疗时间为30min,1次/d。

4. 物理疗法

(1)超短波疗法　电容电极置胸背相应部位对置,间隙2~3cm,无热量或微热量,每次8min,1次/d,10-15次为1疗程。

(2)微波疗法　圆形辐射器直径15cm,距离10cm,在患侧肺区辐射,无热量或微热量,40~60W,每次10~12min,每日一次,10~15次为1疗程。或用马鞍形辐射器。

(3)紫外线疗法　在减轻症状和缩短病程上有重要作用。在病灶相应区域的前面、侧面及后面分三区照射,每区300cm²,必要时可增加对侧胸部,由中红斑量4~5MED开始,重复照射加1~2MED到6~8MED,每天照射1区,共6~8次。对病程较长的慢性肺炎患者,除紫外线照射胸区外,还可用中红斑量4~5MED交替照射两侧肾上腺区,或按基本进度行紫外线全身照射,可增强体质,提高机体反应性。

(4)直流电离子导入疗法　用抗生素作离子导入。用于炎症吸收不良的迁延期患者。

(5)超声波雾化吸入疗法　用抗生素雾化吸入。每次剂量可用生理盐水稀释成10~30ml雾化吸入,2~4次/d。

(6)其他疗法　激光穴位照射疗法能促进炎症吸收,缓解咳喘,缩短病程。还有负压疗法(火罐、竹管等),以及红外线疗法、石蜡疗法。

5. 体育疗法

(1)呼吸操　着重练习腹式呼吸,通过增强膈肌活动,增大肺通气量,达到改善肺功能的目的。

(2)健身锻炼

①医疗步行:晨间到户外散步,每日行程 500 ~ 1500m,可根据个人体力情况调整步速,可急行或慢行,或急行与慢行交替。

②恢复期选择太极拳、慢跑,例如:慢跑每次 800 ~ 1000m,3 ~5 次/周,循序渐进,自我调节运动量。

③气功疗法:可练以调息为主的气功,如六字诀功等内养功。

6. 中医疗法

(1)辨证论治

①风热犯肺,可使用金银花、连翘、桔梗等清热解毒,疏散风热的药物。

②燥热伤肺,可使用川贝母、杏仁、桑叶等清热润肺,化痰止咳的药物。

③风寒犯肺,可使用麻黄、干姜、桂枝、羌活等辛温散寒,宣肺止咳的药物。

(2)中成药

①风热闭肺证:以发热、咳嗽、喘急、鼻煽,或伴恶风、鼻塞流涕、咽红为主症,常选用双黄连口服液、蓝芩口服液等。

②痰热闭肺证:以发热、咳嗽痰多、喉间痰鸣、呼吸急促为主症,常选用肺炎散、金贝痰咳清颗粒、清咳平喘颗粒。

③正虚邪恋为主,以肺脾气虚证最常见,在肺炎病程恢复期症状减轻,体温趋于正常,但表现有多汗、胃肠功能紊乱、体质虚弱或肺部啰音经久不消者。以咳少痰多、神疲倦怠、面色少华、自汗为主症,可选用玉屏风颗粒、肺咳颗粒等中成药。

(3)针灸疗法

①体针:主穴取合谷、曲池、外关,配穴取风池、列缺、足三里等。

②艾灸疗法:取大椎、风门、肺俞为主穴,配足三里、曲池、外关等。

每次取 2 ~4 穴,每次每穴间接灸 10 ~ 15min,1 次/d,15 次为 1 疗程。

7. 心理疗法　提供优质服务和优美环境,使患者产生良好的心理效应,有利于心身健康。

8. 药物疗法

(1)对症支持治疗　高原条件下,机体的氧储备能力下降,肺部感染时,呼吸面积减少,肺的通气、换气和弥散功能障碍,加重缺氧,感染、发热使代谢增强,缺氧进一步加重。因此肺炎患者应早期给氧,以改善患者的缺氧状态。同时应卧床休息,多饮水,进流食或半流食。高热者给予酒精擦浴、冰袋冷敷头部。剧咳可给予止咳祛痰剂。有明显胸痛可给予止痛剂,如可待因 15mg。慎用阿司匹林或其他退热剂。重症吸入性肺炎患者紧急情况下,在高浓度吸氧的同时,可采用纤维支气管镜将异物吸出,必要时给予机械通气治疗。

(2)抗生素的使用　抗生素治疗是治疗肺炎的主要措施。高原肺炎选用抗生素的原则与平原相同。抗生素的选用最重要的是需针对致病菌的种类与其耐药性。痰、血、胸腔积液的细菌学检查和药物敏感实验结果可指导用药。由于高原肺炎易并发肺水肿,为避免并发症,迅速控制病情,抗生素用量一般较平原大,疗程延长至肺部炎症吸收为止。应注意静脉输液一般不宜过量过快,如无禁忌,首选葡萄糖溶液作为溶剂。支原体感染应用红霉素治疗,病毒感染应用抗病毒药物治疗。

(3)并发症的处治　当肺炎患者合并周围循环衰竭时,其治疗原则与平原相同,需早期给氧补充血容量,大量使用抗生素或 2 ~3 种抗生素合用,给予血管活性物质(如多巴胺、间羟胺等)和糖皮质激素,纠正水、电解质紊乱和酸碱失衡等。合并脓胸予以穿刺排脓,有中毒性心肌炎者应延长卧床休息时间,给予促进心肌代谢的药物如极化液等。

9. 高压氧疗法　恢复期 1 次/d,每次时间根据病情而定,10 次为 1 疗程。

五、疗效评定

1. 治愈　症状和异常体征消失,胸部 X 线检查病变完全消失,精神体力恢复正常。

2. 好转　症状减轻和异常体征减轻或改善,胸部 X 线检查病变部分被吸收。

3. 无效　疗养前后病情无变化。

六、预防

预防感冒,增强抵抗力,勤洗手。当咳嗽或喷嚏时,应掩盖口鼻。对口鼻分泌物进行处理。

(苏　宁　卢建军　徐　莉)

第三章 >>>

消化系统疾病的康复疗养

消化系统疾病在所有高原官兵住院系统疾病中居首位，主要病种多为胃肠道炎性疾病，如结肠炎、急慢性胃肠炎等。分析原因一方面可能与高原低压缺氧环境有关，导致胃肠道缺氧、胃肠淤血、菌群失调、代偿适应困难，以及高强度的非适应性训练致胃肠功能紊乱，引起胃肠炎。另一方面，由于高原水的沸点下降，在食品的加工和餐具的消毒过程中，各种致病菌不能完全被杀灭，以致增加胃肠负荷和炎症发生的概率。因此，部队要加强饮食卫生监督检查，增强炊事人员无菌观念，保证食物熟透，饮食宜清淡少刺激，并且餐具彻底消毒。另外，胃溃疡在消化系统疾病发病率中排名第2，可能与高原官兵常年较重的训练任务、不规律的饮食习惯和较大的工作压力有关。消化系统疾病严重影响了高原部队成员平时的健康和战时的战斗力，值得高度重视。

第一节 胃 炎

胃炎是临床常见疾病之一，是各种病因所致胃黏膜的炎性病变。根据其临床表现可分为急性和慢性胃炎，病变可为弥漫性，也可为局限性。严格地讲胃炎是组织学诊断，需通过胃镜在直视下钳取组织和(或)刷取细胞进行组织病理学、细胞学和细菌学检查做出诊断，并通过胃镜随访观察其演变和疗效，而临床和放射诊断不一定可靠。在高原，由于缺血和缺氧，黏液分泌功能降低，胃黏膜屏障功能受损，加之红细胞增多、血流缓慢、黏稠度高、毛细血管淤血、胃黏膜表面糜烂等胃黏膜会有程度不同的改变。

一、急性胃炎

急性胃炎是由各种原因引起的胃黏膜急性炎症，其病变可以仅局限于胃底、胃体、胃窦的任何一个部分，病变深度大多局限于黏膜层，严重时可累及黏膜下层、肌层，甚至达到浆膜层。病理表现主要为中性多核细胞浸润，胃镜表现为胃黏膜充血、水肿、糜烂、出血，临床表现多种多样，可有上腹痛、恶心、呕吐、上腹不适、呕血和黑便，也可无症状而仅有胃镜表现。急性胃炎一般是一种可逆性疾病，大多数患者经过治疗在短期内恢复正常，该病症状虽在短期内消失，但是组织学改变可以持续数月之久。

(一)病因及发病机制

1. 胃黏膜屏障和防御机制受损　各种胃炎的发生首先是由于过强的损害因素直接或间接地销弱胃黏膜防御机制的某一制或多种成分，使损伤因子和防御因子之间的平衡遭到破坏。

2. 机械性或物理性(异物、高温等)或血源性因素　细菌感染，过冷，过热的食物和饮料，浓茶，咖啡，烈酒，刺激性调味品，过于粗糙的食物，药物均可刺激胃黏膜，破坏胃黏膜屏障。进食被细菌或毒素污染的食物数小时后即可发生胃炎或同时合并肠炎。常见的致病菌为沙门菌属、嗜盐菌、致病性大肠杆菌等，常见的毒素为金黄色葡萄球菌及肉毒杆菌毒素。近年来由病毒感染引起本病的患者也不在少数。

3. 应激性反应　应激性急性胃炎可由严重创伤、大手术、大面积烧伤、休克、颅脑损伤和肿瘤、败血症、心力衰竭、肝或肾功能衰竭、代谢性酸中毒及大量使用皮质激素等因素引起。

4. 药物因素　最常见的药物是非甾体类抗炎药(non - steroid anti - inflammatory drug, NSAID)如阿司匹林、吲哚美辛、扑热息痛及保泰松等；其他还有抗肿瘤化疗药、洋地黄、氯化钾等。

（二）病理改变

1. 肉眼观察　胃黏膜充血、水肿或糜烂、表面有片状灰黄色渗出物，病变呈点状、片状或相融合。受累部位可局限于胃窦、胃体或胃底，也可全胃受累，大多数局限在黏膜层，不侵及黏膜肌层，但是严重的可侵及黏膜下层甚至全层而发生穿孔。这种情况出现在腐蚀性胃炎、化脓性胃炎、缺血性胃炎和放射性胃炎。

2. 镜下观察　表层上皮坏死、脱落、黏膜下出血，组织中有大量的多核粒细胞、浆细胞、单核细胞和少量的淋巴细胞、嗜伊红细胞浸润。

（三）临床表现

急性发作性上腹痛、恶心、呕吐和食欲减退是急性胃炎的常见症状。由药物和应激因素引起的急性胃炎常表现为呕血或黑便，出血量大时可出现低血压、休克。由食物中毒引起的急性胃炎常与急性肠炎共存，伴有腹泻，可出现脱水，甚至低血压、休克。腐蚀性急性胃炎常吞服腐蚀剂后立即出现口腔、咽喉、胸骨后及上腹部剧烈疼痛、频繁呕吐、寒战、发热，重者可呕血，并发穿孔者可出现休克和急性腹膜炎。急性化脓性胃炎起病急骤，剧烈的上腹痛、恶心、呕吐伴寒战、高热，并发急腹症时可表现为化脓性腹膜炎症状和体征。但是并非所有的急性胃炎均出现症状，大约30%的患者仅有内镜表现，而无任何自觉症状。

体征：大多数仅有上腹或脐周压痛，肠鸣音亢进，特殊类型的急性胃炎患者，可引起急腹症甚至休克。

（四）实验室及其他辅助检查

以出血为主要表现时，呕吐物及大便隐血试验阳性，出血量多时，可有白细胞上升，出现一过性血尿素氮升高、化脓性急性胃炎白细胞升高。胃镜检查对诊断最有价值，上消化道 X 线检查无诊断价值。腐蚀性急性胃炎急性期禁忌行胃镜检查。

（五）诊断与鉴别诊断

一般根据急性起病的症状、诱发因素和急诊胃镜检查即可明确诊断。但常需与某些急腹症如急性阑尾炎、急性胰腺炎和急性胆囊炎相鉴别。

二、慢性胃炎

慢性胃炎是由多种原因引起的胃黏膜慢性炎症性病变，一般无黏膜糜烂，其病理特点为片状不规则的黏膜病变，以淋巴细胞和浆细胞的黏膜浸润为主，并可有少量中性粒细胞和嗜酸性粒细胞并存。后期可有胃黏膜固有腺体萎缩和肠上皮化生。据报道，高原移居人群慢性胃炎的发病率明显高于世居高原的人群，其萎缩性胃炎的发病率是世居人群的 2 倍。幽门螺杆菌的检出率也高于世居人群。这对部队的常见病的预防和保健工作提出了更高的要求，要有针对性地加强该病的预防和宣传，从饮食入手，加强部队的饮食保健卫生工作的管理和宣传力度，最大限度地降低常见病的发生率。

（一）病因及发病机制

1. 病因

（1）胃黏膜损伤因子　包括物理性、化学性、药物性、放射性及某些疾病等等。

（2）幽门螺杆菌感染　幽门螺杆菌（helicobacter pylori，Hp）是富含尿素酶、微需氧 G^- 杆菌。

（3）免疫机制　A 型慢性胃炎患者血清中常常能检测出壁细胞抗体（parietal cell antibody，PCA）和内因子抗体（intrinsic factor antibody，IFA），尤其是伴有恶性贫血的胃萎缩者检出率相当高。B 型慢性胃炎血清中部分患者存在有胃泌素分泌细胞抗体（gastrin - producing cell antibody，GCA）

（4）十二指肠液反流。

（5）年龄因素和胃黏膜营养因子缺乏。

（6）遗传因素。

2. 病理

（1）肉眼观察

慢性浅表性胃炎：①黏稠性黏液：胃黏膜表面附着的黏液增多，黏液的黏稠度加大并浑浊；②局限性充血：黏膜呈线条状、斑点状，或弥漫性发红，其中线条样发红是浅表性胃炎最具有特征性的改变；③黏膜水肿：黏膜有增厚、肿胀之感，光泽度增加。

慢性萎缩性胃炎：①黏膜褪色；②黏膜菲薄化；③血管显露：是其重要内镜表现，可见网状或树枝状的细小血管显露，严重者可见黏膜下静脉丛；④可有出血及浅表糜烂，可见萎缩的黏膜上有颗粒样增生。

（2）镜下观察特点

①炎症：黏膜固有膜中以浆细胞、淋巴细胞为主的炎症细胞浸润。

②萎缩:指固有腺体(幽门腺或胃底腺)的数量减少,常伴有固有膜中纤维组织、黏膜肌和淋巴滤泡增生。

③肠腺化生:胃黏膜由于长期慢性炎症,产生不完全性再生,萎缩的胃腺被肠腺所替代称。近年来采用高铁双胺/奥蓝染色法将肠腺化生分为结肠型和小肠型肠腺化生,前者含硫酸黏液,后者含唾液酸黏液。大肠型肠腺化生是在小肠型肠腺化生的基础上产生的,与胃癌关系密切。

④幽门腺化生:又称假幽门化生,是指胃底腺、胃体腺黏膜由于炎症长期刺激转变成胃窦幽门腺形态。可上下发展。此不仅见于慢性萎缩性胃炎,也可见于老年人。

⑤异型增生:又称非典型性增生,是细胞在再生过程中过度增生和丧失正常的分化,在结构和形态上偏离正常轨道,形态上表现细胞的异型性和腺体结构的紊乱。中度以上的不典型增生被认为是癌前表现。

⑥反应性增生:在慢性过程中,胃黏膜也有反应性增生,如胃小凹上皮过度形成、黏膜肌增厚、淋巴滤泡形成、纤维组织和腺管增生。

(二)诊断依据

1. 临床表现

(1)病程迁延。

(2)症状无特异性,约半数患者为消化不良表现,如上腹不适、食欲不振、饱胀、嗳气、泛酸、恶心及上腹部钝痛和烧灼痛等。A 型胃炎可出现明显厌食、体重减轻、贫血。重症者可出现舌萎缩和周围神经病变。

(3)体征少,有时上腹轻压痛,A 型胃炎可体重减轻、贫血、舌萎缩和周围神经病变。

2. 实验室和其他辅助检查

(1)胃镜及活组织检查最具有诊断价值。

(2)Hp 检查　常用的方法有:①快速尿素酶法;②血清抗 Hp 抗体法;③^{14}C 呼气试验;④培养;⑤黏膜组织染色法。

(3)血清学检查　PCA、IFA、GCA、胃泌素抗体及维生素 B_{12}检测。

(4)胃蛋白酶原测定　胃蛋白酶原测定可反映主细胞的数量,因胃酸分泌和胃蛋白酶原分泌量呈平行关系。

(5)胃液分析　对萎缩性胃炎的功能评判有一定的价值。

3. 诊断　胃镜和活组织检查是慢性胃炎确诊的唯一手段。

4. 检查与评估

(1)胃镜和(或)胃黏膜活检可确诊本病。

(2)胃液分析　测定基础胃酸分泌量和应用刺激物后的最大胃酸分泌量。

(3)血清胃泌素含量测定　胃窦(B 型)胃炎,可在正常范围内成低值;胃体(A 型)胃炎往往上升。

(4)血清壁细胞抗体测定　对 A、B 型胃炎的鉴别诊断有意义。

(5)康复评估　评估消化系统功能、健康素养、日常生活能力(ADL),评估心理及精神状况:焦虑自评量表(SAS),症状自评量表(SCL-90);艾森克个性问卷(EPQ);汉密尔顿抑郁量表(HAMD);生活事件量表(应激相关心理检测 LES)。自主神经功能检测;高原脱习服量表分析;匹兹堡睡眠质量指数量表(PSQI)检测。

三、康复疗养指证及疗养地选择

无严重并发症的各型急、慢性胃炎患者适于疗养。宜选择海拔 2000m 以下气候温和良好的矿泉、海滨、湖滨疗养地疗养。

四、康复疗养方法

1. 护理　三级疗养护理。

2. 饮食　低脂普食或胃病饮食。避免使用水杨酸类药物、浓茶、饮酒或吸烟等。

3. 自然因子疗法

(1)饮泉疗法　宜饮服重碳酸盐泉或氯化钠泉水,每次 100~200ml,3 次/d,空腹服用,4 周为 1 疗程。氯化钠泉水低浓度时可促进胃酸分泌,而高浓度时则可抑制胃酸分泌,故应根据不同类型的胃炎,正确选用。

(2)泥疗法　全身包裹法和局部覆盖法,从低温(38℃)开始,持续 2~3d 后,再提高温度,最高不超过 42℃,每次 10~15min,1 次/d,8~12 次为 1 疗程。

(3)气候疗法　慢性胃炎可选择平原、海滨、森林、沙漠气候疗养地。具体实施方法因地因人而异,常用的方法包括日常生活式及定时定点活动式，在选定的气候地域内，择其最佳时间，每日组织开展各种健身活动，如散步、体操、舞蹈、爬山、游泳、游戏等，有利于充分发挥良好气候的医疗保健作用。

(4)日光浴疗法　由于地区不同，日光照射强度和全年气候变化的差异，进行日光浴的时间，应综合考虑。在夏季一般以上午9—11时，下午3—4时适宜；春秋季以上午11—12时比较适宜。照射方法包括全身照射法、顺序全身照射法、间歇性全身照射法、局部照射法。

(5)海水浴疗法　一般海水温度在20℃以上、风速在4m/s以下、气温高于水温2℃以上时，适合进行海水浴。宜在海滨浴场进行海水浴。初始海水浴时间一般15～20min为宜，以后可视体质情况逐渐增加时间，以不感到疲乏为度，1次/日或1次/2日。

(6)森林浴疗法　应用静息森林浴及活动森林浴，在指定的区域内，进行各种健身活动，如跑步、散步、体操、打拳、舞剑、垂钓、划船等适合体质较强的人员，一般每次1～1.5h，1次/日。

(7)泥疗法　可选择全身泥疗法及局部泥疗法，从低温(38℃)开始，持续2～3d后，再增加温度，最高不超过40～42℃，每次10～30min，1次/日或1次/日，10～15次1疗程。

(8)景观疗法　院内景观疗法每日根据个人实际情况量力而行，院外的景观疗法原则上不宜太远，最好每周安排两次，每次半天，自然景观和人工景观应科学结合，景观地的地理、人文、社会情况有机结合能增强参与景观治疗的兴趣，达到景观治疗的目的。

4.物理疗法

(1)急性胃炎　理疗目的为消炎、解痉、止痛、恢复正常分泌功能。

①超短波疗法：板状电容电极置于上腹部前后对置，间隙2～3cm，无热量，每次7min，1次/d，8～12次为1疗程。

②微波疗法：圆形辐射器直径15cm，距离10cm，微热量，输出功率40～60W。时间：每次10～15min，1次/d，8～12次为1疗程。

③短波疗法：电容电极和盘状电缆置于上腹部，微热量。时间：每次8～12min，1次/d，8～12次为1疗程。

④光线疗法：常用太阳灯、红外线、红光或TDP照射上腹部，以患者感受局部舒适的温热感为度。时间：每次20～25min，1次/d，8～12次为1疗程。

⑤激光、磁场疗法：穴位治疗，取穴内关、中脘、足三里、脾俞、胃俞、气海、神阙等，用激光照射或局部旋磁疗法，也可用磁片贴敷。

(2)慢性胃炎　理疗目的为改善胃的血液循环及营养状态，调节胃黏膜的分泌功能，消炎、解痉、止痛。

①短波疗法：将电容电极置于胃区前后对置，间隙前2～3cm，后3～4cm。或将盘状电缆电极置于胃区，温热量。时间：每次20～30min，1次/d或隔日1次，15～20次为1疗程。也可用交感神经节区治疗。适用于胃液分泌过多，胃液中游离酸高的患者。

②微波疗法：圆形辐射器直径15cm，距离10cm，分别于胃区及背部的胸5～10节段区治疗，微热量至温热量，输出功率50～100W。时间：每次10～15min，1次/d，15～20次为1疗程。适用于胃液分泌少，胃酸pH值低的患者。

③超短波疗法：将板状电容电极置于胃区，背部(胸5～10节段区)对置，间隙前2～3cm，后3～4cm，温热量。时间：每次15～25min，1次/d或隔日1次，15～20次为1疗程。适用于胃液分泌少、胃酸pH值低的患者。

④间动电疗法：将两个电极置于胃区，背部(胸5～10节段区)。对于胃液分泌多、胃酸pH值高的患者用密波10～12min；对胃液分泌少。胃酸pH值低的患者，用疏波10～15min；对上腹疼痛较重的患者用密波3min，疏波5～10min；对萎缩性胃炎除用上述电流外，还可加用间升波5～10min。1次/d，10～20次为1疗程。

⑤直流电疗法及直流电离子导入法

直流电疗法：两块40cm×50cm电极置于胃区、背部(胸5～10节段区)，电流强度10～12mA，每次15～25min，1次/d，15～20次为1疗程。对胃液分泌少，胃酸低的患者有效。

直流电离子导入法：可在口服解痉、止痛等药液基础上，进行直流电疗法。

⑥紫外线疗法：分别对胃区及脊柱(胸5～10节段

区)用中红斑量 3MED,重复照射增加 1MED,至 7~8MED,每次照射总面积不超过 600cm^2,隔日 1 次。适用于胃酸缺乏型慢性胃炎。对胃酸 pH 值增高型慢性胃炎,宜用红外线局部照射,1 次/d,每次 20min,可减少胃酸分泌。

⑦超声波疗法:患者空腹饮用温开水 400~500ml,坐位或立位姿势,超声换能器置于胃区,移动法,1~2W/cm^2,每次 10~15min;然后在背部脊柱胸 5~10 两侧,移动法,1~1.5W/cm^2,每次 5~8min,1 次/d 或隔日 1 次,15~20 次为 1 疗程。

⑧温热疗法:有胃区石蜡疗法、泥疗法、短波电局泥疗法。对胃酸 pH 值高、分泌亢进及上腹部疼痛均有效。

石蜡疗法:蜡温为 50℃~55℃,每次 30min,1 次/d,15~20 次为 1 疗程。

泥疗法:从低温(38℃)开始,持续 2~3d 后,再提高温度,最高不超过 40℃~42℃。每次 10~15min,1 次/d,8~12 次为 1 疗程。

⑨饮泉疗法:宜饮服重碳酸盐泉或氯化钠泉水,每次 100~200ml,3 次/d,空腹服用,4 周为 1 疗程。氯化钠泉水低浓度时可促进胃酸分泌,而高浓度时则可抑制胃酸分泌,故应根据不同类型的胃炎,正确选用。

5. 体育疗法

(1)气功　内养功或养气功等。

(2)太极拳、保健操等可单独或与气功配合进行。

6. 中医疗法

(1)辨证论治

①脾胃虚寒型:宜健脾和胃,温中散寒。方药:香砂六君子汤。

②脾胃湿困型:宜健脾祛湿。方药:四君子汤合平胃散。

③肝气犯胃型:宜疏肝和胃。方药:四逆散合金铃子散加减。

④胃热阴虚型:宜养阴清胃。方药:养胃汤加减。

(2)针灸疗法　可选用内关、中脘、足三里、阳陵泉、胃俞、脾俞等穴,1~2 次/d。耳针可取交感、神门、肺、胃配十二指肠穴,每次选 2~3 穴,2 次/d。

7. 心理疗法　常见的心理障碍包括丧失治疗信心、恐癌心理及对特殊检查的恐惧等。心理治疗对慢性胃炎伴焦虑抑郁状态的有效,如患者的焦虑抑郁症状比较明显,应给予心理医学专科治疗。

8. 药物疗法　无明显症状的轻、中度浅表性胃炎和萎缩性胃炎,不必强调长期药物治疗,应以积极祛除病因,合理调整饮食习惯,注意劳逸结合,加强体育锻炼为主要治疗手段。

(1)慢性胃炎　目前尚无特效治疗方法。胃酸 pH 值高者给予抗酸剂。胃酸 pH 值低者给予 0.5% 稀盐酸 1~5ml,饭后服,3 次/d;胃蛋白酶合剂 10ml,饭后服,3 次/d。

(2)胆汁反流性胃炎　患者可使用甲氧氯普胺(胃复安)10~20mg,口服,3 次/d;消胆胺 2~4g,3 次/d,饭前或疼痛时服用。

(3)对贫血患者可口服硫酸亚铁或肌注铁剂、维生素 B_{12},有时需口服叶酸。

(4)抗幽门螺杆菌。活动性慢性胃炎或久治疗效不佳者,或经检查幽门螺杆菌阳性者,应针对该菌治疗 1~2 疗程。

五、疗效评定

1. 治愈　临床症状消失,食欲良好,胃酸分泌正常;胃镜所见及黏膜组织学改变基本正常。

2. 好转　自觉症状减轻或基本消失;胃镜检查和(或)活检有改善。

3. 无效　自觉症状及胃镜检查均无改善。

(苏　宁　徐　莉)

第二节　消化性溃疡

消化性溃疡是指胃肠道黏膜受胃酸和胃蛋白酶的消化作用而形成的慢性溃疡,通常发生在胃和十二指肠球部的溃疡,临床上分别称之为胃溃疡和十二指肠溃疡,本病亦可发生在与酸性胃液接触的其他胃肠道部位,包括食管下端、胃肠吻合口及其附近肠襻以及含有胃黏膜的 Mechel 憩室。

本病是世界性平、战时常见病,正常人群中患病率高达 5%~10%;以青壮年多见,胃溃疡中老年发病率较高;十二指肠溃疡多于胃溃疡;男性发病率高于女性;秋冬和冬春之交高于其他季节;在我国由北向南呈递增趋势;米食为主人群发病率高于面食为主人群。野战条件下的精神高度紧张、生活不规律、战伤和应激状态可使发病率显著上升,是导致非战斗减员的主要疾病之一。在高原,消化性溃疡患者发病年龄较平原患者年龄小,并发症的发生率高于平原。据报道,在高原的经胃镜检查的6686名患者中,消化性溃疡676例,检出率为10.11%,其中出血的114例,发生率为16.86%;穿孔的47例,发生率为3.11%,均较平原高。应引起高原部队卫生工作者的高度重视。

一、病因及发病机制

消化性溃疡的发病机制是由于对胃和十二指肠黏膜有损害作用的侵袭因素与黏膜自身防御因素之间失去平衡的结果。十二指肠溃疡和胃溃疡的病因和发病机制存在较大的区别,一般来说前者偏重于以胃酸、幽门螺杆菌感染的侵袭因素的作用为主,后者则偏重于幽门螺杆菌感染和黏膜防御因素下降为主。

1. 胃酸和胃蛋白酶　胃酸和胃蛋白酶是胃液的主要成分,也是对胃和十二指肠黏膜有侵袭因素作用的主要因素。早在1910年Schwatz就提出“没有酸,就没有溃疡”,低酸或缺酸者,很少患溃疡病。正常成人的胃有10亿个壁细胞,每小时能泌酸22mmol,胃溃疡患者壁细胞数量要少些,平均为8亿个,每小时泌酸18mmol,十二指肠溃疡患者的壁细胞数量和泌酸能力为正常人的2倍多。近年研究表明十二指肠溃疡发病可能的机制有:①壁细胞数量增多;②壁细胞对刺激物的敏感性增强;③胃酸分泌的正常反馈抑制机制有缺陷;④迷走神经张力增高;⑤胃蛋白酶分泌增多。但是,胃溃疡患者一般并不存在胃酸过多,其基础和刺激后胃酸排出量常属正常,甚至低于正常。与十二指肠溃疡相比,似乎胃酸分泌量的多少对胃溃疡的发生不占主导作用,但是,胃酸的存在是发生溃疡的决定因素,推测胃溃疡合并慢性胃炎必然削弱胃黏膜防御各种侵袭因素的能力。另外,研究发现血清中胃蛋白酶原Ⅰ增多可使胃黏膜表面的黏液减少,从而削弱胃黏膜的防御能力。

2. 幽门螺杆菌(Hp)感染　Hp是一种微需氧细菌,人的胃黏膜是它的自然定植部位。Hp一旦进入胃内,它黏附在黏液层,通过其外层的植物血凝素选择性地与黏液层和上皮细胞膜的碳水化合物部分结合。现已发现了一些可能的致病因素,如尿素酶、致空泡样变细胞毒素、脂多糖内毒素、蛋白酶、脂酶和磷脂酶A_2等,这些物质皆可作为炎性介质,在Hp黏附的上皮细胞可见微绒毛减少,细胞间连接丧失,细胞肿胀、表面不规则,细胞的黏液颗粒耗竭,呈空泡样变,细菌与细胞间形成黏着蒂和浅杯样结构。我国属Hp感染率较高的国家,尽管目前尚缺乏Hp引起溃疡病的依据,但是在消化性溃疡的诸多发病因素中,Hp感染无疑是很重要的因素之一。当前不少学者提出“Hp感染—慢性胃炎—溃疡形成”模式,认为“没有Hp感染,就没有溃疡”。

3. 胃、十二指肠黏膜防御　黏膜防御是允许胃或十二指肠黏膜长期暴露于腔内pH、渗透压和温度的变化而不受损伤的因素。广义地说,黏膜防御不仅包含黏膜及其相关的解剖结构对损伤的天然抵抗机制,还包括一旦发生损伤,黏膜迅速修复,从而维护黏膜的完整性。黏液、完整的胃上皮、多肽类和丰富的微循环组成胃黏膜屏障,阻止H^+的逆弥散。目前研究结果认为,在胃黏膜表面存在大约0.25~0.5mm厚的,由胃表面上皮颈黏液细胞分泌的黏液。黏液在细胞表面形成一非流动层,黏液内大量的黏蛋白及充填于其中的水分可阻止H^+的逆弥散。胃表面上皮细胞还能分泌重碳酸盐,重碳酸盐通过其液层向胃腔扩散即时中和胃酸,另有学者认为黏液层的表面有一层表面活性磷脂,使黏膜具有“不可湿性”来限制H^+的逆弥散。胃黏膜上皮细胞不断合成和释放的内源性前列腺素具有防止各种有害物质对消化道上皮细胞损伤和致坏死作用,称之为细胞保护作用。除前列腺素外,一些脑肠肽如生长抑素、胰多肽、神经降压素、脑啡肽可能通过前列腺素实施细胞保护作用。表皮生长因子可能通过其他途径产生这一作用。胃黏膜血流不仅为黏膜细胞提供营养物质和氧,还可带走组织中的H^+和向黏膜表面运送HCO^-,对维持细胞内的酸碱平衡起重要作用。胃黏膜中有丰富的含巯基物质,其中以非蛋白巯基类物质还原型谷胱甘肽最引人注目,它可能通过清除体内自由基起到胃黏膜保护作用。另外胃黏膜的结构及其表面上皮的重建也是不可忽略的重要因素。综上所述,胃、十二指肠黏膜的保护机制是一个极其复杂的过程，一旦这些防御因素被削弱，胃、十二指肠溃疡就可能发生。因此，健全的黏膜防御是防止溃疡发生的重要因素。

4. 其他因素

(1)遗传因素　消化性溃疡具有家族性高发病率倾向表明遗传因素，本病的发病有一定的相关性。

(2)精神因素　精神因素与消化性溃疡的关系一直为人们关注，尽管它可能是溃疡发病的诱因而并非直接病因，但是它可能和其他因素同时作用，与溃疡的发生、愈合及其复发相关，战时此关联尤为明显。

(3)吸烟　有资料表明消化性溃疡患者中吸烟人数比例高于正常人群，吸烟者发生消化性溃疡的危险系数较不吸烟人群高 1.8 倍。吸烟史长，吸烟量大，其消化性溃疡的发病率明显增高。

(4)药物与饮食　临床上有多种药物，如非甾体抗炎药阿司匹林、消炎痛，以及肾上腺皮质激素、利血平、红霉素等可削弱黏膜屏障，或增加攻击因子的侵袭力等，促进溃疡发生。饮食的质和量、进食不规律将影响胃黏膜的形态功能，过热、过粗、过酸、过辣的食物可直接损害胃黏膜。

5. 病理　十二指肠溃疡好发于十二指肠球部，前壁比较常见。肉眼或胃镜下观察时，十二指肠溃疡呈圆形或不规则圆形，也有呈椭圆形或线形者。溃疡长径常介于 3 ~ 15mm，溃疡底部往往附有灰白苔，周围黏膜常有充血和水肿。胃溃疡多发生于胃窦胃体交界的小弯侧，少数也可发生在胃窦、胃体或幽门的前方。胃溃疡的边界常较清楚，多为单发，大小常介于 5 ~ 20mm之间，偶有巨大溃疡，须与恶性溃疡鉴别。

在显微镜下观察，溃疡的基底部由外向内可分为 4 层：①急性炎性渗出物，由白细胞、红细胞和纤维蛋白所组成。②嗜酸性坏死层，为无组织结构的坏死物。③肉芽组织，内含丰富的血管。④瘢痕组织。与溃疡病灶相邻的胃或十二指肠壁常伴有充血、水肿，呈明显急性炎症反应。

二、诊断依据

(一)临床表现

1. 腹痛　约 90% 的溃疡患者都有不同程度的上腹部疼痛，这是溃疡的主要症状。典型的溃疡性疼痛常呈节律性和周期性。

(1)疼痛的部位和性质　疼痛一般局限于一定的部位，常位于上腹中部、偏左或右侧范围较小，直径约 5cm。十二指肠溃疡疼痛的部位较胃溃疡低，十二指肠球后的溃疡疼痛可出现于右上腹和脐的右侧，胃体和贲门下的胃溃疡呈现左前胸下部或左上腹部疼痛，发生在胃或十二指肠球部的后壁溃疡可以出现以后背疼痛为主的临床表现。

(2)疼痛的程度　溃疡性疼痛可表现为隐痛、钝痛、刺痛、烧灼样痛或胀痛，一般不放射，范围比较局限。疼痛多不剧烈，可以忍受。偶尔也有疼痛较重者，此时应考虑溃疡较深达浆膜的可能性。

(3)放射痛　单纯性溃疡一般无放射痛，如果发生，应想到以下情况：①局限性穿孔与胰腺发生粘连时可放射到后背部第 6 ~ 10 胸椎间；②局限性穿孔与肝、胆发生粘连时可放射到右肩胛下；③部分患者疼痛可位于右下腹，可能与回盲部括约肌运动功能障碍有关；④少数患者可发生胸骨下疼痛，可能与胃内容物反流引起的食管下端痉挛有关。

(4)疼痛的节律性　节律性疼痛是典型溃疡的特征性临床表现。十二指肠溃疡疼痛常在两餐之间和夜间出现，进食后可以减轻。胃溃疡疼痛多出现于餐后 1h 左右，其节律性不如十二指肠溃疡明显，夜间疼痛症状也比十二指肠溃疡轻，且少见。

(5)疼痛的周期性及复发　溃疡性疼痛的另一个特点是呈反复周期性发作，十二指肠溃疡比胃溃疡更为明显。所谓疼痛的周期性是指疼痛持续数日、数周或数月后，继以数月乃至数年的缓解，而后又复发。一年四季均可复发，但以秋末至春初气温较冷的季节更为常见。由于溃疡容易复发，故整个病程往往较长，不少患者有数年甚至 10 年以上的病史。

2. 其他症状　溃疡病除上腹疼痛外，尚可有上腹饱胀、嗳气、反酸、烧心、恶心、呕吐、食欲减退等消化不良的症状，但这些症状缺乏特异性，部分原因或许与伴随的慢性胃炎有关。

(二)实验室检查

1. X 线检查　溃疡的 X 线检查，应综合应用充盈法、压迫法及双重对比造影法。从正、侧面显示龛影的形态、龛影边缘形态、龛影周围形态以及黏膜皱襞形态等。再从这些方面分析中,得出溃疡是良性还是恶性,是新鲜溃疡还是陈旧溃疡,是难治性溃疡还是可治愈性溃疡,恶性溃疡者是早期癌还是进展癌等。其中,拍摄质量高的双重对比造影片,显示微细结构改变更为重要。

2. 内窥镜检查　胃镜是溃疡的最主要诊断手段。胃镜不仅能够直接观察溃疡形态,还可以取活体做病理检查,提高了对溃疡愈合过程的认识,也大大增强了对良、恶性病变鉴别诊断的准确性。

(1)胃溃疡的镜下表现　根据溃疡的发生和发展过程,可以将溃疡胃镜下的表现分为三个阶段,或称分期。这个演变过程也称溃疡的生活史。

崎田隆夫分期法为目前临床广泛应用的分期法。此分期法将胃溃疡分为活动期(A 期)、愈合期(H 期)及斑痕期(S 期)。活动期又分为 A1、A2 期,愈合期分为 H1、H2 期,瘢痕期分为 S1、S2 期。活动期(A 期)为溃疡的初起阶段,溃疡边缘有明显的炎症和水肿,组织修复尚未开始。愈合期(H 期)溃疡有缩小,炎症消退,再生上皮,皱襞集中已明显可见,边界清楚,良、恶性的鉴别比较容易。瘢痕期(S 期)溃疡已完全为再生上皮覆盖,修复已完成。

(2)十二指肠溃疡镜下表现　竹本忠良等参照崎田隆夫胃溃疡的分期方法将十二指肠溃疡分为活动期、愈合期和瘢痕期,其中愈合期又分为 4 期;瘢痕期分为 2 期。活动期:白苔厚,溢出周边,边界不整齐、不鲜明,边缘隆起,水肿明显,周边糜烂,充血明显,无再生上皮。愈合期:Ⅰ期白苔稍薄,溢出周边,边界鲜明,边缘陡峻,水肿明显,周边糜烂减轻,充血明显,再生上皮不明显;Ⅱ期白苔稍薄,边界不整、鲜明,边缘陡峻,水肿减轻,周边糜烂消失,充血减轻,再生上皮较明显;Ⅲ期白苔薄,边界鲜明,边缘较逐渐隆起,水肿基本消失,周边无糜烂,充血轻,再生上皮明显;Ⅳ期少量白苔,边界鲜明,边缘逐渐隆起,水肿基本消失,周边无糜烂,轻度充血,再生上皮明显。瘢痕期:Ⅰ期白苔消失,成为褪色斑,水肿基本消失,仍有轻度充血,再生上皮几乎覆盖原来的溃疡;Ⅱ期褪色斑消失,水肿消失,充血基本消失,再生上皮完全覆盖溃疡。

(3)色素内镜　自津田等首创的通过胃镜在黏膜上直接喷洒色素或口服色素染色,有助于发现病灶、判断病变的境界,有助于良、恶性病变的鉴别以及对胃黏膜的功能状态进行判断;对溃疡病的诊断及愈合质量的判断也有一定价值。应用某些色素所具有的对比、吸收、荧光或反应等染色原理可通过内镜喷洒染料使黏膜着色。目前常用的方法及染料有:①0.3% 刚果红及 0.2mol/L 碳酸氢钠混合溶液 30 ~ 50ml 喷洒;②用 100 ~ 150mg 或 0.5% ~ 0.7% 的美蓝溶液 20ml 口服,或 0.2% ~ 0.5% 美蓝溶液 10 ~ 20ml 喷洒;③用 50mg 甲苯胺蓝胶囊口服或 2% 甲苯胺蓝溶液 5 ~ 15ml 喷洒;④1.2% ~ 1.5% 的靛胭脂溶液 20ml 口服或 0.2% 的溶液喷洒。此外,还可应用对比染色剂与吸收染色剂,如亚甲蓝 - 靛胭脂、亚甲蓝 - 刚果红等,可清楚地显示微细病变。

3. 胃液分析　胃液分析是指用胃管抽取胃液进行检查分析的一种方法。随着 X 线和内镜技术的发展,现在临床上基本上不做胃液分析。但是胃液检查在临床诊断以及评价治疗效果方面还是不可缺少的,应注意掌握胃液分析的适应证:

(1)确定无酸症,常见病种有:①患者有大细胞贫血、神经系统症状或其他的恶性贫血症状时;②怀疑恶性贫血患者在确诊前已用了维生素 B_2 治疗。

(2)观察卓 - 艾综合征患者胃酸分泌情况。

(3)用胰岛素试验测胃迷走神经切除手术是否成功。

(4)判断胃泌素瘤患者对 H_2受体拮抗剂应答的情况;高胃泌素血症患者无溃疡病史时需了解胃酸分泌情况。

(5)胃液分析有助于判断手术、药物对消化性溃疡的治疗效果以及决定溃疡手术的方式。

4. 粪便隐血试验　有一部分活动性溃疡的患者粪便隐血试验可呈阳性,当溃疡愈合后转阴。此试验虽无诊断意义。

5. Hp 感染的检测　目前 Hp 感染被视为消化性溃疡的重要致病因子,因此检测 Hp 对其诊断尤其是治疗有重要指导意义。Hp 感染的检测方法大致分为四类:①直接从胃黏膜组织中检查 Hp,包括细菌培养、组织涂片或切片染色镜检细菌;②用尿素酶试验、呼吸试验、胃液尿素氮检测等方法测定胃内尿素酶的活性;③血清学检查抗 Hp 抗体;④应用多聚酶链式反应

(PCR)技术测定 Hp - DNA。

(三)诊断与鉴别诊断

病史是诊断消化性溃疡的重要依据,最后诊断需要依靠内镜检查或X线检查。本病应与下列疾病鉴别:

1. *胃癌* 胃良性溃疡与恶性溃疡的鉴别十分重要,两者的鉴别有时比较困难。以下情况应当特别重视:①中老年人近期内出现中上腹痛、出血或贫血;②胃溃疡患者的临床表现发生明显变化或抗溃疡药物治疗无效;③胃溃疡活检病理有肠化生或不典型增生者。临床上,胃溃疡患者应在内科积极治疗下,定期进行内镜检查随访,密切观察直至溃疡愈合。

2. *慢性胃炎* 本病亦有慢性上腹部不适或疼痛,其症状可类似消化性溃疡,但发作的周期性与节律性一般不典型。胃镜检查是主要的鉴别方法。

3. *功能性消化不良* 本病可有上腹部不适、恶心呕吐,或者酷似消化性溃疡症状,但常伴有明显的全身神经官能症状,情绪波动与发病有密切关系。内镜检查与X线检查未发现明显异常。

4. *胆囊炎、胆石症* 多见于中年女性,常呈间歇性、发作性右上腹痛,常放射到右肩胛区,可有胆绞痛、发热、黄疸、Murphy征,进食油腻食物常可诱发,B超检查可以做出诊断。

5. *胃泌素瘤* 本病又称 Zollinger - Ellison 综合征,有顽固性多发性溃疡,或有异位性溃疡,胃次全切除术后容易复发,多伴有腹泻和明显消瘦。患者胰腺有非β细胞瘤或胃窦G细胞增生,血清胃泌素水平高,胃液和胃酸分泌显著增多。

(四)检查与评估

1. 详细询问有无周期性发作及规律性上腹部疼痛的病史。

2. 测定基础泌酸功能及最大酸分泌量。

3. 行大便潜血试验,有助于了解溃疡活动及有关出血情况。

4. 行X线钡餐检查和(或)胃镜检查,可确定病变部位、性质或判断治疗效果和预后。

5. 有条件时可做幽门螺杆菌及其抗体检查。

6. 康复评估。评估消化系统系统功能,如生活方式、环境健康、健康素养等;测量身高、体重,计算体重指数,评估营养状况;评估心理及精神状况:焦虑自评量表(SAS),症状自评量表(SCL - 90);艾森克个性问卷(EPQ);汉密尔顿抑郁量表(HAMD);生活事件量表(应激相关心理检测 LES)。自主神经功能检测;高原脱习服量表分析;匹兹堡睡眠质量指数量表(PSQI)检测。

三、康复疗养指征及疗养地选择

无严重并发症及术后康复期患者适于疗养。宜选择海拔2000m以下气候温和,景观优美或矿泉疗养地疗养。

四、康复疗养方法

1. *护理* 三级疗养护理。如有并发症应及时更改护理等级。

2. *饮食*

(1)富含优质蛋白质、脂肪和碳水化合物的易消化食物,促进溃疡愈合。

(2)餐次以一日三餐为宜,但应避免胃过分扩张。

(3)避免喝茶、咖啡、汽水含咖啡或酒精的饮料,少吃含香料、味精的食品和肉汤,减少刺激胃液分泌的因素。

(4)避免吃生、硬、粗糙多纤维及产气较多的食物如萝卜、大蒜、茭白、竹笋、韭菜、芹菜、洋葱和甜薯等,不宜用油炸、烟熏、烧烤与生炒等烹调方法。

(5)避免吃刺激性食物,如辣椒、胡椒、咖喱粉、芥末等。食物不宜过热或太凉,以减少对胃黏膜刺激。

3. *自然因子疗法* 自然疗养因子可广泛应用于消化性溃疡愈合期,瘢痕期的康复疗养。可依据疗养条件及病情选择各种疗养因子(气候疗法,日光浴疗法,海水浴疗法,矿泉疗法,森林浴疗法,泥疗法,景观疗法等),实施中需加强健康干预指导。。

4. *物理疗法*

(1)干扰电疗法 4个100cm^{2}电极,交叉对置,1组右上腹 - 左腰,差频50~100Hz,0~100Hz,各10min,运动阈,1次/d,15~25次为1疗程。

(2)超短波和短波疗法 微热或温热量,每次20~30min,1次/d,15~20次为1疗程。

(3)微波疗法 微热或温热量,每次10~15min,1次/d,15~20次为1疗程。

(4)紫外线疗法　在颈交感神经节和脊髓节段部位交替照射,从 1MED 开始,每次加 1/2MED,至 6 ~ 7MED,1 次/d,每区照射 7 ~ 10 次共 20 ~ 30 次。大便潜血试验阳性者,需转阴后 2 ~ 4 周才可照射。

(5)温热疗法　局部红外线、光浴、蜡疗、泥疗等。

5. 体育疗法

(1)气功疗法,如内养功、养气功等。

(2)太极拳、保健操等,可单独练习或与气功配合进行。

6. 中医疗法

(1)辨证论治

①脾胃虚寒型:宜温脾健胃、益气和中。方例:黄芪建中汤加减。

②肝郁气滞型:宜疏肝理气、和胃止痛。方例:柴胡疏肝散加减。

③火郁伤阴型:宜养阴柔肝、消火解郁。方例:化肝煎合一贯煎加减。

④瘀血停滞型:宜化瘀通络。方例:失笑散合海浮散加减。

(2)针灸疗法　可取肝俞、胆俞、胃俞、中脘、足三里等穴。除足三里用捻转补法外,余皆用提插补法。每日 2 ~ 3 穴,轮换使用。

(3)推拿疗法　拇指推背部两侧脾俞、胃俞穴,或推背部检查时发现的敏感区。每个穴位推 1 分钟,1 次/d。或取四肢穴位推拿,上肢一般取合谷,下肢取足三里穴,用指掐、指振法,使之得气。注意手法不宜过重、过猛,以免出血、穿孔。

7. 心理疗法

(1)加强心理疏导,避免精神紧张和不良刺激,消除疑虑,树立信心。

(2)生物反馈疗法。

8. 药物疗法

(1)抑制胃酸

①复方氢氧化铝片:口服 2 ~ 4 片,3 ~ 4 次/d。

②溴丙胺太林(普鲁本辛):口服 15 ~ 30mg,3 ~ 4 次/d。

③西咪替丁(甲氰咪胍):常用量为 400mg,口服每日 2 次;或每餐前服 200mg,每日 3 次,睡前加服 400mg 或 300mg,4 次/d。亦有采用日服 1g 法。连服 4 ~ 6 周为 1 疗程。症状控制后,改服 400mg,每晚 1 次,维持治疗,以防近期复发。

④雷尼替丁:口服 150mg,2 次/d 或每晚睡前顿服 300mg,疗程均为 4 ~ 6 周。溃疡愈合后或病情缓解期间,再每晚睡前服 150mg,维持一段时间。

⑤丙谷胺:口服 200 ~ 400mg,3 ~ 4 次/d。

⑥奥美拉唑:口服 20mg,1 次/d。

(2)保护胃黏膜

①硫糖铝:口服 1g,3 ~ 4 次/d,连服 4 ~ 6 周为 1 疗程。

②甘珀酸(生胃酮):口服 100mg,3 次/d,第 2 周起 50mg,3 次/d,疗程 4 ~ 6 周。

③次枸橼酸铋(胶体次枸橼酸铋、德诺、De - Nol、CBS):不同品种的液剂有不同的剂量,合剂每次 5 ~ 10ml,稀释至 30ml 后服用,3 次/d,餐前服。片剂,每次 1 片,4 次/d,餐前服。牛乳和制酸剂不宜同服(该药有抗幽门螺杆菌作用)。

(3)抗幽门螺杆菌

①三联疗法:甲硝唑 500mg 口服,3 次/d;克拉霉素 0.5g 口服,3 次/d;奥美拉唑 20mg 口服,2 次/d,10 ~ 14 天为 1 疗程。

②二联疗法:雷尼替丁 300m 口服,2 次/d;甲红霉素(克拉红霉素,Clarithromycin)500mg 口服,3 次/d。一周为 1 疗程。亦可采用克拉霉素 0.5g 口服,3 次/d;奥美拉唑 20mg 口服,2 次/d,10 ~ 14 天为 1 疗程。

(4)增强胃肠动力　多潘立酮(吗丁啉)10mg 口服,3 次/d。

五、疗效评定

1. 治愈　自觉症状消失;胃镜和(或)X 线检查溃疡愈合。

2. 显效　自觉症状明显减轻;胃镜和(或)X 线检查溃疡愈合不明显。

3. 无效　自觉症状及胃镜和(或)X 线检查均无改善。

(苏　宁)

第三节　结肠炎

结肠炎是由于各种病因导致的结肠炎性改变的

疾病,是消化系统常见的疾病,根据病程可分为急性结肠炎和慢性结肠炎。有研究数据表明,近几年高原官兵前五位住院疾病依次为消化系统疾病、呼吸系统疾病、损伤和中毒、循环系统疾病、肌肉骨骼系统和结缔组织疾病。可见,高原官兵中消化系统疾病居首位,以胃溃疡、结肠炎、慢性胃炎和急性胃肠炎等为代表。结肠炎特殊的临床症状,对官兵的生活、训练产生了诸多不良影响。

一、病因及发病机制

(一)病因

在高原发生结肠炎的主要原因:一是高原特殊的地理气候条件,如海拔高、低氧,造成胃肠道黏膜缺血缺氧而发生一系列病理生理变化,导致胃肠功能紊乱,引起消化系统疾病;二是高原气压低、沸点低,食物不能完全熟透,加之因执行任务的特殊性,有时不能按时进餐,饮食无规律,导致胃酸分泌功能失调,进一步加重胃肠负担;三是高原部队任务重,官兵存在精神紧张和焦虑情绪,也可导致胃肠功能紊乱;四是高原红细胞增多,血黏度增加,肠道血液循环差,缺血缺氧重。

(二)发病机制

1. 急性结肠炎　常见的原因为不洁饮食史,细菌或者病毒等病原体感染。

2. 慢性结肠炎　慢性结肠炎是一种局限于结肠黏膜及黏膜下层的炎症,病因及发病机制尚不明确,可能与生活方式有关,如吸烟、药物、饮食、生活环境等。另外也有观点认为慢性结肠炎与自身免疫反应有关。

二、诊断依据

(一)临床表现

1. 急性结肠炎多有不洁饮食史,常见的临床表现为腹痛、腹泻、发热等。

2. 慢性肠炎见于任何年龄,但年轻人居多。主要包括溃疡性结肠炎及结肠 Crohn 病两种类型。常见的临床表现为腹痛、腹胀、腹泻、黏液便、脓血便、里急后重等。病变部位多位于乙状结肠和直肠,也可延伸至降结肠,甚至整个结肠。病程持续时间长、难治愈、易反复发作,严重急性重度溃疡性结肠炎可能危及生命。

(二)诊断

1. 病史　具有典型临床表现,并有结肠镜或 X 线的特征性改变中的一项或黏膜活检可以诊断本病;或者临床症状不典型而有典型结肠镜所见或 X 线表现或黏膜病理活检可以诊断本病。

2. 辅助检查

(1)血液检查　血红蛋白在轻型病例中多正常或轻度下降,在中、重型病例中有轻或中度下降,甚至重度下降。白细胞升高、血沉加快和 C－反应蛋白增高是活动期的标志。严重或病情持续病例血清白蛋白下降。

(2)粪便检查　粪便常规检查肉眼观常有黏液脓血,显微镜检见红细胞和脓细胞。粪便病原学检查的目的是排除感染性结肠炎,是本病诊断的一个重要步骤。

(3)纤维结肠镜检查　镜下改变分急性期和慢性期两种情况。

急性期表现:①轻度:黏膜充血、水肿、分泌物增多,有密集分布的小出血点,并见散在渗血及出血;②中度:黏膜充血、水肿明显,黏膜表面呈颗粒状,肠壁脆而易接触出血,有多数细小浅表溃疡,黏膜分泌物增多;③重度:黏膜出血、水肿更显著,病变部位几乎无正常黏膜,黏膜呈粗细不等的颗粒状及假性息肉,或溃疡明显增多并融合成片,有黏膜桥形成,极易接触出血或黏膜糜烂。

慢性期表现:①活动期:可见正常黏膜结构消失,肠壁僵硬,肠腔狭窄呈管状,有炎性息肉或溃疡,黏膜分泌物增多,有充血、水肿或渗血;②静止期:肠壁僵硬,肠腔狭窄呈管状,有多数假息肉形成,黏膜炎症轻,苍白、出血少,正常结构消失,显得干燥粗糙。

(4)结肠黏膜活检　显微镜下可见:①隐窝脓肿或腺上皮间中性白细胞浸润;②腺体内杯状细胞减少,潘氏细胞增生;③黏膜重度慢性炎症,有淋巴细胞、单核细胞和浆细胞浸润;④固有膜内肉芽组织增生;⑤腺体排列紊乱,上皮增生或异型增生,小血管炎,纤维素样坏死;⑥肠腺上皮细胞核空泡。

(5)X 线钡剂灌肠检查　急性期一般不宜做钡剂检查。常规钡剂灌肠 X 线检查可见:①轻度溃疡患者,X 线检查阴性,中度和重度患者则有典型表现,黏膜粗糙或呈细颗粒状或见毛刺样改变;②结肠壁边缘呈小锯齿状突出的钡影及铁轨样皱襞相;③充盈缺损,有假息肉形成,少数病例因结肠壁纤维化及息肉增生,可致肠腔变窄;④结肠袋消失或变浅,结肠缩短、僵直,甚至如水管样;⑤雪花征:由于多发微小溃疡及糜烂而附着钡剂,表现为钡斑点,气钡双重造影显示如雪花。

(三)鉴别诊断

1. 慢性细菌性痢疾　表现为慢性腹泻或黏液脓血便,但常有急性菌痢史。将从粪便、盲肠拭子或结肠镜检查时所取得的渗出物进行培养,可分离出痢疾杆菌。

2. 慢性阿米巴肠病　往往有到疫地史,病变以右侧结肠为主,结肠镜下可见黏膜溃疡,溃疡边缘为潜行性,介于溃疡之间的结肠黏膜正常,粪便中可找到溶组织阿米巴包囊或滋养体,抗阿米巴药物治疗有效。

3. 血吸虫病　也可有慢性腹泻腹痛,但有到流行区与疫水接触史,粪便可检出血吸虫卵或孵化毛蚴阳性。结肠镜下,可见到黏膜下黄色颗粒等典型表现,盲肠或乙状结肠黏膜活组织检查可找到虫卵。此外病人往往有肝脾肿大,病情重者可出现腹水,有效的抗血吸虫治疗后症状好转。

4. 结肠癌　多见于中老年,有便秘或腹泻等大便习惯改变史,同时可出现贫血、胃纳减少、便血和肠梗阻等症状。X线钡剂灌肠可发现肿块,纤维结肠镜检查,不仅可以发现肿块,还可以取活检病理检查,以明确是否有癌细胞存在,并可进一步明确肿块恶性程度。肠镜是诊断结肠癌的最佳方法。

5. 原发性小肠吸收不良综合征　本病典型症状为脂肪泻。大便色淡,量多,呈油脂状或泡沫状,常浮于水面,多有恶臭味。多伴腹胀、腹痛,有乏力、体重下降、出血等营养不良表现。病程长,病情时轻时重,做X线钡餐检查可有利诊断。

(四)康复评估

评估消化系统系统功能,排查肠道器质性病变、肠动力学、肠道微生物;测量身高、体重,计算体重指数,评估营养状况;评估心理及精神状况:焦虑自评量表(SAS),症状自评量表(SCL-90);艾森克个性问卷(EPQ);汉密尔顿抑郁量表(HAMD);生活事件量表(应激相关心理检测LES)。自主神经功能检测;高原脱习服量表分析;匹兹堡睡眠质量指数量表(PSQI)检测。

三、康复疗养指征及疗养地选择

结肠炎经治疗后无严重并发症者。生活能完全自理者。可选择海拔2000m以下的山地、湖滨气候疗养地,及气候温和的森林、湖畔、矿泉等疗养地。

四、康复疗养方法

1. 护理　常规三级疗养护理。

2. 饮食　给予无渣、高蛋白及足够热量的饮食。腹泻期要注意补充营养,又要适当减少饮食中的纤维素成分。如有脱水低钠现象,应及时补充淡盐水。由于腹泻便血、长期摄食过少和吸收营养不良等因素,患者可能有缺铁、叶酸缺乏或贫血,应给予适量补充,一般可经口服或注射补充。长期腹泻者还应补充钙、镁、锌等微量元素。

3. 自然因子疗法

(1)海水浴　海水温度在20℃以上,风速在4m/s以下,当日气温高于水温2℃以上,初始20min/次,根据体质情况逐渐增加浴泳时间,每日一次或两次。

(2)日光浴　以间歇性全身照射法为主,注意做好防护。

(3)景观疗法　根据患者情况组织观赏自然与人文景观,每周1~2次,活动循序渐进,动静结合。

4. 物理疗法

(1)中频电疗法　中频脉冲电疗法(频率1~100kHz)具有改善局部组织血液循环,消散硬结,调节胃肠蠕动的作用。中频脉冲电疗法常与针灸联合治疗便秘型IBS。

(2)超声疗法　有较好的镇痛、解痉的作用。超声药物透入疗法对腹痛腹泻及大便次数等症状改善有效。

(3)水疗法　水温从34℃开始,逐渐降至26℃,每次5~10min,1次/d,12~20次为1疗程。可选用的方法有:擦浴、淋浴、海水浴、矿泉浴、盆浴、漂浮床、漂浮袋、水中按摩、游泳。

5. 运动疗法　宜选用内养功或养气功、太极拳、摩腹操等。

摩腹操：全身放松，仰卧，揉腹前要排净大小便，不宜过饱过饥，揉时手心向下，右手放在肚脐上，左手放在右手手背上，按顺时针方向揉腹，力度适中，揉的幅度由小到大，即先从肚脐开始，再慢慢扩大，直到整个腹部，揉一圈为一次。此法要持之以恒，揉腹时如出现腹部温热感、肠鸣或排气现象均属正常。

6. 心理疗法　慢性结肠炎病程长且易反复发作，患者具有较大的心理压力，容易出现焦虑、抑郁等不良心理状态。需要重视对患者的心理评估，结合患者教育程度、临床表现、性格特征等评估焦虑、抑郁程度。通过心理疏导、沟通交流、环境护理等，减轻患者的不良心理状态，增强治疗信心。

7. 中医疗法　通常以口服中药治疗、中药灌肠治疗、针灸治疗为主。常用的方剂有参苓白术散、四君子汤、理中汤、白头翁汤、芍药汤、四神丸、痛泻要方、四逆散、少腹逐瘀汤、乌梅丸、葛根芩连汤、半夏泻心汤等加减。中药灌肠疗法因其经肠道给药而能使高浓度药物直达患处，更容易被吸收，使治疗更具针对性，且毒副作用小。针灸治疗穴位多取中脘、气海、神阙等任脉穴位，脾俞、胃俞、大肠俞等背俞穴，天枢、足三里、上巨虚等足阳明胃经穴位，三阴交、阴陵泉、太冲等足三阴经穴也常使用。

五、疗效评价

1. 显效　症状、体征明显减轻；钡剂灌肠及纤维肠镜检查基本恢复正常。

2. 好转　症状、体征部分减轻，肠镜检查有改善。

3. 无效　症状、体征、检查均无明显变化。

（王新全　徐　莉）

第四章 >>>

内分泌与代谢系统疾病

高原环境会对高原人员的代谢调节产生影响，易引发高原痛风和结石等疾病。本章主要介绍高原痛风和结石的康复疗养方法，并从如何预防方面提出建议。

第一节 2 型糖尿病

随着人们生活水平的提高，人口老龄化，生活方式改变，糖尿病的患病率逐渐增加，高原地区糖尿病的患病率也逐渐增加。我国 18 岁及以上人群糖尿病发病率为 11.2%，藏族发病率为 4.3%。由于高原缺氧，糖尿病的器官损害会比平原地区出现得较早、更严重。

一、病因

2 型糖尿病是一种慢性、全身性、代谢性、进展性疾病。以血糖升高为特征，是由胰岛素分泌缺陷和(或)作用障碍引起的糖、脂肪、蛋白质代谢紊乱。糖尿病的病因和发病机制目前尚不明确，其显著的病理生理学特征为胰岛素调控葡萄糖代谢能力下降(胰岛素抵抗)伴随胰岛 B 细胞功能缺陷所导致的胰岛素分泌减少(或相对减少)。2 型糖尿病可能与下列因素有关。

1. 遗传因素。流行病学研究证实，糖尿病家族史是糖尿病独立的危险因素，糖尿病具有明显的家族聚集性。

2. 超重和肥胖患病率增加。

3. 糖调节受损。

4. 代谢综合征及其组分异常。

5. 其他，如吸烟、社会经济状况等。

6. 高原环境下运动减少。

7. 急进高原缺氧应激引起血糖升高，诱发糖尿病发病。

二、诊断

1. 有“三多一少”症状，且符合下列条件之一者，即可诊断为糖尿病。空腹(指至少 8h 没有摄入热量)血浆血糖≥7.0mmol/L 或随机(一天中任何时间)血浆血糖≥11.1mmol/L；或口服葡萄糖耐量试验(OGTT)：75g 葡萄糖负荷后 2h 血浆血糖≥11.1mmol/L(200mg/dl)。

2. 如果没有明显症状，只要重复两次血糖化验结果均达到以上标准，也可诊断为糖尿病。

3. 进行较全面的体检，包括血糖、糖化血红蛋白、尿常规、肾功能、血压、心脑血管、神经系统、眼部检查，了解有无糖尿病并发症。空腹血糖受损(IFG)的标准是空腹血浆血糖 5.6～6.9mmol/L。糖耐量减低(IGT)的标准是空腹血浆血糖＜7.0mmol/L，OGTT2h 血浆血糖为 7.8～11.1mmol/L。

4. 糖化血红蛋白(HbA1c)是糖尿病控制情况的主要检测指标之一，HbA1c≥6.5%可以作为补充诊断标准。但在高原地区，人的红细胞数目及血红蛋白含量均高与平原地区，因此糖化血红蛋白含量可能较低，能否反映真实血浆血糖水平，有待进一步研究。

三、疗养指征及疗养地选择

确诊为 2 型糖尿病，空腹血糖小于 16.7mmol/L，并有糖尿病并发症或在高原环境下糖尿病控制效果差者均为糖尿病疗养指征。选择海拔 2000m 以下疗养地疗养。

四、康复疗养评估

1. *病史* 包括年龄、发病特点、临床症状、既往史、个人史、家族史；饮食、运动习惯、营养状况；以往的治疗方案和治疗效果；目前治疗方法包括饮食和运动方案、药物使用依从性及改变生活方式的意愿等；血糖监测情况及分析；有无低血糖及酮症；有无合并症等。

2. 体格检查　包括身高、体重、体重指数、腰围、BMI、腰臀比、血压、眼底检查、甲状腺触诊、皮肤检查及足部检查如视诊、足背动脉及胫后动脉搏动触诊，踝反射及神经病变检查如震动觉、痛温觉和单尼龙丝触觉。

3. 实验室检测　空腹及餐后血糖、糖化血红蛋白、尿常规、肝功能、肾功能、血脂谱（包括总胆固醇、低密度脂蛋白胆固醇、高密度脂蛋白胆固醇、甘油三酯）、促甲状腺激素、尿白蛋白和尿肌酐比值等。

4. 个体化营养评估　遵循个体化原则，评估个人身体代谢状况、营养状态、氧化压力与抗氧化维生素等，以了解基本营养素摄取与耗损的平衡关系。经由一系列的营养评估，可依据功能医学检测结果，量身定制个体化的营养建议，达到促进健康的目的。

5. 心肺功能和运动功能的医学评估

（1）主观指标

①运动量适宜：运动后微汗，轻松愉快，食欲、睡眠好，虽稍感疲乏、肌肉酸痛，但休息后消失，次日体力充沛，有运动愿望。

②运动量过大：运动后大汗，头晕眼花，胸闷气短，非常疲倦，脉搏5min 尚未恢复，次日周身乏力，无运动愿望。

③运动量不足：运动后无发热感，无汗，脉搏无变化或2min 内恢复。

（2）客观指标

①运动时的心率以“170 - 年龄”的得数为宜。

②对于患心肺疾病者，采用“基础心率 +（15 ~ 20）”次为宜。

6. 心理及精神状况　焦虑自评量表（SAS），症状自评量表（SCL - 90）；艾森克个性问卷（EPQ）；汉密尔顿抑郁量表（HAMD）；生活事件量表（应激相关心理检测 LES）。

7. 其他　自主神经功能检测；高原脱习服量表分析；匹兹堡睡眠质量指数量表（PSQI）检测。

五、康复疗养方法

1. 护理　三级疗养护理。糖尿病教育、营养干预、改变生活方式等。

2. 饮食　严格按照糖尿病饮食。注意如果有糖尿病肾病，还要控制蛋白质量，如果合并高血压，还要低盐饮食。特别注意到低海拔疗养地后是否有严重的高原脱适应反应（醉氧）。如果反应严重，出现纳差、腹泻，应注意监测血糖，以免发生低血糖反应。

3. 自然因子疗法　根据病情选择下列治疗中的一项或多项，一般每日一次，12 次为 1 疗程。

（1）矿泉浴疗法　水温 38℃ ~ 40℃，静卧浸浴，每次 10 ~ 15min。

（2）全身泥疗法　温度 40℃ ~ 44℃，静卧埋敷，每次 10 ~ 15min，每日或隔日一次。

（3）局部泥疗法　温度 46℃ ~ 52℃，局部包裹，每次 15 ~ 20min。

（4）泥浆浴疗法　温度 38℃ ~ 42℃，浸浴，每次15 ~ 20min。

（5）短波局部泥疗法　温度 46℃ ~ 52℃，剂量 80 ~ 100mA，每次 15min。

（6）沙浴疗法　温度 40℃ ~ 45℃，每次10 ~ 15min。

4. 物理疗法　根据病情和神经系统并发症，合理使用物理因子治疗。并发症选择相应的治疗部位，采用下列治疗中的一项或多项，一般每日一次，12 次为 1 疗程。

（1）电疗法

①直流电水浴疗法：双手双足浸法，温度 38℃ ~ 39℃，剂量 10 ~ 30mA，每次 20min。

②间动电疗法：电流强度 1mA，剂量耐受限，每次每部位 3min。

③中频电疗法：电极并置或对置，剂量耐受限，20min。

（2）中药浴疗法：温度 39℃ ~ 40℃，浸浴，每次 10 ~ 15min。

（3）（中药）蒸汽浴疗法：温度 50℃ ~ 55℃，每次 20min。

（4）浸蜡疗法：温度 54℃ ~ 56℃，浸法，每次 15min。

（5）蜡垫疗法：温度 48℃ ~ 52℃，每次 15min。

（6）光疗法

①红外线疗法：辐射透入法，温热量，距离30～60cm，20～30min，12次为1疗程。

②红外线药物透入疗法：温热量，药物外敷，距离60cm，30min，12次为1疗程。

③紫外线疗法：3～5个生物剂量开始，视病情调整剂量，距离50cm，一般3～6次为1疗程。

④激光疗法：氦氖激光或二氧化碳激光散焦照射，距离10cm，功率15～25W，时间5min，每日一次，5～10次为1疗程。

（7）高压氧治疗　糖尿病足可以应用。

5. 运动治疗　运动时应遵循以下原则：

（1）运动治疗宜在相关专业人员指导下进行。运动前进行必要的健康评测和运动能力评估，有助于保证运动治疗的安全性和科学性。

（2）成年T2DM患者每周至少进行150min（如每周运动5d、每次30min）中等强度（50%～70%的最大心率，运动时有点费力，心跳和呼吸加快但不急促）的有氧运动。即使一次进行短时的体育运动（如10min），累计30min/d，也是有益的。

（3）中等强度的体育运动包括健步走、太极拳、骑车、打乒乓球、打羽毛球和高尔夫球等。较高强度的体育运动包括快节奏舞蹈、有氧健身操、游泳、骑车上坡、足球、篮球等。

（4）如无禁忌证者，每周最好进行2～3次抗阻运动（两次锻炼间隔≥48h），锻炼肌肉力量和耐力。锻炼部位应包括上肢、下肢、躯干等主要肌肉群，训练强度宜中等。联合进行抗阻运动和有氧运动可获得更大程度的代谢改善。

（5）运动处方的制定需遵循个体化原则。运动项目要与患者的年龄、病情、喜好及身体承受能力相适应，并定期评估，适时调整运动计划。运动可穿戴设备的使用（如计步器），有助于提升运动依从性。运动前后要加强血糖监测，运动量大或激烈运动时应建议患者临时调整饮食及药物治疗方案，以免发生低血糖。运动中要注意及时补充水分。

（6）养成健康的生活习惯。培养活跃的生活方式，如增加日常身体活动、打破久坐行为、减少静坐时间，将有益的体育运动融入日常生活中。

（7）严重低血糖、糖尿病酮症酸中毒等急性代谢并发症、合并急性感染、增殖性视网膜病变、严重心脑血管疾病（不稳定型心绞痛、严重心律失常、一过性脑缺血发作）等情况下禁忌运动，病情控制稳定后方可逐步恢复运动。

（8）T2DM患者只要感觉良好，一般不必因高血糖而推迟运动。如果在进行剧烈的体力活动时血糖>16.7mmol/L，则应谨慎，确保其补充充足的水分。

6. 心理治疗

（1）根据患者的文化程度、疾病知识掌握情况进行心理干预。

（2）鼓励患者倾诉心中的压力与烦恼，多参加娱乐活动及户外活动，使其转移对疾病的注意力，介绍疗效好的患者与其交流，使其看到希望，对战胜疾病充满信心。

（3）指导患者正确认识血糖异常，消除悲观、焦虑、紧张情绪，保持乐观心态，鼓励亲属和朋友给予其情感上的支持。讲解有关防治血脂异常的知识，提供健康宣传资料，提高其护理的依从性。

7. 口服药物治疗

（1）促胰岛素分泌剂

①磺脲类药物：主要作用是促进胰岛素分泌，只适用于无急性并发症的2型糖尿病患者。有格列本脲、格列吡嗪、格列喹酮、格列齐特、格列美脲等。从小剂量开始，餐前服用，可与其他口服药物联用。

②非磺脲类药物：与磺脲类药物作用位点不同，主要用于控制餐后血糖。主要有瑞格列奈、那格列奈等。

（2）双胍类药物：主要作用有提高外周组织对葡萄糖的摄取和利用，抑制糖异生和糖原分解，降低肝糖输出，降低脂肪酸氧化率，提高葡萄糖的转运能力，改善胰岛素敏感性，减轻胰岛素抵抗。主要用于2型糖尿病，尤其是肥胖患者的一线用药。可单用或联用其他药物。不单独用于1型糖尿病，在应用胰岛素基础上，如血糖波动较大，加用双胍类药物有利于稳定病情。禁用于糖尿病并发酮症酸中毒，急性感染，充血性心力衰竭，肝、肾功能不全或有任何缺氧状态存在者。主要药物有二甲双胍。

（3）α-葡萄糖苷酶抑制剂（AGI）　主要机制是抑制小肠黏膜刷状缘的α-葡萄糖苷酶，延缓碳水化合物的吸收，降低餐后血糖。常用药物有：阿卡波糖、伏格列波糖。

(4)胰岛素增敏剂　二甲双胍由于有降低胰岛素抵抗的作用,因此具有一定的胰岛素增敏效应。常用制剂有罗格列酮、吡格列酮。

(5)DPP－4i　DPP－4i(二肽基肽酶－4抑制剂)通过抑制二肽基肽酶Ⅳ(DPP－4)而减少GLP－1在体内的失活,使内源性GLP－1水平升高。GLP－1以葡萄糖浓度依赖的方式促进胰岛素分泌,抑制胰高糖素分泌。目前在国内上市的DPP－4i为西格列汀、沙格列汀、维格列汀、利格列汀和阿格列汀。

(6)SGLT2i　SGLT2i(钠葡萄糖共转运蛋白2抑制剂)是一类近年受到高度重视的新型口服降糖药物,可抑制肾脏对葡萄糖的重吸收,降低肾糖阈,从而促进尿糖排出。目前在我国上市的SGLT2i有达格列净、恩格列净、卡格列净和艾托格列净。

8.胰岛素治疗

(1)胰岛素的适应证

①1型糖尿病。

②2型糖尿病有以下情况者:处于应激状态时,如高热、较重的感染、重度心衰、外科手术等;对磺脲类药物过敏,而又不宜使用双胍类药物或α－糖苷酶抑制剂的患者;口服降糖药发生原发性或继发性失效者;发生急性并发症时。

③某些继发性糖尿病,如垂体性、胰源性、肝源性、类固醇性糖尿病。

④糖尿病合并妊娠或妊娠糖尿病患者。

⑤临床上有类似2型糖尿病的表现,但血液中胰岛细胞抗体阳性。

(2)使用胰岛素的注意事项

①注意在疗养院配备保存胰岛素的低温冰箱。

②严格按照说明使用,特别注意中短效胰岛素注射后饮食须及时注意。

③严密监测血糖,以免发生低血糖。

9.中医疗法　中医学将糖尿病归为“消渴病”或“糖络病”等。经典名方如肾气丸、六味地黄丸、消渴方、白虎加人参汤等方药沿用至今。近年来单体如黄连素、民族药如苗药糖宁通络等研究得到国际关注。糖尿病中医药治疗建议如下:

(1)糖尿病前期气阴两虚证,在生活方式干预的基础上,可联合口服天芪降糖胶囊。

(2)2型糖尿病(T2DM)气阴两虚证,在应用二甲双胍等降糖药物的基础上,可加服津力达颗粒。

(3)T2DM早中期:肠道湿热证可口服葛根芩连汤;肝胃郁热证可口服大柴胡汤加减。

(4)糖尿病视网膜病变气阴两虚,目络瘀阻证,可口服芪明颗粒。

(5)糖尿病周围神经病变气虚络阻证,可口服木丹颗粒,配合针刺、熏洗等治疗改善症状。

(6)在T2DM常规治疗基础上,可配合针刺协同增效。

六、疗效评定

1.治愈　症状缓解或消失,血糖、糖化血红蛋白稳定,并发症改善,人体功能恢复良好。

2.好转　症状减轻,经治疗矫治后血糖、糖化血红蛋白控制有所提高。

3.无效　血糖、糖化血红蛋白控制差,出现严重并发症。

(徐　莉　张恩达　黄学文)

第二节　高脂血症

高脂血症是指由于脂肪代谢或转运异常使血浆中一种或多种脂质高于正常的代谢紊乱综合征,临床常表现为高胆固醇血症、高甘油三酯血症、混合性高脂血症及高低密度脂蛋白血症。以低密度脂蛋白胆固醇(LDL－C)或甘油三酯(TG)升高为特点的血脂异常是动脉粥样硬化性心血管疾病(ASCVD)重要的危险因素。降低LDL－C水平,可显著降低ASCVD的发病率及死亡危险。其他类型的血脂异常,如TG增高或高密度脂蛋白胆固醇(HDL－C)降低与ASCVD发病危险的升高也存在一定的关联。

高脂血症按病因可分为:原发性高脂血症和继发性高脂血症。除了不良生活方式(如高能量、高脂和高糖饮食,过度饮酒等)与血脂异常有关,大部分原发性高脂血症是由于单一基因或多个基因突变所致。由于基因突变所致的高脂血症多具有家族聚集性,有明显的遗传倾向,特别是单一基因突变者较多,故临床上通常称为家族性高脂血症，但仍有部分病因尚不清楚。继发性高脂血症是指由于其他疾病所引起的血脂异常。可引起血脂异常的疾病主要有：肥胖、糖尿病、肾病综合征、甲状腺功能减退症、肾功能衰竭、肝脏疾病、系统性红斑狼疮、糖原累积症、骨髓瘤、脂肪萎缩症、急性卟啉病、多囊卵巢综合征等。此外，某些药物如利尿剂、非心脏选择性 β 受体阻滞剂、糖皮质激素等也可能引起继发性血脂异常。在西藏高原地区，由于不良的生活方式等，高脂血症的发病率约为22.5%，略高于平原地区。

一、病因

1. 高原特殊的饮食结构　酥油茶、奶茶、牛羊肉等均是高能量、高脂肪、高胆固醇食物，它们是西藏高原地区人们的主食，是导致血脂增高的主要原因。

2. 缺氧　缺氧是促使血液脂质增高的重要原因。缺氧可促使胆固醇增高。在高原低氧环境中，组织的无氧代谢提高，机体的能量供应主要靠葡萄糖代谢，导致脂代谢紊乱。

3. 吸烟、大量饮酒　是导致高原脂代谢紊乱的重要原因。

4. 继发于其他疾病　西藏高原地区糖尿病、甲状腺功能减退、肾病综合征的患病率较高，这些疾病会导致脂代谢紊乱。

二、诊断

1. 血脂　常规检查血浆 TG、TC 水平。注意监测前 3 天应素食。TG > 1.70mmol/L 为升高；TC > 5.20mmol/L为升高。

2. 脂蛋白　观察血浆分层现象及浑浊度，可初步估计血浆中各种脂蛋白变化情况。测定高密度脂蛋白胆固醇（HDL - C）< 1.00mmol/L 为降低。测定低密度脂蛋白胆固醇（LDL - C）> 3.40mmol/L 为升高。

三、康复疗养指征及疗养地选择

高原脂代谢紊乱引起高脂血症为疗养指征。应选择海拔 2000m 以下疗养地疗养。

四、康复疗养评估

1. 病史　包括年龄、发病特点、临床症状；饮食、运动习惯、营养状况；以往的治疗方案和治疗效果；目前治疗情况，包括饮食和运动方案、药物使用、依从性及改变生活方式的意愿等；血脂监测情况及分析；有无 ASCVD 合并症；有无 ASCVD 危险因素等。

2. 体格检查　包括身高、体重、体重指数、腰围、血压。

3. 实验室检测　血脂谱（包括总胆固醇、低密度脂蛋白胆固醇、高密度脂蛋白胆固醇、甘油三酯）、血糖、糖化血红蛋白、肝功能、肾功能、尿常规、血尿酸、甲状腺激素等。

4. 心理及精神状况　焦虑自评量表（SAS），症状自评量表（SCL - 90）；艾森克个性问卷（EPQ）；汉密尔顿抑郁量表（HAMD）；生活事件量表（应激相关心理检测 LES）。

5. 其他　自主神经功能检测；高原脱习服量表分析；匹兹堡睡眠质量指数量表（PSQI）检测。

五、康复疗养方法

1. 护理　三级疗养护理。健康教育强调脂代谢紊乱与冠心病和其他动脉粥样硬化的患病率、病死率密切相关，应引起重视。强调以饮食、运动锻炼为基础。对于继发性高脂血症，应积极治疗原发病，注意减少缺氧暴露。血脂异常明显受饮食及生活方式的影响，饮食治疗和生活方式改善是治疗血脂异常的基础措施。无论是否进行药物调脂治疗，都必须坚持控制饮食和改善生活方式。

2. 饮食治疗　饮食治疗是首要的基本治疗措施，应长期坚持。对超重患者，应减少过多的总热量。脂肪入量 < 的总热量 30%，饱和脂肪酸占 8% ~ 10%，每日胆固醇入量 < 300mg。

3. 自然因子疗法　可根据病情选择下列治疗中的一项或多项：

（1）松脂浴疗法　水温 37℃ ~ 38℃，浸浴，浓度 0.35g/L，每次 15min，每日一次，12 次为 1 疗程。

（2）中药浴疗法　温度 39℃ ~ 40℃，浸浴，每次 10 ~ 15min，每日一次，12 次为 1 疗程。

（3）矿泉浴疗法　水温 38℃ ~ 40℃，静卧浸浴，每次 10 ~ 15min，每日一次，12 次 1 疗程。

（4）全身泥疗法　温度 40℃ ~ 44℃，静卧埋敷，每次 10 ~ 15min，每日或隔日一次，12 次为 1 疗程。

（5）局部泥疗法　温度 46℃ ~ 52℃，局部包裹，每次 15～20min,每日一次,12 次为 1 疗程。

(6)泥浆浴疗法　温度 38℃～42℃,浸浴,每次 15～20min,每日一次,12 次为 1 疗程。

(7)沙浴疗法　温度 40℃～45℃,每次 10～15min,每日一次,12 次为 1 疗程。

(8)(中药)蒸汽浴疗法　温度 40℃～45℃,每次 30min,每日一次,12 次为 1 疗程。

4. 物理因子疗法

(1)激光疗法　各种高脂血症都可以治疗。每次照射 2 个穴位,鼻腔、左腕部,辐射法,鼻腔≤5mW,25mW≥腕式激光≥20mW,每个部位 30min,每天一次,30 次 1 疗程。

(2)低频脉冲电疗法(HD 肝病治疗仪)　各种高脂血症患者尤其是伴有脂肪肝患者适用。在肝区及相关穴位,主电极肝区对置,副电极相关穴位并置,主电极:$100cm^2$ ×2,副电极:$16cm^2$ ×4,耐受限,每次 30min,每天一次,20 次为 1 疗程。

5. 运动疗法　运动和减轻体重除有利于降低胆固醇外,还可使甘油三酯降低。保持中等强度锻炼,每天至少消耗 837.36kJ 热量,控制体重,保持合适的 BMI。心率控制在(170－年龄)以内,每周运动 5 次,每次 30～60min。

6. 中医治疗　本病常以实邪为主,治疗方法有泄浊、祛痰、利湿、活血。

(1)中药治疗　血脂异常但没有特征性的症状,根据临床主要表现可分为四证论治。①脾肾虚亏证:治宜以益气养阴滋肾为主,方用黄精降脂方。②痰湿内盛证:治宜以祛痰利湿化浊为主,方用茵陈降脂方。③血瘀痰浊证:治宜以活血化瘀祛痰为主,方用通脉降脂方。④肝郁气滞:治宜以疏肝理气为主,方用疏肝降脂方。

(2)针灸治疗　基本治则为健脾化湿,疏肝行气。针刺心俞、曲池、内关、足三里、三阴交,配风池、环跳、神门、通里,厥阴俞等穴,上下左右交叉配穴。对高胆固醇血症、高 β 脂蛋白血症均有效。此外,郄门、间使、合谷、乳根、丰隆、阳陵泉、肺俞、督俞、太白、公孙、太冲、中脘、鸠尾、膻中等穴均可酌情选用。

7. 心理治疗

(1)根据患者的文化程度、疾病知识掌握情况进行心理干预。

(2)鼓励患者倾诉心中的压力与烦恼,多参加娱乐活动及户外活动,使其转移对疾病的注意力,介绍疗效好的患者与其交流,使其看到希望,对战胜疾病充满信心。

(3)指导患者正确认识血脂异常,消除悲观、焦虑、紧张情绪,保持乐观心态,鼓励亲属和朋友给予其情感上的支持。讲解有关防治血脂异常的知识,提供健康宣传资料,提高其护理的依从性。

8. 药物治疗

(1)3－羟基 3－甲基戊二酰辅酶 A(HMG－CoA)还原酶抑制剂　即他汀类降脂药。该类药物能显著降低血清 TC、LDL－C 和 ApoB 水平,也能降低血清 TG 水平和轻度升高 HDL－C 水平。他汀类药物适用于高胆固醇血症、混合性高脂血症和 ASCVD 患者。目前国内临床应用的有洛伐他汀、辛伐他汀、普伐他汀、氟伐他汀、阿托伐他汀、瑞舒伐他汀和匹伐他汀。

(2)贝特类药物　主要适用于高甘油三酯血症或以甘油三酯升高为主的混合型高酯血症。常用药物有氯贝丁脂、苯扎贝特、非诺贝特、吉非罗齐等。

(3)胆酸螯合树脂类药物　该类药物能阻止胆酸或胆固醇从肠道吸收。仅适用于单纯高胆固醇血症,对任何高甘油三酯血症无效。常用药物有考来烯胺、考来替泊。

(4)烟酸及其衍生物　可降低 TC、TG、LDL－C,升高 HDL－C。主要药物有阿西莫司。

(5)高纯度鱼油制剂　鱼油主要成分为 n－3 脂肪酸即 ω－3 脂肪酸。常用剂量为每次 0.5～1.0g,3 次/d,主要用于治疗高 TG 血症。

(6)新型调脂药物　近年来在国外已有 3 种新型调脂药被批准应用于临床。微粒体 TG 转移蛋白抑制剂,载脂蛋白 B100 合成抑制剂,前蛋白转化酶枯草溶菌素 9/kexin9 型(PCSK9)抑制剂。

六、疗效评定

1. 治愈　血脂恢复正常或明显下降,人体功能恢复良好。

2. 好转　症状减轻,经治疗后血脂有所降低。

3. 无效　血脂未降低甚至升高。

(徐　莉　张恩达　黄学文)

第三节 高原痛风

痛风(gout)是嘌呤代谢紊乱和(或)尿酸排泄障碍所致的一组异质性疾病,其临床特征为血清尿酸(uric acid)升高、反复发作的急性关节炎,痛风石及关节畸形,尿酸性肾结石,肾小球、肾小管、肾间质及血管性肾脏病变等。分为原发性、继发性和特发性3类,原发性痛风占绝大多数。高原痛风是指在海拔2500米以上的地区,由于遗传性或获得性病因所致嘌呤代谢障碍,血尿酸增高伴组织损伤的一组疾病。

尿酸为嘌呤代谢的终产物,主要由细胞分解代谢的核酸和其他嘌呤类化合物以及食物中的嘌呤经酶的作用分解产生。当体温37℃时尿酸的饱和浓度为420μmol/L(7mg/dl),超过此浓度时,尿酸盐可形成结晶沉积在关节滑膜、肾脏等处,引起组织损伤。当血尿酸>420μmol/L(7mg/dl)称为高尿酸血症。高尿酸血症并不一定导致痛风,只有尿酸盐在机体组织中沉积下来并造成损害才会引起痛风。理论上,血尿酸水平越高,痛风的发生风险就越高,但急性痛风发作期血尿酸水平未必高。

近年来,随着我国居民生活水平提高、饮食习惯的改变,高尿酸血症及痛风的发病率呈逐年上升趋势,且发病趋于年轻化。据文献报道,我国高尿酸血症的发病率在10%~30%之间,男性高于女性,不同地区由于生活方式、气候环境等的影响,其发病率有所差异。在我国高原地区痛风的发病率高于平原,且随着居住时间的延长而逐渐增高。高原地区痛风发病年龄普遍偏小,初始发病多发生于30岁以下。

一、病因及发病机制

1.高尿酸血症 引起高原痛风的主要原因是高尿酸血症。尿酸为嘌呤代谢的终产物,80%的嘌呤由体内细胞代谢和其他嘌呤类化合物产生,20%由食物中的嘌呤经酶的分解作用而来。根据尿酸形成的病理生理机制,将高尿酸血症分为尿酸生成增多和尿酸排泄减少两大类,有时二者并存。高嘌呤食物摄入过多以及内源性嘌呤生成过多均会导致血尿酸生成增加。其中食物引起的尿酸生成与食物中嘌呤含量成正比。而内源性嘌呤生成过多被认为与遗传因素有关,是由先天性的嘌呤代谢紊乱引起。高原性痛风患者引起高尿酸血症的主要原因是尿酸排泄减少,而尿酸约2/3通过肾脏排泄,其余1/3通过肠道、胆道等肾外途径排泄。尿酸盐转运蛋白参与近曲小管对尿酸盐的主动分泌和重吸收,其基因突变可能是高尿酸血症的重要发病机制。

2.缺氧与红细胞增多症 高原痛风与缺氧及高原继发性红细胞增多症密切相关。高原缺氧促使红细胞生成素(EPO)表达增加,引起红细胞数量增多,血浆容量相对减少,血浆黏滞度增加,血液循环瘀滞,肾血浆流量减少,加之高原缺氧还会使体内乳酸浓度增高,能竞争性地抑制血清尿酸的排泄,从而导致尿酸盐排泄减少。另外高原红细胞增多症患者,未成熟的红细胞生成增多、破坏增加,尿酸生成增加也是高原痛风发病率增加的重要原因。

3.遗传因素 痛风主要由环境和遗传两大因素共同作用而导致。全基因组关联分析(GWAS)目前已检测出大约37个易感基因位点与高尿酸血症或痛风相关。它们均可直接或间接影响体内尿酸的代谢。

4.相关危险因素 有研究显示男性的尿酸盐水平及各年龄段的痛风发病率均高于女性,可能与体内性激素水平的差异有关。高原地区居民主要以酥油茶、牛羊肉、奶制品、动物内脏等高嘌呤食物为主,并且喜爱饮酒,乙醇可刺激乳酸分泌,抑制尿酸排泄,还可加速嘌呤合成,均导致体内嘌呤含量增加。

二、诊断依据

(一)症状与分期

1.无症状期 仅有波动性或持续性高尿酸血症,血尿酸浓度越高,出现痛风症状的机会越多,有些可终身不出现症状。

2.急性关节炎期 突出表现为关节红、肿、热、痛和功能障碍,称为痛风性关节炎。多在午夜或清晨突然起病,以春秋季节多发,关节剧痛,单侧跖趾关节最常见,反复发作则受累关节增多,踝、膝、指、腕、肘等关节也为好发部位。关节及其周围组织明显红肿热痛,局部明显压痛,可出现关节积液。全身症状包括发热、头痛,检查可有白细胞增高。发作呈自限性,多于2周内自行缓解。

3. 发作间歇期　可无症状和体征。可历时数月或数年不等。随着发作次数的增加，间歇期逐渐缩短。

4. 慢性期　由于反复急性发作，尿酸盐结晶在关节内沉积增多，导致关节肥大、畸形、僵硬，约半数患者在关节周围及耳廓出现"痛风石"，局部若溃破，则可形成瘘管，排出白色的尿酸盐结晶。但因尿酸有抑菌作用，继发感染少见。慢性关节炎多见于未规范治疗的病人。肾脏受累时，尿酸盐结晶引起痛风性肾病、尿酸性肾结石。有些病人可发展成急性肾功能衰竭。

（二）检查与评估

1. 详细询问病史和进行体格检查　着重了解有无痛风史及典型发作症状，是否服用过影响嘌呤代谢及尿酸排泄的药物。注意各关节部位有无畸形、突出、活动受限及痛风石。痛风患者常有家族史或有导致尿酸生成增多或尿酸排出减少的因素。临床多见于40岁以上男性，女性多在更年期后发病。寒冷、劳累、创伤、感染、饮酒、精神刺激及进食高嘌呤食物等常可诱发。过量饮酒，特别是偶尔过量饮酒是诱发痛风的重要因素。常伴有肥胖、高脂血症、高血压、2型糖尿病、冠心病等。

2. 实验检查

（1）血尿酸测定　既是诊断痛风的必要条件，又是判断治疗效果的重要指标。成年男性正常血尿酸参考值为208～416μmol/L（3.9～7.0mg/dl），女性正常血尿酸参考值为149～358μmol/L（2.5～6.0mg/dl），绝经后数值接近于男性。

（2）尿液尿酸测定　限制嘌呤饮食5天后，每日尿酸排出量超过3.57mmol（600mg），提示尿酸生成过多。

（3）滑囊液检查　急性期抽取滑囊液，进行光学及偏振光显微镜检查，可见白细胞内外有双折光针状尿酸钠结晶。在滑囊液或痛风石中检出尿酸钠结晶是诊断痛风的金标准。

（4）痛风石特殊检查　对痛风结节可做活组织检查或特殊化学实验鉴定，还可做紫外线分光光度计测定、尿酸酶分解测定。

3. 影像学检查

（1）X线检查　早期可无阳性表现或仅表现为受累关节周围软组织肿胀及关节腔积液。病情持续6～8年及痛风反复发作后，可出现X线表现：①骨质侵蚀。骨质呈穿凿样，虫蚀样缺损。②痛风石。一般在痛风直径达5～10mm并有钙盐沉积才能显示。③关节改变。关节软骨破坏，晚期关节间隙狭窄。④骨内改变。在受累骨的软骨下或韧带附着处可见点状或环状钙化。⑤滑囊炎征象。⑥肾结石。

（2）超声检查　关节超声检查可见双轨征或不均匀低回声与高回声混杂团块影，是痛风比较特异的表现。

4. 康复评估

（1）一般状况评定　生命体征、面容与表情、皮肤、受累关节数目及程度、血尿酸数值、肝肾功能、心功能、血糖等。

（2）心理状态评定　①自评量表：抑郁自评量表、贝克忧郁量表（BDI）、焦虑自评量表；②他评量表：汉密尔顿焦虑量表、汉密尔顿抑郁量表（HAMD）。

（3）睡眠评估　主观评定工具：①睡眠日记；②量表评估。其中量表评估包括匹兹堡睡眠质量指数（PSQI）、睡眠障碍评定量表（SDRS）、失眠严重指数量表（ISI）、Epworth嗜睡量表（ESS）。客观评定工具：①多导睡眠图；②多次睡眠潜伏期试验；③体动记录检查。

（4）疼痛评估　应用面部表情疼痛量表、麦吉尔疼痛问卷、简式麦吉尔疼痛问卷、疼痛行为评分等量表进行评估。

（5）自主神经功能检测、高原脱习服量表分析。

三、康复疗养指征及疗养地选择

痛风稳定期，或痛风的恢复期均可疗养。可选择到海拔2000m以下的山地、湖滨气候疗养地，及气候温和的森林、湖畔、矿泉等疗养地。

四、康复疗养方法

1. 护理　主要包括饮食护理、心理疏导、感染护理、疼痛护理以及出院指导，在不同时期采取积极的健康教育，给予患者连续性护理服务？教育及协助患者避免诱发因素，如过食、酗酒、肥胖、精神紧张、过劳、受寒、感染等。病情稳定者，按常规三级疗养护理。卧床休息，合理作息，保证睡眠充足。

2. 一般疗法

（1）避免诱因　避免过度劳累、紧张、精神刺激、饮酒、受冷、受湿及关节损伤等诱发因素。避免使用抑制尿酸排泄的药物,如氢氯噻嗪、呋塞米、小剂量阿司匹林、吡嗪酰胺等。

(2)饮食疗法　限制总热量为100～120kJ/kg。限制蛋白质摄入,应在1.0g/(kg·d)左右,选择鸡蛋、奶类等优质蛋白质。避免食用嘌呤含量高的食物(如肝、肾等动物内脏,牛羊肉,浓汤,蘑菇等),避免过量饮酒;限制红肉(如猪肉、牛肉、羊肉等)及嘌呤含量较高的海鲜类食物(蛤蜊、牡蛎、蟹等)的摄入。减少含有果糖饮料的摄入。鼓励多食碱性及低嘌呤食物(如蔬菜、柑橘、西瓜、花生、瘦肉等)。蔬菜、水果中含有大量的维生素B、C,可以促进组织内淤积的尿酸盐溶解,促进尿液碱化。每日饮水量应在2000ml以上,多饮水可以稀释尿液,增加尿量,促进尿酸排泄。

3. 自然疗养因子疗法

(1)矿泉疗法　氡泉浴每日或隔日一次,15～20次为1疗程。

(2)治疗泥　每次10～20min,每日一次。

(3)沙疗　每次0.5～1h,隔日一次,15～20次为1疗程。

(4)日光浴　每天9:00及15:00左右接受阳光照射10～15min。夏天防止中暑、日射病。

(5)海水浴　每日于潮水时间下海漂游,运动量达到轻度疲劳,2周为1疗程。

4. 物理因子疗法　主要用于痛风患者慢性期治疗。

(1)直流电药物离子导入疗法:借助直流电电场,利用电荷吸附,将药物离子进行人体导入,具有明显的镇痛作用。

(2)TDP疗法或红外线疗法　每次20min,每日一次,10～15次为1疗程,急性期不用照射。

(3)石蜡浴　有利于肿胀消退,每次20min,每日一次,10～15次为1疗程。此疗法在发热患者或关节炎症急性发作期应停用。

(4)磁场疗法　痛风性关节炎首选脉冲电磁疗治疗,治疗时将两磁极置于病变关节两侧,0.8T,每次20min,每日一次。(5)超声疗法　频率为2.2～5.5kHz,探头置于痛点处,每次20min,每日一次,10～15次为1疗程。有发热、急性炎症等痛风患者禁用。

(6)电疗　包括高频电疗法、中频电疗法和低频脉冲电疗法。高频电疗法可达到消肿、消炎的效果,中频电流镇痛作用最显著,低频脉冲电疗法亦具有明显的镇痛作用。每次20min,每日一次,10～15次为1疗程。

5. 运动疗法

痛风运动的基本原则:个性化、适宜负荷、循序渐进、适时调整、重视"健心"原则。可选用医疗步行、慢跑等,运动频率每周5次,运动时间为餐后60～90min,运动量应逐步增加。

急性发作期避免运动,待症状缓解后再进行运动,以动防残,每次活动先从受病影响的关节柔韧性练习开始(拉伸练习),再做神经肌肉功能练习,再做有氧运动(心肺耐力),如病情进一步稳定,则可正常活动。对于功能差的患者应采用5～10min的间歇性练习方法,如出现异常或疲劳。关节活动范围缩小。关节肿胀加重等情况,应停止运动。有氧运功推荐传统的运动疗法:散步、气功、太极拳、五禽戏、八段锦等,具有"调身""调息""调心"相结合的特点,每日练习1～2次,每次15～30min,间隔时间在30min以上。

6. 中医疗法

(1)中药治疗　中医将高尿酸血症和痛风分为湿热蕴结证、瘀热阻滞证、痰浊阻滞证、肝肾阴虚证四型。①湿热蕴结证　以清热利湿、通络止痛之法,高尿酸血症方用四妙散合当归拈痛汤加减,痛风选用白虎加桂枝汤加减治疗;②瘀热阻滞证　治以散瘀清热止痛,高尿酸血症方用桃红四物汤加减,痛风选用血府逐瘀汤加减治疗;③痰浊阻滞证　治以化痰祛瘀软坚通络,高尿酸血症方用六君子汤加减,痛风方选二陈桃红饮加减治疗;④肝肾阴虚证　治以补益肝肾强健筋骨,方用独活寄生汤加减。

(2)中医外治法　①中药外敷、中药熏蒸、中药外洗;②针刺;③其他疗法,如推拿、小针刀、针罐结合疗法、刺络放血、中药灌肠、穴位贴敷等。

7. 心理疗法

急性痛风性关节炎患者易产生焦虑、烦躁,因此高尿酸血症和痛风的情绪管理应贯穿全程管理的始终,推荐:①评估患者的精神心理状态;②了解患者对疾病的担忧、患者的生活环境、经济状况、社会支持,给予有针对性治疗措施；③通过一对一方式或小组干预对患者进行健康教育和咨询，说明疾病恢复的可能性，帮助患者采取积极正确的态度对待自身疾病，树立战胜疾病的信心；④轻度焦虑抑郁治疗以心理疏导为主，包括放松训练、音乐疗法及生物反馈疗法等，对焦虑和抑郁症状明显者给予对症药物治疗。

8. 药物疗法

(1)急性痛风关节炎的治疗　以抗炎、镇痛为主，减轻关节肿胀及疼痛。秋水仙碱、非甾体抗炎药(NSAIDs)及糖皮质激素是急性痛风性关节炎治疗的一线药物，宜尽早应用。此期一般不进行降尿酸治疗，但已服用降尿酸药物者不需要停用，以防血尿酸波动，导致发作时间延长。

(2)间歇期和慢性期的处理　对于痛风频繁发作(>2次/年)、有慢性痛风关节炎或痛风石的患者，应进行降尿酸治疗。目标是血尿酸<6mg/dl并终身保持。常用药物分为两类，一类是抑制尿酸生成的药物，目前常用别嘌醇和非布司他；另一类是促进尿酸排泄的药物，目前常用药物是苯溴马隆和丙磺舒，适用于肾功能尚好的患者。

五、疗效评定

1. 治愈　症状和异常体征消失，精神体力恢复正常，血及尿液中尿酸含量正常。

2. 好转　症状减轻和异常体征减轻或改善，仍有部分存在，血尿酸含量降低或接近正常。

3. 无效　疗养前后病情无变化。

六、预防

应强调生活方式是改变高尿酸血症的核心。高原痛风患者在饮食上应该严格限制高嘌呤食物，多食瓜果蔬菜，多食碱性食物，每日应饮水2000～3000ml，控制饮酒，坚持每日运动锻炼，坚持定时服药，维持尿酸在正常水平。还应避免过度劳累、紧张、精神刺激、受冷及关节损伤，并定期检测血尿酸，防止诱发痛风或痛风复发。

(张哲鹏　徐　莉　黄学文)

第四节　泌尿系结石

泌尿系结石(urolithiasis)是泌尿系统最为常见的疾病。肾结石多形成多肾盂或肾盏，可排入输尿管和膀胱。本病可发生在任何年龄，多见于青壮年，对劳动力影响很大。因为输尿管为管状系统，存在生理性狭窄，结石容易梗阻其中并引发泌尿系统感染、肾积水，对肾脏功能造成较大损害，即便经过手术治疗，结石治愈，仍然具有较高的复发率，对健康造成很大威胁。任何部位的结石，它们的形成机制、理化性质及其对泌尿系统的病理变化影响有相同之处。高原泌尿系统结石发病率高，与高原特殊的生活环境、个人生活习惯和饮食习惯等密切相关，且结石以草酸钙结石及含草酸钙的混合结石为主。

一、病因及发病机制

泌尿系结石的形成原因复杂，与多种因素相关。

1. 尿路感染　感染形成的菌落、脓球或坏死组织等可成为结石的核心。产尿素酶的细菌如变形杆菌，可产生尿素酶将尿素分解，形成铵离子和碳酸氢盐，从而使尿液变为碱性，有利于磷酸盐、碳酸盐在结石核心上沉淀进而形成结石。

2. 尿路梗阻　如尿道狭窄、输尿管狭窄、前列腺增生等。以上疾病均可引起尿液引流不畅，易使尿中晶体沉淀而形成结石。另外，尿路梗阻又可诱发泌尿系统感染，使患者更易发生结石。

3. 泌尿系统内的异物　尿中晶体成分易附着于异物上形成结石。

4. 新陈代谢紊乱　体内代谢或肾内某些代谢紊乱，可导致高血钙、高尿钙以及某些形成结石的晶体增加。甲状旁腺功能亢进的病人血钙增高、血磷降低、尿钙增高，容易形成结石；痛风病人嘌呤代谢紊乱，血中尿酸增高，尿酸排泄增加，尿酸盐易于沉淀而形成结石。

5. 环境因素　结石的形成与气候、水源、饮食、生活劳动等因素有一定关系。高海拔地区缺氧、寒冷、干燥、紫外线照射强，人体对各种营养素的需求高于平原地区，形成了以动物性蛋白为主的饮食结构，辅以酒精类、甜奶茶等饮品的饮食特点，这些饮食结构与草酸钙结石的形成条件高度吻合。青藏高原水的硬度高，饮水中钙离子含量高，容易形成泌尿系统钙盐结石。高原人员血尿酸含量增加及痛风增多，容易形成泌尿系统尿酸结石。

二、诊断依据

(一)临床表现

通过病史、临床表现、体格检查和必要的影像学检查及实验室检查,多数病人可以确诊。但同时还应了解结石的大小、数目、部位、形态,有无梗阻及是否合并感染,肾功能等情况,并对结石的成分及可能病因进行分析。

1. 现病史 如疼痛持续的时间、部位、性质及疼痛放射的部位等。疼痛后尿化验有无红细胞,既往有无类似发作,有无代谢性疾病等。

2. 临床表现 肾结石比其他部位的泌尿系结石更直接影响肾脏,肾脏是绝大多数泌尿系结石的原发部位。结石可单发也可多发,可单侧也可双侧,结石大小差别很大。

(1)肾盏结石 肾盏腔小、颈口细长,结石活动受限,对肾盏损伤较小,症状不明显。可有镜下血尿,合并感染时,则对肾脏影响较大。

(2)肾盂结石 肾盂腔大口小,结石的直径在1cm以上者不易进入输尿管。结石在肾盂内活动度较大,表现的症状有:结石排至输尿管后痉挛引起的绞痛,损伤引起的血尿和梗阻引起的肾脏积水,三者常常同时出现。

(3)输尿管结石 输尿管细长,有三个生理性狭窄,即肾盂与输尿管移行处(输尿管起始处)、跨越髂动脉入小骨盆处、穿入膀胱壁处。结石常常停留在这些狭窄处,极易引起梗阻,发生绞痛和血尿。结石患者有70%以上有肾绞痛史,常突然发病,患侧疼痛剧烈,伴出汗、呕吐等,疼痛沿输尿管向外阴及大腿部放射,有时可尿出小结石。

(二)检查与评估

1. 详细询问病史和进行体格检查 绞痛发作时,患者身体屈曲,肾区及输尿管走行区可有明显的叩击痛。疼痛发作过后,往往仅有肾区叩痛。

2. 实验室检查 尿常规检查可发现红细胞增多,有时可见较多的白细胞和晶体。对于多发性和复发性结石患者,应测定血、尿的钙磷值,如钙、磷异常,需进一步查血甲状旁腺激素水平,以排除甲状旁腺功能亢进或特发性高尿钙症。尿酸结石的病人,应测定血和尿的尿酸值。

3. 影像学检查

(1)X线检查 是诊断肾及输尿管结石的重要措施,95%以上的结石在X线下可显影,但要与右上腹胆囊结石、肠系膜淋巴结钙化或静脉石相鉴别。静脉尿路造影和逆行造影可以明确结石的部位及梗阻情况,同时对了解对侧肾功能情况有重要的价值。

(2)B超 对所有结石都显示为强光团且伴有声影。对X线不显示的结石,B超下也可显示。B超检查还可明确结石的部位及肾脏是否有积水扩张。

(3)泌尿系CT扫描 可以显示以上检查不能显示的或较小的输尿管中下段结石。增强CT能显示肾积水的程度和肾实质的厚度,从而反映肾功能的改变情况。

4. 康复评估 评估泌尿系统功能,测量身高、体重,计算体重指数,评估营养状况;评估心理及精神状况:焦虑自评量表(SAS),症状自评量表(SCL-90);艾森克个性问卷(EPQ);汉密尔顿抑郁量表(HAMD);生活事件量表(应激相关心理检测LES)。自主神经功能检测;高原脱习服量表分析;匹兹堡睡眠质量指数量表(PSQI)检测。

(三)鉴别诊断

右肾、输尿管结石可能误诊为胆石症、胆囊炎、十二指肠溃疡、阑尾炎等。通过病史、查体及相应的临床表现,必要的影像学检查不难加以鉴别。

三、康复疗养指征及疗养地选择

肾及输尿管结石稳定期,或排石、手术后的恢复期均可疗养。可选择到海拔2000m以下的山地、湖滨气候疗养地,及气候温和的森林、湖畔、矿泉等疗养地。不宜在结石高发地区疗养。

四、康复疗养方法

1. 护理 病情稳定者,按常规三级疗养护理。卧床休息,合理作息,保证充足睡眠。

2. 一般疗法

(1)饮水疗法 保证充足的饮水量,以能保障足够的尿量,是治疗与预防尿结石最基本和最重要的措施。在饮水安排上应着重考虑以下几个方面。①每日具体饮水量：以每日排尿量为基准。一般认为，从治疗与预防的角度，每日至少应该保持2500ml尿液。②每日的饮水安排：不仅白天饮水，因夜间睡觉时尿液易浓缩，故夜间也应保证一定的饮水量。③饮用水的水质不宜过硬，普通的饮用水亦可。

（2）饮食疗法　应根据结石种类和尿液酸碱度配置膳食。①草酸钙结石应限制草酸摄入，如菠菜、浓茶、巧克力、西红柿、扁豆、维生素C等，同时加服维生素B_6，控制糖的摄入可以减少草酸的吸收。②含钙结石，尤其是特发性高尿钙，不应过度限制钙的摄取，应当摄入正常钙质含量的饮食，避免正常饮食之外的额外补钙，成人每日钙摄入量应为1～1.2g。③动物蛋白可使机体出现酸性倾向，抑制肾内枸橼酸的合成，出现高尿钙、低枸橼酸尿，大量嘌呤又增加尿中尿酸排出，故动物蛋白应限制在0.8～1.0g/(kg·d)。③低嘌呤饮食，少食用动物内脏、海鲜。

3. 自然因子疗法

（1）矿泉疗法　.可选用淡温泉全身浸浴，有时为增强疗效，可采用波浪浴、旋涡浴，水温宜34℃～40℃，每次浸浴20～30min，1次/d，3～4周为1疗程。

（2）饮泉疗法　尿酸盐结石可用在饭前温饮碳酸钠泉水。硫酸镁泉水稀释后饮用，有利于结石的排出。

4. 物理疗法

（1）体外冲击波碎石术（extracorporeal shock ware lithotripsy, ESWL）　目前认为ESWL是治疗肾结石的首选方法，ESWL具有创伤小、价廉、疗效好等优点，从直径<2cm的一般肾结石到复杂肾结石，以及输尿管和膀胱结石均可应用。ESWL对大结石进行治疗时，需要注意碎石残留情况及是否需要重复治疗。此外，ESWL有造成肾损伤及肾纤维化的可能。而内科治疗周期较长，效果因人而异，若在一段合理的时间内结石仍不能排出，应动员患者尽快接受外科手术治疗。

（2）超声波疗法　治疗前1小时让患者饮排石汤或温开水500ml，根据结石的类型、疼痛区域和解剖部位，采用侧卧位或坐位。超声头在相应的部位往返移动或上下移动，剂量1～1.5W/cm²，每次20min，2周为1疗程。

（3）磁疗法　磁片的磁场强度在0.08～0.15T，肾结石患者于肾俞等穴位和疼痛部位贴敷磁片。输尿管结石患者于天枢、关元、三阴交和疼痛明显部位穴位贴敷磁片。每个穴位贴敷5～10min，每次选1～3个穴位。

（4）超短波疗法　可缓解平滑肌痉挛，消除结石周围的炎症和肿胀，有利于结石下移，2个板状电极在患病区域前后对置无热量或微热量。

5. 体育疗法

（1）主动运动　可选做跳跃、跳绳、爬台阶、游泳、旋梯及滚轮等运动。输尿管下段结石将对侧脚着地，做单腿跳跃运动。每天运动1～2h，间断进行。

（2）被动运动　可坐电动震荡椅，每次20min，2次/d，也可坐电动颠簸排石机。

（3）半屈拳叩击法　根据肾脏结石的不同部位，采用有利于肾结石外移的体位，叩击患处，每次10min，2次/d。

运动中若出现绞痛，多系结石移动的征象；如绞痛突然停止系结石下移或排出；若绞痛剧烈则停止运动给予止痛。

6. 中医疗法

（1）辨证论治　常分为湿热下注型、气滞血瘀型、肾气亏虚型、肾阴亏虚型，可分别给予清热利湿、化瘀行气、补肾益气、滋阴补肾等治疗。常用药物有排石颗粒、双金颗粒、尿石通丸等。

（2）针灸并用　针灸具有平和阴阳、疏通经络、补虚泻实等作用。常用的穴位有肾俞、膀胱俞、中极、三阴交、承山等。

7. 心理疗法

（1）心理疏导，调节情绪　泌尿系结石患者不仅要忍受生理上的不适，还要承受负性情绪引发的心理压力。心理治疗的主要目的是调节患者负性情绪、减少并发症、保证生活质量。

（2）心理训练　可进行生物反馈放松训练等。

8. 药物疗法

（1）症状用药　凡是由于尿结石引起肾绞痛症状者，应该及时采用解痉或止痛药物。除常规应用的山莨菪碱(654－2)、阿托品、颠茄片及哌替啶（度冷丁）等药物之外，目前常应用的药物还有曲马多、吲哚美辛栓剂、双氯芬酸等。

（2）排石用药　目前药物发挥的排石作用较为有

限，α 受体阻滞剂如坦索罗辛可以促进输尿管结石更迅速地排出。

五、疗效评定

1. 治愈　症状和异常体征消失，结石排出，X 线检查结石完全消失，精神体力恢复正常。

2. 好转　症状减轻和异常体征减轻或改善，X 线检查结石减少，仍有部分存在。

3. 无效　疗养前后病情无变化。

六、预防

目前，我国结石复发及并发症预防现状并不乐观。有研究显示，泌尿系结石相关危险因素中，由高到低依次为饮水量减少，泌尿系统感染性疾病史，年龄，不定时定量运动，其中习惯性饮水量减少是最为重要因素。

对日常生活中有不良饮水或不良运动习惯的人群需要及时采取有效的干预措施。对于所有的泌尿系结石患者，除增加水分摄入量，以及改善日常饮食和生活习惯等一般预防措施外，还需注意患者有无代谢性疾病，如肥胖、高血压、糖尿病，这些疾病与尿路结石的发生发展密切相关。女性需要加强个人卫生条件，降低泌尿系感染的发生率。

外源性草酸多来自日常食用的蔬菜、豆制品等，尤以菠菜、土豆等蔬菜含量较高。因为担心输入过多草酸而放弃食用菠菜等蔬菜是不可取的，应选择科学的烹饪方式，如制作菠菜时用煮的方法降低草酸的效果最好。

对于高复发风险的结石患者或伴有代谢异常的患者，在给予一般预防措施的同时，常需要药物干预来预防结石。目前临床上用于预防结石复发的主要药物有：枸橼酸钾、枸橼酸氢钾钠、别嘌呤醇、维生素 B6、噻嗪类药物以及双磷酸盐等，需根据不同的情况选择应用。

（张哲鹏　黄学文）

第五章 >>>

运动系统疾病的康复疗养

高原训练是部队在高寒山地特殊条件下进行的一种军事训练活动，是在特殊条件下摔打部队、锤炼部队的一种手段。在高寒山地条件下，训练环境恶劣、食宿条件艰苦，加之官兵机体免疫力降低，军事训练中极易发生训练伤，由于防护意识不强、防护措施落实不倒位、组织训练方法不科学及心理素质欠佳等因素，容易导致训练伤发生。为保障和提高部队的训练效果，有针对性地提出预防措施，加强高原环境下预防训练伤的意识，我们针对训练中常见的颈、腰、膝等部位损伤，介绍其康复疗养的措施和方法，以降低训练伤的发生率。

第一节 颈椎病

颈椎病又称颈椎综合征，是颈椎骨关节炎、增生性颈椎炎、颈神经根综合征、颈椎间盘突出症的总称，是一种以退行性病理改变为基础的疾患。主要由于颈椎长期劳损、骨质增生，或椎间盘突出、韧带增厚，致使颈椎脊髓、神经根或椎动脉受压，出现一系列功能障碍的临床综合征。长期工作或生活在高原地区的人员出现颈椎病，与高原环境低温、低氧、高强度作业等因素密切相关，导致关节功能失调，引起临床症状。

一、病因及发病机制

1. 颈椎退行性变　颈椎退行性改变是颈椎病发病的主要原因，其中椎间盘退变尤为重要，是颈椎结构退变的首发因素，并由此演变为一系列颈椎病的病理解剖及病理生理改变。

2. 发育性颈椎椎管狭窄　颈椎椎管内径不但对颈椎病的发生与发展，而且与颈椎病的诊断、治疗、手术方法选择以及预后判定均有着十分密切的关系。

3. 慢性劳损　慢性劳损是指超过正常生理活动范围最大限度或局部所能耐受的各种超限活动。因其有别于明显的外伤或生活、工作中的意外，因此易被忽视。

4. 颈椎的先天性畸形　在对正常人颈椎进行健康检查或对比研究性摄片时，常发现颈椎段可有各种异常，其中骨骼明显畸形约占5%。

5. 其他　高原环境的刺激以及高强度训练或者重体力劳动。

二、诊断依据

(一)临床表现

颈椎病的临床表现和分型密切相关。颈椎病可分为颈型颈椎病、神经根型颈椎病、脊髓型颈椎病、椎动脉型颈椎病、交感神经型颈椎病、食管压迫型颈椎病等。颈椎病的临床症状与病变部位、组织受累程度及个体差异有一定关系。神经根型颈椎病具有较典型的根性症状(麻木、疼痛)，且范围与颈脊神经所支配的区域相一致。脊髓型颈椎病出现颈脊髓损害的表现。椎动脉型颈椎病有猝倒发作，并伴有颈源性眩晕。交感神经型颈椎病表现为头晕、眼花、耳鸣、手麻、心动过速、心前区疼痛等一系列交感神经症状。食管压迫型颈椎病可引起吞咽困难等。

(二)诊断

1. 具有相关病因和症状

2. 体格检查

(1)前屈旋颈试验　令患者颈部前屈，嘱其向左、右旋转活动，如颈椎处出现疼痛，表明颈椎小关节有退行性变。

(2)椎间孔挤压试验(压顶试验)　令患者头偏向患侧，检查者左手掌放于患者头顶部、右手握拳轻叩左手背，出现肢体放射性痛或麻木，表示力量向下传递到椎间孔,使椎间孔变小,有根性损害。对根性疼痛厉害者,检查者用双手重叠放于头顶向下加压,即可诱发或加剧症状。当患者头部处于中立位或后伸位时出现加压试验阳性,称之为 Jackson 压头试验阳性。

(3)臂丛牵拉试验　患者低头,检查者一手扶患者头颈部,另一手握患肢腕部,做相反方向推拉,观察患者是否感到放射痛或麻木,称为 Eaten 试验。如牵拉同时再迫使患肢做内旋动作,则称为 Eaten 加强试验。

(4)上肢后伸试验　检查者一手置于健侧肩部起固定作用,另一手握于患者腕部,并使其逐渐向后、外呈伸展状,以增加对颈神经根牵拉力量,若患肢出现放射痛,表明颈神经根或臂丛有受压或损伤。

3. 影像学检查

(1)X 线检查

正位检查:观察有无寰枢关节脱位、齿状突骨折或缺失,第 7 颈椎横突有无过长,颈肋、钩椎关节及椎间隙有无增宽或变窄。

侧位检查:①曲度的改变。颈椎变直,生理前突消失或反弯曲。②异常活动度。在颈椎过伸过屈侧位 X 线片中,可以见到椎间盘弹性有改变。③骨赘。椎体前后接近椎间盘的部位均可产生骨赘及韧带钙化。④椎间隙变窄。椎间盘可以因为髓核突出,椎间盘含水量减少,发生纤维变性而变薄,表现在 X 线片上为椎间隙变窄。⑤半脱位及椎间孔变小。椎间盘变性以后,椎体间的稳定性低下,椎体往往发生半脱位,或者称之为滑椎。⑥项韧带钙化。项韧带钙化是颈椎病的典型病变之一。

斜位检查:主要用来观察椎间孔大小以及钩椎关节骨质增生情况。

(2)CT 检查　CT 已用于诊断后纵韧带骨化、椎管狭窄、脊髓肿瘤等所致的椎管扩大或骨质破坏,测量骨质密度以估计骨质疏松的程度。此外,由于横断层图像可以清晰地见到硬膜鞘内外的软组织和蛛网膜下腔,故能正确地诊断椎间盘突出症、神经纤维瘤、脊髓或延髓的空洞症,对于颈椎病的诊断及鉴别诊断具有一定的价值。

(3)肌电图检查　肌电图检查可提示神经根长期受压而发生变性,从而失去对其所支配肌肉的抑制作用。

4. 康复评估

(1)各型颈椎病评定 疼痛评定　视觉模拟评分法(visual analogue scale,VAS);上肢周径测量、关节活动范围测定及相关肢体的运动功能评定:主要测量颈部关节活动度,上、下肢周径的测量,上、下肢肌力评定(徒手肌力评定,手持式测力器等),上、下肢感觉平面测试、运动功能评定。

(2)脊髓型颈椎病评定　脊髓型颈椎病的功能评定报导较多,也较成熟。常用评定方法有 Odom 分级法,另外常用的还有 Fager 分级方法、Nurick 颈椎病脊髓功能分型、日本骨科学会脊髓功能评定(JOA 评分法)、国内殷华符等颈椎病脊髓功能 40 分评分方法等。

(3)精神心理评定　评估心理及精神状况:焦虑自评量表(SAS),症状自评量表(SCL-90);艾森克个性问卷(EPQ);汉密尔顿抑郁量表(HAMD);生活事件量表(应激相关心理检测 LES)。

(4) 自主神经功能检测;高原脱习服量表分析;匹兹堡睡眠质量指数量表(PSQI)检测。

(三)鉴别诊断

1. 胸廓出口综合征　臂丛的远侧几根神经根,尤其是 T_1 神经根,可在胸廓出口处被挤压到前斜角肌和中斜角肌与第 1 肋之间。病人有前臂内侧疼痛和感觉消失,手部发凉、发白或发紫,桡动脉搏动减弱或消失等。

2. 锁骨上肿物或 Pancoast 肿瘤　少见,多起源于锁骨上窝肺尖部肺癌。病人一侧上肢有根性病,以及颈5、6 神经分布区的感觉异常或消失。颈8、胸1 有时也累及,引起手的内在肌萎缩和 Horner 综合征。从 X 线片上可见到肺尖部有一不透光的区域,以及胸 2 被破坏。

3. 肩痛和肩部疾患　下颈段椎间盘综合征常有肩痛、肩部肌肉痉挛、肩的外展活动受限等征象,须与肩部疾患鉴别,如肩锁关节炎、肩峰下滑囊炎、肩周炎等。但肩部疾患并无颈痛和阳性 X 线征象。如仍难以鉴别,可做颈交感神经节阻滞。

4. 神经根炎　病毒性神经根炎,疼痛沿神经根的分布放射,发病后肌肉迅速萎缩,肌肉和神经有严重压痛。另一情况为神经痛性肌萎缩症，上肢严重疼痛而无力，但在数月内即逐渐恢复。仔细检查常是某一特殊神经受累，尤其支配前锯肌的神经。

三、康复疗养指征及疗养地选择

1. 长期工作或生活在高原者。

2. 具有颈椎病的典型症状者。

3. 可选择海拔2000m以下的山地、湖滨气候疗养地，及气候温和的森林、湖畔、矿泉等疗养地。

四、康复疗养方法

1. 护理　常规三级疗养护理。

2. 饮食

(1)一般原则　饮食要合理搭配，不可单一偏食，应当粗细、干稀、主副食搭配。

(2)颈椎病患者需对症进食　由于颈椎病是椎体增生、骨质退化疏松等引起的，所以颈椎病患者应以富含钙、蛋白质、维生素B族、维生素C和维生素E的饮食为主。视物模糊流泪者，宜多食含钙、硒、锌类食物。

3. 自然疗养因子疗法

(1)日光浴　全身浴，每日1～2次，根据不同季节与地域，每次照射时间10～30min。10天为1疗程。应做好防护工作，避免头部、眼睛受日光直接照射。夏天注意防止中暑。

(2)水疗法

1)水中游泳：每日一次，每次1h，10天为1疗程。

2)温泉疗法：可选择氡泉等。浴缸内放满温泉水，水深约45cm，冷却至水温38～40℃。泡浴时颈部浸泡在温泉水中，双手放于颈后，双手四指搭于颈椎两侧以中等力度按摩。每日2次，每次15～20min，14天为1疗程。

3)泥疗法：将矿泥或中药泥加热至45～50℃后敷盖于项背部及肩颈部，每日一次，每次20～30min，10次为1疗程。

4. 物理因子治疗

(1)牵引疗法　牵引疗法常用枕颌带牵引法，以坐位多用。具体如下：

1)坐位：可以精确控制力量及时间，方便调整牵引角度，对颈型及神经根型颈椎病有较好的效果。

2)角度：颈椎屈曲。牵引角度小时，最大应力位置靠近颈椎上段；牵引角度增大时，最大应力位置下移。因此应根据X线片所明确的病变部位来选择牵引角度。同时参考患者舒适感调整角度。一般上颈段病变宜采用0°～15°屈曲位，下颈段病变宜采用20°～30°屈曲位。由于臂丛均由下颈段脊神经组成，因此对神经根型颈椎病多采用20°～30°屈曲位。

3)时间：一般每次10～30min，年老体弱者时间可短些，年轻力壮者时间可长些，但一般不超过40min，每日一次。

4)牵引重量：开始重量为体重的7%～10%，以后逐次增加1～2kg，最大达14～15kg。

5)方式：多数用连续牵引法，也可采用间歇牵引法。间歇与牵引的时间比例为3∶1或4∶1，在间歇时重量不可为零。

6)禁忌证：颈椎及周围组织结核、肿瘤等疾病，脊髓受压严重，牵引后症状加重者禁用；神经根型颈椎病和交感神经型颈椎病急性期、颈椎失稳症、脊髓型硬膜受压或脊髓轻度受压暂时不用或慎用。

7)注意事项：是否需要牵引以及牵引剂量应按病情决定。牵引过程中要了解患者反应，如有不适或症状加重应及时停止治疗，寻找原因或更改治疗。对脊髓型颈椎病用颈椎牵引治疗应慎重。

(2)电疗法

1)直流电药物离子导入疗法：选用药物(冰醋酸、维生素B_1、维生素B_{12}、碘等药物或乌头、川芎等中药)浸湿衬垫置于颈后，按药物性能接阳极或阴极；另一电极置于患侧前臂(如双臂均有症状，可两前臂隔日交替进行)，每次20min，每日一次，15～20次为1疗程。适用于各型颈椎病，尤其适用于神经根型颈椎病有手麻症状的患者。

2)电水浴疗法：两个水槽或盆(塑料、陶瓷制成)内盛水三分之二容积(需淹过手背)；如加药物，可加30ml，并按药物性能接阳极或阴极。其余操作方法和时间同直流电药物离子导入疗法。该方法主要改善颈椎病神经根型的手部症状。

3)低频调制中频电疗法：多以2000～8000Hz的中频电为载频，用不同波型(方波、正弦波、三角波等)、频率为10～200Hz的低频电为调制波，调制的方式用连调、断调、变调、间调，以不同频率、不同方式进行组合，编成不同处方。使用时按不同病情选择处方，电极放置方法同直流电疗法或置于颈椎两侧(此法多用于椎动脉型和交感神经型),每次10~30min,每日一次,15~20次为1疗程。适用于各种类型颈椎病。对有肩臂痛的患者配合超短波效果更好。

4)超短波或短波疗法:超短波或短波治疗机,一对中号电极分别置于颈后和患肢前臂伸侧。急性期用无热量模式,每次12~15min;慢性期用微热量模式,每次15~20min。每日一次,12~15次为1疗程。多用于急性神经根型颈椎病和脊髓型颈椎病的患者。

5)高压交变电场疗法:用9kV或30kV的高压电场,患者坐在板状电极上,脚踏绝缘垫,每次30min。用9kV者可同时用滚动电极在颈后、领区或患区滚动5~8min。每日一次,15~20次为1疗程。用于各种类型颈椎病,以治疗交感神经型效果为佳。

6)药熨疗法:用装有活血化瘀的中药(粗末)袋蒸湿,作为电极衬垫,置于颈、肩、臂部,两极对置或并置,接低中频电流,每次20~30min,每日一次,15~20次为1疗程。主要适用于神经根型颈椎病。

7)温热低频电疗法:正电极置于颈后,两个负电极置于双侧冈上窝或双侧肩胛区,按病情选取止痛或按摩处方,感觉阈,每次20min,15~20次为1疗程。

(3)超声疗法 800~1000kHz,输出功率0.6~1W/cm2,接触移动法,每次8~15min,每日一次,15次为1疗程。也可按不同病情选择药物(如维生素Bl、维生素B12、氢化可的松、双氯芬酸等药物)进行透入疗法。超声疗法可用于各型颈椎病,对脊髓型颈椎病效果较好。

(4)其他物理因子治疗 还可应用各种热疗,如红外线疗法、蜡疗法、高压氧疗法、磁热振疗法等。

5. *运动疗法* 各型颈椎病症状基本缓解或呈慢性状态时,可开始医疗体操以促进症状的进一步消除及巩固疗效。症状急性发作期宜休息,不宜增加运动刺激。有较明显或进行性脊髓受压症状时禁忌运动,特别是颈椎后仰运动。椎动脉型颈椎病颈部旋转运动宜轻柔缓慢,幅度要适当控制。

6. *中医疗法* 按摩推拿疗法是颈椎病较为有效的治疗措施,能缓解颈肩肌群紧张及痉挛,恢复颈椎活动,松解神经根及软组织粘连。脊髓型颈椎病一般禁止重力按摩和复位,否则极易加重症状,甚至可导致截瘫。

7. *心理疗法* 症状较重的患者,心理负担重,应耐心向其解释病情,帮助其树立战胜疾病的信心,积极配合治疗。

8. *药物治疗* 可选择性地应用止痛剂、镇静剂、维生素(如B_1、B_{12}),对症状的缓解有一定的效果。可尝试使用硫酸氨基葡萄糖和硫酸软骨素进行支持治疗,这些软骨保护剂具有一定程度的抗炎抗软骨分解作用。

五、疗效评定

1. *治愈* 症状、体征有明显改善,影像学检查提示显著好转。

2. *好转* 症状、体征有好转,影像学检查提示有所改善。

3. *无效* 症状、体征、影像学均无变化。

(王新全 徐 莉 谢忠林)

第二节 腰椎间盘突出症

腰椎间盘突出症是因椎间盘的蜕变,纤维环破裂,髓核突出刺激或压迫神经根以及马尾神经所表现的一种综合征,是腰腿痛最常见的原因之一。发病年龄主要见于青壮年,其中80%以上分布于20~40岁之间。调查显示,高原地区部队官兵腰椎间盘突出症发病率较高,汽车兵发病率高于步兵。空军飞行员及陆航飞行员由于飞行的特殊身体姿势及重力加速度作用,腰椎间盘突出症发病率高。高原地区部队官兵椎间盘退变发生较早,再加上高强度、剧烈活动容易造成纤维环破裂导致椎间盘突出。

一、病因及发病机制

(一)病因

高原的低温、低氧、低气压使机体容易受凉,对皮肤、肌肉、关节、神经的功能影响大,增加肌肉、韧带紧张度及神经对痛觉的敏感性,尤其是腰背肌张力增高,甚至痉挛,使椎间盘内压力增高,所承受的压力增大。这些诸多因素是诱发高原地区世居者、移居者、驻守者腰椎间盘突出症发病率增高,出现腰腿疼痛的症状、体征较内地患者更敏感、更严重的原因,也是引起治疗难度大、效果差的重要原因。

（二）发病机制

1. 椎间盘退变　随着年龄的增长，椎间盘逐渐发生退变，纤维环和髓核的含水量逐渐下降，髓核失去弹性，纤维环逐渐出现裂隙。在退变的基础上，劳损积累和外力的作用下，椎间盘发生破裂，髓核、纤维环甚至终板向后突出，严重者压迫神经产生症状。

2. 损伤　积累损伤是椎间盘退变的主要原因。反复弯腰、扭转等动作最易引起椎间盘损伤。

3. 妊娠　妊娠期间整个韧带处于松弛状态，而腰骶部又承受比平时更大的应力，增加了椎间盘突出的风险。

4. 遗传因素　小于20岁的青少年患者中约32%有阳性家族史。

5. 腰椎发育异常　腰椎发育异常使下腰椎承受异常应力，从而增加椎间盘损害的风险。

6. 其他　高原环境的刺激以及高强度训练或者重体力劳动。

二、诊断依据

（一）临床表现

1. 腰背部及下肢放射性疼痛　腰背部疼痛可以出现在腿痛之前，也可以与腿痛同时出现。疼痛部位主要在下腰部和腰骶部，一般比较深，难以定位。疼痛性质一般是钝痛、刺痛或者放射性疼痛。下肢的放射性疼痛由于腰椎间盘突出，多发生在 $L_4\sim L_5$ 和 $L_5\sim S_1$ 的椎间隙。放射痛沿坐骨神经传导，直达小腿外侧、足背及足趾，一切使脑脊液压力增高的动作，如咳嗽、喷嚏及排便，都可以使腰痛和放射痛加重。活动时疼痛加剧，休息后缓解。

2. 下肢麻木或感觉异常　腰椎间盘突出可以造成神经根接触区域的局限性压迫和牵涉性压迫，使神经根本身的纤维和血管受压而导致缺氧，故受累神经根压迫区域出现疼痛、麻木等异常感觉。$L_4\sim L_5$ 椎间盘突出可累及 L_5 神经根处，出现大腿的后侧、小腿外侧、足背外侧以及足趾背侧感觉麻木异常。$L_5\sim S_1$ 椎间盘突出，可以累及 $L_4\sim L_5$ 角支背侧皮肤感觉的。如果椎间盘突出压迫或者刺激椎旁交感神经纤维，可反射性地引起下肢血管壁收缩，而出现下肢发凉与足背动脉搏动减弱等现象。

3. 脊柱侧弯畸形　突出的椎间盘如果在神经根外侧，那么脊柱的侧弯一般是弯向健侧凸向患侧。当神经根突出的椎间盘位于神经根的内下，也就是在腋下的时候，脊柱的侧弯是弯向患侧，凸向健侧。

4. 脊柱活动受限　髓核突出，压迫神经根，使腰肌紧张，可发生于单侧或者双侧。由于腰肌紧张，腰椎生理性的前凸消失。脊柱的前屈后伸活动受限制，前屈或后伸时可出现向一侧下肢的放射痛或是放射痛加重。

（二）阳性体征

1. 压痛点　若有腰椎间盘突出，那么其相应的椎旁有明显的压痛点，这个疼痛可以沿坐骨神经分布区向下肢放射，亦称放射性压痛。

2. 腱反射改变　当腰椎间盘突出时，膝腱和跟腱反射会出现减弱、消失或者是亢进。当 $L_3\sim L_4$ 椎间盘突出时，膝腱反射减弱或消失，足背伸内翻力量减弱。$L_4\sim L_5$ 椎间盘突出时，膝腱及跟腱反射存在，胫后肌腱反射发生改变，伸直运动无力。$L_5\sim S_1$ 椎间盘突出时，跟腱反射减弱或消失，足外翻的力量减弱。

3. 直腿抬高试验　直腿抬高试验是最常用的检查方法，主要用于鉴别髋部疾病与坐骨神经痛。

4. 其他试验　健肢抬高试验、股神经牵拉试验、仰卧挺腹试验、压颈试验以及屈颈试验等。

（三）诊断

1. 现病史　具有典型的临床表现，存在不当姿势下从事重体力活动情况。

2. 辅助检查

（1）X线检查　X线片上有时可见腰前凸变平直，椎间隙狭窄，左右或前后不等宽，脊柱侧弯曲等。

（2）CT检查　椎管内出现突出的椎间盘组织，椎体和硬膜囊之间的脂肪层消失，神经根被推压移位，硬膜囊受压变形。

（3）磁共振（MRI）检查　MRI可以全面地显示脊髓、腰椎间盘是否有病变，鉴别突出、脱出，可清晰地显示椎间盘突出的形态及其与硬膜囊、神经根等周围组织的关系。

（4）肌电图检查　主要用于对神经压迫的诊断，

推断神经受压部位。

(四)鉴别诊断

1. 腰椎后关节紊乱　相邻椎体的上、下关节突构成腰椎后关节,为滑膜关节,有神经分布。当后关节上、下关节突的关系不正常时,急性期可因滑膜嵌顿疼痛,慢性病例的后关节创伤性关节棘突旁 1.5cm 处,可有向同侧臀部或大腿后的放射痛,易与腰椎间盘突出症相混。该病的放射痛一般不超过膝关节,且不伴有感觉、肌力减退及反射消失等神经根受损之体征。对鉴别困难的病例,可在病变的小关节突附近注射 2% 普鲁卡因 5ml,如症状消失,则可排除腰椎间盘突出症。

2. 腰椎管狭窄症　间歇性跛行是最突出的症状,患者自诉步行一段距离后,下肢酸困、麻木、无力,必须蹲下休息后方能继续行走。骑自行车可无症状。患者主诉多而体征少,也是重要特点。少数患者有根性神经损伤的表现。严重的中央型狭窄可出现大小便失禁,脊髓碘油造影和 CT 扫描等特殊检查可进一步确诊。

3. 腰椎结核　早期局限性腰椎结核可刺激邻近的神经根,造成腰痛及下肢放射痛。腰椎结核有结核病的全身反应,腰痛较剧,X 线片上可见椎体或椎弓根破坏。CT 扫描对 X 线片不能显示的椎体早期局限性结核病灶有独特作用。

4. 椎体转移瘤　疼痛加剧,夜间加重,患者体质衰弱,可查到原发肿瘤。X 线片可见椎体溶骨性破坏。

5. 脊膜瘤及马尾神经瘤　为慢性进行性疾患,无间歇好转或自愈现象,常有大小便失禁。脑脊液蛋白增高,奎氏试验显示梗阻。脊髓造影检查可明确诊断。

三、康复疗养指征及疗养地选择

1. 长期工作或生活在高原者。

2. 腰椎间盘突出症急性期后症状明显缓解患者。

3. 腰椎间盘脱出术后康复期。

4. 可选择海拔 2000m 以下的山地、湖滨气候疗养地,及气候温和的森林、湖畔、矿泉等疗养地。

四、康复评估

1. 疼痛评估　可采用视觉模拟评分法(VAS)、简化 McGill 疼痛问卷和压力测痛法等评定方法。

2. 运动功能评定　包括对患者的姿势、有无脊柱侧弯和骨盆不对称、腰椎和下肢关节活动范围(ROM)、腹肌、背肌及下肢肌力、肌张力、平衡、步态、耐力等项目进行评定。

3. 功能障碍评定　常用的功能障碍评定方法有 Oswestry 功能障碍指数(oswestry disability index)和日本骨科协会评估治疗(JOA)分数。

4. 心理评估　心理及精神状况:焦虑自评量表(SAS),症状自评量表(SCL - 90);艾森克个性问卷(EPQ);汉密尔顿抑郁量表(HAMD);生活事件量表(应激相关心理检测 LES)。若患者长期腰痛达 6 月以上,应考虑进行心理学方面的评定。

5. 其他　自主神经功能检测;高原脱习服量表分析;匹兹堡睡眠质量指数量表(PSQI)检测。

五、康复疗养方法

1. 护理　常规三级疗养护理。

2. 饮食　普食。长期生活在高原的人员,由于饮食的供应差异和高原环境的影响,常可出现微量元素、维生素缺乏。单纯的饮食调节在吸收和利用方面的效果因人而异,回到平原后应根据相关检测,选择合适的营养素补充剂,针对性地补充微量元素、维生素、优质蛋白,可以加速骨骼修复。

3. 自然疗养因子疗法

(1)日光浴

1)时间及照射时长:一般选择日出后 2h 或日落前 2h,持续 10 ~ 30min。

2)防护:应避免日光直射眼睛及头部,夏天注意防止中暑,冬天避免感冒。

(2)水疗法

1)游泳:每次 50min,每周 3 ~ 5 次。

2)温泉疗法:每日 40 ~ 50min,20 日为 1 疗程。

(3)泥疗法

1)全身泥疗法:除头和胸前区外,全身置于温热泥中,每日 15 ~ 20min,20 日为 1 疗程。

2)局部中药泥疗法:由红黏土与川芎、没药、当归、红花等中药制成的中药药泥,加热至 40 ~ 50℃,敷盖于患者腰背部夹脊穴,每日一次,每次 30min,15 日为 1 疗程。

4. 物理治疗

(1)体外高频热疗　体外高频热疗机的射频电磁场作用于人体时,可将电极间的人体组织及病变组织加热(内生热),且其高频电磁场效应,使局部组织温度升高,促进组织康复。治疗方法:患者俯卧于治疗床上,将腰部疼痛最明显的部位置于两个电极之间对称式加热。电极与体表的间隙,以患者感觉电极紧贴体表且无不适为宜,温度以患者能耐受为宜。每次治疗约30min,每周5次,10次为1疗程。

(2)低频磁疗　利用低频交变磁场调节神经的兴奋性和抑制性,激活病灶周围组织的细胞活性,增强局部血液循环和新陈代谢能力,提高免疫力,调节内分泌,起到对病灶周围组织修复和治疗的作用。

(3)牵引疗法　通过牵引,缓解肌肉痉挛;增宽椎间隙,部分还纳突出物,减轻神经根的机械性刺激;增大椎间孔的面积和关节突关节的间隙,减轻关节挤压;松解神经根粘连。

5. 运动疗法

(1)脊柱柔韧性训练　患者坐位,保持骨盆不动,放松腰背肌肉作腰椎屈、伸、左右侧弯及左右旋转运动。运动速度平稳缓慢,幅度逐渐增大。避免引起疼痛感觉。

(2)腰背肌和腹肌肌力训练

1)腰部核心肌群训练:①单桥训练,患者取仰卧位,两腿间夹持枕头,患者单腿屈曲,伸直对侧腿,然后伸髋、抬臀,保持10s后换对侧肢体进行相同训练;②双桥运动训练,患者取仰卧位,两腿间夹持枕头,双腿屈曲,然后伸髋、抬臀并保持10s;③仰卧抬腿训练,患者取仰卧位,并拢、绷直并抬起双腿,直至大腿垂直地面并保持5s;④俯卧撑训练,指导患者使用双手掌支撑身体,双上肢与地面垂直,双下肢向身体后方伸展,脚尖着地,利用手掌和脚尖保持身体平衡,尽量使身体保持挺直,平起平落,练习20个俯卧撑为1组;⑤膝手平衡训练,患者在平衡垫上保持爬跪姿势,以一只手及对侧膝关节进行两点支撑,非支撑侧上肢及下肢抬起并练习伸直动作,保持10s后换对侧肢体进行相同训练。上述各项训练每天进行3次,连续治疗4周。

2)腹肌训练:①抬头,仰卧位,双上肢平伸,上身和头部抬起,使背部离床;②仰卧位,下肢并拢,抬起双下肢离开床面。以上姿势维持4~10s,重复4~10次。

6. 中医疗法

(1)推拿整脊疗法　推拿可缓解肌肉痉挛,通过力学作用于人体肌肉、脊柱和软组织特定部位,调节机体的解剖位置和机能状态以达到止痛的目的。进行推拿时应严格注意其禁忌证,以下群体不宜推拿:年老体弱者,妊娠和月经期妇女,伴有急性感染性疾病或严重心、肺、肝、肾等器质性疾患,肿瘤及骨结核等患者。

(2)针灸疗法　每日或隔日针灸1次,每次20min左右,10次为1疗程。

(3)中药熏蒸　选用舒筋活血、散寒祛湿的中药进行熏蒸,蒸汽中含有大量中药有效成分,通过热效应,药物蒸汽经皮肤、穴位渗透吸收,增强了药物疗效。能促进局部血液循环,消除无菌性炎症、水肿,达到治疗的目的。

7. 心理疗法　腰椎间盘突出症因长期腰痛引起心理状态明显改变,应予心理疏导、心理护理等综合性情感干预措施,缓解患者紧张状态,减轻患者精神痛苦。必要时可酌情应用抗焦虑或抗抑郁药物以强化治疗。

8. 药物治疗　主要用于急性期减轻局部炎症水肿,缓解疼痛,但对远期疗效无明显帮助。

(1)口服药物　口服各种非甾体抗炎药,可以减轻由椎间盘突出压迫神经根引起的充血水肿等炎症反应。

(2)静脉用药　对急性腰痛患者,有应用静脉滴注甘露醇及皮质类固醇进行脱水消炎治疗。

(3)硬膜外注射　有明显神经根症状和体征的患者可使用糖皮质激素硬膜外(或骶管)注射治疗,短期(4周内)疗效较明显,长期效果(12周后)不确定。

五、疗效评定

1. 治愈　症状、体征消失,影像学检查基本正常,功能恢复。

2. 好转　症状、体征明显好转,影像学检查有所改善,功能有一定恢复。

3. 无效 症状、体征、影像学检查无改变。

(王新全 谢忠林)

第三节 腰肌劳损

腰肌劳损也称为功能性腰痛、腰臀肌筋膜炎及慢性下腰损伤,主要由于骨膜、腰部肌肉及腰部肌肉附着点的积累性损伤,引起局部慢性无菌性炎症,从而出现慢性损伤病症,临床主要以腰部疼痛为主要特征。

一、病因及发病机制

(一)病因

腰肌劳损属于较为常见的训练伤类型,发病率高,迁延难愈,常伴随剧烈的疼痛,对高原人员以及官兵的日常生活及训练均存在较大的不良影响。在高原环境中,海拔高、空气稀薄、氧分压低,长期慢性缺氧,导致人员劳动能力及作业能力降低。高原人员常年处于这种状态下,加之高原训练体力消耗大、恢复缓慢,更易出现训练损伤。

(二)发病机制

1. 急性损伤未愈 腰部急性扭伤后,局部肌肉、韧带等组织受损,若未及时治疗,损伤未能恢复,迁延成为慢性。反复多次腰肌轻微损伤亦可导致慢性腰肌劳损。

2. 慢性炎症反应 腰部长期过度负重或长期腰部姿势不良,使腰部肌肉、韧带软组织损伤而逐渐形成无菌性炎症。如炮兵训练过程中,弯腰抬炮弹及在推炮时,采用不正确姿势,重力就会全部落在腰上,引起积累性劳损。这种积累性劳损导致肌肉、韧带(常见于棘上韧带)慢性撕裂,出现炎症反应,以致腰痛持久难愈。

3. 腰椎损伤 如腰椎压缩性骨折、脱位和腰椎间盘突出、腰椎滑脱等,都可造成腰部肌肉、韧带的平衡失调,引起慢性腰肌劳损。

二、诊断依据

(一)临床表现

一般表现为反复发作的腰部酸痛或胀痛,可向臀部放射。疼痛容易反复,弯腰、久坐、劳累、受风寒等可导致症状的加重,休息或改变体位后疼痛通常得到一定程度的缓解。可有一侧或两侧骶棘肌轻度压痛,腰骶部酸痛不适,腰腿活动一般无明显障碍,严重者可稍有受限。腰肌劳损通常仅有局部症状,部分官兵可能伴有骨质疏松、脊柱腰段的生理性弯曲改变或有轻度侧弯等改变。

(二)诊断

1. 有相关病因及临床症状

2. 体格检查 腰背部压痛点较为广泛,多在脊柱棘突两旁、椎体横突附近、骶髂关节处。

3. 影像学检查 X线检查一般无异常发现,少数可伴有脊柱畸形。MRI检查存在腰肌劳损的征象,包括棘突旁间隙积液、腰骶背肌间隙积液等,其中棘突旁间隙积液具有诊断价值,其次是腰骶背肌间隙积液,其他征象的诊断价值不高。由于腰肌劳损水肿程度一般较轻,CT很少能显示,诊断价值不高,一般情况下应首选MRI。

(三)鉴别诊断

1. 腰椎间盘突出症 有典型的腰腿痛伴下肢放射痛、腰部活动受限、脊柱侧弯、直腿抬高试验阳性、腱反射异常和皮肤感觉障碍等神经根受压表现。可做腰椎CT或MRI检查确诊。

2. 增生性脊柱炎 腰痛主要表现为休息痛,即夜间、清晨腰痛明显,而起床活动后腰痛减轻,脊柱可有叩击痛。X线检查可见腰椎骨钙质沉着和椎体边缘增生骨赘。

3. 陈旧性腰椎骨折 有外伤史和不同程度的腰部功能障碍。X线检查可发现椎体压缩或局部骨折。

三、康复疗养指征及疗养地选择

以下人员适合进行疗养:①长期工作或生活在高原的人员。②具有慢性腰肌劳损的症状且对工作生活有影响者。可选择海拔2000m以下的山地、湖滨气候疗养地,及气候温和的森林、湖畔、矿泉等疗养地。

四、康复评估

1. 疼痛评定 可采用视觉模拟评分法(VAS)、简化 McGill 疼痛问卷和压力测痛法等评定方法。

2. 运动功能评定　包括对患者的姿势、有无脊柱侧弯和骨盆不对称、腰椎和下肢关节活动范围(ROM)、腹肌、背肌及下肢肌力、肌张力、平衡、步态、耐力等项目进行评定。

3. 心理评定　心理及精神状况:焦虑自评量表(SAS),症状自评量表(SCL-90);艾森克个性问卷(EPQ);汉密尔顿抑郁量表(HAMD);生活事件量表(应激相关心理检测 LES)。若患者长期腰痛达6月以上,应考虑进行心理学方面的评定。

4. 其他　自主神经功能检测;高原脱习服量表分析;匹兹堡睡眠质量指数量表(PSQI)检测。

五、康复疗养方法

1. 护理　常规三级疗养护理。

2. 饮食　根据相关检测结果,可针对性地补充微量元素、维生素、优质蛋白、低脂饮食、多饮水等。应注意由于回到低海拔地区前数天内可以出现高原脱适应反应和症状,胃肠功能受到影响,饮食及营养康复调理应在高原脱适应反应胃肠道症状消失后进行。

3. 自然因子疗养

(1)矿泉浴　矿泉水具有物理、温热和化学作用,可扩张血管,促进皮下组织和肌肉的血液循环,提高组织的代谢率,使血管通透性增加,缓解肌肉软组织挛缩,消除肌肉僵硬,软化瘢痕,改善血液循环,促进新陈代谢。为增强治疗作用,在浸浴中进行自动或被动的活动锻炼、按摩肌肉等能进一步发挥矿泉水浸浴的康复治疗作用。1 次/d,10~30min/次,10~15 次一疗程。此外,矿泉浴具有自然、无损伤和清洁等特点,是当前比较流行的自然疗法,易于被疗养员接受。

(2)泥疗　全身包裹法和局部覆盖法 1 次/d,30min/次。可改善组织营养代谢,增强再生能力,促使慢性炎症、瘢痕、粘连、炎性渗出物等病理产物消散和吸收,从而起到消炎、止痛的作用。

(3)森林浴、日光浴等自然因子疗法,均可消除疲劳、促进身体康复,具有一定的疗效。

4. 物理疗法　通过物理效应可以调节神经体液内分泌功能,抗疲劳,消炎、镇痛、兴奋神经肌肉、缓解痉挛,对慢性损伤有较好疗效。可采用红外偏正光、石蜡、微波、直流电离子导入、高频电磁振荡等疗法。

5. 运动疗法　在从高原回到平原的恢复性有氧运动基础之上,可加强腰背肌群的协调练习,消除腰痛的致病因素,恢复正常生理功能。可选练太极拳、医疗体操、瑜伽、普拉提运动等。

6. 中医疗法　中医认为腰肌劳损的发病原因是“外因感受外邪、外伤迁延、慢性劳损,内因气血不足、肝肾亏虚”。基于此,中医治疗主要有以下几个部分:

(1)中药治疗　治疗当以补肾为主,佐以活血、祛邪、通络之品。单纯中药内服疗程较长,且容易复发,通常以中药内服加外敷相互配合,疗效较为显著。

内服可根据不同类型治以温补肾阳、滋补肾阴、活血化瘀、行气止痛、温经散寒、祛风通络,可选服补肾活血汤、地龙散等中药。

外敷治疗腰肌劳损具有简、便、廉、效的特点,以不同剂型和方法,将药物作用于局部病变部位或腧穴,直达病所,疗效显著。可用外擦药,如正红花油、正骨水、骨友灵等,或外贴伤湿止痛膏、宝珍膏、奇正消痛贴、温经通络膏等伤科膏药。

(2)手法治疗　先按揉腰腿部,再揉两侧竖脊肌,推理腰部肌肉,推拿或弹拨腰肌或韧带,必要时施以过度屈、伸腰部或扳腰手法。手法应轻快、柔和、灵活、稳妥,忌用强劲暴力,以免加重损伤。

(3)针灸治疗　针灸具有疏通经络、调整阴阳、增强免疫力、改善体质等作用,临床适应证广泛。作为非手术疗法的突出代表,针灸目前已成为治疗腰肌劳损的重要手段,具有疗效显著、副作用少等优点。穴位取肾俞、委中、大肠俞、阿是穴等,主要包括毫针疗法、灸法、刺络放血、火针、针刀、皮肤针、电针、浮针等。

7. 健康教育　提升健康意识,重点讲解腰肌劳损发生的病因、病机,指导官兵形成科学的生活习惯,树立正确的健康观念,提高自我保健意识。

8. 药物疗法

(1)非甾体抗炎药　如双氯芬酸二乙胺乳胶剂、氟比洛芬巴布膏等外用于腰背部疼痛处,可有效减轻炎症反应,缓解局部肌肉软组织疼痛。如果疼痛剧烈,可加用依托考昔、塞来昔布等药物口服。

(2)封闭治疗　如果腰骶部出现特定的疼痛点或部位,必要时可考虑使用利多卡因及曲安奈德注射至痛点,进行封闭治疗。

六、疗效评定

1. 治愈　腰痛症状消失,查体无按压疼痛,活动不受限,影像学显示无水肿。

2. 好转　腰痛症状明显好转,可伴有轻微按压痛,活动基本不受限,影像学表现显著改善。

3. 无效　症状、体征、影像学表现均无明显改善。

(王新全　徐　莉　谢忠林)

第四节　膝关节半月板损伤

膝关节半月板损伤是指一次性暴力外伤或在自然老化基础上轻微外力致使半月板组织的完整性和连续性受到破坏和中断。包括半月板撕裂、半月板囊肿、半月板过度活动、半月板周围炎、盘状半月板撕裂,其中半月板撕裂最为常见。半月板撕裂根据其撕裂的形态及部位可以分为:纵行撕裂、水平撕裂、斜行撕裂、放射状撕裂、其他(包括复合撕裂、半月板退变性撕裂)等五种类型。

一、病因及发病机制

(一)病因

海拔3000m以上地区,年均气温3℃ ~11℃。高原医学研究证明,在高原高寒、缺氧环境中,人体细胞代谢结构及器官功能结构均发生全面的变化,基础代谢率增加,耗氧量增多。在高原环境中生活或运动训练,与平原相比,同样强度下肌肉的负荷增加,肌组织易处于无氧代谢状态,导致自由基增多、肌乳酸增高,使肌肉群易疲劳,肌耐力下降。训练前不重视各种预备活动,关节囊及韧带未充分伸展,训练中技巧动作不到位,易造成关节损伤。神经系统在低温缺氧环境下,反应受抑制,脑细胞缺氧敏感,训练中注意力不集中,应急反应差,易疲劳,防御保护反应迟钝,导致膝关节运动时协调能力下降。另外,高原大气环境中氧气含量低,红细胞数量代偿性增多,血小板黏附性及相关凝血因子抗原增加,血液呈高凝状态,膝关节血液供应不足,膝关节组织因缺血、缺氧,出现僵硬、疼痛、关节积液等症状。这些因素均增加了膝关节损伤发生率,当进行高强度、高频率训练时易导致关节损伤。

(二)发病机制

1. 急性损伤　有膝关节遭受间接暴力,致使半月板产生矛盾运动,或过屈、过伸运动的病史。

2. 慢性损伤　有长期半蹲位或蹲位劳作的慢性劳损史。

二、诊断依据

(一)临床表现

1. 疼痛　常在关节间隙位置上有较固定的疼痛点,活动膝关节或可引出弹响并伴疼痛,或有打软腿,或有过伸痛或过屈痛。

2. 交锁　活动时发生屈伸受限,经按摩或旋转、摇摆关节后方能恢复关节活动,称为关节交锁。见于少数患者,可见股四头肌萎缩,以股内侧肌明显。

3. 压痛部位　压痛部位一般为病变部位,对半月板损伤的诊断及确定其损伤部位均有重要意义。检查时,将膝置于半屈曲位,在膝关节内侧和外侧间隙,沿胫骨髁的上缘(即半月板的边缘部),用拇指由前往后逐点按压,在半月板损伤处有固定压痛。如按压的同时,将膝关节被动屈伸或内外旋转小腿,疼痛更为显著,有时还可触及异常活动的半月板。

4. 主要体征

(1)麦氏(McMurray)试验　患者仰卧,检查者一手握小腿踝部,另一手扶住膝部将髋与膝尽量屈曲,然后使小腿外展、外旋,或外展、内旋,或内收、内旋,或内收、外旋,逐渐伸直。出现疼痛或响声者即为阳性,并根据疼痛或响声部位确定损伤部位。

(2)过伸或过屈试验　将膝关节强力被动过伸或过屈,如半月板前部损伤,过伸可引起疼痛;如半月板后部损伤,过屈可引起疼痛。

(3)侧压试验　膝伸直位,强力被动内收或外展膝部,如有半月板损伤,则患侧关节间隙处因受挤压引起疼痛。

(4)重力试验　患者取侧卧位,抬起下肢做膝关节主动屈伸活动,患侧关节间隙向下时,因损伤的半月板受挤压而引起疼痛;反之,患侧关节间隙向上时,则无疼痛。

(5)研磨试验(Apley's test)　患者俯卧,膝关节屈成90°,检查者双手握住其踝部将小腿用力下压,并且做内旋和外旋运动,使股骨与胫骨关节面之间发生摩擦,若外旋产生疼痛,提示为外侧半月板损伤。此后将小腿上提,并做内旋和外旋运动,如外旋时引起疼痛,提示为内侧副韧带损伤。

(二)诊断

1. 有急性或慢性损伤病史

2. 影像学检查

(1)MRI　可以显示半月板的内部实质结构,是目前诊断价值最高的影像学检查方法。当半月板内出现线样高信号到达其游离缘或关节面时,可诊断为半月板撕裂。

根据半月板内信号异常改变的程度与病理改变的关系将MRI图像上的半月板退变和撕裂的不同程度和形态的异常按Stoller分级(0~Ⅲ级):

0级:为正常半月板,表现为均匀一致的低信号影且形态规则。

Ⅰ级:半月板内部出现小灶性的椭圆形或球形高信号影,未达半月板关节面边缘。病理:半月板内局限性早期黏液样变性、软骨细胞缺乏或出现少细胞区,代表退变性改变。

Ⅱ级:半月板内部出现水平的、线形的中等信号,可延伸至半月板的关节囊缘,但未达到半月板的关节面缘。病理:黏液变性范围较大,显微镜下软骨基质的多细胞区内可见裂隙和胶原碎片。

Ⅲ级:半月板内高信号达一个或两个半月板的关节面,通常代表半月板撕裂。Ⅲ级还可进一步进行分型,Ⅲ级A型:线形高信号影达关节面边缘;Ⅲ级B型:不规则高信号影达关节面边缘。病理上可见纤维软骨断裂伴或不伴肉眼可见的表面蔓延。

(2)CT检查　在半月板损伤的诊断中有一定价值,但作用较局限,且敏感性和准确性较低,已逐渐被MRI检查取代。半月板撕裂在CT上表现为形态和密度的改变。撕裂部位出现一处或多处不规则的线状低密度区。

(3)X线　膝关节正侧位片对鉴别诊断有重要意义,可排除骨软骨损伤、关节内游离体、骨肿瘤等,同时对决定是否手术也有重要意义,如骨性关节炎严重者一般不宜行关节镜手术。

3. 关节造影　碘水造影及气－碘水双对比造影可判断不同部位的半月板损伤。

4. 关节镜　关节镜可以动态地检查半月板的质地、稳定程度、损伤范围等,还可观察半月板破裂区的血循环情况,在进行探查时可以直接处理病变,是最理想的检查及治疗手段。可对半月板损伤的部位、形态、性质进行综合判断。

(三)鉴别诊断

1. 侧副韧带损伤　压痛点多固定在内侧或外侧副韧带走行处,内外翻应力试验阳性及应力位X线片等辅助检查可帮助确诊。

2. O'Donoghe三联征　前交叉韧带断裂合并内侧副韧带断裂及内侧半月板撕裂即O' Donoghe三联征。因关节前内侧结构严重破坏,故关节稳定性遭到破坏。根据其受伤史、症状及辅助检查可与膝关节关月板损伤鉴别。

3. 膝外侧疼痛综合征　多见于长跑及竞走运动员,系膝关节长时间屈伸运动,髂胫束沿股骨外髁边缘前后摩擦滑动,引起两者之间软组织、滑囊及疏松结缔组织的创伤性炎症并出现疼痛。由于屈伸关节时外侧有疼痛感,伴有脱膝感和压痛,故应与半月板损伤相鉴别。根据特殊体征及辅助检查可以鉴别。

4. 髌骨软骨病　髌骨软骨病可引起滑膜肿胀,可有伸膝痛及关节间隙压痛,及髌下假交锁,应与半月板损伤相鉴别。根据临床症状、体征及辅助检查即可鉴别。半月板损伤与髌骨软骨病常并存,因此在诊断半月板损伤时应详细检查有无髌骨软骨病。

5. 骨软骨损伤　有关节积血,应警惕骨软骨损伤。如抽吸的关节液中有大油滴时,则疑有软骨骨折。X线片及CT可显示较大块的软骨骨折;MRI可提示小的骨块,骨挫伤时则可见水肿带。

6. 关节游离体　有反复交锁症状,但疼痛部位经常变换,X 线片可显示较大的游离体。MRI 显示半月板形态完好,有游离体存在。

三、康复疗养指征及疗养地选择

1. 长期工作或生活在高原者。

2. 膝关节半月板损伤但无手术指征患者。

3. 膝关节半月板损伤术后康复期患者。

4. 可选择海拔 2000m 以下的山地、湖滨气候疗养地,及气候温和的森林、湖畔、矿泉等疗养地。

四、康复评估

1. 急性期疼痛、肿胀的评定

(1)疼痛评定　可采用视觉模拟评分法(VAS)、简化 McGill 疼痛问卷和压力测痛法等评定方法。

(2)肿胀评定

(3)感觉功能评定　包括浅感觉和位置觉、运动觉;尤其是急性损伤,应注意检查感觉功能,以鉴别是否存在腓总神经损伤。

(4)运动功能评定　包括膝关节活动度、膝关节周围力量,急性半月板损伤因为肿痛、患者可能难以配合,可待症状减轻后再查。

2. 慢性期评定

(1)感觉功能评定　包括浅感觉和位置觉、运动觉;半月板损伤患者需评价位置觉和运动觉。

(2)运动功能评定　包括膝关节活动度、膝关节周围力量,膝关节活动度利用通用量角器测定;肌力利用 Lovett 徒手肌力测定法进行测定,需测定股四头肌、腘绳肌、臀中肌、股内收肌群肌力,必要时还需测定核心稳定性和核心力量。

(3)下肢功能性稳定性评定。

(4)膝关节功能评定　膝关节功能评定方法有很多,常用的包括:Hss(hospital for special surgery knee score)膝关节功能评定量表、Marshall 评分、IKDC 评价系统(International knee documentation committee knee evaluation form)、Lysholm 和 Gillguist 评分 等,其中 Lysholm 和 Gillguist 评分又常称为 Lysholm 评分,它和 IKDC 均主要用来评价膝关节韧带损伤、半月板损伤、软骨损伤及其修复重建手术前后对膝关节功能情况的影响和术后膝关节功能恢复情况。

(5)心理评定　包括汉密尔顿抑郁量表、汉密尔顿焦虑量表、Zung 焦虑自评量表、Zung 抑郁自评量表评定。

3. 其他　自主神经功能检测;高原脱习服量表分析;匹兹堡睡眠质量指数量表(PSQI)检测。

五、康复疗养方法

1. 护理　常规三级疗养护理。

2. 饮食　普食。长期生活在高原的人员,由于饮食的供应差异和高原环境的影响,常可出现微量元素、维生素缺乏。单纯的饮食调节在吸收和利用方面的效果因人而异,回到平原后应根据相关检测结果,选择合适的营养素补充剂,针对性地补充微量元素、维生素、优质蛋白,可以加速骨骼的修复。

3. 自然疗养因子疗法　可酌情选择泥疗、沙疗、水疗等,具有消炎消肿、解痉止痛、促进组织愈合等作用。

(1)矿泉疗法　38℃ ~40℃,1 次/d,15 ~20min/次,12 ~15 次为 1 疗程。

(2)局部泥疗法　42℃ ~48℃,15 ~20min/次,12 ~15次为 1 疗程。

(3)局部沙疗法　膝盖置于 5cm 厚的热沙中,用毛毯或棉被保温,治疗温度为 30℃ ~60℃,治疗时间为 30 ~60min,1 次,每日或隔日 1 次,30 次为 1 疗程。

4. 物理治疗

(1)急性期　选择脉冲短波(无热量)、磁疗以消肿、止痛、促进愈合。

脉冲短波:电极对置或并置,给予无热量或微热量,10 ~15 分钟/次,1 次/日,15 次/疗程。注意:手术且局部有金属异物者禁用。2)磁疗 常用低频脉冲磁场,脉冲频率 40 ~100 次/分,场强为 0.1 ~0.3T,20 分钟/次,1 次/日,15 ~20 次为 1 疗程。

(2)慢性期　可应用等幅正弦(音频)电疗法、超声波治疗以消炎、松解粘连、软化瘢痕。

1)等幅正旋中频(音频)电疗法:电极在膝内外侧对置,电流以患者舒适或耐受为宜,一般 <0.3mA/cm2,20 ~30 min /次,1 次/d,10 次为 1 疗程。

2)超声波:一般采用移动法,移动速度 2 ~3cm/S,剂量 0.5 ~2W/cm2;5 ~10min/次,每日或隔日一次,10 ~15 次为 1 疗程。

(3)冰敷　用于早期以消肿止痛减少渗出;用于每次关节活动范围练习结束时,以消肿。

(4)低频电刺激　术后1周可开始进行股四头肌低频电刺激治疗,防止肌肉萎缩,启动股四头肌内侧头;可选择感应电流、直角脉冲电流或低频脉冲调制中频电流,电极置于股四头肌起止点(髂前下棘、髌骨上方),或股四头肌内侧头起始点(股骨中段前内侧、髌骨上方偏内),6～15 min /次,1～2次/d,10～20次为1疗程。

5. 中医疗法　中药内服,活血化瘀,消肿止痛,养血壮筋,通利筋络。局部早期可选用双柏膏或四黄散等外敷,以活血消肿止痛;中、后期外用中药熏洗,以利关节功能的恢复。另外通过针灸、拔罐、推拿等方法疏通经络也有良好的效果。

6. 心理疗法　对于存在焦虑、抑郁情绪的患者,需耐心给患者做好疾病宣教、康复指导等工作,必要时根据心理评价结果,请心理科专业人员进行相应的心理治疗。

7. 药物治疗　疼痛严重者可口服非甾体类消炎药,如芬必得、塞来昔布等;还可给予硫酸氨基葡萄糖口服以改善软骨代谢。

六、疗效评价

1. 治愈　膝关节疼痛肿胀消失,无关节弹响和交锁,膝关节旋转挤压和研磨试验(－),膝关节功能基本恢复。

2. 好转　疼痛肿胀减轻,关节活动时有弹响和交锁,膝关节旋转挤压试验和研磨试验(±)。

3. 无效　膝关节疼痛无改善,有弹响及交锁,关节功能障碍,或合并膝关节滑膜炎、骨性关节炎。

(王新全　谢忠林　徐　莉)

第六章 >>>

高原心理疾病的康复疗养

寒冷低氧、气候干燥、温差大、风速大、太阳辐射和紫外线强等恶劣高原环境不仅会对人的生理产生巨大影响,也会造成感觉、知觉、记忆、思维、注意、情绪和人格等方面的心理问题,降低机体心理功能,甚至造成心理损伤,影响高原环境中个体的工作绩效。其中,对人体影响最为明显和严重的因素是高原缺氧。

第一节　高原环境对心理功能的影响

一、高原缺氧对心理功能的影响

人体对缺氧有一个习服过程,个体存在一定差异,一般需1~3个月,而且习服情况与海拔有关。低于海拔3000m时,个体一般能较快习服;在海拔3000~5000m时,多数人习服需较长的时间;海拔5330m为一般人习服的临界高度,此时机体已经不能通过代偿反应应对高原缺氧产生的影响,静息状态下也会表现明显的技能障碍,体力和脑力活动均会受到严重影响。此外,即便在缺氧程度并不严重的区域,如果个体代偿能力较差,或者脑力或体力负荷较高时,机体也可能表现出各种神经心理功能障碍。

(一)高原缺氧对心理功能影响的症状分区

不同海拔对心理功能的影响不同,根据症状表现,分区如下:

1. 无症状区　主要定义为海拔3000m以下的地区,缺氧程度不高,身体有较强的代偿能力,躯体症状较轻。除了夜间视力约在海拔1200m的地方开始下降外,无其他明显症状,但实际上海拔1500m以上,完成复杂智力活动的能力已开始受到影响。

2. 代偿区　定义为海拔3000~5000m,机体可以通过循环和呼吸的加快运行,在一定程度上对抗缺氧导致的不利影响,短时间内停留、静止情况下的低氧症状并不严重。但进行精细、复杂作业的智力功能明显下降,若同时合并高温,影响更为严重。

3. 障碍区　即不完全代偿区。主要定义为海拔5000~7000m,代偿反应虽然已经充分发挥作用,但仍不足以补偿低氧对机体的影响,静止状态下,脑力及体力活动均受到明显的影响。除了躯体上表现的头痛、眩晕、视物模糊、肌肉运动协调功能异常、各种情绪反应等,智力障碍表现尤其突出,如思考迟钝、判断力、理解力、记忆力减退以至丧失。

4. 危险区　主要指海拔7000m以上的区域,此时机体的氧供已不足以保证心脏、脑等重要器官的最低氧需求量。人体暴露在此高度,短时间内即可发生肌肉运动协调功能障碍,并根据高度的不同,经过一定时间的智力紊乱后出现意识丧失。

(二)高原暴露条件下缺氧对心理功能的影响

在人体的组织中,神经组织对内外环境的变化最为敏感。正常成人脑组织的质量仅为其体质量的1/50,但脑组织耗氧量却占到机体耗氧量的1/4,因此,脑组织对低氧极为敏感。在缺氧条件下,主要损伤的脑组织结构是海马组织,丘脑,第2、4、5皮质层,杏仁核和纹状体等。因此,学习、记忆、思维和情绪情感等高级脑功能损害发生较早,损害程度也比较严重。高原缺氧对心理功能的影响还可区分两个维度来衡量,即海拔和暴露速度。

1. 急性暴露条件下,高原缺氧对心理功能的影响

一些情况下,人们会选择乘飞机出行,尤其是去往高原地区的人们,往往会在很短的时间内暴露于高海拔地区。这种情况下,高原缺氧对其心理功能的影响较为显著,处理不当会引发一系列问题。同时,急性暴露条件很容易在实验室模拟,所以关于急性暴露条件

下缺氧对心理功能的影响的研究也相对系统明了。

(1)高原缺氧对认知能力的影响　认知能力是心理活动的一个重要方面,主要指个体摄取、分析处理和提取信息的信息加工过程,主要包括感觉、知觉、记忆、思维和注意等。高原缺氧影响认知功能主要集中于信息的前加工阶段,也影响大脑对信息的评价过程。脑电检查发现P300的潜伏期、反应时都有一定变化。

①高原缺氧对感觉和知觉的影响:感觉是指个体对直接作用于感觉器官的客观事物的个别属性的反映。知觉指个体对于作用于感觉器官的客观事物的整体属性的反映。感觉和知觉是人们认识事物的最初阶段。

在高原缺氧环境下,感觉功能较早受到影响,其中视觉神经最为敏感。有研究发现海拔4300m以上的高度,夜间视力严重受损,并且这种视力受损的情况不因为机体的代偿反应或者返回平原而有所改善。机体的昼间视力耐受力相对较强,平均在海拔5500m的时候开始受损。缺氧环境中,视网膜中心凹区域的辨别阈值在背景视野照明度较低的情况下受影响程度最大,当视野照明度较强时,辨别力几乎不受影响;在低照明强度下,对几何形象分辨能力的视觉敏感度受影响很大,照明强度增加后影响减小。而中等强度的低氧环境暴露可以使视野缩小,在海拔高达6000m时视野会明显缩小,周边视力会丧失,盲点也会继续扩大,若缺氧继续加重会有失明的危险。在海拔5500m左右阅读时,眼肌的协调运动功能已出现明显障碍,阅读每行字的时间延长,且眼球对准目标的动作也会变得不准确。空间视觉对缺氧也比较敏感,海拔3000m时可能出现轻度障碍,海拔5000m时出现障碍情况会增加,海拔7000m时大多数人会有明显障碍。在海拔3000m时,视敏度和颜色辨别力开始降低,视觉反应时延长,暗适应时间延长。

人体的听觉功能也会随着海拔的增加而受到影响,但听觉受高原缺氧的影响较视觉相对较小,大约在海拔5000m,人的高频范围听力下降,中频和低频范围听力在海拔5000～6000m以上时,才会出现显著减退,而且听觉的定向力也会受到明显的影响。

②高原缺氧对记忆的影响:记忆是人脑主动获得经验的复杂过程。记忆是继感觉和知觉后的认知过程,是在感知觉和思维过程中建立起来的心理过程。记忆对缺氧很敏感,在海拔1800～2400m进行检查,可看出记忆力开始受影响。大约海拔在5400m时,同时记住两件事已经变得非常困难。随着海拔升高,缺氧程度进一步加重,会表现出不同程度的记忆损害,甚至完全丧失记忆能力。动作模型实验发现,暴露于5950m和6400m高度的空间参照性记忆和工作记忆均受到明显的影响,主要表现为反应时延长、记忆内容紊乱、识记时间延长。记忆损害可能与海马胆碱能系统功能的变化有关。缺氧主要影响短时记忆,一般不影响长时记忆,这可能是因为短时记忆与特定形式的脑电活动有关。国内研究也证实,在海拔2800m、3600m及4400m急性轻、中度缺氧条件下,短时记忆能力降低,且随高度增加而加重。另有研究人员通过实验室6000m低压缺氧的动物实验发现,急性低压低氧可导致其空间记忆障碍,且在急性低压缺氧暴露12天后返回正常环境中历时7天,仍不能恢复到常态水平。分析原因可能是:暴露2天对于空间记忆形成的影响因素主要是大脑急性低压缺氧应激损害,随后由于机体有效的代偿与适应能力,空间记忆能力有所回升;而暴露6天以上,对于空间记忆能力的影响因素可能主要是低压缺氧所致大脑海马神经元病理性改变的结果,如海马神经元氧化应激、钙稳态失衡及细胞凋亡等。而急性低压缺氧暴露可致机体空间记忆能力下降,短时间低压缺氧的影响较长时间暴露更为明显。

③高原缺氧对思维的影响:思维是人脑对客观事物间接的和概括的反映。它反映事物本质和内在的规律性。思维过程包括抽象与概括、比较与分类、系统化和具体化等,思维内容以概念、判断和推理的形式反映出来。其中抽象推理能力是智力的核心,它是人类进行高级神经活动的主要形式。急性高原缺氧严重影响人的思维能力,急进海拔1500m高原时,思维能力开始受损,表现为新学的复杂智力活动受到影响;急进海拔3000m时,各方面的思维能力全面下降,其中判断力下降最为明显,但对于已经熟练掌握的任务仍能完成;急进海拔4000m时,书写受到影响、造句变得生硬、语法也会出现错误;急进海拔5000m时,思

维受损已经非常明显，判断力下降显著，做错事也不会察觉；急进海拔6000m时，意识虽然存在，但机体已基本处于失能状态，判断力和自我觉察力下降更为明显；海拔7000m时，由于肺泡气氧分压在数分钟内降至临界水平，相当一部分人可在无明显症状的情况下突然丧失意识，但少数人仍可坚持一段时间。严重缺氧经常会产生不合理的固定观念，表现为说话重复且主观性增强、书写笔画不整齐、重复混乱且字间距扩大等现象。正常的理解能力、判断能力也会受到严重影响，丧失对事物的客观认识和判断能力。缺氧对思维影响的危险性在于，个体因缺氧导致思维能力显著损坏，自己往往意识不到，即便做错事，也不会察觉，还自以为思维能力和工作能力正常。

④高原缺氧对注意力的影响：注意力是人的心理活动对一定对象的指向和集中的状态。心理过程需要注意的参与才能有效地进行，这是因为注意有选择、保持、调节和督促等特殊心理功能。急性高原缺氧时注意能力明显减退，注意的测试指标在海拔3600m时已有不同程度的下降；海拔4000m以上时注意力反应时明显延长，综合绩效进一步降低；大约在海拔5000m时，注意的转移和分配能力明显减弱，从一项活动很快地转向另一项活动变得困难，往往不能同时完成几件事情；随着海拔高度的增加，缺氧程度进一步加重，注意的范围也会变得越来越狭窄，往往只能注意到前方的事物，而对左右两侧的东西很难察觉，注意不到方向，且集中注意困难，不能像平时一样集中注意力完成好一项工作。注意力的损害程度还与任务难度和在高原的停留时间有关，停留时间越长，注意力损害越严重，且这种损害在返回后仍会持续一段时间。

(2)高原缺氧对情绪情感的影响　情绪情感是人对客观事物是否满足自己的需要而产生的主观态度和体验，是人脑对客观事物和主体关系的一种反映。情绪情感状态和唤醒水平对人的身心健康和活动效率有重要影响。人的情绪情感由边缘系统产生，受大脑皮质的调控。越高级的中枢神经部位越早受到高原缺氧的影响，所以高原缺氧首先麻痹皮质功能，使其失去对情绪情感的正常调节，从而发生不同程度的情绪紊乱，甚至情感障碍。大约在海拔4000m时，就能看到一些情绪方面的变化，表现特点、严重程度除了和缺氧的程度、暴露的时间有关外，还和个体的情绪反应类型有关。如有的活动过多，有的精神不振、情感淡漠，有的敏感、易激惹，严重的有欣快感、饮酒初醉的状态。如果海拔继续升高，这种情绪失控现象将会更加严重。随着海拔的升高，负向的情绪如紧张、疲劳感逐渐升高，活力、好动指数整体下降。

(3)高原缺氧对心理运动能力的影响　心理运动能力是指从认知到动作反应的过程及其相互协调的能力。通常包括灵活性、反应时间、眼手协调、速度控制以及其他与肌肉运动有关的活动。心理运动包括感知思维和运动两个过程，但实际操作中，经常发生两个过程的协调活动问题。有研究发现，心理运动能力在海拔2800m时无显著改变，升高到3600m时反应时明显延长，心理运动能力降低。随着高度增加，缺氧程度加重，运动协调功能障碍进一步加剧，可出现运动迟缓、震颤、抽搐和痉挛等表现。这些表现可能是由于缺氧导致高级神经结构麻痹，低级部位脱离控制，出现病理性兴奋增强。严重缺氧时，还可能出现全身瘫痪，这种瘫痪是上行性的，即腿部先丧失功能，之后上肢和躯干肌肉相继瘫痪，颈部以上肌肉最后瘫痪。高原缺氧条件下，认知功能的改变及情绪情感的变化都是在不知不觉中发生的，不易被觉察，因而具有一定危险性。心理运动能力的损害与急性高原病的症状发生并不同步，存在一定分离。一般在急性高原病的症状出现之前，心理运动能力已经受到大部分损害。且复杂任务比简单任务受到影响早，需要决策的活动比自动活动过程更易受到影响，形状、模式和轮廓的视觉输入比数字、文字和特征的视觉输入更易受到影响，对选择反应时产生影响的最低海拔为3050m。

2. 持续暴露条件下，高原缺氧对心理功能的影响　无论选择火车、汽车、骑行、徒步或其他方式赶赴高原，随着海拔持续增高，机体会有一个逐步适应的过程，高原缺氧对生理和心理的影响较急性暴露，都会有一定程度上的差别。还有些因工作或其他需要，从平原居住区移居高原地区，高原缺氧对其心理功能的影响也会有所不同。

(1)高原缺氧对认知功能的影响

①高原缺氧对感觉和知觉的影响：在对持续暴露

情况下的研究，高原缺氧对视力的影响仍然是最敏感的。曾有研究人员对到达海拔3658m的6名登山人员进行研究，发现除了视力受损外，其中4人还出现视网膜出血，2人有永久性的旁中央眼科盲点出现。另外有1名完成喜马拉雅山旅行者，经历了25d的在海拔5000m以上的跋涉经历，最高到达了8046m，旅行完成后这位31岁的男性诉说自己出现了眩光和黄昏视力减退的症状，经历了约6周时间，视力才恢复到正常水平。说明这种高原缺氧造成的视力减退是可以逆转恢复的。另外一个值得注意的现象就是彩色视觉异常的出现，有研究人员通过便携式色盲检测镜检测不同时段的红绿色觉，发现在早晨主要是绿色辨识力较红色辨识力受损更为突出。

②高原缺氧对记忆能力的影响：有研究团队对35名高山探险志愿者进行调查研究，从海拔5488m到8848m的进程中，进行为期30d的持续观察，发现受试者的长期记忆较登山前有所降低，用韦克斯勒记忆量表测量，发现其回忆能力也较低海拔时候偏低。通过对登山者和低压模拟舱内人员的失语错误检测结果比较，发现通气反应剧烈的登山者犯下的失语错误较同等海拔高度模拟舱内的人员要多，并且也较自己登山前的检测水平多。可能是由于登山运动产生的通气反应更为剧烈，其缺氧造成的神经行为功能的影响更为明显。

近年来，有研究选用DXC－6型多项群体心理测评仪，分别对平原（海拔500m，394人）和高原（海拔3680m，558人）青年进行对照研究，其中高原组在高原居住均在两年以上，与平原组青年比较，高原组青年的数字搜索能力、心理旋转能力、词语理解与工作执行能力、数字相加能力、记忆搜索能力这五项测试的正确数、标准分得分均显著增高，总反应时也显著降低，高原组青年的认知能力要明显高于平原组青年，包括空间知觉能力、判断运算能力、短时记忆能力、注意广度及范围以及语言理解能力等五项认知功能。分析其原因可能是：在高原缺氧环境，有机体为了个体的生存，在习服适应了这种极端环境后，会自动投入更多的心理能量参与认知活动。依据进化心理学的观点，人类的心理是自然选择演变得到的，可以进行高级信息处理的装置，其产生的根本原因是早期人类的祖先在生存活动中对一系列问题的适应。自然选择的意义主要是，经过无数次同一情境来检验供选择的心理设计，在此过程中留下的就是适宜环境的心理设计并向下一代发展。在缺氧的极端环境下，部分认知能力提高，正是这种提高自身生存能力的心理设计。缺氧环境的影响仅是对心理机制进行激活的背景因素，从而使得个体出现对应行为。心理机制和背景输入的共同作用产生了外显行为。对于个体而言，其认知功能中的一部分增强的原因是由于适应了缺氧环境，进而造成代偿机制出现和运作。相似的研究结论在国内外的研究中都有所体现。由此也可认为，通常处于低氧环境时间较长或氧含量过低时易造成损害，而适宜的低氧刺激也可以促进学习记忆。

有研究人员对移居高原的青年进行急进高原前、居住3个月和居住6个月的跟踪研究，发现高原停留时间延长后，具体图形类短时记忆和数字类记忆广度等记忆功能皆表现出变好趋势，即经过足够时间的高原习服后，部分受影响的认知功能不仅能恢复到正常水平，还可能得到不同程度的增加。国外也有研究人员对长期生活在高原地区的人员进行研究，发现长期生活于高原地区（约3700m）的青少年，其认知能力与平原组（约500m）并无明显差异。此现象说明青少年在其生长发育过程中可以逐渐适应慢性低氧暴露环境，即高原习服。

（2）高原缺氧对情绪情感的影响　近年来，不少研究人员对不同海拔的驻防军人进行调查研究，多数研究认为，在低压缺氧的高原环境中，人员在焦虑、强迫、抑郁、躯体化等诸多因子方面得分都要高于一般军人常模和青年常模，即心理健康水平有所降低。但也有人对比了3000m、4000m和5000m海拔高度军人的心理健康水平，结果发现，在缺氧最严重、气候条件最恶劣、环境最艰苦的5000m组，其躯体化因子得分反而低于4000m组；5000m组的敌意得分低于3000m组；强迫症状因子得分3000m组最高，5000m组最低；其他各因子组间无显著差异。可见，高原缺氧对个体情绪情感的影响因个体人格特征不同而差异显著。有研究表明，高稳定性、高恃强性、高世故性、高自律性、低敢为性、低敏感性、高自我效能的人负性心理症状更少、幸福感更强、心理健康程度更高，受高原缺氧影响相对较小。个体在高原缺氧环境中的应对方式也是一个不容忽视的问题,应用积极应对方式的个体,高原缺氧对其心理功能的影响会明显降低。身体素质也可能是一个重要因素,身体素质较好的个体,可能对高原缺氧环境适应更快,其心理功能受影响程度可能也会有所降低。

二、高原低温对心理功能的影响

低温是高原自然环境的另外一个显著特点。随着海拔的升高,空气稀薄,大气温度容易散失,且高原地区不易受海洋季风气候的影响,故气温偏低。一般认为,海拔每升高 1000m,气温大约下降 6℃,而且这种变化不受地球温度变化的影响。尽管高原低温对心理功能的影响不如缺氧那么严重,但低温也会对心理功能产生一定影响,进而影响到机体的工作绩效。有研究人员认为,无论中度低温还是严重的低温环境,都会对机体的认知功能产生消极影响。特别是暴露于 -20℃ ~10℃ 的低温环境中,机体的记忆(复杂任务)、警觉、反应时(简单任务)、决策(复杂任务)等功能都会减弱。一种传统的理念认为,这种低温引起认知功能减弱的原因是低温环境的暴露因素引起机体选择性注意的干扰,影响到了认知任务,即注意力集中在低温的感受,直接影响到认知任务的完成。并且,这种认知功能的影响可能不受适应的影响。国外有研究人员在中度低温环境中进行了为期 10 天的反复暴露实验,没有发现认知功能上的显著改变。但是,当机体回到正常温度水平后,低温造成的认知功能影响一般都可以恢复。

低温引起的相关生理学变化对中枢神经系统功能及认知有着重要影响。全身性低温或长期低温暴露能够引起记忆能力下降及意识丧失。反复暴露于低温环境能够影响复杂认知任务的完成,但简单任务不受影响。动物研究发现,低温暴露可以引起显著的长时记忆损伤,短时记忆也会受到一定影响,即使急性的非全身性低温暴露也可以引起短时记忆能力下降。在急性暴露情况下,人体和动物研究的结果都指出,急性低温暴露能降低人和实验动物的短期记忆和工作记忆能力。原因可能是,低温对机体代谢水平产生影响并加重了氧化损伤程度。此外,低温对交感神经兴奋性的影响也是其加重记忆能力损伤的可能原因之一。也有研究发现,随着低温暴露时间延长,短时记忆再认、短时记忆搜索能力有下降趋势,但变化不显著;大多数人员简单空间认知能力有所提高。随着低温暴露时间延长,基本认知功能保持稳定,甚至有所提高。

高原低温环境对工作能力最为明显的影响是对手、足的影响,最常见的是肢体麻木,触觉及活动能力减弱。有研究表明,当手部温度下降到 15.5℃时,手的工作效率受到影响;下降到 10℃ ~12℃ 时,触觉明显下降;下降到 4℃ ~5℃ 时,完全失去触觉的鉴别能力。具体表现如下:首先是手的灵活性和协调能力降低。当手部温度下降到 12.7℃时,手的操作灵活性下降。这主要是由于肌肉紧张、关节黏稠度增加、关节僵硬,致使发生手部运动的机械性“绞索”,使手的技巧操作能力降低,其次是触觉能力下降。冷暴露可使手的触觉灵敏度下降,从而减少了对手部动作的触觉反馈,这一点可在一定条件下通过视觉信息加以补偿。然而,在黑暗和视觉信息受限的条件下却无法补偿。

高原环境下,除了低氧和低温影响人的心理功能外,其他高原环境特点,如气候干燥、风速大、太阳辐射和紫外线照射量增多等,均会对人的心理功能造成一定影响。但在所有因素中,低氧对心理功能的影响最为显著。

(杨　群　崔军武　董效军　马竹静)

第二节　疗养期间高原人员心理调节的方法

“三分治疗、七分疗养”,说的是疗养工作的重要性。一个人生病后,其社会角色也会随之发生改变。由于突然充当了患者角色,以及生活环境、人际关系的改变,患者往往难以适应,随之出现一些心理问题,这就需要通过疗养,帮助患者创造有利于治疗和康复的最佳心理状态。疗养不但直接有利于患者康复,还同时贯穿于对患者实施的整体治疗中,对提高治疗效果发挥重要作用。生理疾病如此,心理疾病更是如此,因此,心理调节的过程中疗养就显得格外重要。

疗养在心理疾病治疗和调节过程中发挥的作用：①缓解对心理疾病的紧张、焦虑、悲观、抑郁等情绪，增强战胜疾病的信心。②心理疗养中所实施的正确及时的健康教育，可引导疗养员尽早适应新的角色和疗养环境。③帮助建立新的人际关系，特别是医患关系，以适应新的社会环境。

高原缺氧、低温环境，对疗养工作方方面面都提出了特殊要求。通常来讲，高原环境心理调节有以下疗养方法。

一、心理支持法

（一）定义

心理支持法也称支持心理法，以一般的医学和心理学知识为理论基础，主要对疗养员进行劝解、疏导、安慰、解释、鼓励、保证和具体的行为指导，适用对象极其广泛，且具有一定经验的临床医生、心理医生、社会工作者均可独立开展，是所有特殊心理治疗理论和方法的基础。

（二）特点

1. 无须深入了解、分析疗养员的内在动机、潜意识、过去的经历等隐私，不会引起咨询对象的防御或反感。

2. 以接触疗养员的一般疑虑为重点，只涉及心理的表浅层面，不涉及疗养员的家庭背景、感情经历、儿童期的性经历、过去的两性交往等隐私，只就目前的情景和当下的感受做工作。

3. 采用安慰、关心、理解、支持的态度，不需要特别的领悟力，也不需要特别的知识背景。

（三）主要技术

1. *支持与鼓励*　支持就是让疗养员感受到来自医生、家人和社会的关心，有人在帮助他共同应付困境。鼓励是治疗者对疗养员的发现、赏识，揭示其自己未发现的优点、长处和优势。

2. *倾听和移情*　倾听不仅是听懂疗养员所讲的事实、所持的观念、所体验的情感，还要采取恰当的提问方式、鼓励与重复对方的语句、针对某个问题进行说明和做出会谈总结。移情时要求有同情心、同理心，发自内心地关心和帮助疗养员，用心倾听，在交谈过程中用心去体会、感受其内心世界，进入其内心世界，以朴实的语言准确地表达对疗养员内心世界的理解，引导疗养员对其感受做进一步的思考。

3. *说明与指导*　说明是治疗者针对相关问题进行解释，指导是治疗者对疗养员提出行动建议，采取适当的方法解决问题。

4. *控制与训练*　针对行为方面的问题而言，是一种自我约束，主要针对自我控制能力不强的疗养员采用。也可以是强制力约束，主要是针对有明显行为问题的疗养员。

5. *改善处事态度*　学习认识自己的性格特点，树立正确的人生观和态度。

6. *改变外在环境*　不单是指活动的场所，更重要的是指每个人所面临的人际环境，即人际关系的融洽程度。

（四）适用范围

1. *各种心理障碍疗养员*

（1）所有存在心理问题且自知力良好的精神疾病疗养员。

（2）对于各种神经症，能够有效稳定疗养员的情绪、缓解防御与戒备心态，为进一步接受专门的心理治疗创造条件。

（3）适应障碍者。

2. *各种躯体疾病疗养员*　包括各种急慢性高原性疾病的疗养人员。

（五）注意事项

1. 事先进行详细的医学与心理学检查，排查生理疾病和严重精神疾病患者。对于心身疾病应采取心理和躯体双重治疗，单纯躯体疾病引发的心理问题也可以进行心理治疗。

2. 以疗养员当前的疑虑为重点。

3. 安慰与支持要适度，不能滥用，不能导致疗养员产生依赖。

二、放松训练

（一）定义

放松训练也称松弛训练，是指通过有意识的动作和情绪调节训练，使身体和精神由紧张状态朝向松弛状态变化的一种心理行为训练方法。常见的放松训练方法有呼吸放松、渐进性肌肉放松、想象放松、静坐放松、自律放松等。

（二）特点

1. 要求精神专一。要求疗养员集中注意身体感受，去想象或默念一个词、一个音。

2. 要求被动态度。当疗养员思维或者想象分心时，引导其不理睬无关的刺激而重新精神专一。

3. 力求减轻过分控制。要求疗养员处于一种舒适的姿势，缓解身体紧张。

4. 力求安静的环境。处在安静的环境中，闭目以减少外来的刺激。

5. 力求有规律进行训练。

（三）练习方法

1. 肌肉放松训练的基本步骤　指导语如下：

（1）深深吸进一口气，保持一会儿。（大约 15 秒）好，请慢慢把气呼出来。（停一停）我们再来做一次，请你深深吸进一口气，保持一会儿。（大约 15 秒）好，请慢慢把气呼出来。（停一停）伸出你的前臂握紧拳头。

（2）用力握紧，注意你手上的感受。（大约 15 秒）好，然后请放松，彻底放松你的双手，体验放松后的感觉，你可能感到沉重、轻松，或者温暖，这些都是放松的标志，请你注意这些感觉。（停一停）我们再做一次。

（3）现在开始放松你的双臂，先用力弯曲绷紧双臂肌肉，感受双臂肌肉的紧张。（大约 15 秒）好，放松，彻底放松你的双臂，体会放松后的感受。（停一停）我们再做一次。

（4）现在，开始练习如何放松双脚。好，紧张你的双脚，用脚趾抓紧地面，用力抓紧，用力，保持一会儿。（大约 15 秒）好，放松，彻底放松你的双脚。（停一停）我们再做一次。

（5）现在，放松你小腿部位的肌肉。请你将脚尖用力上翘，脚跟向下向后紧压地面，绷紧小腿上的肌肉，保持一会儿，保持一会儿。（大约 15 秒）好，放松，彻底放松你的双脚。（停一停）我们再做一次。

（6）放松你大腿的肌肉。请用脚跟向前向下压紧地面，绷紧大腿肌肉，保持一会儿。（大约 15 秒）好，放松，彻底放松。（停一停）我们再做一次。

（7）现在我们放松头部肌肉。请皱紧额头的肌肉，皱紧，保持一会儿。（大约 15 秒）好，放松，彻底放松。（停一停）现在，转动你的眼球，从上，至左、至下、至右，加快速度。好，现在朝反方向旋转你的眼球，加快速度，好，停下来，放松，彻底放松。（停一停）现在，咬紧你的牙齿，用力咬紧，保持一会儿。（大约 15 秒）好，放松，彻底放松。（停一停）现在，用舌头顶住上颚，用力上顶，保持一会儿。（大约 15 秒）好，放松，彻底放松。（停一停）现在，收紧你的下巴，用力，保持大约 15 秒。

（8）现在，请放松躯干上的肌肉群。好，请你往后扩展你的双肩，用力向后扩展，保持 15 秒。（停一停）我们再做一次。

（9）现在，向上提起你的双肩，尽量使双肩接近你的耳垂。用力上提双肩，保持 15 秒。

（10）现在，向内收紧你的双肩，用力收，保持一会儿。（大约 15 秒）好，放松，彻底放松。（停一停）我们再做一次。

（11）请抬起你的双腿，向上抬起双腿，弯曲你的腰，用力弯曲腰部，保持一会。

（12）现在，紧张臀部肌肉，会阴用力上提，保持一会儿。（大约 15 秒）好，放松，彻底放松。（停一停）我们再做一次。

休息 3 分钟，从头到尾再做一遍放松。

这就是整个放松过程，感受你身上的肌肉群，从下至上，使每组肌肉群都处于放松的状态。（大约 20 秒）请注意放松时的温暖、愉快、轻松感觉，并将这种感觉尽可能地保持 1 到 2 分钟。然后，我数数，数至“五”时，你睁开眼睛，你会感到平静安详，精神焕发。（停 1 到 2 分钟）好，我开始数，一……（感到平静），二……（感到非常平静安详），三……（感到精神焕发），四……（感到特别的精神焕发），五……（请睁开眼睛）。

2. 呼吸放松训练的基本步骤　指导语如下：

（1）首先我们尝试 3～5 次深呼吸，感受一下身体的变化。

（2）我们再次尝试深呼吸，这次请把注意力集中在自己双肩，吸气和呼气都变得缓慢而绵长。吸气到顶的时候请保持住 2～3 秒，感受双肩的感觉。再慢慢把气呼出来，感受双肩的变化。在吸气的时候我们可以明显地感觉到自己的双肩变得紧张,呼气的时候双肩会慢慢放松。

(3)指导语如当我们感受到双肩在深呼吸时的变化后,再进行3次以上的深呼吸。随后请你把注意力集中在头部,再进行深呼吸,感受头部的变化。注意吸气和呼气时身体的感受和变化。

(4)从头部慢慢往下进行深呼吸放松,慢慢把深呼吸变为正常呼吸,你会发现伴随着每一次呼吸,身体都会慢慢放松下来,这样把身体从头到脚放松一遍。

(5)放松完后,我们再次感觉自己的身体。这次是感觉全身的变化,每一次的呼气都会让自己的身体更加放松,每一个细胞都在放松。

休息3分钟,从头到尾再做一遍放松。

3. 想象放松训练的基本步骤　指导语如下:

(1)我仰卧在水清沙白的海滩上,沙子细而柔软。我躺在温暖的沙滩上,感到舒服,能感受阳光的温暖,身边听到海浪声音,感到温暖而舒适。微风吹来,使我有说不出的舒畅感觉。微风带走我的思想,只剩下一片金黄阳光。海浪不停地拍打海岸,思维随着节奏飘荡,涌上来又退下去。温暖的海风吹来,又离去,带走了我心中的思绪。我感到细沙柔软、阳光温暖、海风轻缓,只有蓝色天空和大海笼罩我的心。阳光照着我全身,身体感到暖洋洋。阳光照着我的头,感到温暖与沉重。

(2)轻松暖流,流进右肩,感到温暖轻松。呼吸变慢、变深。轻松暖流,流进我右手,感到温暖和轻松。呼吸变慢、变深。轻松暖流,又流回右臂,感到温暖轻松。又流进后背,感到温暖轻松,从后背转到脖子,脖子感到温暖和轻松。

(3)我的呼吸变慢、变深。轻松暖流,流进左肩,感到温暖轻松。呼吸变慢、变深。轻松暖流,流进了左手,感到温暖和轻松。呼吸变慢、变深。轻松暖流,又流回左臂感到温暖和轻松。

(4)我呼吸变慢、变得越来越轻松。心跳也慢而有力。轻松暖流,流进右腿,感到温暖轻松。呼吸变慢变深。轻松暖流流进右脚,感到温暖轻松。呼吸变慢变深。轻松暖流,又流回右腿,感到温暖轻松。

(5)呼吸变慢,越来越深,越来越轻松。轻松暖流流进腹部,感到温暖轻松,流到胃部,感到温暖轻松,最后流到心脏,感到温暖轻松。整个身体变得平静。心里安静极了,已经感觉不到周围的一切,四周好像没有任何东西,我安然躺卧在大自然中,十分自在。

休息3分钟,从头到尾再做一遍放松。

(四)适用范围

1. 各种焦虑性神经症、恐怖症。

2. 神经衰弱。

3. 内分泌系统及自主神经系统功能紊乱。

(五)注意事项

1. 第一次进行放松训练,治疗者与疗养员同时做,这样可以减轻疗养员的焦虑,并提供模仿信息。

2. 放松的引导语尽量采用口语,更便于疗养员接受和掌握。

3. 在放松训练过程中,要帮助疗养员体验身体放松后的感觉。

4. 疗养员除了在治疗师的指导下进行训练,还可以在家放录音进行训练,每天1~2次,熟练以后,可以独立练习,每次10~15分钟。

三、认知行为疗法

(一)定义

认知行为疗法是一组通过改变思维或信念和行为的方法来改变不良认知,达到消除不良情绪和行为的短程心理治疗方法。具有代表性的有埃利斯的合理情绪行为疗法、贝克和雷米的认知疗法,以及梅肯鲍姆的认知行为矫正技术等。

(二)特点

1. 疗养员与咨询师是合作关系。

2. 假设心理痛苦在很大程度上是认知过程发生功能障碍的结果。

3. 强调改变认知,从而产生情感与行为的改变。

4. 针对具体的、结构性的目标问题,进行短期、教育性的治疗。

(三)主要技术

1. 认知的基本技术

(1)认识自动思维　在生活事件与消极情感反应之间存在着一些思维活动,往往是消极的信念和继发的想象。例如,某疗养员看到狗便产生恐惧,在看到狗与恐惧反应之间存在“狗会咬我”的负性思维,还可能有狗咬人的恐怖的想象。疗养员通常未意识到这部分习惯的思维活动,称为“自动思维”。

(2)列举认知歪曲　疗养员的心理或行为障碍与认知歪曲或错误密切相关,并受其影响。向疗养员列举出认知歪曲,可以帮助他提高认知水平和矫正错误思想。几种常见的认知歪曲如下:

①主观臆想:缺乏根据,主观武断推测。如某疗养员某件工作未做好,便推想所有的同事会因此看不起他。

②一叶障目:置总体前后关系和背景不顾,只看细节或一时的情况而做出结论。如某疗养员一次考试中有一题答不出,事后一心只想着未答的那道题,并感到这场考试全都失败了。

③乱贴标签:即消极片面地把自己或别人公式化。例如某一疗养员将孩子学习不好归于自己,并认为自己是个“坏父母”。

④非此即彼的绝对思想:认为不白即黑,不好即坏,不能容忍错误,要求十全十美。例如某位疗养员有一次考试未达到预定目标,便认为自己是个失败者,一切都完了。

(3)改变极端的信念或原则　用现实的或理性的信念或原则替代极端或错误的信念原则。例如,某一极端的信念是:我应该并且一定要得到我想要的东西,这是我的权力。相应的更现实的自我陈述是:尽管我非常想得到某件东西,但我只是有权利去争取,并不意味着我一定要得到或别人一定要给我才行。另一极端的信念是:如果我为某事努力工作,就应该获得成功。相应的现实的信念可以是:一个人无法保证事事都能成功,努力并不等于成功,而只是成功的一个条件。

(4)检验假设　认识并矫正认识歪曲、错误思想的一个方法是检验支持和不支持某种错误假设的证据。例如,某一疗养员在受到挫折后,认为自己“一事无成”“别人都看不起我”,非常抑郁。实际上,他成功地做过很多事,大学毕业,并已经走上领导岗位。检验假设这一过程不仅能帮助疗养员认清事实,还能让其发现自己对事物的认识歪曲和消极片面的态度。

(5)积极的自我对话　此技术实施方法有两种:一种是要求疗养员坚持每天回顾并发现自己的优点或长处并记录,另一种方法是要疗养员针对自己的消极思想,提出积极的想法,如下面例子所示:

消极想法——积极想法;

我很愚蠢——我会聪明些的;

我从不知道如何讲话——我能够思考一些并总是表述清楚;

我没希望了——只要努力,我会改变的;

我太软弱了——我会坚强起来的。

(6)三栏笔记法(作为疗养员的自我训练内容)　让疗养员在A4纸上画两条竖线分出三栏,左边一栏记录自动思维,中间一栏记录对自动思维的分析(认识歪曲),右边一栏记录理智的思维或对情况重新分析后的回答。

2. 行为指导技术

(1)等级任务安排　让疗养员循序渐进,逐步完成若干力所能及的小任务,最后实现完成大任务的目的。

(2)日常活动计划　治疗者与疗养员协商合作,安排一些疗养员能完成的活动,每天每小时都有计划和任务。活动的难度和要求随疗养员的能力和心情改善而提高。

(3)掌握愉快评估技术　与日常活动计划结合应用,让疗养员填写日常活动记录,在记录旁加上两栏评定,一栏为掌握或困难程度评分(为0~5分,0表示容易,5表示难度最大);另一栏为愉快程度评分(0~5级评分,0表示无愉快可言,5表示非常愉快)。通过评定,多数疗养员可以发现自己的兴趣和成功的方面,以及愉快而有趣的活动,同时还可起到检验认知歪曲的作用,如某疗养员认为自己什么都不行,做不了任何事。通过评估,他认识到自己还是能做一些事,做了以后也有愉快和轻松感,并觉得有些意义。

(4)教练技术　即治疗者为疗养员提供指导、反馈和阳性强化,帮助疗养员分析问题、发现问题,当他有困难时给予鼓励,有进步时给予强化。

(5)其他　包括利弊分析法、改变期望水平、自信心训练、脱敏、示范、角色扮演等技术。

(四)适用范围

认知行为治疗可用于治疗许多疾病和心理障碍,如抑郁症、焦虑症、神经性厌食症、性功能障碍、药物依赖、恐怖症、慢性疼痛、精神病的康复期治疗等。其中最主要的是治疗情绪抑郁患者，尤其对于单相抑郁症的成年患者来说是一种有效的短期治疗方法。

（五）注意事项

患有幻觉、妄想、严重精神病或抑郁症的患者，受到严重的认知损害，不稳定的家庭系统的患者不适合进行认知行为治疗。

四、团体沙盘游戏疗法

（一）定义

团体沙盘游戏疗法又称箱庭疗法，是将分析心理学理论、心理咨询理论以及游戏结合起来的一种心理咨询和治疗方法，在治疗心理问题与心理障碍、减轻心理压力和培养自信与健康的人格等方面有着积极的效果。

（二）特点

1. 接受沙盘游戏治疗的动力以及治愈的动力来自内心。

2. 内心和情绪通过双手创造沙盘世界的过程表达。

3. 通过对沙盘世界的体验、升华达到内心世界的修通。

（三）操作步骤

1. 建立团体关系　通过团体热身游戏，建立具有相互信任基础的团体关系。

2. 放松　通过音乐放松、冥想等方法，引导参加团体治疗的疗养员放松身心，减轻阻抗，进入沙盘创作情景。

3. 指导　向疗养员充分介绍沙盘游戏对解决其心理问题的促进作用，从而促成期待和配合。

4. 陪伴创造沙盘世界并记录　陪伴疗养员完成沙盘世界创造，记录下玩具摆放的顺序以及挑选玩具的顺序和处理方式。

5. 确认　对沙盘作品进行确认，引导其进一步完善沙盘作品。

6. 体验　引导疗养员、探索沙盘世界。

7. 对话　治疗师陪伴和引导疗养员对沙盘世界进行深入的体验和经历，在适当的地方给予共情，以及在必要的情况下给出建议性、隐喻性或提问性的诠释。

8. 迁移　当完成意识性的工作之后，要帮助疗养员回到现实中，帮助他们把沙盘的世界与现实进行连接。

9. 命名　请疗养员对所创造的沙盘划分部分，并对整个沙盘和各个部分进行命名。

10. 拍照　对沙盘进行全角拍照记录。

11. 拆除　在征求疗养员意见后，由疗养员自己或者治疗师拆除沙盘。

（四）适用范围

1. 当针对某一主题的讨论意见分歧较大，长时间僵持难以达成一致。

2. 疗养员无法用语言表达自己的感觉或者想法。

3. 疗养员感觉到自己心里的阻塞难以疏通。

4. 疗养员出现了一个强烈的无法了解的梦境。

5. 咨询进程迟滞不前。

6. 疗养员在必须做出的决定中挣扎纠结。

7. 要修复一个已经无法再逃避的创伤时。

（五）注意事项

1. 参与治疗应根据自愿原则。

2. 在创造沙盘世界的过程中，疗养员间不能交流（包括口头语言和肢体语言），但可以与治疗师互动。

3. 如果对别人摆放的玩具感到不舒服，可以在沙盘内移动位置，但不可以拿回到玩具架上去。

4. 发言时的顺序应尽量顺应团体意愿，如果治疗师规定顺序，也应设定一个所有疗养员都不反对的统一规则。

五、生物反馈疗法

（一）定义

生物反馈疗法是利用现代生理科学仪器，通过人体内生理或病理信息的自身反馈，使疗养员经过特殊训练后，进行有意识的“意念”控制和心理训练，从而消除病理过程、恢复身心健康的新型心理治疗方法。

（二）特点

1. 治疗目的明确、直观有效、指标精确。

2. 方法独特，是现代物理学方法与心理学理论的完美结合。

3. 简单易学，治疗师和疗养员通过数次治疗可有效掌握。

(三)操作步骤

1. 在非常安静、光线柔和、温度26℃左右的治疗室内,求治者坐在一张有扶手的靠椅、沙发或是呈45°的躺椅上,解开紧束的领扣、腰带,换穿拖鞋或便鞋,坐时双腿不要交叉,以免受压。软垫宽椅使感觉舒服,头后有依托物更好。

2. 进行肌感练习,以达到消除紧张的目的。疗养员一边注意听仪器发出的声调变化,一边注意训练部位的肌肉系统,逐步让患者建立起肌感。肌肉放松程序依次为上肢、下肢、躯干(腹部、腰部、肩背部)、颈部、面部肌肉。首先做收缩与放松交替练习,最后做全身肌肉放松练习。

3. 训练疗养员学会生物反馈仪器使用方法。引导疗养员收缩与放松身体各个部位,并观察反馈仪显示器变化,理解各种信号含义及变化规律。

4. 给疗养员增加精神负荷,如连续滚算1～100加减法,或是回忆惊险和痛苦经历。观察各项指标变化情况,选择最敏感的反应指标,作为下一步训练的铆钉指标。在精神负荷下无显著变化的生物反馈指标,在以后的治疗中不予关注。

5. 每次治疗前的5分钟,记录基线数据或检查疗养员"家庭作业"所获成绩。

6. 使用生物反馈仪进行治疗。一个疗程10次左右,每周2次,其余5天在没有仪器的情况下自行练习。

7. 将仪器灵敏度减低,使疗养员适应性提高。

8. 疗养员在没有生物反馈仪的帮助下,也能够很好地掌控情绪。

(四)适用范围

1. 神经系统功能性病变与某些器质性病变所引起的局部肌肉痉挛、抽动、不全麻痹,如嚼肌痉挛、痉挛性斜颈、磨牙、面肌抽动与瘫痪、口吃、职业性肌痉挛、遗尿症、大便失禁等。

2. 焦虑症、恐怖症及与精神紧张有关的一些身心疾病。

3. 紧张性头痛。

4. 高血压、心律不齐、偏头痛、消化性溃疡、哮喘病、性功能障碍等。

(五)注意事项

1. 在实施生物反馈疗法前,必须向疗养员解释清楚治疗的目的和治疗方法,以消除其对电子仪器的顾虑。

2. 说明此疗法主要依靠自我训练来控制体内机能,仪器监测与反馈只是初步帮助自我训练的手段,而不是治疗的全过程。要每天练习并持之以恒,才会有良好效果,全部解释可用录音带播放,再做个别答疑和补充。

3. 严重智力缺陷者、5岁以下儿童、精神分裂症急性期、病因不明的,以及不愿意接受的疗养员也不能使用。

六、其他疗法

(一)精神动力学治疗

精神动力学派假定心理问题是由于其无意识的冲动及生活限制所造成的。这类治疗所关注的核心问题是疗养员的内心世界。

弗洛伊德精神分析学派将心理和精神障碍看作是个体无力很好地解决内心冲突所造成的,即本我的无意识的、非理性的冲动被超我抑制而产生的冲动。精神分析的治疗目标是重建个体心理内部的和谐,增加本我的表现机会、降低超我的过分要求,使自我的力量强大起来。

新弗洛伊德治疗更强调疗养员当前所处的社会环境、个体社会生活经历中具有持续影响的方面、个体社会动机和人际关系的角色、自我的动能和自我概念的重要性。

(二)行为治疗

主张异常行为和情绪也是通过条件反射习得的,提出通过条件作用原理和强化原理去矫正与心理障碍相关联的非适应性的行为模式。

1. *系统脱敏疗法* 首先培训疗养员放松自己的身体,然后对问题情境进行视觉想象。程度从最轻逐渐到最大,对恐怖症、焦虑症效果显著。

2. *厌恶疗法* 厌恶疗法与其他行为疗法的理论基础相同,以巴甫洛夫的经典条件反射学说和斯金纳的操作条件反射学说为指导方法,将要戒除的目标行为与某种不愉快的惩罚性刺激结合出现,以对抗原已形成的条件反射，形成新的条件反射，用新的行为习惯取代原有的不良行为习惯。

3. 小组治疗　小组治疗所提供的社会情境为参与者提供了学习与人进行沟通和理解的机会，并且使其有机会领悟自我意向为什么会与个人经验和意图有所不同。小组成员还能够证实自己的症状并非个人所独有，小组成员间可以提供治疗内的社会支持。

4. 经颅磁刺激治疗　经颅磁刺激治疗是一种在特定脑区给予刺激以达到治疗心理精神问题的技术。其作用原理是把绝缘线圈放在特定脑区的头皮上，当围绕线圈的强电流通过线圈时，就会产生 1.5 ~ 2.5T 的局部磁场，局部磁场会在大脑皮质表层产生继发性电流，产生的电流可影响神经细胞的功能。

（杨　群　崔军武　董效军　马竹静）

第三节　高原心理疾病的康复疗养

高原心理疾病的康复疗养非常重要，首先康复评估心理及精神状况：焦虑自评量表（SAS），症状自评量表（SCL－90）；艾森克个性问卷（EPQ）；汉密尔顿抑郁量表（HAMD）；生活事件量表（应激相关心理检测 LES）。其次进行自主神经功能检测；高原脱习服量表分析；匹兹堡睡眠质量指数量表（PSQI）检测。然后，根据情况制定心理疾病的康复疗养计划，组织实施。

一、焦虑障碍

（一）定义

焦虑障碍，又称焦虑性神经症，是一种以焦虑情绪为主要表现的神经症，包括急性焦虑和慢性焦虑两种临床相，常伴有头晕、胸闷、心悸、呼吸困难、口干、尿频、尿急、出汗、震颤等自主神经系统症状和运动性不安等，且焦虑并非实际威胁所引起，其紧张程度与现实情况不符。

（二）发病原因

1. 躯体疾病　躯体疾病或者生物功能障碍虽然不是引起焦虑症的唯一原因，但是，在某些情况下，患者的焦虑症状可以由躯体因素而引发，比如，甲状腺功能亢进、肾上腺肿瘤。

2. 自我认知过程　认知或是思维过程，在焦虑症状的形成中起着极其重要的作用。研究发现，焦虑障碍者比一般人更倾向于把模棱两可的、甚至是良性的事件解释成危机的先兆，更倾向于认为坏事情会落到他们头上，更倾向于认为失败在等待着他们，更倾向于低估自己对消极事件的控制能力。

3. 社会心理原因　是焦虑症产生的原因之一，如在有应激事件发生的情况下，更有可能出现焦虑症。由于应激行为的强化，在某些情况下会出现刺激和反应的错误联结，或者程度控制不当，使应激准备过程中积累或调用的心理能量得不到有效释放，持续紧张、心慌等，影响到后续行为。

（三）诊断标准

1. 以持续的原发性焦虑为主要症状，并符合两项

（1）经常或持续的无明确对象和固定内容的恐惧或提心吊胆。

（2）伴自主神经症状或运动不安。

2. 严重标准

（1）社会功能受损。

（2）患者难以忍受又无法解脱而感到痛苦。

3. 排除标准

（1）排除甲亢、高血压、冠心病等躯体疾病继发性焦虑。

（2）排除兴奋类药物过量，催眠镇静类药物或抗焦虑药物的戒断反应。

（四）康复疗养方法

1. 一般方法

（1）疗养环境　提供舒适并且安静的疗养环境，尽量减少不必要的外界刺激。

（2）疗养活动　安排简单轻松、愉悦身心的疗养活动，例如观景、参观等活动，分散疗养员注意力，缓解其焦虑情绪。

（3）健康教育　进行心理健康常识教育，让疗养员理解焦虑障碍“是什么、为什么、怎么办”。

（4）焦虑源筛查　摸查、锁定疗养员焦虑状况应激源，为选定心理疗养方法提供依据。

2. 心理方法

（1）认知行为疗法　认知行为疗法可引导疗养员认清自身不良情绪和行为的心理机制，从心理活动多个方面有效解决情绪和行为问题，是广泛性焦虑症和

惊恐障碍的首选疗法，疗程短，见效快。

(2)系统脱敏疗法　系统脱敏疗法通过对焦虑情绪从低强度到高强度循序渐进的直接处理，可快捷、有效的处理疗养员的焦虑问题，并且能够让疗养员学会自我调控的方法，可保证治疗长期有效。

(3)生物反馈疗法　生物反馈疗法以培养疗养员自我调控情绪和行为的能力为直接目标，通过反复训练和反馈刺激建立条件反射，最终使疗养员掌握应对和调控不良情况的方法与能力。

(4)催眠疗法　催眠疗法可以对焦虑的发病原因进行深入分析，并且能够从本质上改善焦虑症状，治疗需要时间较长，但对疗养员自我成长和完善具有全面推进的作用，疗效较为稳固。

3. 自然疗法

(1)温泉疗法　温泉水可有效改善疗养员全身血液循环，使其充分放松，令神经系统充分得到调节，从而达到缓解不良情绪和躯体症状的效果。

(2)足浴疗法　足疗可有效改善血液循环，舒经活络，促进内分泌激素分泌，消除疲劳，缓解神经系统紊乱症状和不良情绪。

4. 运动方法

(1)拳术疗法　太极拳等中国传统拳术运动，通过提高运动能力，可有效改善人体交感神经和副交感神经功能，从而达到缓解不良情绪和躯体症状的效果。

(2)舞蹈疗法　瑜伽等舞蹈类活动，可以帮助疗养员抒发情感、宣泄情绪，从而达到缓解身心症状的效果。

(3)可进行保健操、跑步、气功等活动。

5. 药物治疗

(1)苯二氮䓬类药物(又称为安定类药物)

优点是见效快，多在30～60分钟内起效，抗焦虑效果显著，价格较便宜。

缺点是效果持续时间短，不适合长期大量使用，且有可能产生依赖。

(2)抗抑郁药　焦虑会导致机体神经－内分泌系统出现紊乱，神经递质失衡，而抗抑郁药可使失衡的神经递质趋向正常，从而使焦虑症状消失，情绪恢复正常。

广泛性焦虑常用治疗药物是帕罗西汀(赛乐特)、艾司西酞普兰(来士普)、文拉法辛(博乐欣、怡诺思)、黛力新等。

惊恐发作常用治疗药物是帕罗西汀(赛乐特)、艾司西酞普兰、氯米帕明等。

(五)疗养效果评价

1. 治愈　焦虑情绪、惊恐体验和躯体症状全部消失，社会功能恢复正常。

2. 好转　焦虑情绪明显缓解，自主神经系统症状和运动性不安部分改善，社会功能部分恢复。

3. 无效　主要症状未见好转，社会功能未发现改善。

二、抑郁障碍的康复疗养

(一)定义

抑郁障碍又称抑郁症，是以显著而持久的心境低落为主要临床特征的心境障碍疾病。临床可见心境低落与其处境不相称，情绪的消沉可以从闷闷不乐到悲痛欲绝、自卑抑郁，甚至悲观厌世。可有自杀企图或行为，甚至发生木僵，部分病例有明显的焦虑和运动性激越，严重者可出现幻觉、妄想等精神病性症状。

(二)发病原因

1. 家族遗传　抑郁症与遗传有着密切联系。有抑郁症家族史的人，子女患抑郁症的比例比常人高出很多。

2. 社会环境　各种意外事件的打击，生活的不如意、工作的不顺心、家庭的破裂等都是造成抑郁的原因。

3. 不良习惯　药物使用不当、滥用，酗酒，均是加重抑郁症的恶性因素。

4. 疾病折磨　长期受到某些疾病的折磨，如脑血栓、心脏病、老年痴呆、糖尿病等，由于身体受到疾病的折磨而产生抑郁症情绪的疗养员不在少数。

5. 性格驱使　性格原因是导致抑郁症的重要因素之一，内向、谨慎、悲观、固执、敏感等性格特征明显者患抑郁症的比例远高于其他性格人群。

(三)诊断标准

1. 以情绪低落为基本症状

2. 应至少有下列症状中的4项

(1)对日常生活的兴趣下降或缺乏。

(2)精力明显减退,无明显原因的持续疲乏感。

(3)精神运动型迟滞或激越。

(4)自我评价过低,或自责,或有内疚感,甚至出现罪恶妄想。

(5)思维困难,或自觉思考能力显著下降。

(6)反复出现死亡的念头,或有自杀行为。

(7)失眠,或早醒,或睡眠过多。

(8)食欲不振,或体重明显减轻。

(9)性欲明显减退。

3. 严重程度标准(至少有以下情况之一)

(1)社会功能受损。

(2)给本人造成痛苦或不良后果。

4. 病程标准　症状至少持续2周。

5. 排除标准

(1)应排除由脑器质性疾病、躯体疾病和精神活性物质所导致的抑郁。

(2)抑郁症疗养员可出现幻觉、妄想等症状,但应注意与精神分裂症相鉴别。

(四)康复疗养方法

1. 一般疗法

(1)鼓励疗养员积极参加集体活动,与其他疗养员和工作人员充分互动,活跃人际氛围。

(2)协助疗养员采用“二分法”对自身当前状态进行评估,力求客观评价,努力发现积极因素。

(3)鼓励疗养员经常沐浴、理发、换衣,营造新气象。

(4)合理膳食,多进食富含维生素的豆质类食品,促进神经胆碱分泌。

2. 心理疗法

(1)认知行为疗法　认知行为疗法可引导疗养员认清自身当前状况并非由于客观环境的不利造成,而是因为自己的不良认知,识别出其认知系统中的非理性成分,并指导其以合理的思维方式替代不合理的思维方式。

(2)电痉挛疗法　电痉挛疗法是一种快速而有效的治疗方法,用一定量的电流通过脑部,激发中枢神经系统放电,使全身肌肉有节奏地抽搐。此法在专业医生的操作下,疗养员可在几乎感受不到痛苦的情况下有效改善抑郁状况,有效率可达70% ~90%。

(3)人际关系治疗　侧重于解决促成抑郁症问题的人际关系和社会关系。通过学习如何更有效地与他人交往,抑郁症疗养员能够减少日常生活中的冲突,获得家人和朋友的支持。

(4)心理动力学治疗　引导疗养员充分进行自我反省,揭示和了解可导致抑郁症的情绪冲突,进而解决在早期生活中没有解决的冲突。

(5)其他疗法　正念疗法、催眠疗法、沙盘疗法等心理治疗方法也可对抑郁障碍有一定治愈效果。

3. 运动疗法　同焦虑性障碍。

4. 药物疗法

(1)目前一线的抗抑郁剂主要为选择性5-羟色胺再摄取抑制剂类药物,如帕罗西汀、舍曲林、氟西汀、西酞普兰、氟伏沙明等,俗称“五朵金花”。

(2)5-羟色胺和去甲肾上腺素再摄取抑制剂类药物,如文拉法辛、度洛西汀。此类药物疗效肯定,起效较快,有明显的抗抑郁及抗焦虑作用。对难治性病例亦有效。

(3)去甲肾上腺素和特异性5-羟色胺能抗抑郁药,如米氮平,有良好的抗抑郁、抗焦虑及改善睡眠作用,口服吸收快,起效快,抗胆碱能作用小,有镇静作用,对性功能几乎没有影响。

(4)三环类及四环类抗抑郁药,如丙咪嗪、氯米帕明、阿米替林及多塞平、马普替林等。

(5)单胺氧化酶抑制剂,代表药物如吗氯贝胺。

(6)其他抗抑郁药,如安非他酮,去甲肾上腺素、5-羟色胺、多巴胺再摄取的弱抑制剂,对单胺氧化酶没有抑制作用,适用于抑郁症以及双相抑郁,优势为对体重以及性功能影响小。

(7)对于一些焦虑明显,伴有睡眠障碍的疗养员,可以短期使用一些苯二氮䓬类(安定类)药物或者一些新型的助眠药物,如唑吡坦、佐匹克隆。对于一些症状严重,甚至伴有精神病性症状的疗养员,可以合并抗精神病药物治疗。

(五)疗养效果评价

1. 治愈　以抑郁为核心的精神症状及体征完全消失。

2. 好转　以抑郁为核心的精神症状及体征未完全消失但明显减轻。

3. 无效　以抑郁为核心的精神症状及体征未见好转。

三、躯体化障碍康复疗养

(一)定义

躯体化障碍是一种慢性精神疾病，其主要特征是存在一种或多种经常反复变化的、可涉及身体任何系统和器官的躯体症状，其中许多无法用医学来解释，经各种医学检查不能证实有任何器质性病变，常导致疗养员长期反复就医和存在显著的社会功能障碍。常为慢性波动性病程，且多伴有社会、人际或家庭行为方面的严重障碍。

(二)发病原因

躯体化障碍的确切病因尚不明确，近些年来的研究提示，这类疾病与下列因素有关：

1. 遗传　报道认为躯体化障碍与遗传易感素质有关。对一组慢性功能性疼痛的研究证明，其阳性家族史明显高于器质性疼痛，多因素分析显示家庭遗传史与疼痛量成正相关。

2. 个性　研究发现，不论男女患者其 MMPI 的廓图均呈 1、2、3、7 型，其两点编码基本符合神经症的性格特征。有“神经质”个性的疗养员，更多地把注意力集中于自身的躯体不适及其相关事件，导致感觉阈降低，增加了对躯体感觉的敏感性，易于产生各种躯体不适和疼痛。另有研究发现，躯体化障碍患者常合并一定的人格障碍，以被动依赖型、表演型、敏感攻击型较多见。

3. 神经生理和神经心理研究　有人发现躯体化障碍的疗养员存在着脑干网状结构注意和唤醒功能的改变，有关脑功能不对称的研究把转换障碍的感觉、注意和情绪改变与大脑右半球信息处理过程方式联系起来，对躯体形式障碍的脑研究指向第二感觉区(S11)，该区似乎特别适合被用来解释其神经生理和神经心理的动力学机制。有人认为在情绪冲突时体内的神经内分泌、自主神经及血液生化改变导致血管、内脏器官、肌张力等改变，这些生理反应被疗养员感受为躯体症状。

4. 心理社会因素

(1)潜意识获益　精神分析学派的观点认为，这类躯体症状可以在潜意识中为疗养员提供两种获益，一是通过变相发泄缓解情绪冲突；二是通过呈现患病角色，可以回避不愿承担的责任并取得关心和照顾。

(2)认知作用　疗养员的人格特征及不良心境可影响认知过程，导致对感知的敏感和扩大化，使疗养员对躯体信息的感觉增强，选择性地注意躯体感觉并以躯体疾病来解释这种倾向，增强了与疾病有关的联想和记忆及对自身健康的负性评价。

(3)述情障碍　有人认为，文化程度低的人不善于用语言表达其深藏的感情，即所谓“述情障碍”。Lesser 认为述情障碍是一种长期存在的人格特征，疗养员不善于表达其内心冲突，描述躯体不比情感表达更容易，甚至于难以区分是内心感情还是躯体感觉。有人认为疗养员在情绪体验的自我感受和言语表达方面存在严重缺陷，其情绪体验没有传达到大脑皮质并通过语言符号表达出来，而是经过自主神经形成所谓的“器官语言”释放出来。

(4)生活事件　Dantzer 强调生活事件与躯体之间的联系。Bacon 发现生活事件与身体主诉成正比，还发现负性事件的刺激量研究组高于对照组，生活事件与疼痛量成正相关。研究组的社会支持总分明显低于对照组，与疼痛量成负相关。生活事件中以长期性应激为主。

(5)社会文化因素　有研究发现，躯体化障碍特别多见于中老年妇女且文化程度较低者。还有研究显示慢性功能性疼痛也多见于女性文化程度较低者。有人认为情绪的表达受特定的社会文化影响，无论在 20 世纪以前的西方社会，还是今天的发展中国家或发达地区的基层社会，负性情绪都常常被看成是无能耻辱的表现，从而阻碍了该类情绪的直接表露，而躯体不适的主诉则是一种“合法”途径。在这种文化背景下，疗养员会自觉或不自觉地掩饰、否认，甚至于不能感受到自己的情绪体验，而关注自身的躯体不适。尽管症状的发生和持续与不愉快的生活事件、困难、心理因素或内心冲突密切相关，但患者也常否认心理因素的存在，拒绝探讨心理病因的可能。

(三)诊断标准

1. 症状标准

(1)符合躯体化障碍的诊断标准。

(2)以多种多样、反复出现、经常变化的躯体症状为主,在下列4组症状之中,至少有2组:

①胃肠道症状,如:腹痛;恶心;腹胀或胀气;嘴里无味或舌苔过厚;呕吐或反胃;大便次数多、稀便,或水样便。

②呼吸循环系症状,如:气短;胸痛。

③泌尿生殖系症状,如:排尿困难或尿频;生殖器或其周围不适感;异常的或大量的阴道分泌物。

④皮肤症状或疼痛症状,如:瘢痕;肢体或关节疼痛、麻木,或刺痛感。

(3)体检和实验室检查不能发现躯体障碍的证据,不能对症状的严重性、变异性、持续性或继发的社会功能损害做出合理解释。

(4)对上述症状的优势观念使患者痛苦,不断求诊,或要求进行各种检查,但检查结果阴性和医生的合理解释,均不能打消其疑虑。

(5)存在自主神经活动亢进的症状,但不占主导地位。

2. 严重标准　常伴有社会、人际及家庭行为方面长期存在的严重障碍。

3. 病程标准　符合症状标准和严重标准已至少2年。

4. 排除标准　排除精神分裂症及其相关障碍、心境精神障碍、适应障碍,或惊恐障碍。

(四)康复疗养方法

1. 一般疗法

(1)提供安全、理解、关怀、温馨的环境和氛围。

(2)开展心理卫生常识教育,帮助疗养员形成对于其疾病和问题的正确认识。

(3)组织疗养员结成小组,互帮互助。

(4)引导疗养员主动倾诉,宣泄压力。

2. 心理疗法

(1)支持疗法　支持疗法通过对疗养员出现的心理和躯体症状的直接干预,并给予充分关注,以维持其心身的基本稳定状态,为其他疗法发挥作用打下基础。

(2)放松训练　通过放松训练,疗养员可充分掌握有效的自我放松方法,从而拮抗心理与生理症状,进而调节自主神经系统功能,以达到治愈目的。

(3)心理动力学治疗　心理动力学治疗可帮助疗养员深入探究并领悟症状背后的内在心理冲突,对于症状的彻底缓解有效。

(4)森田疗法　森田疗法使疗养员了解症状本质,对症状采取接纳和共存的态度,对于缓解疾病症状、提高生活质量有效。

(5)催眠疗法　催眠疗法对暗示性较强的疗养员有较好的效果,可有效改善躯体和情绪症状。

(6)其他疗法　系统脱敏疗法、生物反馈疗法、精神分析疗法、经颅磁疗法也可对部分躯体化障碍疗养员产生较好的治疗效果。

3. 运动疗养方法和其他疗养方法　同焦虑障碍。

4. 药物治疗　躯体化障碍疗养员常常会有焦虑和抑郁症状,可用小剂量抗抑郁药如选择性5-羟色胺再摄取抑制剂以改善疗养员的不良情绪,减轻症状。小剂量的抗焦虑药可以部分改善躯体化障碍疗养员的症状。

(五)疗养效果评价

1. 治愈　躯体化障碍症状完全消失。

2. 好转　躯体化障碍症状未完全消失但明显减轻。

3. 无效　躯体化障碍症状未见好转。

(杨　群　崔军武　董效军　马竹静　张恩达)

第七章 >>>

常见皮肤疾病的康复疗养

我国西藏、青海等地处青藏高原，属于典型的高原大陆性气候，对人体最大的影响就是低氧，缺氧可引起各系统机能一系列的应激反应，从而使机体发生暂时性的功能紊乱。加之高原地区交通不便、文化生活单调，官兵易出现强迫、焦虑、抑郁等症状，因此神经性皮炎、斑秃、银屑病、荨麻疹等与精神因素有关的皮肤病发病率较高。在野外执勤、训练时间长，冻疮、手足皲裂较常发生。从调查的统计资料来看，皮肤病患者较多，但病种较少，主要是湿疹皮炎、荨麻疹等过敏性皮肤病较多，其次是疥疮，感染性皮肤病如痤疮、扁平疣等。

第一节 真菌性皮肤病

真菌是真核生物，最基本结构是菌丝或孢子，已发现的真菌有 8000 多个菌属，150 余万种，能使人和动物感染的有 400 多种，称为致病性真菌。常见致病菌为 100 多种，分病原性真菌和条件致病真菌两大类。凡是由真菌引起的疾病统称为真菌病，可以分为浅表真菌病、皮肤真菌病、皮下组织真菌病和系统真菌病。前两类统称浅部真菌病，后两类称深部真菌病。浅部真菌病是指真菌引起的表皮、指甲或毛发的感染，而表皮以下组织或器官的真菌感染则称为深部真菌病，主要侵犯内脏器官、骨骼、中枢神经系统，也可侵犯皮肤和黏膜。

一、常见真菌性皮肤病

真菌喜温暖潮湿环境，最适生长温度 22℃ ~ 36℃，相对湿度 95% ~100%，最适 pH5.0 ~6.5，浅部真菌的最适温度是 22℃ ~28℃，深部真菌的最适温度是 37℃，凡是 37℃ 能生长的真菌，25℃ 也能生长。

（一）浅部皮肤真菌病

浅部皮肤真菌病感染仅限于皮肤角质层和附属器如毛发、甲板和羽毛等部位，通称为癣，头癣、体癣、手足癣、股癣、甲癣是以部位命名的，花斑癣、叠瓦癣是以形态特征命名的，后者的病原菌也不同于一般的癣。真菌在生长过程中有从中间向四周离心性生长的倾向，所以很多平滑皮肤癣都是圆形或环形的。

凡能引起含角蛋白组织如皮肤、毛发、甲感染的真菌称为皮肤真菌，通常分为三个属，即毛癣菌属、表皮癣菌属与小孢子菌属。其中，表皮癣菌能引起花斑癣，这是一种嗜脂性酵母菌，通常广泛寄生于正常人的皮肤而不致病。小孢子菌很少侵犯甲，但这三个属都可以侵犯表皮。此外，还有卵圆形糠秕孢，各种内外因素作用下，由酵母相转变为菌丝相时，才能引起疾病。

1. 临床表现

（1）体癣　又名圆癣，俗称钱癣，主要是由红色毛癣菌和须癣毛癣菌以及铁锈色小孢子菌等引起。可由于与患者直接接触或间接接触患者污染的澡盆、浴巾或内衣等引起，更可由患者原有的手癣、足癣、股癣、甲癣、头癣等蔓延、传染而来，多数与机体抵抗力低密切相关。多好发于面、前臂及腰部。初为红斑、红色丘疹或丘疱疹，继之脱屑，离心性扩大，中央退行或自愈，形成硬币或更大的境界清楚的红斑，边缘则由丘疹或丘疱疹环绕，呈隆起的堤状，上覆细小鳞屑。皮疹融合可形成多环状或地图状大片红斑，少数病例可出现两三圈的同心圆形皮疹。自觉症状均为瘙痒。在野战部队中，体癣常沿腰带周围分布，有时可广泛分布于全身。

（2）股癣　病原菌主要是红色毛癣菌、絮状表皮癣菌和须癣毛癣菌，有时白色念珠菌也好侵犯腹股沟部位而呈红斑脱屑性斑片，其边缘有丘疱疹。本病在温热潮湿的季节易于发生，所以热区野战部队本病多见，会造成烂裆。实为体癣的一型，原发皮损如同体癣，沿腹股沟离心性扩大形成环形红斑，边呈弧形或半弧形，边缘丘疹、鳞屑明显。陈旧性病变色素明显加深，且常伴有苔藓化，严重患者病变可扩展到阴阜、下腹部、会阴及臀部。自觉瘙痒，每年夏季易于复发。

(3)阴囊及阴茎癣　以往常将其忽略，或是误诊为是其他疾病，如维生素 B_2 缺乏或阴囊湿疹，可为继发性，或原发性。开始较局限，呈界限清楚或不清楚的红色斑片，上覆细小鳞屑，位于阴囊一侧，皮损渐扩大，侵及对侧阴囊皮肤，呈弥漫性皮肤发红脱屑，有时可见较多的粟粒大小的丘疱疹，顶端多覆血清痂或血痂，而无环状或弧状排列倾向，只有侵及股部邻近皮肤时才表现出环状排列的特征，病期久时阴囊皮肤明显粗糙、苔藓化。阴茎癣基本上表现为体癣样损害，呈明显的环状或弧状排列，有时亦可累及龟头。阴囊癣瘙痒剧烈，极易湿疹化或继发感染，局部渗出显著增加且潮湿，走路摩擦时疼痛明显，为严重的烂裆，常影响部队战斗力及情绪。

(4)手足癣　足癣为最常见的皮肤真菌病，在50%～95%的人可发生。手癣多由足癣传染而来，其临床表现与足癣相似。一般可以将其分为3型。

①水疱型或汗疱型：是一种急性活动型手足癣，常在足跖、趾间、足侧或手掌、指侧出现群集或散在的深在性小水疱，粟粒至绿豆大小，疱液澄清，疱壁较厚，不易破裂，干燥后形成糠状鳞屑，自觉瘙痒，常继发细菌感染。

②鳞屑角化型：最为常见，为片状红斑，伴角质弥漫变厚、粗糙、脱屑，开始常为单个指(趾)，继而可以扩展到整个手掌或足跖，大多干燥无汗。一般以冬天为重，可发生皲裂，尤以足跟及指端为甚，自觉轻度瘙痒，若有皲裂则可出现疼痛，影响工作或走路。

③浸渍糜烂型：又称间擦型或趾间型，多见于手足汗多、肥胖或经常穿胶鞋者，好发部位为4～5及3～4指(趾)间，因为这 些部位皮肤薄嫩，接触紧密，不透气，易潮湿。表现为湿润、角质浸渍发白，常有表皮剥脱，露出潮红的糜烂面，有少量渗液。自觉剧痒，搔抓后最易继发化脓性感染，引起淋巴管炎、淋巴结炎、丹毒或蜂窝织炎，影响下肢活动。

上述三型可互相转化。手癣常为单侧，足癣常对称发生。病变夏季活动，多表现为水疱型或浸渍糜烂型；冬季静止或隐匿，多表现为鳞屑角化型。

(5)头癣　主要致病菌为许兰毛癣菌、犬小孢子菌和断发毛癣菌等。主要是由直接或间接接触患者或患病的动物引起，真菌侵入头发后不一定都致头癣，与机体对真菌的抵抗力有密切关系。头癣多发于儿童，受累的毛发依侵犯的真菌和部位而表现不同，有黄癣、白癣、黑癣和脓癣。近几年，由于宠物热，头癣患者有所增加。

(6)甲真菌病　分两种，一种是由皮癣菌侵犯甲板或甲下引起，即传统意义上的甲癣，主要致病菌有红色毛癣菌、石膏样毛癣菌、絮状表皮癣菌；另一种是由非皮癣菌及酵母菌等真菌引起，主要致病菌是白色念珠菌、短帚霉菌、黄曲霉、淡灰曲霉等，大多见于营养不良性甲。临床上甲癣分四型。①远端侧位甲下型；②近端甲下型；③真菌性白甲型(浅表性白色甲癣)；④全甲营养不良型。本病为皮癣菌中最顽固、最难治的一种，应引起重视，因为搔抓易将病菌带至别处造成感染。

(7)花斑癣　俗称汗斑或花斑糠疹，致病菌为糠批马拉色菌。初起为毛囊性斑疹或丘疹，圆形点状，上覆微细的鳞屑，以后渐扩大、融合成大片不规则的淡褐色斑，周围往往可见散在新起的点状皮损。好发于皮脂腺丰富的部位，如胸、背、颈、上腹部，亦可见于四肢近侧端，少数亦可见于面部，皮疹夏秋扩展，冬季减退，遗留浅的色素减退斑，其原因可能为花斑癣菌的某些代谢产物可干扰黑色素的形成，或者是直接由于病菌和鳞屑的遮挡紫外线作用。自觉微痒，出汗后更为明显。本病在部队中很为常见，但军事意义不大。

(8)癣菌疹　是由于原发真菌感染灶释放出真菌抗原，通过血液循环在病灶以外的皮肤上发生抗原抗体反应，呈现一种变态反应性损害。其临床特点为患者有活动的癣病灶，病灶消退，癣菌疹亦消失，局部有痒感，真菌检查一般呈阴性(但真菌病灶处真菌检查阳性)，癣菌素试验呈强阳性。临床分成三型：①急性播散性癣菌疹常为毛囊性、苔藓样或鳞屑性损害，主要分布于躯干，呈针头大的尖或平顶状苔藓样丘疹，常形成环状鳞屑性斑片，原发损害部位可出现小水疱。本型多见于头癣患者，可伴有发热、厌食、全身性淋巴结肿大、脾肿大以及白细胞增多等。②疹样癣菌疹主要见于足部真菌感染，可在手掌及指侧有疹样反应，损害多为水疱性，剧痒，有时甚至有压痛，可继发细菌感染。③结节性红斑、远心性环状红斑、游走性栓塞性脉管炎、丹毒样及荨麻疹样癣菌疹等实际上也是疹样癣菌疹的各种不同表现，只是损害为非水疱性，且不只局限于手掌及指侧。因此除了积极治疗原发病灶外，还应全身应用抗组织胺类药物。

2. 诊断　根据各种不同癣病的好发部位及损害特征，不难诊断，如有疑问，可进一步做真菌直接镜检，即可确诊，必要时还可做真菌培养并进行菌种鉴定。

3. 鉴别诊断

(1)体癣鉴别

①玫瑰糠疹：损害往往较多，主要分布于躯干和四肢近心端，皮损呈椭圆形，其长轴与皮纹或肋骨走行方向一致，真菌检查阴性，对于先驱斑，更应注意与体癣鉴别。

②钱币状湿疹：最易与体癣混淆，本病好发于四肢，呈圆形暗红色斑片，表面常有小水疱、点状糜烂、渗液及结痂，无中央退行、边缘活动的现象，病情与季节无关。

③慢性单纯性苔藓：好发于颈后、肘部、腘窝和腰骶部，局部皮肤肥厚，苔藓化，无活动性边缘。

(2)股癣及阴囊癣鉴别

①阴囊湿疹：瘙痒剧烈，局部皮损以皮肤肥厚、苔藓化为主，有时有糜烂渗出，皮损发展与季节关系不甚密切。

②维生素 B_2 缺乏病：主要不易与本病红斑鳞屑型病变区分，本病初起时，阴囊皮肤干燥、紧张，以后弥漫性发红脱屑，上覆白色鳞屑或棕黄色结痂，常伴有舌炎、唇炎、口角炎症状，在同一伙食单位中有集体发病之倾向。

③红癣：由微小棒状杆菌引起而非真菌病，侵犯阴股部时常在靠近阴囊的部位出现对称性淡黄色或红色的鳞屑斑，或表面呈皱纹纸样改变，边界清楚，但无丘疹、水疱，中央无自愈倾向，自觉症状轻微。

(3)手足癣鉴别

①鞋子皮炎：多是由塑料鞋引起的接触性皮炎，常对称发生在与鞋子接触的部位，急性或亚急性过程。

②湿疹：常对称发生于手足背或指(趾)背面，呈淡红色皮肤浸润和增厚，境界不清。

③汗疱疹：好发于手指侧面及手掌边缘，对称性出现散在或密集水疱，常与多汗伴发。

(二)深部真菌病

主要致病菌为着色芽生菌、曲霉菌和念珠菌。念珠菌引起的疾病非常多见，既可引起浅部真菌病，又可以引起深部真菌病念珠菌病。先着重介绍下念珠菌引起的真菌病。念珠菌病是念珠菌引起的急性、亚急性或慢性感染，皮肤、黏膜、内脏器官均可受累。

1. 病因及发病机制　念珠菌又称假丝酵母菌、类酵母菌，其种类很多，至少有 8 种人类致病菌，主要致病菌为白色念珠菌和热带念珠菌。念珠菌为人体正常菌群之一，存在于健康人的皮肤、口腔、消化道、阴道中，在正常情况下，由于机体的特异性免疫和非特异性免疫，念珠菌与机体处于共生状态，并不致病。是否发病取决于菌种的致病性和宿主的抵抗力。引起抵抗力下降的因素有：①屏障破坏，如机械性摩擦、化学刺激、水浸渍等；②全身因素如免疫缺陷、恶性肿瘤、氮质血症、肝病、糖尿病、维生素缺乏、烧伤、类固醇皮质激素与免疫抑制剂的应用；③菌群失调，尤其是长期大剂量应用抗生素，因而近年来念珠菌病，特别是内脏念珠菌病发病率逐渐增高。在热区，尤其是野战条件下，会阴部由于分泌的汗液大量增多，加之股部、阴囊与内裤的摩擦，又不能及时进行清洗，造成会阴部皮肤浸渍，进而继发念珠菌感染，造成烂裆。

2. 临床表现　部队常见的皮肤念珠菌病及甲病的临床表现如下。

(1)念珠菌性包皮龟头炎　常见于包皮过长患者，在包皮内板、龟头、冠状沟等处潮红，有许多散在米粒大小的红色丘疹，甚至糜烂性红斑，表面覆有白膜或脓苔。

(2)念珠菌性甲沟炎及甲病　甲沟红肿，类似化脓性甲沟炎，质硬，但仅有压痛而无液波感，亦不破溃流脓，甲受累时甲板增厚，有沟纹，但仍保持其光泽而不变脆,无甲下碎屑积聚。甲半月消失或下陷。

(3)擦烂性念珠菌病　婴儿常在尿布部位、成人多在臀部、股部、腋窝、颈部或指(趾)间等摩擦部位发病,为境界清楚的红斑,边缘有浸软的膜状脱屑,周围有散在的小水疱或脓疱,继之糜烂渗出,自觉瘙痒。

(4)阴囊念珠菌病　是热区野战部队的常见病之一,轻者局部潮红脱屑,重者在阴囊中线两侧对称分布大小不等淡红褐色斑片,表面覆有灰白色或灰褐色鳞屑,界限不一定清楚。少数患者股部可见粟粒大小红色丘疹或脓疱,上覆鳞屑。自觉瘙痒,常因抓破而易继发细菌感染。

3.诊断　皮肤念珠菌病的特征是好发于摩擦部位,呈红色斑片或糜烂,上覆鳞屑,界限清楚。真菌直接镜检须见到呈寄生状态的假菌丝,结合临床表现才可确诊。

二、康复疗养指征

若在疗养期间发生,可给予相应处理。

三、康复疗养评估

包括:病史采集,包括患者既往病史、临床表现、服用药物、平常的生活方式和运动习惯等;辅助检查包括血常规、血生化、心电图、放射线及超声等;疾病严重度评估、生活质量评估和心理评估等。自主神经功能检测;高原脱习服量表分析;匹兹堡睡眠质量指数量表(PSQI)检测。

四、康复疗养方法

1.护理　三级护理,选择空气清新、环境宁静的疗养地,生活规律,避免过度疲劳、精神紧张及各种外界刺激,如:热水烫洗、暴力搔抓、过度洗拭及其他患者敏感的物质(毛织品)。

2.饮食　要清淡,避免辛、辣等刺激性食物,忌烟酒。

3.自然疗养因子疗法　采用矿泉浴、日光浴、森林浴等,注意用品消毒隔离,预防接触传播。

4.物理疗法

(1)紫外线疗法　杀菌止痒效果明显,尤其是对继发感染有抗炎作用。采用局部照射治疗,使用于体癣、头癣、手足癣等,剂量用2~3级红斑量每日递增2~3MED,1次/d,5~10次为1疗程。注意照射时应保护眼睛,以免发生电光性眼炎。

(2)超声波柳酸透入疗法　适用于手足癣,用10%柳酸钠涂擦皮损区,超声波计量0.5~1W/cm^2,移动法,每次10~20min,1次/(1~2)d,10次为1疗程。

5.浅部真菌病药物治疗　浅部真菌病的治疗比较顽固,甚至部分官兵认为是不可治愈的,因此须提高患者思想认识。只要认真对待,用药正确,疗程足够(1~6月),同时注意手套、鞋袜、内衣等的消毒,是完全能治愈的。其治疗原则是:对于体股癣、花斑癣、水疱型手足癣均可用复铜液、阿柳酊、复柳酯或咪唑类、联苯苄唑类霜剂,鳞屑角化型手足癣及冬季皮肤干燥皲裂时应尽量用软膏或霜剂。浸渍糜烂型手足癣宜用较温和的抗真菌制剂,如治癣必妥软膏、美克乳膏、复方酮康唑霜、复方达克宁霜。如糜烂渗液较多时必须湿敷,如1:5000呋喃西林液、0.5%新霉素液或1:500黄柏煎液,如化脓感染,须局部及全身应用抗菌药物,先治疗细菌感染,待化脓性感染消退后再治疗癣病,对于面部、阴囊部等皮肤薄嫩处,不宜用高浓度水杨酸制剂,以免造成刺激。如疗程不够,则易复发,目前治疗癣病的药物包括西药及中药,种类较多,除少数泛发的、顽固的癣病如头癣、甲癣可口服灰黄霉素、伊曲康唑(斯皮仁诺)外,一般癣病只需外用药物即可。

常用的外用抗真菌药物有苯甲酸、水杨酸、醋酸、硫黄、联苯苄唑类药物(如孚琪乳膏、治癣必妥软膏、必伏凝胶)、咪唑类药物(如克霉唑癣药水、达克宁霜)、中药如足癣一次净与足光粉等。

6.深部真菌病药物治疗　皮肤念珠菌病外用疗法效果良好,去除诱因,减少或避免接触水,透气,一般可在1~2周内治愈,如治疗顽抗,则应考虑有无糖尿病等其他疾患。对指间糜烂、甲沟炎患者,外用药物如各种咪唑类抗真菌药物霜剂或溶液、1%~2%龙胆紫溶液、制霉菌素制剂、中药冰硼散等可供选择。皮损面积大、局部治疗效果不好者可口服氟康唑、5-氟胞嘧啶、伊曲康唑等。

7.预防

(1)注意个人卫生　不要共用毛巾、浴巾、拖鞋等生活用品,以免交叉感染,皮肤瘙痒时不能搔抓。手足癣患者不要撕皮屑,洗完脚后手要洗干净,尤其是有手癣、甲癣的患者,不要全身搔抓,以免传至它处。

(2)卫生宣传　可通过卫生讲课、幻灯片、黑板报等方式进行广泛的宣传教育。

(3)改善环境卫生　结合部队驻地建设,努力改善环境卫生,定期消毒,更换防潮被褥。

(4)充分供应预防药品　国内设计的各种防癣裤、袜、鞋等均有一定的防真菌作用,可供应前线部队,无水阵地可用野战清洗剂,如阴囊清洗巾、微型浴包、战地爽身粉等,不仅可以防癣,还可以预防其他皮肤病。

(5)推广简易的个人预防措施　我国亚热带驻军总结了洗、晒、扇、擦四字防癣经验。洗即尽可能利用雨水、岩石滴水擦洗皮肤;晒是利用射入洞内的阳光照晒皮肤;扇是夏季战士每人一把扇子,常扇腰部、外阴部,保持皮肤干燥;擦是经常用擦拭纸、柔软的布或手帕擦拭外阴、腰部等皱褶部位的皮肤。

(6)不要乱用各种成药　尤其是氟轻松、皮炎平、乐肤液等单含类固醇皮质激素制剂,另一方面也不能急于求成,滥用一些刺激性很强的药物,如杀烈癣、脚癣一次净等,尤其是皮肤薄嫩部位使用易引起接触性皮炎,加重病情。

五、疗效评定

1. 治愈　自觉症状及体征完全消失,视力恢复,客观检查无异常。

2. 显效　自觉症状及体征明显减轻,视力明显恢复。

3. 好转　自觉症状减轻,视力改善。

（董晓新）

第二节　化脓性皮肤病

一、病因

化脓性皮肤病或称脓皮病,是由普通化脓球菌引起的皮肤感染,病原菌主要为葡萄球菌、链球菌。

葡萄球菌和链球菌广泛分布于自然界,如水及空气中,正常人的皮肤和黏膜上也可寄居有这两类细菌,但通常并不致病,如皮肤遭受损伤、机体抵抗力下降、细菌毒力增强或其数量增多的情况下,人体即易于发生化脓性感染,热区野战部队由于自然环境恶劣,天气潮湿炎热、生活条件艰苦,个人卫生不良,皮肤易受山石、植物茎叶的损伤以及昆虫的叮咬,因而化脓性皮肤病的发病率显著增高,且常常是非战斗减员的重要原因。

二、化脓性皮肤病的范围

通常包括:由葡萄球菌感染引起的脓疱性毛囊炎、单纯性毛囊炎、疖及痈;由链球菌引起的丹毒、蜂窝织炎,以及由这两类细菌单独或混合感染引起的脓疱疮与深脓疱疮。除此之外的其他一些化脓性疾病在部队中罕见,所有这些化脓性皮肤病尽管其疾病种类不一,发病部位不同,但却有其共同的病理变化和临床表现,局部组织的炎症反应,严重时可以坏死与化脓,在临床上表现为局限性红、肿、热、痛,以及可能的功能障碍,细菌或其毒素入血后产生全身症状,在防治上这一类疾病也应遵循共同的原则和规律,即注意个人卫生,适当隔离消毒,尽早全身或局部应用抗生素,如已化脓,则须排脓。

三、类型

(一)疖与疖病

疖是一种急性化脓性毛囊及其周围组织的感染。反复发作、经久不愈或同时有多数疖发生时则称为疖病。在热区野战部队中,疖和疖病经常可以遇到,其发病率仅次于脓疱疮而居于化脓性皮肤病的第二位。

1. 病因　病原菌主要为金黄色葡萄球菌,其次为白色葡萄球菌。在全身性疾病如糖尿病、慢性肾炎、贫血、营养不良及长期应用类固醇皮质激素等情况下,易发本病,而部队中则主要与皮肤损伤及卫生不良有关。新战士不适应部队生活,尤易发病。

2. 临床表现　疖可发生在全身任何有毛发部位,尤常见于头、面、颈项及臀部,病变初为圆锥形毛囊性炎性丘疹,基质浸润明显,但很快增大,形成2～3cm直径大小之紫红色结节,伴有红肿热痛,3～5d后,结节中央变软顶部出现黄白色坏死的脓头,下有脓栓,脓栓周围组织逐渐化脓变软,遂有波动感,脓栓及脓液排出后,患者顿觉爽快,以后溃疡愈合,形成瘢痕。

面部尤其是鼻根与两口角间的危险三角区内的疖有很大的危险性,由于这一区域内有丰富的血管和淋巴管,静脉缺乏瓣膜,挤压后细菌栓子易沿静脉逆流至颅内,引起海绵窦血栓性静脉炎或脑脓肿,死亡率很高,应引起重视。

疖的全身症状一般轻微,疖病时尤其身体虚弱患者,常有恶寒、发热、附近淋巴结肿大,甚至演变为痈,有时可致急性骨髓炎或内脏转移性脓肿,以至发生脓毒血症或败血症。

3. 实验室检查　白细胞计数及中性粒细胞升高,脓液培养可证实致病菌。

4. 诊断　根据毛囊性痛性结节,红肿明显,中央有脓头,自觉疼痛及压痛,即可做出诊断。

5. 鉴别诊断

(1)化脓性汗腺炎　为大汗腺的化脓性炎症,仅见于腋窝、肛周、外阴、乳晕等部位,其红、肿、疼痛程度均较疖为轻,且中央部无脓头。

(2)多发性汗腺脓肿　这是小汗腺的化脓性炎症,俗称假疖,局部温度不增高,疼痛不著,中央无脓头,多见于体弱小儿。

(3)痈　痈是由金黄色葡萄球菌引起的一簇相邻毛囊的深部化脓性感染,由病原菌同时侵入这组毛囊所致,也可由邻近多个疖融合而成,诱发因素同疖及疖病。

(二)丹毒

丹毒俗称流火,系由溶血性链球菌引起的皮肤或黏膜、皮下组织内淋巴管及周围组织炎症,部队中夏秋季多见,大都继发于足癣。

1. 病因　病原菌为A组B型,偶有C型和G型溶血性链球菌,常自小的皮肤损伤处侵入,或通过血行感染,亦可通过污染的器械、敷料等引起感染,因而小腿是丹毒最好发的部位,多由足癣或昆虫叮咬所致,其次是面部,多由挖鼻孔、剃须所致,营养不良、机体抵抗力低易促使本病的发生。

2. 临床表现　起病急促,常先有恶寒、高热、头痛、恶心、呕吐等全身症状,数小时后局部出现境界清楚的水肿性红斑,表面紧张发亮,迅速向周围扩大,有时皮损表面出现水疱,疱壁较厚,内容物清亮或浑浊,而中央部的红肿可以较前减轻,致边缘清楚,并稍隆起,然面部皮肤组织因较为疏松,边缘可不甚显著,在躯干部之皮损可呈岛屿状向外扩延,呈游走性,亦不如小腿部丹毒那样典型。患部自觉疼痛,并有明显压痛,表面温度增高,附近淋巴结亦肿大压痛,经1~2周后红肿渐行消退,局部遗留色素增深斑或脱屑,严重患者可反复发作,以致患部淋巴管堵塞,组织增生,形成慢性淋巴水肿,年老体弱患者尚可合并肾炎或败血症。

3. 诊断　根据患者突然畏寒、发热,局部出现境界清楚的水肿性红斑,有疼痛及压痛,白细胞计数及中性粒细胞升高,可以做出诊断。

4. 鉴别诊断

(1)血管性水肿　亦为突然发作之局限性大片水肿,表面不红,无自觉疼痛及压痛,无全身症状,白细胞计数及中性粒细胞不升高。

(2)蜂窝织炎　是皮肤和皮下组织或其下更深部组织的弥漫性化脓性炎症。病原菌主要是溶血性链球菌,其次为金黄色葡萄球菌,初起时局部组织呈弥漫性红肿,境界不清,并有显著凹陷性水肿,自觉疼痛。严重者可发生水疱,炎症继续扩展出现全身症状如畏寒、发热、纳差、头痛等。附近淋巴结肿大压痛,病变范围很快扩大,近中心部常呈紫红色隆起,进而化脓形成脓肿。

四、康复疗养指征及疗养地选择

无严重并发症的化脓性皮肤病(脓毒血症或败血症)的治疗与康复期均适宜疗养。选择海拔2000m以下的山地、森林、海滨、矿泉疗养地。

五、康复疗养评估

包括:病史采集,包括患者既往病史、临床表现、服用药物、平常的生活方式和运动习惯等;辅助检查包括血常规、血生化、心电图、放射线及超声等;疾病严重度评估、生活质量评估和心理评估等。自主神经功能检测;高原脱习服量表分析;匹兹堡睡眠质量指数量表(PSQI)检测。

六、康复疗养方法

1. 护理　病情稳定者给予三级护理,选择空气清新、环境宁静的疗养地,生活规律,避免过度疲劳、精神紧张。

2. 饮食　要清淡,避免辛、辣等刺激性食物,忌烟酒。

3. 自然疗养因子疗法　采用日光浴、森林浴等,注意用品消毒隔离,预防接触传播。

4. 物理疗法

(1)紫外线疗法　采用局部照射治疗,用于体癣、头癣、手足癣等化脓性皮肤病,计量用2～3级红斑量,每日递增2～3MED,1次/d,5～10次为1疗程。注意照射时应保护眼睛,以免发生电光性眼炎。

(2)高频电疗　短波、超短波,根据不同部位、时期选择无热量、微热量,8～10min,1次/d,脓头破溃后可适当加量,1次/d。

5. 药物治疗

(1)疖与疖病

①局部治疗:早期未化脓者以促进炎症吸收消散为主,局部可热敷,中草药如蒲公英、紫花地丁、马齿苋、鱼腥草等捣烂外敷,效果更好,或外用3%碘酊、20%鱼石脂软膏,效果可靠,有条件时可采用理疗如紫外线、红外线、超短波治疗等。已化脓者可手术,切忌挤捏和早期切开,危险三角区内的疖严禁挤压。

②全身治疗:有全身症状或较大疖,宜早期给予抗生素,首选青霉素类、头孢类、大环内酯类或喹诺酮类抗生素,或中药五味消毒饮及鱼腥草,可使病变局限,早日消退。

③疖病的治疗:除上述治疗方法外,应仔细寻找发病诱因,积极治疗全身疾病,加强营养,可肌注γ球蛋白、自家菌苗或多价菌苗等可增强机体免疫力。

(2)丹毒

①局部治疗:可用25%～50%硫酸镁溶液热敷或用3%硼酸、1/5000呋喃西林溶液等湿敷。鲜马齿苋捣烂或煎水敷患处亦可减轻炎症。

②全身治疗:宜早期应用大剂量抗菌药物,如青霉素、红霉素或氧氟沙星等,待症状消退后宜继续用一周,以免复发。中药黄连解毒汤亦有良效,高热可加犀角或水牛角。

七、疗效评定

1. 治愈　皮损症状及体征完全消失。

2. 显效　皮损症状、体征明显减少。

3. 好转　症状、体征减轻。

八、预防

定期洗澡,经常曝晒及更换内衣,尽量不要挖鼻孔,积极治疗各种瘙痒性皮肤病,被患者脓性分泌物污染的物品要进行消毒。

(董晓新)

第三节　变态反应性皮肤病

一、变态反应性皮肤病分类

(一)接触性皮炎

接触性皮炎是由于皮肤接触各种刺激性或变应性物质所引起的急性皮肤炎症。从发病机制来看可分原发性刺激和变态反应两种。前者的致病物质作用很强,任何人与其接触后都可发生皮炎,刺激性很强者如强酸、强碱、化学毒剂(军用毒剂)接触后在很短时间即可发病;另一类刺激性较弱,须长时间接触才能致病,如某些有机溶剂、去污剂、肥皂等;后者只有少数人在接触致敏物质后经一定的潜伏期再发病,这一类物质基本上无刺激性,主要是在接触部位及其附近发生皮炎。

能够引起接触性皮炎的物质种类很多,按其性质大体可分为3类。①植物性:如某些植物的叶、茎、花、果、汁液等,常见的有漆树、荨麻、除虫菊、银杏、补骨脂、猫眼草、无花果、芒果等,尤其是生漆,是我国热区最常见而又作用最强的致敏物。②动物性:如动物的皮毛和羽毛、昆虫毒毛和毒素、羊毛制品等。③化学性:其种类繁多,常见的有金属及其制品如镍、铬、铅、汞,日常用品如肥皂、洗涤剂、塑料、橡胶制品,化妆品如油彩、染发水、冷烫液、香膏,外用药品如汞剂、磺胺药、抗生素、局部麻醉药、中药药膏,杀虫剂如六氯苯、敌百虫、乐果、除虫菊脂,化工原料如汽油、油漆、染料、机油、甲醇、酚等。

1. 临床表现　表现为非特异性急性皮肤炎症,但由于接触物的性质、浓度、接触方式及个体的反应性不同,因而其所发生皮炎的形态、范围及严重程度也不同,可呈急性、亚急性或慢性过程。急性者起病较急,在接触部出现境界清楚的红斑或小的红色丘疹、丘疱疹,轻度水肿,严重时局部红肿明显,其上有多数丘疹、水疱,甚至大疱,疱液清亮,水疱破后则有糜烂渗出,干后结痂。较强烈的原发性刺激则可使皮肤出现坏死与溃疡,发生于组织疏松部位如眼睑、口唇、包皮、阴囊时肿胀常明显,致患部皮肤发亮,皮肤纹理消失,而边界不甚清楚。亚急性和慢性者由于接触物刺激性较弱、浓度较低,为轻度红斑、丘疹,境界不清,或是呈慢性湿疹样改变,皮损轻度增生及苔藓样变。

皮损发生部位与接触相关刺激物有关,一般好发于暴露部位如手背、前臂、面部等处。如接触物为固体或液体,皮炎的范围常与接触面相一致;如贴膏药过敏时,可发生与膏药形态相一致的皮炎;对表带过敏时可出现与表带形态相一致的皮炎;如接触物为气体、挥发性液体或粉尘时,则皮炎多呈弥漫性而无一定的明显界限;但多于身体暴露部位严重,有时,由于搔抓可将过敏原从患部带到其他部位,致使远离部位也发生皮炎,机体敏感性很高时,皮炎可呈泛发性。自觉症状通常是瘙痒、烧灼感或胀痛感,少数严重病例可有发热、头痛等全身症状。

本病病程有自限性,当去除病因经过适当治疗后,一般可于1~2周内痊愈,愈后遗留暂时性色素增深或色素减退斑,除溃疡型外,无瘢痕形成。

病愈后如再次接触致敏物质可再发病,反复发作或处理不当可转变为亚急性或慢性皮炎,出现苔藓样变或湿疹样变。

2. 诊断　根据接触史和皮损特征,皮损常局限于接触部位,呈急性单一形态,去除病因后易治愈、易诊断。当病因不明或接触数种致敏物,必须明确时,可以做斑贴试验。斑贴试验是诊断接触性皮炎、明确致敏物简单而有效的方法。

3. 鉴别诊断　本病应与急性湿疹鉴别,其鉴别要点如表4-7-1所示。

表4-7-1　接触性皮炎与急性湿疹鉴别

	接触性皮炎	急性湿疹
病因	常有明显致病外因	不明,病因复杂
发病部位	接触部位,尤其是暴露部位	身体任何部位,而以肢体屈侧多见
皮损特点	单一性,炎症较著,可有大疱,甚至坏死	多形性,炎症常较轻,不发生大疱或坏死
境界	常较明显	常不明显
自觉症状	灼痒或胀痛感,较轻	剧烈瘙痒
病程	去除病因后较快痊愈	较长,常迁延复发
斑贴试验	常为阳性	常为阴性

(二)湿疹

湿疹是由多种内外因素引起的真皮浅层及表皮炎症,病因复杂,是一种原因不明的渗出性皮炎。一般分为急性、亚急性、慢性三个阶段,临床上表现为多形性皮损,并具有对称性、复发性的特点,急性期以丘疹为主,有渗出倾向,慢性损害则主要表现为皮肤浸润肥厚,自觉剧烈瘙痒。本病部队多见,常由于继发感染而造成部队的非战斗减员。

湿疹的原因主要包括外在因素及内在因素。外在因素包括生活环境、气候条件、日光、紫外线、多汗、摩擦、动物皮毛、花粉、尘螨、微生物、各种化学物质等,食物如牛奶、鸡蛋、鱼、虾、蟹、韭菜、葱、蒜等。内在因素包括各种感染病灶、肠道寄生虫病,神经精神因素如精神紧张、疲劳,内分泌及代谢改变如月经紊乱、妊娠等,血液循环障碍如小腿静脉曲张等,某些湿疹则与遗传因素有关。总之,湿疹是由内外因子引起的细胞免疫反应,即由Ⅳ型变态反应所致,但遗传因素在其发生与发展中具有重要作用。

1. 临床表现

(1)急性湿疹　起病较急,表现为原发性和多形性皮疹,有红斑、丘疹、丘疱疹、水疱、点状糜烂、渗出、结痂等,界限不清。由于搔抓,各种原发疹破后呈明显点状糜烂,并有浆液不断渗出,甚至继发感染,变成脓疱,形成脓痂,甚至伴有淋巴结肿大、发热等。如合并单纯疱疹病毒感染,可形成严重的疱症性湿疹,常对称分布,自觉剧烈瘙痒,食用刺激性食物或不适当的局部刺激如肥皂、热水烫洗或搔抓后可使病情加重。急性湿疹病程较短,经适当治疗数周内可愈,但易复发。

(2)亚急性湿疹　一般多由急性湿疹未及时治疗或处理不当演变而来,红肿减轻及渗出减少,皮损主要表现为丘疹、鳞屑、结痂,或有少数丘疱疹、水疱及点状糜烂,有轻度浸润。自觉症状为剧烈瘙痒。可因为多次暴露于致敏原或处理不当而导致急性发作或加重,或久治不愈发展为慢性。

(3)慢性湿疹　可由急性、亚急性湿疹反复发作演变而来,或一开始即为慢性湿疹。好发于手、足、小腿、肘窝、股部、乳房、外阴、肛门等处,多对称发病。患部皮肤浸润增厚,色素加深,或减退,表面粗糙,呈苔藓化,有少许鳞屑或结痂,剧痒,常呈阵发性。病程中可有急性发作而渗出较为明显。手足部及关节部位的慢性湿疹常使皮肤失去弹性而易于发生皲裂,自觉疼痛。

2. 诊断与鉴别诊断　主要根据病史、临床表现和病程一般诊断不难,急性湿疹应与急性接触性皮炎鉴别,慢性湿疹与慢性单纯性苔藓相鉴别。慢性单纯性苔藓好发于颈、肘及骶骨部,典型的苔藓样变无多形性皮疹,无渗出。手足部湿疹应与手足癣相鉴别,后者开始常为单侧,渐累及对侧,夏季有水疱、瘙痒,病变扩展,在手足背之损害界限清楚,指趾间常有浸渍,甲可变灰,真菌检查阳性。阴囊湿疹应与维生素 B_2 缺乏病及阴囊皮肤真菌病相鉴别,维生素 B_2 缺乏病常于冬春季在同一伙食单位集体发病,除阴囊病变外,尚伴有舌炎、唇炎、口角炎症状,补充维生素 B_2 可很快见效,阴囊皮肤真菌病多见于夏季,常伴股、臀部癣,真菌直接镜检阳性。

(三)荨麻疹

荨麻疹俗称鬼风疙瘩,是由于皮肤黏膜小血管反应性扩张及渗透性增加而产生的一种局限性水肿性反应。其特征是在皮肤黏膜上出现大小不等、形状不一的风团,伴剧烈瘙痒,起消迅速,消退不留痕迹。与前述的接触性皮炎和湿疹一起,常与水土不服有关。

荨麻疹的原因复杂,各种内外因素均可诱使其发作。根据致病因素的性质通常可将其分为以下几类:食物(鱼、虾蟹、蛋等)、吸入物(动物皮毛、花粉、尘螨等)、感染、药物、化学因素(如化妆品、驱虫剂、动物的毒素)、内部疾病(如结缔组织病、恶性肿瘤、慢性病灶、胃肠功能紊乱)、内分泌功能失调、神经因素(精神紧张、疲劳、感情冲动、条件反射等)、物理因素(如日光、寒冷、热、压力、摩擦等)、遗传因素。寒冷性荨麻疹是北方常见的皮肤病。

1. 临床表现　一般将其分为急性与慢性荨麻疹,急性荨麻疹的病期较短,一般于3～5d或1～2周即痊愈;慢性荨麻疹的病期较长,均在2个月以上,反复发作,可持续数月至数年。一般说来,急性荨麻疹起病较急,多由食物、药物、化学药品的过敏反应或其他疾病引起;慢性荨麻疹一般情况较轻,风团时多时少,多由精神神经因素、内分泌功能失调、慢性病灶、肠寄生虫病或物理因素引起。

荨麻疹的皮损表现均为风团,血清渗出急剧时呈苍白色,表面似橘皮样。初发时可仅为红斑,风团大小、形态与数目因时而异,自觉剧痒,发疹迅速,持续数分钟至数小时后消退,不留痕迹,常频繁发作,有时可呈现出血性或大疱。部分患者有皮肤划痕症,以手指或钝器刺激皮肤后,可于局部发生条状水肿。风团发生于黏膜,舌、咽、喉部的水肿可以引起呼吸困难,胃肠道黏膜水肿引起恶心、呕吐、腹痛,有时如同急腹症症状,然而无肌紧张。全身水肿严重时可由于有效血容量不足而引起血压降低、抽搐、晕厥等,须及时抢救。过敏性休克样症状若伴有高热、寒战、脉速等全身中毒症状,应特别警惕有无严重感染,如败血症等可能。

特殊类型的荨麻疹,如食物性荨麻疹,常由动物蛋白性食物,尤其是由已有变质者如鱼、虾、蟹、蛋、牛奶引起,植物性食物常见的有竹笋、蘑菇、草莓、菠萝、李子、香料等,另外由于过食肉类、鱼类(暴饮暴食)而产生的荨麻疹,称为蛋白胨性荨麻疹,过节或会餐时易见到。吸入性荨麻疹多是由水土不服造成的,部队换防、轮战、开进时容易见到这类患者,常见的致病因素有花粉、动物羽毛、真菌、甲醛、除虫菊等,其致病隐袭,患者往往不易察觉发病原因,极易造成慢性发病,且常与过敏性鼻炎或支气管哮喘并发。

寒冷性荨麻疹分家族性和获得性,后者较常见。接触冷风、冷水或冷物后,暴露或接触冷物的部位产生风团或斑状水肿,有时进食冷饮后可引起口腔和喉头水肿。

2. 诊断及鉴别诊断　根据皮疹为风团，起病迅速，消退后留痕迹及各型荨麻疹的特点，可做出诊断，关键问题在于明确病因，尤其是慢性患者，须详细询问病史、仔细进行体格检查和实验室检查，才能给予合理治疗。注意与丘疹性荨麻疹、急腹症、血清病等鉴别。

二、康复疗养指征及疗养地选择

急、慢性接触性皮炎，无严重并发症的湿疹、轻型药疹、重型药疹的稳定期及恢复期均适合疗养。选择海拔2000m以下的山地、风景、海滨、湖滨气候疗养地和矿泉疗养地。

三、康复疗养评估

包括：病史采集，包括患者既往病史、临床表现、服用药物、平常的生活方式和运动习惯等；辅助检查包括血常规、血生化、心电图、放射线及超声等；疾病严重度评估、生活质量评估和心理评估等。自主神经功能检测；高原脱习服量表分析；匹兹堡睡眠质量指数量表（PSQI）检测。

四、康复疗养方法

1. 护理　三级护理，避免劳累、精神紧张及再次接触已知的过敏原。勿用肥皂及热水烫洗。

2. 饮食　饮食清淡，避免辛辣刺激性食物，忌烟酒。

3. 自然疗养因子疗法

（1）矿泉疗法　选用碳酸泉、氡泉、温泉浸浴，水温36℃～38℃，20min/次，1次/d，20次为1疗程。

（2）日光浴　全身或局部照射疗法。

4. 物理疗法

（1）接触性皮炎

①紫外线疗法：采用红斑量或亚红斑量照射。开始时3～4MED，每次增加1～2MED，每日或隔日1次；如用亚红斑量紫外线照射，从1/2 MED，1次/d，6～8次为1疗程。红斑量紫外线照射用于出现水疱破溃糜烂或有继发感染时。

②旋磁法：将磁头直接置于患区，10～15min/次，1次/d，如范围较大，可同时将两个旋磁头置于病变区或分区进行治疗。有止痒、镇静、消炎、消肿等作用。

③耳磁法：将磁珠用胶布固定在耳穴上，常用神门、皮质下及相应部位的敏感点。

④蓝光照射法：15～20min/次，1次/d，用于渗出液较多的患者，通过蓝光照射，促进渗出吸收，使其干燥，并有镇静止痒的作用。

⑤达松伐疗法　用蕈状电极在病灶区采用移动法治疗，中等剂量，6～12min/次，1次/d，6～10次为1疗程。用于红肿、丘疹型与瘙痒显著者。

⑥超短波疗法：应用无热量或微热量，电极置于患处，10～15min/次，适用于红、肿或有继发感染时。

（2）湿疹

①蓝光疗法：病灶处照射，15min/次，1次/d，10～15次为1疗程。

②紫外线疗法：采用局部病灶照射治疗。急性湿疹适用于小剂量紫外线照射，计量从1/2MED开始，每日递增1/4MED，1次/（1～2）d，6次为1疗程。如照射处皮肤出现渗出，应停止治疗。

③红外线疗法：对急性湿疹且有渗出者，可用红外线照射，促使渗出物吸收，15min/次，1次/d，10～15次为1疗程。

④达松伐疗法：用蕈状电极，中至强剂量，对慢性湿疹皮损区进行移动式治疗，8～10min/次。

还可选用超短波、长波电疗法、磁疗等。

5. 体育疗法　选用跑步等体育锻炼，以增强免疫系统功能。

6. 心理疗法　进行心理疏导，避免精神紧张，消除焦虑，树立信心，帮助寻找和除去致病因素。

7. 药物治疗

（1）接触性皮炎　治疗原则是寻找病因，脱离接触物，积极对症处理。

①内用疗法：轻者一般无须全身治疗，重者或面积大者可口服抗组胺药物、维生素C或静注葡萄糖酸钙，更严重的患者可口服或静滴类固醇皮质激素。有继发感染时可给予抗生素，或清热利湿解毒中药。

②外用疗法：可按急性、亚急性和慢性皮疹的治疗原则处理，急性炎症无渗出时可用止痒扑粉、炉甘石洗剂或锌氧洗剂，有水疱、糜烂、渗出时须湿敷，可用3%硼酸、1∶5000呋喃西林、1∶500黄柏水、茶叶水或生理盐水等；亚急性炎症仅有少量渗出，须用糊膏，如呋喃西林糊膏、雷夫奴尔糊膏；慢性炎症主要是用

软膏、霜剂或硬膏，如复方松馏油软膏、皮炎灵硬膏、皮炎平软膏、皮康霜；顽固的局限性肥厚性苔藓样损害可用去炎松局部封闭。

③已接触到强烈刺激性物品后应立即用大量清水冲洗，勿搔抓，同时应避免应用刺激性药物。

④中医中药：以清热、解毒、祛湿为主。可用防风通圣散或龙胆泻肝汤加减。

(2)湿疹　积极寻找病因，避免各种可疑的致病因素，如鱼虾过敏者禁忌食鱼虾，清除体内慢性感染灶。发病期避免辛辣食物及酒类。内服及外用药治疗见接触性皮炎。

(3)荨麻疹　其根本治疗在于寻找并去除病因，如禁食致敏食物或药物，有感染时应用抗生素并去除病灶，通畅消化道，促进排泄等。以抗组胺、降低血管通透性、对症处理为基本原则。

①抗组胺药物：对各型荨麻疹均有效，此类药物能与组胺竞争细胞感受器，从而阻断组胺的作用，达到镇静、止痒、抗炎作用，常用的为 H_1 受体拮抗剂，如非那根、扑尔敏、赛庚定、酮替芬等第一代抗组胺药，每日 3 次，每次 1 ~2 片。对慢性患者，可与 H_2 受体拮抗剂如甲氰咪呱或雷尼替丁并用，效果较好，而单独应用 H_2 受体拮抗剂则无效。对于驾驶员、高空作业人员、学习和工作要求高度集中精力者，可选无嗜睡作用或嗜睡作用轻的第二代抗组胺药，如盐酸西替利嗪、氯雷他定等。

②钙剂：可以降低血管壁的通透性，如 10% 葡萄糖酸钙、5% 溴化钙静脉注射，每日 1 次，每次 10ml，可与维生素 C 并用，增强疗效，减少钙剂注射时的副作用。

③收缩血管药物：如肾上腺素、异丙肾上腺素或麻黄素，对于重症、急症如喉头水肿、胃肠痉挛、低血压者尤为适用。可皮下、肌内注射或口含，并可重复应用，对高血压和心脏病患者慎用。腹痛者可予解痉药如普鲁苯辛、654 –2、阿托品等。

④类固醇皮质激素：适用于严重患者，尤其是血清病型且伴有休克或喉头水肿者，可以口服或静脉滴注，而一般患者尤其是慢性患者不宜采用。

⑤其他药物：主要用于慢性者，如氯喹，0. 25g，2 次/d，利血平 0. 25mg，3 次/d，维生素 K_3 4mg，3 次/d，止血环酸 0. 25g，3 次/d，硫代硫酸钠 0. 64 ~1g 静脉注射，1 次/d。

⑥中药：急性者以祛风清热为主，方用疏风清热饮，寒冷型荨麻疹多属风寒型，治以表散风寒、调和营卫，方用麻桂各半汤加减或荆防化疹汤。慢性者以养血安神为主，方用麻黄蝉衣汤（麻黄、蝉衣、生地、当归、黄连、甘草），该方对各型患者均适用。

⑦针刺疗法：取穴曲池、合谷、足三里、三阴交，急性患者尤为适用。

⑧局部处理：外用清凉止痒制剂即可，如锌氧洗剂、炉甘石洗剂，或樟树叶煎水熏洗等。冬季则用有止痒作用的乳剂，如苯海拉明霜。

五、疗效评定

1. 治愈　皮损，药疹和痒感完全消失。

2. 显效　皮损、药疹大部分消失，痒感明显减轻。

3. 好转　皮损、药疹部分消失，痒感减轻。

4. 无效　皮损、药疹和痒感均无改变。

六、预防

1. 接触性皮炎　首先是找出致敏原因并积极去除，愈后不能再接触此致敏物或与其化学结构相类似的物质。在治疗过程中应尽量避免采用刺激性或易致敏的外用药。当接触强烈刺激性物品后应立即用大量清水冲洗，勿搔抓，同时应避免应用刺激性药物。

2. 湿疹　避免过度搔抓、洗烫及外用刺激性药品等。

3. 荨麻疹　经常清洗口腔，有口腔糜烂可用 2% 碳酸氢钠溶液漱口。

（董晓新　张恩达）

第四节　高原指甲凹陷症

高原指甲凹陷症又称反甲，是高原地区的一种常见病，多发生在我国西藏、青海、新疆等海拔 2000m 以上高原地区的人群中。高原指甲凹陷症对生命虽无直接危害，但重者可因出血、疼痛而给患者带来痛苦，影响生活与正常工作，因此应加强对本症的研究和防治。

一、发病情况

在新疆、西藏和青海高原现场调查的结果表明，高原指甲凹陷症发病情况如下：

1. 民族　汉族的总发病率为48.47%，藏族的总发病率为34.38%。

2. 性别　汉族男性发病率为48.63%，汉族女性发病率为48.20%，男女无差异。藏族男性发病率为28.57%，藏族女性发病率为40.81%，藏族女性明显高于藏族男性。

3. 年龄　各年龄段之间无明显变化。

4. 职业　重体力劳动者发病率为52.40%，一般劳动者为42.14%，重体力劳动者发病率高于一般劳动者。从工种来看，重劳动者中养路工发病率最高，为84.62%，一般劳动者中炊事员发病率最高，为71.24%。

5. 海拔高度　随海拔高度升高该病发病率增高。新疆海拔2090m地区发病率为36.80%，海拔3200m地区发病率为78.10%；西藏海拔2250m地区发病率为50.90%，海拔3600m地区发病率为60.40%；青海海拔4640m地区发病率为80.11%，海拔4830m地区发病率为75.61%，4550m地区发病率为42.50%。上述三个地区发病率不同，可能与各地检查对象、工种不同有关。

6. 移居高原时间　发病率与高原移居时间的关系与所在地区及工作性质有关。在青海对进入海拔3700m地区筑路工人的调查结果表明，进入该地区后，指甲凹陷发生较快，第一个月即出现变化，头4个月发病率可达92.30%；在新疆对进驻3200m域名筑路工人的调查也得到类似的结果，头5个月的发病率可达75.60%，以后逐渐减少；对新疆巴仑台(2000m)工人的调查结果则与此不同，工人进入该地区后每年都有发病，发病率大致相同。一般发病初期症状较轻，以后逐渐加重，但有时也能自行好转，特别是当劳动强度减轻或转移到低海拔地区时，好转程度尤为明显。

1983年我们对新疆高原边防施工部队中不同海拔高度的2000名官兵进行了调查，发现的164例高原指甲凹陷症病例的情况是：海拔3000～3800m处发病率为5.00%，而5000～5380m处发病率为22.00%；无冷水刺激者发病率为2.40%，经常刺激者为21.00%；办公室工作人员发病率为4.50%，重体力劳动者发病率为18.60%；蔬菜充足者发病率为0.50%，极度缺乏者高达34.80%；移居高原2个月以内者发病率为0.40%，6个月者为12.60%。

7. 左右手及各指发病情况　右手发病率高于左手。以拇指、食指和中指的发病率最高，且凹陷程度甚重，无名指和小指发病率最低，凹陷程度也最低。

二、发病机制

高原指甲凹陷症发病机制目前尚未充分阐明，可能与下列因素有关：

1. 高原缺氧　本症一般都是到高原后逐渐发病，回平原后又逐渐好转自愈，故高原缺氧可能是一个重要因素。本病有其发病规律，重体力劳动者多于轻体力劳动者，右手多于左手，拇、食、中指多于无名指和小指，说明劳动强度大的指端最易发生。

高原低氧环境可引起人体动脉血氧饱和度下降，致使组织(特别是末梢组织)缺氧，引起指甲的营养代谢障碍，再加上机体在高原适应过程中发生血流重新分配(脑血管、冠状动脉等扩张，血流量增加，皮肤及肢体小血管收缩，血流量减少)，以保证重要脏器的氧供应，同时也加重了末梢组织缺血缺氧，而在劳动强度大的肢体和手指耗氧量也大，使指甲变得粗糙、干脆而易损伤。随海拔高度增高，缺氧程度加重，发病人数增多，缺氧可能是高原地区指甲凹陷症的重要原因。

有人认为该病与高原适应能力有关。在实际工作中，也常有一些医生仅根据发生指甲凹陷而宣布患者为高原适应不全。据调查，指甲凹陷症患者同时合并各型高原病者仅占4.70%，可见其与高原病的关系不明显。此外，长期观察发现，指甲凹陷症患者在高原地区劳动、生活均正常，对健康无明显影响。此外，世居藏族也可发生本病。因此我们认为本病并不反映整体高原适应能力的不足。

2. 营养因素　Babcock、Hamilton(1955年)曾注意到长期饥饿、手指瘫痪或固定等因素能使指甲生长速度减慢。缺铁性贫血、代谢增强的甲状腺功能亢进以及造成局部指端缺血的雷诺病皆可出现指甲凹陷症，说明指甲凹陷症与营养不良有一定的关系。高原地区，寒冷和交通不便，影响蔬菜生产和食物供应，当营养供给充足时,有些患者指甲凹陷能够恢复。

维生素:营养调查和生化检查均可看到指甲凹陷症患者维生素 A、核黄素和抗坏血酸不足或缺乏,当用维生素进行治疗时,有些指甲凹陷可以减轻或恢复,多种维生素的效果更为明显。所以认为维生素缺乏可能是指甲凹陷症的原因。但也有资料报道,维生素缺乏与指甲凹陷症的发生没有内在联系。

铁:有人认为本病的发病基本原因与高原上相对的缺铁性贫血有关。G. R. Hogen 报道了婴儿缺铁和指甲凹陷症的关系。因此有人推测,是否因高原膳食中铁供给不足,或因高原红细胞代偿性增多,体内相对性缺铁而引起高原指甲凹陷症的发生。但高原地区膳食调查显示,铁的摄取量每人每天为 19.2 ~ 58.5mg,超过一般平原正常人的需要量(15mg)。另外,红细胞、血红蛋白、血清铁含量,未见到指甲凹陷症患者比指甲正常者明显降低;用硫酸亚铁和抗坏血酸进行治疗,也未得到肯定结果。所以高原指甲凹陷症发生的原因,尚不能认为与缺铁有关。

含硫氨基酸:含硫氨基酸是角蛋白的重要组成成分。1959 年 Jalili 等发现贫血患者的指甲胱氨酸含量下降,而指甲凹陷症患者的含量尤低,认为膳食中含硫氨基酸缺乏是指甲凹陷症发生的原因,并证明增加膳食中氨基酸和蛋白质的供给量,可以治愈指甲凹陷症。但在高原营养调查时看到,含硫氨基酸的摄取量每日为 2.44 ~ 5.45g,基本能满足健康成人的正常需要量(2 ~ 2.5g),血浆蛋白含量和尿中肌酐、肌酸排出量均在平原正常范围内,未出现蛋白质代谢异常现象。高原地区指甲凹陷症是否也与此有关,尚须进行研究。

3. 冷水刺激　高原地区水温较低,手指与水接触,末梢血管痉挛及指甲直接受到浸渍,可能是本病发生的重要诱因。寒冷使血管收缩、血流速度减慢,在高原,如双手长期暴露在低温环境中可加重末梢组织缺氧。这也是炊事员和长期在野外工作的养路工人指甲凹陷症发病率明显高于从事其他工种人员的原因。当减少与水接触后可逐渐好转自愈。

4. 移居高原时间　进入高原半年发病率最高,除摄入维生素不足外,主要可能是代偿性红细胞增多,致指端微循环进一步障碍。

5. 微循环障碍　在高原调查指甲凹陷症发病率时看到,经常接触冷水的人员指甲凹陷症发病率明显高于不常接触冷水的人。检查发现,指甲凹陷症患者甲皱血管袢数减少,渗血现象增多,血容积图振幅降低,模拟劳动时手指甲皱皮温下降,以拇指下降得最多,中指次之,小指最少,且其与指甲凹陷症的发生成正相关。这可能是两手在劳动时,拇指、食指和中指的肌肉收缩较强,分布到这些手指的血管受到的压迫较大,流经的血液减少较多,不能满足这些手指组织对氧和营养物质的需要,因而引起指甲凹陷症。用改善微循环的外用药局部贴敷,在甲皱血管袢数增多的同时,指甲凹陷得到改善或痊愈,所以认为指甲凹陷是与局部血液供给受到影响和缺氧有关。因此,高原寒冷和缺氧引起的局部血液循环障碍,可能是高原指甲凹陷症发生的原因之一。

总之,高原指甲凹陷症的发生,与高原低氧、劳动强度大、维生素等营养物质摄入量少及指端微循环障碍等综合因素有一定关系,但也有些事实和现象并不完全如此,特别是指甲凹陷症不仅发生在高原,在平原地区也有发生,并且表现出明显的地域性,即多发生在西藏、新疆、青海、陕北及东北一带,而在江浙闽粤等地未见报道。可见指甲凹陷症发生的原因比较复杂,是否在指甲凹陷症多发地区,存在着某种未知环境因素,尚须进一步研究。

三、临床表现

1. 自觉症状　早期可无自觉症状,表现为指甲表面粗涩无光泽,继而指甲扁平或轻度凹陷;有时整个甲板呈波纹状。当指甲继续凹陷时,甲板周缘肥厚翘起,有时出现裂口、流血,感到局部疼痛,特别当手指碰到外界物体或接触到刺激性液体时,局部剧痛难忍,但无周身症状。高原指甲凹陷症与高原病各型之间无恒定的内在联系,高原习服良好者也可发生指甲凹陷。患者返回平原后 1 ~ 2 月内即可逐渐恢复正常。

2. 指甲凹陷类型　根据指甲凹陷程度和症状轻重可分为三度。

(1)轻度(Ⅰ度)　指甲扁平,出现纵纹和纵沟,形如起皱,色泽尚可。

(2)中度(Ⅱ度) 指甲前端下陷,中段突起,呈鸭嘴状,光泽减退,常伴有纵纹,或有多数下陷的小凹与隆起的小脊相间,致表面凹凸不平。

(3)重度(Ⅲ度) 甲板增厚,失去光泽,粗糙灰暗,脆弱易折,凹陷呈匙状,或似鞍形。少数指甲边缘翻起与甲床下软组织裂开,出血、疼痛,甚至部分指甲脆裂脱失。

在指甲凹陷类型中以Ⅰ度所占比例最大,Ⅱ度次之,Ⅲ度最少。未发现手指功能障碍。

双手受累频度,均以拇指最高,食指次之,以后按指序。右手受累频度高于左手。中度、重度指甲凹陷多发生于双手拇指,食指次之。

部分有慢性高原反应或其他型高原病的患者,此时指甲凹陷仅是肢端缺氧的一个局部表现。

高原指甲凹陷症的病情常受季节、海拔高度、劳动强度和营养供应等的影响而变化。一般温暖季节、海拔低、劳动强度小和营养供应充足时,指甲凹陷程度减轻,尤其返回平原时,在1~2个月内均可恢复正常,再入高原又可复发。

另一类型的指甲改变,即小杵状指,它与一般杵状指不同。一般杵状指多呈鼓槌状,而小杵状指系指甲凸起,很似表盖状,指甲下常有小出血点,发病率较低,与指甲凹陷症不同,它多见于小指、中指,而且完全无症状。故末梢组织缺氧为什么在肺心病患者中多导致杵状指,而在贫血患者中导致匙形指,高原低氧环境中大部分患者发生指甲凹陷,而少部分患者发生小杵状指,这其中的发病机制,还有待进一步阐明。

四、康复疗养指征及疗养地选择

高原指甲凹陷症患者均适于疗养。选择海拔2000m以下的山地、森林、海滨、矿泉疗养地。

五、康复疗养评估

包括:高原病史采集,包括患者既往病史、临床表现、服用药物、平常的生活方式和运动习惯等;辅助检查包括血常规、血生化、心电图、放射线及超声等;疾病严重度评估、生活质量评估和心理评估等。自主神经功能检测;高原脱习服量表分析;匹兹堡睡眠质量指数量表(PSQI)检测。

六、康复疗养方法

高原指甲凹陷症自发现以来,人们对其病因和治疗方法不断进行研究。由于病因尚不清楚,治疗方法多就指甲凹陷症的可能致病因素进行较为广泛的探索,包括改善组织缺氧、补充营养物质、改善手指局部微循环等方面。

1. *护理* 三级护理。

2. *饮食* 富含钾、钙和优质蛋白,脂肪适量的低盐饮食。每日钠盐的摄入量应限制在5g左右。戒烟、限制饮酒,少吃辛辣刺激食物,多吃蔬菜和水果。

3. *自然因子疗法* 充分利用疗养区空气清新、氧含量丰富、空气负离子多、风景秀丽等自然因子,促进身体康复。

(1)空气浴 清晨在疗养区附近空气清新处散步、做操、练气功,吐故纳新,1次/d,每次15~45min。

(2)日光浴 采用间歇性全身照射法,每照射6min,回到阴凉处休息5~10min,3~4次/d为宜。

(3)海水浴 选择7—9月份,可酌情做全身浸泡、海水拍体或浅海游泳。

(4)矿泉浴

①氡泉浴:水温37℃~38℃,1次/d,每次15min,15~20次为1疗程。此外还可选碘泉浴、硫化泉浴等,方法同上。

②CO_2泉浴:水温初为35~36℃,疗程后期水温可降至33℃~32℃,1次/d,每次7~12min,15~20次为1疗程。

(5)碳酸气水浴:水温34℃~36℃,1次/d,每次10~15min,12次为1疗程。

4. *改善组织缺氧*

(1)局部注射氧气 在指甲凹陷症患者腕关节背侧面皮下注射氧气,每次30~50ml,每3~4天注射1次,疗程以病情而定,一般需注射7次以上,效果较为明显。

(2)口服抗缺氧物质 麦霉片是一种抗缺氧药物,口服后可以减少高原缺氧症状的发生。

(3)滋阴补气、活血化瘀的中药 口服归芎舒筋片(内含当归、川芎、赤白芍、生熟地、旱莲草、鸡血藤、女贞子、制黄精、木瓜、桂枝等)汤药加外用肤清松软膏或口服复方黄芪(内含黄芪、党参、当归、桂枝、黑芝麻、山药等)对指甲凹陷症有一定的疗效。而加味四物汤(含当归、川芎、白芍、熟地、红花、桂枝、干姜、大枣、炙甘草、水煎服)对指甲凹陷症有较好的疗效。

5. 补充营养物质　高原膳食比较单调,新鲜蔬菜、水果等供应不足,高原人员体内维生素多缺乏,有时可以看到,在夏季蔬菜供应充足的季节,指甲凹陷症患者有的可以自愈,因此,有人认为营养不良可能是指甲凹陷症的原因。

(1)维生素　单一维生素(烟酸)和复合维生素或多种维生素均有治疗指甲凹陷症的效果,以多种维生素的效果较好,但其效果较慢,一般需要一个月以上的治疗才能见效。

(2)铁剂　铁缺乏是指甲凹陷症的重要原因,钙是指甲的组成成分。铁和抗坏血酸同时口服及钙和维生素 A 同时口服,对指甲凹陷症有一定疗效。

(3)含硫氨基酸　膳食中胱氨酸缺乏,容易发生指甲凹陷症。但用含硫氨基酸进行治疗,效果不明显。

6. 改善手指局部微循环

(1)风茄膏　外用风茄膏(内含洋金花、花椒、麻黄、丁香、樟脑,冰片、桂皮醛等)有活血止痛作用。用此膏巾敷包裹凹陷指甲局部,每晚更换一次,治疗期为 2 个月。

(2)陷甲膏　外用陷甲膏(内含颠茄浸膏、络石藤、乳香、没药、红花、川乌、花椒、干姜、秦艽、樟脑、二甲基亚砜等)具有活血止痛、改善末梢微循环的功能。其用法与风茄膏相同。对指甲凹陷症甲皱皮肤裂损恢复较快,一般需要 3 ~5d 即可痊愈;指甲凹陷程度轻者(Ⅱ度)痊愈较快,而指甲凹陷程度重者(Ⅲ度)痊愈缓慢,常需 1 个月以上的治疗时间,才能恢复到Ⅰ度或正常。

7. 心理疗法　对于高原存在焦虑、抑郁情绪的患者,需耐心给患者做好疾病宣教、康复指导等工作,必要时根据心理评价结果,请心理科专业人员进行相应的心理治疗。

七、预防

1. 加强高原劳动保健,注意对手的保护(如劳动时戴手套),减少手与水(包括汽油、机油等有刺激液体)的接触,对防治本病有积极意义。

2. 每日用热水浸泡双手数次,以改善局部循环。

3. 指甲不宜修剪太短。局部用胶布包扎,可防止软组织撕裂。

4. 高原指甲凹陷症的发生,是多种因素综合作用的结果,故治疗应采取综合措施强度。在现有条件下,应尽量避免各种因素,如尽可能减轻劳动、保证足够的维生素摄入、提倡温水洗漱等。不能保证蔬菜供应者,应口服多种维生素。此外,积极防治胃肠道疾病、促进营养吸收亦是一个预防指甲凹陷症的重要措施。

5. 本病是局部病变,一般对健康无明显影响,也不反映整体的高原适应能力不足。医务人员不能就此做出高原不适应的结论,甚至告诉患者他不宜在高原地区工作,造成患者不必要的思想负担。

(崔建华　张恩达)

第五节　日光性皮炎

日光照射于人体可引起皮肤的急性或慢性炎症变化,甚至激发皮肤的癌前病变及诱发皮肤癌。日光引起的皮肤病主要可分为日晒伤、光毒反应、光变态反应。日晒伤又称日光性皮炎,是由于强烈的日光照射,导致局部皮肤出现的急性光毒性皮炎。多见于春夏季节,其表现可因肤色深浅、日光强度、曝晒时间及范围大小而不同。日晒后 2 ~6 h 在暴露部位的皮肤上可出现弥漫性红斑,色鲜红,境界清楚,较重时可伴水肿,甚至出现淡黄色浆液性水疱、大疱及糜烂,伴有瘙痒、灼痛,至 24h 后达到高峰。严重者日晒面积广时可出现全身症状,如发热、畏寒、头痛、乏力、恶心等,甚至休克。轻者红斑、水肿在 1 ~2d 内逐渐消退,遗留脱屑及色素沉着,重者恢复约需 1 周。

一、病因

日光性皮炎是由于接受了超过耐受量的中波紫外线(波长 280 ~320nm),紫外线到达表皮基底层后造成表皮角质形成细胞坏死,释放炎症介质如前列腺素、白细胞介素和激肽等,导致真皮血管扩张、组织水肿,继而黑色素细胞合成黑色素加速。在野战条件下如高原、濒海、航海、雪地勘探或是水面作业时容易发生。

二、诊断

根据有强烈日光曝晒史，日晒部位出现境界清楚的红斑、水肿、水疱等皮肤损伤，伴瘙痒或灼痛，可明确诊断。须与接触性皮炎、烟酸缺乏症鉴别，前者有接触刺激史，后者的皮损除日晒部位外，非暴露部位也有红斑，并伴有消化系统和神经系统的症状。

三、康复疗养指征及疗养地选择

日光性皮炎患者均适合疗养。选择海拔 2000m 以下，拥有矿泉的疗养康复场所，同时该场所配备开展皮肤病治疗的医技人员和设备。

四、康复疗养评估

1. 病史　包括高原史、年龄、发病特点、临床症状，饮食、运动习惯及营养状况。

2. 体格检查　包括身高、体重、体重指数、腰围、血压。

3. 心理及精神状况　焦虑自评量表（SAS），症状自评量表（SCL－90）；艾森克个性问卷（EPQ）；汉密尔顿抑郁量表（HAMD）；生活事件量表（应激相关心理检测 LES）。

4. 其他　自主神经功能检测；高原脱习服量表分析；匹兹堡睡眠质量指数量表（PSQI）检测。

五、康复疗养方法

1. 护理　三级疗养护理。皮肤需要：①皮肤保湿，避免使用有刺激性的肥皂，避免热水烫洗，建议温水冲澡，一次 5min 左右即可。在洗澡后身体未完全擦干前立即全身涂抹保湿剂，晨起也需要使用保湿剂，一天最少使用两次。②建议贴身衣物以纯棉材质为主，尽量不要接触过多其他材质，颜色单一。冬季穿着衣物要适量透气，避免出汗刺激。③避免受潮，但亦应防止所处环境的空气过于干燥，适时使用加湿器。

2. 饮食治疗　避免食用过敏性食物和过于辛辣刺激性食物，忌浓茶、咖啡、糖果及酒类。

3. 自然因子疗法

（1）松脂浴疗法　水温 37℃～38℃，浸浴，浓度 0.35g/L，每次 15min，每日一次，12 次为 1 疗程。

（2）中药浴疗法　温度 37℃～38℃，浸浴，每次 10～15min，每日一次，12 次为 1 疗程。

（3）矿泉浴疗法　可选用硫化氢泉、氡泉等，水温 37℃～38℃，静卧浸浴，每次 10～15min，每日一次，12 次为 1 疗程。

（4）森林浴　选择大气质量符合国家标准的森林浴场，以散步、爬山、练太极拳、做操等方式进行森林浴，每日 1～2 次，每次 30～60min。

4. 物理因子疗法

（1）可用长波紫外线照射黑皮肤，从小剂量开始，渐次增加剂量，以增加皮肤对紫外线的耐受力。

（2）冷疗法　冷敷或冰敷，每次 20 分钟，每日 3～4 次。

5. 心理疗法　对于焦虑、抑郁比较严重的患者，运用中医七情、五行相生相克的原理，合理运用情志干预，设法使患者解除焦虑的情绪。比如用幽默的语言和患者交流，缓解患者紧张、忧郁的情绪。鼓励患者认识高原环境特点，战胜焦虑、抑郁情绪。

6. 运动疗法　根据患者的年龄、性别、兴趣爱好，选择运动项目和时间。疗养开始时可选择散步、在走步机上行走等运动方式，一周后可选择打乒乓球、羽毛球等。时间一般安排在下午或晚饭后进行。

7. 药物治疗　局部以消炎、止痛、安抚为原则，轻者可外用炉甘石洗剂、皮质类固醇霜剂、2.5% 消炎痛溶液、20% 苯唑卡因霜，有水疱渗出时可用 3% 硼酸溶液、生理盐水、冰牛奶，或 2%～5% 马齿苋煎液、1/5000 呋喃西林溶液进行冷湿敷，全身可用抗组胺药物、止痛剂，重者可口服皮质激素，如强的松 30～60mg/d。

8. 预防　经常参加户外活动，使皮色逐渐加深，以增强皮肤日晒的耐受能力，对日光耐受性低的人应避免日光暴晒，外出时应采取各种遮阳措施，外涂防晒护肤品或防光剂如 5% 对氨基苯甲酸酊、5% 二氧化钛霜、20% 氧化锌霜等。此外在烈日下工作训练时间不要太长，最好避免日光照射最强时在户外。

六、疗效评定

1. 治愈　皮肤恢复正常，人体功能恢复良好。

2. 好转　皮疹消退，症状减轻。

3. 无效　皮疹及其他症状无改变。

（徐　莉　张恩达）

第六节 手足皲裂

手足皲裂是指由各种原因引起的手足部皮肤干燥和裂纹,伴有疼痛,严重者可影响日常生活和工作。本病既是一些皮肤病的伴随症状,也是一种独立的皮肤病。多于寒冷、干燥季节发生于手、足,又称手足皲裂。多见于掌面、十指尖、手侧、足侧、足跟等处,可见长短不一、深浅不等的裂隙,轻者仅为干燥、龟裂;重者裂口深达真皮层,易出血、疼痛,手足皲裂的情况在高原日常生活当中很常见。

研究发现,高原山地驻训期间官兵皮肤病患病率显著增加,因此要加强卫生防护知识宣教,培养官兵良好的卫生习惯,做好消杀灭工作,合理膳食,改善居住环境。

一、病因

引起手足皲裂的原因主要可以分为内因和外因两种。内因是由于手足皮肤尤其是掌跖皮肤角质较厚,且掌跖部没有毛囊和皮脂腺,因此当冬季气温低和湿度小时,缺乏皮脂保护容易发生皲裂。糖尿病患者皮肤干燥也容易发病。外因包括如寒冷、干燥、摩擦、外伤等物理因素,肥皂、有机溶媒等化学因素将皮脂溶解,以及真菌感染等生物因素。

二、诊断

根据手足皲裂的客观和主观症状,以及病史,诊断不难,但须与手足癣、手足湿疹、鱼鳞病、掌跖角化症鉴别。

根据皲裂深浅可分三度。一度为皮肤干燥有龟裂,但仅达表皮质,无出血、疼痛等症状。二度为皮肤干燥明显,裂隙由表皮层深入真皮层而有轻度刺痛,但不出血。三度为裂隙由表皮层深入真皮层和皮下组织,常引起出血和触痛或灼痛。

三、疗养指征及疗养地选择

手足皲裂患者均适合疗养。选择海拔2000m以下,拥有矿泉的疗养康复场所,同时该场所配备开展皮肤病治疗的医技人员和设备。

四、康复疗养评估

1. 病史　包括高原史、年龄、发病特点、临床症状,饮食、运动习惯及营养状况。

2. 体格检查　包括身高、体重、体重指数、腰围、血压。

3. 心理及精神状况　焦虑自评量表(SAS),症状自评量表(SCL-90);艾森克个性问卷(EPQ);汉密尔顿抑郁量表(HAMD);生活事件量表(应激相关心理检测LES)。

4. 其他　自主神经功能检测;高原脱习服量表分析;匹兹堡睡眠质量指数量表(PSQI)检测。

五、康复疗养方法

1. 护理　三级疗养护理。①皮肤保湿,避免使用有刺激性的肥皂,避免热水烫洗,建议温水冲澡,一次5min左右即可。在洗澡后身体未完全擦干前立即全身涂抹保湿剂,晨起也需要使用保湿剂,一天最少使用两次。②建议贴身衣物以纯棉材质为主,尽量不要接触过多其他材质。③防止所处环境的空气过于干燥,适时使用加湿器。

2. 饮食治疗　避免食用过敏性食物和过于辛辣刺激性食物,忌浓茶、咖啡、糖果及酒类。

3. 自然因子疗法

(1)松脂浴疗法　水温37℃~38℃,浸浴,浓度0.35g/L,每次15min,每日一次,12次为1疗程。

(2)中药浴疗法　温度39℃~40℃,浸浴,每次10~15min,每日一次,12次为1疗程。

(3)矿泉浴疗法　可选用碳酸泉、氡泉等,水温37℃~38℃,静卧浸浴,每次10~15min,每日一次,12次为1疗程。

(4)(中药)蒸汽浴疗法　温度40℃~45℃,每次30min,每日一次,12次为1疗程。

(5)森林浴　轻症者可选择大气质量符合国家标准的森林浴场,以散步、爬山、练太极拳、做操等方式进行森林浴,每日1~2次,每次30~60min。

(6)海水浴　可根据海滨地区、气候、季节和日光照射强度及身体情况选择海水浴时间,夏季避免下午3:00—4:00,春秋季避免11:00—12:00强日光时进行海水浴。

4. 物理因子疗法　在避免感染的情况下,局部可以采用以下物理因子疗法。

(1)盘蜡疗法　温度48℃~52℃,敷于患处,每次

20分钟，12次为1疗程。

(2)浸蜡疗法　温度54℃～60℃，每次20分钟，12次为1疗程。

(3)体外冲击波疗法　每周1次，3周为1疗程。

5. *心理疗法*　对于思想比较消极的患者，在交谈过程中介绍手足皲裂与环境的关系，告诉其防治措施，建议患者建立兴趣爱好，多运动、多听音乐。对于焦虑、抑郁比较严重的，运用中医七情、五行相生相克的原理，合理运用情志干预，设法使患者解除焦虑的情绪。比如用幽默的语言和患者交流，缓解患者紧张、忧郁的情绪。

6. *药物治疗*　本病应防治结合，防重于治。防治措施包括：①活动后洗净手足，轻症者外用润肤霜剂或尿素软膏、水杨酸软膏保护皮肤，冬季注意保暖；②治疗同时并存的糖尿病、手足癣、湿疹、鱼鳞病等；③皲裂处用醋酸曲安奈德、硫酸新霉素、麝香草酚硬膏贴敷，可软化角质；④1%尿囊素脂是一种比较理想的药物，有滋润、分解及去除角质、刺激上皮增生、安抚麻醉作用。⑤有出血或感染者进行对应止血、消炎处理。

7. *中医疗法*　可用三油合剂(蛋黄油、大枫子油、甘草油)涂擦。

(1)温热蕴结型　健脾除湿清热，佐以止痒愈裂。

(2)阴虚内热型　滋阴清虚热，止痒愈裂。

(3)肤失润养型　养血滋阴、润肤愈裂。

六、疗效评定

1. *治愈*　皮肤恢复正常，人体机能恢复良好。

2. *好转*　皮肤皲裂症状减轻。

3. *无效*　皮肤皲裂等症状无改变。

(徐　莉　张恩达)

第八章 >>>

眼科疾病的康复疗养

高海拔地区低氧、低气压,气候干燥、寒冷,部分地区终年积雪,强日照时间长,太阳红外线、紫外线辐射强,风沙刺激和维生素缺乏等对眼结膜、角膜、晶状体、眼压及视功能有不同程度损害。其主要有:结膜血管扩张和翼状胬肉、角膜点状脱落和类脂环、白内障、玻璃体混浊、视网膜出血、视力障碍、新生血管性青光眼等。

第一节 概 述

一、高原低氧对光敏度、视敏度、色觉及视野影响

视网膜代谢与脑组织代谢相似,非常活跃,需氧量大,因此对缺氧也敏感,特别是视网膜视锥、视杆细胞对缺氧非常敏感。在海拔1220~1520m时光敏度就已减弱,在海拔2130~5030m,只要3~4h,视敏度即下降,在4880m时,视力降低到平原的一半,但是吸入纯氧几分钟之后,视力可以恢复。高原对视敏度的影响程度,随光照强度而变化,若光照强,海拔高度即使在5490m,视敏度也几乎没有减弱;而在低照度下,海拔2440m处视敏度就开始降低了。此外,有报告称高空气球驾驶员在高空感到读压力表困难,提示在高空调节功能减退。在5468m高处,眼凝视和辐辏功能减弱,易疲劳,隐斜视也可表现出来。

眼的辨色力在海拔2000~3000m时增强,而在海拔5000~7000m时减弱。

在高原地区,人的中央视野似乎不受影响,但周边视野表现轻度缩小。高原人周边视野轻度缩小,且高原老年人的视野缩小程度比中青年人的视野缩小更显著。高原人视野缩小可能与缺氧导致视杆细胞感光功能下降有关。

二、高原眼部常见病

(一)结膜微循环异常及慢性结膜血管扩张症

1.发病机制 高原移居20年以上的汉族人球结膜微循环异常率明显高于平原人,随着居住高原时间的延长和海拔高度的增高,球结膜微循环异常改变越来越多,越来越重。在海拔4670m以上高原居住30年以上者,球结膜微循环异常改变发生率分别为100%和90.48%,其中Ⅲ级者分别为41.67%和47.62%。高原缺氧是微循环改变的主要原因。缺氧刺激造血系统产生更多的红细胞,红细胞聚集能力增强,致使血流缓慢,甚至出现逆流滞流,致静脉回流障碍而出现血管扩张、血管弯曲、血管瘤以及毛细血管数量增加等改变。

世居海拔3000m以上高原的居民,很多人球结膜呈紫红色,血管迂曲扩张,以睑裂部最为明显,有些人穹窿部结膜可见到粗大的紫蓝色迂曲血管。睑结膜亦充血、模糊不清,患者无任何不适,结膜囊内无分泌物,因此这不是炎性改变,而是高原地区特有的慢性结膜血管扩张症。刘正中(1978年)在海拔3700~4300m处调查500名世居藏民,20岁以上的人群中该病患病率为76%。朱志忠在海拔5500m地区调查51人,37人(73%)有结膜血管扩张。

2.病因

(1)高原缺氧致血氧分压降低,使体表小血管扩张,结膜血管也随之扩张,和世居高原地区的居民脸颊部毛细血管明显扩张属同一机制。

(2)高原强紫外线和红外线所致的物理性刺激。

(二)紫外线角结膜炎

高原日光强烈,日照时间长,空气稀薄、水蒸气和尘埃少,高原上冬季大雪茫茫,数月不消,在太阳光照

耀下，雪反射的光闪烁刺眼，多种因素使高原地区的长波紫外线、短波紫外线均较海平面地区强烈。强烈的紫外线容易对角结膜造成损害，引起紫外线角结膜炎。

1. *紫外线损伤眼球的机制*　紫外线被眼组织吸收可产生光化学反应，转化为热能，加上紫外线的生物抑制作用，可使细胞核分裂抑制，随后细胞核肿胀，染色体凝集，最后核膜破裂，细胞肿胀死亡。长波紫外线穿透角膜的能力较强，大部分被晶体所吸收，但其生物抑制能力较弱，对眼的损害轻微，短波紫外线穿透能力弱，绝大部分被角膜所吸收，对角膜组织的增热与抑生作用极强，所以对角膜的损害也重。主要损害角膜的紫外线波长为 305 ~ 250nm，其中波长 280nm 的紫外线对角膜的作用最强。

2. *病理变化*　角膜上皮表层肿胀，细胞不规则，形成水疱，细胞核内有嗜伊红颗粒，此为紫外线损伤的特殊病变。细胞坏死后脱落，实质细胞核破碎。角膜周围充血，有多形核白细胞和嗜伊红细胞浸润，严重者蛋白质凝结，角膜混浊，有血管侵入，角膜浅层改变较深层为重。

3. *症状和体征*　症状的轻重与照射时间及照射强度成正比。照射后潜伏期一般为 6 ~ 10h，初次发病的患者潜伏期长，复发者潜伏期短，照射强度小者潜伏期长，反之则短，最严重的患者潜伏期仅为半小时，也有迟到 24h 才发病者。发病时双眼明显卡痛、有异物感、畏光流泪，严重者还有虹视，视物模糊，并可出现相对性中央暗点，眼睑及面部皮肤烧灼感。检查可见眼睑皮肤红斑，有时可见水肿、水疱及小出血点，眼睑痉挛明显。球结膜充血水肿，有时可见细小出血点，角膜表面有弥漫点片状上皮剥脱，轻度水肿，房水中有时可见到漂浮物、瞳孔极度缩小，处于强直状态。轻者在发作后 6 ~ 12h 可自动缓解，重症患者可持续 1 周左右才痊愈。

（三）翼状胬肉

翼状胬肉是高原地区常见病、多发病。刘正中（1984 年）曾对青海省海拔 1600m 以上地区的 4107 名居民进行眼病调查，胬肉患病率为 8.91%，随年龄的增长而增高，以 51 ~ 60 岁年龄组人员患病率最高，双眼发病居多，绝大部分发生于鼻侧球结膜。而在同纬度低海拔地区（如泰安），翼状胬肉患病率则为3.69%。根据翼状胬肉的组织学和流行病学的特征，显示在其发病机制中，长期过量暴露于紫外线和强烈风沙刺激起了重要作用，因此，高原地区翼状胬肉患病率较高与高原日照时间长、紫外线强及风沙大等因素有关。避免日光长时间暴晒以及戴防护眼镜有助于预防翼状胬肉的发生或抑制其发展。

（四）春季卡他性结膜炎

青海省乐都区人民医院（海拔 2040m）统计门诊患者 1563 人，发现本病患者 66 人，占 4.22%，比河北的 1.26% 及上海崇明区的 0.45% 高出 3.35 倍和 9.38 倍。根据本病在西北地区高发的特点，袁佳琴提出地理气候因素与本病的发生和发展有一定关系，根据西北五省区流行病学调查结果，进一步提出气候干燥、日照强度大、大风日多及海拔较高可能是本病在西北高发的气候和地理特征。其表现和治疗与低海拔地区的春季卡他性结膜炎相似。

（五）高原眼底表现

1. 眼底表现异常改变包括：①静脉血柱发暗，占 68.0%，严重者呈发绀色。②静脉充盈，普遍变粗，有的呈腊肠状，动静脉比例为 1∶（2 ~ 3），占 41.2%。③静脉迂曲，多处曲折、回转，以致使静脉总的长度增加，占 5.6%。④动脉充盈，即动脉略扩张，但不如静脉明显，占 2.8%。⑤视盘充血变红，边缘模糊，占 2.0%。眼底改变与性别无关，与年龄有关，随着年龄的增长，眼底发生异常的比率越高。

2. 眼底改变的发生机制

（1）动静脉充盈与扩张和血红细胞增多有关。高原缺氧刺激机体产生较多红细胞，血细胞容积的增加可导致血液性增加，从而使静脉、动脉均较平原地区充盈扩张。血细胞比容越大、血红蛋白值愈高，眼底血管发生改变的机会愈多。

（2）血氧饱和度降低是静脉血柱发暗或发绀的原因。当动脉血氧饱和度降到 80.00% 以下时，血管的中心即呈青紫色。平原地区动脉血氧饱和度为 95.00%，而在 4500m 的高原上动脉血氧饱和度为 80.00%，故高原健康人视网膜静脉颜色发暗甚至发绀比较常见。

(3)视盘充血变红与缺氧刺激毛细血管网增加有关。增加毛细血管网是机体对缺氧的代偿反应之一,其作用可能是缩短氧从毛细血管弥散到细胞的距离。

(六)日光性视网膜灼伤

1.病理变化　在高原地区,由于日光强烈,加上冰雪的反射,光辐射的强度比低海拔地区大得多,因此,人在户外,特别是在雪地上行走及劳动时,强烈的光线透入眼内,聚焦于视网膜黄斑,黄斑区的色素上皮吸收光能转变成热能,并向深部及周围扩散,而致视网膜损害,特别是黄斑区损害。刘正中在海拔4000m以上地区进行高山眼病调查时,发现4例这类患者。2例在雪地上骑马行走4h及10h,2例患者是在雪地上工作1h及4h后自觉眼前发雾发暗,视物不清,眼底检查双眼黄斑区均遗有灼伤病变。高原防空哨或高射炮手在观察太阳方向的飞机飞行时,也易发生日光性视网膜灼伤。

2.临床表现　常双眼发病,主觉双眼有眩光感、视物模糊,继之眼前出现黑影,怕光、光幻觉及单色盲或双色盲(红、黄、绿)。数天以后,有的出现视物变形,视力下降至0.5左右,也有降至0.1以下者。视野常有中心暗点,有的为绝对性的,有的则为相对性的,暗点的位置常偏向一侧。眼底的黄斑区,早期因脉络膜充血可呈暗褐色,中心凹反光仍保持清晰,重症灼伤可见黄斑区水肿凸起,呈灰白色,中心凹反光消失,有的有小出血点;数日以后,黄斑区水肿渐退,出现少数黄白色小点,绕以色素斑点;数月后出现退行性变,多数仅有灰白色或黄白色小萎缩斑,中心暗点及视物变形症状亦逐渐消退,少数患者最后形成黄斑区囊样变性甚至穿孔,遗留永久性视力障碍。

(七)高原红细胞增多症的眼部表现

高原居民(主要是生活在海拔3000m以上地区的居民)红细胞总数、血红蛋白量、血细胞比容都比平原居民有明显的增加,一部分人增加过度,超过同海拔地区的正常范围,即为高原红细胞增多症。移居高原者该病发病率较高。该病常引起眼部异常改变,包括:

1.自觉症状　视力疲劳、闪光幻觉、飞蚊症、视力短暂模糊、暗适应障碍、复视、颜色暗点和暗点等。

2.眼部体征

(1)眼睑皮肤及面颊皮肤呈暗红色,可见到皮肤表面扩张的毛细血管。

(2)睑结膜、球结膜均有血管扩张充血,血管数增多,裂隙灯下扩张的血管呈茂密的灌木丛状,并有散在的小出血点。睑裂部球结膜血管扩张尤为显著,形成高原地区特有的慢性红眼病。

(3)虹膜肿胀、肥厚,虹膜瞳孔区的皱襞变粗大,睫状区呈一致平坦外观,收缩沟变浅。

(4)视盘充血、边缘模糊,视盘表面毛细血管增多。正常人视乳头越过盘边缘的毛细血管有10条左右,本病均在10条以上,致使生理凹陷可见度降低,有时可见视乳头水肿隆起2~3D,产生盘水肿的原因可能是血黏度增高,血流缓慢,致视盘小血管阻塞,或因缺氧致组织水肿之故。

(5)视网膜静脉扩张、迂曲,呈紫红或紫黑色,在动静脉交叉处的远端静脉膨隆,有的远端静脉可增宽2~3倍,状如腊肠;有的管径粗细不均,血柱浓淡相继,成串珠状改变;极为严重的病例,可出现中央静脉或分支静脉阻塞,视网膜上可见到小点状、小片状浅层出血。

3.眼部改变的机制　与血红细胞数量和压积有密切关系。高原红细胞增多症患者的血红细胞数和压积明显增加,当血细胞比容超过40%时,红细胞的聚集性和形成钱串状的能力增强,致使血流缓慢,循环阻力增大,血管扩张;当血细胞比容增高至80%时,由于红细胞紧贴在一起形成一个整体,完全失去其流动性,易使血管阻塞,从而引起一系列高血性综合变化。另外,缺氧的直接作用,亦可引起眼球系列改变。

(八)高原昏迷眼底改变

研究人员报道了100例高原昏迷的眼底检查结果。这100例均为移居汉民,年龄17~45岁,初次进高原者86例,由高地到更高地者14例,男88例,女12例,眼底视网膜出血51例,视盘充血51例,视盘水肿32例,视网膜静脉怒张24例,视网膜动脉痉挛4例,正常眼底22例,眼底改变轻重与昏迷程度成正比。在4270m以上地区,约三分之一高原昏迷发生视网膜出血,因此,视网膜出血可作为诊断急性高原病的标志之一。

(九)高原的屈光状态

在海拔3200m的青海湖畔进行眼病调查发现,近视患病率为28.70%,比低海拔地区患病率高,远视占5.56%,远较内地为低,因此认为,随着高原海拔的上升,近视眼似有增加的趋势。其原因可能是高原慢性缺氧使视网膜脉络膜发生血流动力学障碍和血管病变导致代谢异常,进而造成睫状肌、脉络膜、巩膜萎缩,眼球壁因萎缩而变得脆弱,在眼球运动、眼调节及眼内压等因素作用下,导致眼球后极部扩张,以致眼轴延长。

三、诊断依据

1. 详询病史,判定病因及种类。

2. 必须检查远近视力、光感、光定位、红绿辨色力及眼压,必要时行视网膜电图(ERG)检查。

3. 注意全身检查,以便发现其他病灶。检查血、尿常规、出凝血时间测定,并测定血糖、血钙。

4. 检查泪道及结膜有无炎症,必要时行结膜囊分泌物涂片、细菌培养及药物敏感试验。

四、康复疗养指征及疗养地选择

高原各种眼部疾患的治疗与康复期可进行疗养。可选择海拔2000m以下风景优美、植被丰富的山地、森林、海滨、矿泉疗养地。

五、康复疗养评估

对眼部检测,评估视力、视野及眼球运动功能;评估焦虑自评量表(SAS),症状自评量表(SCL-90);艾森克个性问卷(EPQ);汉密尔顿抑郁量表(HAMD);生活事件量表(应激相关心理检测LES)。进行自主神经功能检测;高原脱习服量表分析;匹兹堡睡眠质量指数量表(PSQI)检测。

六、康复疗养方法

1. *护理* 三级疗养护理,视力明显减退者可二级护理。注意用眼卫生和眼保健;纠正不良的用眼习惯,每日坚持做眼部保健操,保持充分的睡眠和休息。

2. *饮食* 普食,多食用高含维生素的膳食。

3. *疗养因子* 采用景观疗法,定期选择绿色植被观望,利用看远,放松调节,包括远眺、眼保健操、雾视法等,达到放松调节的目的。1次/d,30min/次。

4. *物理治疗*

(1)直流电、小超短波。

(2)根据情况应用针灸。

5. *体育疗法* 参加体育锻炼,增强体质,可选择太极拳、保健操、慢跑、步行等项目,达到消除疲劳,以防眼部疾病发展。

6. *药物治疗*

(1)紫外线角结膜炎 治疗的原则在于解除患者痛苦,预防感染,促进上皮再生。一般先用0.5%丁卡因滴眼止痛,因地卡因对角膜上皮有损害作用,所以不能过多使用,也可使用消炎痛眼液或双氯灭痛眼液点眼,消炎止痛;用抗生素眼液和眼膏预防感染;用素高捷疗、潇莱威或贝复舒等眼药促进上皮再生愈合;严重者可用托品酰胺散瞳;戴有色眼镜可减轻刺激症状。

(2)日光性视网膜灼伤 治疗措施包括使用血管扩张药、能量合剂及维生素,球后注射及全身应用激素,戴墨镜避光等。

(3)高原红细胞增多症视网膜改变。

①改善缺氧状况,每日吸氧2~3次,每次1~2h。

②采用放血疗法降低红细胞数,短期疗效明显。

③降低血液度,疏通血管,改善微循环,如输入低分子右旋糖酐,口服潘生丁及阿司匹林,肌注654-2等。

④视网膜静脉栓塞的治疗,可用尿激酶静脉点滴,每日2万U。

⑤出血的治疗。如果出血是由血管栓塞引起,可用尿激酶治疗;如果出血是因渗出增强所致,可用大量维生素C、糖皮质激素静脉点滴,以保护血管内皮细胞。

七、疗效评定

1. *治愈* 经治疗矫治后视力达1.0,视疲劳症状消失。

2. *好转* 经治疗矫治后视力有所提高。

3. *无效* 视力无改进。

八、预防

1. *紫外线角结膜炎* 为了预防紫外线对眼球的损伤,在露天工作或行路时,应戴太阳防护镜。太阳防护镜有两种类型,一种是裂隙护目镜。其中央有一窄条裂隙,没有镜片,不会因呼吸引起镜片发雾而影响视力;另一种是有色眼镜。一般可戴淡灰色或蓝色眼镜，用 CR－39 光学树脂制作的眼镜可将 99% 紫外线屏除，防护效果好。

2. 日光性视网膜灼伤　为了防止此病的发生，应使用特制的防护镜。常用防护眼镜有两种，一种镜片内含氯化亚铁，可以将热吸收；另一种镜片是在冕玻璃与暗绿色玻璃之间夹入一张很薄的透明镜片而组合的眼镜，镜片可将 98% 的光反射出去，可见光的透过率是 75%。国产防护镜以双层镀铬 GPB 套镜最佳，对光的吸收率达 99.3%。CR－39 光学树脂镜片也有较好防护作用。

（徐　莉　张恩达）

第二节　白内障

白内障是高原地区的多发病，全国白内障平均发病率为 0.46%，而西藏的发病率则为 1.04%，明显高于全国平均水平。流行病学调查表明，白内障的发病率与纬度和海拔高度有密切关系，低纬度、高海拔地区的发病率明显高于高纬度、低海拔地区的发病率（表 4－8－1），而且，高原白内障的发病年龄要比低海拔地区小 5～10 岁。

表 4－8－1　纬度、海拔高度与白内障患病率

地区	纬度	海拔高度(m)	每年日照小时	白内障患病率(%)
兰西	45°	171	2541	0.096
中牟	34°	110	2430	0.063
昂欠	32°	4000	2995	0.78
阿里	32°	4278	3085	10
马荣	30°	4451	3156	8.92
泽当	29°	3800	3005	1.32
中山	22°	1.1	1939	0.23

一、病因

高原地区白内障老年患者较多，白内障患病率高的原因是多方面的，可能包括以下几方面：

1. 红外线辐射　红外线长期慢性照射可引起白内障已成共识。红外线导致白内障的原因，一种观点认为是红外线被晶体吸收后，直接作用于晶体产生原发性损坏；另一种观点则认为是虹膜及睫状体长期受红外线的热作用，影响晶体的新陈代谢，致晶体混浊。在海拔 4000m 高原上，空气稀薄，大气中 CO_2、尖埃及水蒸气较海平面明显减少，而 CO_2 及水蒸气是吸收红外线的主要因素，水蒸气吸收红外线的能力较干燥空气强 72 倍，因此高原地区红外线格外强烈，长期强烈的红外线照射，促进了高原居民白内障的发生。

2. 紫外线辐射　高原强烈的紫外线辐射是促进高原居民白内障形成的重要因素，其机制可能是：①短波紫外线被晶体吸收后，在紫外线的分化作用影响下产生的磷离子，可与衰老的晶体中增多的钙离子相结合，形成不可离解的磷酸钙，从而导致晶体硬化与钙化。②长波或近紫外线（300～400nm）可诱发晶体蛋白的化学变化，产生具有抑制作用的光化产物，容易引起生长活跃的上皮细胞的病理变化。长波紫外线容易穿透角膜而几乎全被晶体游离分散的小分子和蛋白的芳香族基所吸收，诱发芳香族氨基酸产生自由基，继而转变为光氧化产物，晶体蛋白质间因此而共价交联，形成大分子蛋白质，晶体变混浊。③长波紫外线还可使晶体中的色氨酸光氧化，改变晶体结构蛋白及酶蛋白的性质，使晶体内生成不溶性蛋白，而形成白内障。④紫外线可使晶体谷胱甘肽减少，影响晶体的氧化还原反应和正常代谢，可能与白内障发生有关。

3. 缺氧　缺氧可使房水乳酸含量增加3～4倍，而乳酸对晶体有一定毒性作用，可使晶体混浊。

4. 抗坏血酸缺乏　抗坏血酸在晶体自身氧化系统中起重要的作用，是晶体正常营养代谢的重要物质。高原居民以炒面、酥油、牛奶、酸奶为主，少食蔬菜，致使抗坏血酸摄取量不足，影响房水的抗坏血酸浓度，进而影响到晶体的正常代谢功能。

二、诊断依据

1. 详询病史，判定白内障的病因及种类（老年性、先天性、外伤性或并发性）。

2. 必须检查远近视力、光感、光定位、红绿辨色力及眼压，必要时行视网膜电图（ERG）检查。

3. 注意全身检查，以便发现其他病灶。做血、尿常规、出凝血时间测定，并测定血糖、血钙。

4. 检查泪道及结膜有无炎症，必要时行结膜囊分泌物涂片、细菌培养及药物敏感试验。

三、康复疗养指征及疗养地选择

白内障术后恢复期和（或）未至成熟期的白内障患者。选择海拔2000m以下的山地、森林、海滨、矿泉疗养地。

四、康复疗养评估

对眼部检测，评估视力、视野、眼压及眼球运动功能；评估焦虑自评量表（SAS），症状自评量表（SCL－90）；艾森克个性问卷（EPQ）；汉密尔顿抑郁量表（HAMD）；生活事件量表（应激相关心理检测 LES）。进行自主神经功能检测；高原脱习服量表分析；匹兹堡睡眠质量指数量表（PSQI）检测。

五、康复疗养方法

1. 护理　三级疗养护理，视力明显减退者可二级护理。长期坚持适当的体育锻炼，以增强体质。

2. 饮食　普食，多吃富含维生素C的新鲜食物。

3. 自然疗养因子疗法　安排景观疗养，通过人对其的感受，使人产生的心理、生理效应，促进眼部视觉功能恢复、防治疾病的目的。

4. 药物疗法

（1）白内障早期可用各种白内障滴眼剂（如卡他林、白内停等）。

（2）口服维生素C、核黄素、谷胱甘肽及中药等。

5. 手术疗法　必要时转手术治疗，目前仍为白内障复明的最佳手段。随着显微手术技术在眼科的应用，白内障的手术方法和效果日趋完善和提高，尤以白内障现代囊外摘除联合人工晶体植入术安全可靠，效果好，无须等待晶体完全成熟即可手术，即视力降到0.1左右就可提前进行手术。

六、疗效评定

1. 治愈　晶体摘除，创口愈合，术后视力或矫正视力有明显提高。

2. 好转　术中或术后出现一定并发症，术后视力或矫正视力有所提高。

3. 无效　术中或术后出现严重的并发症，术后视力未改进。

（张恩达　徐　莉）

第三节　青光眼

高原新生血管性青光眼的发病原因可能是长期缺氧导致视网膜血管病变，视网膜因缺血缺氧而产生血管生成因子，刺激虹膜产生新生血管而阻塞房角。其临床表现和治疗与一般的新生血管性青光眼相似，但需同时改善患者的缺氧状况。

拉萨地区原发性闭角型青光眼流行病学调查显示，其患病率仅为0.08%，而北京地区该型青光眼的患病率比西藏高5.4倍。西藏地区人浅前房眼仅占0.08%，而北京地区为5.04%，北京周边前房深度≤1/4角膜厚度的占6.90%，而西藏地区仅占1.31%，这可能是西藏地区居民原发性闭角型青光眼患病率低的重要解剖因素。

一、急性闭角型青光眼

1. 检查及评估

（1）详询病史及家族史。注意有无头痛、眼胀、虹视、视力变化及诱发因素等。

（2）注意周边前房深度，必要时做前房角镜检查。

（3）间歇期诊断不明者，可做暗室试验、俯卧试验、读书试验等。

(4)急性发作期注意与急性虹膜睫状体炎、急性结膜炎及青光眼虹膜睫状体炎综合征(Posner - Schlossman 综合征)相鉴别。

(5)康复疗养评定 对眼部检测,评估视力、视野、眼压及眼球运动功能;评估焦虑自评量表(SAS),症状自评量表(SCL - 90);艾森克个性问卷(EPQ);汉密尔顿抑郁量表(HAMD);生活事件量表(应激相关心理检测 LES)。进行自主神经功能检测;高原脱习服量表分析;匹兹堡睡眠质量指数量表(PSQI)检测。

2. 康复疗养指征 青光眼手术治疗后恢复期,或保守治疗眼压控制的患者适于疗养。选择海拔 2000m 以下的山地、森林、海滨、矿泉疗养地。

3. 康复疗养方法

(1)护理 三级疗养护理。

(2)饮食 普食。

(3)心理疗法

①避免情绪波动和精神紧张。

②注意休息及生活规律,保持环境安静,室内光线不宜阴暗。

③戒除烟酒等嗜好。

4. 体育疗法 按摩眼球,可有降低眼压作用。

5. 药物疗法

(1)缩瞳剂 1% ~2% 毛果芸香碱液滴眼,1 次/(3 ~ 5min),待眼压下降或瞳孔缩小后,酌情改为 1 次/(1 ~2h),或 3 ~4 次/d。

(2)碳酸酐酶抑制剂 乙酰唑胺 250mg 口服,2 ~ 3 次/d,首次加倍。

(3)脱水剂 50% 甘油生理盐水液,50ml 口服,3 次/d;20% 甘露醇 250ml,30min 内静滴;50% 葡萄糖注射液 60ml,静脉推注。

(4)吲哚美辛 25mg,口服,3 次/d,具有消炎解热止痛作用。

6. 手术疗法 急性闭角型青光眼的治疗以手术为主。如眼压高,最好用药物控制到正常后再手术。一般临床前期或急性发作后房角又完全开放者,可行周边虹膜切除术;如房角已大部分关闭并广泛粘连,应行小梁切除术或其他手术,亦可行激光小梁切除术或虹膜成形术。

7. 疗效评定

(1)治愈 手术后伤口愈合,眼压正常;绝对期青光眼疼痛消失,施行手术者伤口愈合。

(2)好转 伤口愈合,眼压较术前下降,如用药物治疗,基本可以控制到正常。

(3)无效 眼压不能控制或病情恶化。

二、慢性单纯性青光眼

1. 检查要点及评估

(1)详询病史及家族史,注意有无眼胀、头痛、视疲劳等。

(2)注意检查视力、眼压、前房角、视野和生理陷凹的变化。对疑似青光眼者,应按次序做 24h 眼压曲线、各种激发试验、做眼压描记等。

(3)康复疗养评定 对眼部检测,评估视力、视野、眼压及眼球运动功能;评估焦虑自评量表(SAS),症状自评量表(SCL - 90);艾森克个性问卷(EPQ);汉密尔顿抑郁量表(HAMD);生活事件量表(应激相关心理检测 LES)。进行自主神经功能检测;高原脱习服量表分析;匹兹堡睡眠质量指数量表(PSQI)检测。

2. 康复疗养指征 经保守治疗和(或)手术治疗后恢复期的患者适于疗养。选择海拔 2000m 以下的山地、森林、海滨、矿泉疗养地。

3. 康复疗养方法

(1)护理 三级疗养护理。

(2)饮食 普食。

(3)自然疗养因子疗法 安排景观疗养,通过人对其的感受,使人产生的心理、生理效应,促进眼部视觉功能恢复、防治疾病的目的。

(4)药物疗法 开角型青光眼的治疗以药物为主。眼局部用药原则为:滴用最低浓度,最少次数又能维持正常眼压的缩瞳剂(毛果芸香碱)。最好根据昼夜眼压曲线安排滴药时间,一般应于清晨醒后即滴药,午饭及晚饭后各滴 1 次,睡前涂眼膏。根据情况加滴 0.25% ~0.50% 噻吗洛尔(噻吗心安),1 ~2 次/d,效果会更好。如滴缩瞳药后,视物模糊,可单独滴噻吗洛尔,1 ~2 次/d。如滴药不能完全控制眼压到正常范围,可加服乙酰唑胺,但应避免长期使用,并注意其副反应及定期查尿常规。

4. *手术疗法* 对滴药不能控制眼压,无长期滴药条件,或滴药后视功能继续减退者,均应考虑手术治疗。通常采用小梁切除术,近来有人提倡采用激光小梁切除术及虹膜成形术,认为其是治疗本病安全可靠的方法。

5. *疗效评定*

(1)治愈 经药物或手术治疗后眼压及24h眼压波动均控制在正常范围,视力、视野稳定。

(2)好转 手术后眼压有所降低,但仍须用药物方可使眼压及24h眼压波动接近正常,视力、视野无明显减退。

(3)无效 经治疗后仍不能控制眼压,病情恶化;视野呈进行性缩小;晚期中心视力也下降。

(张恩达 徐 莉)

第四节 雪 盲

雪盲是由于在冰天雪地的环境下结膜、眼角膜和视网膜受到强光刺激而引起的炎症反应。高原由于特殊的地理及气候环境,雪盲发生率高,进展快,病情更重。

雪盲属于电光性眼炎,为紫外线(波长280~320nm)照射所引起的眼部表面组织反应。高原人员因高山空气稀薄,阳光中的紫外线未能被滤过,且为白色冰雪或沙土强烈反射紫外线,灼伤眼睛致病。角膜是最容易受到紫外线灼伤的部位,其表面可变得凹凸不平,长出水疱。如果继续暴露于高原紫外线辐射下,眼睛内部的晶状体也可能被灼伤。

眼部受紫外线照射后发病,一般潜伏期为6~8小时,最短30分钟后即可发病。一开始没有任何症状,出现症状时,角膜损伤已经造成。症状一般持续6~8小时,多在24~48小时内自行消退。多次重复照射,可引起慢性睑缘炎和结膜炎,甚至角膜变性,影响视力。

一、病因

1. 高原气候多变,即使是夏天,在高海拔地区也可以随时下雪。

2. 高原雪线以上常年为冰雪环境。

3. 高原冰川多,冰面对光线反射作用强。

4. 高原日照时间长、空气稀薄、紫外线强、经冰雪反射作用,损害因子多且强。

5. 高原缺氧环境及慢性高原病加重眼部损害。

6. 在高原活动时,未做好眼部防护。

二、诊断依据

1. 具有在积雪或冰雪高原环境活动史。

2. 出现症状,如畏光、流泪、眼痒、异物感、眼痛、眼发红、眼水肿,对光线敏感,严重者甚至视物模糊。

3. 无眼部外伤、传染病病史。

三、康复疗养指征及疗养地选择

经过就地紧急处理症状缓解不明显、眼损害严重者,选择无冰雪、日照光线不强环境的2000m以下海拔地区疗养。

四、康复疗养评定

对眼部、眼底进行检测,评估视力、视野、眼压及眼球运动功能。运用焦虑自评量表(SAS),症状自评量表(SCL-90);艾森克个性问卷(EPQ);汉密尔顿抑郁量表(HAMD);生活事件量表(应激相关心理检测LES);匹兹堡睡眠质量指数量表(PSQI)进行评估。进行自主神经功能检测和高原脱习服量表分析。

五、康复疗养方法

1. *护理* 三级疗养护理。视力明显减退者可进行二级护理。长期坚持适当的体育锻炼,以增强体质。发病后必须戴上防护镜,防止持续或再度损伤。摘除隐形眼镜,减少角膜刺激及感染的机会。

2. *饮食* 普食,多吃富含维生素C的新鲜食物。并补充维生素A、B、E。

3. *自然疗养因子疗法*

(1)景观疗法 通过其对人产生的心理、生理效应,使视觉功能衰退在富氧环境下很快恢复,每日1~2次,每次30~60min。

(2)森林浴疗法 选择大气质量符合国家标准的森林浴场,以散步、爬山、练太极拳、做操等方式进行森林浴,每日1~2次,每次30~60min。

(3)矿泉浴疗法 可选用碳酸泉、氡泉等,水温

37℃ ~38℃,每日 1 次,每次 10 ~15min,15 ~20 次为 1 疗程。

4. 物理疗法

(1)急性期减少用眼,注意休息,不要热敷,因高温会加剧疼痛。用眼罩蒙眼,冷毛巾冰敷。

(2)可用鲜人乳或煮沸后冷透的牛奶滴眼。

(3)根据情况给予直流电、小超短波。

5. 中医疗法　可针刺四白、合谷、内关穴位,目的在于缓和症状。

6. 体育疗法　参加体育锻炼,增强体质,可选择太极拳、保健操、慢跑、步行、游泳等项目,达到消除疲劳,以防眼部疾病发展。

7. 心理疗法　保持良好心境。安排文体活动,包括游戏、音乐疗法等。

8. 药物治疗

(1)急性期使用冷生理盐水或眼药水冲洗眼睛。

(2)眼局部使用麻醉剂及涂眼药止痛。

六、疗效评定

1. 治愈　症状缓解或消失,眼部无阳性体征。经治疗矫治后视力恢复到病前水平,视疲劳症状消失。

2. 好转　症状减轻,经治疗矫治后视力有所提高,但未恢复到病前水平。

3. 无效　症状无缓解或加重,眼部阳性体征加重,视力无改善。

(张恩达　徐　莉　黄学文)

第九章 >>>

耳鼻咽喉疾病的康复疗养

高原缺氧对听力、咽喉等功能均有一定影响，选择海拔2000m以下的山地、森林、海滨、矿泉疗养地为宜。本章主要介绍高原耳鼻咽喉常见病的发病原因、临床表现、专科检查，以及高原耳鼻咽喉疾病的康复疗养方法。

第一节 高原耳科疾病

一、听力

1. 正常听力　正常人对于不同的音频，其听力阈值也不同，对于频率1000～3000Hz之间的声音最为敏感，对于较低和较高的频率则不很敏感。实验得知64Hz听阈的声压级为50dB，128Hz为30dB、256Hz为20dB、512Hz为10dB、1024Hz～4096Hz为0dB，8192Hz为15dB，由此绘制的声压级听力曲线是一条中间高、两边低的弧线。

2. 低氧状态下的听力　对海拔3800、4300、5100、5400m高度149例平均进驻时间11个月的健康人调查发现，电测听声压级听力曲线呈一条台阶式上升曲线，不同海拔高度的诸听频区听力曲线亦不同（表4－9－1）。

表4－9－1　不同海拔高度各听频区域值损失对比表

海拔(m)	64	128	256	512	1024	2048	4096	5792	8192
1400	50	30	20	10	0	0	5	10	15
3800	50	30	20	15	10	5	0	0	0
4300	50	50	50	30	20	20	0	0	0
5100	50	50	50	40	20	20	0	0	0
5400	50	50	50	40	40	30	0	0	0

3. 低氧状态下中耳导音装置的变化　低氧状态下听频区的听阈呈现为一种低频区不感受，听力敏感区听阈下降，而高频区听阈反而敏感状态，随着海拔高度的上升，各听频区的听敏度发生较明显的变化，此种变化提示：

（1）由于低氧，中枢神经系统，大脑皮质各区组织细胞的代谢发生障碍，糖酵解增强，组织及血液中乳酸增多，引起代谢性酸中毒。同时，由于氧化磷酸化过程受到抑制，三磷酸腺苷产生减少，细胞膜通透性改变，H^+及Na^+进入细胞内，K^+从细胞内外出，引起细胞内酸中毒及血钾升高，大脑皮质对低氧的敏感性很高，听区同样发生上述功能及组织变化，当声音传入听区时，大脑皮质听区分析，分辨声波的时间延长，听力迟钝，听敏度下降，须高音频刺激后方可达到平原听阈最为敏感的效应。

（2）声波振动鼓膜后，使听骨链和鼓室内的空气也发生振动，经卵圆窗激动前庭阶外淋巴变为液波，液波振动基底膜，使基底膜上的螺旋器受到刺激，将冲动经听神经传至中枢而产生听觉。而缺氧状态下鼓膜呈极度充血状，类似平原地区的急性鼓膜炎。鼓膜增厚,鼓膜表面呈"象皮"样外观改变。粗糙失去光泽,声波刺激鼓膜后,鼓膜振幅及吸音减弱。血液流变学的研究显示,在低氧环境下,血细胞比容增高,血液黏滞度增高,导致血液流速减慢,微循环淤血,供给听骨血液的鼓前动脉、茎乳孔动脉和岩浅动脉亦发生血液流变学改变,听骨之间的韧带及黏膜襞组织、细胞及微循环发生一系列缺氧变化,细胞代谢发生障碍,血管淤血,血管壁通透性发生改变,听骨之间的关节部位发生类似"硬化"而活动受限,致传音结构发生短路,传音发生障碍而听力下降。

4. 初上高原的听力保护性措施　初上高原,由于海拔高度不断升高,大气压及氧分压均发生很大的变化。缺氧早期,血管充血,咽鼓管组织细胞肿胀,管腔闭塞,出现鼓室内压增高,由于大气压在一定的时间内急骤降低,鼓室内与外界气压差增大,加之咽鼓管内组织、细胞体积增大,管腔闭塞,发生鼓膜外凸,产生疼痛,听力暂时下降呈闭塞性听力减弱。此时可连续进行张口呼吸及吞咽动作,或用手指按压耳屏,随压随放,连续施行,使外耳道内气压忽高忽低,借以振动鼓膜,连续的吞咽动作可使咽鼓管短暂开放,借以使外耳及中耳鼓室内气压流动而达平衡。特别对频繁进出高原的人员,以上方法简便易行,必要时以1%麻黄素或滴鼻静滴鼻,采取仰卧位,使药液经鼻后孔流至鼻咽部以使血管收缩,使咽鼓管在一段时间内随吞咽动作的出现而正常开闭。

5. 康复评估　对耳部检测,评估听力功能;评估焦虑自评量表(SAS),症状自评量表(SCL-90);艾森克个性问卷(EPQ);汉密尔顿抑郁量表(HAMD);生活事件量表(应激相关心理检测 LES)。进行自主神经功能检测;高原脱习服量表分析;匹兹堡睡眠质量指数量表(PSQI)检测。

二、高原分泌性中耳炎

分泌性中耳炎是一种非化脓性炎症,是一种平原地区小儿发病较多的耳病,在低氧寒冷的高海拔地区,青壮年亦较常见。

1. 病因

(1)咽鼓管功能障碍　缺氧时血液流变学改变,血管壁通透性增高,导致组织、细胞生化代谢障碍,引起咽鼓管完全堵塞或部分堵塞。

(2)气压创伤　进入高原后,由于海拔高度和气压急骤变化,咽鼓管功能发生障碍,不能及时开放以调节鼓室内外的气压差,中耳处于相对正压,结果发生中耳创伤,出现鼓室渗出。

(3)感染　进入高原后人体处于代偿性适应阶段,在适应过程中机体抵抗力低下,鼻、口和咽部的常居菌乘虚而入,繁殖生长,鼻咽部发生炎性反应,咽鼓管堵塞或不完全堵塞。

(4)自主神经功能紊乱　缺氧导致的中耳黏膜充血,血管壁通透性增高,微循环淤血、渗出,使自主神经调节过程受阻,致中耳腔内积液。

(5)变态反应　海拔高、风力大,且高海拔地区昼夜气温差极大,甚或短时间内风、雨雪、冰雹相继而来,血管物理舒缩的频率加快,发生血管壁通透性改变,组织水肿、渗出,造成中耳腔积液。

2. 分泌液的分类

(1)浆液性液体　淡黄,黏度较低,肉眼观似血清样。常见于咽鼓管阻塞,气压创伤性中耳积液。

(2)血样液　淡红似洗肉水样或色较深,黏度较浆液性液体略高,见于创伤性中耳积液。

(3)混合性液　呈暗黄色,黏度较上述两液大,为渗出和泌出的混合体。故气压创伤性及咽鼓管阻塞性均可见。

3. 临床症状

(1)听力下降,常于值勤、训练或较剧烈的体力消耗中出现。体位、头位变动时,听力稍有改善。

(2)耳内闷、胀,多为一侧,有明显的与外界隔离感、耳阻塞感,无痛。

(3)耳鸣,呈蜂鸣样,甚者呈群蜂乱鸣状,音频忽高忽低。体位、头位变动时耳鸣音频或高或低。

4. 检查

(1)鼓膜　暗红或暗褐色,失去光泽,表面粗糙,呈"象皮"样外观变化,标志消失、增厚,鼓膜内陷不明显,锤骨突出,锤骨柄后移,长度缩短,光锥消失,因鼓膜增厚,不易看到液平或水泡。

(2)听力测验　听力轻度下降,呈传导性耳聋,如鼓室积液黏度较大时,可出现重度传导性耳聋,穿刺抽液后,听力见明显增进。

(3)X 线检查　仅见乳突气房模糊。

(4)鼻腔及鼻咽部检查　鼻黏膜呈暗红色充血，鼻甲肿大，通气不畅，鼻咽部充血、光滑。许多分泌性中耳炎是因鼻及鼻咽部病变所致，故鼻咽部检查应列入常规检查项目，借以排除鼻咽部疾病。

(5)鼓膜穿刺　可作为常规诊断依据，穿刺吸出积液，可确定其性质类型，指导临床治疗。

5.诊断　根据病史及检查所见，穿刺后可确立诊断。

6.康复治疗

(1)鼓膜切开引流。

(2)引流后鼓室内注入α－糜蛋白酶或醋酸可的松12.5mg，亦可注入适量的抗生素，防止感染，药物注入后侧体静卧15～20min。

(3)微循环扩张剂的应用　烟酸50～100mg，3次/d或654－2肌注10mg，1次/d。加服抗组织胺药物。

(4)咽鼓吹张　调节鼓室气压，但鼻及鼻咽部感染者禁用，防止逆行感染。

(5)对症治疗　鼻及鼻咽部感染者给予妥当处理，鼻塞者常规滴入1%呋喃西林麻黄素滴鼻液或扑尔敏麻黄素滴鼻液，避免体力消耗过甚，必要时可间歇吸氧，减轻渗出。

(6)超短波治疗　将电极置于耳屏前和乳突后，放置间隙1cm，采用微温量，1次/d，15min/次，10～12次为1疗程。

(7)微波疗法　将耳辐射器塞入外耳道，输出功率5～10W，10min/次，1次/d，10～12次为1疗程。

(8)紫外线疗法　选用耳道石英导子，从5MED开始，每日增加1MED，隔日或1次/d，5～6次为1疗程。

7.预后　一经发现并及时正确处理治疗后，大部分患者都能痊愈，在痊愈后2～3月内仍需定期复查。

三、急性鼓膜炎

1.病因　长期缺氧，寒冷刺激，鼓膜上皮淤血、增厚，上皮御病能力降低，或挖耳引起上皮损伤，耵聍栓塞及气压急骤变化而发病。

2.临床症状及检查

(1)临床症状　耳内持续性剧痛，耳鸣，听力下降，头晕，全身不适，微热，耳廓、耳屏放散痛，咀嚼时牵拉痛，一侧颜面部发热。

(2)检查　鼓膜充血，呈暗红色，鼓膜表面粗糙，标志消失，鼓膜表面充血，尤以锤骨柄及鼓膜上部明显。

3.诊断与鉴别诊断　根据起病急骤、病史及检查可确立诊断，须与急性卡他性中耳炎、外耳道炎相鉴别。

4.康复治疗

(1)2%～3%酚甘油或2%碳酸甘油，氯霉素甘油滴耳，3次/d，1～3滴/次。剧痛时可外涂鼓膜麻醉剂(1%丁卡因、薄荷液、石碳酸等量混合剂)，石碳酸浓度不可过高，以免造成灼伤。

(2)口服或肌注抗生素，防止发展为急性中耳炎或鼓膜穿孔。

(3)超短波治疗　将电极置于耳屏前和乳突后，放置间隙为1cm，采用无热量，1次/d，15min/次，10～12次为1疗程。

5.预后　经治疗绝大部分患者都能痊愈，偶有拖延就诊时间，可发生中耳炎及鼓膜穿孔。

四、慢性鼓膜炎

1.病因　慢性外耳道炎症的长期刺激，挖耳，耵聍栓塞，霉菌感染，缺氧，表皮抵抗力下降形成溃疡所致。

2.症状及检查

(1)症状　发病缓慢，耳内时有轻度不适及疼痛，有少许血清样淡黄色液体流出，可结晶，无特殊气味，听力轻度下降。

(2)检查　鼓膜呈暗红色弥漫性充血、增厚，鼓膜标志消失，见有浅表溃疡，病程较长者常需以3%双氧水冲洗后拭干方可视清。

3.诊断与鉴别诊断　根据病史及检查不难诊断，须注意与慢性化脓性中耳炎、急性大疱性鼓膜炎加以鉴别。

4.康复治疗

(1)3%双氧水冲洗，1次/d，或生理盐水拭净局部分泌物。

(2)抗生素药液　0.5%氯霉素滴耳液，或5%甲硝唑溶液，或青霉素溶液10万μ灌洗患耳，1次/(2～

3d)，但须进行过敏试验，经肌注一次后，确定无过敏反应，方可应用。

(3)抗生素粉剂吹入氯霉素粉，灭滴灵粉(灭滴灵片研碎成粉)1次/d，在高原低氧环境中灭滴灵可有效的抑制和杀灭某些厌氧菌及其他杂菌。

(4)超短波治疗　将电极置于耳屏前和乳突后，放置间隙为1cm，采用微热量，1次/d，15min/次，10～12次为1疗程。

(5)微波疗法　将耳辐射器塞入外耳道，输出功率5～10W，10min/次，1次/d，10～12次为1疗程。

(6)紫外线疗法　选用耳道石英导子，从5MED开始，每日增加1MED，隔日或1次/d，5～6次为1疗程。

5. 预后　在低氧寒冷的环境中，溃疡愈合较慢，病程较平原地区长，故应保暖，坚持局部治疗，常规口服多种维生素，促使溃疡面愈合。

五、外耳道炎

1. 病因

(1)缺氧、寒冷导致皮肤微循环淤血，耳道上皮营养缺乏，耵聍腺分泌障碍，外耳道失去抗菌的酸性外衣，抵抗力下降。

(2)挖耳，洗漱时水浸入耳道内，耳道上皮软化，角质层破坏，耵聍栓塞。

2. 症状及检查

(1)急性外耳道炎　耳道肿胀，疼痛，灼热，坐卧不安，痒痛交替，甚者听力下降。外耳道呈弥漫性充血、肿胀，表面见淡黄色渗出，重者耳道肿胀狭窄或闭锁，表皮溃烂，皮肤苍白，耳周淋巴结肿大、压痛，吞咽时有明显的牵扯痛。

(2)慢性外耳道炎　外耳道皮肤呈暗红色充血，皮肤粗糙，管腔狭窄，耳道内常见有灰褐色上皮碎屑，有少量的分泌物，鼓膜标志模糊不清，耳道痒，轻度疼痛或无痛。

3. 诊断及鉴别诊断　根据病史及耳道检查，对急慢性耳道炎进行诊断并不困难，但须与下述两种耳疾相鉴别：

(1)鼓膜炎　耳内剧痛，耳鸣，听力下降局限于鼓膜病变，耳道上皮正常时见充血，并可见清晰之耳道扩张的血管，常误为耳道炎，但根据病史及鼓膜显微镜检查后即可避免误诊。

(2)急性中耳炎　听力明显下降，早期疼痛较剧，鼓膜穿孔后疼痛缓解，检查可见鼓膜穿孔并见脓液溢出。

4. 康复治疗

(1)3%双氧水或5%甲硝唑溶液冲洗耳道，1次/d。

(2)4%硼酸酒精或4%水杨酸酒精外耳道涂拭，3次/d。

(3)剧痛时可给0.3%丁卡因棉片贴敷耳道止痛。

(4)抗生素口服或肌注，以青霉素及磺胺类药物效果较佳。

(5)超短波治疗　将电极置于耳屏前和乳突后，放置间隙1cm，采用微热量，1次/d，15min/次，10～12次为1疗程。

(6)微波疗法　将耳辐射器塞入外耳道，输出功率5～10W，10min/次，1次/d，10～12次为1疗程。

(7)紫外线疗法　选用耳道石英导子，从6～10MED开始，每日增加1MED，隔日或每日1次，5～6次为1疗程。

5. 预后　预后良好，极少数发展为急性中耳炎。

六、外耳及中耳创伤

1. 分类　中耳气压伤；耳廓冻伤；耳廓外伤。

2. 病因　由于海拔高度大幅度升高，气压急剧变化，缺氧使咽鼓管周围组织充血肿胀，咽鼓不能正常开放调节鼓室内外气压差，中耳鼓室处于相对正压，造成中耳气压伤。在高原地区，由于高寒低氧，风速大，耳廓又为头部的暴露部分，末梢循环不良，脆性加强，抵抗力下降，因长时间的野外作训及值勤易发生冻伤及遭受各种直接外伤。

3. 诊断

(1)中耳气压伤　见高原分泌性中耳炎节。

(2)耳廓冻伤　低温、寒冷侵袭局部组织引起的组织损伤。海拔高度越高，气流风速越大，气温越低，冻伤的机会越多，多为冰点以下冻伤。

4. 康复治疗　耳廓冻伤后复温：以38℃～40℃热水浸泡或毛巾浸湿后敷置复温，对二、三度冻伤可局部清洁处理后外用3%碘甘油局部涂擦,可以加速缩短病程及脱痂时间,视炎症反应情况给予抗生素治疗,三度冻伤造成的耳廓部分缺损者可行皮管移植修复,借以恢复满意的外观。

5.预防　经常进行防冻教育,高原作训及执勤时耳廓表面皮肤可涂一层较厚的凡士林或动物油脂,减少散热,避免野外作业时大量饮酒而引起大量的体热散失,冻伤后严禁揉搓,以免损伤的组织脱落,造成更大的缺损。减少和缩短在野外作业、执勤时间。

(黄学文　张恩达)

第二节　高原鼻部疾病

人在高原,由于寒冷、风力强、风沙刺激和低氧等因素对局部的长期刺激,作为呼吸道与外界相通的门户,鼻部疾病为常见的、普遍的高原疾病之一。

入院后进行康复疗养评定,对鼻部检测,评估嗅觉及通气功能;评估焦虑自评量表(SAS),症状自评量表(SCL-90)艾森克个性问卷(EPQ);汉密尔顿抑郁量表(HAMD);生活事件量表(应激相关心理检测LES)。进行自主神经功能检测;高原脱习服量表分析;匹兹堡睡眠质量指数量表(PSQI)检测。

一、慢性鼻炎

1.分类　①单纯性鼻炎;②肥大性鼻炎;③干燥性鼻炎(糜烂性)。

2.病因

(1)低氧,寒冷,呼吸次数增加,寒气流对鼻腔黏膜的直接刺激,而缺氧又使微循环淤血,组织、细胞肿胀,血管痉挛,通透性增高,渗出增多。

(2)上呼吸道感染屡发而治疗不当。

(3)过度的烟酒刺激。

(4)邻近器官慢性炎症病灶的刺激。

(5)缺氧导致的鼻黏膜营养不良、腺体退化。

(6)微生物(病毒、细菌)的侵袭。

3.临床症状

(1)单纯性鼻炎　鼻塞,间歇性,疲劳或吸入冷空气后鼻塞加重,嗅觉减退,头痛,头肿胀,闭塞性鼻音。鼻涕增多,呈透明清涕或半透明的黏液涕。

(2)肥大性鼻炎　鼻塞较重,呈持续性,闭塞性鼻音较重,耳鸣及听力减退。由于鼻甲肿大压迫鼻泪管引起溢泪或泪囊炎,涕少,偶见脓性涕、嗅觉减退、头痛、张口呼吸。

(3)干燥性鼻炎(糜烂性)　鼻塞,间歇性交替性出现,头痛、头胀、闷、失眠、记忆力下降,涕少,血性涕,时常出现鼻衄,造成贫血。鼻腔自觉干燥难忍。

4.检查

(1)单纯性鼻炎　鼻黏膜充血肿胀,表面光滑,总鼻道或下鼻道中见有半透明黏性分泌物。鼻甲黏膜软而具有弹性,触之出现凹陷,移开探针后立即恢复原状,对血管收缩剂反应敏感。

(2)肥大性鼻炎　鼻黏膜肿胀呈暗紫色或暗红色,表面不光滑,呈结节状,下鼻甲前端及游离缘表面尤为突出,鼻腔被肥大的下鼻甲所堵塞,鼻腔底部及下鼻道内充满黏液或黏脓涕,难于擤出,对血管收缩剂不敏感,触之坚硬感明显,无凹陷。

(3)干燥性鼻炎(糜烂性)　鼻腔黏膜呈干葱皮样,暗灰色,失去光泽,黏膜表面见片状糜烂或"龟裂",有多量的血性痂,无涕,鼻甲前游离缘干燥尤为明显,表面呈皱裂不平、霜样色泽。

5.康复治疗　病因治疗,治疗邻近器官的慢性炎症,提高机体的抵抗力,消除刺激因素。

(1)慢性单纯性鼻炎　3%双氧水冲洗,1次/d。1%呋喃西林麻黄素液滴鼻,保持鼻腔通畅5%~10%弱蛋白银滴鼻,0.5%普鲁卡因做鼻堤封闭,1次/2d。

(2)慢性肥大性鼻炎　鼻甲硬化法,5%鱼甘油酸钠,50%葡萄糖或80%甘油0.5~1ml。先用2%丁卡因棉片贴附于下鼻甲表面20min后取出,用长穿刺针刺入下鼻甲前缘,与下鼻甲游离缘平行后达后缘,防止穿透后缘黏膜,边退针边注入药液,注入量不超过0.5ml,出针后立即以麻黄素棉片塞入鼻腔压迫止血。双侧鼻腔交替注射,1次/6d,效果不佳者可行部分鼻甲切除术,也可试用肾上腺皮质激素下鼻甲注射,可减轻组织水肿及增生,但作用较慢。

(3)慢性干燥性鼻炎　3%双氧水冲洗鼻腔,1次/d,复方薄荷脑液或喷雾剂滴鼻、1%碘甘油涂布,2次/d,金霉素软膏涂布,1次/d,或鱼肝油软膏鼻腔内涂布,1次/晚。室内以沸水法增加空气温度和湿度或中草药熏蒸法辅助治疗效果更佳。

(4)超短波　小功率超短波,鼻两侧,斜对置,微热量,15min/次,1～2次/日,10～12次为1疗程。

二、慢性鼻窦炎

本病在高原低氧的环境中多发生于上颌窦,故本节着重以慢性上颌窦炎为主而叙述。

1.病因　慢性鼻窦炎在高原低氧寒冷环境中的发病率仅次于慢性鼻炎。

(1)急慢性鼻炎引起鼻塞,窦口黏膜肿胀,窦腔引流不畅。

(2)变态反应而引起的鼻塞,鼻甲及鼻道黏膜肿胀,鼻窦引流受阻。

(3)缺氧导致全身抵抗力降低,致病菌毒力过强乘虚而入。

(4)由于外界气压的变化,鼻腔黏膜及窦口附近的黏膜受到气压的压迫,活塞样窦口堵塞,窦内气压与外界气压不能获得平衡而产生一系列窦内黏膜的病理变化。

2.症状

(1)全身症状　头昏、头痛无规律,食欲不振,记忆力减退,失眠,精神呆板,表情淡漠。

(2)面部症状　流黄色脓性涕,量不等;鼻塞,多因鼻甲充血,分泌物过多而致,擤鼻后,可暂时获得通气;嗅觉障碍,由于嗅裂区黏膜受慢性炎症的刺激而发生水肿,出现间歇性或持久性嗅觉障碍;多数局部疼痛和头痛、慢性上颌窦炎患者都有上颌前壁压痛,疼痛的性质为钝痛,沉重压迫感,少数病者无此感觉。头部沉重感明显,鼻根部及前额尤为明显。

3.检查及诊断

(1)局部压痛,沉重不适感明显。

(2)鼻黏膜呈暗红色充血,鼻甲游离缘见有息肉样变,尤以中鼻甲、下鼻甲为甚。

(3)上鼻道及中鼻道有黄色黏稠脓液,下鼻道内常见有脓液积留。以上检查须在以1%麻黄素棉签收缩鼻甲后方可视清。

(4)鼻窦X线拍片　窦腔黏膜增厚的阴影边缘高低不平,密度不均匀,窦腔边缘极为模糊,窦腔内一片模糊如云雾状,气压创伤性鼻窦炎时可见窦腔内有血性液体,为黏膜创伤后之出血。

(5)诊断　根据病史及检查辅以X线拍片即可确诊。

4.康复治疗

(1)血管收缩剂滴鼻,每日数次。

(2)上颌窦穿刺,此法在无条件的部队医疗单位可作为诊断应用,穿刺吸出脓、黏液便可作为依据,反复抽吸后注入1∶5000的呋喃西林液或磺胺类溶液,10%黄连素液,青霉素液4～5ml注入窦腔内,1次/周。

(3)物理治疗　采用热疗法、超短波或超声波治疗。

(4)手术治疗　慢性或复发性上颌窦炎经保守疗法不能治愈者,应考虑手术治疗,根据发病时间的长短、脓液性质和窦内病变情况选择手术方法。

三、鼻衄

1.病因

(1)鼻腔黏膜因干燥和寒冷的频繁侵袭与缺氧导致鼻黏膜极度充血肿胀,黏膜脆性增大。

(2)气压损伤　海拔高度不断变化,鼻腔及鼻窦内气压随之突然变化,导致因缺氧而引起的扩张血管的破裂。

(3)鼻腔慢性炎症,尤以慢性干燥性鼻炎、黏膜破裂者较常见。

(4)外伤　擤鼻、挖鼻等不良习惯或鼻饲管的摩擦出血。

(5)鼻中隔偏曲、有距状突者均易发生鼻衄。

(6)静脉压增高　缺氧使呼吸加深加快,使胸腔负压增大,静脉回心血量增多致鼻腔静脉怒张亦为鼻衄的常见原因。

(7)动脉压增高　缺氧,引起心跳加快加强,发生血液重新分配,皮肤及腹腔脏器的小血管收缩,用力过猛或情绪波动,气压急骤变化均可引起一时性动脉升高而发生鼻衄。

(8)全身性原因　血液疾病、高血压、动脉硬化、慢性肺源性疾病、维生素缺乏、内分泌失调等。

(9)邻近器官病变　如颅底骨折、鼻咽或咽鼓管肿瘤侵蚀颈内动脉,均可借鼻道腔出血而误为鼻出血。鼻窦炎、溶血性链球菌感染的急性上颌窦炎可引起鼻出血。

2. 检查及康复处理

(1)确定出血部位 常见的出血部位为鼻中隔前下部,此处为鼻腭动脉与筛前动脉和筛后动脉的中隔支、上唇动脉及腭大动脉吻合,构成丰富的动脉丛;鼻阈区,即鼻内孔,此处是皮肤与鼻腔黏膜的交界部位,常因皲裂、干燥、炎症发生溃烂出血;中隔软骨底部弯曲形成嵴,距状突,气流干燥寒冷,长期刺激糜烂形成而出血;鼻腔后段出血,常见急慢性上颌窦炎的中鼻道或嗅裂流血。后鼻孔缘因缺氧所导致的黏膜水肿,血管脆性增加,呼吸频繁深快,而引起边缘黏膜皲裂出血。此种出血往往自咽部流下。

(2)一般处理 根据临床检查,正确判断出血量,对于已出现休克者应注意保暖,侧卧,吸氧扩容。纠正因休克引起的各系统功能紊乱。严重的鼻衄可使脑皮质供血不足,患者常出现烦躁不安,故应做出正确的出血量判断。在应用镇静剂时注意禁用有呼吸抑制作用的镇静剂。

(3)止血方法 止血方法很多,常用的有:①烧灼法:硝酸银珠或铬酸珠,利用其凝蛋白作用,将破裂的血管封闭;②黏膜下注射法,将表麻药浸入棉片后,压迫破裂出血处数分钟后以1%普鲁卡因加曳上腺素药液1~1.5ml注入鼻中隔。鼻底或鼻腔侧壁的黏膜下。对于后段鼻腔出血者可采用1%~2%普鲁卡因加肾上腺素0.3ml,用长针注入腭大孔内,压迫蝶腭动脉止血;③鼻腔填塞法,止血海绵浸入1%麻黄素液中,挤压后贴敷在出血点上,再以凡士林纱条或碘仿纱条有顺序地填塞鼻腔,2~3d后取出,填塞时间不宜过长,防止鼻黏膜长时间受压形成溃疡;④后鼻孔填塞法,预制圆锥状油纱卷,以粗丝线在锥形油纱两极贯穿后扎紧,以小号尿管自鼻腔穿入后鼻孔,经鼻咽从口腔内引出,将预制之油纱锥尖头端粗丝线系于导尿管头端,从鼻端向外抽拉导尿管,将锥形油纱自口腔内引入后鼻孔,填塞于后鼻孔,将导尿管头端之丝线系于纱球上,置于鼻前孔。丝线不宜过松,借此拉力压迫后鼻孔及后鼻道之出血。

(4)血管结扎法 多数鼻衄均可用上述止血方法处理,少数患者经上述处理后仍然出血不止,多因较大的血管破裂所致,故根据不同的出血部位采用不同的血管结扎方法。

(黄学文 张恩达)

第三节 高原咽喉部疾病

入院后对咽喉部检测,评估吞咽功能;评估焦虑自评量表(SAS),症状自评量表(SCL-90);艾森克个性问卷(EPQ);汉密尔顿抑郁量表(HAMD);生活事件量表(应激相关心理检测LES)。进行自主神经功能检测;高原脱习服量表分析;匹兹堡睡眠质量指数量表(PSQI)检测。

一、急性咽炎

1. 病因

(1)缺氧、干燥导致咽峡、喉腔的长期充血,局部防御功能低下。

(2)疲劳、受凉、烟酒刺激、发音过多、过高。

(3)鼻腔、咽峡、鼻窦、口腔内的慢性炎症的蔓延或分泌物下流。

(4)病毒、细菌感染。

2. 临床症状

(1)咽喉不适,灼痛,异物感。

(2)声嘶或失音,喉堵塞感,咳痰不畅,咳嗽。

(3)呼吸困难,呈吸气性呼吸困难,平卧时加重,故患者常取端坐呼吸状态。

(4)伴有上呼吸道感染症状,如:鼻塞、头胀痛,此时唇甲发绀尤为明显,患者烦躁不安,发热。

3. 检查及诊断 咽喉部极度充血,呈暗红色,间接喉镜下见喉腔黏膜呈暗红色充血,黏膜肿胀,声带呈暗红色,闭合正常或有缝隙声带表面见的弯曲的扩张血管,喉室,声带表面及边缘,声门下常有呈丝条状附着的分泌物。根据喉镜检查结果及症状可做出诊断。

4. 鉴别诊断

(1)过敏性喉炎 起病急骤、迅速、喉部检查见喉内黏膜及声带呈淡红或淡白色,声带边缘见水泡状半透明隆起。

(2)急性会厌炎 起病急,呼吸困难,呈吸气性呼吸困难,喉镜检查见病变局限在会厌谷或会厌喉面,很少波及喉室、声带。由于病痛,患者声音低沉、吞咽困难。

5. 康复治疗

(1)吸氧　持续性给氧3～4L/min。

(2)全身药物应用　抗生素或抗病毒药物,青霉素、阿昔洛韦;静脉滴注地塞米松4～6mg/d或氢化可的松150～200mg/次。

(3)雾化吸入　1∶5000呋喃西林液40ml,地塞米松1～2mg或2.5%碘化钾溶液15ml,雾化吸入,2～3次/d。

(4)超短波疗法　小功率超短波,双下颌角后2cm处对置,间隙0.5～1cm,微热量,15min/次,1～2次/d,10～12次为1疗程。

(5)不能缓解的喉梗阻较重者,或呼吸极度困难者,可行气管切开术。

二、慢性咽炎

1. 病因

(1)缺氧致组织细胞代谢障碍,局部黏膜营养不良,御病能力下降。

(2)由于鼻部疾患,加之因缺氧而致呼吸次数的增加,张口呼吸,冷空气的直接刺激。

(3)烟酒刺激、辛辣食物或油烟刺激。

(4)急性扁桃体炎、急性咽炎的反复发作引起或转为慢性。

(5)消化系统疾病及颈椎病亦有导致慢性咽炎的倾向。

2. 分类及检查

(1)慢性单纯性咽炎　咽部敏感性增高,常因冷空气的吸入引起干咳、干呕,咽部黏膜充血,呈暗红色,咽后壁可见散在性的或片状增生的淋巴滤泡,并见有网状小血管扩张,常见后壁黏膜表面覆盖一层黏性分泌物。

(2)慢性干燥性咽炎　咽黏膜菲薄干燥、色泽淡红,咽腔宽大,后期黏膜如“干羊皮”纸样,咽部运动时黏膜形成皱纹,尤以咽后壁为明显。

(3)慢性肥厚性咽炎　咽部黏膜肥厚,呈暗红色,小血管扩张,咽后壁、腭弓及软腭边缘呈明显肥厚,后壁淋巴滤泡呈颗粒状突起,形成较厚的纵行皱襞,似索状水肿像。

3. 临床症状　各类慢性咽炎的症状大致相同,一般有咽部不适感,如异物感、痒灼感、微痛感、干燥感或刺激感,晨起及入睡时较剧,干咳频繁,长期干咳促使炎症加重,有时黏膜咳破后出血。患者常疑食管肿瘤或消化道出血。炎症波及咽鼓管时可出现耳鸣,波及喉部时出现声嘶。

4. 康复治疗

(1)去除刺激,戒除烟酒。野外工用时做必要的防护。

(2)局部治疗　0.5%普鲁卡因,板蓝根,黄连素注射液4～6 ml咽后壁点状封闭,硼砂或硼酸水饭后含漱,局部封闭,1次/周。对于干燥性咽,局部可涂用10%弱蛋白银,口服小量的碘化钾以增加分泌液,减少干燥,常规口服维生素A、E等。

(3)全身治疗　口咽部及邻近器官急慢性炎症者对症用药。亦可采用黄连素液或呋喃西林液40ml、地塞米松1～2 mg、庆大霉素4万～8万单位雾化吸入,1次/d,7次为1疗程,部分患者可收明显效果。

(4)超短波疗法　同急性咽炎。

(5)紫外线疗法　冷光紫外线石英导子照射咽部,从10MED开始,每次增加1MED,1次/d,10次为1疗程。

三、慢性喉炎

1. 病因

(1)缺氧,致喉部慢性充血,寒冷,干燥的气流未经鼻腔处理而直接刺激喉部。

(2)鼻腔及邻近部位的慢性炎症的扩散,炎性分泌物下流散布感染、刺激。

(3)烟酒及刺激性烟雾的慢性刺激。

(4)急性喉炎治疗不彻底。

2. 临床症状

(1)声嘶,声哑,声音粗糙、低沉,声音破裂,咽喉部干燥。

(2)声疲劳、干咳、说话前须清喉成为习惯。

(3)呼吸音粗糙,喘气时偶可闻及“丝丝”音。

3. 检查　直接或间接喉镜检查见:声带充血呈暗红色,边缘变钝,声带表面见扩张的小血管,发音时声带软弱,振动极不协调。声门闭合时见有黏稠液连成粘丝。病程较久者,声带表面见有棒状凸起,更久更重者黏膜表面呈颗粒状或息肉样变。

4. 诊断　声嘶、声哑反复发作,时轻时重甚或突然失声后又自行恢复,双侧声带对称,加之检查所见可做出诊断。

5. 康复治疗

(1)除去刺激因素,治疗慢性邻近组织器官疾病。

(2)雾化吸入　详见急性喉炎治疗中3项。

(3)洁口　3%硼酸水或硼砂水含漱。

(4)室内可行局部空气湿化法改造干燥的环境,将烧沸的水壶或锅盖敞开,使煮沸的蒸汽弥漫至室内空间,增加空气湿度。

(5)对于症状较重,声嘶较持久者或声嘶频繁出现者可给予口服抗生素及少量的肾上腺糖皮质激素控制病变继续加重。

(6)溶菌酶或草珊瑚口含或含碘喉症片含化6~8次/d。

(7)超短波疗法　小功率超短波,单极法置于喉的体表区,微热量,15min/次,1次/日,10~12次为1疗程。

(8)音频疗法　50cm^2,喉部对置法,耐受限剂量,20min/次,1次/日,10~12次为1疗程。

(黄学文　张恩达)

第十章 >>>

高原人员常见急症的处理

由于高原环境的特殊性,许多常见病、多发病、危重病、疑难病,起病急、病情重、病史资料收集困难,给救治带来一定难度。因此,疗养期间应注意询问病史,进行体格检查,发现问题及时处理。

第一节 心搏呼吸骤停及心肺复苏

心搏呼吸骤停的处理原则,即实施基本生命支持(BLS)和高级生命支持(ALS)。BLS 包括心肺复苏(CPR)和电除颤。BLS 是实施 ALS 的基础。目的是立即恢复有效的循环和呼吸功能,使脑组织得到保护,防治并发症及原发病。

一、心搏呼吸骤停的原因

1. 心搏骤停的原因

(1)心源性心脏骤停 如冠心病、急性心肌梗死、二尖瓣脱垂、心肌病、肺动脉高压、先天性心脏病等。

(2)非心源性心脏骤停

①突然的意外事件:如电击伤、自缢、严重创伤、溺水、气管异物等。

②电解质紊乱和酸碱平衡失调:如严重酸中毒、高血钾、低血钾等。

③各种原因引起的休克和中毒。

④手术、治疗操作和麻醉意外。

2. 呼吸骤停的原因 所有引起心搏骤停的原因均可能引起呼吸骤停。如溺水、卒中、气道异物阻塞、吸入烟雾、药物过量、电击伤、窒息、创伤、心肌梗死、各种原因引起的昏迷。

二、心搏呼吸骤停的诊断

1. 心搏呼吸骤停的临床表现

(1)意识突然丧失,患者昏倒于各种场合。

(2)心音消失。

(3)呼吸断续,后停止

(4)大动脉搏动消失。

(5)瞳孔散大。

(6)面色苍白或转为发绀。

2. 心搏呼吸骤停诊断要点 决定行胸外按压前,只检查生命体征,如呼吸、咳嗽(反射)或对刺激反应,无须检查是否有脉搏,上述检查必须在 10s 内完成。在判定事发地点易于就地抢救后,急救人员在患者身旁快速判断有无损伤,是否有反应。可采取轻拍或摇动患者,并大声呼叫:“您怎么了?”如果患者有头颈部创伤或怀疑有颈部损伤,只有在绝对必要时才能移动患者。

三、启动 EMS 系统

通过拨打当地的急救电话(120)启动 EMS(Emergency medical services)系统。

四、心肺复苏措施及步骤——基本生命支持(BLS)

1. C(circulation):循环支持 一方面检查颈动脉搏动,一方面观察呼吸、咳嗽和运动情况。评价时间不能超过 10s。如果不能肯定是否有循环,应立即开始胸外按压。

(1)胸外按压 胸外按压是在胸骨下 1/2 提供一系列压力,这种压力通过增加胸膜腔内压或直接挤压产生血液流动,通过按压使血液流向肺脏,并辅以适当的呼吸,为脑和其他重要器官提供充足的氧气以便行电除颤。

胸外按压的方法是,用手指按压在靠近急救者一侧患者的胸廓下缘,手指向中线滑动,找到肋骨连接处，将手掌贴在患者胸骨的下段，另一手掌重叠放在该手背上，手掌根部长轴与胸骨长轴确保一致，保证手掌全力压在胸骨上，不要按压剑突，无论手指是伸直还是交叉在一起，都不应离开胸壁。肘关节伸直，上肢呈一直线，双肩正对双手，以保证每次按压的方向与胸骨垂直，按压幅度为5～6cm，按压频率为100～120次/min，按压与放松间隔比为1∶1，放松时双手不离开原来位置，使胸廓恢复至按压前的状态。在气道建立之前，按压/通气比率要求为30∶2，气管插管以后，可用5∶1的比率。

2. A(Airway)：畅通呼吸道　患者取仰卧位，头颈、躯干无扭曲，将双上肢放置于身体两侧，急救者位于患者一侧，如两人抢救则分为两侧。保持气道通畅，如无颈部创伤，可以采用仰头举颏法或仰头托颈法开放气道，并清除患者口中的异物或呕吐物。

3. B(Breathing)：人工通气　开放气道后，先将耳朵贴近患者的口鼻附近，面朝患者胸部，感觉有无气息，再观察胸部有无起伏动作，最后仔细听有无气流呼出的声音，时间不得超过10s。发现无呼吸或呼吸异常以及不能确定通气是否异常，应立即行人工通气。

(1)口对口呼吸　是最简便而效果较好的通气方法。急救者呼出气体中的氧气足以满足患者需求。人工呼吸时要确保气道通畅，捏住患者鼻孔，防止漏气，急救者用口唇把患者的口全罩住，密封状，缓慢吹气，每次吹气应持续2s以上，确保呼吸时胸廓起伏，如急救者只进行人工呼吸，通气频率应为10～12次/min。口对口呼吸的副作用是胃胀气，胃胀气可使胃内容物反流致误吸或吸入性肺炎，也可使膈肌上抬，肺活量减少并兴奋迷走神经影响复苏效果。但对大多数成人，规定在2s以上给予10ml/kg(约700～1000ml)潮气量，既可降低胃胀气危险又可提供足够的氧合。

(2)口对鼻呼吸　患者不能经口呼吸时应行口对鼻呼吸，如牙关紧闭不能开口、口唇创伤、口对口呼吸难以实施，特别是救治溺水者最好应用口对鼻呼吸。方法是将一只手置于患者前额后推，另一只手抬下颏，使口唇紧闭。用嘴封罩住患者鼻子，深吹气后离开鼻子，让呼气自动排出。必要时，间断使患者口张开，以利气体排出。

(3)球囊面罩装置　使用球囊面罩可提供正压通气，一般球囊充气容量约为1000ml，足以使肺充分膨胀。但急救(使用)时应确保不漏气。

4. D(Defibrillation)：自动体外除颤(AED)及除颤方法

对心搏骤停者即行电击除颤，争取在院外5min内完成，院内3min内完成。心搏骤停时最常见的心律失常是心室颤动，而终止室颤最有效的方法就是电除颤。除颤的时机是治疗室颤的关键，每延迟1min除颤，复苏成功率下降7%～10%。8岁或8岁以上儿童(体重超过25kg)，可使用自动体外除颤器(AEDS)，8岁以下儿童或婴幼儿不建议行AED。除颤能量：一般对成人首次除颤能量为200J，若首次无效，再以200～300J行第二次除颤，无效时，再以360J行第三次除颤。小儿首次除颤选用2J/kg，若无效则用4J/kg。电极位置：电极放置位置应能产生最大的经心脏电流。标准的部位是一个电极置于胸骨右缘锁骨下方，另一个电极置于左乳头的外侧，电极的中心在腋中线上。

五、心肺复苏的药物治疗——高级生命支持(ALS)

心肺复苏时，合理地选择和应用药物，使其发挥最佳疗效，减少不良反应是急救的目标。具体讲用药应：有利于提高器官的血液灌注；预防恶性室性心律失常的再发生；有利于电除颤；对极度心动过缓或停搏的患者，增加心肌和传导组织的兴奋性和传导性；纠正由于心脏停搏导致的代谢紊乱；保护脑组织。

1. 给药途径　周围静脉、中心静脉、器官内给药是最常见的途径，心内注射给药基本放弃。

肘静脉给药需1.5～3.0min才能达到中心循环，但如果用20ml液体稀释药物后推注，效果与中心静脉注射相似。目前主张大剂量地输注盐水，避免用5%葡萄糖注射液。

中心静脉给药可获得快速的药效和高峰浓度，在胸腔按压时最好在膈肌以上的中心静脉给药。

行气管插管后，经气管给药比静脉更容易、更快捷，可将必要的药物适当稀释至10ml左右注入气管支气管树。

2. 常用药物

(1)肾上腺素：目前国内应用最广，并认为是最佳的儿茶酚胺类药物。自1960年Criley等首次报道肾上腺素用以抢救心脏骤停以来，一直作为 CPR 的首选药物。美国心脏病协会推荐标准用量为 1mg 静注。近年有大量国内外报告认为，大剂量应用肾上腺素(5～6mg)可提高自主循环的恢复能力，但也有报告认为，大剂量应用肾上腺素并不比标准剂量者复苏率提高，特别是出院存活率及神经系统、脑功能恢复率。因此在心肺复苏过程中应用肾上腺素的最佳剂量还需做更多系统的研究。

(2)阿托品　具有阻断胆碱能神经毒蕈碱受体的作用，解除迷走神经对心脏的抑制作用。适用于迷走神经兴奋过度或锑中毒导致的心动过缓。常用剂量为 1～2mg/次，必要时可重复使用。其副作用为谵妄、视物模糊等。

(3)抗心律失常药：抗心律失常药应用的目的是终止恶性室性心律失常；便于电除颤；预防室性心动过速或室颤复发。心肺复苏时抗心律失常电除颤仍是首选。常用抗心律失常药物是利多卡因、溴苄胺和胺碘酮。

利多卡因仍为抗心律失常的首选药物。显效快、时效短(一次静脉给药保持 15～20min)，临床剂量对心肌和血压影响很小。标准剂量为 1.5mg/kg 静注，3～5min 重复一次，总量 3.0mg/kg。它可以预防室颤再发生，但不利于电除颤。

溴苄胺有阻断肾上腺素能的作用，可增加心肌的稳定性，提高室颤阈值，具有抗纤颤作用，同时可降低除颤阈值，有助于除颤的成功。成人首次静脉给药剂量为 5mg/kg，继而进行除颤；若持续室颤，则 5min 重复一次，总量 10mg/kg。

胺碘酮是一种钾通道阻滞剂，可降低除颤阈值，具有较强的抗纤颤作用。常用于恶性室性心律失常的治疗，但在心脏停搏时很少应用。用法：静注为 75～100mg/次，必要时 4～6h 再注 1 次，最大剂量为 250mg/次。副作用除心动过缓、Q－T 延长、房室阻滞外，可引起甲状腺功能障碍。

(4)碱性药物：静脉注射碳酸氢钠用于拮抗由心脏停搏导致的组织酸中毒。但 20 世纪 80 年代期间研究发现心脏停搏时的酸中毒主要是呼吸性酸中毒而非代谢性酸中毒，大量应用碳酸氢钠可加重组织缺氧、降低心肌收缩力和抑制大脑细胞功能。但近年研究发现，如果正确实施了 CPR 和应用肾上腺素等血管加压剂，重建循环后仍可有效地排除 CO_2，保持酸碱平衡。另外，在实施 CPR 时给碳酸氢钠可降低除颤阈值，使自主循环恢复率提高，降低室颤的再发生率，并改变神经预后结果，增加出院率。因此在心肺复苏时，特别是心脏停搏的晚期阶段，如果有效的通气和胸外按压已经进行，肾上腺素应用提高了血管的灌注，可以适量应用碳酸氢钠。首次剂量为 1mmol/kg，继而按心脏停搏每延长 10min 给 0.5mmol/kg，如果血气 pH 值保持在≥7.25，不必立即进行纠正。

(5)氨茶碱：在心肺复苏期间，心跳呈缓慢节律者(过缓或停搏)预后较表现为快速心率者(如室颤)更差，这类患者常对大剂量肾上腺素、阿托品等反应也差。动物实验研究发现，内源性腺苷是心动过缓－停搏的主要介质之一。心肌缺血、缺氧时，腺苷释放增加。腺苷的主要作用是使血管平滑肌松弛，减慢心脏的传导，降低起搏细胞的自律性，延迟房室结传导。因此用氨茶碱治疗房室传导阻滞者常可收到意想不到的效果。用法为 0.25～0.5g 加入 5% 葡萄糖 250～500ml 内静滴。

(6)其他治疗：溶栓治疗对心肌梗死和卒中有效，但必须在症状出现几小时内使用。因此，急救人员需在院前做 12 导联心电图，以确定心脏病变情况。需确定心肌梗死和卒中患者的溶栓适应证。

六、心肺复苏后处理

1. 维持有效循环　心脏复跳后心律失常的处理：复苏成功后，经常出现各种类型的心律失常，必须认真对付，否则可引起心脏再度停搏。处理应针对病因。为维持有效循环，心率应控制在 80～110 次/min，若为窦性心动过速，心率＞130 次/min，应以毛花苷 C(西地兰)0.4mg 静脉注射，必要时 2～4h 可重复 1 次；若心率＜50 次/min，应给异丙肾上腺素 0.5～1mg 溶于 5% 葡萄糖液 500ml 中静滴，维持心率在 80 次/min 左右。

低排出量与休克的处理：检查有无导致低血压的原发因素，如心包填塞、张力性气胸等，针对病因及时处理；查明有无出血或血容量不足，并酌情加以处理；进一步纠正代谢性酸中毒；测量中心静脉压，如高于 1.1kPa(12cmH_2O)提示低血压由心力衰竭所致，可限制液体入量并给予毛花苷C(西地兰);根据微循环障碍的不同状态,合理使用血管活性药物,如多巴胺,静滴剂量为每分钟75~100μg,间羟胺20~80mg加入500ml液体中静滴。

2.维持有效呼吸　自动心跳恢复后,若患者仍没有自主呼吸,常提示有严重的脑缺氧存在,应仔细检查有无脑缺氧或脑水肿存在。可用呼吸中枢兴奋剂。必要时做气管切开或用人工呼吸机维持呼吸。

3.积极防治脑水肿　对中枢神经系统的功能恢复极为重要。可采取降温:戴冰帽、体表大血管处放冰袋,必要时给予人工冬眠;脱水:常将20%甘露醇、速尿、肾上腺皮质激素等交替使用;镇静:常用安定10mg静注,必要时重复,以及使用增加脑灌流、促进脑组织代谢的药物等。

(肖　振　卢建军)

第二节　高原急性脑血管疾病

一、概述

急性脑血管疾病是由血管性病因引起脑部血液循环障碍,导致以神经功能失调为特征的一组疾病。高原地区(特别是西藏地区)由于低氧、较高的高血压发病率、相对落后的医疗技术水平和居民中较差的防治意识,致使其急性脑血管病的患病率、致残率以及死亡率居高不下。因此,研究和防治高原地区脑血管病有着特别重要的意义。

1.高原地区急性脑血管疾病的发病概况　据统计西藏自治区人民医院内科住院患者中脑血管病住院患者由20世纪50—60年代的2%上升到70年代的4.2%。近几年统计资料显示,在藏族人群中脑血管病住院患者占同期藏族住院患者的2.8 %。世居藏族人平均发病年龄为51.7岁,较内地的55岁稍早;移居人群平均发病年龄为45.5岁,较内地提前约10岁。

2.高原急性脑血管疾病病因

(1)高血压、动脉硬化仍是主要原因　在拉萨地区调查发现,世居藏族人高血压患病率为25.91%,远远高于内地和其他高海拔地区。对20岁以上藏族死亡人群进行尸检普查,发现主动脉及其分支粥样硬化检出率高达86.97%,眼底检查有动脉硬化者占82.6%,其中脑出血患者有高血压者占94.0%,蛛网膜下腔出血有高血压者占62.5%,脑血栓形成及短暂性脑缺血分别为75.0%和100%。

(2)高原低氧环境　多年临床观察发现,高原急性脑血管病与低氧有关,特别在移居人群中。曾报道高原肺水肿合并脑水肿、脑梗死病例。西藏自治区人民医院对三例因高原昏迷死亡病例做尸检,观察到其大脑表面、白质、小脑、桥脑、延髓等处有广泛的小点状出血。统计脑血管病住院病例,移居汉族人中脑血管病患者24%与慢性高原病混合型(高原红细胞增多症合并高原高血压)有关。崔培文曾报道慢性高原病三例尸检资料,有两例脑出血,其中一例同时有多发性脑血栓形成。上述资料说明急性或慢性高原病均可导致脑血管病的发生,是高原地区脑血管病的发病原因之一。

(3)其他原因　少数病例由动脉瘤及脑血管畸形、动脉炎、心脏瓣膜病、血液疾病等所致。

3.高原低氧环境引起急性脑血管疾病发病机制　高原低氧环境引起血管壁缺氧性损害。因高原低氧,导致血管内膜缺氧,内皮细胞肿胀、管壁水肿,管壁通透性增加。大量病理资料显示,这种血管内膜损害呈节段性损害。主要表现为细小动脉玻璃样变性;小动脉瘤形成;较大动脉形成梭形或动脉分叉处形成袋状动脉瘤。急性高原缺氧时,脑组织摄氧不足,代偿性脑血管扩张,脑血流量增大,可引起颅内压增高,同时已受损的血管壁可有血液外漏,引起广泛小点状出血。慢性高原缺氧时,脑血管壁损害同样存在,在合并高血压、高原红细胞增多症及管壁粥样硬化时,因血液循环阻力增加,在血管内膜受损处极易发生破裂,发生出血性脑血管病。部分病例可因血黏稠度增高,血流减慢,加之血管内膜损伤,激活凝血系统,致脑血栓形成,引起缺血性脑血管病。现在进一步研究认为,脑损害的重要病理生理机制包括能量衰竭、酸中毒、细胞内离子失衡及细胞内Ca^{2+}超载、兴奋性毒性作用以及自由基损伤等。

4.高原脑血管疾病分类　按2015年中华神经内科学会、中华神经外科学会提出的《中国脑血管疾病分类(2015)》方法分类,简述如表4-10-1。

表 4－10－1 中国脑血管疾病分类(2015)

一、缺血性脑血管病
(一)短暂性脑缺血发作
1. 颈动脉系统(包括一过性黑矇)
2. 椎－基底动脉系统
(二)脑梗死
包括:脑动脉和入脑前动脉闭塞或狭窄引起的脑梗死
1. 大动脉粥样硬化性脑梗死
2. 脑栓塞
3. 小动脉闭塞性脑梗死
4. 脑分水岭梗死
5. 出血性脑梗死
6. 其他原因(真性红功胞增多症、高凝状态、moyamoya 病,动脉夹层等)
7. 原因未明
(三)脑动脉盗血综合征
1. 锁骨下动脉盗血综合征
2. 颈动脉盗血综合征
3. 椎－基底动脉盗血综合征
(四)慢性脑缺血
二、出血性脑血管病
不包括:外伤性脑出血
(一)蛛网膜下腔出血
1. 动脉瘤破裂
2. 脑血管畸形
3. 中脑周围非动脉瘤性蛛网膜下腔出血
4. 其他原因(moyamoya 病、夹层动脉瘤、颅内静脉系统血栓形成、血液病、抗凝治疗并发症等)
5. 原因未明
(二)脑出血
1. 高血压脑出血
2. 脑血管畸形或动脉瘤
3. 淀粉样脑血管病
4. 药物性(溶栓、抗凝、抗血小板治疗及应用可卡因等)
5. 瘤卒中
6. 脑动脉炎
7. 其他原因(moyamoya 病、夹层动脉瘤、颅内静脉系统血栓形成、血液病等)
8. 原因未明
(三)其他颅内出血
1. 硬膜下出血
2. 硬膜外出血
三、头颈部动脉粥样硬化、狭窄或闭塞(未形成脑梗死)
四、高血压脑病
五、颅内动脉瘤
六、颅内血管畸形
七、脑血管炎
八、其他脑血管疾病
九、颅内静脉系统血栓形成
十、无急性症状的脑血管病
十一、急性脑血管病后遗症
十二、血管性认知障碍
十三、急性脑血管病后抑郁

二、常见高原急性脑血管疾病

1. 高血压脑出血

(1)临床表现　脑出血系指非外伤性脑实质内出血,多数发生于有高血压病史的中老年人,高原地区中青年人亦有发生,以寒冷季节特别是气温突变时发病,大多发生在白天,以情绪激动、过度劳累或用力为诱发因素。起病急、进展快,头痛和血压增高,随即出现意识障碍、偏瘫和其他神经系统局灶病状,可有大小便失禁、颜面潮红、呼吸急促、脉搏缓慢有力。若血肿破入脑室,可有高热。多数病例有脑膜刺激征,瞳孔两侧不等,眼底可见动脉硬化、出血和视盘水肿。严重者可引起脑疝或呼吸循环衰竭,常为致死原因。

不同部位脑出血的局灶性神经体征如下:

①壳核出血:最多见,在高血压脑出血中约占70%～80%。主要是豆纹动脉外侧支血管破裂所致。血肿可向外扩展,波及外囊尾状核及岛叶,常有一段时间不昏迷或只有嗜睡、浅昏迷,多发生病灶对侧凝视麻痹、偏轻瘫或偏瘫。若出血波及内囊,可出现三偏征即病灶对侧偏瘫、偏盲及偏身感觉障碍,并有双眼向病灶侧的同向凝视。如出血发生在左侧半球,常伴失语症。

②丘脑出血:约占13%。小量出血局限于丘脑者,意识障碍较轻,可出现病灶对侧偏身感觉障碍。丘脑出血向内扩展到中脑上部,常出现典型的眼部表现:双眼向下和向内偏斜;瞳孔不等大伴光反射消失;同侧眼睑下垂和瞳孔缩小,会聚功能丧失;眼球垂直运动障碍。血肿向外侧扩展累及内囊引起三偏征。血肿向内破入脑室并累及丘脑下部时意识障碍加重

并有高热、呕吐、脑膜刺激征等。

③桥脑出血:占脑出血的 8% ~10%。小量或出血早期可出现单侧桥脑受损体征,即病侧面神经和外展神经麻痹及对侧上、下肢瘫痪,同时出现头和双眼向病灶对侧凝视。出血量大累及双侧桥脑时,昏迷迅速加深,双侧瞳孔缩小呈“针尖样”,四肢弛缓性瘫痪,少数呈去大脑强直,双侧病理征阳性,伴中枢性高热及呼吸节律紊乱,病情迅速恶化,通常在 24h 内死亡。

④小脑出血:约占脑出血的 10%。出血好发于一侧小脑半球齿状核及其附近。表现为剧烈头痛,尤其是后枕部剧痛,多伴呕吐,有时则表现为剧烈眩晕、呕吐,而后昏迷。出血量小时,可表现出各种特殊的小脑症状如平衡失调、行动不稳或一侧肢体笨拙。出血量大时,多数迅速昏迷,病侧或对侧瞳孔缩小,对光反射微弱,病侧角膜反射消失。多在 24 ~48h 死于脑疝。

⑤脑室出血:原发于脑室内之出血,系由脉络丛血管破裂引起,罕见。多数脑室出血继发于脑内出血。表现为深度昏迷,去大脑强直,双侧锥体束征,高热,双侧病理反射阳性或有脑膜刺激征等。预后差,多于 24h 内死亡。

(2)辅助检查

①头颅 CT 检查:发病后即可见脑内高密度病灶。因此头颅 CT 应作为首选的检查方法。它不仅能早期显示血肿的部位、范围、脑室移位,还能识别血肿周围脑水肿情况,了解血肿溃破走向,反复扫描还可了解病情的发展,对脑出血的诊断、治疗和预后有指导意义。

②脑脊液检查:80% 的病例呈血性脑脊液,如果临床诊断能肯定,一般不做腰穿以防脑疝发生。

③头颅超声波检查:脑出血患者在发病早期(24h 内)多出现中线波移位,有时还可发现“血肿回声”,而脑梗死患者常在 36h 后才发现“血肿回声”,出现中线波移位,对鉴别诊断有一定帮助。

④眼底检查:可见动脉硬化、血管痉挛、视网膜出血或视盘水肿等。

(3)诊断与鉴别诊断

①诊断要点:常于体力活动或情绪激动时发病;发作时常有反复呕吐、头痛和血压升高;病情进展迅速,常出现意识障碍、偏瘫和其他神经系统局灶症状;多有高血压病史;CT 应作为首选检查方法;腰穿脑脊液多含血且压力增高。

②鉴别诊断:脑出血患者根据病史及临床体征一般可做出诊断。但昏迷、病史不清或症状不典型时诊断常感困难。高原昏迷患者常有急性高山反应过程(如头昏、头痛、心悸、胸闷等),缺氧症状明显,无典型神经系统局灶病状,无血性脑脊液,CT 检查颅内无明显出血灶,经高压氧等治疗可迅速好转。与其他急性脑血管病鉴别见有关的脑血管病内容。

(4)治疗　急性期治疗主要是防止进一步出血,降低颅内压和控制脑水肿,改善脑缺氧,维持生命功能和防治并发症。

①一般处理:避免长途运送患者,就地抢救,减少活动性出血。严密观察患者意识状态、瞳孔大小、血压、呼吸和脉搏变化。保持呼吸道通畅,及时吸痰,清除口腔分泌物或呕吐物,间断吸氧,必要时气管插管或气管切开。保持营养及水、电解质平衡,发病初期补液量控制在 1500 ~2000ml,1 次/d,尽量少给 5% 或 10% 葡萄糖液,以免加重高血糖变化。若 48h 后意识障碍好转,可试进流质或留置胃管,有条件时及时监测血气变化。预防并发症,定时清洁口腔,定时翻身,预防感染和褥疮,保持肢体功能位。若 48h 后生命体征稳定、神志清楚、神经系统症状不再恶化,即应进行康复治疗。

②降低颅内压,控制脑水肿:甘露醇作为首选药物,疗效较好。争取在出血 6h 左右应用,125ml 甘露醇减轻脑水肿的作用与 250ml 区别不大,每 6 ~8h 使用一次,但在抢救脑出血脑疝患者时,可连续静滴 500 ~700ml 甘露醇。亦可用速尿 20 ~40mg 加入 50% 葡萄糖液 40 ~60ml 中静注,6 ~8h 重复 1 次。亦可配合应用白蛋白。可用 10% 甘油 500ml 静滴,每日 1 ~2 次。应用脱水剂应注意水、电解质和酸碱平衡,注意补钾和维护心肾功能。急性期短期应用肾上腺皮质激素类,如地塞米松、氢化可的松等,有助于减轻脑水肿,但应慎用,因其对高血压、动脉硬化、溃疡病、糖尿病均有不利作用。脑出血的脱水治疗时间一般为 10 ~14d,个别可达 3 周。

③调整血压:调整血压宜在脱水、利尿、镇静等基础上慎重处理。如果血压 >29.7/14.6kPa (220/110mmHg)或有高血压危象、心衰时可适度降压,2 周内可选用作用

温和的降压药,如速尿或硫酸镁;2 周后选用血管紧张素转化酶抑制剂或 β 受体阻滞剂。利血平不适用于急性脑出血的降压。

④止血药或凝血剂:一般对脑出血无效,但如合并消化道出血或有凝血障碍则可选择使用。如并发消化道出血,可静滴甲氢咪胍或洛赛克 40mg 静推。

⑤手术治疗:若患者全身情况尚好,生命体征稳定,心肾功能无明显障碍,年龄不太大,下列情况时可考虑手术:昏迷不深,经内科治疗病情仍继续恶化,颅内压不断升高或出现一侧瞳孔扩大,有形成脑疝的可能;脑叶出血,出血量超过 40mL;小脑出血,出血量超过 15mL,有脑干或第四脑室受压,第三脑室及侧脑室扩大,或出血破入第四脑室者;内囊内侧型脑出血引起阻塞性脑积水者,可考虑脑室引流。已出现双侧瞳孔散大、去大脑强直或有明显生命体征改变者不宜手术。

(5)预后　脑出血的预后取决于出血部位、出血量、全身情况以及有无并发症等。急性期死亡率较高,在数日内多数死于继发感染或再出血。因此,应及时、准确地进行临床综合分析和评价,早期洞察不良因素,采取积极、有效的抢救措施,尽早开展康复治疗,从而达到降低病死率和严重残废率的目的。

2. 蛛网膜下腔出血　蛛网膜下腔出血系颅内血管破裂,血液流入蛛网膜下腔的一种临床综合征。它分为外伤性和非外伤性两类。非外伤性又分为原发性和继发性两种。脑底部或脑表面血管破裂,血液直接流入蛛网膜下腔者,称为原发性蛛网膜下腔出血。脑实质内出血,血液突破脑组织而进入脑室及蛛网膜下腔者,称为继发性蛛网膜下腔出血。

(1)病因　最常见的为颅内动脉瘤和动静脉畸形致血管破裂。其他可见于各种感染引起的动脉炎、血液病、颅内肿瘤、抗凝治疗并发症等。

(2)病理及发病机制　颅内动脉瘤和动静脉畸形时,由于血管壁缺陷而易发生管壁破裂,血液进入蛛网膜下腔,使脑脊液染血,发生颅内高压,脑底部、脑池以及脑沟等处可见血凝块和血液积聚。血液刺激引起无菌性脑膜炎。血凝块可填塞脑池或脑室系统,血液刺激亦可引起蛛网膜粘连,导致脑脊液循环和吸收障碍,产生交通性脑积水。同时因血液的刺激或红细胞破坏释放大量血管活性物质如 5－羟色胺、儿茶酚胺、内皮素等引起脑动脉痉挛,导致脑梗死。另外,出血尚可穿破软脑膜进入脑实质内形成脑内血肿。脑血管痉挛和脑内血肿是蛛网膜下腔出血引起死亡和致残的重要原因。

(3)临床表现　任何年龄均可发病,以青壮年居多。多有过劳、用力或情绪激动等诱因。起病时突然发生剧烈头痛,位于前额、后枕或全头痛,可牵涉颈部及背部疼痛,伴恶心、呕吐。轻者出现短暂意识障碍,重者可呈深昏迷。可出现局灶或全身性癫痫发作,个别患者出现精神症状,如谵妄、定向障碍、幻觉等。体检时主要是脑膜刺激征,颈项强直、克氏征阳性。若出血引起脑水肿、脑实质内血肿或因脑血管痉挛导致脑缺血、脑梗死等,可出现局灶性神经症状,如偏瘫、单瘫、感觉障碍、失语等。眼底检查可见玻璃体膜下片状出血。

(4)辅助检查　头颅 CT 仍是诊断蛛网膜下腔出血的首选检查方法。在蛛网膜下腔中可发现血凝块或血液倒流入脑室。腰穿脑脊液均为血性,且压力增高明显,对本病诊断有决定意义。脑血管造影对本病病因诊断有重要意义,但多在经治疗,出血停止 1～2 周后进行。心电图检查可见各种心律失常以及 Q－T 间期延长、ST 段及 T 波改变。

(5)诊断与鉴别诊断

①诊断要点:发病急骤;常伴剧烈头痛、呕吐;一般意识清楚或有意识障碍;可伴有精神症状;多有脑膜刺激征,少数可伴有颅神经及轻偏瘫等局灶体征;腰穿脑脊液呈血性;CT 应作为首选检查方法;全脑血管造影可帮助明确病因。

②鉴别诊断:脑膜炎起病不如蛛网膜下腔出血突然,先有发热等炎症表现,血和脑脊液中白细胞数升高;急性高原病剧烈头痛、呕吐者多有快速进入高原,无脑膜刺激征或其他神经系体征,休息及对症处理 1 周多缓解。

(6)治疗　治疗原则是制止继续出血,防止血管痉挛和再出血,及早去除病因。

①急性期一般处理:处理原则同脑出血。

②抗纤溶药物的应用:是防止再出血的主要措

施。首选6－氨基己酸(EACA)，可抑制纤维蛋白溶酶原的形成。首次剂量为5g溶入100ml生理盐水中静滴，15～30min内滴完，以后每小时1g，连续滴注，逐渐减量，疗程为3周。亦可用对羧基苄胺(PAMBA)，每次剂量为0.4～0.6g，溶于500ml生理盐水中静滴，每日2次。止血环酸，每次0.25～0.5g静滴，每日1～2次。止血敏，0.25～0.5g静注或肌注，每日2～3次。肾功能障碍者应慎用，可使用抗纤溶药物，应注意迟发性脑缺血发生。

③防治血管痉挛：脑血管痉挛是蛛网膜下腔出血最常见的并发症。钙离子拮抗剂中尼莫地平有很高的亲脂性，易通过血脑屏障，减少钙离子细胞内流，抑制血管收缩，减少神经细胞坏死。常用尼莫地平60mg，每4h使用1次，口服，连续应用3周。也可用尼莫通针静滴。对脑水肿和颅内压明显升高者禁用。近年来有人在经颈动脉或股动脉穿刺插管造影时，给予局部动脉内药物灌注，如灌注罂粟碱等；也有采用脑池注药者，注入药多为抗纤溶类和扩血管类，收到了较好疗效。

④手术治疗：经脑血管造影证实有颅内动脉瘤和动静脉血管畸形者应进行手术治疗，以防止再出血。

(7)预后　蛛网膜下腔出血预后取决于病因、出血部位及出血量、有无并发症、是否得到适当治疗等。一般动静脉畸形出血较动脉瘤轻，易恢复。发病后病情急剧恶化，意识障碍严重、有明显神经体征及抽搐者预后较差。

3.脑梗死　脑梗死是由于颅内或颅外动脉发生闭塞，引起脑供血障碍，致使脑组织缺血、缺氧而引起脑软化、坏死，形成梗死灶。临床上可分为动脉粥样硬化性血栓性脑梗死、脑栓塞、腔隙性梗死等。

(1)动脉粥样硬化性血栓性脑梗死

①病因：主要是动脉粥样硬化。伴高血压、高脂血症、糖尿病等可加速动脉粥样硬化。其他如脑动脉炎、结缔组织病、高原低氧等亦易引起动脉粥样硬化。

②病理及发病机制：脑血管壁的损伤及血小板凝血系统被激活是脑血栓形成的主要机制。脑梗死的范围取决于动脉阻塞的部位，动脉粥样硬化好发于大血管的分叉及弯曲处，如颈内外动脉分叉处、大脑前、中动脉起始段等。急性梗死灶中央为坏死组织，周围脑组织水肿，严重时向对侧移位，后期坏死组织液化，被吸收后形成小腔，大的软化灶可形成囊腔。

③临床表现：好发于50～60岁，男性多于女性，常伴有高血压、高脂血症、糖尿病等，起病缓慢，多于休息或睡眠中发病，发病前可有头昏、头痛、肢体麻木等，症状一般在数小时至2d达高峰，意识障碍症状不明显，神经局灶性损害根据受累血管分布而定。颈内动脉系统的大脑中动脉梗死最多见，表现为对侧肢体瘫痪和感觉障碍，以面部和上肢为重。椎基底动脉系统梗死时表现为眩晕、眼球震颤、复视、吞咽困难、构音障碍、肢体共济失调、交叉性瘫痪或感觉障碍等。可出现不同程度的意识障碍。约25%病例曾有短暂性脑缺血发作史。

④辅助检查：头颅CT检查在发病24h后可发现梗死部位呈低密度影。脑脊液检查发现脑脊液无色透明，压力不高。脑血管造影可显示血栓形成的部位、程度及侧支循环情况。其他尚可进行经颅多普勒超声检查，心电图、血脂、血糖及血液流变学等检查，以了解脑血管情况以指导治疗。

⑤诊断及鉴别诊断：根据安静状态下发病，发病时无明显头痛和呕吐，缓慢、多逐渐加重或呈阶段性进行，发病后1～2d内意识清楚或轻度障碍；有颈内动脉系统和/(或)椎－基底动脉系统症状和体征，头颅CT检查示低密度影，腰穿脑脊液内不含血等基本可明确诊断。应注意与颅内肿瘤、脑寄生虫等鉴别。颅内肿瘤起病及进展较慢，症状进行性加重，有颅内压增高症状，做CT及脑血管造影可明确诊断。脑寄生虫病多有寄生虫感染病史，某些特异的补体结合试验可帮助诊断。

⑥治疗：治疗目的是预防和控制并发症以避免脑缺血损害加重，抢救受损害而尚未死亡的脑细胞，以改善缺血脑组织的功能，防止损害的扩展和复发。

一般处理同脑出血。

对梗死范围较大且有脑水肿征象者，酌情使用甘露醇，一般给125ml甘露醇静滴，6～8h使用1次，只用2～3d。只对血压＞19.3/17.3kPa(145/130mmHg)患者才考虑使用温和的抗高血压药。是否应用药物控制血糖取决于血糖增高程度，若血糖 >7mmol/L 可考虑给胰岛素。宜早期使用钙离子拮抗剂尼莫地平，对神经功能代偿和康复有益。急性期不宜使用罂粟碱等血管扩张剂。长期口服抗血小板药（如阿斯匹林、氯吡格雷）发生脑梗死时症状较未服者轻，已发生脑梗死者服用可防止再发生梗死。使用脑神经细胞营养剂（胞二磷胆碱、神经节苷脂等）能稳定细胞膜、减少自由基的产生，减轻脑缺血损害。

溶栓治疗要严格掌握适应证，早期出血率高，其危险/疗效比不甚明确，应用溶栓治疗应慎重，只能在严密设计和严格掌握适应证，并在有条件单位开展研究，目前不宜推广。美国心脏学会卒中委员会制定的《急性脑卒中溶栓治疗的指导原则》中严格规定 rt－PA 静脉溶栓治疗时间窗为3h，剂量为0.9mg/kg，并规定了严格的适应证和禁忌证。

4．脑栓塞　脑栓塞是指异常的物体（固体、气体或液体）沿血液循环进入脑动脉或供应脑的颈部动脉，造成血流阻塞，引起相应供血区脑功能障碍。临床上少见，简述如下。

（1）临床表现及诊断：多为急骤发病；多数无前驱症状；一般意识清楚或有短暂性意识障碍；有颈内动脉系统和/（或）椎－基底动脉系统症状和体征；腰穿脑脊液一般不含血，若有红细胞可考虑出血性脑梗死；栓子的来源可为心源性或非心源性，也可同时伴有其他脏器、皮肤、黏膜等栓塞症侯。

（2）治疗：治疗应包括脑部病变及引起栓塞的原发病两方面。

脑部病变的治疗原则与脑血栓形成基本相同，目的是改善血液循环、扩张栓塞血管、减少梗死范围并防止栓塞的复发。急性期可适当用血液稀释疗法，抗凝治疗应明确无出血性脑梗死、非炎性栓子等才能使用。

原发病的治疗对于根除栓子来源，防止复发极为重要。如心脏病手术治疗、感染性栓子的抗生素治疗等。

（肖　振　徐　莉）

第三节　高原上消化道出血

上消化道出血是指屈氏（Treitz）韧带以上的食管、胃、十二指肠、上段空肠以及胰管和胆道的出血。在高原地区，无论是急进高原，还是世居、移居人群中上消化道出血均有较高患病率，但各有其特点。因此，应重视对高原地区上消化道出血进行深入研究，提高防治水平应引起足够重视。

一、发病特点

急进高原者上消化道出血多发生于到海拔3000m以上地区，到海拔5000m以上者更易罹患。其主要原因是胃、十二指肠黏膜的病理损害。Naito 等报告10名登山队员在海拔3800m处有2人出现大便潜血阳性；Saito 报告5名登山队员在海拔5154～8200m处均出现解柏油样便及急性贫血症状；Sugie 等对海拔5020m处22名登山队员做内镜检查，结果有13人显示胃、十二指肠黏膜病损，3例为急性胃黏膜损害，2例十二指肠溃疡，1例胃溃疡。

世居人群中上消化道出血的主要病因是胃溃疡、肝硬化致门脉高压引起食管下端及胃底静脉曲张破裂出血。拉萨地区有关资料统计显示：世居高原的藏族居民胃溃疡与十二指肠溃疡之比为6.9∶1，而移居汉族居民胃溃疡与十二指肠溃疡之比为1∶4.4。西藏军区总医院在拉萨地区内镜检查5760人，消化性溃疡检出率为23.37%。拉萨地区溃疡并发出血，发生率高达63.1%。

移居人群中上消化道出血的主要病因是十二指肠溃疡、急性胃黏膜损害等。

高原地区上消化道出血发病年龄高峰在21～30岁，平均28.4岁；发病前多有明显诱因，如饮酒、服用解热镇痛药、饮食失调及过劳等；冬春季发病较多见，约占70%；出血量大，休克发生率高；内镜检查急性胃黏膜病损较多见，个别可见出血性胃炎及胃黏膜广泛性糜烂、坏死；常合并高原疾病（如高原脑水肿、高原肺水肿、高原红细胞增多症等）。

二、病因与发病机制

1．消化性溃疡　高原低氧环境中，低氧血症引起中枢神经系统缺氧，累及下丘脑，致自主神经功能紊乱；因胃肠黏膜缺氧使其黏膜屏障受损；同时高原缺氧可引起微循环改变及毛细血管通透性和脆性增加，胃黏膜上皮再生能力差；缺氧尚可使胃肠蠕动及分泌功能低下，致使排空时间延长，影响其消化吸收及运动功能；加之高原居民饮食中新鲜蔬菜少，所食酥油氧化值增高，大量饮酒等不良习惯均可使缺乏保护的胃壁易于发生溃疡性改变。上述这些因素导致高原地区消化性溃疡患病率增高，同时并发出血的发生率也较内地增高。

2. 急性胃黏膜病变　通过一系列的动物实验研究证实，急性胃黏膜出血可由寒冷及低氧所致。对急进高原者，寒冷和缺氧同时作用于机体，使机体发生低氧血症，低氧血症可能是引起急性胃黏膜出血的主要原因。有人提出高原低氧引起组织水平缺氧时会导致胃黏膜电位差下降而促发急性胃黏膜出血。因胃黏膜电位差可保持胃黏膜的完整性，是胃黏膜重要的防卫机制。也有人认为低氧条件下胃黏膜胆碱磷脂的过氧化在高原急性胃黏膜出血的发病中有重要意义。对并发高原红细胞增多症患者，胃黏膜活检超微结构观察可见微血管广泛血栓形成，引起胃黏膜缺氧，导致急性胃黏膜出血。高原脑水肿、高原肺水肿等重症高原病并发上消化道出血为应激性溃疡所致出血，应激引起神经内分泌改变，导致交感、副交感神经的功能改变，胃壁痉挛收缩，胃酸、胃蛋白酶分泌异常。

3. 门静脉高压　门静脉高压可引起食管下端及胃底静脉曲张破裂出血，也可引起门静脉高压性胃病，其病理特征为胃黏膜血管充血，黏膜下水肿和微血管病变，胃黏膜表面缺氧，致黏膜损伤，呈现弥漫性出血性胃炎改变。世居藏族人群中酒精性肝硬化发病率较高，约占消化系统疾病的11.1%。

4. 其他上消化道疾病　如食管、胃和十二指肠的癌肿、憩室、异物和特异性炎症如结核、胆道疾病等。

三、临床特征

1. 呕血和黑便　系主要症状。一般幽门以上出血容易出现呕吐，幽门以下出血多见黑便。若出血量少或速度慢，可仅见黑便，如十二指肠病变出血量大、速度快，可反流至胃而引起呕吐，幽门以上大量出血，肠蠕动过快且呕吐反射迟顿时可不呕吐而排暗红色液状大便。

2. 昏厥或出血性休克　出血量在400ml以内者，因出血后血容量不足，活动或体位改变可引起昏厥，多伴有口干、尿少、血压降低等，在数小时内可恢复。若出血量大，超过1500ml时，循环血量急剧减少，回心血量减少，为维持主要脏器如心脑等供血，外周血管收缩，血液进行重分配，若不能及时治疗，时间过长，组织缺氧持续加重，代谢产物蓄积，则引起末梢血管扩张，血压下降，造成出血性休克。患者表现为烦躁不安、口渴、心慌、皮肤苍白、四肢厥冷、感觉迟钝、脉搏增快、呼吸困难、少尿等。长期居住高原者，因心肌缺氧、收缩力减弱，心排血量减少，同时毛细血管长期缺氧，对儿茶酚胺等敏感性下降，一旦出现上消化道出血，心脏、外周血管等代偿功能差，因此容易出现休克，病程也较长。

3. 腹胀　上腹部饱胀、肠鸣音亢进。若继续出血，肠鸣音亢进更明显。

4. 腹痛　消化性溃疡出血前数天疼痛加剧，大量出血后疼痛减轻或消失。重症高原病并发者因其他症状可使腹痛不明显。出血治疗过程中如腹痛加剧，提示再次出血。

5. 低热　多于24h内开始，持续数日至1周，体温多在38℃左右。

6. 烦躁不安、神志不清等　见于休克、并发高原脑水肿以及精神紧张的患者。

7. 贫血　为失血性、低色素性贫血。

8. 黄疸、腹水　肝硬化并发上消化道出血多见。

9. 实验室检查　白细胞计数升高，血尿素氮、肌酐含量升高。

四、诊断与鉴别诊断

上消化道出血是一种临床表现，病因不同，出血的特征和处理也不同，故诊断要明确其部位、原因、估计出血量，才能给予及时和准确的处置。

1. 病史　要注意呕血或柏油便情况；上腹部疼痛、反酸及呕吐等；有无肝脾肿大、肝炎、大量饮酒、肝硬化病史；胆道出血者常有畏寒发热、右上腹疼痛、腹肌紧张或黄疸；胃癌患者有进行性消瘦、呕吐、食欲减退等；急进高原或既往有高原病病史，如高原红细胞增多症等，高原脑水肿常先有急性高原反应症状；其他应激情况、用药（有无服激素、镇痛消炎药等）史。

2. 体格检查　注意贫血外观及程度；体温、脉搏、血压情况；上腹部有无压痛及反跳痛；肠鸣音有无亢进；肝脾大小、有无腹水；有无蜘蛛痣、皮肤巩膜有无黄疸及程度；浅表淋巴结有无肿大，肛门指检情况；体温过高者应注意胆道感染。

3. 实验室检查　血常规、血细胞比容、出凝血时间；肝功能、胆红素和凝血酶原时间等；血尿素氮、肌酐；怀疑 DIC 时应测血小板、纤维蛋白原和“三 P”试验。

4. 辅助检查　内镜检查可发现其他方法难以确定的原发疾病，准确地发现出血部位及病变范围，对病变部可进行活检，并可在局部喷洒止血药物或注射硬化剂、施行套扎术等，可在 24～48h 内进行，安全可靠，诊断阳性率高。X 线钡餐透视能帮助确定出血原因和出血部位，但一般在出血停止后 1～2 周进行，必要时也可急诊检查，如发现食管内有蚯蚓状充盈缺损可诊断肝硬化所致食管、胃底静脉曲张破裂出血，对消化性溃疡者可发现溃疡灶，但对出血的病因诊断不如内镜。选择性腹腔动脉造影对反复上消化道出血经内镜及 X 线钡剂检查难确诊者有帮助，出血量 0.5 ml/min 时可以显示出血灶，对血管瘤、动静脉分流、血管扩张症等是唯一诊断方法。放射性同位素测定，静脉注射铟－113 后抽取胃和十二指肠液做放射性同位素测定，可以定位。

5. 上消化道出血的早期识别　若先出现周围循环衰竭再出现呕血和黑便，应排除感染、过敏、心源性或其他内脏出血引起的休克；当然有呕血和黑便时，应排除鼻衄、进食禽畜血液、口服铋剂、铁剂以及肺结核、支扩等引起的咯血。

6. 对出血量估计和再出血的判断　主要根据血容量减少所致周围循环衰竭的临床表现，特别是对血压、脉搏的动态观察。若收缩压 < 12kPa（90mmHg）、心动过速、四肢冰凉、估计出血量占全身血量的 50% 以上，患者处于出血性休克状态；若从仰卧位至直立位时，收缩压降至 12kPa（90mmHg）以下，估计出血量占全身血量的 25～50%，患者处于近乎出血性休克状态；若从仰卧位至直立位，收缩压下降 1.33kPa（10mmHg），心率 > 120 次/min，估计出血量占全身血量的 20%～25%，患者处于出血状态。但对于高原红细胞增多症并发上消化道出血患者，出血量超过 1000ml 时，红细胞计数与血红蛋白也可能在正常范围。个别世居藏族人对缺氧、低血红蛋白耐受力极强，出血 2000ml 以上、血红蛋白低于 35g/L 时血压仍正常，未出现昏厥及出血性休克。

7. 危险因素的估计　呕血伴黑便的死亡率高于仅有黑便者；鼻导管内抽出红色胃内容物者的死亡率高于咖啡色胃内容物者；心动过速、出现失血性休克者死亡率高；持续出血，需大量输血者；血细胞比容低于 30% 或血红蛋白 < 80g/L 者死亡率高；老年患者，年龄 > 60 岁；伴随疾病多、急重症者死亡率也较高。

8. 出血持续或停止的判断　患者出血后，意识由模糊转为清醒，体力、食欲恢复，提示出血好转或停止；反之则提示出血继续或加剧。出血 48h 后未再发生出血，再出血机会减少。若肠鸣音亢进，胃管中抽出暗红色液，血尿素氮增高，提示有再出血，临床上表现为反复呕血，黑便次数增多、质转稀薄、呕血转为鲜红色、大便呈暗红色，补足血容量后周围循环衰竭仍难改善，或好转后又复恶化，红细胞计数、血红蛋白和血细胞比容继续下降，网积红细胞计数不断增高。

五、治疗

1. 一般治疗　有活动性出血患者绝对卧床休息；注意保暖；严密观察神志、皮温、末梢循环，监测血压、脉搏、尿量；保持静脉通道，必要时做静脉切开，测定中心静脉压；保持呼吸道通畅，避免呕吐物引起窒息；除食管静脉曲张破裂出血或准备外科手术止血者，一般不需禁食，饮食以清淡无渣为宜；吸氧等。

2. 输血　脉搏 > 110 次/min；红细胞计数 < 3×10^9/L、血红蛋白 < 70g/L、收缩压 < 12kPa（90mmHg）者可考虑给予输血。

3. 药物治疗　主要是抗酸剂、止血剂、血管活性药等。H_2受体拮抗剂可抑制胃酸分泌，提高胃内 pH 值，不仅促进溃疡愈合，还能抑制胃蛋白酶原转化为胃蛋白酶，降低胃蛋白酶活性，稳定已形成的血痂，防止再出血。如甲氰咪胍 50mg/h 静滴，每月 1200mg。雷尼替丁 150mg 静注，每日 2 次。奥美拉唑为质子泵抑制剂，可完全抑制胃酸分泌，效果优于 H_2受体拮抗剂。可用洛赛克（Losec）20mg 静注，每日 2 次。对食管静脉曲张出血者，可给生长抑素类，该类药可抑制消化系统外分泌、减少内脏血流和降低门脉高压，从而降低食管静脉曲张和奇静脉压，效果较用垂体后叶素和三腔管压迫止血好，亦更方便，但价格昂贵。常用善得定(Sandostatin)0.1mg/次静注或皮下注射，亦可静滴。施他宁(Stilamin)6mg 加于5%葡萄糖液1000ml/次，每日1次静滴，或以250μg/h的滴速持续静滴，疗程1～5d，出血停止后再用1～2d。血管升压素或垂体后叶素可收缩血管，减少内脏血流量，尤其减少胃左和食管静脉血流灌注量。可用垂体后叶素10μ溶于葡萄糖液40ml中，15min静推，然后0.1～1.0μ/min静滴维持，如24h后不再出血，则减半量维持12～24h。其他根据病情可选择使用心得安、硝酸甘油、酚妥拉明、硝苯吡啶等药。

4. 三腔管气囊压迫止血　仍是抢救食管下端静脉破裂出血的较好方法。成功的关键在于放管位置要准确；充气要足，胃囊充气200ml左右，食管囊压力维持在30～40mmHg；牵拉固定要确切；定时放气和抽吸胃内容物及食管套上方的分泌物。止血后放气留管观察1d，总插管时间3～5d，在24h内对食管黏膜损伤少。

5. 内镜治疗　内镜下药物喷洒或注射可用于胃或十二指肠溃疡等出血。常用药物有去甲肾上腺素、血管升压素和凝血酶制剂等。肾上腺素、高渗盐水或95%酒精可作注射治疗。气囊压迫止血用于贲门、幽门和球部出血，气囊经内镜大管道送入，直视下压迫出血病灶30～60min。通过内镜尚可在曲张的食管下端静脉内或静脉旁注射或交替注射硬化剂，每周1次，每次5～10ml，连续4～6次。常用硬化剂为5%乙醇胺油酸盐、1%～3%乙氧硬化醇、95%酒精等。经内镜还可进行曲张静脉套扎术以及经内镜钳道插入钛夹置放操作器，使钛夹将整根出血血管连同附近组织紧箍，截断血流，使出血停止。另外对持续性出血者可在内镜直视下电凝止血。

6. 外科手术治疗　其适应证为3h输血500ml以上血压仍不稳定，继续观察6h仍有出血者；年老、动脉硬化患者；呕血量大、呈喷射状者；有并发症者。

（肖　振　徐　莉）

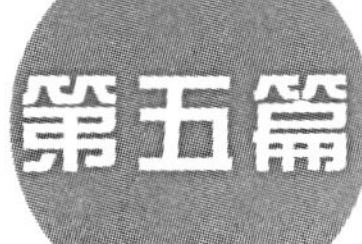

第五篇 常见高原战创伤的康复疗养

我军加快推进全面建设现代后勤步伐，军队疗养机构坚持因战而生、为战而建、向战而行，紧紧围绕新时期“能打仗，打胜仗”的总要求，根据新时期疗养中心的功能定位，按照战时高原伤病员救治后康复疗养保障需求，疗养中心研究承担伤病员康复治疗保障任务，以缩短伤病员康复周期，提高伤病员机能恢复，减轻战时高原野战医院、后方专科医院医疗压力，积极思考研究战时军队疗养中心康复疗养任务职能及保障模式。

本篇围绕未来高原战时可能出现的和常见高原战创伤康复疗养内容进行分析和总结，包括：高原冷伤、烧伤、创伤愈合的康复疗养方法，以及不同武器装备引起的高原战时火器伤、爆炸冲击伤、核化武器损伤等康复疗养措施。所采取的措施方法，力争符合卫勤保障模式下的运转，体现高原战时伤病特点，有利于医院与疗养机构双向转诊需求特点和规律，凸显康复疗养技术在高原战时伤病康复中的作用。使疗养机构平战时的机构定位、职属作用、保障模式符合高原需求，符合未来实战需要。

第一章 >>>

战时疗养机构伤病员康复疗养

战时疗养机构职能任务主要是按照战时伤病残康复的保障需求，对康复的机制、制度、技术、人才和设施设备建设等方面进行分析研究，探讨适合战时疗养中心战略后方的“疗医结合、康养融合、双向转诊”康复疗养保障模式，研究新时期信息战、生态战及心理战后官兵在疗养中心的康复保障方案及康复技术应用标准，并将信息化技术手段应用在于战时疗养康复保障工作中，以提升战时疗养中心康复保障职能；研究探索战时疗养中心与后方医院、野战医院伤病员后送中的康复保障规律，不断提高康复保障的实证性、实用性和实效性，为平时战备训练、人才培养、物资储备提供依据，随时做好战时疗养中心“能救治、促康复、保打赢”的准备，促进战时伤病员早日康复，重复岗位，为提高部队战斗力服务。

第一节　战时疗养机构在康复职能任务中的地位作用

一、战时疗养机构在康复中的作用

科学技术在军事领域的飞速发展与应用，使传统的战争模式发生了根本性的变化。现代战争具有广延性、多变性、立体性和破坏性等特点，部队频繁机动，伤员呈全方位和时空不规律分布，加之特种核生化武器、新概念武器、超常规武器、高能武器、高技术常规武器等的出现，其形态结构、作用性能、杀伤效应等不同于传统武器，通过新的作用机制，造成新的伤情伤类。损伤由体表、脏器损伤向细胞分子水平损伤发展，“硬杀伤”与“软杀伤”相互作用，可能出现杀伤强度大、损伤范围广、作用时间长、各种并发症增多、伤情复杂，以至出现“三高”（即减员率高、休克率高、手术率高）以及“三多”（即重伤员多、多发伤多、烧冲复合伤多）现象。现代化的卫勤保障、立体救护使得大量伤病员以快速后送，大批量“三高”“三多”的后送，势必造成野战医院、后方医院医疗救治压力增大。军队疗养中心作为军队卫勤保障力量的重要组成部分，承担战时分级救治的康复治疗工作，要积极研究战时卫勤保障的措施办法，有备应对可能赋予的卫勤保障任务。利用疗养中心收治野战医院、后方医院术后治疗、康复伤员，即能减轻野战医院、后方医院医疗压力，提高床位周转率，更能确保伤病员得到专业的康复治疗，以提升战时疗养中心康复保障职能，不断提高康复保障的实证性、实用性和实效性；为平时战备训练、人才培养、物资储备提供依据，使疗养中心随时做好战时“能救治、促康复、保打赢”的准备，促进战时伤病员早日康复，重返岗位。

二、国外战伤康复进展

国外的康复专家认为：一位创伤患者从手术到最后能有较高质量的生活或重返战场，外科手术在这个过程中只占有1/3，康复治疗及训练占其余2/3。近代医学研究表明，积极进行康复治疗可以明显延长患者寿命，使死亡率降低36.8%。因此，WHO提出大力发展康复事业，让更多的患者解除痛苦，重返社会。

据外军统计结果表明，第一次世界大战期间伤员重返前线的比率：俄国为40%、德国为60%、法国为80%，法国伤病员恢复战斗力的比率最高，主要原因之一是法国各级医疗单位广泛应用物理疗法治疗伤病员，促其康复。第二次世界大战期间，苏联卫生部门对保障各类伤病员的理疗、体疗和康复治疗极为重视，各类疗养院均接收伤员进行疗养治疗和康复，从而使伤员归队率达到72.3%，军人病员有90.3%重返岗位。苏联Voen Med Zh报道：1941—1945年的卫国战争期间，苏联选择疗养院对患者和伤者进行治疗，并在军队疗养院建立医疗康复中心，组建神经外科、胸腹科、创伤、普通外科、烧伤、生理神经等康复科，组织参加局部战争和武装冲突中军队受伤人员到疗养院进行康复治疗，取得良好的效果。第二次世界大战时，英军正式设立康复中心，经过康复治疗，77%的战士重新回到战斗岗位。此后，康复医学在西方国家得到较快发展。由此可见，康复医学从一开始就是为战争服务的，美、英、德等西方国家和军队之所以如此重视康复医学，战争因素起了核心推动作用。目前美国仅陆军中就有4.7万名士兵因伤病需要康复，1.82万士兵正处于伤残康复的过程中，为使伤残者得到很好康复，美国花巨资扶持206所康复中心。德国有200多所康复机构承担军队伤残人员的康复任务，明斯特疗养院就有15%～20%的康复者是德军士兵，这些士兵大多是伊拉克、阿富汗战争伤残人员。

三、国内战伤康复进展

我军长期处于和平发展时期，对战伤康复无论从认识到实践，与西方相比都存在很大差距。我军的康复工作是从最初的荣军医院开始的，经过50多年的发展壮大，为促进官兵健康、提高部队战斗力做出了贡献。但是在发展之初，无论是管理层还是基层官兵，包括卫生系统自身，对康复医学作用和地位的认识还比较模糊，甚至一些患者对接受康复治疗心存疑虑，认为康复就是健身、理疗、推拿、按摩，加之我军尚无完善的康复体系，一些术后、伤残、慢性病需要康复治疗的官兵，没有及时接受康复服务，或者是错过了最佳康复时机，给官兵健康和部队建设带来了一定的影响。例如：在抗美援朝时期，我国地方民政部门建立了66所康复医院，对收容、安置残废伤病员发挥了巨大的作用。我军也在抗美援朝期间，组建康复医院收容志愿军慢性伤病员，但由于成立仓促，在成立后相当长一段时间，因医疗力量、房舍条件、供给标准等未能及时解决，使康复工作遇到不少困难。在对越自卫反击作战时期，因战略后方没有单独组建康复医院，致使大批已不需特殊治疗的伤残人员长期积压在医院，影响了医院的床位周转和伤残人员的及时安置。因此，战时在战略后方区单独组建一些康复医院是十分必要的，康复工作是战伤救治工作终结后的一个重要环节，通过康复治疗、康复训练和心理治疗等综合措施，使伤残者、慢性伤病患者身体机能得到最大限度恢复，提高生活自理能力，促使其快速回归社会或重返岗位。

随着我国康复医学的发展，在军委、总部和各级党委的正确领导下，军队疗养机构根据新形势下面临的新任务、新问题，积极发挥康复疗养作用。各疗养机构利用疗养地康复工作优势，在平时和特殊环境下的卫勤保障中逐渐发挥了重要作用，建立了全军、军区的康复专科中心，大胆研究探索康复理论与技术的应用，从而实现由平时“保健康”向战时“保打赢”职能任务的拓展。2012年8月召开的“全军疗养院建设工作会议”，已将“康复治疗”作为疗养机构业务建设的一项重要任务，“十二五”末建成15个疗养康复技术中心。2012年9月总后卫生部专门下发了《关于进一步加强军队康复疗养工作的通知》，随之一些支持疗养院康复专业建设与发展的举措相继出台。全军疗养院建设工作会议，就现代疗养院功能定位进行了明确，确定其为急特伤病救治、慢病康复治疗的场所，对军队疗养机构的主体地位和重要作用予以明确。疗养中心作为战时战略后方重要卫勤保障力量，是战时伤病员医疗后送救治阶梯最后环节，具有远离前方、驻地安全、医疗设备齐全、专业技术力强、收治能力大的特点，在伤病员康复治疗及善后处理方面较治疗医院有明显优势。

近年来，李卫东、梁永刚等开展了军队疗养院应急卫勤保障面临的主要问题及对策的研究，围绕军队疗养机构卫勤保障工作现状，分析战时军队疗养机构卫勤保障存在的主要问题，提出了强化战斗精神教育，提高战备规范化建设水平，加强机动卫勤分队建设，配套完善野战卫生装备等主要对策。原成都军区峨眉疗养院廖忠友、龙驰等人围绕军队非战争军事行动卫勤保障特点，结合疗养工作实际，探讨疗养机构做好非战争军事行动卫勤保障的措施办法，以备应对可能赋予的卫勤保障任务。研究报道军队疗养院战时基本职能及保障方法进行了研究，分析了全军疗养系统战时的卫勤准备，得出了其绝大多数停留在“应急卫勤小分队”水平 的结论。尽管成立了组织，有的还曾经组织过演练，但由于技术专长和工作性质等原因限制,“小分队”作用十分有限,按战伤救治规则要求,它既没能力实施现场急救和紧急救治,也不能实施早期治疗或专科治疗,更不具备康复治疗功能。疗养机构应最大限度发挥自身优势和技术专长,把工作重点放在提升康复职能上,建成具有较高康复治疗水平的康复疗养中心,避免在战时卫勤保障中被“遗忘”。

随着军队疗养机构转型升级,全军对康复医学发展有一个整体规划和顶层设计,根据不同地域、环境、任务特点建立专科专病康复疗养中心,力争在信息化战争情况下,对新概念武器伤、心理应激创伤、特殊军事作业环境伤等在康复技术方面取得突破,制定康复机构、人员、装备、用房和床位经费标准,为部队平战时提供康复场所。尤其,为应对未来高原作战可能出现的战创伤情况,康复疗养机构需研究制定针对性康复疗养措施,确保发挥重要的作用。

(徐　莉　胡冰冰)

第二节　战时疗养机构伤病员康复保障模式

根据伤病员发生特点,科学预计保障任务,结合疗养中心卫勤保障能力现状,合理筹划康复治疗的对象筛选、伤病员转接流程。

一、保障任务

康复工作贯穿战伤救治工作的各个环节,通过康复治疗、训练和心理咨询,使伤残者、慢性伤病患者得到最大限度的恢复,使其身体残留部分的功能得到充分的发挥,以最大限度恢复其工作能力和生理自理能力。

战时伤病员在医院治疗终结,待病情稳定后转入疗养中心进行专业、系统的康复治疗,是战时伤病员康复的重要环节。

(一)疗养中心主要任务

对慢性伤病员和虽已临床治愈,但功能恢复欠佳,不能继续留队服役者进行功能恢复的各种康复治疗,消除或减轻其功能上的缺陷,最大限度地恢复其生活和劳动能力;对伤残者进行矫治、物理、体育等康复治疗,并协同有关部门及时妥善安置。

(二)疗养中心战时任务转换

疗养中心战时应及时转换疗养工作模式和保障任务,减少或暂停干部保健疗养计划安排,根据自身保障范围或方向,主要接收医院转送伤病员,对其实施康复疗养,快速形成以康复治疗为主的工作模式。

二、保障对象

康复疗养收治对象为临床治疗终结后需要进行功能恢复或重建的官兵。

(一)康复疗养适应证

病情稳定后转入康复阶段的伤病员,如:慢性高原病、战伤初级救治后的康复、心理应激创伤、新概念武器伤、毒剂伤合并有外伤或放射损伤、特殊军事作业环境伤的康复等。

(二)康复疗养期限

康复疗养期限一般是30d,原则上不超过60d,因战负伤致功能障碍的官兵确需延长康复治疗期限的,由疗养中心上报至所在大单位卫生部门批准。

三、保障流程

按照“强健促进、伤病康复、机动首出”并重的思想,结合“全生命周期保障”和“全谱卫勤”、双向转诊的观念,研究适合战时的“疗医结合、康养融合”康复保障模式,强化信息技术在战时疗养康复保障模式的应用,全面提升战时疗养中心康复保障水平。

(一)战前准备阶段

1. 加强康复组织机构建设。疗养中心根据地域、环境、任务特点加强专科专病康复科、康复中心、康复医院建设,制定康复机构、人员、装备、用房和床位经费标准。与野战医院、驻地部队医院建立科学的转诊机制,保证战时军队医院神经外科、创伤科、野战内科等伤病员在术后及生命体征平稳后转入疗养中心,确保伤病员能及时得到专业的康复治疗,减轻战时医院救治压力。

2. 建立全军标准化的战时康复机构(康复医疗分队、康复科),编制人员,建立设备、药品、耗材储备标准和基数,充分配备康复保障物资。应了解战时伤员分布以及部队对设备、药材、人员的需要情况,按战时需求储备物资,做到及时合理地组织、配备、调整和使用。健全药品器材供应保障体制,严格供应标准,做到标准合理,供应及时,保证急需,发挥药材最佳效益。加强康复患者运力保障,以满足康复伤病员转运需要。

3. 建立疗养中心康复技术人员的培训、考核标准,建立康复技术人才的引入、淘汰机制,按照标准加强技术建设。按照全军统一康复学科建设标准,在各专业的康复人员配置、理疗设备、康复训练器材、康复治疗及康复训练技术的开展等方面实现标准化;推进康复医疗服务的规范化、康复程序标准化建设。建设中注重实证和操作性,采用康复临床规范、临床指南标准评估患者功能障碍情况,设计有针对性的康复程序。在新概念武器伤、心理应激创伤、特殊军事作业环境伤等方面研究和开展具有我军特色的康复新技术。

4. 按战时康复学科常见的创伤、疾病需求配备设备,同时,区分各疗养中心不同保障方向伤病情特点,平时加强针对性建设投入和训练。配置设备要满足高原、沙漠、高寒、丛林、远海官兵在特殊环境条件的战创伤、高技术战争条件伤、负荷训练下心理紧张状态调节的需求;康复设施规模及人员配备比例科学合理。建造高压氧舱、引进康复机器人、评估测评等先进康复设备,建立满足战时战伤疾病的康复设施建设标准。

5. 充分发挥疗养中心的自然环境优势,将疗养医学的学科优势与康复治疗技术相结合,突出中西医结合康复新模式,创建具有我军特色的战时康复环境,不断改善环境设施。以先进的康复理念为指导,充分体现现代康复医学的要求,改造或新建适合需要的康复用房,将各种专业化的治疗室、训练室、评估室与病房融为一体,确保功能配套,便捷实用。公共空间、病房空间人性化、家庭化,充分发挥疗养中心拥有丰富自然疗养因子的有利条件,打造一流的康复环境。

(二)战时伤病员康复阶段

1. 伤病员康复后送方式与要求。根据不同作战方向、作战规模,研究确定相应后送保障方式。例如在高寒缺氧地区等特殊环境作战,按海拔高度分梯次后送,在森林、滨海城市等温暖、富氧的地区实施康复治疗,确保取得较好康复效果。大批伤病员后送方式:疗养中心战时处于战略后方区,主要通过战术后方区、战役后方区转送伤病员,实施专科治疗和康复治疗。转送中要求进行战伤治疗情况分类,可结合作战规模、地区、对象等具体情况,在相应地点建立康复后送中转站,实施早期康复治疗,对危重伤员如昏迷的高原脑水肿患者、有严重的感染或脑外伤伤员,采取快速后送,战时实施越级或指定性后送,以提高康复救治效率和质量。

2. 在医院治疗阶段早期康复介入。疗养中心抽组康复医疗队 5 ~ 7 人,心理康复医疗队 4 ~ 5 人,在战时,主动进入野战医院、后方医院,积极参与医疗救治,按照康复治疗适应证,开展早期的康复介入、康复治疗,协调组织需要到疗养中心进行康复养疗的人员转入,以提高康复治疗效果。

3. 疗养中心康复治疗管理。伤病员转诊到疗养中心后按伤残情况进行分类分组收治,收住不同的康复疗养区、科室,形成分类保障、综合管理的模式,按照定期评估效果、康复返队形式周转。康复治疗时由临床医师、理疗医师、作业疗法医师、语听治疗医师、心理医师、护士等组成康复综合治疗小组,通过采集完整的病史,全面体验和各种功能测定进行分析,确定伤病残程度,制定综合治疗计划。在康复技术上,注重中西医结合、康复与临床结合、康复治疗与康复工程结合,做到因病施治,综合治疗。

(三)伤病员康复转出阶段

经过疗养中心系统康复治疗、评估后,功能基本恢复者可重返工作岗位;对于有致残危险的伤病员,通过康复治疗尽量降低残疾的风险,恢复其正常生理功能,保证他们今后的正常生活不受或少受影响;对于已经致残的伤病员,通过康复治疗尽量保留较多的残留功能,降低伤残等级,提高他们生活自理能力。对于有功能残缺的伤病员,制作支具、假肢;如少数患者因病情变化或疑有新的疾病发生,则转回驻军医院,及时给予临床治疗。对于功能障碍康复人员需按计划指导其进行回归社会、家庭生活的训练,2 ~ 3 个月返回疗养中心进行功能评估,指导康复治疗。

(徐 莉 胡冰冰)

第三节 战时医院 - 疗养机构康复转诊工作

一、战时军队疗养中心康复转诊工作

近年来,美国将“全生命周期保障”和“全谱卫勤”的观念作为“2010 年联合构想”的卫生勤务子构想,美军提出了部队健康全面保护构想,力图改变以往重

"战救勤务"、轻"强健促进和伤病预防"的状况，实现"强健促进、伤病预防、战救勤务"并重，全面保护、再生和提高部队战斗力。从维护战斗力跃升到提高战斗力，这将更加倚重强健促进的能力和效果，是适应21世纪美国军事战略的卫勤系统建设的路线图。构想中还蕴含着"全生命周期保障"和"全谱卫勤"两个重要观念，这两个重要观念及"强健促进、伤病预防、战救勤务"并重的思想对于"全维卫勤"概念的形成有重要的启示。我军面对21世纪新形势、新任务、新问题，积极发挥疗养和康复的作用，按照广大官兵身心健康保障的需求，利用疗养地优势，把握为部队服务的创新手段，增强广大官兵健康水平，提高其对特殊环境的适应能力，预防紧张及生物节律紊乱引起的亚健康状态，预防和治疗部队的常见病、多发病，从而发挥疗养中心由平时的"保健康"拓展到战时"保打赢"的职能作用。

战时军队疗养中心职能任务主要是按照卫勤保障需求，对康复的机制、制度、技术、人才和设施设备建设等保障方面进行分析研究，探讨适合战时疗养中心作为战略后方救治机构的"疗医结合、军民融合、双向转诊"康复保障模式。研究新时期高原信息战、生态战及心理战后疗养康复保障方案及康复技术应用标准，将信息化技术手段应用于战时疗养康复保障工作中，以提升战时疗养中心康复保障职能；研究探索战时疗养中心与医院、野战医院伤病员后送中的康复保障规律，不断提高康复保障的实证性、实用性和实效性，为平时战备训练、人才培养、物资储备提供依据，使疗养中心随时做好战时"能救治、促康复、保打赢"的准备，促进战时伤病员早日康复，重返岗位，为恢复和提高部队战斗力服务。

二、战时伤病员康复双向转诊意义

战时伤病员康复保障模式研究主要是军队疗养中心战时职能及保障方法研究，不单纯是为了适应当前和今后的形势，同时也是疗养机构义不容辞的责任，研究战伤康复及相关康复保障模式，康复疗养中心具有得天独厚的条件，能真正做到平战结合，对促进康复具有重要意义。

1. 符合新时期军事斗争战略方针，提升军事斗争准备和疗养中心全面建设水平。

2. 为军队疗养中心建设发展方向提供正确思路。

3. 明确培养、选拔疗养中心特有人才的方向和目标。

4. 为建设疗养中心重点学科提供重要依据和努力方向。

三、军队医院、疗养中心双向转诊程序

1. 依据《双向转诊康复疗养适应证》，医院对符合康复疗养指征、需进一步康复治疗的伤病员，由其所在科室提出转诊申请，填写《军队医院、疗养中心双向转诊审批表》。

2. 转诊医院、疗养中心专家通过现场会诊或远程会诊方式，共同完成会诊并得出会诊意见，确定是否符合转诊标准。

3. 确定符合转诊标准者，由转诊医院卫勤部（处）负责向医院主管副院长报告，同时电话通知疗养中心医疗机关，登记备案。电话通知内容包括：伤病员姓名、性别、年龄、单位、职别、诊断、目前情况、需康复治疗期限。

4. 疗养中心医护部（处）接到转诊电话通知后，及时登记备案，向医护部（处）领导报告，并通知疗养科室做好收治准备。

5. 转诊医院卫勤部（处）督促科室办理出院手续，将病例摘要录入军人保障卡（包括入院诊断、出院诊断、入院情况、检查体征、治疗情况、出院时恢复情况等），由转诊医院负责转送伤病员至疗养中心。

6. 医院、疗养中心医生完成当面交接，疗养中心接诊科到科室为转诊伤病员办理持军人保障卡疗养的入院手续。

7. 转诊伤病员的日常治疗、护理工作由疗养中心承担，根据病情需要，经患者主管医生申请，医院每周可派专家到疗养中心查房1～2次。转诊伤病员病情发生变化，不适合继续康复治疗时，由医院、疗养中心专家共同会诊，得出会诊意见，及时转回医院进行治疗。

8. 伤病员需转回医院治疗时，由所在科室填写《军队医院、疗养中心双向转诊审批表》（附表5－1－1），向疗养中心医疗机关报告转诊意见，由机关负责向疗养中心主管副主任报告，同时电话通知转诊医院卫勤部（处），登记备案。电话通知内容包括：伤病员姓名、性别、年龄、单位、职别、诊断、目前情况、专家转诊意见。督促科室办理出院手续、书写病例摘要，并开具转诊介绍信，由疗养中心负责送伤病员至医院病房，并完成当面交接。

（徐　莉　胡冰冰）

附表 5－1－1

军队医院、疗养中心双向转诊审批表

<table>
<tr><td>姓名</td><td></td><td>性别</td><td></td><td>年龄</td><td></td><td>病案号</td><td></td></tr>
<tr><td>部职别</td><td colspan="5"></td><td>职　级</td><td></td></tr>
<tr><td>出生日期</td><td colspan="5"></td><td>证件号</td><td></td></tr>
<tr><td>所在科室</td><td colspan="3"></td><td colspan="2">入院时间</td><td colspan="2"></td></tr>
<tr><td>转往科室</td><td colspan="3"></td><td colspan="2">转院时间</td><td colspan="2"></td></tr>
<tr><td colspan="8">病历摘要及转诊理由：

科室领导　　　　经治医生
年　月　日　　　　年　月　日</td></tr>
<tr><td>医　院、
疗养中心
机关意见</td><td colspan="7">专家组会诊意见：

转出医院(疗养中心)
医护部(处)(公章)
年　月　日</td></tr>
<tr><td>医　院、
疗养中心
主管领导意见</td><td colspan="7">
医院领导　　　　疗养中心领导
年　月　日　　　　年　月　日</td></tr>
</table>

注:1. 此表作为医院、疗养中心转诊的凭据,随患者病历保存。

2. 医院和疗养中心双向转诊时,均需填写此表。

第二章 >>>

高原冷伤的康复疗养

在高原,低氧和寒冷两种环境因素常同时或先后作用于人体,使发生冷伤的危险性大为增加。尤其在战时特殊情况下,为提高部队在高原寒冷环境中的生存能力和作战能力,探讨低氧和寒冷复合因素损伤的康复措施,已成为高原部队、医务工作者和有关高原研究人员共同关注的问题。

第一节　低氧与寒冷对机体的影响

一、高原寒冷条件下人体与环境热交换的特点

人体在代谢产热的同时,又以辐射、对流、传导和蒸发等方式将这些热量散失到体外,以维持体热平衡。用热平衡方程式表示为:$S = M - E \pm R \pm G \pm C$。式中S为热平衡差:大于零表示机体获得热量,称为体热蓄积率,小于零表示机体散失热量,称为热债率;M为代谢产热率;E为蒸发散热率;R为辐射热交换率;G为传导热交换率;C为对流热交换率。

在冷环境中,人体通过调节产热和散热量、通过改变自身的行为方式或借助服装、防寒装备及防寒设施等保持热平衡的相对稳定。如果人体的散热量大于产热量,则难以维持正常的体温,会使体力和脑力作业效率降低,甚至引起冷伤或诱发、加重某些病症。在高原,人体与环境的热交换也遵循热平衡方程式,但受高原特殊环境因素的影响,这种热交换方式的侧重点与平原条件下明显不同,且与高原冷伤的发生密切相关。

1. *代谢产热减少*　高原低氧条件下代谢率减低,产热减少。有报道在海拔7440m人体最大耗氧量($V_{O_{2max}}$)为1.41L/min,约相当于海平面的40%。如果人体能以$V_{O_{2max}}$的50%~60%坚持长时间劳动,其产热量也只有约502kJ/h,远远少于向环境散失的热量。

2. *蒸发散热增加*　呼吸道和皮肤表面的水分由液体转变为气体蒸发,同时带走热量的散热方式称为蒸发散热。蒸发1g水要散失2.439kJ(0.583kcal)热量。蒸发的水量主要取决于环境的温度和湿度。正常成人在海平面高度、适中气温条件下,每日皮肤不感蒸发和出汗丢失的水分约500ml,呼吸道黏膜不感蒸发丢失水分约350ml,蒸发散失热量共约2073kJ。皮肤最大蒸发能力E_{max}(W/m^2)的计算公式如下:

$$E_{max} = 16.5hc(Psk - Pdp)(101.3/Pb)^{0.45}$$

式中16.5为蒸发散热系数与对流热传递系数的当量比值(℃/kPa),hc为对流热传递系数($W/m^2 \cdot ℃$),Psk为皮肤温度下的饱和水汽压(kPa),Pdp为空气绝对湿度(kPa)。101.3为海平面的大气压(kPa),Pb为高原大气压(kPa),$(101.3/Pb)^{0.45}$为大气压的校正系数。

影响E_{max}的主要因素为Pdp和$(101.3/Pb)^{0.45}$。高原空气中水汽含量(绝对湿度)随高度增加而急剧降低,如以海平面绝对湿度为100计,海拔3000、4000、5000、6000m的绝对湿度仅为26、17、11和5。高原绝对湿度的降低使其与皮肤温度下的饱和水汽压差增大,水分更易蒸发。随着海拔高度的增加,大气压(Pb)逐渐降低,海拔3000、4000、5000和6000m的大气压分别为70.7、61.3、54.0和47.3kPa,按$(101.3/Pb)^{0.45}$计算的E_{max}分别比在海平面时增加17.6%、25.3%、32.7%和40.9%。

高原低气温与低氧使肺通气量明显增大,呼吸道蒸发散热量明显增加,这是高原蒸发散热的又一重要特点。有报道称,在4540m高原呼吸散热量占总散热量的21%,明显高于平原的18.3%;在高原1d经呼吸道不感蒸发丢失的水分近4L,同时消耗的热量(8360kJ)约为平原轻度劳动者每日所需能量的77%。

水和热的大量丢失可引起脱水和热债，这是造成冷伤的重要诱因。为维持人体的水平衡和热平衡，应增加高原部队人员饮水量和热能供给。

3. 辐射热交换增强　辐射是指机体以热射线的形式与外界物体进行的热交换。辐射热交换的总量取决于人体体表面积大小、皮肤与周围物体的温度梯度。人的体表面积和体表温度基本恒定，因此环境物体表面温度的高低决定着辐射热传递方向及辐射热交换量的多少，物体表面温度高时人体获得热量，反之人体散失热量。高原地区地势高、空气稀薄透明度好、晴天多、云量少、日照时间长，因而太阳辐射量较我国同纬度的东部地区大。资料记载，青海高原和西藏年总辐射量分别为489～581kJ/cm^2和585～794kJ/cm^2，而长江下游地区和华南地区年总辐射量分别为460～502kJ/cm^2和502～543kJ/cm^2。5800m高原的太阳辐射强度约为1505kJ/(m^2·h)，而在海平高度的沙漠地区约为502kJ/(m^2·h)。白昼高原太阳辐射强有利于人体保温；但高原的特点是昼夜温差大，夜间气温迅速急剧下降，白天获得的热量到夜晚以辐射方式散失。总体而言，高原平均气温随海拔的升高而减低，每升高100m减低0.6℃。在高原，总体气温寒冷，人体与环境温度差大，人体辐射散热增加，易出现冻伤。

4. 对流与传导散热增多　人体周围的空气被体温加热后上升，其位置不断由冷空气补充而导致散热，这种散热方式称为对流散热。无风时，人体表面总是围绕着一层相对静止的空气，称为边界层空气，厚度约6～15mm，有风时其厚度仅为几微米。边界层空气是人体最外层的隔热屏障，其隔热能力的大小以Ia表示，称为边界层空气隔热值，单位为clo(1clo＝0.155℃·m^2/W)。边界层空气隔热值大小与气温、风速和大气压密切相关。随着海拔高度增加，空气密度降低、导热性降低，Ia值增加，在风速和气温相同的条件下，高原的对流散热作用比平原弱。因此，计算高原对流散热(C，W/m^2)时要依据高原大气压进行校正：$C = hc(Ts - Ta)(Pb/101.3)^{0.55}$

式中hc为对流热传递系数(W/m^2·℃)，(Ts－Ta)为体表与环境的温度差，Pb为高原大气压(kPa)，101.3为海平面大气压(kPa)，$(Pb/101.3)^{0.55}$为气压校正系数。在海拔3000、4000、5000和6000m大气压分别为70.7、61.3、54.0和47.3kPa，$(Pb/101.3)^{0.55}$计算的对流散热分别比相同温差及风速的海平面减少17.9%、24.1%、29.2%和34.2%。但是由于高原寒冷，人体与环境气温差很大，是平原的数倍，气温差增高所引起的对流散热增加值远远大于因高原大气压减少所产生的对流散热的减少值。另一方面，由于大风是高原气候特点，风大且日数多，使边界层的隔热保温作用变得微不足道，所以对流散热依然是机体丢失热量的主要方式之一。

人体的热量直接传给与其接触的物体称为传导散热。水的导热率为静止空气的240倍。雨、雪、汗沾湿衣服时，由于水的高导热率和水分蒸发导致大量热散失，同时由于服装内静止空气减少，服装的保温作用降低。石头、金属和低熔点燃油也具有很高的导热率(燃油在0℃以下仍为液态)，人赤手接触过冷的这类物品或口吸过冷燃油时，可因局部急剧传导散热而引起冻伤。高原露宿时，在被褥下铺垫干草及脱下的衣服，可减少传导散热加强保温。高原军事行动具有特殊性，多为野外露宿，甚至进行潜伏，多数情况下不可能有很好的保温措施，且高原气候多变，常在雨雪环境，武器不离手，通过传导散热成为一种特殊方式。

总之，高原特有的环境因素使人体代谢产热减少，以各种形式散失的热量增多，因此人体在与环境的热交换中更易出现热量的负平衡。

二、低氧与寒冷并存的环境对人体生理功能的影响

寒冷和低氧对机体的影响颇多，对体温调节及水交换的影响与冷伤的发生密切相关。

1. 体温调节　冷暴露刺激机体增加产热，以对抗热量散失、维持体热平衡。但在低氧暴露条件下，大部分哺乳动物的冷诱导产热反应均减弱。据Blatteis等报道，犬呼吸常氧空气、冷(6℃)暴露1h时VO_{2max}明显增加；如此时令犬做中度低氧(12% O_2)暴露20min则其$V_{O_{2max}}$增加立即被抑制，若继续中度低氧暴露至3h，则因冷暴露引起的寒战逐渐加剧而使$V_{O_{2max}}$得以部分恢复(即产热部分恢复)，但$V_{O_{2max}}$仍明显低于常氧冷暴露的对照组。低氧冷暴露时血浆葡萄糖、乳酸、丙酮酸、游离脂肪酸和酮体含量与常氧冷暴露组

无明显差异，表明 $V_{O_{2max}}$ 减少不是底物动员障碍，而是加速底物氧化的能力受损。人在4360m高原，10℃冷暴露3h诱导的产热反应较在平原时减弱、直肠温度降低、平均皮肤温度上升，在高原居住6周并不能使之缓解；而一旦受试者重返海平环境这种抑制即可解除。其机制可能是高原低氧暴露抑制非寒战产热（non－shivering thermogenesis，NST），而非抑制寒战产热（shivering thermogenesis，ST）。也有报道认为，低氧通过对体温调节中枢的作用持续性抑制NST、暂时性抑制ST。寒战加重机体缺氧，不利于体温调节。

在高原寒冷条件下，体温同时受到低气压和低气温两种因素的影响。Cipriano等在三种气温（15.5℃，21.0和26.5℃）和三种海拔高度（0m，2500m和5m）交叉组成的九种环境下，观察了6名处于安静状态的受试者着短裤时的体温变化。结果表明：在低气温时随着海拔高度升高，平均皮肤温度明显增高，但随着气温逐渐上升，这种现象也逐渐消失；在平原条件下，随着气温升高，直肠温度逐渐减低，但随着海拔高度升高，直肠温度随气温升高而减低的幅度逐渐减小。总之，在同一气温下，随着海拔高度的上升，平均皮肤温度升高而直肠温度降低，表明人体调节体心温度和皮肤温度的能力减弱。

2.水交换　低氧和寒冷均可引起机体失水，使血浆渗透压、氯化物浓度和血清比重增高。Fregly等在大鼠实验中观察到：冷（5℃）暴露、低氧（12.0%，O_2）暴露或低氧冷（5℃，12.0% O_2）暴露后，血浆渗透压均明显增高；三组大鼠分别暴露35d后再回到常氧室温环境，2h累计摄水量均明显高于对照组，提示机体在低氧冷暴露过程中与在冷暴露或低氧暴露过程中均处于失水状态。冷暴露和低氧冷暴露后1周，大鼠每日摄水量减少，第2～3周每日摄水量逐步增加并超过对照组水平，排尿量与摄水量的变化平行且明显相关；低氧暴露第2周，大鼠每日摄水量和尿量变化一致且均较对照组明显减少。冷暴露使大鼠尿渗透压一直维持较高水平；低氧冷暴露2～3周尿渗透压也较实验前明显增高，但与对照组无明显差异。可见在多数情况下，低氧冷暴露对水交换的影响更类似于冷暴露。人体实验中也观察到类似情况：冷暴露1d时饮水减少、尿量增多，水的负平衡为233～249ml；冷暴露3d后回到适中温度环境，饮水量较在冷环境中增加57%，此现象至少持续3d。人在海拔4300m停留28d后尿量减少、尿比重增加，提示人体水分含量不足。但也有报道认为，轻度低氧引起多尿，严重低氧引起少尿。

寒冷引起失水可能与抗利尿激素生成减少及不感蒸发增加有关；低氧暴露引起失水可能系肾血流量减少、肾脏对水分重吸收减弱及不感蒸发增加所致。其他原因有待进一步研究。

3.心血管系统　心血管系统对低氧与寒冷刺激的反应有许多相似之处。机体冷暴露时交感神经系统兴奋，血液儿茶酚胺含量升高。此时机体经一系列调节使心排血量增加、血压升高、心率加快、产热增多；冷暴露还可引起皮肤血管和冠状动脉收缩；寒冷性利尿作用引起的失水增多、血液浓缩使血液黏度增大。这些改变均使血液循环阻力增大、心脏负荷增大。低氧暴露可引起下述变化：①皮肤静脉顺应性降低，通气过度所致低碳酸血症使阻力血管收缩、皮肤血流量下降；②血液黏度增高、血凝倾向与微血管通透性增强，导致血液流变性障碍；③冠状动脉循环血量减少。这些改变亦可加重心脏负荷。在低氧与寒冷复合因素的作用下，上述改变对心血管系统的影响可相互增强，进一步增加心脏负担，极易造成心功能失常。

4.呼吸系统　在寒冷环境中，人体吸入的寒冷干燥空气经上呼吸道加温后进入肺部。在高原，由于严寒及低氧引起肺通气量增大，吸入的干冷空气未完全加温和湿化即进入支气管甚至支气管深部，易造成呼吸道上皮组织损伤；吸入干冷空气还可增加气道阻力，通气量增大使之加剧，更易诱发支气管痉挛。在常氧、室温条件下，呼吸道上皮纤毛以1000～1500次/min的频率运动，使黏液以10～20mm/min的速度向喉头推进。吸入干燥或（和）寒冷的空气能抑制纤毛运动，肺通气量增大可加重对纤毛运动的抑制。因此冬季野外现场急救时常见伤员呼吸道分泌物增多且不易排出，甚至诱发支气管黏液溢，类似肺水肿的症状。

纤维支气管镜观察发现，受寒冷刺激时呼吸道上皮变白，与皮肤血管遇冷收缩时的反应相似。缺氧时支气管血管的反应也以收缩为主。在动脉血氧分压

(PaO_2)高于7.33kPa (55gmmHg)时,气管、支气管及肺实质血流阻力随 PaO_2 的下降而轻度增高;PaO_2低于7.33kPa (55mmHg)时,肺实质血流阻力明显增加、血流明显减少。提示低氧导致支气管血管与肺血管收缩。

肺动脉高压是人体对慢性低氧暴露的代偿性反应,寒冷可使之加重。有报道称,牛低氧时主要是肺动脉收缩,冷暴露时主要是肺静脉收缩,低氧冷暴露时二者的作用相互加强。在高原低氧作用下,多种诱因均可引起肺动脉压突然增高、肺血容量增加、肺循环障碍、微循环内液体漏至肺间质和肺泡,形成典型的高原肺水肿。严寒季节高原肺水肿患病率增高,相当一部分病例发生于晚间,可能与睡眠时缺氧加重及夜间寒冷有关。实验还发现,吸氧可减弱肺血管收缩强度,进而缓解高原肺水肿前出现的肺动脉高压,但吸氧不能缓解冷暴露引起的肺动脉高压。因此认为寒冷是高原肺水肿的主要诱因。故应加强高原作业人员的卫生监督,进行有关的预防教育。对感冒、发热、咳喘患者应加强护理,严防高原肺水肿等病症的发生。

5.肢体功能　低氧及寒冷影响皮肤、肌肉、关节及神经系统的功能,进而影响肢体功能。

冷暴露首先引起皮肤温度降低,降至10℃～16℃即可产生痛感,低于12℃时手操作的灵活性显著降低,低于8℃时皮肤触觉敏感性明显减退,这些改变均影响肢体功能。冷暴露强度及持续时间不同,皮肤温度降低幅度不同,对肢体功能的影响也不同。

严寒暴露或长时间冷暴露可使肌肉温度降低。如人体在30℃干燥环境中,以 $V_{O_{2max}}$ 的70%长时间运动,股部浅层和深部肌肉的温度分别为38℃和39℃;但在湿冷(5℃)条件下以 $V_{O_{2max}}$ 的50%～60%运动时,股深部肌肉温度不变、浅层肌肉温度降至20℃～25℃。肌肉温度降低时收缩速度减慢、输出功率降低,低于25℃时持续收缩的时间缩短,低于20℃时最大等长紧张收缩力急剧下降,这些变化均影响肌肉功能。肌肉温度降低时,要完成额定的工作必须动员更多的运动单位参与,因此更容易疲劳。高原低氧暴露后,人体体温调节能力减弱、肌肉供氧量减少且温度降低,使肢体操作能力降低。在高原寒冷环境中运动时,关节的降温速度较产热的肌肉快,因此关节滑液黏度增高、润滑性降低,导致关节运动阻力增大。在做爆发性肌肉收缩动作时,更容易发生肌腱撕裂。

严寒暴露或长时间持续冷暴露可引起体心温度降低,即使尚未发生低体温也会出现神经精神活动异常,如冷漠、易激动、注意力不集中、幻觉等,使人体的操作及工作能力降低。由于中枢神经系统对低氧很敏感,人体低氧暴露后亦常出现精神神经方面的变化甚至功能障碍,降低人体的劳动能力。高原寒冷暴露时,两种环境因素的共同作用可加重对人体工作能力的影响。

6.低氧致血液重新分布　急进高原,由于低氧,为保证机体重要器官如心、肺、脑重要器官功能,机体发生保护性调节和应激反应,使皮肤、肌肉血管收缩,血流急剧减少,高原环境下四肢及皮肤更容易出现冻伤。而高原寒冷,使皮肤血流更加缓慢,血管收缩更加明显,更加重皮肤缺血缺氧。急进高原在缺氧和寒冷交互作用下,发生协同作用,促发冻伤。

7.高原作战环境的影响　高原作战一般处于特高海拔地区,环境恶劣,天气特别寒冷;一日气候多变,变化无穷,常常一天可以出现四季气候,一会儿下雨,忽然又下雪下冰雹,而同时天空中还有大太阳;日温差大,夜间起冰,白天融化,容易发生具有高原野战环境特发的战壕足、浸渍足。战壕足是指长时间在低温的战壕中体位长时间不变而发生的下肢非冻结性冻伤。浸渍足与战壕足发病机制相似。浸渍足是指下肢在10℃以下的水中较长时间浸泡,又缺乏活动所发生的非冻结性冻伤,分为缺血期、充血期、充血后期、后遗症期。缺血期主要表现为足背发凉、肿胀、麻木感,足背动脉减弱甚至消失。充血期主要表现为红、肿、热、痛,下肢血管扩展、组织渗出,肢体功能障碍,表面出现水疱。充血后期出现肿胀及炎症反应减轻,皮温下降,组织坏死。后遗症期出现疼痛、多汗。在特高海拔高原,水多来自冰雪融化,温度多为10℃以下,由于执行潜伏等特殊任务需要,肢体常长时间浸泡于冷水中又缺乏活动,接触散热特大,易出现浸渍足。本身高原缺氧下肢体血管是收缩的,当直接浸泡于冷水中,肢体血管进一步收缩,血液循环更加减少,加重局部缺氧。冷水刺激,使四肢肌肉张力增加,甚至出现寒战，增加全身耗氧量。水肿期虽然血管扩张，但由于组织水肿、渗出，氧在组织的弥散下降，组织进一步缺氧。水肿后期出现肢体组织坏死，血液供应停止，氧气供应受到断流式减少。

8. 长期居住高原影响　长期居住高原，机体为对抗缺氧，红细胞生成增多，血黏度加大，皮肤血管循环严重受影响。当红细胞过度生成增多而发生高原红细胞增多症时，红细胞变形能力降低，易破坏，更不能有效通过毛细血管进入微循环，而当寒冷时血管收缩，红细胞通过毛细血管就更加困难。高原红细胞增多与寒冷交互作用，发生协同效应，长期居住于高原人员皮肤缺血缺氧加重，促发冻伤。

三、高原冻伤后机体的变化

根据机体的低氧暴露及其持续时间，可将高原条件下发生的冻伤分为急性低氧暴露高原冻伤（急性低氧高原冻伤）和低氧习服高原冻伤。前者指从未经历过高原低氧环境的机体，在高原条件下发生的冻伤（如急进高原的平原人发生的冻伤）；后者则指已经在高原条件下生存一定时期并获得高原低氧习服的机体，在高原条件下发生的冻伤（如进驻高原3～6个月以上的平原人发生的冻伤）。这两类高原冻伤的病理过程、治疗方法及预后等方面存在一定的差异，了解这些差异有助于深入认识高原冻伤的发病机制，提高疗效，降低伤残率。但有关的研究工作刚刚起步，可供借鉴的实验资料较少，这里仅限于介绍动物实验的研究结果。

1. 直肠温度和皮肤温度的变化

（1）直肠温度　在模拟海拔6000m条件下急性低氧暴露4h或低氧习服4周，均使大鼠直肠温度明显降低，低氧习服大鼠维持直肠温度的能力较强。如此时造成大鼠右后足高原冻伤，则冻后即刻两组大鼠直肠温度进一步降低，低氧习服大鼠维持直肠温度的能力仍较强。这是由于急性低氧暴露时供氧减少，使机体代谢率降低、产热减少；低氧习服后机体循环血量重分配——重要器官循环血量增加（维持器官功能、增加产热）、外周组织循环血量减少（减少耗氧与散热），使维持体心温度能力得以改善。

（2）受冻局部皮肤温度　在模拟6000m高原条件下，造成急性低氧暴露4h和低氧习服4周大鼠右后足重度冻伤。冻伤后1～2d，两组大鼠冻足皮肤温度均增高，前一组增高幅度较大。冻后3～7d，前一组冻足皮肤温度持续高于未冻足，后一组则持续低于未冻足。皮肤温度高低代表局部血液灌流状况，低氧习服大鼠冻足皮肤温度较低是因外周组织循环血量减少、血液流变性质恶化及微循环障碍较重所致。

2. 血液系统某些指标的变化

（1）血液凝集状态　急性低氧暴露和低氧习服两组大鼠双后足高原冻伤后凝血时间均缩短，血液呈高凝状态。前者冻伤后1d凝血时间即恢复正常；后者冻伤后3d凝血时间仍明显缩短，两组有显著差异，表明低氧习服大鼠冻伤后血液呈持续高凝状态。

（2）血小板数和血小板聚集率　急性低氧暴露大鼠右后肢冻伤后48h，血小板数明显减少、血小板聚集率明显增高，推测血小板数减少可能系血小板聚集率增高所致，这一变化与常氧冻伤大鼠无明显差异。低氧习服大鼠血小板数和血小板聚集率均明显降低，可能是由于低氧习服后肺内微血栓形成使血小板大量消耗、尚存的血小板受到低氧及微血栓的过度刺激成为衰竭血小板（对体外诱导剂ADP不敏感），导致血小板聚集率极度降低。低氧习服大鼠右后肢冻伤后，血小板数无明显变化，但血小板聚集率进一步降低，冻后48h恢复至冻前水平。

3. 微循环和血液流变性质的变化

（1）微循环　在模拟海拔6000m条件下，造成急性低氧暴露4h和低氧习服4周地鼠颊囊高原冻伤，颊囊微循环形态和流态均有异常改变。低氧习服高原冻伤组改变更明显，主要包括：

①血流中白色血栓数量多且持续时间长，表明血管内皮损伤程度较重；

②毛细血管血流速度缓慢，红细胞呈中、重度聚集；

③冻后2h，前一组地鼠颊囊血流速度大多恢复，而后一组多见血流淤滞甚至停滞。提示低氧习服高原冻伤组微循环状态较急性低氧高原冻伤组更差。

病理学观察发现，地鼠颊囊高原冻伤后即刻部分肌纤维横纹不清，血管轻度扩张、血管内充满红细胞。冻后5min，多数横纹肌纤维红染，呈玻璃样变；血管明显扩张，可见多数白细胞贴壁，部分血管内皮细胞核固缩、内皮质不连续、红细胞游出至血管外。冻后10min，血管壁破坏更严重，可见多处出血，以深层更为明显。此后，肌纤维除玻璃样变外，部分肌纤维肿胀、疏松变性。1h后出血更为明显，血管壁结构不清。冻后24h，部分上皮细胞出现核旁空泡、胞核不清、胞浆均质化；肌纤维破碎，可见白细胞吞噬肌纤维现象，间质内白细胞浸润，肌层下结缔组织最为严重。两组地鼠颊囊的病理改变相似，低氧习服高原冻伤地鼠颊囊血管扩张、淤血及白细胞浸润等病理变化出现早、程度重。

（2）血液流变性质　血液及血细胞的流变学特性如血液黏度、红细胞比积红细胞变形能力、红细胞聚集性等对维持正常微循环起着决定性作用，直接影响冻伤组织的损伤和修复。

低氧习服后，大鼠红细胞比积、血液黏度和红细胞聚集指数增高，红细胞变形能力降低，提示血液流变性质恶化；急性低氧暴露对血液流变性质的影响不明显。急性低氧暴露和低氧习服大鼠双后足重度冻伤后，血液流变学指标均恶化：低氧习服大鼠红细胞比积、血液黏度和红细胞聚集指数大幅度增高，红细胞变形能力降低，冻后48～72h未见明显恢复；急性低氧暴露大鼠红细胞比积、和红细胞聚集指数增高幅度较小，冻后48h恢复至冻前水平，红细胞变形能力无明显变化。可见低氧习服高原冻伤大鼠血液流变性质恶化程度明显重于急性低氧高原冻伤大鼠。血液黏度及红细胞聚集性增高、红细胞变形能力降低等导致微循环血流淤滞，使组织细胞缺血、缺氧甚至坏死。低氧习服高原冻伤大鼠血液流变性质严重恶化与其冻伤损伤程度加重是一致的。

4. 血管内皮细胞功能的变化　血栓素 A_2（TXA_2）是血管内皮细胞损伤后血小板发生黏附聚集反应释放的生物活性物质，具有强烈的促血管收缩和血小板聚集作用，在血液中代谢生成血栓素 B_2（TXB_2）。急性低氧和低氧习服大鼠高原冻伤后4～72h，血浆TXB_2含量均明显增高，低氧习服大鼠冻后4h血浆TXB_2含量增高尤为显著，明显高于急性低氧高原冻伤组，提示低氧习服高原冻伤大鼠血管内皮细胞损伤更严重。

5. 组织病理学改变　冻后早期大体观察可见，急性低氧高原冻伤大鼠冻足水肿程度较重、持续时间较长，低氧习服高原冻伤大鼠冻足水肿程度较轻、消退较快。高原冻伤后局部组织水肿是机体的正常反应。水肿快速消退表明局部血液循环已终止，组织干性坏死可较早出现，是损伤严重的早期征象。

镜下观察可见，大鼠高原重度冻伤后4h，受冻局部组织表皮间断脱落，胶原断裂破碎，神经纤维肿胀，部分横纹肌纤维横纹不清、红染甚至均质化，微血管及小动静脉扩张、管腔内可见红细胞聚集、微血栓、白细胞贴壁，内皮细胞核固缩、部分血管壁内皮轮廓不清。冻后24h血管扩张更明显，部分内皮细胞核消失，可见出血、白细胞浸润。冻后48h，表皮脱落、真皮全层水肿、坏死、均质化，神经结构模糊不清，横纹肌纤维破碎、肿胀淡染。低氧习服高原冻伤大鼠病理损伤的程度较急性低氧高原冻伤大鼠严重。

6. 细胞代谢的变化

（1）组织腺苷酸含量　模拟海拔6000m急性低氧暴露4h，大鼠骨骼肌腺苷酸含量无明显变化；而模拟海拔6000m低氧习服4周大鼠骨骼肌ATP含量明显减少，ADP和AMP含量明显增多，提示低氧习服后肌组织ATP分解增加。急性低氧暴露和低氧习服大鼠右后肢重度冻伤后，骨骼肌腺苷酸含量均明显减少，冻后5d均有不同程度的恢复，低氧习服高原冻伤大鼠AMP含量明显高于前一组。AMP代谢产物腺嘌呤分解时有自由基生成，这可能是低氧习服高原冻伤大鼠组织损伤加重的原因之一。

（2）组织耗氧量　模拟海拔6000m急性低氧暴露4h，大鼠骨骼肌耗氧量无明显变化；模拟海拔6000m低氧习服4周，大鼠骨骼肌耗氧量降低26.2%。如造成两组大鼠右后肢重度冻伤，冻后1d两组大鼠腓肠肌耗氧量则分别较冻前降低77.7%和95.9%，冻后5d腓肠肌耗氧量分别恢复至冻前水平的44.9%和28.8%。低氧习服和重度冻伤均降低组织代谢水平，低氧习服高原冻伤时两种因素作用的相互影响使组织代谢进一步降低。

由上述诸项改变可见，低氧习服后机体发生的变化有利于保证重要器官的供氧、维持生命活动，但这些代偿性改变却不利于冻伤组织的修复，因此使高原冻伤具有病情重、恢复慢、致残率高等特点。

四、低氧与寒冷对人体的交互影响

(一)冷习服对机体低氧耐力的影响

许多研究者在模拟高原低氧条件下,对冷习服动物低氧耐力的变化进行了观察。多数研究表明,冷习服后机体的低氧耐力减低,即寒冷与低氧为负交叉习服。但也有人持相反的观点。

1. *冷习服后机体低氧耐力减低* 严重脑缺血、缺氧时可出现惊厥,甚至死亡。冷习服和对照组大鼠分别在模拟海拔 10 973m 和 12 832m 暴露时出现惊厥,据此认为冷习服大鼠低氧耐力减低。Altland 等在室温(23℃ ±2℃)下观察发现,冷习服大鼠在模拟9754m高原暴露4h 全部死亡,而对照组大鼠存活率达 70%。在低温(1.7℃ ±2℃)条件下、模拟 8 600m 高原暴露4h,31%的冷习服大鼠死亡,而对照组大鼠全部存活;如将模拟海拔高度升至 10 400m,冷习服大鼠死亡率亦明显高于对照组大鼠。这些结果提示,无论在室温还是在低温下,冷习服大鼠的低氧耐受能力都减低。这些指标的检测结果均表明,冷习服后机体低氧耐力减低。

2. *寒冷与低氧的正交叉习服* 有报道认为寒冷与低氧为正交叉习服,证据是冷习服大鼠在模拟 12 000m 高原环境中存活时间延长、抽搐减少,对此尚无满意的解释。Sundstroem 等认为各种应激间成正交叉习服,但就寒冷与高原低氧的交叉习服而言,冷习服大鼠低氧耐力减低。冷锻炼方式也是影响寒冷与低氧交叉习服的因素。LeBlanc 建立了"间断严寒暴露习服(adaptation by intermittent exposure to severe cold,IS)"的锻炼方法,即每隔 1h 大鼠在 -20℃ 冷暴露10min,2d 内重复冷暴露 18 次,可使大鼠在 -20℃ 冷暴露时存活率增高。为与此区别,可将连续 6℃ 冷暴露 2 个月的传统方法称为"连续中度冷暴露习服(adaptation by continuous exposure to moderate cold,CM)"。在模拟 9 146m 高原暴露时,IS 大鼠低氧耐力提高、CM 大鼠低氧耐力降低,提示改变冷锻炼方式有可能使寒冷与低氧成正交叉习服。同时表明 IS 的作用是非特异性的,这可能是由于反复短时间的应激暴露减少了心血管反应中的精神因素,使机体在生理和心理上承受其他应激的能力增强。小鼠 IS 后 24h,肝与骨骼肌糖原含量明显升高且与耐寒力的增强一致,提示糖原含量增高可能是耐寒力及低氧耐力增强的物质基础。

(二)低氧习服对机体耐寒力的影响

低氧习服对机体耐寒力的影响是寒冷与低氧交叉习服的另一个侧面。现有研究表明,低氧习服会降低机体的耐寒力。

1. *低氧习服后机体耐寒力减低* 低氧习服大鼠全身冷暴露时直肠温度降低速度加快。模拟海拔 5 791m低氧习服大鼠与对照组大鼠一起 5℃ 冷暴露,直肠温度降低速度分别为 0.106℃/min 和 0.079℃/min,差异显著。

寒冷血管反应指数(index of vaso - response to cold,VRCI)是一种衡量人体耐寒力的指标,VRCI 数值(无量纲)大表明耐寒力强。汉族平原人移居 3 658m 高原 1 或 2 年低氧习服后,VRCI 分别为 6.49 ± 1.94 和 7.23 ± 1.97,均低于初上高原的平原人(10.83 ± 2.90,$P<0.01$);世居高原的藏族学生移居平原 4 ~ 5 年脱低氧习服后,VRCI(11.13 ±2.46)高于世居3658m 高原的藏族学生(7.33 ±2.53,$P<0.01$),而与平原汉族学生(11.50 ± 1.83)无明显差异,表明低氧习服后人体耐寒力降低。

耐寒力降低的机体抵御冷伤的能力必然降低,因此低氧习服后机体的抗冻能力也降低。将模拟海拔 6000m 急性低氧暴露 4h、低氧习服 4 周和常氧对照组大鼠一起置 -25℃ 冷冻液中冷冻右后肢,冻后 12h 和 24h 常氧对照组与急性低氧暴露组大鼠血清肌酸激酶活性已恢复至冻前水平,而低氧习服大鼠该酶活性仍明显增高,表明低氧习服大鼠抗冻能力降低致使组织细胞损伤明显加重。冻伤后组织活存面积是衡量机体抗冻能力的主要指标之一。在模拟 6000m 高原条件下,造成急性低氧暴露大鼠和低氧习服大鼠右后足重度冻伤。冻足自然愈合后,急性低氧暴露大鼠冻足组织活存面积(67.8% ±3.62%)与平原冻伤大鼠(66.9% ±3.7%6)无差异,两组均明显高于低氧习服大鼠(23.9% ±3.61%)。表明低氧习服大鼠抗冻能力降低,急性低氧暴露对抗冻能力的影响不明显。

2. *低氧与寒冷的正交叉习服* Bruner 等观察发现,模拟海拔 6000m 间歇低氧习服 4 周后,受试者外周血嗜酸性粒细胞计数对冷应激反应的敏感性明显减低，据此认为低氧与寒冷为正交叉习服。实际上嗜酸性粒细胞数反映肾上腺皮质功能，不能代表冷暴露过程中体心温度和皮肤温度的变化，不宜以此作为判定耐寒力的指标。

(三)冷习服和低氧习服对耐寒力与低氧耐力的影响

人长期在高原生活可同时获得低氧和寒冷习服。世居高原人适应了高原低氧寒冷环境，机体局部冷暴露时外周血管的反应能力较强。世居高原藏族青年农民的 VRCI(11.17 ±2.78)明显优于移居高原1、2、3年的平原汉族青年(6.49 ±1.94、7.23 ±1.97、8.34 ±2.26，$P<0.01$)。由于世居高原人副交感神经兴奋性较高、外周血管舒张血流量较大，他们在海平高度做全身冷暴露时，能保持较高的平均体温和平均皮肤温度，寒战较少，冷诱导血管舒张反应(CIVD)较强，耐寒力比平原人好。这表明寒冷和低氧习服后，无论在高原还是平原，耐寒力都较强。在海拔 4520m 以上高原做强负荷运动时，世居藏族青年的动脉血氧饱和度仅轻度降低，而移居高原的汉族青年则急剧下降；前者的最大负荷功率和 VO_{2max} 明显大于后者，提示寒冷和低氧习服后低氧耐力也增强。

寒冷与低氧同时习服的人体低氧耐力和耐寒力均增强，其机制尚不清楚。实验发现，高原土生动物鼠兔的低氧适应多依靠细胞分子水平适应，实验室大鼠则为器官水平的功能适应。有报道认为，世居藏族和移居高原的平原人的低氧习服机制可能不同，世居藏族的高原低氧适应很可能是基因水平适应。相关的研究资料有待进一步积累。可喜的是，目前这方面的工作已开始由单一因素研究转入复合因素(包括交叉习服的作用类型和机理)研究，其研究成果对扩大人类生活空间、促进人类生产活动、提高部队在高原寒冷环境中的生存能力和战斗力必将大有裨益。

(黄学文)

第二节　高原冻伤的临床特点

冻伤是由于局部组织热量丢失造成组织冻结，以及冻结融化后的二次损伤(类似于缺血后的再灌注损伤)共同作用的结果。引起高原冻伤的主要原因是冷暴露，此外有关的因素是潮湿、大风、末梢循环不畅和疲劳等。潮湿和大风均可使寒冷的作用增强，有时可增强十几倍；高原红细胞增多和脱水常使血液循环不畅、血流减慢，造成末梢循环淤滞；高原作业引起的疲劳甚至体力耗竭等均易诱发冻伤。

一、高原冻伤的流行病学

1. 年龄与好发人群　高原冻伤多见于青年人，如登山者、滑雪者及高原作业人员。有报道指出 1500 例高原冻伤伤员均为健康男性，其中 78.2% 的伤员年龄为 20 ~ 30 岁，17.2% 为 30 ~ 40 岁。法国登山区中心的 Chamonix 医院 19 年中处理了 4000 多例登山事故，其中有 1261 例冻伤和 165 例低体温。

2. 诱因　诱发平原冻伤的各种因素如饥饿、疲劳、疾病、创伤、着装不当(特别是鞋袜狭小压迫足趾、鞋毛毡衬里潮湿后皱缩，造成局部血液循环障碍)、身体直接接触过冷的金属或石块或低熔点燃油、忽视防冻自查等，在高原条件下同样存在。现已确定，吸烟和外周血管疾病是影响冻伤预后的因素。高原低氧影响脑功能，使保护性反射减弱、采取保护措施的判断力和有效的防护能力降低，在海拔 5000m 以上尤甚。脑功能受损程度对冻伤发病率有直接影响，因此饮酒及使用麻醉药品更易诱发高原冻伤。

3. 冷暴露时间　导致高原冻伤的冷暴露时间长短不一，因环境气象条件而异。据统计，发生高原冻伤时 71% 的伤员冷暴露 1 ~ 3h、12% 的伤员冷暴露 3 ~ 24h、2% 的伤员冷暴露超过 24h、15% 的伤员因突遇暴风雪冷暴露 1h 内即发生冻伤。

4. 海拔高度　在报道的 1 500 例高原冻伤中，只有 87 例发生在海拔 5182m 以下，1269 例在海拔 5182 ~ 6400m 发病，而在海拔 6400m 以上因人类的活动减少故发病例数很少，由此可以看出海拔 5182m 为高原冻伤发病率的转折点。我军某医院收治的 190 例高原冻伤分析表明，在海拔 3000 ~ 4000m 发病的有 26 例(13.7%)，海拔 4700m 发病 89 例(46.8%)，海拔 6000m 发病 75 例(39.5%)。我国登山队三次登山的发病情况也与之类似。如某次攀登珠穆朗玛峰：在海拔 6500 ~ 7000m 行进的 143 人中有 3 人冻伤(2.1%)，在海拔 7100 ~ 8000m 行进的 143 人中有 47 人冻伤

(32.9%),而在海拔 8100 ~ 8600m 行进的 31 人中有 17 人冻伤(54.8%)。由此可见,海拔越高冻伤发病率也越高。

5. 发病季节　冬季气温降低及暴风雪的突然降临,使高原冻伤发病率较高。Hashmi 等报道了 1231 例冬季冻伤,占全年冻伤伤员的 82.1%,而夏季冻伤只有 269 例,占 17.9%。法国阿尔卑斯山夏季登山活动最频繁,因此夏季冻伤病例最多(占 55%),春季和冬季分别占 14% 和 30%。据我军原 22 医院统计,除 7 月外其余各月均有冻伤发生,其中 1 月和 2 月最多,占冻伤病例总数的 61.0%。这些资料表明,高原冻伤一年四季均可发生,只是冬季发病率高于其他季节。

6. 冻伤部位　高原冻伤主要累及四肢和其他暴露部位。在报道的 1500 例冻伤中,双足冻伤占全部病例的 64.0%,双手冻伤占 32.0%,头颈暴露部位(常包括鼻和耳)冻伤占 3.0%,1.0% 的伤员排便时会阴冻伤。Foray 报道足部冻伤(多包括大拇趾)占 57%,手部(很少累及拇指)冻伤占 46%,面部(耳、鼻、颊)冻伤占 17%(百分数总和超过 100 是因为部分伤员同时有多个部位冻伤)。在我军及印军的共 892 例冻伤资料中,手部冻伤占 47.8%,足部冻伤占 72.1%,面部冻伤(含鼻)占 5.5%,耳部占 3.0%,其他部位占 0.2%。

7. 冻伤程度　据 Hashmi 等报道,1500 例高原冻伤中Ⅰ度冻伤占 7.6%;Ⅱ度冻伤占 40.4%;Ⅲ度冻伤占 52.0%,需切痂、截肢或做植皮手术。在海拔高度超过 5182 m 及冬季发生的冻伤,其程度明显加重。Foray 等对 1085 例冻伤的统计表明,Ⅰ度、Ⅱ度、Ⅲ度和Ⅳ度冻伤分别占 41%、33%、18% 和 8%。另据我军和印军 1672 例冻伤分析,Ⅰ度冻伤 253 例(15.1%),Ⅱ度冻伤 659 例(39.4%),Ⅲ度与Ⅳ度冻伤 760 例(45.5%)。各家报道重度冻伤所占比例不一,可能与冻伤人群、作业性质等不同有关。但与平原冻伤比较,高原重度冻伤所占比例明显增高。

8. 冻伤面积　在 1500 例冻伤中,411 例冻伤累及 1 个手掌面积(体表面积的 1%),分别有 924 例、69 例和 96 例累及 2 个、3 个和 4 个手掌面积。海拔 5182m 以下发生的冻伤偶见超过 1 个手掌面积的病例,海拔 5182m 以上发生的冻伤累及 2 ~4 个手掌面积的病例数明显增加。冬季冻伤的面积明显大于夏季冻伤。

9. 就诊时间　高原地区人烟稀少、地形复杂、气象条件多变,因此给冻伤的及时救治带来许多意想不到的困难。高原冻伤大多在冻后 7 ~ 12d 才送达医院接受首次治疗,个别伤员可达 27 ~ 30d。Hashmi 等报道由于气象和地形的影响,1 500 例伤员中只有 2% 的伤员在冻后 6h 内被送到最近的医院接受早期治疗,约半数伤员冻伤后 48h 内得不到救治。平原地区冻伤者接受首次治疗时间一般在冻后 1 ~ 7d,约 50% 是在 3 d 之内。冻伤后 6 ~ 8h 内损伤是可逆的,延误救援和后送往往使伤员失去早期治疗的机会。此外,伤员长时间在寒冷环境中停留易引发低体温。获救伤员在等待后送过程中,冻结的肢体往往自发融化,后送过程中有可能因受冷而再次冻结,造成严重的组织丢失。

10. 致残率和死亡率　高原重度冻伤致残率有高于平原重度冻伤的趋势。如我军 355 例高原重度冻伤截肢率为 60.8% (216 例),175 例平原重度冻伤的截肢率为 50.3% (88 例)。Hashmi 等分析了 10 年中 1500例高原冻伤及1250例与高原有关的疾患(急性高原病 469 例、衰竭 299 例、低体温 46 例、肺炎 86 例、高原肺水肿 255 例、高原脑水肿 95 例),认为高原冻伤对高原疾病的死亡率高低无影响。

11. 防寒知识水平　冻伤的早期发现与伤员掌握防寒知识的多少密切相关,掌握防寒知识越多、识别冻伤越早、采取救治措施越及时,损伤程度越轻。

综上所述,高原冻伤具有一年四季均可发生、病情重、就诊时间迟、致残率高的特点,因此往往比平原冻伤的后果更为严重。

二、高原冻伤的病理生理学

高原冻伤与平原冻伤的病理生理学变化是一致的,只是损伤出现更早、变化更明显。其改变可分为两个阶段。第一阶段是冻结状态及其诱导的变化,包括细胞间隙及细胞内冰晶形成造成的细胞结构破坏、蛋白质变性、细胞内外 pH 值变化、细胞脱水、蛋白结合水丢失、细胞膜崩解及通透性异常、酶蛋白失活、毛细血管超微结构损伤、肌细胞线粒体损伤等。第二阶段是融化过程中和融化后的变化,包括血液循环淤滞、血小板聚集、毛细血管床中红细胞聚集、血管树中出现白色血栓、小血管阻塞、明显的组织水肿、血栓形成、骨-筋膜室压力增高等。如果此过程中的改变不能逆转，则会导致组织缺血、坏死。

三、高原冻伤的临床表现

临床上冻伤的发生一般有三个连续的阶段。首先是冷痛感，指（趾）尖麻木伴有典型的刺痛或疼痛；此后，随着受冻部位感觉消失，损伤在不知不觉中加重，受冻部位冻结；最后随着冻区的复暖疼痛再次出现，可有明显水肿与水疱，晚期出现坏死。

冻伤的严重程度取决于机体自身的健康状况和防护情况、外在的环境冷强度及冷暴露持续时间。与平原冻伤一样，高原冻伤也根据临床表现和预后进行分度，目前对分类方法仍有不同意见。最简单的方法是分为浅表冻伤（轻度冻伤）和深部冻伤（重度冻伤），前者只累及表皮或达到真皮质，后者累及皮下组织甚至肌肉和骨骼。浅表冻伤又可分为Ⅰ度冻伤和Ⅱ度冻伤，各家意见比较一致。部分学者将深部冻伤分为只累及皮下组织的Ⅲ度冻伤和累及肌肉骨骼的Ⅳ度冻伤。Ⅲ度和Ⅳ度冻伤较难鉴别，而且冻后早期的治疗方法相同，所以有人建议采用三度分类法。本文采用四度分类法。在冻结状态下，冻伤分度较为困难。冻区融化后，各度冻伤的表现不同，借此可以分度。但同一严重冻伤的肢体常有不同程度的冻伤共存。

Ⅰ度冻伤伤及表皮质，复温后局部皮肤充血稍肿胀，呈红色或微紫红色且快速消退，有痒感、刺痛或感觉迟钝。即使不加以治疗，一般1周后亦可自愈。Ⅱ度冻伤伤及真皮质。皮肤水肿，呈红色或暗红色，疼痛较重或有灼热感；有较大浆液性水疱，疱浆橙黄色、清澈透明，疱底鲜红。如无感染一般2周内可完全恢复。可能留有后遗症，如对冷过敏、指尖处神经血管微损伤。Ⅲ度冻伤伤及皮肤和皮下组织。复温后肤色由苍白转为紫红色或青紫色，明显水肿，感觉迟钝或消失；有散在的血性水疱，疱液鲜红，疱底暗红，随后疱液可转为褐色甚至黑色，逐渐形成黑色痂皮而分离脱落，露出其下的肉芽组织；局部渗出较多；可致皮肤及皮下组织坏死。4~5周后恢复，感觉恢复缓慢，有后遗症。Ⅳ度冻伤累及肌肉、骨骼等深层组织。皮肤呈紫蓝色或青灰色，明显水肿，感觉迟钝或消失；有厚壁血性小水疱，疱底污秽，严重时无水疱；随后远端开始出现坏死，无感染时逐渐变干变黑转为干性坏疽而自行脱落，露出肉芽组织逐渐长出上皮而愈合；合并感染时易发生湿性坏疽，需截肢处理。病程约2~3个月，预后更差。

四、高原冻伤的诊断

高原冻伤的诊断主要依据冷暴露史与临床表现，因此诊断并不难。但由于皮肤损伤和深层组织损伤的程度常常不一致，使得临床上早期做出确切的伤度诊断确有难度。一般冻后4~5d才能确定是深部冻伤抑或是表浅冻伤；而确定深部冻伤的坏死分界线约在冻后45d，据此方可界定最适截肢部位。临床上冻伤伤度早期诊断的依据是观察伤员指（趾）尖的情况。如就诊时冻区皮肤呈红色或灰蓝色，提示冻区已融化或融化后再冻，这一过程中组织丢失严重，5d内全部组织破坏且远端组织早期木乃伊化。如在融化后的3~5d内冻区出现干瘪皱缩，通常诊断为冻-融-再冻损伤或过热融化。非冻-融-再冻及采用除过热融化之外的其他方法复温的冻结组织，通常在10~21d出现组织坏死或干瘪皱缩，而不是5d。为了辅助冻伤伤度的早期诊断，人们采用不同的医学影像学方法。

1. 普通X线照片　冻伤早期，X线照片的变化包括软组织肿胀和组织丢失，如无骨髓炎等严重感染多无阳性发现。晚期的变化多种多样：可见骨折、骨结构破坏、骨骺中心消失、继发性骨关节感染及骨关节炎等。

2. 激光多普勒血流图　激光波束经皮肤传入体内遇到移动的红细胞时，反射激光束的频率会发生变化（多普勒效应），利用激光频率变化程度与红细胞移动速度成正比的原理，可以诊断血管畅通与否。此法是评价血液循环状态的最好方法之一，伤员入院后适时做此检查，有助于观察治疗效果。

3. 红外热象图　循环血液将人体产生的热量运送至体表，以红外辐射的形式向环境中散发。利用红外线辐射强度与体表温度成正比的原理，红外热像仪能准确检测体表各部位的温度。借此可了解受冻部位组织代谢和血液循环状况，为早期诊断提供依据。

4. 磁共振影像　使用^{31}P磁共振成像技术可以获得细胞代谢（细胞灌流）信息，早期鉴定组织坏死、评价治疗效果。该技术适用于小腿和前臂,但不适用于肌肉很少的指、趾。目前已开始^{1}H和^{23}Na特殊光谱研究,有可能会得到有关冻伤的更多信息。

5. ^{99}Tc(锝-99)骨扫描术　这是冻伤早期诊断的最好方法之一,目前有些作者已将其作为冻伤后最初几日内评估组织灌流和存活率的标准影像研究方法。伤员入院2d内做骨扫描,可早期评估组织灌流情况(即存活可能),以便努力在早期对缺血范围的软组织和骨骼进行清创或截肢。传统的临床处理方法是等待坏死分界线的出现,然后再施行清创或截肢术。在等待的过程中,非存活组织可能感染成为菌血症、败血症的病灶源地,直接威胁伤员的生命和存活组织的保留。而早期确定分界线,就能避免不利情况出现,且可缩短患者的治疗时间、减轻经济负担。骨扫描预测结果的可靠性超过其他经典方法,因此逐渐取而代之。但是,骨扫描不能显示周围软组织状况或清晰的软组织分界线,因此有些作者认为磁共振影像和磁共振血管造影术更好。

(黄学文)

第三节　高原冻伤的康复疗养措施

高原冻伤的预后主要取决于冷损伤的程度和治疗情况。Ⅰ、Ⅱ度冻伤预后最好。高原重度冻伤大多预后不良,可能与伤及深层组织、延误治疗、冻-融-再冻损伤、冻结组织融化后伴有血管收缩或栓塞、冻结引起严重的细胞破坏等有关。如果伤员早期住院经过积极治疗,80%~85%的Ⅲ度冻伤预后良好。Ⅳ度冻伤常需截肢,如处置得当仍可避免,但会遗留某种伤残,如皮肤菲薄与裂口、小关节变形等。冻伤愈后80%的伤员对冷敏感,但随着时间的延长会逐步减弱。高原冻伤合并骨-筋膜室综合征时预后极差。

一、康复疗养指征及疗养地选择

高原环境在高原冻伤机制中发挥重要作用,所有高原冻伤应尽快脱离高原环境才有利于其康复。

1. 高原冻伤疗养指征为符合以下条件之一:

(1)Ⅰ、Ⅱ度冻伤,不需要特殊;

(2)Ⅲ度冻伤、Ⅳ度冻伤截肢者,遗留某种伤残,如皮肤菲薄与裂口、小关节变形等;

(3)高原冻伤合并骨-筋膜室综合征的均需要康复治疗。

2. 高原冻伤疗养机构选择地同时符合以下条件:

(1)疗养机构所在地在海拔2000m以下;

(2)选择湖滨气候疗养地,气候温和的森林、湖畔、矿泉等疗养地。

二、检查与评估

1. 详细询问病史、查阅病历。

2. 进行详细的体格检查,特别注意排除创口感染表现。

3. 进行常规检验及针对性检验:血及尿常规、肝功能、肾功能、心肌酶、血液流变学、血黏度、血脂、血糖、微量元素、维生素,血乳酸检验;血尿酸检验;免疫功能系列检验。

4. 根据病情针对性进行系列检查:彩超检查心脏、肺动脉压;腹部B超检查肝、胆、胰、脾、肾;彩色多普勒检查脑血流;心电图检查;肺功能检查。

5. 测量身高、体重,计算体重指数,评估营养状况。

6. 选择性进行精神心理量表检测,评估心理及精神状况:焦虑自评量表(SAS),症状自评量表(SCL-90);艾森克个性问卷;汉密尔顿抑郁量表;生活事件量表(应激相关心理检测)。

7. 自主神经功能检测;

8. 匹兹堡睡眠质量指数量表(PSQI)检测。

三、康复疗养方法

1. 一般疗法

(1)护理　二级疗养护理,如出现病情变化,应及时更改护理等级。

(2)营养调理　冻伤营养丢失大,也容易导致营养不良。伴有其他创伤,机体消耗大,需要补充营养进行修复创伤。患者由高原回到平原后,因脱适应反应,食欲和消化吸收功能进一步下降,加重患者营养不良。因此,高原冻伤后营养支持康复尤为重要。对严重营养不良、消化道病变消化吸收功能障碍、厌食人员应该给予静脉营养支持治疗,长期生活在高原的人员,由于饮食的供应差异和高原环境的影响,常可出现微量元素缺乏、低蛋白血症、高脂血症、血尿酸增高。回到平原后应根据相关检测结果，针对性补充微量元素、维生素、优质蛋白、低脂饮食，碳水化合物占膳食总热能的55% ~60%，以复合糖为主，蔗糖摄入应少于总能量摄入的10%；适量摄入蛋白质（12% ~15%），主要从鱼、精肉、蛋、奶和豆制品等优质蛋白质中获得，动物来源的蛋白质占蛋白质总量30% ~50%；控制脂肪的摄入（25% ~30%），特别是要控制饱和脂肪酸的摄入；适量增加蔬菜、水果、豆制品及粗粮的摄入。营养饮食应根据检验结果、伤情伤类、饮食习惯由营养师进行专业、个体化配餐。

2. 自然因子疗法

（1）矿泉浴　病情稳定，可选择碘泉、硫酸盐泉或重碳酸盐泉浸浴，水温38℃ ~40℃，1次/d，每次15 ~20min，20次为1疗程。伴高血压者水温不宜过高，浸浴时间不宜过长。

（2）日光浴及空气浴　在湖畔或海滨散步，2次/d，每次15 ~30min。

（3）森林浴　根据情况安排，应充分利用疗养区空气清新、氧含量丰富、空气负离子多、风景秀丽等自然因子，促进身体康复。

3. 物理疗法　通过物理效应可以调整神经体液内分泌功能，抗疲劳，增强免疫功能，还有消炎、镇痛、镇静催眠、兴奋神经肌肉、缓解痉挛、舒缓肌肉，对各种创伤后遗之各种疼痛、各种不适症状有较好疗效。

（1）根据不同创伤情况选择物理疗法　采用低频电疗法、短波、超短波、微波、中频电疗法、直流电疗法、光疗法、热疗法、超声波、按摩、手法治疗和牵引等手段。

（2）水疗康复　水疗可影响中枢神经和内脏器官的功能，达到消炎、退热、镇痛、镇静、催眠、兴奋、发汗、利尿和降低肌肉韧带紧张度、缓解痉挛以及促进新陈代谢；压力、温度及配合合适的运动，可以刺激呼吸，舒张血管，提高肺活量，增强心肺功能，提高免疫力，缓解疲劳，改善睡眠，调节心理。对轻中度高原创伤、创口已痊愈，能自由活动人员适用于水疗康复。

4. 运动疗法　运动康复主要分为：器械运动康复和非器械运动康复。器械运动康复是使用特殊器械、在医务人员帮助下进行锻炼，以达到锻炼各个肌肉，防止肌肉萎缩，增加肌肉力量，提高动作协调性。在疗养机构对脑创伤和骨骼系统创伤进行器械运动非常有必要，动作和力量从小到大，由简单到复杂，循序渐进。非器械运动是不需要器械辅助的自由运动，适用于轻度脑创伤、轻度骨骼系统创伤及非脑非骨骼系统创伤人员。高原创伤人员回到低海拔疗养机构后进行运动康复疗养非常有益。从高原回到平原后一定时期内，红细胞数仍较高，血黏度高，适当参加体育锻炼可以使血细胞比容和血红蛋白浓度降低，血液黏稠度下降；运动训练使动物骨骼肌超氧化歧化酶、过氧化氢酶和谷胱甘肽过氧化物酶活性明显增高，内源性抗氧化水平提高及防御能力增强；运动可以使肺活量增加。注意运动量宜小，以有氧运动为主，运动时间每天30 ~60min。

5. 心理疗法　冻伤不仅对人体躯体损伤，而且对人体产生重大心理应激，出现严重的心理及精神疾患。高原环境下冻伤后应激心理反应比在平原时更加剧烈而持久，即使回到内地症状表现也还明显。到疗养机构后应进行必要的量表检测及精神评估，对高原冻伤后应激性心理反应进行分类。

应激性心理反应主要分为以下类型或几种类型的组合：

（1）精神运动性兴奋　于受刺激后1小时内发病，剧烈恐惧，行为有一定的盲目性。

（2）精神运动性抑制　处于茫然状态，表情呆滞，不动不语，呈木僵状态，对外界刺激无相应的反应。

（3）意识障碍　对周围事物不能清晰感知，表情恐惧、紧张，动作杂乱无目的，自言自语；部分患者出现躁动不安，冲动打人，而事后不能全部回忆。

（4）抑郁状态　主要表现为情绪低落、沮丧、绝望，睡眠差，噩梦，疲乏，对生活缺乏信心，对未来无望，个别甚至出现自杀。

（5）狂躁状态　情绪兴奋，欣快，言语增多，内容夸大。个别甚至出现伤人毁物行为。

（6）自主神经系统症状为主的症状　心动过速，呼吸急促，面部潮红。

对高原创伤应激性心理障碍应进行针对性疏导和心理干预。

（1）首先要进行支持性心理治疗　与患者接触，促膝交谈，与患者建立良好的关系，特别对患者进行军人荣誉鼓励，单位和战友朋友进行友情关爱，家人进行亲情抚慰，同时帮助解决生活及工作中的实际困难，帮助患者树立信心，调动患者的主观能动性。

（2）认知心理治疗　特别进行军人荣誉感教育、固化军人使命感，以崇高境界冲淡稀释伤病痛苦。

（3）对焦虑患者行逐步松弛法治疗　指导患者按步骤依次放松全身各组肌肉，如依次放松手指、手掌、手腕、肘、臂、肩，先收缩再放松肌肉。对焦虑患者还可以进行系统脱敏法治疗，分三阶段：先进行肌肉松弛训练；其次进行靶症状等级化；最后进行脱敏，让患者在肌肉松弛的情况下由低到高地按等级逐步想象。

（4）情绪发泄治疗　对焦虑心理较严重的人员，可以在情绪发泄室进行情绪宣泄，调节情绪。

（5）环境治疗　高原大风大雪寒冷少植被，白天太阳高照炙热难耐，夜间寒冷冰冻，一日有四季，环境异常恶劣。环境治疗首先是让患者脱离高原受伤时的环境，疗养机构营造出一个舒适、温暖、温馨、富含富氧离子、处处见绿色花草的宜人环境，让患者易于平复静气，使心境恢复，缓解应激反应。其中，环境音乐康复具有特殊作用。情绪焦虑人员宜选择恬静柔和、赏心悦目的松弛类曲目，抑郁、情绪低落患者适宜选听曲调欢乐兴奋、节奏感强的音乐，失眠者宜选择温馨舒缓的镇静类乐曲。

（6）药物干预　对恐惧不安、焦虑患者，使用阿普唑仑、舒乐安定、氯硝安定等治疗，抑郁症状明显者予以丙咪嗪、阿米替林、郁复乐及赛乐特等治疗。对有幻想、幻觉、兴奋患者可以给予氯丙嗪、氟哌啶醇、维思通及再普乐等治疗。

（7）转移治疗　疗养机构多安排健康而轻松的集体活动、文娱活动，让患者转移注意力，有利于缓解伤后焦虑、抑郁情绪。

（8）极端情况处置　创伤严重、抑郁严重、焦虑严重患者可能出现自残、自杀，应将其安排在一楼、离工作人员近、有相应安全措施的房间，杜绝患者自杀自残条件。对于严重消极、有自杀企图或兴奋躁动者，送精神专科诊治。

6. *中医疗法*　活血化瘀治疗，高原冻伤患者血黏度高，凝血功能异常，到达平原后应继续给予复方丹参、三七等常。

7. *高压氧疗法*　吸氧及高压氧治疗，高原冻伤患者，虽然已脱离高原及寒冷环境，但由于高原红细胞增多需要一定时间才能恢复到正常值，而且新的正常红细胞生成时间需要数月，因此在平原较长时间后红细胞变形能力及血黏度才能恢复正常，肢体及冻伤部位缺氧需要较长时间才能改善，到平原疗养机构后需要吸氧以改善局部缺氧。如果有条件，进行高压氧治疗效果更佳。

高原缺氧环境使高原冻伤患者脑功能恢复延迟、创口愈合延迟、骨折愈合延迟，高压氧治疗在高原冻伤患者的康复中占重要地位。高原冻伤人员回到内地疗养时可进行高压氧治疗。高压氧治疗通常的方案是0.25MPa，每天1次，10次为1疗程，治疗2～3疗程；或根据不同伤情于专业医师指导下制定高压氧治疗方案。

8. *中枢神经系统功能康复方法*　神经系统对低温最敏感，首先受到抑制，思维受到影响，计算力、定向力下降，严重者出现意识模糊，甚至昏迷，反射减弱、消失，体温调节、呼吸调节减弱、消失。在高原缺氧环境下这种低温神经系统损害更加严重。当高原冻伤或冻僵患者回到平原后脑功能康复治疗时间更长、难度更大、意义更重大。脑功能康复主要包括：精神心理康复，语言能力康复，认知与智力思维康复，运动功能康复。语言康复主要是进行语言训练，从简单词语开始，逐步增加难度，从词到句，从句到段，从顺口溜到绕口令。认知与智力思维康复更为复杂，需要在心理医师、精神科医师和神经科医师的配合下，根据患者的具体病情制定个体化的康复计划。

四、疗效评定

1. *显效*　自觉症状明显好转，冻肢体功能恢复明显，功能明显改善，生活自理。

2. *好转*　自觉症状好转，冻肢体功能有不同程度改善。

3. *无效*　症状及体征无变化。

（黄学文　徐　莉）

第三章 >>>

高原烧伤的康复疗养

烧伤是一种常见创伤，指由热力包括火焰、热物体、热液体、蒸汽、电流及强酸强碱等所造成的皮肤及其他组织的损伤。同时，烧伤与战争关系密切，随着燃烧武器的发展，战场上烧伤伤员呈增加趋势。在高原特殊环境下，烧伤合并并发症的康复是非常重要的，尤其早期的救治与康复有效衔接，决定康复效果。

第一节　高原环境对烧伤机体的影响

第二次世界大战中烧伤发生率仅1%，中东战争时增至10%。在核弹爆炸的情况下烧伤伤员还会猛增，如1945年日本广岛受原子弹袭击后，75%以上伤员合并烧伤。

一、高原烧伤在我国军事医学中的地位

我国是一个高原较多的国家，海拔3000m以上的高原、高山地区约占总面积的六分之一，主要分布在西藏、青海和新疆一带。这些地区在我国具有重要的战略意义，西部很长的边界线均处于高原，并有相当数量的人口和军队常驻。从青海医学院附属医院、解放军拉萨总院及高原地区其他医院的烧伤收治情况看，高原烧伤平时即有一定的发生率。遗憾的是目前尚无确切的统计数据报道。但毫无疑问，高原地区的现代战争冲突将使其烧伤发生率大幅度升高。研究高原烧伤的特点，探索高原环境下烧伤的救治方法，对于保障平、战时高原地区人民群众和解放军指战员的生命安全具有重要意义。

二、高原烧伤研究和救治的现状

有关高原烧伤的研究报道较少。实验研究方面，国内仅第三军医大学烧伤研究所在模拟高原条件下对烧伤犬进行了抗休克方面的初步探讨，苏联对高原烧伤脂质过氧化、微循环改变有一些零星的报道，但均缺乏系统的研究。与实验研究相比，我国在高原烧伤的临床救治方面取得了可喜的成绩，总结出了一些行之有效的救治经验。青海医学院附属医院已成功抢救了一例烧伤面积达100%、热力与化学复合烧伤的患者，对严重吸入性损伤及小儿重度烧伤均有救治成功的先例。解放军西藏军区总医院也救治了相当数量的重度高原烧伤患者。但广大高原地区基层医院的烧伤救治水平和条件仍较落后，有待于加强。

三、高原环境特点及其对烧伤机体的影响

高原环境对人体的影响因素有缺氧、寒冷、干燥等。高原地区相对湿度低，水分蒸发快，烧伤患者易出现休克及水、电解质平衡失调。干燥气候不利于某些细菌生长，烧伤创面感染的常见细菌与平原不同。虽然适度干燥有利于创面修复与愈合，但过度干燥可致创面损伤加深。采用烧伤暴露疗法保暖困难。这些因素决定了高原烧伤尤其是高原移居者烧伤的救治难度大，在抗休克、抗感染及创面处理等方面与平原烧伤不尽相同。同时，高原地区大多偏远，交通不便，后送需要较长时间。所以，高原烧伤的现场救护人员应进行正确的早期处理，尤其要采取有效的抗休克和给氧措施。对大面积烧伤患者，最好用直升机等快速运送工具送往条件较好的大医院进行救治。

（黄学文）

第二节　高原烧伤的临床特点

一、高原烧伤的原因

高原地区燃料缺乏，居民大多以牛粪、木材、煤

油、汽油等取暖和做饭。牛粪和木材作为燃料较为安全。但汽油与煤油属易燃易爆品，稍有不慎就会失火烧伤。拉萨人民医院的资料表明，汽油烧伤占65.8%~81.4%，居第一位，其次为热液烫伤。由于大多数高原地区电力及工业较为落后，所以电烧伤、化学烧伤较少，罕见工业性大面积烧伤和成批烧伤。

二、高原烧伤的临床特点

高原地区大型工业少，工业性大面积烧伤罕见，主要是日常生活所致烧伤。受伤部位以身体暴露部位多见，如颜面、双手、四肢等。烧伤的深度以Ⅱ度为主，烧伤面积以50%以下多见。高原地区水的沸点低，如拉萨地区水的沸点约88℃，是造成烧伤深度偏浅的原因。其次，高原世居者为适应低氧环境，心、脑及骨骼肌血流量增加，而皮肤血流量相对减少，因而烧伤后皮肤渗出液稍少，水肿反应较轻。

三、高原烧伤的治疗

烧伤救治主要包括：抗休克、抗感染、创面处理、营养支持及对症治疗等几个方面。但在高原环境下，烧伤治疗的每个具体环节又有其各自的特点。

（一）补液抗休克

体液渗出是烧伤休克的主要发病原因，目前尚无有效的抗渗治疗措施，因此补液仍是治疗烧伤休克的主要手段。补液的方法，一般成人烧伤面积在20%以下、小儿在10%以下的轻度烧伤，可口服含盐饮料；大面积烧伤患者应予静脉补液。高原烧伤较平原烧伤容易发生休克及水与电解质紊乱，更应强调及早抗休克，建立静脉补液通道。烧伤补液量的计算公式较多，有Parkland公式、第三军医大学公式、南京公式等。高原条件下，大多数患者血液中红细胞数量偏多，血液黏度高，补液时可适当加大晶体比例。文献报道晶体与胶体比例多为1.3~2.5。国内李钉建一等在治疗中、重度烧伤时，第一个24h全部使用平衡液，输入量为2.5ml/(kg·1%)烧伤面积，前8h输入一半，并加快开始时的输液速度，剩下一半于第二个8h补入三分之二，于第三个8h补入三分之一，并根据患者情况适当调整，第二个24h常规补液。经该补液方法治疗，47例高原烧伤患者取得良好效果。平衡液用于高原地区烧伤抗休克能有效稀释血液，降低血液黏度，改善微循环和组织供氧情况。解放军22医院采用5%~10%葡萄糖液、生理盐水、平衡盐液加入33% $MnCl_2$碘化钾碱性液、HCI、H_2SO_4、标准K_2Cr_7、Na_2SO_3、1%淀粉，通过Xzy-B型血疗仪制成氧合液，在治疗烧伤休克的同时纠正缺氧，也取得了较好的效果。

世居高原人与移居高原人对高原的习服适应以及创伤耐受力不同。世居高原患者对补液的承受力强，不易发生肺水肿和脑水肿。对这类患者的补液可较快，补液量可适当增大。但移居高原患者其血容量较平原地区已增加约30%，心脏负担重，对补液的承受能力低，易发生肺水肿和脑水肿。对这类患者伤后24h补充电解质或平衡盐的量应低于平原，输液速度宜稍慢，以维持正常范围的血压与尿量为限。高原地区应用高渗盐溶液抗休克治疗可减轻肺、脑水肿的发生率。王甲汉等在模拟4000m高原条件下，对40% TBSAⅢ度烫伤犬进行复苏研究的结果显示，高原地区烧伤休克按平原常规方法复苏，易引起肺水肿，采用高渗溶液可减轻肺水肿程度。对吸入性损伤，世居高原者休克期输液量应该服从休克治疗的需要。只有烧伤休克得到较好的纠正，肺水肿的发生率才能降低。如果担心肺水肿的发生而减少补液量，使烧伤休克引起的血流动力学紊乱进一步加重，反而可诱发或加重肺水肿。对移居高原者，补液量应有所控制，处理好肺水肿防治与休克复苏的关系。宜保证血压、尿量等指标在正常范围的低限，患者无明显休克，同时防止肺、脑水肿的发生。

高原烧伤休克的救治，重点是改善机体缺氧状况。在临床治疗中应强调氧支持疗法，通过鼻导管、面罩高流量充分给氧。对合并吸入性损伤患者，应尽早行气管切开，保持呼吸道通畅，间断加压给氧或人工辅助呼吸。烧伤患者平稳度过休克期对其以后的治疗至关重要。高原烧伤治疗中尤其要加强对尿量、血压、心率、呼吸、周围循环和精神状况等休克指标以及心、肺、脑功能的观察和监护，对血常规、血气分析、血流动力学检查给予足够重视。

由于高原地区气候干燥，创面水分蒸发多，对于大面积烧伤患者，水分补给量应适当加大。即使在休克期过后，也要注意补充必要的水分，防止脱水。

（二）抗感染

感染是烧伤患者死亡的主要原因之一，控制感染仍是烧伤治疗中的重要环节。高原地区日照时间长、紫外线强度大、空气稀薄、相对湿度低，这些因素对细菌繁殖有一定的抑制作用，同时也决定了高原烧伤患者感染的细菌学特点。高智仁等报道，高原干寒气候条件下，烧伤创面细菌感染程度轻，革兰氏阳性杆菌和绿脓杆菌检出率低，几乎无霉菌感染。高原烧伤细菌学检出率高低依次为：金黄色葡萄球菌、白色葡萄球菌、产气杆菌、副大肠杆菌和产碱杆菌。因此，高原烧伤患者入院时的抗感染治疗可先选用针对上述细菌的抗生素。然后再根据创面或血液的细菌培养和药敏试验结果进行调整。针对平原地区常见的烧伤后绿脓杆菌感染的创面外用药如磺胺嘧啶银等在高原烧伤时不宜常规应用。创面局部除使用新洁尔灭、碘伏等清创外，一般不常规应用其他药物。创面抗感染的治疗应以及时正确的创面处理为主，必要时可进行手术治疗。创面或血液的细菌培养结果证实确有明显感染存在时应静脉或肌注抗生素治疗。其他全身性抗生素治疗的时机包括入院时、手术前后预防性应用。总之，抗生素只是高原烧伤抗感染治疗的一种辅助手段，临床上一般不必长时间应用，应强调合理使用抗生素，避免耐药菌株的产生。

（三）创面处理

高原烧伤的创面处理原则和方法与平原烧伤基本相同。首先是冷疗和早期清创。冷疗是在烧伤后用冷水对创面进行淋洗、浸泡，以减轻疼痛，并阻止热力继续损害，减少渗出和水肿。此法伤后越早实施效果越好。治疗持续时间以冷源去除后不痛或稍痛为准，一般应在0.5～1h以上。早期清创目前多采用简单清创法。患者在清创前可适量应用镇静、镇痛药物。清创环境只要求清洁即可。首先剃除创面及其附近的毛发，去除污垢、泥沙、异物，并用灭菌盐水冲洗创面，然后用0.5%～1%碘伏或0.19%新洁尔灭涂擦，高原地区大多天气寒冷，清创时注意保温。清创后根据伤情采用暴露或包扎疗法，其各自适应证与平原烧伤无异。但高原环境相对湿度低、气候干燥，创面失水多，对大面积烧伤且采用暴露疗法的患者要适当加大水分补充量，同时也要注意保暖。

浅Ⅱ度和偏浅的深Ⅱ度烧伤只要注意无菌技术，早期及时正确清创，防止创面感染，一般均能在7～15d内自行愈合，且不发生瘢痕增生。偏深的深Ⅱ度愈合时间长，愈合后大多有明显瘢痕增生。偏深的深Ⅱ度烧伤如发生感染或遇其他可加深创面损害的因素时转为Ⅲ度。当自体皮源充足时，功能、颜面等部位的偏深的深Ⅱ度烧伤可早期行消痂植皮手术。Ⅲ度烧伤创面必须行手术植皮。根据供皮区情况，用自体大张皮、小皮片、网状皮、微粒皮及皮浆覆盖创面。自体皮源严重不足时，猪皮仍是高原烧伤创面覆盖的首选材料。王富生等将新鲜猪皮浸泡于1∶2000的洗必泰酒精溶液中保存，应用于高原烧伤创面后可延长其排斥脱落的时间，为新皮源的生长及创面的全部覆盖创造条件。高智仁等采用猪真皮胶原治疗深Ⅱ度烧伤创面，并改进自体皮移植术，取得良好效果。高原环境不利于烧伤创面细菌尤其是绿脓杆菌生长，所以一般不必局部用药，创面抗感染应以正确的创面处理为主。但残余创面疑有金葡菌感染时，可应用百多邦治疗。

高原地区切、消痂及植皮手术的方式方法与平原相同。但一次手术的面积大小、手术的时机、麻醉的方式要充分考虑烧伤患者的全身情况及其承受力。大面积深度烧伤患者应于早期有计划地进行分期分批切、消痂植皮手术。较大的手术应在持续吸氧的条件下进行，必要时行气管插管或切开。手术期间加强保暖，尤其要注意监测血氧饱和度及各生命体征，遇到异常情况及时处理。

（黄学文　徐　莉）

第三节　高原烧伤的康复疗养措施

高原地区烧伤大多面积小，因而平原烧伤常见的并发症如急性肾功能衰竭、肝功能不全、高糖血症及褥疮等发生率低。但高原大面积烧伤较平原更易发生并发症。烧伤伴高原低氧导致肺水肿、脑水肿、心功能不全多发。高原患者营养不良和机体消耗较平原地区更加明显，胃肠道功能降低，导致烧伤后急性消化道溃疡及肠系膜上动脉压迫综合征具有较高的发生率。

一、康复疗养指征及疗养地选择

有以下并发症者均适合康复疗养。

1. 高原烧伤并发症及瘢痕形成、功能障碍。

2. 烧伤伴高原低氧导致的肺水肿、脑水肿、心功能不全等病情稳定。

3. 高原急性消化道溃疡及肠系膜上动脉压迫综合征。

可选择海拔 2000m 以下的山地、湖滨气候疗养地,气候温和的森林、湖畔、矿泉等疗养地。

二、检查与评估

1. 详细询问病史、查阅病历。

2. 进行详细的体格检查,特别注意排除有无烧伤创口感染,有无气性坏疽表现。

3. 进行常规检验及针对性检验:血及尿常规、肝功能、肾功能、心肌酶、血液流变学、血黏度、血脂、血糖、微量元素、维生素,血乳酸检验;血尿酸检验;免疫功能系列。

4. 根据病情针对性进行系列检查:彩超行心脏、肺动脉压检查;腹部 B 超检查肝、胆、胰、脾、肾;彩色多普勒行脑血流检查;心电图检查;肺功能检查。

5. 测量身高、体重,计算体重指数,评估营养状况。

6. 选择性进行精神心理量表检测,评估心理及精神状况:焦虑自评量表(SAS),症状自评量表(SCL-90);艾森克个性问卷;汉密尔顿抑郁量表;生活事件量表(应激相关心理检测)。

7. 自主神经功能检测。

8. 匹兹堡睡眠质量指数量表(PSQI)检测。

三、康复疗养方法

1. *一般疗法*

(1)护理　二级疗养护理,如出现病情变化,应及时更改护理等级。

(2)营养调理　大面积烧伤患者,体内蛋白质分解旺盛,代谢增高。创面大量血浆渗出,发热、感染等也使机体消耗增多。同时创面愈合需要合成大量的蛋白质。所以机体对热量与蛋白质的需要量大大增加,烧伤患者需要强有力的营养支持,高原烧伤营养的补给原则与平原基本相同。通常用含糖能量合剂、氨基酸注射液、脂肪乳及微量元素。补充时注意蛋白质、脂肪和糖类三者的比例,强调早期口服,恢复肠道功能。但高原地区由于寒冷、干燥、缺氧等原因,机体热量消耗较平原增加,基础代谢升高,烧伤患者对营养的需求量更大。因此,高原烧伤更应强调营养支持治疗,尤其要注意补充足够的热量。

2. *自然因子疗法*

(1)矿泉浴　根据烧伤面积及恢复情况,选择碘泉、硫酸盐泉或重碳酸盐泉浸浴,水温 38℃～40℃,2 次/d,每次 15～20min,20 次为 1 疗程。伴高血压者水温不宜过高,浸浴时间不宜过长。

(2)日光浴及空气浴　病情稳定,可安排在湖畔或海滨散步,2 次/d,每次 30min。

(3)森林浴　可利用疗养区空气清新、氧含量丰富、空气负离子多、风景秀丽等自然疗养因子,定期安排促进身体康复。

3. *物理疗法*　通过物理效应可以调整神经体液内分泌功能,抗疲劳,增强免疫功能,还有消炎、镇痛、镇静催眠、兴奋神经肌肉、缓解痉挛、舒缓肌肉作用,对各种创伤后遗之疼痛、各种不适症状有较好疗效。

(1)常根据不同创伤情况采用低频电疗法、短波、超短波、微波、中频电疗法、直流电疗法、光疗法、热疗法、超声波、按摩、手法治疗和牵引等手段。

(2)水疗康复　水疗可影响中枢神经和内脏器官的功能,达到消炎、退热、镇痛、镇静、催眠、兴奋、发汗、利尿和降低肌肉韧带紧张度、缓解痉挛以及促进新陈代谢;压力、温度及配合和适的运动,可以刺激呼吸,舒张血管,提高肺活量,增强心肺功能,提高免疫力,缓解疲劳,改善睡眠,调节心理。轻中度高原创伤、创口已痊愈、能自由活动的患者适用于水疗康复。

4. *运动康复*　运动康复主要分为:器械运动康复和非器械运动康复。

(1)器械运动康复是使用特殊器械,在医务人员帮助下进行锻炼,以达到锻炼各个肌肉,防止肌肉萎缩,增加肌肉力量,提高动作协调性。运动量从小到大,由简单到复杂,循序渐进。

(2)非器械运动治疗是不需要器械辅助的自由运动,适用于轻度烧伤,伴骨骼系统创伤,注意运动量宜小,以有氧运动为主,运动时间为每天 30～60min。

5. *心理治疗*　创伤不仅对人体躯体造成损伤,而且对人体产生重大心理应激，出现严重的心理及精神疾患。高原环境下创伤后应激心理反应比在平原时更加剧烈而持久，即使回到内地症状表现也还明显。到疗养机构后应进行必要的量表检测及精神评估，对高原创伤后应激性心理反应进行分类。创伤后应激性心理反应主要分为以下类型或几种类型的组合：

(1)精神运动性兴奋。于受刺激后1小时内发病，剧烈恐惧，行为有一定的盲目性。

(2)精神运动性抑制，处于茫然状态，表情呆滞，不动不语，呈木僵状态，对外界刺激无相应的反应。

(3)意识障碍。对周围事物不能清晰感知，表情恐惧、紧张，动作杂乱无目的，自言自语；部分患者出现躁动不安，冲动打人，而事后不能全部回忆。

(4)抑郁状态。主要表现为情绪低落、沮丧、绝望，睡眠差，噩梦，疲乏，对生活缺乏信心，对未来无望，个别甚至出现自杀。

(5)狂躁状态。情绪兴奋，欣快，言语增多，内容夸大。个别甚至出现伤人毁物行为。

(6)自主神经系统症状为主的症状。心动过速，呼吸急促，面部潮红。

6. 高压氧　高原缺氧环境使高原创伤患者脑功能恢复延迟、手术创口愈合延迟、骨折愈合延迟，高压氧治疗在高原创伤患者的康复中占重要地位。高压氧治疗通常的方案是0.25MPa，每天1次，10次为1疗程，行2~3个疗程治疗；或根据不同伤情于专业医师指导下制定高压氧治疗方案。

7. 高原烧伤并发症的康复治疗

(1)消除诱发因素和对症治疗，肺、脑水肿及心功能不全多与高原缺氧有关，应给予持续吸氧，同时进行对症康复治疗。

(2)急性消化道溃疡与肠黏膜缺血缺氧及应急有关，在氧支持治疗的同时可给予甲氰咪胍、雷尼替丁及氢氧化铝凝胶口服。

(3)肠系膜上动脉综合征患者可采用俯卧位使之缓解，有肠梗阻迹象时应行胃肠减压，但其根本的治疗方法是加强营养。

四、疗效评定

1. 显效　自觉症状明显好转，肢体及功能恢复明显，肢体功能明显改善，能自理生活。

2. 好转　自觉症状好转，肢体功能有不同程度改善。

3. 无效　症状及体征无变化。

(黄学文　徐　莉)

第四章 >>>

高原创伤愈合的康复疗养

高原地区日照时间长、紫外线强度大、气候寒冷干燥，对细菌的生长繁殖有抑制作用。空气、泥土、水等中的细菌种类和数量明显低于平原地区，创口污染较平原地区轻，感染机会减少，有利于伤口的修复与愈合。但高原缺氧、环境温度低、局部微循环障碍又不利于创口的再生愈合，因此，高原创伤愈合的康复需要采取有效的措施。

第一节 高原环境对创伤愈合的影响

一、高原组织修复的基本过程

1. 具再生能力的细胞 高原组织修复和创伤愈合依赖于组织、细胞的再生增殖。机体具有再生能力的细胞主要有如下。

(1)常变细胞 包括表皮细胞、消化道、呼吸道和泌尿道的上皮细胞、子宫内膜细胞等再生能力强，在正常情况下就不断分裂、增殖以补充不断脱落、消耗的细胞。

(2)稳定细胞 包括肝、胰和各种腺体的上皮细胞，以及由间质而来的成纤维细胞、成骨细胞和成软骨细胞等，这些细胞在器官发育完成后即停止增生，但仍保持分裂增殖的能力，组织损伤后有较大或极大的再生增殖能力。

2. 组织修复 常可分为两种方式。

(1)由结构与功能相同的组织再生来完成，修复后的组织与原来的相同或基本相同，称为完全再生修复，主要见于损伤范围较小或组织再生能力较强的情况。

(2)由不同于原来组织结构与功能的肉芽组织转变为瘢痕组织的方式来完成修复，称为不完全修复，多见于损伤范围较大或组织再生能力较弱的情况。

3. 组织修复、伤口愈合的过程 大致可分为以下三个阶段：

(1)局部炎症反应 常在创伤后即刻发生，通常持续3～5d，包括血液凝固、纤维蛋白溶解、免疫应答和各种细胞反应等，主要意义在于清除损伤或坏死组织及外来物(如病原体等)，防止感染，同时奠定组织再生与修复的基础。

(2)结缔组织细胞和血管内皮细胞游动、增殖，形成肉芽组织。表浅的损伤主要通过上皮细胞的增殖、迁移覆盖创面，大多数软组织伤修复是通过肉芽组织的形成进行的。肉芽组织主要由三种成分构成。①细胞：主要有成纤维细胞和巨噬细胞等；②疏松的细胞间质：主要成分为胶原，含较多纤维连接蛋白、酸性黏多糖、透明质酸等；③丰富的新生毛细血管。

(3)新生结缔组织基质沉积和新生组织改造、改建 组织通过伤口收缩、再生上皮覆盖或瘢痕形成愈合后仍需进行局部组织的改构和重建来达到结构和功能的最大恢复。组织重建主要包括：①胶原纤维交联增高强度；②胶原酶分解多余的胶原纤维；③过度丰富的毛细血管网消退；④伤口的黏蛋白和水分减少等。

总之，组织重建主要是肉芽组织向正常结缔组织的转变。

二、高原创伤愈合的基本方式

高原创伤愈合是指机体在高原通过结缔组织修复、创口收缩和上皮再生来恢复创口组织连续性的过程。与平原地区相同，可根据创伤范围、感染和医疗处置情况将伤口愈合分为一期愈合和二期愈合两种方式，有时以痂下愈合方式修复。一期愈合大多见于手术切口和经过初期外科处理后进行一期闭合的伤口，创伤范围小、坏死组织少、没有感染，伤口可以直接对合的伤口。二期愈合常发生于创伤范围较大，坏死组织多，常伴有感染而未经合理的早期处理的伤口。由于伤缘不能直接对合，而需经肉芽组织填补缺损方能愈合。

三、影响高原创伤愈合的因素

在高原创伤愈合的整个过程中，愈合速度常常受到机体内部、外部有利或不利因素的影响而加速或减慢。

1. 高原自然环境因素　高原地区日照时间长、紫外线强度大、气候寒冷干燥，对细菌的生长繁殖有抑制作用。空气、泥土、水等中的细菌种类和数量明显低于平原地区，创口污染较平原地区轻，感染机会减少，有利于伤口的修复与愈合。但高原缺氧、环境温度低、局部微循环障碍又不利于创口的再生愈合，应提高房间温度或注意伤口局部保温。高原缺氧可直接损害下丘脑、垂体激素的分泌。垂体后叶在缺氧的刺激下，分泌的抗利尿激素增多，加重水钠潴留。缺氧使肾上腺皮质功能增高，盐皮质激素增加，作用于肾曲小管，促进潴钠排钾，引起血糖升高、血钾降低，加重水肿。因此，高原环境对人体内分泌功能的影响，可能会加重机体受伤后的局部和全身反应。

2. 创口局部因素

(1)高原创伤中如创口的软组织缺损将会影响创口愈合，应采用植皮、转移皮瓣等技术闭合伤口。

(2)软组织挫伤后局部肿胀、渗出和出血较重，如果引流不畅或减张不够，局部压力增高致血液循环障碍，不利于创口修复；应抬高患肢，促进肢体血液回流，注意保持局部引流通畅。

(3)局部清创不及时，或创口内的血肿、异物和坏死组织清除不彻底，易导致感染而影响伤口的愈合；在处理伤口时一定要注意及时进行彻底的清创，并进行局部冲洗，局部或全身应用抗生素预防感染发生。

(4)局部制动不够，伤处不够稳定，新生的微血管、肉芽组织和上皮等再次受损，复位的骨折端又移位或骨痂组织破坏，使炎症和修复时间延长，影响修复；应注意选择恰当的内固定和外固定，保持患肢可靠制动。

3. 全身因素　全身性疾病如传染病、糖尿病、恶性肿瘤、贫血以及蛋白质、各种维生素和微量元素缺乏等都不利于伤口的修复与愈合。由于高原特殊的地理环境，蔬菜、瓜果生长困难，食品比较单调，部队作战体力消耗大，易出现维生素缺乏、低血钾和浮肿等疾病，影响伤口的愈合，在平战时应予以高度重视，对高原移居者尤其是伤病员应注意维生素和各种微量元素如锌等的补充。最新研究表明，高原严重创伤后机体免疫功能有明显下降，对创口愈合不利，可应用人参皂苷、黄芪多糖等免疫调节剂提高机体免疫力。创伤后应激反应可导致水钠潴留，常使伤口水肿，阻碍局部循环而延长修复过程。

4. 种族因素　世居藏族人对创伤的反应轻、伤口愈合好，而移居汉族人对创伤的反应重，愈合能力差。这可能与高原世居藏族人对缺氧的耐受能力和抗病能力较移居汉族强有关。有人推测，高原世居藏族血红蛋白 F(HbF)较移居汉族增多，HbF 是胎儿时期的主要血红蛋白，具有携氧能力强的特点，这可能是世居藏族在分子水平的一种环境适应机制。

四、促进高原创伤愈合的措施

在高原创伤中伤部常常肿胀明显，部分临床医师在创伤后或手术后应用糖皮质激素如地塞米松等减轻局部水肿，这会抑制损伤后炎症反应导致伤口愈合不良或者延迟愈合，应引起临床医师的高度重视，避免不必要地使用大剂量的糖皮质激素。

(黄学文　殷作明)

第二节　高原创伤愈合的临床特点

一、高原创伤愈合的特点

1. 高原创口感染率低，愈合与修复较平原地区好

除受高原地区自然环境因素、伤口局部因素、机体抵抗力和种族因素等的影响外，与高原地区地广人稀、交通不便，形成天然隔离，细菌不易扩散，难以发生交叉感染也有一定关系。

2. 高原地区骨折愈合慢、骨折不愈合或延迟愈合发生率高　平原地区规定凡骨折 8 个月后两断端未能达到骨性连接的骨折，称为骨不愈合；4 个月内未达到骨折完全愈合的标准，称为骨延迟愈合。一般来说

高原骨折临床愈合时间比平原地区普遍延长15～30d,如果延长时限达1～6个月仍无骨痂生长或者仅有少量骨痂生长,称为骨延迟愈合,如果延迟半年以上仍无骨痂生长者称为骨不愈合,又称为骨不连。西藏地区高原创伤性骨延迟愈合发生率高达25%～30%,骨不愈合的发生率高达7%～10%,明显高于平原地区报道的0.04%,是高原骨折治疗中最常见的并发症。文献报道平原地区骨缺损在6mm以上者不能完全自然修复,在高原地区因缺氧等因素的影响,骨折的自然修复过程更加困难,我们的研究表明,在高原条件下骨缺损超过4mm,不能完全自然修复。高原骨不愈合、骨延迟愈合发病率高除了具有缺损较大、复位欠佳、内固定不良、外固定不可靠和感染等平原地区也存在的原因外,还由于在高原低氧条件下造成机体低氧血症。血液黏稠度增加、毛细血管收缩、血流缓慢、局部血流量减少,加上天气寒冷等因素造成骨折部位缺氧、血循环差、氧供下降,成骨细胞生成降低。

(1)特点　其与平原地区的骨不连相比它具有不同的特点:

①病程长,就诊晚,病史最长的达10年之久。这可能与西藏地区的患者对这一并发症的重视程度不够有关。

②发生率较高的部位依次为舟状骨、股骨颈、胫骨中下1/3结合部、尺桡骨和股骨,未对肋骨做统计。

③发生年龄提前,13岁以上人群均有发生。

④多合并畸形、假关节、骨髓炎。

⑤移居汉族人多于世居藏族人,男性多于女性。

⑤病理分型上多属于骨折端无活性骨不连。临床症状主要以骨折局部异常和假关节活动为主要特征;如患者常感患肢酸痛、不能负重,体检时局部可有水肿、压痛、异常活动、畸形和肌萎缩。X线检查可发现骨折端有间隙、骨折端硬化、髓腔封闭、骨质疏松、骨痂间无骨小梁形成、假关节形成骨折面光滑清晰等。

(2)治疗措施　对高原创伤性骨不连、骨延迟愈合的治疗,应根据患者的具体情况选择适当的治疗措施:

①手术矫形、植骨治疗:患者有明显的成角畸形,如股骨超过15°、胫骨超过12°、尺桡骨大于10°,或侧方移位超过1/2,或上肢和股骨旋转移位超过15°、胫骨超过10°时,均需做矫形植骨手术;但手术创伤大、费用高、住院时间长、失败机会多;而且尚需具有一定的设备、技术,更不适合有感染的病例。所以近年来对于无明显成角畸形的骨折趋向于非手术治疗。

②如内固定良好,无明显成角畸形,外固定松动后更换石膏固定,可采用非手术治疗。口服接骨灵胶囊、高压氧、自体骨髓移植、骨创伤治疗仪、外固定架加压等方法治疗高原创伤性骨不连、骨延迟愈合可以取得良好的效果。同时应加强营养,补充钙、维生素及蛋白质等;合并感染者要控制感染,力争伤口早日愈合。高原创伤性骨不连、骨延迟愈合以前常用的治疗方法是手术植骨及内外固定,不但创伤大、并发症多,失败机会多。而且尚需具有一定的设备、技术,更不适合有感染的病例。因此,非手术治疗已引起骨科医师的重视。

高原骨不连、骨延迟愈合的预防措施如下:

(1)避免骨折端形成间隙,如过度牵引;

(2)减少骨折部位的局部创伤,如运送伤员时的良好固定,复位时动作要轻柔,手术的无创伤操作等;

(3)早期复位避免局部处于扭曲压迫状态的血管栓塞;

(4)尽量采用非手术治疗或微创手术治疗,避免局部骨膜和血管损伤;

(5)固定要可靠,时间要充足;

(6)固定期间加强患肢功能锻炼,包括肌肉的等长收缩;

(7)避免使用类药物,防止骨质疏松;

(8)加强营养,补充钙、维生素D和蛋白质等;

(9)避免感染,感染可破坏骨折端血运,对骨折愈合过程影响较大;

(10)服用接骨灵胶囊等可以有效防止骨不连的发生;

(11)有条件的患者可以回平原地区休养治疗。

3.血管吻合成功率较平原地区低,血管危象发生率高　高原地区血管吻合术后易形成血栓,血管危象发生率高。除了平原地区的病因外,由于高原缺氧,断指(肢)后指(肢)内残存的血氧较平原地区少,断指(肢)的无氧代谢较平原地区增加,乳酸代谢产物及慢反应物质大量堆积,同时断指(肢)复流后的再灌注损伤,产生大量的炎性介质等均可直接损害毛细血管内皮细胞形成血栓;高原寒冷因素可使血管痉挛形成血栓;高原患者血液黏度较平原地区高,血液流速慢,有利于血小板的黏附及聚集形成血栓。由于上述因素使血管危象发生率高,占再植指(肢)的42.8%。因此术后应有专人严密观察,一旦出现血管危象,应早期积极处理,若经保守治疗仍不缓解,应立即行手术治疗。同时高原部分血管危象发生较晚,肝素、低分子右旋糖酐等药物应用时间较平原地区适当延长。

4. 周围神经损伤再生速度慢,恢复效果差　周围神经断裂以后近段神经轴突小段发生坏死,但不超过一个 Ranvier 节,神经鞘膜也增生;7 ~ 10d 后神经轴突开始向远侧生长,轴突生长延伸的速度在穿过伤口时约为0.25mm/d、当到达远侧段后达 2 ~3mm/d;有人计算轴突神经纤维真正能达到远侧段的只有 1/7 ~1/6。远段神经发生轴突坏死、髓鞘分解消失和神经鞘膜增生等一系列改变,称为 Wallerian 变性。如神经缺血缺氧可影响神经的生长;神经周围瘢痕组织多,对神经有绞窄作用,会影响神经的再生和恢复;伤口有感染,神经暴露其中亦可受到严重破坏。高原神经损伤后水肿范围较平原地区长,程度较平原地区严重,持续时间也较长,神经缺血缺氧,生长较慢,穿过伤口的时间较平原地区明显延长。同时,由于通过伤口的时间长,丢失的神经纤维就多,真正能通过伤口到达远侧段的神经纤维也较平原地区少,恢复的效果差。另外术后外固定时间较内地适当延长,术后康复过程也较平原地区相应延迟。

5. 肌腱愈合较平原地区慢,外固定时间要适当延长　肌腱本身的血循环差,容易感染。高原缺氧,血液黏度高,肌腱的血液供应较内地差,当肌腱断裂吻合后生长缓慢,明显低于平原地区;术后外固定和功能锻炼时间均较平原地区适当延迟。

6. 世居藏族人创口愈合较移居汉族人好　如前所述,世居藏族人伤口愈合较移居汉族人好,可能与高原世居藏族人对缺氧的耐受能力较移居汉族人强有关。

二、几种常见高原创伤的伤情特点

1. 高原枪弹伤伤情特点　由于高原空气稀薄,空气阻力小,子弹及弹片在空气中的飞行速度大,动能大,海拔越高,这种表现越明显。如 193 型 5.56mm 弹丸在平原 20m 处撞击速度为 975m/s,而在海拔 3700m 地区 20m 距离处撞击速度达到 1000m/s。在海拔 3658m,仿美 M193 滑膛枪 4.56mm 弹丸的撞击速度为(1000.2 ±8.8)m/s,而平原仅为(929 ~975)m/s;国产 56 式 7.62mm 弹丸的撞击速度为(755.3 ±10.4)m/s,而平原为(712.3 ~735)m/s。5.56mm 弹丸撞击能量为(1780.3 ±30.9)J,而平原仅为(1300.6 ~1692)J;7.62mm弹丸的撞击能量为(2254.2 ±6.2)J,而平原为(1760.7 ~2133.9)J。由于速度大、能量大、高原机体组织密度大、吸收能量多,高原枪弹伤病理改变也呈现不同特点:入口小,出口大,损伤广,损伤范围大;原发区伤道破坏更严重,组织细胞伤度大,并进行性坏死液化;组织微循环障碍重,微血栓和血管栓塞明显,局部组织血流量减少,能量代谢障碍出现早而重;挫伤区扩大;震荡区大部分肌肉组织萎缩变性,出血坏死;邻近组织损伤较平原重;高能投射物的远大效应更强。

2. 高原爆炸冲击伤伤情特点　由于各种爆炸于瞬间释放出巨大能量,爆心处的压力和温度急剧增加,形成一种超声速的高压波并迅速向四周传播,作用于人体,产生压缩和扩张;同时体内气体在超压 - 负压作用下产生内爆效应发生损伤。高原爆炸冲击伤有以下特点:①人体对冲击波的耐受力降低,进展快,伤情更重,死亡率增加。在海拔 4000m 地区,冲击伤伤情较平原重 1 ~3 个等级,死亡率增加 25%;在海拔 5000m 地区,冲击伤伤情较平原重 1 ~3 个等级,死亡率增加 35%。②肺损伤是高原冲击伤的最主要靶器官,损伤程度较平原明显加重,出现严重的出血和肺水肿。③肠道损伤的发生率与平原相近,但损伤程度有所加重。

三、高原创伤的全身及器官反应

1. 由于高原缺氧,高原创伤的全身和器官反应与内地呈现不同特点。

(1)高原凝血功能异常的影响。由于高原红细胞增多,血液黏滞度增加,凝血因子,如纤维蛋白原、凝血因子Ⅴ、Ⅷ,血小板因子Ⅲ,血小板黏附性,以及

TXA_2 均增高;同时又有纤溶酶增高,PGI_2 增高,凝血活酶时间延长等,凝血因素和抗凝血因素(主要是纤溶系统活性增强)双相性增高,这种变化是机体对 RBC、HCT 增高而出现"浓、黏、聚"综合征病态的一种调节和代偿,使得凝血因素和抗凝血因素在新的基础上达到了新的动态平衡,常出现组织器官缺氧加重,当高原手术、长期卧床时又可以诱发静脉血栓和内脏血栓栓塞;当手术和创伤时,出血增多。

(2)肺动脉高压和心脏代偿性受损的影响,液体耐受能力差。高原急性缺氧,肺小动脉收缩,出现肺动脉高压。肺动脉压增高的部位主要在肺小动脉,特别是肺动脉小血管。肺部血管壁的平滑肌含量越多,缺氧时肺动脉收缩也越强,肺动脉压增高也越明显。海拔越高,肺泡气中氧分压降低、肺静脉中血氧分压降低、肺动脉中血氧分压降低,前二者的作用更明显,其中肺泡气中氧分压降低是肺动脉压增高的最强刺激因素。海拔高度越高,肺泡气中氧分压降低越明显,肺动脉压增高越高。高原慢性持续低氧,肺血管收缩,肺血管发生结构改变,血管壁增厚,管腔狭窄,肺动脉末端肌化,在没有肌肉性中层的小动脉壁出现平滑肌,形成环状中层,造成持续性肺动脉高压。长期居住高原人群,由于肺动脉结构改变,即使缺氧纠正、使用血管舒张剂或钙离子通道阻滞剂,肺动脉压也不可能完全恢复正常,即使是所谓的高原健康人群,也存在肺动脉的增高。平原人肺动压平均值为 12.975mmHg,而在高原其肺动脉压平均值升高到 27.9mmHg。在高原婴儿肺动脉压增高更加明显,平原世居人员移居到高原后肺动脉压增高明显,男性比女性增高明显。肺动脉高压分为三度:静息平均肺动脉压 26~35mmHg 为轻度肺动脉高压症,静息平均肺动脉压 36~45mmHg 为中度肺动脉高压症,静息平均肺动脉压大于 45mmHg 为重度肺动脉高压症。大部分轻度肺动脉高压症没有临床症状。高原性肺动脉高压多为轻重度肺动脉高压,静息状态下多数没有明显症状。对人体的主要影响在于长期的肺动脉高压增加右心室负荷,使右心肥厚,劳损,右心功能降低。另外,进入高原初期,糖皮质激素增加,特别是盐皮质激素增加,水钠潴溜,血容量增加。血黏度在进入高原初期已开始增加,随高原居住时间延长,红细胞增多,特别是高原红细胞增多症患者,血黏度增加更明显,出现"浓、黏、聚"的血液学改变,加重左右心脏负荷,并出现劳损。另外,部分高原居住者出现特有的高原心脏病、高原高血压,使左心负荷进一步加大。在高原,慢性缺氧使高原心肌慢性损伤,在心肌电活动上常表现为高原病窦综合征、心肌缺血、心律失常。综上,由于急慢性高原缺氧造成心脏及肺血管损伤,使高原创伤人员对液体耐受能力差,输液量过多过快易发生肺水肿和心衰。

(3)休克发生率高。急进高原和移居高原者,失血耐受能力低,易发生休克。临床上遇到失血量仅 300~500ml 的创伤患者发生休克的情况。实验研究表明,山羊低压舱模拟 4000m 高原环境,血压降至 40mmHg 的平均失血量仅为平原对照组的 68.67%。

(4)高原创伤休克后器官衰竭发生早,发生率高。单相速发型器官衰竭,在平原地区一般在伤后 1 周发生,最快也在伤后 36 小时;而高原地区可在伤后 24 小时发生。多器官衰竭多为以"循环衰竭—肺衰和循环衰竭—肺衰—脑衰"顺序模式发展。

(5)由于高原人体免疫功能低下,创口一旦感染,创口周围组织小血管收缩,血栓形成,感染周围炎症反应较平原弱,感染不容易局限,容易出现全身感染。

(6)高原创伤后全身应激反应重而持久。患者常在伤后数小时内发生消化道应激性溃疡。由于应激反应重而持久,交感神经兴奋,情绪反应剧烈而持久,容易合并精神类疾病。

(7)高原创伤后气性坏疽发生率高。对西藏土壤标本厌氧菌培养发现,产气荚膜杆菌检出率最高。高原缺氧环境有利于厌氧菌生存和繁殖,同时由于野外创伤多为混合性感染,混合性感染需氧菌时加重伤口的缺氧环境,更加有利于厌氧菌生长,高原创伤容易发生休克,局部创口缺血缺氧严重,更进一步加重创口缺氧。而高原创伤后全身应激反应重而持久,血管收缩持久而剧烈,高原血黏度加大,容易出现血管栓塞,促进创口坏死和厌氧环境形成。综上,高原创伤后气性坏疽发生率高,如 1962 年自卫反击战斗的某次战中气性坏疽发生率高达 0.3%。在青藏高原不同海拔高度的医院平时创伤中也常发生气性坏疽。

2. 高原缺氧对高原创伤也有有利的一面。影响炎症因子的趋化，弹道的炎症反应低于平原；水肿发生晚，高峰时间延迟，且程度较低；高原缺氧及低温对细菌繁殖影响大，繁殖速度慢，细菌复活定植晚，不易出现感染，细菌的临界数量较平原地区为高，平原地区感染细菌的临界数量为105/g组织，而高原地区伤为109/g；细菌感染时限延长，平原地区感染时限一般为伤后12h，而高原地区可延长到伤后(48.8±9.4)h；海拔>3000m时破伤风感染少见。高原创伤感染发生率低，感染发生较晚，因此，即使伤后18～24h，仍可进行清创。高原土壤和水源污染菌大都为革兰氏阴性杆菌，其毒力低，对大多数抗生素敏感，容易预防和控制。

（黄学文 般作明）

第三节 高原创伤愈合的康复疗养措施

由于高原低气压对空气动力学的影响，子弹及弹片在空气中飞行速度和轨迹发生改变，使高原创伤的伤情发生改变；同时由于缺氧、低温、高原的组织学修复与愈合也显示不同特点；高原环境下细菌的种属和内地也不相同，细菌繁殖力及致病力也发生改变，高原创伤的处置时机及预防感染的要求也发生变化；高原环境下人体各机能发生改变，人体对高原创伤的全身反应也明显和平原不同，因此，对后期的伤病治疗与康复有不同的要求。

一、康复疗养指征及疗养地选择

高原创伤，有以下情况表现之一，应到选择海拔2000m以下山地、湖滨气候、森林、湖畔、矿泉等疗养机构疗养：

1. 普通创伤，已经过外科现场处理及专科手术处理，无休克、伤口无感染、无气性坏疽及破伤风等特殊继发感染，创口愈合或已基本愈合。

2. 骨折创伤，已经过外科现场处理及专科处理的骨折，外科已无特殊处理或近期无二次手术，骨折愈合病程较长的恢复期患者。

3. 颅脑创伤，已经过外科现场处理及专科处理，外科已无特殊处理或近期无二次手术的恢复期患者。

二、检查与评估

1. 详细询问病史、查阅病历。

2. 进行详细的体格检查，特别注意排除有无创口感染，有无气性坏疽表现。

3. 进行常规检验及针对性检验。血和尿常规、肝功能、肾功能、心肌酶、血液流变学、血黏度、血脂、血糖、微量元素、维生素，血乳酸检验；血尿酸检验；免疫功能系列检验。

4. 根据病情针对性进行系列检查。彩超检查心脏、肺动脉压；腹部B超检查肝、胆、胰、脾、肾；彩色多普勒检查脑血流；心电图检查；肺功能检查。

5. 测量身高、体重，计算体重指数，评估营养状况。

6. 选择性进行精神心理量表检测，评估心理及精神状况：焦虑自评量表（SAS），症状自评量表（SCL－90）；艾森克个性问卷；汉密尔顿抑郁量表；生活事件量表（应激相关心理检测）。

7. 自主神经功能检测。

8. 匹兹堡睡眠质量指数量表（PSQI）检测。

9. 颅脑外伤或有过昏迷病史人员进行智力检测。

三、康复疗养方法

1. 一般疗法

（1）护理　二级疗养护理，如出现病情变化，应及时更改护理等级。

（2）营养调理　营养调理创伤过程中出现失血，甚至休克，营养丢失量大，容易导致营养不良。颅脑损伤可出现应激性溃疡，出现过昏迷之患者伤后很长时间因意识改变而不能进食，容易出现营养不良。其他各种大创伤，机体消耗大，需要补充营养以修复创伤。而由于创伤应激反应，影响情绪和自主神经，食欲下降，甚至出现厌食。患者由高原回到平原后，因脱适应反应，食欲和消化吸收功能进一步下降，加重营养不良。因此，高原创伤后营养支持康复尤为重要。对严重营养不良、消化道病变消化吸收功能障碍、消化不良和厌食人员应该给予静脉营养支持治疗。长期生活在高原的人员，由于饮食的供应差异和高原环境的影响，常可出现微量元素缺乏、低蛋白血症、高脂血症、血尿酸增高。回到平原后应根据相关检测结果，针对性补充微量元素、维生素、优质蛋白、低脂饮食，碳水化合物占膳食总热能的55%～60%，以复合糖为主，蔗糖摄入应少于总能量摄入的10%；

适量摄入蛋白质（12% ~15%），主要从鱼、精肉、蛋、奶和豆制品等优质蛋白质中获得，动物来源的蛋白质占蛋白质总量30% ~50%；控制脂肪的摄入（25% ~30%），特别是要控制饱和脂肪酸的摄入；适量增加蔬菜、水果、豆制品及粗粮的摄入。营养饮食应根据检验结果、伤情伤类、饮食习惯由营养师进行专业、个体化配餐。应特别注意，高原高尿酸及痛风发病率高，高尿酸血症者应禁酒、限制高嘌呤食物（如肉类、豆制品、海鲜、心、肝、肾、脑）。由于回到内地后，细胞破坏增加，尿酸进一步增加，应多饮水以促进尿酸排出。

2. 自然因子疗法

（1）矿泉浴　根据创伤愈合程度，选择安排碘泉、硫酸盐泉或重碳酸盐泉浸浴，水温38℃ ~40℃，1 次/d，每次15 ~20min，20 次为1 疗程。伴高血压者水温不宜过高，浸浴时间不宜过长。

（2）日光浴及空气浴　在湖畔或海滨散步，1 次/d，每次30min。

（3）森林浴　病情稳定，定期利用疗养区空气清新、氧含量丰富、空气负离子多、风景秀丽等自然疗养因子，促进身体康复。

3. 物理疗法　通过物理效应可以调整神经体液内分泌功能，抗疲劳，增强免疫功能，还有消炎、镇痛、镇静催眠、兴奋神经肌肉、缓解痉挛，舒缓肌肉，对各种创伤后遗之疼痛、不适症状有较好疗效。

（1）常根据不同创伤情况采用低频电疗法、超短波、微波、中频电疗法、直流电疗法、热疗法、针灸、按摩、手法治疗和牵引等手段。高原创伤进行液体复苏时容易并肺水肿，由于超短波的热效应和非热生物效应，其可以促进肺水肿的吸收和组织修复，因此合并肺水肿者或肺水肿恢复期的创伤人员可以行肺部进行超短波康复理疗。创伤部位出现局部水肿患者，可以使用超短波消肿。由于高原创伤人员红细胞增多、血黏度增加，创伤部位常规出现血液循环障碍，故常使用创伤局部热疗法、微波按摩、按摩进行理疗康复。由于高原地区骨折愈合慢、骨折不愈合或延迟愈合发生率高，因此高原骨折常需要手法治疗和牵引等。高原缺氧环境中神经肌肉恢复缓慢，对合并神经肌肉损伤的高原创伤常使用低频电疗法、中频电疗法、直流电疗法和针灸进行康复治疗。

（2）水疗康复　水疗可影响中枢神经和内脏器官的功能，达到消炎、退热、镇痛、镇静、催眠、兴奋、发汗、利尿和降低肌肉韧带紧张度、缓解痉挛以及促进新陈代谢的目的；压力、温度及配合合适的运动，可以刺激呼吸，舒张血管，提高肺活量，增强心肺功能，提高免疫力，缓解疲劳，改善睡眠，调节心理。轻中度高原创伤、创口已痊愈、能自由活动人员适用于水疗康复。

4. 运动疗法　运动康复主要分为：器械运动康复和非器械运动康复。器械运动康复是使用特殊器械、在医务人员帮助下进行锻炼，以锻炼各个肌肉，防止肌肉萎缩，增加肌肉力量，提高动作协调性。在疗养机构对脑创伤和骨骼系统创伤患者进行器械运动非常有必要，动作和力量从小到大，由简单到复杂，循序渐进。非器械运动治疗是不需要器械辅助的自由运动，适用于轻度脑创伤、轻度骨骼系统创伤及非脑非骨骼系统创伤人员。高原创伤人员回到低海拔疗养机构后进行运动康复疗养非常有益。从高原回到平原后一定时期内，红细胞数仍较高，血黏度高，适当参加体育锻炼可以使血细胞比容和血红蛋白浓度降低，血液黏稠度下降；运动训练使动物骨骼肌超氧化歧化酶、过氧化氢酶和谷胱甘肽过氧化物酶活性明显增高，内源性抗氧化水平提高及防御能力增强；运动可以使肺活量增加。注意运动量宜小，以有氧运动为主，运动时间每天30 ~60min。

5. 心理疗法　创伤不仅损伤人体躯体，还对人体产生重大心理应激，导致人体出现严重的心理及精神疾患。高原环境下创伤后应激心理反应比在平原时更加剧烈而持久，即使回到平原，症状表现也还明显。到疗养机构后应进行必要的量表检测及精神评估，并对高原创伤后应激性心理反应进行分类。

（1）分类　创伤后应激性心理反应主要分为以下类型或几种类型的组合：

①精神运动性兴奋。于受刺激后1h 内发病，剧烈恐惧，行为有一定的盲目性。

②精神运动性抑制。处于茫然状态，表情呆滞，不动不语，呈木僵状态，对外界刺激无相应的反应。

③意识障碍。对周围事物不能清晰感知，表情恐

惧、紧张,动作杂乱无目的,自言自语;部分患者出现躁动不安,冲动打人,而事后不能全部回忆。

④抑郁状态。主要表现为情绪低落、沮丧、绝望,睡眠差,噩梦,疲乏,对生活缺乏信心,对未来无望,个别甚至出现自杀。

⑤狂躁状态。情绪兴奋,欣快,言语增多,内容夸大。个别甚至出现伤人毁物行为。

⑥以自主神经系统症状为主的症状。心动过速,呼吸急促,面部潮红。

(2)措施　对高原创伤应激性心理障碍应进行针对性心理疏导和干预。

①首先要进行支持性心理治疗:与患者接触,促膝交谈,与患者建立良好的关系,特别对患者进行军人荣誉鼓励,单位和战友朋友进行友情关爱,家人进行亲情抚慰,同时帮助其解决生活及工作中的实际困难,帮助患者树立信心,调动患者的主观能动性。

②认知心理治疗。特别进行军人荣誉感教育、军人使命感固化,以崇高境界冲淡稀释伤病痛苦,让其泰然处之。

③对焦虑患者行逐步松弛法治疗:指导患者按步骤依次放松全身各组肌肉,如依次放松手指、手掌、手腕、肘、臂、肩,先收缩再放松肌肉。对焦虑患者还可以进行系统脱敏法治疗。分三阶段:先进行肌肉松弛训练;其次进行靶症状等级化;再脱敏,让患者在肌肉松弛的情况下由低到高地按等级逐步想象。

④情绪发泄治疗。对焦虑心理较严重的人员,可以在情绪发泄室进行情绪宣泄,调节情绪。

⑤环境治疗。高原大风大雪,寒冷,少植被,白天太阳高照炙热难耐,夜间寒冷冰冻,一日有四季,环境异常恶劣。环境治疗首先是让患者脱离高原受伤时的环境,疗养机构营造出一个舒适、温暖、温馨、富含富氧离子、处处见绿色花草的宜人环境,让患者易于平心静气,使心境恢复,伤后缓解应激反应。其中,环境音乐康复具有特殊作用。对焦虑情绪人员宜选择恬静柔和、赏心悦耳的松弛类曲目,对抑郁、情绪低落患者适宜选听曲调欢乐兴奋、节奏感强类音乐,对失眠者宜选择温馨舒缓的镇静类乐曲。

⑥药物干预。对恐惧不安、焦虑患者,使用阿普唑仑、舒乐安定、氯硝安定等治疗,抑郁症状明显者予以丙咪嗪、阿米替林、郁复乐及赛乐特等治疗。对出现幻想、幻觉、兴奋患者可以给予氯丙嗪、氟哌啶醇、维思通及再普乐等治疗。

⑦转移治疗。疗养机构多安排健康而轻松的集体活动、文娱活动,患者转移注意力,有利于缓解其伤后焦虑、抑郁情绪。

⑧极端情况处置。对创伤严重、抑郁严重、焦虑严重可能出现自残、自杀患者,应将其安排在一楼、离工作人员近、有相应安全措施的房间,杜绝患者自杀自残条件。有严重消极自杀企图或兴奋躁动者予以电痉挛治疗,并送精神专科诊治。

6. 高压氧治疗　高原缺氧环境使高原创伤患者脑功能恢复延迟、手术创口愈合延迟、骨折愈合延迟,高压氧治疗在高原创伤患者的康复中占重要地位。高原创伤人员回到内地疗养进行高压氧治疗指征为:

(1)创伤手术部位愈合不良;

(2)骨折愈合不良;

(3)颅脑外伤脑功能恢复期;

(4)曾行心肺复苏后恢复期治疗康复;

(5)曾有休克的患者休克纠正后恢复期康复治疗;

(6)合并有急慢性高原患者;

(7)回到平原脱适应反应症状严重人员。

病患者注意以下情况是高压氧治疗禁忌证:未经处理的气胸、纵隔气肿,活动性内出血及出血性疾病,氧中毒史,结核性空洞形成并咯血,肺大疱,重症上呼吸道感染,支气管扩张症,重度鼻窦炎,Ⅱ度以上心脏传导阻滞,视网膜脱离,化脓性中耳炎(鼓膜未穿孔者),咽鼓管阻塞,血压过高者。

高压氧治疗通常方案是0.25MPa,每天1次,10次为1疗程,行2~3疗程治疗;或根据不同伤情于专业医师指导下制定高压氧治疗方案。

7. 中枢神经系统功能康复方法　高原创伤脑功能受损分为原发性和继发性。原发性指脑部受伤引起的脑功能受损,如脑震荡、脑出血、脑挫伤;继发性指由于脑以外器官受损引起的脑受损,多为缺血缺氧性脑损伤(如出血性休克、继发感染性休克、呼吸道窒息、心肺复苏等)引起。与平原相比,同样伤情、同样缺血缺氧时间，由于高原环境本身缺氧，在高原脑损害程度更重，脑创伤后患者脑功能康复时间更长，疗养机构阶段康复任务更重。脑功能康复主要包括：精神心理康复、语言能力康复、认知与智力思维康复、运动功能康复。语言康复主要是进行语言训练，从简单词语开始，逐步增加难度，从词到句，从句到段，从顺口溜到绕口令。认知与智力思维康复更为复杂，需要在心理医师、精神科医师和神经科医师的配合下，根据患者的具体病情制定个体化的康复计划。

四、疗效评定

1. 显效　自觉症状明显好转，肢体及语言功能恢复明显，肢体功能明显改善，生活自理。

2. 好转　自觉症状好转，肢体及言语功能有不同程度改善。

3. 无效　症状及体征无变化。

（黄学文　徐　莉　殷作明）

第五章 >>>

高原战时火器伤的康复疗养

火器是指以火药为动力的武器。火器伤是指枪、炮、火箭、手榴弹、地雷、炸弹等用火药作动力的武器发射的投射物(枪弹丸、炮弹、弹片)所致的损伤。按武器特点分为杀伤点目标的轻武器伤和杀伤面目标的爆炸性武器伤。损伤人体的投射物包括弹丸、弹片,范围广,面积大,在康复过程中要考虑其损伤特殊性。

第一节 高原战时火器伤损伤对机体的影响

一、火器伤及损伤机制

火器不断发展。现代轻武器的发展方向是口径小型化、枪械轻型化;弹头质量轻,速度高;将弹头采用低强度的铜壳、弹尾敞开、弹头前端空腔,增强了弹头在组织中的破碎,增强对人体组织的破坏力。投射物的动能与质量成正比,与速度的平方成正比,采用速度快、适当轻弹头其动能明显增加,杀伤力增强。当投射物由空气进入人体组织时,阻力陡增,弹头急剧失衡,偏航加大,发生翻滚,当发生翻滚时传递给组织的能量比不发生翻滚时大1~20倍。弹头越小,速度越快,在组织中翻滚越厉害,故现代火器投射物在人体组织中翻滚性强,对组织破坏性大。而当高速、翻滚的弹头在组织内运动时,容易发生破裂和变形,钝头弹易从前部破裂,尖头弹易从尾部破裂,破裂和变形的枪弹传给组织的能量更大,破坏严重,出口面积大于入口面积,伤口更加复杂。爆炸性武器分为杀伤弹和破坏装置弹。杀伤弹以大面积致残、失能为目的,弹片高速化、小型化、集束化。破坏装置弹主要以摧毁工事及装甲车辆为目的,分为穿甲弹、破甲弹和透彻弹。

1. 火器伤损伤机制

(1)投射物切割和挤压效应　当投射物击穿组织后,在前进及与组织接触的过程中,对组织产生切割和挤压,形成原发伤道。

(2)投射物瞬时空腔　投射物进入体内后以低频高位移的压力波迅速释放能量,其大部分能量以形成瞬时空腔形式消耗,局部组织吸收能量,投射物通过组织后继续运动,形成比投射物直径达10~20倍以上空腔,腔内压力低于大气压,组织弹性回缩,迅速以搏动方式缩小。瞬时空腔脉动造成周围组织压力剧烈变化,造成周围组织的牵拉和撕裂。组织吸收能量越多,瞬时空腔体积越大,组织损伤范围也愈广。

(3)冲击波　投射物在击中组织表面时会在投射物前产生高频、低位移的强冲击波,在组织中以在水中的声速呈球形传播,可以引起远离伤道的中枢神经和周围神经损伤,伤道周围组织三分之一的损伤由冲击波引起。

2. 创伤弹道的组织损伤分区

(1)原发伤道区　投射物直接击穿组织后所残留的空腔,空腔内包括吸入的污染物、凝血块、坏死组织。

(2)挫伤区　为原发伤道区相连的区域,因投射物动能向伤道周围侧向传递,在弹道空腔形成时向侧高度挤压、牵拉肌肉组织而形成。挫伤区的损伤程度取决于投射物的速度及传递的能量。该区早期有坏死肌肉组织、变形肌肉组织、破坏的血管、溢出之红细胞。当供血障碍,随时间推移,出现大量的坏死组织。

(3)震荡区　在挫伤区以外。震荡区为投射物压力波所致。该区见不同程度供血障碍,充血,局灶性肌肉坏死,肌纤维Z线阶梯状分布。现代高能武器使震荡区损伤病变也变严重。

二、战时高原火器伤的特点

和平时期可见极少量火器伤。火器伤主要见于战争和恐怖活动。由于战时使用的火器与和平时期的意外、自杀及恐怖活动使用的火器不一样，因此战时火器伤与和平时期火器伤不一样；而高原环境不一样，高原火器伤与低海拔地区火器伤又不一样。

（1）火器投射物速度快，撞击能量大　高原由于大气压低，空气稀薄、密度低，空气阻力降低，火器弹丸速度快。而投射物的动能与速度的平方成正比，所以高原火器弹丸、弹片速度快，撞击能量大。

（2）组织损伤重　高原投射物速度快，动能大，高速投射物在组织中更易翻滚，形成复杂伤情，损伤更重。如在海拔3058m，高原地区破片伤腔容积为平原的2.03倍，弹丸伤腔容积为平原地区的1.71倍；坏死组织清除量，高原地区破片为平原地区的1.47倍，高原弹丸为平原地区的1.86倍。

（3）高原战时伤口感染发生率高。平时高原由于温度低、太阳辐射及紫外线强、伤道细菌繁殖慢、感染时限延长，化脓性感染率低于平原地区。但战时，由于处于战时高原应激状态，疲劳抵抗力下降；高原战争多在野外环境进行，温度更加寒冷，伤部温度更低，局部血液循环障碍更明显，更容易坏死；战时军用武器比平时民用火器能量更大，火器破坏性更强，局部损伤更重，水肿更重；战时烟尘和野外环境，使火器伤的伤口污染更重；战时条件有限，制约因素多，后送困难，现场难以彻底清创。因此高原战时火器伤创口感染率高，如1962年中印边境自卫反击战中战伤感染发生率达到84.2%，而普通战伤感染发生率为20%～30%。

（4）高原火器伤愈合时间延长　有报道显示，高原地区外伤创面愈合时间较平原延迟3～7天，骨折愈合时间较平原地区延迟1个月。

（5）伤道局部和全身反应重　伤道局部琥珀酸脱氢酶、ATP酶活性和组织氧分压，高原地区明显低于平原地区；血清肌酸激酶活性和血浆中致炎因子水平，高原地区较平原地区升高更为明显，而机体的抗氧化能力和储备能力，高原地区则低于平原地区。

（6）休克发生率高　急进高原和移居高原者，失血耐受能力低，同时由于高原红细胞增多、血液浓缩、血黏度增高、血小板集聚增强，容易形成血栓，且高原干燥，野战条件下脱水。因此高原火器伤易并发休克。

（7）合并冻伤发生率高　高原野战地区多为特高海拔地区，海拔越高，天气越寒冷，同时高原火器伤局部血液循环障碍，因此易发生冻伤。有资料显示，在181例高原肢体战伤中，并发四度冻伤者44例，三度冻伤者14例。

（黄学文　殷作明）

第二节　高原火器伤的临床特点

火器伤具有与平原不同的特点，其救治也具有特殊性。高原火器伤的现场救治和处置是否正确直接关系到后期康复疗养措施的制定。

一、高原火器伤的临床措施特点

1. 高原火器伤救治仍应遵循平原或低海拔地区救治的基本原则和处理措施，包括现场急救（止血、包扎、保持呼吸道通畅等）、彻底清创，使用抗生素和维护脏器功能等。

2. 由于战场环境处于野外，污染严重，在伤口感染前，对伤口尽早实施清创，将污染伤口变为新鲜伤口，意义重大，包括手术扩大伤口、清除血肿和异物、切除失去生机的组织、有效地控制出血、引流、切开深筋膜。

3. 对低速小破片伤口、无骨折、无脏器损伤、无大血管损伤、无明显感染患者，可以采用冲洗伤道、局部消毒包扎和应用抗生素治疗。

4. 对合并休克、高原脑水肿和高原心脏病患者，应在全身稳定后再进行清创。对影响呼吸循环、出血不止和已上止血带的伤员应优先进行清创。清创时期较平原长，在高原，即使是伤后18～24小时，仍可进行清创。

5. 对战伤则不做Ⅰ期缝合，应采用延期或Ⅱ期闭合伤口，而对平时创伤，清创后可采用Ⅰ期缝合。

二、高原地区火器伤的急救和后送

1. 高原地区火器伤的急救和后送较平原地区更为迫切，对失血量大的伤员应边后送、边吸氧、边输液，战时可将一线医院尽量前伸或采用直升机后送伤员，以缩短后送时间。

2. 战时伤员量大，高原环境人力物力有限，补给困难等，高原火器伤可进行简化初期外科处理，也有人将此称为有限清创、开放引流术，其具体处理要点如下：

(1)在局麻下适当扩大伤道出入口；

(2)仅清除伤道表面明显污染和失活的组织，将不易辨别是否坏死的组织予以保留；

(3)筋膜切开减张，以利充分引流；

(4)用过氧化氢、1∶15000 苯扎氯铵、生理盐水反复冲洗伤道，清除伤道的组织碎块、异物和血肿等；

(5)放置粗引流管，充分引流渗出液和坏死组织。

（黄学文　殷作明）

第三节　高原战时火器伤的康复疗养措施

高原战时，由于特殊战争时期高原医疗条件有限，高原特殊环境影响，伤病员较平原多且伤情更重，加之医院床位因临床救治期后需康复治疗而很紧张，而疗养机构在战时因职能任务转换，担负伤病员康复治疗的职能，同时疗养机构康复治疗收治范围相应扩大，尤其对高原火器伤伴有高原性疾病、高原脱习服来说是很好的恢复场所，对高原火器伤康复疗养指征也有相应要求。

一、高原火器伤康复疗养指征及疗养地选择

以下情况之一，可到海拔 2000m 以下气候温和的森林、湖畔、矿泉等疗养地。

1. 轻度火器伤，已经过清创处理，无休克、感染表现，无重要脏器损伤、大血管损伤。

2. 延期清创的轻度火器伤患者。

3. 普通火器创伤，已经过外科现场处理及专科手术处理，已无休克、伤口无感染、无气性坏疽及破伤风等特殊继发感染，创口愈合或已基本愈合。

4. 骨折创伤，已经过外科现场处理及专科处理的骨折，已无须外科特殊处理或近期无二次手术，骨折愈合病程较长的恢复期患者。

5. 颅脑创伤，已经过外科现场处理及专科处理，已无须外科特殊处理或近期无二次手术的恢复期患者。

6. 其他火器伤，生命体征平稳、再无外科手术指征、需要巩固治疗或功能恢复的患者。

二、检查与评估

1. 详细询问病史、查阅病历，特别对火器性质有细致了解，对患者火器伤前期处置治疗过程进行仔细复习。

2. 进行详细的体格检查，特别注意排除有无创口感染，有无气性坏疽表现。对延期清创伤口进行仔细检查，对延期或Ⅱ期闭合伤口进行细致检查。注意生命体征检测和氧饱和度检测，注意有无休克、发热等全身严重并发症；测量身高、体重，计算体重指数，评估营养状况。

3. 根据病情进行针对性系列检查。肺功能检查；彩超检查心脏、肺动脉压；腹部 B 超检查肝、胆、胰、脾、肾；心电图检查；彩色多普勒脑血流检查；脑电图检查。

4. 进行常规检验及针对性检验。血和尿常规、大便常规、肝功能、肾功能、心肌酶、血液流变学、血黏度、血脂、血糖、血乳酸、血尿酸。

5. 有选择地进行精神心理量表检测，评估心理及精神状况。生活事件量表(应激相关心理检测)，症状自评量表(SCL－90)，焦虑自评量表(SAS)，汉密尔顿抑郁量表，艾森克个性问卷。

6. 匹兹堡睡眠质量指数量表(PSQI)检测。

7. 对颅脑外伤或有过昏迷病史人员进行智力检测。

8. 自主神经功能检测。

9. 根据疼痛部位指向，进行相应的 X 线或 CT 检查，巡查尚未被发现的残留于身体的弹片或其他武器投射物。

10. 隐伤排查。现代火器复杂，子弹及弹片破碎率高，由于高原野战环境下医疗条件有限，很难进行全身体检以排除隐藏在身体中的小破碎子弹和弹片。因此回到疗养机构后需要进行相应的隐伤排查。仔细查体，寻找细微异常体征；根据患者病痛症状部位，进行相应的 X 线、CT 或 B 超检查。

三、康复疗养方法

战时医院与疗养机构可根据情况需要双向转诊，疗养机构承担火器伤后续康复治疗。包括：延期清创、创口抗感染治疗、创口愈合延迟治疗、脑功能康复、运动康复、骨折后续康复治疗。

1. *一般疗法* 二级疗养护理，如火器伤出现病情变化，应及时更改护理等级。

2. *营养调理* 对有严重火器伤、出现过严重失血（甚至休克）、合并消化道损伤患者，其营养丢失量大，或吸收障碍，容易导致营养不良。而由于创伤应激反应，心理障碍，影响情绪和自主神经，食欲下降，加重营养不良发生。更兼患者由高原回到平原后，因脱适应反应，食欲和消化吸收功能进一步下降，进一步加重营养不良程度。因此，高原火器伤后营养支持康复尤为重要。回到疗养机构后应进行营养评估和相关营养素检测。对严重营养不良、消化吸收功能障碍、厌食人员应该给予静脉营养支持治疗。营养饮食应根据检验结果、伤情伤类、饮食习惯由营养师进行专业、个体化配餐，针对性补充所缺乏之营养元素。

（1）颅脑损伤可出现应激性溃疡，出现过昏迷之患者伤后很长时间因意识改变不能进食，容易出现营养不良。其他各种大创伤，机体消耗大，需要补充营养以修复创伤。而由于伤应激反应，影响情绪和自主神经，食欲下降，甚至出现厌食。患者由高原回到平原后，因脱适应反应，食欲和消化吸收功能进一步下降，加重患者营养不良。因此，高原创伤后营养支持康复尤为重要。对严重营养不良、消化道病变消化吸收功能障碍、厌食人员应该给予静脉营养支持治疗。

（2）长期生活在高原的人员，回到平原后应根据相关检测结果，针对性补充微量元素、维生素、优质蛋白、低脂饮食，碳水化合物占膳食总热能的55%～60%，以复合糖为主，蔗糖摄入应少于总能量摄入的10%；适量摄入蛋白质（12%～15%），主要从鱼、精肉、蛋、奶和豆制品等优质蛋白质中获得，动物来源的蛋白质占蛋白质总量30%～50%；控制脂肪的摄入（25%～30%），特别是要控制饱和脂肪酸的摄入；适量增加蔬菜、水果、豆制品及粗粮的摄入。营养饮食应根据检验结果、伤情伤类、饮食习惯由营养师进行专业、个体化配餐。

（3）由于饮食的供应差异和高原环境的影响，高原人员常可出现微量元素缺乏、低蛋白血症、高脂血症、血尿酸增高。所以应特别注意高原高尿酸及痛风发病率高，高尿酸血症患者应禁酒、限制高嘌呤食物（如肉类、豆制品、海鲜、心、肝、肾、脑）。

3. *自然因子疗法*

（1）日光浴及空气浴 根据情况安排在湖畔或海滨适量运动、散步，2次/d，每次30min。

（2）森林浴 应充分利用疗养区空气清新、氧含量丰富、空气负离子多、风景秀丽等自然疗养因子，促进身体康复。

4. *物理治疗* 理疗及按摩康复治疗在高原火器伤的恢复性治疗中有良好效果。理疗及按摩康复指通过物理效应可以调整神经体液内分泌功能，抗疲劳，增强免疫功能，还有消炎、镇痛、镇静催眠、兴奋神经肌肉、缓解痉挛，舒缓肌肉作用，对各种创伤后遗之疼痛、不适症状有较好疗效。

（1）常根据不同创伤情况采用低频电疗法、短波、超短波、微波、中频电疗法、直流电疗法、光疗法、热疗法、超声波、按摩、手法治疗和牵引等手段。水疗康复在高原火器伤治疗中有特殊作用。

（2）水疗 水疗可影响中枢神经和内脏器官的功能，可消炎、退热、镇痛、镇静、催眠、兴奋、发汗、利尿和降低肌肉韧带紧张度、缓解痉挛以及促进新陈代谢；压力、温度及配合合适的运动，可以刺激呼吸，舒张血管，提高肺活量，增强心肺功能，提高免疫力，缓解疲劳，改善睡眠，调节心理。但注意对创口还未愈合、感染还未控制患者不适宜行水疗。也可采用不同含量的矿泉疗法。

5. *运动治疗* 在疗养机构对脑创伤和骨骼系统创伤进行器械运动非常有必要，动作和力量从小到大，由简单到复杂，循序渐进。非器械运动是不需要器械辅助的自由运动，适用于轻度脑创、轻度骨骼系统创伤及非脑、非骨骼系统创伤人员。

6. *心理疗法* 疗养机构应建立专业的高原战创伤心理疏导康复室，对高原火器创伤应激性心理障碍进行针对性疏导和心理干预。

（1）舒缓参战人员特殊应激心理 参战人员是特殊的英雄，具有高尚的英雄情结和大无畏的牺牲精神。疗养机构在接受患者时，处处要彰显患者的高尚和英雄品质，对患者崇拜，并给予高规格的等待遇。患者入院时，疗养机构应组织有当地主要军内外领导、单位、群众和学生参加的简短而隆重的欢迎仪式，处处对他们尊重，时时对他们以英雄相称，让他们获得巨大的认同感，让他们深深地体会到祖国是他们的坚强后盾，这样可使其应激心理得到舒缓。

(2)进行支持性心理治疗　与患者接触，促膝交谈，与患者建立良好的关系，特别是对患者进行军人荣誉鼓励，单位和战友朋友进行友情关爱，家人进行亲情抚慰，同时帮助解决生活及工作中的实际困难，帮助患者树立信心，调动患者的主观能动性。

(3)进行心理分类，制定个体化心理疏导及治疗措施　到疗养机构后进行必要的量表检测及精神评估，综合各种心理及精神测试量表，厘清患者心理情况，进行心理分类。战创伤后应激性心理反应主要分为以下类型或几种类型的组合：精神运动性兴奋，精神运动性抑制，意识障碍，抑郁状态。狂躁状态，个别人甚至出现伤人毁物行为，以自主神经系统症状为主的症状。

(4)对焦虑患者进行系统脱敏法治疗　先进行肌肉松弛训练，其次进行靶症状等级化，再脱敏，让患者在肌肉松弛的情况下由低到高地按等级逐步想象。也可行逐步松弛法治疗：指导患者按步骤依次放松全身各组肌肉，如依次放松手指、手掌、手腕、肘、臂、肩，先收缩再放松。

(5)认知心理治疗　特别进行军人荣誉感教育、军人使命感固化，以崇高境界冲淡稀释伤病痛苦，使其泰然处之。

(6)情绪发泄治疗　对焦虑心理较严重的人员，可以在情绪发泄室进行情绪宣泄，调节情绪。

(7)环境调节治疗　战场环境是一个极有冲击力的灾难性环境，而高原恶劣气候环境加重了对参战人员的心理冲击。高原火器伤患者到达低海拔地区的疗养机构，首先应营造一个温暖、温馨、舒适的宜人环境，让患者心境恢复，应激反应得以缓解。同时还可以加入音乐，抑郁、情绪低落患者选听曲调欢乐兴奋、节奏感强的音乐，失眠者宜选择温馨舒缓的镇静类乐曲，焦虑情绪人员宜选择恬静柔和、赏心悦目的松弛类曲目。

(8)注意力转移治疗　疗养机构多安排健康而轻松的集体活动、文娱活动，让患者转移注意力，有利于缓解其伤后应激、焦虑和抑郁情绪。

(9)极端情况处置　参战人员由于接触极端灾难情景，可以出现极严重的抑郁、焦虑，极易出现自残、自杀，应做好防自杀、自残的专门措施，杜绝患者自杀、自残。对严重消极自杀企图或兴奋躁动者予以点痉挛治疗，并送精神专科诊治。

(10)药物干预　对有幻想、幻觉、兴奋患者可以给予氯丙嗪、氟哌啶醇、维思通及再普乐等治疗。对恐惧不安、焦虑患者，使用阿普唑仑、舒乐安定、氯硝安定等治疗，抑郁症状明显者予以丙咪嗪、阿米替林、郁复乐及赛乐特等治疗。

7. *高压氧治疗*　缺氧环境使高原创伤患者脑功能恢复延迟、手术创口愈合延迟、骨折愈合延迟，特别强调高压氧治疗在高原火器伤的后续治疗中有重要作用。

8. *中枢神经系统功能康复方法*　包括精神心理康复、语言能力康复、认知与智力思维康复、运动功能康复。语言康复主要是进行语言训练，从简单词语开始，逐步增加难度，从词到句，从句到段，从顺口溜到绕口令。

四、疗效评定

1. *显效*　自觉症状明显好转，肢体及语言功能恢复明显，肢体功能明显改善，生活自理。

2. *好转*　自觉症状好转，肢体及言语功能有不同程度改善。

3. *无效*　症状及体征无变化。

（黄学文　徐　莉　殷作明）

第六章 >>>

高原爆炸冲击伤的康复疗养

高原爆炸冲击伤指海拔2500m及以上高原出现的爆炸冲击伤。高原由于气压减低,爆炸产生的空气动力学发生改变,空气密度减低,冲击波传播速度减慢,衰减快,传播距离缩短,距爆心同一距离的超压峰值减低,正压持续时间长于低海拔地区,冲量高于低海拔地区,对机体损伤更为严重。同时,由于高原低氧,使脏器储备功能减弱,对冲击波耐受性减弱,伤情较平原地区更重,引起人员死亡的超压值明显减低,死亡率增高。

第一节 高原爆炸冲击伤对机体的影响

高原由于爆炸瞬即释放出大量能量,形成高压冲击波,对人体造成损伤,为爆炸冲击伤。

一、高原爆炸冲击伤的机制

1. 该冲击波以空气或液体为载体,迅速向四周传播,造成连续的超压-负压,发生一系列压缩-扩张效应,对人体器官与组织造成损伤。

2. 超压-负压产生内爆效应,使机体之含气器官(如肺、肠)发生特殊损伤。

3. 人体不同组织密度不同、惯性不同,冲击波在其中传播速度有差异,连接部位发生撕裂及出血损伤。

4. 人体不同组织密度不同,连接界面发生反射效应引起组织和器官损伤。

5. 爆炸的高温及火药燃烧引起烧伤复合损伤。缺氧、空气干燥,使高原爆炸之烧伤表现出与平原不同之特点。

二、高原爆炸冲击伤的特点

1. 爆炸近区,高原冲击波传播速度较平原稍慢,冲击波超压峰值稍低于平原,但正压持续时间又稍长于平原。

2. 损伤程度重,损伤程度较平原重1~2个等级。

3. 肺仍是高原爆冲击伤的靶器官,也是导致人员死亡的主要原因。主要病理变化为:肺出血,肺水肿,肺破裂,肺大疱形成,肺萎缩。肺出血为最主要病变,包括斑点状出血及弥漫性出血,在贴近胸壁的胸膜下组织可见特征性相互平行的血性压痕。非水肿一般见于重度出血区周围,水肿液与血液相混呈红色泡沫样。肺破裂为动脉压引起,人体发生抛出撞击所致,破裂口多位于肺内侧。呼吸道及肺高温气体内烧伤。

4. 肠道损伤的发生率高原与平原大致相近,损伤程度有所加重。其病理改变主要为胃肠道浆膜和黏膜下出血,浆膜层破裂,胃肠道破裂、穿孔。

5. 病情发展迅猛,死亡率高。动物实验表明,山羊在环境压82.8kPa和48.3kPa条件下经受冲击波暴露,伤后1小时50%致死的反射超压分别为365.1kPa和103.88kPa,即后者仅需前者的47.64%的冲击波超压即可致相同的死亡率。

6. 爆冲之烧伤特点突出,烧伤创面干燥,痂皮或焦痂形成较早,溶痂时间相对较晚,容易发生微血栓。创面愈合时间延长,空气中氧含量下降可使成纤维细胞的Ⅰ、Ⅲ型胶原含量和成纤维细胞生长因子降低,表皮细胞的分裂和迁移受到抑制,由此导致创面愈合时间明显长于平原地区。缺氧可引起血管内皮细胞损害,毛细血管脆性和通透性增加,肝脏合成凝血酶的能力降低,因此,创面换药或手术时,易引起广泛渗血,甚至发生皮下血肿。烧伤创面细菌阳性率低,感染程度较轻,创周炎症反应轻。烧伤后功能损害发生早、程度重。实验表明,犬重度烧伤后心排出量和左室做功指数迅速下降,于伤后2小时下降65% ,至伤后48小时仍未恢复到伤前水平,下降的程度和持续时间均比平原显著。实验发现脏器和组织含水量增加,尽管高原组和平原组补液量基本相同,但伤后48小时用干/湿重法测定组织含水量,高原犬脑、肺组织的含水量明显高于平原烧伤犬。肺功能损害较平原地区严重,主要表现为严重的低氧血症、代谢性酸中毒和呼吸性碱中毒并存、肺动脉高压和单纯体表严重烧伤即可并发肺水肿。细胞因子的变化明显,犬重度烧伤后,可见血浆MDA、PLA2和PAF明显升高,SOD活性明显下降。

7.烧伤和冲击伤产生复合加重效应,肺部是烧伤、冲击伤两类伤因的靶器官,因此肺损伤更严重,治疗上出现矛盾,合理处理妥善平衡烧伤的迅速补液与肺冲击伤的慎重补液治疗原则之间的矛盾是治疗成功的关键之一。

8.感染发生早而重,既有局部感染,又常出现全身感染。

(黄学文　殷作明)

第二节　高原爆炸冲击伤的治疗

一、高原爆炸冲击伤现场救治

1.将患者快速从爆炸环境中搬运移出。同时给予止血、包扎,对伤员伤情进行快速分类评估,先重后轻进行抢救。

2.氧气治疗,在高原缺氧环境,吸氧有特殊意义。伤后从现场开始即应持续吸氧,使PaO_2上升至接近当地正常值的低限,血氧饱和度达85%。

3.卧床休息,减轻心肺负担。

4.伤情稳定后尽快后送到低海拔地区进行相应处理,如用直升机后送,应尽量降低飞行高度,以防止空气栓塞的发生。有气栓的伤员,可给予6个大气压的高压气体(其中氧不超过2.5个大气压),持续2小时,继之在36小时内逐渐减压。

5.防止肺水肿和保护心功能,如给予脱水、利尿和强心药物等处理。早期大剂量应用类固醇皮质激素对间质性肺水肿有较好效果。

二、高原爆炸冲击伤临床治疗

1.*输血输液*　合并外伤或内脏破裂出血引起低血容量休克时,需及时输血输液,但要适当控制输液量和输液速度,多给胶体,少给晶体,同时加强血流动力学监测,以免输液不当而加重肺损伤。

2.*补液*　高原烧伤休克伤员对液体的承受能力低,切忌在短期内过多过快地补液,应在严密监测下进行,有条件时可监测血流动力学的变化指导液体复苏。为减少补液量,可应用高渗盐液,如含钠250mmol/L的复方乳酸钠溶液或醋酸钠溶液,伤后48小时内,按1% Ⅰ、Ⅱ度烧伤面积,每千克体重补给3ml,总液量的2/3在伤后第一个24小时补给,1/3于伤后前8小时补给,1/3在伤后16~24小时补给,其余1/3在伤后的第二个24小时补给。

3.*创面处理*　较少采用暴露疗法,但对大面积烧伤或成批烧伤以及特殊部位烧伤创面的治疗仍是一种简便有效的方法。

4.*其他治疗*　包括给予敏感的抗生素防治外源性和内源性感染;维护心脏功能,给予小剂量多巴胺,心率过快时可缓慢注入毛花苷C;并发肺水肿和呼吸功能衰竭时,采用机械换气;给予利尿剂维护肾功能;给予SOD维生素E、维生素C等细胞保护剂;对某些严重休克,延迟复苏,并发肺、脑水肿者可短期内应用大剂量皮质激素;早期行肠道营养支持等。

5.*爆冲伤靶器官肺损伤处置*　给予抗生素治疗防止肺部感染。保持呼吸道通畅,清除呼吸道分泌物,湿化吸入30%~50%乙醇,给予氨茶碱解除支气管痉挛等,呼吸道湿化,有痰栓阻塞呼吸道,同时使用纤维支气管镜去除痰痂。有窒息危险者应早做气管切开术。有血气胸者给予胸腔闭式引流。有肺出血者,给予止血药物。呼吸道内有出血点者,给予电凝止血。如吸氧仍不能改善全身低氧状况,则应采用机械辅助呼吸,通常采用间歇正压呼吸或高频射流通气。出现ARDS或肺损伤特别严重,使用呼吸机治疗效果不佳时,可以使用体外膜肺治疗。在高原环境下,如无禁忌证,可以使用高压氧治疗,高压氧配合以山莨菪碱及地塞米松效果较好。

6.*爆冲伤靶器官胃肠损伤处置*　禁食,胃肠减压,使用胃肠外静脉营养,尽早使用抗生素抗感染治疗,同时使用广谱抗生素和甲硝唑等抗厌氧菌药物。使用质子泵抑制剂等抗消化性应激性溃疡。出血患者应及时输血、补液,积极纠正休克。当怀疑或确定有腹部内脏损伤或出血时,应进行剖腹探查术。

(黄学文　殷作明)

第三节　高原爆炸冲击伤的康复疗养措施

一、康复疗养指征及疗养地选择

高原爆冲伤,有以下情况之一,应到海拔2000m以下气候温和的森林、湖畔、矿泉等疗养地疗养机构疗养:经过外科现场处理及专科手术处理,已无休克,伤口无感染,创口愈合或已基本愈合。效应器官肺、胃肠道已经处于恢复期,无胃肠减压、辅助机械通气,能正常进食。

二、检查与评估

1. 复查患者病历资料,特别对重要损害靶器官肺及消化道重点关注。

2. 详细进行体格检查,特别注意对肺部、胃肠及烧伤创面予以全面查体,特别注意血压。

3. 进行针对性检验　大便常规及隐血,血、尿常规,心肌酶、血液流变学、血黏度、血脂、血糖、肝功能、肾功能、微量元素,血乳酸检验;免疫功能系列检验;进行MDA、PLA2、PAF、SOD检测。

4. 根据病情针对性进行系列检查。肺功能检测;彩超行心脏、肺动脉压检查;腹部B超检查肝、胆、胰、脾、肾;心电图检查;心脏彩超对心功能检测。

5. 部分患者进行胃镜、结肠镜检查、胶囊内镜检测。

6. 评估患者营养状况,测量身高、体重,计算体重指数。

7. 选择性进行精神心理量表检测,评估心理及精神状况　汉密尔顿抑郁量表;生活事件量表(应激相关心理检测),焦虑自评量表(SAS),症状自评量表(SCL-90);艾森克个性问卷;对颅脑外伤或有过昏迷病史人员进行智力检测。(匹兹堡睡眠质量指数量表(PSQI)检测)

8. 自主神经功能检测。

9. 听力检测。

三、康复疗养方法

1. 护理　二级疗养护理,如出现病情变化,应及时更改护理等级。

2. 营养调理　胃肠功能调整及营养康复。

(1)胃肠是高原爆炸冲击伤的另一主要靶器官。主要为胃肠道浆膜和黏膜下出血,浆膜层破裂,胃肠道破裂、穿孔。当合并严重烧伤时可以出现严重的胃及十二指肠溃疡。在急性期应禁食,予以全静脉营养支持,并给予抗溃疡治疗。到达疗养机构一般处于恢复期,消化和吸收功能受到影响,容易出现营养不良。而由于爆冲伤应激反应严重,影响情绪和自主神经,食欲下降,甚至出现厌食。而爆冲伤恢复期机体消耗大,需要补充营养以修复创伤。特别是严重烧伤患者,由于烧伤营养丢失严重,恢复期长,营养需求更为急迫。

(2)患者由高原回到平原后,因脱适应反应,食欲和消化吸收功能进一步下降,营养不良加重。因此到达疗养机构后首先应进行消化功能检测和评估,计算体重指数,检验肝肾功能、大便常规及隐血、微量元素,必要时进行胃镜、结肠镜检查、胶囊内镜、大便细菌培养检查。根据消化系统功能和营养状况,制定个体化营养措施。

(3)对营养差、消化吸收功能极差患者,进行静脉营养支持治疗。对营养稍差、消化吸收功能较差人员予以配置营养粉口服。白蛋白低的患者静脉静滴白蛋白,微量元素缺乏者静脉或口服补充微量元素,叶酸缺乏者补充叶酸,缺铁性贫血患者口服补铁。消化不良者给予胃蛋白酶口服。有胃肠菌群失调患者口服调节肠道菌群药物。有胃及十二指肠溃疡者给予H_2受体拮抗剂、H^+-K^+-ATP抑制剂,并给予胃黏膜保护剂,Hp阳性患者予以抗菌治疗。

(4)对胃肠功能无明显异常患者,回到平原后应根据相关检测结果,补充微量元素、维生素、优质蛋白、低脂饮食,碳水化合物占膳食总热能的55%~60%,以复合糖为主,蔗糖摄入应少于总能量摄入的10%;适量摄入蛋白质(12%~15%),主要从鱼、精肉、蛋、奶和豆制品等优质蛋白质中获得,动物来源的蛋白质占蛋白质总量的30%~50%;控制脂肪的摄入(25%~30%),特别是要控制饱和脂肪酸的摄入;适量增加蔬菜、水果、豆制品及粗粮的摄入。特别注意,高尿酸及痛风人员应禁酒、限制高嘌呤食物(如肉类、豆制品、海鲜、心、肝、肾、脑),多饮水。

3. 自然因子疗法

(1)矿泉浴　病情稳定,碘泉、硫酸盐泉或重碳酸盐泉浸浴,水温38℃~40℃,1次/d,每次15~20min,20次为1疗程。伴高血压者水温不宜过高,浸浴时间不宜过长。

(2)日光浴及空气浴　在湖畔或海滨散步,2次/d,每次30min。

(3)森林浴　应充分利用疗养区空气清新、氧含量丰富、空气负离子多、风景秀丽等自然因子,促进身体康复。

4. 物理疗法　通过物理效应可以调整神经体液内分泌功能,抗疲劳,增强免疫功能,还有消炎、镇痛、镇静催眠、兴奋神经肌肉、缓解痉挛,舒缓肌肉的作用,对各种创伤后遗症疼痛、不适症状有较好疗效。

(1)常根据不同创伤情况采用低频电疗法、短波、超短波、微波、中频电疗法、直流电疗法、光疗法、热疗法、超声波、按摩、手法治疗和牵引等手段。其不但对症治疗作用效果好,而且舒缓心境,调节情绪作用也较强。

(2)水疗　水疗可影响中枢神经和内脏器官的功能,达到消炎、退热、镇痛、镇静、催眠、兴奋、发汗、利尿和降低肌肉韧带紧张度、缓解痉挛以及促进新陈代谢的目的;通过水的压力、温度及配合适合的运动,可以刺激呼吸,舒张血管,提高肺活量,增强心肺功能,提高免疫力,缓解疲劳,改善睡眠,调节心理。轻中度高原创伤、创口已痊愈、能自由活动人员适用于水疗康复。

5. 心理疗法　爆冲伤和普通高原创伤不一样,它更剧烈,场景更惨烈,损伤更大,而在高原环境下对患者心理创伤更大。高原环境下创伤后应激心理反应比在平原更加剧烈而持久,即使回到内地,症状表现依然明显。特别是当出现爆炸冲击伤可能出现毁容情况时,患者的心理阴影更大。首先要对高原爆冲伤患者进行心理疏导、心理干预治疗。

(1)对患者进行相关量表测试和心理评分,对高原爆炸击冲伤后应激性心理反应进行分类。创伤后应激性心理反应主要分为以下类型或几种类型的组合:精神运动性兴奋;精神运动性抑制;意识障碍;抑郁状态;狂躁状态;以自主神经系统症状为主的症状。

(2)支持性心理治疗　医生护士对患者进行密切接触,谈心交心,与患者建立良好的关系,同时帮助患者解决生活及工作中的实际困难,帮助患者树立信心,调动患者的主观能动性。动员家人进行亲情抚慰,单位和战友朋友对患者进行友情关爱。

(3)系统脱敏法治疗　对焦虑患者还可以进行系统脱敏法治疗,分三阶段:先进行肌肉松弛训练;其次进行靶症状等级化;再脱敏,让患者在肌肉松弛的情况下由低到高地按等级逐步想象。还可对焦虑患者行逐步松弛法治疗:指导患者按步骤依次放松全身各组肌肉,如依次放松手指、手掌、手腕、肘、臂、肩,先收缩再放松。

(4)转移治疗　疗养机构多安排健康而轻松的集体活动、文娱活动,转移患者注意力,有利于缓解其伤后焦虑、抑郁情绪。疗养机构多处在环境优美的风景区,安排放松性旅游是转移治疗的重要手段。利用现代传媒手段进行转移治疗是新手段,如网络游戏、手机游戏。

(5)环境调节治疗　爆冲伤不但对人体损害严重,而且冲击波和燃烧对周围环境物体爆震剧烈,环境破坏严重,人体常被从废墟中抬出,对人体的视觉冲击力极强。因此高原爆炸冲周伤回到平原或低海拔地区后环境调节极为重要。治疗首先让患者脱离高原受伤时的环境,在疗养地选择上除低海拔要求外,夏秋季节选择我国北方疗养机构,冬天选择南方疗养机构,疗养机构营造出一个舒适、温暖、温馨的环境,使患者心境恢复,缓解应激反应。对声音要求,可以采用很安静的无噪音的环境,也可以采用环境音乐康复。抑郁、情绪低落患者适宜选听曲调欢乐兴奋、节奏感强类音乐,失眠者宜选择温馨舒缓的镇静类乐曲,焦虑情绪人员宜选择恬静柔和、赏心悦目的松弛类曲目。

(6)情绪宣泄治疗　高原爆炸冲击伤患者容易出现惊恐障碍,焦虑心理较严重,当严重的心理障碍不到释放时,病情日益加重。疗养机构可以有针对性地建立情绪宣泄室,让患者尽情发泄,尽情倾诉,释放不良情绪。

(7)干预治疗　抑郁症状明显者予以丙咪嗪、阿米替林、郁复乐及赛乐特等治疗;对恐惧不安、焦虑患者，使用阿普唑仑、舒乐安定、氯硝安定等治疗。对有幻想、幻觉、兴奋患者可以给予氯丙嗪、氟哌啶醇、维思通及再普乐等治疗。对创伤严重、抑郁严重、焦虑严重，可能出现自残、自杀患者予以电痉挛治疗。

6. 睡眠障碍处置　高原人员由于长期处于高原环境，本身睡眠障碍发病率高，而兼爆炸冲击伤患者心理创伤严重，肺功能受损，睡眠障碍尤为突出。

（1）高原睡眠障碍是急性轻型高原病的主要症状之一，失眠的发生率到达29.45% ~44.92%。对长期居住高原人群统计发现，高原睡眠障碍发病率为42.2%，高于内地睡眠障碍的发病率。在高原低氧、低气压、寒冷等特殊自然环境条件下，机体的神经、呼吸调节功能和昼夜生理节律均发生变化，高原缺氧是导致睡眠结构改变及睡眠质量下降的主要原因，正常睡眠结构发生改变，睡眠结构破坏，睡眠时快速动眼期时间缩短，浅层睡眠（Ⅰ期、Ⅱ期睡眠）增加，Ⅲ期、Ⅳ期睡眠减少，甚至缺失，REM睡眠减少。

（2）高原睡眠障碍的另一特点是周期性呼吸伴发，出现严重的氧饱和度下降，加重缺氧。爆炸冲击伤患者心理创伤严重，常出现焦虑、恐惧、抑郁心理异常，从而加重睡眠障碍。肺为爆炸冲击伤患者损害的主要靶器官，当肺功能损害较严重时，即使回到内地患者也处于缺氧状态，加重睡眠障碍。高原爆炸冲击伤患者回到内地低海拔地区后首先要对睡眠障碍进行评估，常用的有睡眠损害量表、睡眠个人信念和态度量表、匹茨堡睡眠质量指数量表。对特别严重患者可以使用睡眠监护仪进行脑电图、肌电图、眼外肌电图、心电图、呼吸、氧饱和度及腿运动监测。

（3）高原爆炸冲击伤患者回到内地睡眠障碍严重者要使用综合方法及时处置。对肺损伤严重回到内地氧饱和度改善不明显的患者氧疗更为重要。常用鼻导管吸氧。而在平原建立富氧室治疗效果更佳。特别严重的患者可以采用高压氧治疗。伴发周期性呼吸障停者可以使用无创通气呼吸机治疗。调整患者的作息时间，白天进行体育锻炼有助于改善夜间睡眠，而夜间锻炼可以加重夜间睡眠障碍。采用刺激控制法调节睡眠，严重失眠患者对睡眠产生恐惧，当夜晚来临时费尽心机考虑如何尽快入睡，同时又害怕失眠，形成心理冲突，如此而形成恶性循环。打破这种恶性循环的一种方法就是顺其自然，采取能睡多少的就睡多少态度，让睡眠自然来临，有睡意时才上床睡觉，这种方法称为刺激控制疗法。

刺激控制疗法：第一步是有睡意时才上床睡觉，如果上床后15分钟还没有睡意，可以重新起床。第二步是将床和卧室专门用于睡觉，不管是白天还是晚上，不要在床上和卧室里阅读、吃东西、看电视、工作等。第三步为避免白天睡觉或打盹，以免干扰自然的睡眠觉醒节律和夜间睡眠。也可采用刺激控制疗法结合睡眠限制疗法，即缩短清醒时的卧床时间，直到允许躺在床上的时间与期望维持的有效睡眠时间一样长，第二天在固定时间起床，保证在床上时间至少有85%用于睡眠。对有严重睡眠问题的可给予安定片2.5 ~10mg或舒乐安定1mg，于睡前口服。扎来普隆可以延长总睡眠时间、缩短入睡时间、缩短浅睡眠时间、延长深睡眠时间、减少觉醒次数、提高睡眠效率；唑吡坦可以延长总睡眠时间、延长源期睡眠时间、减少觉醒次数、提高睡眠效率。

7. 氧疗　由于肺是爆炸冲击伤主要的损伤靶器官，常导致低氧血症，即使回到内地低氧血症也可以存在，氧疗在高原爆冲伤疗养中有重要意义。首先根据肺部损伤程度及氧饱和度确定氧疗方案。通常采用鼻导管吸氧，根据氧饱和度调整氧流量，使经皮测氧饱和度达到90%以上。如果饱和度很低，可以加大氧流量或采用面罩吸氧。在疗养机构建立富氧室也是氧疗的一个好方法，患者可以在富氧室中长期生活，舒适感明显增加。经过以上治疗，如果缺氧改善不明显，可以使用高压氧治疗，高压氧治疗通常方案是0.25MPa，每天1 ~2次，10次为1疗程，行2 ~3疗程治疗。

8. 中枢神经系统功能康复方法　高原爆炸冲击伤患者由于爆炸冲击波作用，常常出现脑损伤、脑震荡、脑出血、脑挫伤。由于合并烧伤，容易产生休克，同时当肺功能受损后，肺通气及换气功能损伤，动脉血氧分压降低，脑组织缺氧，脑功能进一步受到损伤。本身长期居住于高原的人员由于长期缺氧，出现慢性高原衰退，脑功能下降。与平原相比，同样伤情，同样缺血缺氧时间，高原脑损害程度更重，爆炸冲击创伤后患者脑功能康复时间更长，疗养机构阶段康复任务更重。脑功能康复主要包括:精神心理康复、语言能力康复、认知与智力思维康复、运动功能康复。

(1)高原爆炸冲击伤精神创伤巨大,恢复时间长,对患者进行心理支持非常重要。

(2)语言康复主要是进行语言训练,从简单词语开始,逐步增加难度,从词到句,从句到段,从顺口溜到绕口令。

(3)由于患者常出现耳及听力受损,有必要进行听力检查,必要时可安装助听器,这样有助于语言康复。认知与智力思维康复更为复杂,应根据患者的具体病情制定个体化的康复计划。

(4)出现运动功能受损及障碍,需要进行运动康复。在疗养机构对脑创伤和骨骼系统创伤进行器械运动非常有必要,动作和力量从小到大,由简单到复杂,循序渐进。运动康复主要分为:器械运动康复和非器械运动康复。器械运动康复是使用特殊器械,在医务人员帮助下进行锻炼,锻炼各个肌肉,防止肌肉萎缩,增加肌肉力量,提高动作协调性。非器械运动康复是不需要器械辅助的自由运动,适用于轻度脑创、轻度骨骼系统创伤及非脑非骨骼系统创伤人员。高原爆冲伤人员回到低海拔疗养机构后进行运动康复疗养非常有益。注意运动量宜小,以有氧运动为主,运动时间每天根据肺功能及氧饱和度确定,制定个体化计划。

四、疗效评定

1. 显效　自觉症状明显好转,肢体运动功能及语言功能恢复明显,肢体功能明显改善,生活自理。

2. 好转　自觉症状好转,肢体运动功能及言语功能有不同程度改善。

3. 无效　症状及体征无变化。

(黄学文　徐　莉　般作明)

第七章 >>>

高原核武器损伤的康复疗养

核武器是一种大规模杀伤性武器，其杀伤破坏效应的防治，是未来高原边境反击作战卫勤保障的重要内容之一。高原现场的损伤程度和现场处置正确与否直接关系后期康复疗养措施制定及转归。

第一节　高原环境对核武器效能的影响

核爆炸伤按损伤的严重程度可分为轻、中、重、极重度4级。轻度：一般不会丧失战斗力，需要进行必要的医疗和护理，不需住院治疗；中度：可丧失战斗力，多需住院治疗和护理，预后良好；重度：立即或很快丧失战斗力，需及时治疗和护理，大部分可治愈；极重度：即刻丧失战斗力，大部分在极短时间内死亡。

一、高原地形地貌对核武器效能的影响

地形地貌对核武器的损害效应影响巨大。在平坦的地貌地区（如平原、高原平坦的草原、沙漠、戈壁滩）核武器损伤作用最大。丘陵地带，对核冲击波有阻挡作用，损伤半径减小。而在高山或高大山脉地带，由于地貌对冲击波阻挡，损伤半径进一步减小；人体更容易利用地形躲避，核武器光损伤更小，冲击波影响减小；大山及高大山脉阻挡反射性烟尘飘散，因此反射性沾染半径也减小。

青藏高原的地形地貌多样，不同地区对核武器损伤的影响不一样。青藏高原与周边地域相连，地域地貌相差极大，高原南部的喜马拉雅山是世界上最高最大的山脉，其南麓地势陡降，与印度炎热潮湿的恒河平原相接，而在西面、北面和东面，青藏高原和帕米尔高原、蒙古高原、黄土高原、四川盆地、云贵高原相连接，气候和自然景观相差悬殊。青藏高原内部地形地貌相差巨大，东西长约2800km，南北宽约300～1500km，总面积约$2.5\times10^6km^2$，地形上可分为藏北高原、藏南谷地、柴达木盆地、祁连山地、青海高原和川藏高山峡谷区等6个部分，包括中国西藏全部和青海、新疆、甘肃、四川、云南的部分以及不丹、尼泊尔、印度、巴基斯坦、阿富汗、塔吉克斯坦、吉尔吉斯斯坦的部分或全部。青藏高原虽然总体地形是高原，但仍存在复杂的地形结构。青藏高原边缘区存在一个巨大的高山山脉系列，根据走向可分为东西向和南北向。东西向山脉占据了青藏高原的大部分地区，是主要的山脉类型（从走向划分）；南北向山脉主要分布在高原的东南部及横断山区附近，这两组山脉组成了地貌骨架，控制着高原地貌的基本格局。东北向的山脉平均海拔高度普遍偏高，除祁连山山顶海拔高度为4500～5500m之外，昆仑山、巴颜喀拉山、喀喇昆仑山等的山顶海拔均在6000m以上。许多次一级的山脉也夹杂其中。两组山脉之间有平行峡谷地貌，还分布有数量广泛的宽谷、盆地和湖泊。显然，在藏北高原、柴达木盆地、青海高原，由于地势开阔平坦，核武器杀伤面积扩大，损伤大；而在藏南谷地、祁连山地、横断山区及各大山脉，由于地形阻塞，核武器杀伤面积减小，效能明显减低。

二、高原缺氧对核武器效能的影响

高原缺氧是区别于平原的最大特点。不论是哪一种核武器损伤，高原缺氧使各种损害加重，死亡率增加，治愈时间延长，致残率增加。在高原受到核武器袭击，严重创伤和应激出现急性缺氧加重，可以诱发急性重症高原病发病，急性重症高原病加重缺氧，两者交互作用，形成正反馈，加重损害。长期居住高原，由于机体主要器官长期处于代偿和超负荷状态，处于亚健康状态，甚至出现高原衰退、高原高血压、高原低血压、高原红细胞增多、高原心脏病，在受到核武

器损害时,器官应对代偿功能减低,损害加重,易出现呼吸衰竭、心功能衰竭。

三、高原寒冷及辐射强对核武器致伤的影响

高原寒冷易导致冻伤,在野战环境下更明显;高原辐射强,皮肤受到强辐射影响,眼及皮肤基础受损。以上因素加重高原环境下核武器辐射和光对皮肤与眼部损伤。

(黄振俊 黄学文 徐 莉)

第二节 高原核武器损伤的临床特点

核武器爆炸时产生四种损伤机制:光辐射、冲击波、早期核辐射及放射性污染。

一、核爆炸烧伤

核爆炸时核反应区产生几千万度的高热,形成火球,向四周发射大量的光和热,产生光辐射损伤。光辐射可以直接引起光辐射烧伤;衣物及建筑物等燃烧可以引起间接烧伤。光辐射烧伤多发生于朝向爆心的暴露皮肤,光冲量越大,烧伤面积也越大,烧伤深度也越大,并可以发生衣下烧伤,即核爆炸时虽然不足以引起衣物燃烧,但其热能可以透过衣物引起皮肤烧伤。烧伤深度大多比较表浅,以Ⅱ度烧伤为主,当大当量空爆时才可引起大面积深度烧伤。主要烧伤创面组织与其下的健存组织之间的界限较为清楚。

1. 核爆炸可以导致特殊部位烧伤　如呼吸道烧伤、眼烧伤和闪光盲。呼吸道烧伤的致伤机制为:吸入光辐射的高温气流,通常组织温度达到41℃～43℃可以引起不可逆损伤,超过68℃可以引起凝固性坏死,核爆炸空气温度及光辐射远高于以上温度;强大的冲击波使地面尘土飞扬,尘土通过光辐射加温加热,随呼吸进入人体呼吸道致烫伤;核爆炸后建筑物或衣物燃烧,产生大量烟雾、火焰、热空气及有害气体引起呼吸道间接烧伤。核爆炸时呼吸道损伤的特点是人员数量众多,呼吸道烧伤范围广,上呼吸道损伤较下呼吸道损伤严重。

2. 烧伤程度　伤及鼻咽部者多为轻度,伤及喉及气管者多为中度,伤及支气管及肺部者为重度。如果伤及黏膜上皮,仍有部分上皮细胞存活为Ⅰ度烧伤;伤及黏膜上皮全层,仍有部分腺体存活为Ⅱ度烧伤;伤及黏膜全层、黏膜下层及深达深部组织者为Ⅲ度烧伤。

3. 呼吸道损伤　烧伤后呼吸道出现各种损伤性反应,如腺体分泌亢进,纤毛活动障碍,纤毛脱落,上皮坏死,气道糜烂、溃疡形成,气道充血、水肿、炎性细胞侵浸,气道假膜形成,肺水肿、肺出血,肺透明膜形成、肺萎缩,离爆心越近呼吸道及肺损伤越重,出现严重的喉水肿、肺水肿、肺出血而死亡,后期则并发肺部感染、败血症而死亡。核爆炸呼吸道烧伤与常规呼吸道烧伤临床表现基本相同。但当复合放射损伤时表现以下特点:烧伤局部感染发生率多且严重,烧伤局部炎症反应弱或缺少,烧伤创面愈合时间延长。

4. 眼损伤　核爆炸的眼烧伤主要表现为眼睑烧伤、角膜烧伤、晶状体烧伤、视网膜烧伤。眼睑烧伤比角膜烧伤、晶状体烧伤、视网膜烧伤多见,发生率高,实际为面部烧伤的一部分。眼睑最突出部位多为深Ⅱ度烧伤,睫毛的直上部多为浅Ⅱ度烧伤,睫毛以下至睑结膜转折面多为Ⅰ度烧伤或无烧伤。由于眼睑的组织疏松,血管丰富,因此水肿非常严重而迅速。眼睑Ⅱ度烧伤多在2周愈合,而Ⅲ度烧伤愈合较难。普通作战人员角膜烧伤所需的光冲量较皮肤高,与皮肤的深Ⅱ度烧伤接近,因此角膜烧伤的特点是多伴有头面部皮肤烧伤,但其发生率较晶状体烧伤、视网膜烧伤高,但使用炮队镜或潜望镜人员角膜烧伤严重而不合并头面部皮肤烧伤。角膜烧伤的损害主要表现为角膜混浊、变性、坏死、角膜水肿、炎性细胞浸润、角膜溃疡、角膜穿孔。角膜混浊在数秒内可以发生。角膜水肿在1～2周可以吸收。角膜溃疡多小而局限,但周围广泛炎性病变,可是病变加重,出现角膜穿孔。角膜穿孔后可以使感染发生率高。后期角膜穿孔愈合后可以出现角膜白斑、组织粘连、血管翳。核爆炸也可以引起晶状体损伤,在高温热作用下,发生热性凝固,折光性能异常,晶体混浊,甚至产生白内障,一般发生较迟,潜伏期多为数周、数月,甚至数年,在受到很大剂量辐射时可以在短时间发生白内障。核爆炸视网膜烧伤指在核爆炸无防护镜的条件下注视火球时,因光辐射经晶状体聚焦后,在视网膜黄斑部位形成影像,集中在黄斑,在色素层吸收热量,由于热凝固作用、热传导作用及“沸点热汽化”作用,出现视网膜损伤。光辐射主要成分为紫外线、可见光和红外线。紫外线一部分被爆炸产生的臭氧吸收,达到眼部的部分又被角膜吸收,紫外线一般不会引起视网膜损伤,引起视网膜损伤的主要成分为可见光和红外线,波长为400~1250nm。由于视网膜光聚焦作用,视网膜的烧伤光冲量值小,致伤半径比皮肤致伤半径大,是皮肤的2~6倍。核爆炸视网膜病变主要表现为鼓网膜黄斑部位出现一边界清楚整齐的圆形或椭圆形坏死灶,中度以上可在中央坏死区及周围出现水肿环,严重者可出现出血、裂洞及视网膜剥离。核爆炸视网膜烧伤的主要症状为视物模糊、变形,视觉中心暗点。视网膜损伤后经过变性坏死期、急性炎症反应期及修复期。轻度视网膜烧伤大多于2周左右病灶消失;中度视网膜损伤于伤后3~4周病变趋于稳定,色素沉着,新生血管长入,瘢痕形成;重度视网膜烧伤,于6周后病变趋于稳定,瘢痕形成,长期影响视力。

核爆炸还可以使眼出现功能性损伤,即闪光盲,是核爆炸产生的火球和闪光致眼功能障碍。视网膜的视杆细胞和视锥细胞含有视紫红质,受强光照射后迅速还原、褪色、漂白,造成视力下降或暂时性失明。当强光过后,光化学反应向氧化方向进行,重新生成视紫红质,视力又重新恢复正常。一般视力影响数秒至3~4小时,恢复后不留后遗症。

二、核爆炸冲击伤

1. 核爆炸瞬间　产生几千万度高温和几百亿个大气压,形成高温高压的火球,体积急剧膨胀,压缩周围空气,快速向四周传播,造成高压高速的冲击波,由此造成核爆炸冲击伤。核爆炸时,压力随距离而衰减的幅度较普通炸药慢,杀伤半径大。

2. 核爆炸冲击伤的伤情分类　可分为轻度冲击伤、中度冲击伤、重度冲击伤、极重度冲击伤。轻度冲击伤主要表现为听器一般损伤(鼓膜穿孔、破裂及少量出血)、体表擦伤和内脏斑点状出血。中度冲击伤主要表现为鼓膜破裂同时伴有听小骨骨折、鼓室严重出血,内脏斑块样出血,大片软组织挫伤,少量肋骨骨折。重度冲击伤主要表现为内脏破裂、严重骨折、较严重的肺出血及肺水肿,可出现休克、昏迷、气胸等。极重度冲击伤同时出现多处极严重损伤,如中枢神经系统极严重损伤、内脏碎裂,肺极严重出血及肺水肿。常合并严重的烧伤及放射伤,伤后在短时间内死亡。

3. 核爆炸冲击伤的特点　间接伤多,闭合伤多,多发伤多,复合伤多。

三、核爆炸放射损伤

根据临床表现不同,急性放射病可分为:骨髓型放射病、肠型发射病、心血管型放射病及脑型放射病。

1. 放射损伤　核爆炸时,受到早期核辐射损伤或放射性沾染而发生的辐射损伤称为放射损伤。不同组织的细胞对放射的敏感性不一样。对辐射敏感的组织或细胞有:淋巴细胞、骨髓、胃及小肠黏膜上皮、生殖细胞。对辐射次敏感的组织或细胞有:皮肤上皮及附属器、血管内皮、唾液腺、软骨、胶原及弹性组织、眼结膜、角膜及晶体。

2. 辐射　可以引起细胞多种类型的损伤,延缓细胞周期,染色体畸变,基因移位,基因突变,后代细胞周期延长,分裂能力下降,或出现病理性分裂细胞或巨型细胞,辐射致增殖期或间期细胞死亡。

3. 脏器　由实质细胞和间质细胞组成,同一组织的不同细胞对辐射的敏感性不一样。实质细胞因对辐射的敏感性不同、所受辐射的剂量不同,损伤程度不一样,可以发生可逆的轻微损伤,也可以发生严重的不可逆变性及坏死。器官的间质主要包括血管及结缔组织,血管受辐射损伤后血管通透性增加,血浆渗出血管,继而细胞浸润,成纤维细胞活跃,血管周围纤维组织增生,组织微循环障碍,实质细胞受到影响,功能下降。总之,早期的实质细胞损害由辐射直接损害引起,后期的则由间质继发性损害引起。

4. 骨髓　骨髓对辐射敏感,其改变和辐射剂量有密切关系。骨髓可见不同程度的充血、渗出性出血、间质水肿、血窦破坏、微循环障碍,实质细胞上可见骨髓粒细胞减少,红细胞、粒细胞渐进性坏死,粒细胞较敏感,于受辐射1小时便可见到细胞核空泡、核仁消失,内质网破坏,线粒体膜破坏。随辐射时间延长、剂量增加,血小板发生改变,巨核细胞内质网扩张,核质浓缩,细胞器不清。在骨髓中淋巴细胞对射线敏感,受损严重。骨髓造血干细胞对辐射也较敏感,可受射线照射直接死亡,同时染色体畸变发生率高。随辐射时间延长、剂量加大,骨髓损伤加重,骨髓中只残留零星造血灶。在疾病极期,骨髓呈水肿胶样,仅残留少量骨髓,骨髓造血功能趋于衰竭,如果能活到恢复期,在骨髓造血功能活跃之前,可见淋巴细胞增加。骨髓中细胞再生恢复的次序为:红细胞、淋巴细胞、粒细胞。即使在急性放射病后数年及十多年后,骨髓仍未恢复正常,并且由于骨髓染色体畸变,发生白血病的概率明显增加。外周血的改变与骨髓损伤有密切相关性,但不完全同步。外周血淋巴细胞对辐射敏感,受辐射后数量明显减少,并出现核内空泡、核碎片,其可以作为放射损伤程度判断的指标。外周血血小板辐射后数量减少,并出现衰老血小板增多,出现巨型血小板。外周血红细胞在受辐射后数量改变不明显,随时间的推移,骨髓造血红细胞所受影响才逐渐表现出来。外周血粒细胞改变与骨髓改变不同步,骨髓干细胞损伤所致的外周血粒细胞改变在一定时间之后才表现出来。如果人体受到中等剂量的辐射后,外周血粒细胞立即增多,随后下降,再次回升,再次进一步下降,再次回升,甚至回升超过正常值,而后恢复正常。第二次粒细胞下降可以到达最低点,该阶段骨髓干细胞受损达到最严重程度,人员死亡多发生在该时期。

5. 消化系统　对辐射的敏感性依次为:小肠、食管、胃、结肠、直肠和口腔。小肠上皮细胞更新率很快,对辐射特别敏感,小肠陷窝细胞分裂相很快消失,停留一段时间后细胞分裂相才重新出现。受中等剂量的辐射2天后,陷窝上皮细胞数量下降到最低点,2～4天后数量又重新增多,6～8天数量再次下降,20～12天有上升恢复正常,20～23天再次轻度下降。如果受到大剂量辐射,陷窝上皮细胞不呈现以上时相性变化,而出现进行性下降。其实小肠上皮细胞不但数量发生改变,细胞超微结构也发生明显改变。小肠绒毛上皮也发生改变,在骨髓型肠型放射病中是一个渐进的过程,在脑型放射病改变迅速。食管受辐射后数天内改变为内生上皮质发生变性、细胞分裂抑制、血管充血,2周后出现上皮变薄、坏死,上皮下出现炎症、充血、水肿,第3周出现上皮坏死、剥脱加重,上皮再生出现,黏膜下慢性炎症、结缔组织再生,第4周上皮再生完全,黏膜下结缔组织化明显,局部出现小溃疡。数月后,上皮出现萎缩,黏膜下及肌层出现纤维化表现。胃也是对辐射较敏感的器官,小剂量辐射后数小时即数天后细胞分裂受抑制,正在分裂的细胞发生变性,黏膜充血,结缔组织水肿,通透性增大。当剂量加大后,胃部上述改变加重,持续时间延长。当中等剂量辐射后,胃腺主细胞和壁细胞出现透明变性、凝固性坏死样改变,胃黏膜萎缩,部分出现黏膜纤维化。当胃受到更大剂量辐射时,胃黏膜出现充血、水肿、剥脱,溃疡形成,黏膜下组织及肌肉受损、出血、穿孔。后期溃疡愈合后形成瘢痕,瘢痕收缩出现胃梗阻。在胃肠受到辐射,出现病理改变的同时,胃的功能受损表现明显,出现胃肠运动障碍、肠麻痹、肠梗阻,小肠对各种营养物质吸收障碍(包括糖、脂肪、蛋白质、维生素、矿物质和电解质)。

6. 中枢神经系统　主要包括神经元和胶质细胞,其对辐射的敏感性不一样。神经系统总体而言对辐射的感受性是很高的,但感受性是生理性的。当神经系统受到辐射时,首先出现功能性改变,如自主神经功能紊乱,出现放射病早期的恶心、呕吐、乏力、头昏等症状。受到一定剂量辐射时,血管运动中枢初期兴奋,而后转为抑制,但一般要很高的剂量才出现神经元细胞损伤、变性、坏死,神经胶质细胞对辐射的耐受性比神经元细胞要低。小胶质细胞发生增殖性营养障碍性改变,细胞萎缩,胶质突消失断裂,胶质细胞变性。星状胶质细胞-血管复合体对射线敏感,血脑屏障受损严重,血管内皮肿胀,胞核肿胀模糊,血管壁的肌细胞、结缔组织肿胀和坏死。脑血管及脑微循环发生障碍,血浆浸润,血管周围水肿、出血,甚至出现血管栓塞。脑血管-循环系统的放射性损伤,使神经系统出现营养障碍,缺氧损害,神经纤维也出现病理性改变,出现脱髓鞘。人体受到辐射时,外周神经系统也出现改变。在辐射早期,外周神经的感受器及感受神经可以受到激惹。随时间延长,出现轴索变粗、空泡。进入放射病晚期,出现神经组织变性、坏死,神经纤维脱髓鞘,血管扩张出血,血管变厚,内腔变窄,持续性水肿,胶质细胞增生填充坏死的神经元细胞。在急性放射病痊愈后,中枢神经系统组织并未完全康复。

7. 内分泌系统改变　辐射可以引起内分泌系统发生改变。当丘脑受到辐射损伤后，下丘脑促肾上腺皮质激素释放激素堆积增多，垂体促肾上腺皮质激素，使肾上腺分泌激素增多，垂体以下内分泌器官均受到影响。而各级内分泌腺受到辐射影响而发生改变。垂体受到辐射后，有剂量依赖性和时间依赖性，辐射剂量大时，垂体改变快而早。垂体细胞一部分发生萎缩及变性，一部分出现增生和肥大，嗜酸性细胞数量明显减少，厌色性细胞变大，原浆变多，空泡化，出现多核细胞。肾上腺的变化与辐射剂量和病程有关。损伤早期，肾上腺皮质类固醇很快减少，而血中肾上腺皮质内分泌激素含量增加，随时间延长，水肿消退，肾上腺循环恢复，肾上腺皮质肥大，类脂质增多。血中肾上腺皮质激素不仅量增加，而具有生物学活性的游离肾上腺皮质激素比例亦增加，肾上腺皮质功能增加非常明显。但当受到大剂量辐射后，血管及循环改变严重，肾上腺细胞受损严重，在反射病极期，皮脂中类脂质及胆固醇含量逐渐减少。在疾病恢复期，皮脂中类脂质含量不均，髓质中嗜铬物质仍较少，细胞间质中纤维组织增生，实质细胞萎缩变性。睾丸对辐射非常敏感，即使受到小剂量辐射，精子数量也明显减少，受到较大剂量辐射，生精停止。睾丸不同实质细胞对辐射的敏感性是不一致的，其中 B 型精原细胞最敏感，于辐射 24 小时严重坏死。A 型精原细胞对辐射敏感性相对要低。睾丸的支持细胞和间质对辐射不敏感。睾丸受到辐射后重量会明显减轻，受到大剂量辐射，生精细胞被破坏，微血管及间质损伤，睾丸纤维化。卵巢受到辐射，原发滤泡对射线敏感，卵泡的颗粒细胞有核固缩、变性，出现功能改变和内分泌障碍、闭经。甲状腺滤泡上皮对辐射抵抗力强，在受到较大剂量辐射后出现血管充血、间质水肿、滤泡间歇加大、滤泡中胶质减少。随时间延长，出现滤泡上皮变性及渐进性坏死。在恢复期甲状腺滤泡发生再生。甲状腺受到辐射损害，可以出现辐射后甲状腺功能减退症状。

由上可知，辐射对人体各种组织器官都有不同程度损害。由于人体不同细胞组织对辐射敏感性不一样，当不同剂量的辐射辐射人体后，损伤的程度和表现、侧重点是不一样的。

四、核放射性沾染

1. 核爆炸产生的发射性落下灰会对环境造成放射性沾染　落下灰中包含：核裂变产物、感生放射性核素、未反应核装料，其主要放射 β、γ 射线，通过外照射和内照射对人体造成损害。发射性落下灰中的 γ 射线引起贯穿辐射损伤，β 射线引起皮肤辐射损伤，同时由于放射性核素通过呼吸道、消化道、皮肤黏膜及伤口进入人体内引起内辐射效应。

2. 核放射性沾染的外照射作用特点　外辐射主要为 γ 射线，辐射的平均能量小；γ 射线来自地面的各个方向，不是只面向暴心方向；落下灰照射作用于人体的时间取决于人体在放射沾染区停留的时间；常伴有内照射损伤。

3. 核放射性沾染的内照射作用特点　内外复合照射同时存在，γ 射线引起全身贯穿辐射损伤，β 射线引起皮肤辐射损伤和内照射。内照射具有累积性和分布不均一性，病程分期不明显；损伤部位具有选择性，不同放射性核素在人体内有各自的亲和器官，放射性核素进入人体后对机体产生的辐射作用是持续的。β 射线引起皮肤辐射损伤取决于以下条件：落下灰直接沾染暴露的皮肤，沾染量较大，附着皮肤有一定时间。β 射线引起皮肤辐射损伤分为急性损伤和慢性损伤，急性损伤由轻到重表现为：脱毛及红斑反应、水疱及湿性皮炎、坏死及溃疡。β 射线的慢性皮肤损伤表现为：可以出现萎缩性改变，表皮各层变薄，毛囊、汗腺、皮脂腺变性萎缩；可出现增生性改变，表皮增厚；硬结性水肿；慢性放射性溃疡。

（黄振俊　黄学文　徐　莉）

第三节　高原核武器损伤的康复疗养措施

一、康复疗养指征及疗养地选择

1. 康复疗养指征　经专科治疗进入康复期后，仍然存在造血和免疫功能低下；高级神经系统的功能下降；肠道功能受损处于恢复期；心理性应激改变自主神经－内分泌功能低下（自主神经无力症候群），可转入康复疗养中心。

2. 疗养地选择　疗养地的气温、湿度、含氧量应适宜,环境宜安静,地貌应多样。可选择海拔1000m以下的山地、风景疗养地、海滨疗养地、湖滨疗养地、城市近郊疗养地。

3. 严格控制疗养地及周围的岩体无放射性污染、周围水源无污染、通风良好,向阳等,还应注意疗养地应远离电子厂、化工厂等厂区。

二、检查与评估

核武器损伤的致伤因素多,伤情复杂,几乎全身所有器官均可以受损,且治愈时间长,隐性受损器官多,因此到疗养机构后必须全面检查。

1. 常规检测及评定 血和尿常规、肝功能、肾功能、心肌酶、血液流变学、血黏度、血脂、血糖、微量元素、维生素,血乳酸检验;血尿酸检验;免疫功能系列检验;甲状腺功能检测;性激素检测;心电图检查;动态心电图检测;动态血压检测;彩超检查心脏、肺动脉压;脑电图检测;腹部B超检查肝、胆、胰、脾、肾;彩色多普勒检查脑血流;肺功能检查;量身高、体重,计算体重指数,评估营养状况;视力检测,眼底检测;听力检测;必要时行骨髓穿刺。

2. 精神心理评定 核武器是迄今为止损害最大、最为恐怖的武器,不但对人体生理损害巨大,而且对人的应激刺激和心理损伤也巨大。患者到达疗养机构后应进行全面的精神心理量表检测,评估心理及精神状况:焦虑自评量表(SAS);症状自评量表(SCL-90);艾森克个性问卷;汉密尔顿抑郁量表;生活事件量表(应激相关心理检测);自主神经功能检测;匹兹堡睡眠质量指数量表(PSQI)检测。

三、康复疗养方法

1. 一般疗法

(1)护理 二级疗养护理,如出现病情变化,应及时更改护理等级。

(2)合理膳食 给予低脂肪、优质蛋白质、富含维生素饮食(眼部受到损伤的伤病员增加维生素A的摄入量)。

(3)疗养环境宜安静、生活起居规律有序,不去人群密集的场所。

2. 自然疗养因子疗法 疗养初期不安排海水浴。

选用空气浴、森林浴、小剂量日光浴紫外线全身照射(慢进)。

可选用微温淡泉、硫酸盐泉、碘泉、溴泉矿泉浴;还可选用符合卫生标准的矿泉水饮料。禁用氡泉浴。

3. 物理治疗 对症采取不同物理因子治疗方法。若体表、肛周有溃烂的伤病员可使用红外线、紫外线治疗,以保持干燥,防止溃烂、糜烂进一步发展,预防感染;若有疼痛,可使用激光疗法;若有消化道便秘等症状,可采用超声波疗法,等等。

4. 运动疗法 活动禁止"大"强度,以循序渐进为原则、小量活动、定量散步,同时接受空气浴。

5. 中医疗法 中医中药辨证施治,主要对肺纤维化和血液指标不正常的疗养员。

6. 心理干预 给予伤病员全面心理评估,有针对性地进行心理干预。核武器不仅对机体损害大,更会造成巨大的心理创伤。伤病员到达疗养院后应进行全面的心理及精神状况,如焦虑自评量表(SAS);症状自评量表(SCL-90);艾森克个性问卷;汉密尔顿抑郁量表;生活事件量表(应激相关心理检测);自主神经功能检测;匹兹堡睡眠质量指数量表(PSQI)检测。

7. 药物疗法 药物治疗应根据不同受损器官针对性使用,常用的有多维生素、调节胃肠菌群药物、促进消化药物、活血化瘀药物、促进白细胞及血小板生成药物、神经营养药物、调节睡眠药物等。

8. 氧疗及高压氧治疗 由于高原缺氧在核武器损伤中起特别复合效应,虽到达平原,但血液流变学及红细胞需要一定时间才能恢复正常,部分患者还出现严重的高原脱适应反应,故需要在低海拔的疗养机构进行吸氧及高压氧治疗。注意应进行经皮氧饱和度检测,避免出现氧中毒。

四、常见并发症康复疗养

1. 肺冲击伤 核爆炸后的冲击产生的超压和负压可使内脏受到损伤而出血,造成人体内脏的冲击伤。主要伤及含气体或液体的脏器,以及密度不同的组织之间的连接部位。人体肺脏是含液含气量最大的空腔脏器,因此核爆炸后冲击伤损伤最严重的是肺脏。

(1)发病特点 此种冲击伤一般不造成体表的损伤,但内脏损伤严重,即呈现外轻内重的特点,易造成忽视漏诊，从而延误治疗。

（2）康复方法　肺冲击伤的恢复期以卧床休息、防止剧烈运动、锻炼心肺功能为主，增加通气量，减少残气量，提高肺活量。进行呼吸功能锻炼是此阶段康复的重点，常见的方法有腹式呼吸、缩唇呼吸和抗阻力呼吸法，也可进行吹蜡烛等作业训练呼吸方法。

①腹式呼吸：进行腹式呼吸时，颈背部肌肉放松，先练习呼气，把肺内的废气尽可能多地排出，经过多次练习，可以改善人体的缺氧情况。每次腹式呼吸应重复8～10次，每天2～4次。取卧位，两膝半屈使腹肌放松，一手放腹部，用鼻缓慢吸气时，膈肌松弛，尽力将腹部挺出，放在腹部的手有向上抬的感觉，呼气时，腹肌收缩，腹部的手有下降感。经过腹式呼吸练习，可增加膈肌活动范围2～3cm，提高肺活量500～800ml，功能残气量减少200～400ml。

②缩唇呼吸：是指先用鼻吸气再用口呼气，呼气时尽量将口唇缩拢似吹口哨状，持续缓慢呼气，以增加呼气量。

③抗阻力呼吸法：指在呼气时施加阻力的训练方法。如在膈肌呼吸训练时，加阻力以增强呼吸肌力量；腹部加1～3kg沙袋；使用抗阻呼吸训练器；下胸缠布法。

2. 核爆炸后的烧伤　核爆炸后光辐射照射到人的体表会可产生大量的热量引起直接烧伤，或核爆炸后使衣服或所处环境着火可造成间接烧伤，烧伤是核爆炸光辐射对人员的主要也是最大的伤害。

（1）发病特点　核爆炸导致的烧伤一般烧伤面积较大，烧伤创面界线比较清楚。烧伤部位多为朝向爆心一侧，故有侧面烧伤之称，核爆炸引起的烧伤多以Ⅱ度烧伤为主。暴露部位发生率高，着装可防止或减轻烧伤程度，颜面、耳、颈和手部等部位最容易发生烧伤。头面部烧伤为光辐射烧伤的多发部位，同时常伴有眼、鼻、口、耳部烧伤。

（2）康复方法

①预防挛缩和畸形：制作和使用夹板，使伤病员的肢体维持在功能位以防止挛缩畸形。对烧伤的上肢进行主动或被动的关节活动范围的训练，维持和提高上肢的功能水平，特别是提高手的功能尤为重要。通过运动和早期进行各种日常生活活动，维持肌力和耐力。

②促进创伤愈合：使用夹板防止出现畸形，将肢体固定在对抗畸形以及减少浮肿和促进循环的体位上，使伤病员保持最大限度的活动以促进循环和改善健康状况。

③尽快恢复伤病员肢体功能：进行压力衣、假肢和矫形器的穿脱和自助器具使用等应用训练及日常生活能力训练，使伤病员尽可能达到日常生活自理。

④压力治疗瘢痕：如术后植皮成活后阶段出现肥厚性瘢痕，可造成诸多影响。如当肥厚瘢痕跨越关节时，由于瘢痕的收缩（多位于屈侧）可导致关节活动严重受限，面部和颈部受累则导致毁容，大面积肥厚性瘢痕可降低皮肤的出汗散热效应，影响体温调节。应采用压力治疗，瘢痕在活动期可受机械性压迫而发生变化。在增殖的瘢痕中，胶原蛋白纤维呈不规则排列，若局部持续加压，可使增殖肥厚的瘢痕组织退化并加速瘢痕的成熟，一旦肥厚性瘢痕成熟且出现畸形，伤病员就需要接受手术治疗。压力疗法是预防肥厚性瘢痕的常用方法。在穿压力衣之前，可暂时以弹力绷带加压，利用压力衣进行持续而受控制的压迫可以防止瘢痕增生和收缩，使瘢痕平滑、柔软。要获得最佳的治疗效果，须遵循如下原则：尽早使用压力衣。通常在烧伤创面愈合、皮肤水肿消退后或皮肤移植后2周使用。必须24小时穿着压力衣，仅在按摩、局部用药以及洗涤时暂时脱下。每天脱下的时间不得超过30分钟。伤病员须定期门诊复查，及时了解瘢痕的情况。成人每6～8周复查一次，小儿每3～4周复查一次。压力衣应每天手洗以保持弹性和清洁。压力衣应穿着12～18个月直至瘢痕成熟，即瘢痕柔软、平滑、呈粉红或白色。压力衣由弹性材料制成。作业治疗师可根据伤病员的瘢痕部位量体裁衣，为其制作合适的压力衣。

⑤中药治疗：中药治疗烧伤瘢痕有良好的疗效，如湿润烧伤膏、儿茶方、虎榆烫伤膏、烫伤油等。

3. 核爆炸后闪光盲及眼底烧伤　核爆炸时直视强光会造成闪光盲，高强度的闪光引起的暂时性光敏感度下降，一般在几秒或者几小时内恢复。严重者会出现眼底烧伤（视网膜烧伤），受伤人员会出现眼痛、怕光、眼睛难以睁开、视物模糊等症状，造成视力下降甚至致盲。

(1)发病特点　瞬间导致伤病员不同程度的视觉敏感性降低,出现“金星”飞舞、胀痛、色觉异常等。严重者出现头晕、头痛、恶心、呕吐等自主神经功能紊乱的症状,影响视物,甚至致盲,从而影响战斗力,造成非战斗减员。也可因此导致碰撞伤、碾压伤等损伤。

(2)康复方法

①早期尽量卧床休息,以室内活动为佳,避免过度活动。伤病员活动时应放慢速度,扶墙靠边行走,以免发生危险,同时清除活动空间的障碍物,防止地面积水。外出时一定要戴上墨镜,以避免眼睛受到强烈光线的刺激。

②戒烟戒酒,进食易消化、营养丰富的食物,并保证充足的饮水量(1000ml/d)。

③保持心情开朗,正确对待日常生活中的各种刺激,保证睡眠。

④中药治疗,可用决明子、石斛、枸杞、菊花、麦冬等清肝明目,保护眼睛。

⑤使用眼药水治疗,严重者主要是以消炎药物为主,较轻者可使用人造泪液。点抗生素眼药水时,要把手洗干净,瓶口不接触眼睛,按医嘱点药。

4. 骨髓型放射病　核辐射可影响头颅、脊髓、胸骨、肋骨和骨盆中红骨髓的造血功能,造成白细胞、血小板数量减少与功能障碍。同时核辐射可造成血管壁损伤,血管脆性和通透性增高等一系列的问题。

(1)发病特点　起病急,贫血、出血、感染发热倾向严重。出血多在皮肤黏膜、呼吸道、泌尿道、体内组织间隙浆膜腔以及与外界不相通器官,如心、肾上腺、肺、小肠、淋巴结、胃等。发生率高,累及器官广泛。中、重度骨髓型急性放射病感染发生率75%～100%,感染率极高。

(2)康复方法　做好消毒隔离措施十分重要

给予维生素 B_4、B_6、B_{12}、叶酸、铁剂。注射粒细胞集落刺激因子、人重组血小板生成因子、促红细胞生成素,促进造血功能的恢复。周围血象较低时可适当输全血或白细胞、血小板悬液等。

②给予高热能、高蛋白、高维生素、易消化的食物。胃肠道反应剧烈不能进食者,可行静脉高营养治疗,让胃肠道得到充分休息。只要能进少量流食者均可给营养素、瑞素等。

③可使用中药调理各器官功能,如阿胶、大枣、黄芪、巴戟天、茸杜仲、菟丝子等。

④保持室内物品达到消毒标准。

⑤体表有溃烂的伤病员可用红外线治疗,以保持肛周干燥,防止溃烂、糜烂进一步发展,减轻疼痛,达到预防感染的目的。

⑥身体情况允许的情况下可进行室内活动,可选择散步,做广播体操和节律性活动如太极拳、八段锦等。

⑦生活护理,嘱伤病员避免做导致损伤出血的动作,如修剪指甲、削水果,嘱伤病员不要搔抓皮肤、不挖鼻孔、刷牙要用软牙刷且用力要轻柔等。避免热敷,高热时不要酒精擦浴,防止血管扩张导致出血。保持大便通畅,养成按时排大便的习惯,避免大便时过度用力,防止便秘致肛裂出血。

⑧注意加强心理疏导,时刻监测各项造血功能指标。

五、疗效评定

1. 治愈　症状消失,血象正常,体重增加。

2. 好转　症状基本消失,血象达正常低限,生活能够自理。个别实验指标未达正常,如染色体、免疫学指标。

3. 无效　症状及体征无变化。

(黄振俊　黄学文　徐　莉)

第八章 >>>

高原化学武器损伤的康复疗养

化学武器是一种利用各种毒剂对人员产生毒害作用的大规模杀伤性武器。在高原目前尚无实战使用化学武器的记录。由于毒剂必须施放于环境中才能发挥效能,因此高原特殊的气候环境对化学毒剂的使用和效能将会产生重大影响。毒剂通过不同的手段和途径,可迅速分散成蒸汽、烟、雾、液滴及微粉5种状态,由于高原沸点降低,利于毒物挥发、沸腾和汽化,易形成蒸汽、烟、雾、液滴,使毒物易于快速形成致毒状态。毒剂在白日较在夜间更易挥发和扩散。一旦有该类情况发生,要迅速处理,减少伤亡,促进早日康复。

第一节　高原环境对化学武器效能的影响

化学武器是指在战争中使用化学毒物的武器,由发射器材、化学弹药和装填于化学弹药内的化学战剂所组成。化学战剂是指战争中用来杀伤对方有生力量、牵制和扰乱军事行动的有毒化学物质,又称军用毒剂。

化学战剂可通过化学弹药的爆炸、加热蒸发和直接布撒等方式,被快速分散成蒸气、烟、雾、液滴或粉尘等战斗状态,通过呼吸道、皮肤、消化道、眼睛等多种途径进入机体,造成人员中毒。外军装备的主要化学战剂见表5-8-1。

表5-8-1　外军装备的主要化学战剂

毒剂种类		毒剂名称	战斗状态和作用持久性
致死性毒剂	神经性毒剂	塔崩、沙林、梭曼VX	蒸汽态,作用时间 <1h,液滴态,作用时间达数天至数周
	糜烂性毒剂	芥子气、路易氏剂	液滴态,作用时间达数天至数周
	全身中毒性毒剂	氢氰酸、氯化氰	蒸汽态,作用时间 <1h
	窒息性毒剂	光气、双光气	蒸汽态,典型的暂时性毒剂
非致死性毒剂	失能性毒剂	毕兹	蒸汽态,作用时间 <1h

通常以各种兵器将各种毒物投放到空间或地面,造成一定的浓度,对人体造成损伤。化学武器是一类大规模杀伤性武器,有生产容易、储存方便、使用性能好、杀伤力强等特点,受到外军的高度重视。第一次世界大战中德国首先向盟军释放了氯气,随后参战各国相互使用了光气、芥子气等多种化学武器,共造成120万人员伤亡。第二次世界大战期间,日本军队先后在中国释放化学毒剂2000多次,使80 000多中国军民中毒身亡。二战后,特别是近二十年来的几次局部战争,都是在核、化、生物武器威慑下的高技术战争。其中,化学武器的实际威慑力尤为突出。1993年联合国大会通过全面禁止和销毁化学武器。新的《禁止发展、生产、储存和使用化学武器及销毁此种武器公约》(简称《公约》)在47届联大通过后于1997年4月正式生效。《公约》的签署能在一定程度上减少化学战的现实威胁。但是《公约》规定的彻底销毁化学武器的时间长达15年,在这段时间内,一些国家很可能不顾《公约》的禁令继续发展化学武器。不仅如此,外军近年来很重视对毒素战剂的研究,并且正致力于向武器化发展。因此,不能认为化学武器的威胁已经

消失,必须认真做好对化学武器损伤的防护准备。

一、化学武器的分类

1. 按使用目的和效果,化学武器分为:杀伤性化学武器、迟滞性化学武器、扰乱性化学武器。杀伤性化学武器是指企图使50%人员失去战斗能力的化学武器,如沙林弹。迟滞性化学武器是指使20%人员失去战斗能力、妨碍对方机动、阻止和限制对方利用地形、道路、装备等时采用的化学武器,如芥子气、路易氏剂。扰乱性化学武器指扰乱、疲惫对方而采用,通常采用在发射普通弹时发射少量速效毒剂,逼迫对方采取防毒措施、减缓作战速度、干扰正常作战行为、扰乱其作战能力发挥。

2. 按照毒物(化学战剂)的作用机制,分为:神经性毒剂、糜烂性毒剂、全身中毒性毒剂、窒息性毒剂、失能性毒剂和植物杀伤剂。神经性毒剂指一类主要引起胆碱能神经功能紊乱的速杀性毒剂,分G(如塔崩、沙林和梭曼)和V(如VX)两大类。糜烂性毒剂是一类能直接损伤组织、细胞,可引起局部炎症、坏死,吸收后能导致全身中毒的化学战剂,如硫芥、路易氏剂。全身中毒性毒剂亦称氰类毒剂,可引起细胞内呼吸障碍,有氢氰酸和氯化氰,常以蒸汽态施放,主要经呼吸道吸入中毒。窒息性毒剂是一类损伤呼吸道及肺,引起中毒性肺水肿,导致机体急性缺氧、窒息的致死性毒剂,如氯气、氯化苦、光气和双光气。失能性毒剂,可引起人体思维、运动功能障碍及情感失常,使对方暂时失去作战能力,如华兹。植物杀伤剂是除莠毁坏剂,可毁坏农作物、森林及其他植物,使对方无法隐藏而达到暴露对方目标、限制其活动的目的,同时人员吸入、食入及大量接触也会引起人体中毒。

3. 按照毒物毒性持续时间长短,分为暂时性毒剂、持久性毒剂和半持久毒剂。暂时性毒剂多指沸点低、易挥发的液态毒剂,施放后呈蒸汽、气溶胶,形成空气污染,有效杀伤维持时间短(小于60分钟),如光气、沙林、氢氰酸。个别暂时性毒剂常温为固体物,施放后呈烟状,如苯氯乙酮。持久性毒剂指施放后呈液态或微粉状,地面染毒,有效杀伤时间长(大于60分钟)。液态长效毒剂一般沸点高、不易挥发,如芥子气。半持久毒剂的有效杀伤时间介于暂时性毒剂、持久性毒剂之间,此类毒剂通过呼吸系统和皮肤染毒,如梭曼、塔林。

二、高原环境对化学武器效能的影响

化学战剂具有毒性大、中毒途径多、作用持续时间长、杀伤范围广等特点,但其作用受气象条件(如风、气温、降水等)和地貌等外环境影响。敌人使用化学战剂的最佳气候条件是:风速2~4m/s,吹向对方;湿度95%以下;拂晓、黄昏、夜晚等逆温或等温。晴天、中午前后使用化学战剂的可能性较小。持久性毒剂的使用不受气温梯度的影响。

在高原目前尚无实战使用化学武器的记录。由于毒剂必须施放于环境中才能发挥效能,高原特殊的气候环境对化学毒剂的使用和效能产生重大影响。

毒剂施放后发挥杀伤作用的状态称为战斗状态,通过毒剂弹爆炸分散法、度烟罐加热增发和布洒器布洒,将毒剂迅速分散成蒸汽、烟、雾、液滴及微粉5种战斗状态。同一种毒剂可以有多种战斗状态。

高原寒冷,平均每升高1000m,气温减低约6℃,有的地区甚至每升高150m可下降1℃,海拔越高越寒冷,在海拔2327m的察隅年平均气温11.6℃,海拔3240m的昌都年平均气温7.6℃,海拔3658m的拉萨年平均气温7.5℃,位于青藏高原腹地的三江源地区年平均气候-4.1℃~10.0℃,海拔4507m的那曲年平均气温-2.1℃。由于气温低,液状、滴状和雾状毒剂不易形成,阻碍这类毒剂发挥效能。高原季节分雨季和非雨季,除喜马拉雅山南麓和东南部外,每年11月至次年4月降水量小于80mm,不到全年降水量的12%,有的低于5%。高原干燥还与季节明显相关,夏天高于冬天,冬半年降水稀少,空气干燥,冬季相对湿度常为零。青藏高原纵深干燥的另一重要原因是海拔高,喜马拉雅山脉挡住了印度洋暖湿气流的北上,所以青藏高原气候寒冷而且干燥。海拔越高越干燥,将海平面大气中水蒸气的绝对含量作为100%,则在海拔3000m处水蒸气的绝对含量仅为26%,在雪线以上(海拔4800~5600m)干燥更明显,海拔6000m大气中的水分为平原的5%。高原野战海拔一般特高,更加干燥,高原干燥利于微粉战斗状态毒物、烟状战斗状态毒物发挥作用,不利于蒸汽、液滴、雾战斗状态毒物发挥作用。高原日温差大,白天烈日当空,更易于毒物挥发、扩散,故高原白天利于以蒸汽形式战斗状态、微粉剂战斗状态毒剂发挥作用,夜间气温骤降,温差相差10℃~25℃,在夜间温度不太低、0℃以上时利于滴状和雾状毒剂形成和发挥作用,而当夜间温度过低,低于0℃,不利于滴状和雾状毒剂形成和发挥作用。高原的另一特点是水及液态物质随海拔的升高,沸点减低。如海拔每升高1000m,水的沸点约降低3.3℃,在拉萨水沸点只有87℃。由于高原沸点降低,利于毒物挥发、沸腾和汽化,易形成蒸汽、烟、雾、液滴,使毒物易于快速形成战斗状态,利于该类毒物发挥作用。

降雨对大部分毒物具有稀释、溶解、冲刷作用,使毒物浓度急剧降低,效能降低或失效。高原特有的降雨特点对毒物的效能影响极大,高原的降雨的特点是:地域差别大,季节分布性强,夜间降雨多,多边不确定性强。青藏高原地域广阔,在干燥大背景下地域差异大,在喜马拉雅山南麓和东南部雨雪较多,高原年降水量自藏东南4000mm以上向柴达木盆地冷湖逐渐减少,冷湖降水量仅17.5mm。高原边缘山地的地形降水比较明显,南坡降水达2000mm以上,东部地区200~400mm,东南边缘地区400~800mm。而以雅鲁藏布江河谷的巴昔卡为例,降水量极为丰沛,平均年降水量达4500mm,是最少降水量的200倍,是我国最多降水中心之一,而青藏高原南麓的乞拉朋齐平均年降水量达11429mm。降水高度集中于下半年,一般占全年的80%~90%,东南低地一般从3月开始雨量增大,藏东和藏北部5月中、下旬雨季开始,雅鲁藏布江流域则从6月上、中旬进入雨季,日喀则西部地区于6月下旬至7月上旬才开始进入雨季。由于高原日温差大,夜间冷热大气相聚使高原降雨表现出夜间降雨多的特点。因此在高原南部雨季,特别是夜间降雨常使毒物效能降低。在特高海拔高度,气候诡诘多变,一日有四季气候变化:有时天气预报也无法预报,使毒剂的使用效能具有很大的不确定性。

大风是高原的另一气候特点。除东部横断山区之外,大部分地区全年≥8级的大风日数在50天以上,西部和北部地区可高达100~165天。海拔越高,风越大且越频繁,如年平均大风(8级以上)日数拉萨为32.4天,日喀则为59.3天,而那曲和阿里的牧业区为100~150天,最多的地方可达200天。年平均风速为1.5~3.1m/s,最大时达40m/s,以西风和偏北风为主,风季从每年10月到次年5月,起风时间以下午为主,多在14—15点。气流速度随海拔高度增加而加快。在风季,在特高海拔地区,下午时大风使蒸汽、烟、雾、液滴、微粉迅速吹散,扩开,稀释,浓度迅速降低,损害效能下降或失效。

(黄振俊　黄学文　徐　莉)

第二节　高原化学武器损伤的临床特点

高原地区地理环境特殊,海拔高,温差大,空气氧分压随海拔升高而逐渐降低。这种特殊的环境因素对于特种武器的损伤在伤势、伤情等方面都有其特殊性。我国高原边境地区边境线长,具有重要的军事战略意义。所以,充分认识高原地区化学武器的损伤、防护、救治与疗养康复特点,对于做好未来斗争卫勤准备和提高卫勤保障能力具有重要意义。高原地区化学武器损伤是一种特殊环境中(缺氧或低氧)的化学武器损伤,是在一种损伤的基础上复合另一种损伤,伤情更为复杂。对缺氧条件下神经性毒剂的损伤特点及临床特征的研究表明,和平原常氧条件下毒剂损伤相比较,毒剂的毒性、临床症状的发生和发展都明显加重,部分在常氧条件下有效的救治药物在缺氧条件下其救治效果明显受到限制。因此在探讨高原地区化学武器损伤时,要结合各种环境因素综合考虑。

一、高原生化袭击使人体缺氧更加严重

1. 很多化学武器对机体的损害机制是造成机体缺氧。神经性毒剂对身体的损害机制之一是造成中枢性呼吸衰竭、呼吸肌麻痹、支气管分泌物增多及支气管平滑肌痉挛而引起机体缺氧,导致人体因呼吸衰竭、全身缺氧而亡。全身中毒性毒剂作用于细胞呼吸链末端细胞色素氧化酶,使机体功能受阻,作用的中心机制是使细胞能量代谢受阻。窒息性毒剂损伤呼吸道,引起中毒性肺水肿而造成机体缺氧。

2. 高原的最大特点之一是高原低气压致高原低氧,海拔越高,机体缺氧越明显。如在拉萨,空气中含氧量只有平原的65%左右。动脉血中氧分压60mmHg,已经达到平原呼吸衰竭水平。如果受到化学武器损伤,呼吸衰竭更容易出现。

在高原不同习服阶段,化学武器对机体缺氧的影响程度也会不一样,机体对高原缺氧有一个适应过程。平原人员进入高原后,受到以低氧低气压为主的诸多因素的影响,全身各系统从器官水平到组织、细胞、分子水平,从功能到组织结构都发生一系列变化。

对于适应性较强的人来讲，进入高原后很快就能建立起一系列的代偿机制，使各系统功能达到新的动态平衡，即高原习服。高原习服具有可逆的、非遗传性的特点，习服的本质是一种对高原低氧的代偿。按高原习服的时间顺序与习服程度，依次分为：初步习服、基本习服、完全习服。

(1)初步习服　指高原反应症状基本消失，安静状态下呼吸、脉搏、血压基本恢复正常，轻度劳动及军事作业后无明显不适。

(2)基本习服　安静状态下呼吸、脉搏恢复正常，血压稳定，中度劳动及军事作业后无明显不适，1000m 跑及最大摄氧量达到中等以上水平。

(3)完全习服　重度劳动及军事作业后无明显不适，1000m 跑及最大摄氧量达到良好以上水平。

习服具有时间依赖性，并与海拔高度密切相关。居住高原时间越长，习服程度越好。在海拔 3600m 高度，获得初步习服需要 7 天以上，获得基本习服需要 1 月以上，获得完全习服需要 6 月以上。人体在高原习服的不同阶段遭遇化学武器袭击对人体的缺氧性损害程度是不一样的，总体而言，初步习服期的损害 > 基本习服期的损害 > 完全习服期的损害。在进入高原初期，不是所有人员都能较好地习服于高原环境，其中一部分人员习服不良，出现严重的缺氧性损害，发生急性高原病，包括急性轻型高原病、高原肺水肿、高原脑水肿、高原肺水肿合并高原脑水肿。当出现急性高原病而又遇上生化武器袭击时，更加重机体的缺氧性损害，通常高原肺水肿合并高原脑水肿损害 > 高原脑水肿损害 > 高原肺水肿损害 > 急性轻型高原病。特别是当高原肺水肿遭遇窒息性毒剂损伤呼吸道，引起中毒性肺水肿，两种不同肺水肿同时发生，肺水肿重型化发生率、抢救难度和病死率将会显著增加。对高原严重慢性习服不全，将出现各种慢性高原病，包括高原衰退症、高原高血压、高原低血压、高原红细胞增多症和高原心脏病。当慢性高原病遇上生化袭击，对人体缺氧性损害，总体而言为高原心脏病损害 > 高原红细胞增多症损害 > 高原高血压损害 > 高原低血压损害 > 高原衰退症损害。

二、生化袭击使人体器官损害更加严重

1. 呼吸系统既是高原缺氧的靶器官，也是多种高原生化武器袭击损害的靶器官，当两种损伤因素合并存在时，可发生协同效应，加重肺部损害。

(1)进入高原初期，由于高原缺氧引起肺动脉压异常增高肺部细胞、血管及肺泡膜受损，出现炎症反应综合征加重损伤，诱发高原肺水肿。当神经性毒剂袭击时，人体呼吸系统出现分泌物增多、呼吸肌麻痹及中枢性呼吸抑制。当受到窒息性毒剂袭击时，通过酰化作用、直接作用、盐酸作用、神经反射作用及肺血管血流动力学改变，出现肺部损伤。当受到全身中毒性毒剂袭击时，会对呼吸系统造成损害，其机制是：先由于对颈动脉体及主动脉体化学感受器反射性兴奋呼吸中枢，呼吸先加快，而后呼吸肌痉挛和麻痹、呼吸中枢麻痹，出现呼吸暂停，继而再出现不规则呼吸和第二次呼吸停止，如果是氯化氢中毒而受袭人员没有急性死亡，随时间延长受袭人员出现肺水肿和肺炎。当受到刺激性毒剂袭击时，对呼吸道产生强烈作用和损害，使受袭人员出现呼吸道分泌物增多、咽喉部烧灼痛、咽喉部水肿甚至喉头水肿、声音嘶哑、剧烈咳嗽、胸痛，严重者出现肺水肿及继发性肺部感染，对呼吸系统损伤极大。当人员初进高原后遇到以上任何一种毒剂，可以诱发高原肺水肿，其发病率增高，且在毒剂的复合效应作用下，高原肺水肿重型率增加，由于缺氧加重及毒剂的神经系统作用，高原肺水肿合并高原脑水肿之极重型混合型重症高原病发病率增加，由于重型高原肺水肿及极重型混合型重症高原病发病率增加，使高原肺水肿抢救难度增加，病死率增加。

(2)诱发 B 型肺水肿。通常，高原肺水肿是由于近期由低海拔地区进入高原或由高原到更高的高原而发生的，通常称为 A 型高原肺水肿。但有部分人员长期居住高原、近期没有由低海拔地区进入高原或由高原到更高的高原的经历，由于呼吸道感染、劳累、饮酒及化学毒剂使机体出现急性缺氧而诱发高原肺水肿，将其称为 B 型高原肺水肿。长期居住于高原人员，当受到神经性毒剂、窒息性毒剂、全身中毒性毒剂及刺激性毒剂袭击后，引发呼吸系统损害，在海拔高度不变的情况下出现急性缺氧加重、严重急性应激反应，诱发 B 型高原肺水肿。

(3)高原生化袭击诱发高原呼吸系统感染、呼吸衰竭、重症肺炎。化学毒剂对呼吸系统的损害，根本上而言为非感染性化学性炎症。而在高原，由于低温、干燥、日温差大、呼吸道修复功能减慢及免疫功能

受损，高原呼吸系统感染的特点为：呼吸系统疾病发率高，病程明显延长，重症肺炎发病率高。如高原地区患上呼吸道感染后患者自觉症状（症状、体征、诊断及鉴别诊断等同平原）明显重于平原地区，在平原一般病程为3～5天，而高原急性上呼吸道感染一般病程明显长于平原地区，一般需7～10日方能痊愈。当在高原受到生化武器袭击时更易诱发急性上呼吸道感染、咽喉炎、急性支气管炎和肺部感染，发病率增加，病程迁延不愈。由于高原缺氧合并生化袭击缺氧，缺氧更加严重，呼吸道感染常并发呼吸衰竭，甚至休克及心衰。

2. 循环系统既是高原缺氧的靶器官，也是多种高原生化武器袭击损害的靶器官，当两种损伤因素合并存在时，会发生协同效应，加重心脏损害。不同生化毒剂对心脏的损害程度不一，影响比较大的毒剂有：神经性毒剂、全身中毒性毒剂、窒息性毒剂、刺激性毒剂及糜烂性毒剂。作用机制为毒剂对心脏的直接作用和因毒剂影响呼吸系统致缺氧的间接作用。

（1）神经性毒剂的主要致心脏损害机制为呼吸系统受损、机体缺氧致心脏间接损害；毒剂的直接作用引起心脏传导系统和心肌损害，出现窦性心动过缓、窦性停搏、房室和室内传导阻滞、心收缩力减弱、外周血管收缩循环阻力改变、心力衰竭及血压下降。

（2）全身中毒性毒剂的主要作用机制为对心脏的直接作用，其次为毒物引起心血管运动中枢直接损害、主动脉体和颈动脉化学感受器放射作用，小剂量对心血管起兴奋作用，较大剂量于兴奋后出现心脏抑制，心率减慢，心搏出量减少，血压下降，心搏骤停。

（3）窒息性毒剂、刺激性毒剂的主要作用机制为肺部病变引起机体严重缺氧而致心脏间接损害，表现为心脏活动减弱、血压下降及休克。

（4）糜烂性毒剂的主要作用机制为早期使心率增快、血压增高及期外收缩，严重者出现心律失常、心动过缓、内脏血管扩张、血压下降、休克及循环衰竭。心脏是机体对缺氧敏感的主要器官之一，急性高原病患者，通常会出现肺动脉压异常增高，心肌酶增高，心电图显示心肌缺血与劳损，心脏负荷加大。随居住高原时间延长，红细胞增多，血黏度增加，肺动脉高压长期存在，心脏长期处于高负荷，出现高原性心肌代偿性肥厚，部分患者出现心脏扩大、肺动脉增宽，右心功能衰竭，甚至全心衰竭。不论是初入高原还是长期居住高原，当遇到以上生化毒剂袭击时，心脏循环系统损害比平原更严重，易诱发心衰和致死性心律失常。

3. 神经系统既是高原缺氧的靶器官，也是多种高原生化武器袭击损害的靶器官，当两种损伤因素合并存在时，也会发生协同效应，加重神经系统损害。不同生化毒剂对神经系统的损害程度不一样，影响比较大的毒剂有：神经性毒剂、全身中毒性毒剂、窒息性毒剂、失能性毒剂、刺激性毒剂及糜烂性毒剂。

这些毒剂的作用机制为毒剂对神经的直接作用和因毒剂影响呼吸系统致缺氧的间接作用。人体大脑虽占人体体重不大，但其耗氧量占人体总耗氧量的五分之一，是人体对缺氧最敏感的器官，缺氧在神经系统的损害中起非常重要的作用。神经性毒剂抑制脑、肌肉及血液中乙酰胆碱酯酶活性，使乙酰胆碱在体内过度增高，使中枢和周围神经系统功能发生严重障碍；神经性毒剂对乙酰胆碱酯酶受体损害，引起神经功能紊乱；中毒早期使肌肉抽搐，增加耗氧量，而晚期神经肌肉接头传导阻滞，肌肉收缩无力及麻痹，呼吸衰竭，机体缺氧加重而引起继发性神经系统损害。

这些毒剂对神经系统的作用主要机制为因毒剂影响呼吸系统、循环系统致机体缺氧而产生的间接作用。精神性失能毒剂分为中枢神经抑制剂与中枢神经兴奋剂，中枢神经抑制剂阻断或减少中枢神经系统活动，干扰突触信号传递；中枢神经兴奋剂使神经冲动传递加强，进入中枢的信号过多，出现过度的神经活动，表现为神经及精神异常。高原缺氧对神经系统影响特别明显，急进高原随海拔的升高，轻者出现头痛，头痛成为急性轻型高原病最主要的症状，严重者引起高原脑水肿，出现运动、思维、感觉、意识不同程度障碍，表现为步态不稳、定向力下降、计算力减低、言语障碍、听力下降、幻觉、大小便失禁、过度兴奋、谵妄、嗜睡、意识模糊、昏睡、昏迷及精神异常。

长期居住于高原，出现高原衰退症，在海拔3658m其发病率可以达到50%以上，主要表现为脑功能衰退。故不论是急进高原人员还是长期居住于高原上的人员，其脑及神经系统受到不同程度的缺氧性损害，当在高原受到生化武器袭击时，与平原相比，脑及神经系统受到的损害更加严重。

4. 皮肤是糜烂性毒剂损害的主要器官和部位。高原为高寒地区，皮肤温度低，易出现冻伤；高原缺氧使皮肤血管反应性收缩，皮肤缺血加重；高原血红细胞增多、血黏度增大加重皮肤缺血缺氧；高原阳光及紫外线强，暴露皮肤出现日光性损害。因此，在高原当受到糜烂性毒剂袭击时，皮肤损害较平原更加严重，愈合时间延长。

（黄振俊　黄学文　徐　莉）

第三节　高原化学武器损伤的康复疗养措施

高原地区化学武器损伤是一种特殊环境中（缺氧或低氧）的化学武器损伤，是在一种损伤的基础上复合另一种损伤，伤情更为复杂。对缺氧条件下神经性毒剂的损伤特点及临床特征的研究表明，和平原常氧条件下毒剂损伤相比较，高原上毒剂的毒性、临床症状的发生和发展都明显加重，部分在常氧条件下有效的救治药物在缺氧条件下其救治效果受到明显限制。因此在探讨高原地区化学武器损伤康复疗养时，要结合各种环境因素综合考虑。

一、康复评估

可根据受损部位的不同进行相应的康复评估。如发生脑损害导致的认知障碍者，可采用认知状态评价量表进行评定；如发生脑损害导致的下肢功能障碍者，可采用 Berg 平衡量表，徒手肌力检查进行评定；如发生脑损害导致的上肢功能障碍者，可采用非平衡性协调运动试验进行评定；如发生心脏损伤者，可采用心功能分级、心电运动试验进行评定；如发生肺损伤者，可采用呼吸困难分级评定、肺功能测定、肺活量测定、肺容量测定、运动气体代谢测定进行评定；如存在心理问题者，可采用 HAD 医院焦虑抑郁量表、汉密顿焦虑量表、阿森斯失眠量表进行评定；以及相应的血液、尿液等实验室检查。

二、神经性毒剂中毒的康复疗养

神经性毒剂是一类主要引起胆碱能神经功能紊乱的速杀性毒剂，与有机磷农药同属有机磷酸酯类化合物，中毒原理、临床表现和防治措施基本与其相似。神经性毒剂分 G 和 V 两大类。塔崩（Tabun，GA）、沙林（Sarin，GB）和梭曼（Soman，GD）是 G 类毒剂，VX 是 V 类毒剂。

（一）临床表现和诊断

1. 症状分类　神经性毒剂中毒临床表现可归纳为毒蕈碱样症状、烟碱样症状和中枢症状三大类，见表 5－8－2。

表 5－8－2　神经性毒剂中毒的症状和体征

类型	作用部位	症状和体征
毒蕈碱样	眼睛：瞳孔	明显缩小，有时两侧不等大
	睫状体	视物模糊，凝视时眼痛、前额痛
	腺体：汗腺	局部出汗或全身大汗
	唾液腺	流涎
	泪腺	流泪
	鼻	流涕
	支气管腺体	分泌增加，咳嗽、咳痰，肺部啰音
	胃肠道	分泌增加，腹泻
	平滑肌：支气管	胸闷，咳嗽，喘息，呼吸困难，发绀，肺水肿
	胃肠道	厌食，恶心，呕吐，腹痛，腹泻，大便失禁，肠鸣音亢进
	膀胱	尿频，尿失禁
	心脏	心率徐缓，心律失常，血压降低

续表

类型	作用部位	症状和体征
烟碱样作用	骨骼肌	肌颤，肌无力，呼吸肌麻痹，伴有呼吸困难，发绀
	交感神经节和肾上腺髓质	皮肤苍白，心跳可加快，有时血压可升高
中枢作用	中枢神经系统	紧张，不安，焦虑，恐惧，情绪不稳，头痛，头晕，失眠，多梦、噩梦，淡漠，抑郁，思睡，注意力不集中，记忆力障碍，语言不清，运动失调，惊厥，昏迷，反射消失

2. *中毒程度* 一般分轻、中、重三度。

(1)轻度中毒 以毒蕈碱样症状为主，兼有轻度中枢神经系统症状及局部烟碱样症状。主要表现为胸闷、瞳孔缩小、流涎、多汗、流泪、恐惧不安等。全血胆碱酯酶活力在70%左右。

(2)中度中毒 在毒蕈碱样症状和中枢神经系统症状加重的同时，出现较明显的烟碱样症状。呼吸困难加重，视物模糊，腹痛、腹泻，出大汗，全身肌颤。全血胆碱酯酶活力为正常值的50%左右。

(3)重度中毒 上述症状进一步加重，并出现极度呼吸困难，严重缺氧、全身广泛性肌颤、大小便失禁，惊厥、昏迷，最终死于呼吸循环衰竭。全血胆碱酯酶活力下降为正常值的20%以下。

3. *诊断* 根据中毒史、临床表现特点、全血胆碱酯酶活力测定结果和染毒区毒剂侦检报告，不难做出神经性毒剂中毒的诊断。但应与氢氰酸、一氧化碳及光气中毒相鉴别。

(二)康复疗养指征与疗养地选择

1. *康复疗养指征* 神经性毒剂中毒，经过治疗进入康复阶段，伴有神经、精神、心理以及消化不良、脂肪肝等都适合康复疗养。目的是促进神经衰弱、失眠、恐惧、消化不良等症状的恢复。

2. *疗养地选择* 可选择海拔2000m以下的山地、风景、海滨、湖滨气候疗养地和矿泉疗养地。

(三)康复疗养方法

1. *一般疗法*

(1)二级疗养护理，如出现病情变化，应及时更改护理等级。

(2)给予营养全面、高蛋白、高维生素、低脂低盐饮食，少吃或不吃辛辣刺激，肥甘厚腻，烧烤，腌制等食物。平时进食定时定量，以合理营养为原则。多食用鱼、瘦肉、蛋、大豆制品、香菇、大枣等。

2. *自然疗养因子疗法* 充分利用海水浴、矿泉浴、沙浴、日光浴、森林浴、治疗泥等。

3. *物理疗法* 根据损伤情况安排超短波、声、光、电磁、热等疗法。

4. *体育疗法* 适量运动，每天进行规律性的体育锻炼和户外活动，保证多接触新鲜空气和增加阳光照射时间。

5. *心理疗法* 多与疗养员沟通，调节其心理，解除其对作业的焦虑、忧郁、恐惧心理。组织参观浏览，参加舞蹈、游艺等文化娱乐活动，松弛情绪，平衡心理，消除疲劳。纠正不良的生活习惯，提高自我保健能力。

6. *认知功能训练* 根据伤病员受损伤程度进行失认功能练习(划杠练习、字母或文字的删除练习)、活动逻辑练习(如交给伤病员茶叶、茶杯、茶壶、暖水壶，让伤病员泡茶)、记忆力的训练(倒背数字、回忆话语)、注意力的训练、思维训练(找规律)等。

7. *并发症的康复治疗* 引起急性中毒的毒物常造成全身各系统不同程度的损害。严重的系统损害症状如休克、脑水肿、心律失常等可危及生命，应积极采取多种治疗措施。

(1)注意保暖。

(2)选择对心、肾、肝等损害小的抗生素，积极预防继发感染。

(3)保持呼吸道通畅，合理氧疗。可采用病房持续吸氧和高压氧舱治疗。

(4)注意水、电解质及酸碱平衡的维持。尿潴留者予以导尿；便秘者给予缓泻剂或灌肠。有些症状如呕吐和腹泻出现在早期是一种保护性反应，有利于毒物的排除，可以不予处理，但如持续不止，应相应做止吐、止泻治疗。

(5)对中毒引起的高热,应积极进行物理降温。

8. *药物治疗* 促进脑细胞功能恢复的药物如ATP、辅酶A、细胞色素C、氨酪酸、脑活素等。服用中草药,根据病情的变化予以辨证论治,活血化瘀,软坚散结,扶正祛邪,改善脑部供血。常规口服复合维生素B,每次2片,3次/d,也可静脉滴注维生素B_6,每次200mg,1次/d。

(四)疗效评定

1. *治愈* 临床症状消失或明显减轻,血液指标恢复,意识、智力正常。

2. *好转* 临床症状减轻,血液指标、意识、智力较疗养前好转。

3. *无效* 临床症状和血液指标、意识、智力无变化。

二、糜烂性毒剂中毒的康复疗养

糜烂性毒剂又称起泡剂(Blisteragents),是一类能直接损伤组织、细胞,引起局部炎症、坏死,吸收后能导致全身中毒的化学战剂。主要代表有硫芥(Sulfur-mustard)和路易氏剂(Lewisite)。

(一)临床表现和诊断

1. *硫芥中毒* 硫芥的细胞毒作用是基于上述DNA损伤作用而发生的。不仅接触部位的组织和细胞发生损伤以至死亡,硫芥吸收后分布全身,使增殖旺盛的淋巴细胞、骨髓造血组织、肠黏膜上皮和睾丸生精细胞都受影响,陷于"无生殖能力"状态。S期细胞DNA合成最快,对芥子气最敏感,G_2和G_1期细胞次之,G_0期细胞相对不敏感。

临床表现和诊断硫芥可以蒸汽态和液滴态染毒,造成染毒部位损伤以及通过染毒部位吸收引起全身中毒症状。

①皮肤损伤:皮肤损伤的程度按热烧伤三度四分法进行分度。Ⅰ度损伤时,生发层尚未受损害,但有红斑和水肿;浅Ⅱ度损伤,伤及真皮浅层,部分表皮生发层尚存,出现浅层水疱;深Ⅱ度损伤,达真皮深层,仅留有皮肤附件残余,出现深度水疱;Ⅲ度损伤,达皮肤全层,出现坏死和溃疡。蒸汽态皮肤染毒一般只出现红斑。液滴态芥子气皮肤损伤典型临床经过有四个阶段。

潜伏期:一般2~6h。此期主客观表现均不明显,皮肤潮湿部位可有刺痒感。

红斑期:染毒局部出现界限明显的红斑,灼热发痒,伴轻度水肿,对触压敏感。损伤轻时不出现水疱,红斑消退脱屑自愈。

水疱期:染毒后12~24h,常先在红斑区出现分散的细小水疱。疱液先为淡黄色清亮透明,易抽吸引流,后变混浊并呈胶冻状。水疱互相融合后形成环状水疱。大剂量染毒可形成凝固性坏死,无水疱形成。

溃疡期:小水疱可自行吸收。浅层大疱张力大,易破溃,露出粉红色糜烂面,一般无感染,7~10d即可愈合;深层水疱多在几天后破裂,再现深达真皮的溃疡,并可覆盖一层乳白色坏死膜3~4周后始愈合。

愈合期:愈合快慢可因中毒程度、损伤部位及有无感染而异。皮肤创面在愈合过程中有痒感,愈合后有色素沉着,深度创面有瘢痕形成。当再次接触硫芥,原损伤部位可出现红斑,甚至可出现水疱和溃疡。

②全身吸收中毒:大面积皮肤染毒未及时消毒时,较长时间暴露在高浓度硫芥蒸汽中未得到及时防护时,误食重度污染的水和食物,可引起严重的吸收中毒。其临床特点是多系统多器官的严重损伤。

神经系统:早期出现恶心、呕吐,随后有头痛、头晕、烦躁不安,继则情绪低落、抑郁寡言、神情淡漠、反应迟钝、无力和嗜睡等。严重中毒伤员有阵发性惊厥、谵妄和神志不清,以后出现全身肌肉松弛、麻痹,以至死亡。

造血系统:造血系统对硫芥很敏感。白细胞数量在中毒后1~2d内升高,以后可骤然下降至几百甚至到零。血小板、红细胞也可因造血障碍而降低,但下降速度不如白细胞明显。严重者晚期可有贫血。

消化系统:早期即可有恶心、呕吐、便秘等消化道症状。严重者有稀便、腹泻并可带血或呈柏油样便。有时可见严重脱水、电解质紊乱。

心血管系统:早期有心跳加快、心音亢进、血压升高及期外收缩等。严重者心率变慢、心律不齐、血压下降乃至严重循环衰竭。

其他表现:可有急性中毒性肾炎的症状。糖代谢障碍时出现血糖升高和糖尿。蛋白质及脂肪分解增加,尿中氮、氨、肌酸、肌酐及磷总排泄量增加。血液乳酸、酮体含量增高,可发生酸中毒。严重者急性期后出现严重消瘦、虚弱,呈"芥子气恶病质"状态。

2. *路易氏剂中毒* 路易氏剂属卤代脂肪族砷化合物,它除直接引起皮肤、眼、呼吸道和消化道等损伤外,还可通过多种途径吸收引起全身中毒。

(1)临床表现　在许多方面与芥子气类似,其特点是:①刺激作用强烈,潜伏期短或无;②血管损伤明显,易发生出血和肺水肿;③全身吸收中毒比芥子气严重;④病程发展迅速猛烈。

(2)临床特点　路易氏剂具有细胞毒、血管毒和神经毒三方面的作用。

①皮肤损伤特点:路易氏剂蒸汽态皮肤损伤比硫芥气轻。液滴态毒剂接触皮肤后,很快引起烧灼痛或刺痛。可出现红斑和水疱。红斑呈鲜红色,周围水肿明显,界限不清,常伴有出血点。水疱常在12h形成,疱液多呈血性混浊,并含有微量砷,经治疗愈合快,无色素沉着液滴态路易氏剂和硫芥气皮肤染毒临床特点比较见表5-8-3。

②全身吸收中毒:轻度主要表现无力、失眠、头痛、食欲不振、恶心呕吐等。重度中毒时,症状发展迅猛,中枢神经系统先兴奋后抑制,数小时后可发生肺水肿和循环衰竭。死亡发生在中毒后几小时或数天内。后期可出现肝、肾功能障碍。

表5-8-3　液滴态路易氏剂和硫芥气皮肤染毒临床特点比较

	路易氏剂中毒	芥子气中毒
接触	烧灼,刺痛	无不适感觉
完全吸收	5min	15~20min
潜伏期	短(15~20min)或无	2~12h
红斑	色鲜红,边界不清,疼痛,周围有出血点,水肿严重	色暗红,边界清楚瘙痒难忍,周围有肿块,轻
水疱	2~3h后形成水疱,疱液呈血性混浊,边界不清	12~24h先出现小水疱,呈串珠状,后融合成大水疱,疱液透明或淡黄色,边界清楚
溃疡	一般较深,呈鲜红色,基底部有出血点	很少深及皮下组织,呈白色,底部常有黄色液,结痂底部常见脓性分泌物
愈合	较快(3~4周)	较慢(1~4月)

(二)康复疗养指征与疗养地选择

(1)康复疗养指征　各种毒剂中毒后,经过治疗,进入康复阶段。可能还有肺纤维化、精神、心理以及血常规异常等问题,都适合疗养康复。

(2)疗养地选择　可选择海拔2000m以下的山地、风景、海滨,湖泊、气候疗养和矿泉疗养地。

(三)康复疗养方法

1.一般疗法

(1)二级疗养护理,如出现病情变化,应及时更改护理等级。疗养环境宜安静、生活起居规律有序。

(2)给予低脂肪、优质蛋白质、富含维生素饮食。

2.自然疗养因子疗法

(1)可选用空气浴、森林浴、小剂量日光浴。

(2)可选用淡泉、硫酸盐泉、碘泉、溴泉(平温)。

3.物理治疗　可使用红外线、紫外线治疗等不同物理因子治疗方法对症治疗。

4.运动疗法　可通过运动的方式改善肺功能,从持续时间,频率,上肢、下肢锻炼,肌力、耐力训练,呼吸肌力训练方面制定康复运动计划。可选择慢跑、太极拳等运动疗法,促进组织修复和机体功能康复。

5.中医疗法　中医辨证施治主要针对肺纤维化和血液指标不正常的疗养员。如中药输液、穴位贴膏、中药雾化、耳穴、针灸、中成药、足部药浴、气功康复等特色疗法。中成药如养阴益肺通络丸、仙芪扶阳固本丸等对肺纤维化均有良好的疗效。

6.并发症康复

(1)烧伤康复　同前文。

(2)肺纤维化康复。

①氧气疗法:通过给患者吸氧,使血氧下降得到改善,属吸入治疗范畴。此疗法可提高动脉氧分压,

改善因血氧下降造成的组织缺氧,使脑、心、肾等重要脏器功能得以维持。也可减轻缺氧时心率、呼吸加快所增加的心、肺工作负担。对呼吸系统疾病因动脉血氧分压下降引起的缺氧疗效较好,对循环功能不良或贫血者只能部分改善缺氧状况。

②气溶胶吸入疗法:所谓气溶胶是指悬浮于空气中微小的固体或液体微粒。使用雾化吸入,雾化装置先将药物(溶液或粉末)分散成微小的雾滴或微粒,使其悬浮于气体中,并进入呼吸道及肺内,达到洁净气道。

7. 药物疗法　常规口服维生素 C,每次 0.2g,3 次/d。

(四)疗效评定

1. 治愈　临床症状消失或明显减轻,肺部阳性体征消失,X 线胸部摄片、肺功能指标和血液指标恢复正常。

2. 好转　临床症状减轻,X 线胸片、肺功能指标异常征象较疗养前好转。

3. 无效　临床症状和 X 线胸部摄片、肺功能指标无变化。

三、全身中毒性毒剂中毒的康复疗养

(一)临床表现和诊断

全身中毒性毒剂亦称氰类毒剂,有氢氰酸(HCN)和氯化氰(ClCN)。氢氰酸为易挥发、有苦杏仁味的无色液体,氯化氰为强刺激性无色气体。二者均以蒸汽态施放,主要经呼吸道吸入中毒。暴露于高浓度蒸汽中,可很快引起全身中毒死亡。另可通过皮肤、眼接触中毒。极个别出现误吸中毒。

1. 临床表现

(1)轻度中毒　能嗅到苦杏仁味,口内有金属味,鼻部热感,头痛、眩晕、恶心、胸闷和无力。佩戴防毒面具或离开染毒区后,症状可很快减轻或消失。

(2)中度中毒　除上述症状外,有口腔发麻、流涎,耳鸣、呕吐、呼吸短促,心前区压迫感、心区痛;有的出现肌无力,语言障碍和兴奋不安,面部皮肤呈粉红色。离开染毒区后数十分钟大部症状可消失。头痛、无力、步态不稳、心区痛可持续 1 ~ 3d。

(3)重度中毒　病情发展快,可分 4 期。

①早期:可嗅到苦杏仁味,口内有金属味,舌、咽喉发麻,流泪,流涎,上呼吸道烧灼感,胸骨后疼痛,轻咳,呼吸加快,头痛,眩晕,耳鸣,恶心,呕吐,全身无力,不安。此期多不超过 10min。

②呼吸困难期:呼吸困难、胸部压迫感、心前区疼痛、心率变慢,恶心呕吐,意识紊乱、皮肤、黏膜呈鲜红色。

③惊厥期:强直性、阵发性惊厥,甚至角弓反张,瞳孔散大,眼球突出,意识丧失,严重者呼吸困难或呼吸暂停。

④麻痹期:全身肌肉松弛,反射消失,大小便失禁,呼吸和脉搏微弱,血压下降,发绀,呼吸先停,而后心搏停止。

吸入高浓度氰化物可发生"闪电型中毒",伤员可突然跌倒,强烈惊厥,呼吸极度困难,意识丧失,可在数分钟内死亡。

氯化氰中毒的特点是口内有苦辣感,眼、上呼吸道有强烈刺激反应:疼痛、流泪、畏光和咳嗽。全身症状与氢氰酸中毒相似,数小时后可发生肺炎。高浓度中毒可迅速死亡。

2. 诊断

(1)中毒史　在染毒区呼吸道无防护或防护不善,同时有大批同类伤员发生。

(2)症状特点　发病迅速,病情发展有一定顺序,呼吸困难,皮肤呈鲜红色,呼气可有苦杏仁臭味。

(3)检验检查　血浆氰含量升高,尿中硫氰酸盐增加。

(4)毒剂检定　根据防化分队侦检结果确定,必要时取染毒水、食物或呕吐物进行检验。

(二)康复疗养指征及疗养地选择

1. 疗养指征　经专科治疗进入康复期后,中枢性呼吸功能低下;心脏和循环功能低下;高级神经系统 - 脑的功能下降;应激性心理障碍;自主神经 - 内分泌功能低下(自主神经无力症候群),可转入海拔 1000m 以下的疗养机构疗养。

2. 疗养地选择　可选择风景、海滨、湖滨气候疗养地和矿泉疗养地。

(三)康复疗养方法

1. 一般疗法

(1)二级疗养护理,如出现病情变化,应及时更改护理等级。疗养环境宜安静、生活起居规律有序，不去人群密集的场所。

(2)给予低脂肪、优质蛋白质、富含维生素饮食。

2. 自然疗养因子疗法　疗养初期不用全身海水浴。

(1)可选用空气浴、森林浴、小剂量日光浴紫外线全身照射(慢进)。

(2)可选用微温淡泉、硫酸盐泉、碘泉、溴泉矿泉浴;禁用氡泉浴。还可选用符合卫生标准的矿泉水。

3. 物理治疗　可使用超短波、红外线、紫外线治疗等不同物理因子治疗方法对症治疗。

4. 体育疗法　活动禁止"大"强度，以循序渐进为原则，小量活动、定量散步，同时接受空气浴。

5. 中医疗法　中医辨证施治，主要对头痛、胸闷、心悸及睡眠障碍患者进行对症和调理治疗。

6. 心理治疗　全身中毒性毒剂中毒死亡率高，幸存者症状持续时间长，疗效不佳，心理应激性反应严重而持久，甚至出现延迟性心因性反应，患者反复出现痛苦经历和恐怖场景，严重失眠。疗养机构应保持环境安静，房间舒适，进行多种转移患者注意力的文娱活动，避免刺激患者。严重者进行心理评分，针对性进行心理治疗和疏导，给予抗抑郁和焦虑治疗。

7. 合并症康复

(1)预防意外损伤。此类毒剂中毒的患者常有明显躁动、谵妄、不自主活动，甚至抽搐，须加用床挡，防止坠床。床头放置软枕，以防头部撞伤。用约束带固定患者四肢，防止皮肤抓伤及自行拔除治疗中的管道。用牙垫垫于牙齿咬合面，以防舌咬伤。如有活动假牙应予取出，以防误入气管。

(2)出现四肢麻木、步态不稳、视力障碍、共济失调、癔症样或其他严重精神异常的患者。恢复期可进行恢复平衡、协调能力的训练，如平衡板、平衡垫、平衡仪训练。如在抗重力的位置上，让伤病员体验有目的地抗重力运动等。

8. 药物疗法　常规口服维生素 C，每次 0.2g，3 次/d。其他包括复合维生素 B、神经营养药物及心肌营养药物。

(四)疗效评定

1. 治愈　症状消失，脑心肺功能检测、心电图、心肌酶、血常规、血液生化、免疫学指标及血气正常，体重增加，心理指标正常。

2. 好转　症状基本消失，脑心肺功能检测、心电图、心肌酶、血常规、血液生化、免疫学指标及血气达正常低限，生活能够自理，心理指标基本正常。

四、窒息性毒剂中毒的康复疗养

(一)临床表现和诊断

窒息性毒剂(Asphyxiants)又称肺刺激剂，是一类损伤呼吸道，引起中毒性肺水肿，导致机体急性缺氧、窒息的致死性毒剂。主要代表有氯气(Chlorine)、氯化苦(Chloropicrin)、光气(Phospene)和双光气(Diphosgene)。这类化合物除作为化学战剂被外军装备外，还是广泛使用的化工原料。平时可因防护不当或意外泄漏而发生中毒。

战斗使用时，光气主要呈蒸汽态、双光气为雾态，通过呼吸道吸入使人员中毒，LCt_{50} 为 3200mg · min/m^3，光气吸入中毒后主要病变是中毒性肺水肿。

根据中毒程度，临床上可分轻度、中度、重度及闪电型四型。轻度中毒，症状很轻，分期不明显，仅表现为消化不良和支气管炎症状，1 周内即可恢复。闪电型中毒极为少见，多发生在吸入毒浓度极高时，在中毒后几分钟内，可因反射性呼吸、心搏停止而死亡。中、重度中毒病情发展迅速而严重，典型的临床表现可分为四期：

1. 刺激期　吸入光气或双光气后，立即出现眼和呼吸道刺激症状，如眼痛、流泪、咳嗽、胸闷气憋、呼吸频率改变、嗅觉异常或久存光气味，咽喉部及胸骨后疼痛等;自主神经和中枢神经系统症状有头痛、头晕、乏力、不安或少言、淡漠、恶心、呕吐、上腹疼痛等。在光气吸入剂量相等的情况下，高浓度短时间中毒，刺激症状重;低浓度长时间中毒刺激症状较轻。但吸入剂量较大时，呼吸道的刺激症状明显，持续时间也较长。

2. 潜伏期　刺激症状消失或减轻，自觉症状好转，但病理过程仍在发展，逐渐形成肺水肿。潜伏期一般为 2～13h。重度中毒 2～4h，中度中毒为 8～12h，有时长至 24h。

3. 肺水肿期　从潜伏期到肺水肿期可突然发生

或缓慢发生。此期一般为 1～3d。

肺水肿的早期症状：全身疲倦、头痛、胸闷、呼吸浅快、脉搏加快、咳嗽、烦躁不安等。听诊呼吸音减弱，肺底部有细湿啰音或捻发音。胸部影像学检查有肺水肿征象。继之，全身状况恶化，很快出现肺泡性肺水肿。典型的症状和体征为气喘、呼吸困难、频繁咳嗽、咳出大量粉红色泡沫痰液、脉快、恶心、呕吐及上腹部疼痛等。叩诊胸部可听到鼓音及浊音，肺下界降低，心浊音界消失；听诊时全肺布满干和(或)湿啰音。血液检查表现为血液浓缩征象，PaO_2、SaO_2降低。肺泡性肺水肿进展很快，一般在 24h 内达到高峰。

按循环系统功能状态和临床表现，可将肺水肿病程划分为青紫型窒息期和休克(苍白)型窒息期两个阶段。在青紫型窒息期，血氧含量下降，皮肤黏膜发绀，但循环功能尚能代偿。血压正常或稍高，脉搏快而有力。神志清楚，体温升高达 38℃～39℃。由于肺水肿使 CO_2排出障碍，血中碳酸浓度增高，导致呼吸性酸中毒；也可因过度换气使 CO_2排出过多，造成呼吸性碱中毒。休克(苍白)型缺氧阶段，病情继续恶化，呼吸极度困难，逐渐出现循环衰竭。脉细数不规则、血压下降、皮肤黏膜苍白、出冷汗，逐渐陷入昏迷。此时，血氧含量更低，氧化不全产物增加，导致代谢性酸中毒。

光气、双光气中毒的症状和体征于 24～48h 达到高峰，如不及时救治，可在 1～3d 内死亡。因此，凡吸入光气者，至少需严密观察 3～4d。

4. 恢复期　中毒较轻或经治疗后肺水肿也可于发病后 2～4d 内吸收，全身情况好转。咳嗽、气短减轻，痰量减少，体温下降，肺部啰音减少或消失。X 线检查、肺功能及血气分析结果逐渐恢复正常。一般在中毒后 5～7d 基本痊愈，2～3 周可恢复健康。但数周内仍有头晕、咽干、食欲不振、呼吸循环功能不稳定等。继发感染一般发生在中毒后的第 3～4d。体温继续升高，肺水肿吸收迟缓，可在中毒后 8～15d 因支气管肺炎而死亡。此外，还可能发生其他并发症，如胸膜炎、支气管炎，偶见肺栓塞、肺坏疽、肺脓肿以及下肢、脑、心、视网膜等处栓塞。

后遗症主要有慢性支气管炎、肺气肿、支气管扩张、晚期肺脓肿、结核病体质等。光气中毒的预后取决于吸入的剂量、病情、救治情况及其并发症。潜伏期难以判断预后。出现苍白型窒息者多预后不良。死亡时间大多在中毒后 1～2d 内，能度过 48h 以上者，一般可恢复健康而不留后遗症。死亡原因主要是肺水肿引起的严重缺氧及循环衰竭。晚期多死于支气管肺炎。

(二)康复疗养指征及疗养地选择

1. 康复疗养指征

(1)上述毒剂的伤病因素多种多样，伤病的病情稳定后，精神异常、心理障碍、免疫力下降、内分泌失调、失眠多梦、疲乏多汗、消化不良等症状发生率较高。

(2)中毒后恢复期，病情稳定，因损伤导致长期咳嗽。

(3)中毒后较长时间，肺功能受损，各种程度活动后气促及呼吸困难。

2. 疗养地选择　因窒息性毒剂主要损伤部位为肺，出现化学损伤性肺水肿，在高原环境下易加重缺氧病情，在中毒缺氧条件下还可以诱发高原肺水肿，故疗养地应选择低海拔(海拔 1000m 以下)地区疗养地。又因为气温低、空气污染重可以刺激咳嗽和呼吸道感染，故同时应选择气候比较温暖的疗养机构。湖滨风景疗养地、低山区疗养地均可。

(三)康复疗养方法

根据不同作业岗位和个体情况选择有重点的综合康复疗养方案。

1. 一般疗法

(1)二级疗养护理，如出现病情变化，应及时更改护理等级。保持生活规律，按时作息，避免疲劳。

(2)制定食谱，在膳食中适当增加富含蛋白质和维生素的食物，补充具有解毒作用的食物和营养素，如海带、海藻等。通过膳食计算，平均每人每天摄入蛋白质为 80～85g，其中来源于鱼、蛋、奶、瘦肉等的优质蛋白约占 1/3，钙为 800～900mg/d，维生素 C＞1g/d，维生素 A 为每天 800～900 视黄醇当量，维生素 B_2，为 5～2.0mg/d。

2. 自然疗养因子疗法

(1)海水浴、风浴、沙浴、日光浴、森林浴、治疗泥等。

(2)淡泉、硫酸盐泉、碘泉、溴泉等。

3. *物理疗法* 光疗、蜡疗、磁疗、足疗、大肠水疗、电疗、针灸、按摩等。

4. *体育疗法* 增强肺活量和肺的通气功能。进行空气湿化，严重者使用气道超声雾化吸入，减少干燥冷空气对气道的刺激。对顽固性咳嗽、气道高反应性咳嗽予以止咳、气道解痉，加用激素治疗，效果差时应进行肺功能、纤维支气管镜检查，查找顽固性咳嗽的原因，根据病因进行针对性治疗。

5. *心理疗法* 有针对性地进行心理咨询与心理疏导，必要时采用生物反馈疗法、漂浮疗法、森田疗法等进行干预。重点在于做好心理疏导工作。恐惧是窒息性毒剂中毒伤病员最常出现的心理问题。在恐惧情绪出现时，一方面在内心感受自己的情绪，一方面在医生的帮助下进行眼动脱敏治疗，把伤病员的注意力集中于分成等级的痛苦情绪和引起痛苦情绪的信息上，同时也让伤病员注意力集中于外界的眼动刺激。当这种针对内心和外界的双重注意同时发生时，伤病员就会把这种双重注意联系起来，并产生频繁的、短期的、新的注意联系，从而减轻或消除伤病员的内心痛苦。通过克服不良信念，让伤病员重新建构新的认知，在医生引导下释放负性情绪的能量，克服焦虑，提高心理水平层次，让自己的状态更加稳定、和谐和安宁。

6. *中医疗法* 中医对疲劳、虚寒各证有独特的疗法。按辨证分型给予不同的药物治疗，如六味地黄丸对腰酸、乏力等肾虚症状有明显的干预作用，蜂王浆、人参、阿胶、灵芝、黄芪、枸杞等有培补脾肾、增强免疫功能的作用。

7. *氧疗与对症治疗* 胸闷、呼吸不畅、活动后气促患者予以低流量吸氧。长期氧疗，每天吸氧10～15小时，使经皮测血氧饱和度维持在90%以上或动脉血氧分压大于等于55mmHg。氧疗的指征，满足下列条件之一即可氧疗：

（1）在平原血氧饱和度小于88%或动脉血氧分压小于等于55mmHg。

（2）在平原血氧饱和度小于89%或动脉血氧分压55～60mmHg，合并肺动脉高压或红细胞增多者。

（3）对吸氧效果差、氧饱和度极低患者可以使用高压氧治疗。

进行腹式呼吸锻炼，增加肺活量，增强肺的通气功能。进行空气湿化，严重者行气道超声雾化吸入，减少干燥冷空气对气道的刺激。对顽固性咳嗽、气道高反应性咳嗽予以止咳、气道解痉，加用激素治疗，效果差时进行肺功能、纤维支气管镜检查，查找顽固性咳嗽的原因，根据病因进行针对性治疗。

（四）疗效评定

1. *治愈* 自觉症状消失，损伤愈合，实验指标恢复正常。

2. *好转* 自觉症状基本消失，体征减轻，实验指标大致正常。

（黄振俊　徐　莉　黄学文）

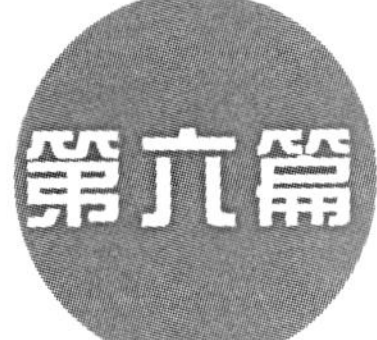

高原人员特勤疗养

特勤疗养是针对的特殊的群体、特殊类型的疗养。随着现代“全维卫勤”理论强调“强健促进、伤病预防”的理念，各疗养机构积极开展全维保障法的实践和研究，提出了“特勤疗养全维保障模式”，不仅要高度重视维护疗养对象的身心健康，还要积极提高疗养对象的军事作业能力。

高原人员特勤疗养是我军为维护高原官兵健康，对高原官兵全维疗养保障的重要举措，是提高高原人员高原适应能力和高原军事作业能力的新型保障模式。本篇针对2014、2015年对海拔4000m以上高原人员开展特勤疗养研究的结果，证实海拔4000m以上高原官兵定期进行特勤疗养，有利于脱习服及调整生理、心理的不平衡状态，达到预防高原疾病发生或抑制病理过程发展；有利于早期发现和及时治疗高原疾病，维护高海拔地区部队官兵健康；有利于消除高原环境对机体的影响，达到提高高原军事作业能力的目的。

随着对高原特勤疗养的不断深入研究，保障范围和措施将会不断改进，将不断提升高原特勤疗养保障水平。

第一章 >>>

高原人员特勤疗养概述

近年来，为维护高原官兵健康，对海拔4000m以上高原人员开展特勤疗养研究，疗养期30天，并安排体检、健康鉴定及体能、生理、心理适应性训练；改善脱习服症状，调节生物节律调节，提高高原适应能力，同时加强高原医学知识的普及，达到恢复和提高高原军事作业能力的目的。

第一节　高原人员特勤疗养的产生与发展

一、特勤疗养概述

特勤疗养是以执行特殊勤务或从事特殊职业等特定人员为主要对象，在自然疗养因子丰富的疗养地给予综合的疗养保障措施，以维护良好的健康状况和作业能力为主要目的，以健康鉴定和生理、心理、体能训练为主要环节，以集中安排、严密组织为实施特点的特殊类型的疗养。

特勤疗养按主要保障对象分类为：①飞行人员疗养，包括：空军、海军、陆军飞行人员疗养和其他空中战勤人员疗养；②航天员疗养；③海勤人员疗养，包括潜艇人员、潜水员、水面舰艇人员疗养；④涉核涉推人员疗养，包括：核辐射、推进剂岗位人员疗养；⑤高原人员疗养，拟指对海拔4000米以上高原人员和一类以上岛屿军人疗养。

二、特勤疗养的目的与意义

特勤人员是执行特殊勤务和从事特殊职业的人员，常年在特殊环境中担负着战备和训练任务，极易受到多种复杂环境因素的不良影响。尤其随着新型作战力量在我军整体作战体系中的地位作用日益凸显，特勤人员经常面临心理、生理极限挑战，特勤疗养作为促进官兵健康、提高身心素质的重要手段，已成为提升部队战斗力的新的增长点。据统计，我军特勤人员在保健疗养期间经过体检，新检出疾病者约占受检人数的4.4%~11.8%，使疾病得以早期治疗、早期康复，减少了医疗资源的消耗；据统计，特勤疗养人员中亚健康的发生率高达65.19%，可以通过疗养措施使亚健康改善，减少了因疾病导致的出勤率降低现象，这些都充分显示了特勤疗养有良好的社会、经济和军事效益。

特勤疗养的目的：有利于消除疲劳，提高工作效率；有利于早期发现和及时治疗疾病，有利于通过有计划的锻炼和各种生理心理训练，增强体质和延长特殊军事作业年限，维护特勤人员健康，达到健康促进的目的。

三、特勤疗养的特点

特勤疗养是特殊类型的疗养：在保障对象上，只有政策和文件明确规定的人员才能纳入特勤疗养的范围；在疗养目的上，不仅要高度重视维护疗养对象的身心健康，还要积极提高疗养对象的军事作业能力；在疗养内容上，除了完成常规的疗养预防、疗养治疗、疗养康复项目之外，还必须组织完成健康体检、健康鉴定和生理、心理、体能训练等特殊项目；在组织管理上具有明确的要求，通常以部队建制为单位集体组织，按计划在具备相应条件的疗养机构进行，在疗养过程中必须严格落实空中、海上防线安全要求，执行严格的管理制度。

四、高原特勤疗养的建立与发展

现代“全维卫勤”理论强调“强健促进、伤病预防”的思想，要求卫勤保障从伤病治疗时段延伸到预防和康复阶段。近年来，军队各疗养机构积极开展全维保障法的实践和研究，提出了“特勤疗养全维保障模式”，对特勤人员常见伤病和心身疾病的疗养进行了研究。解放军青岛疗养机构曾对海拔3000m以上的部队官兵进行疗养康复研究，证实海滨疗养因子对高原官兵有很好的疗养效果，其高血压、高原性心脏病和高原红细胞增多症均得到有效缓解；原兰州军区卫生部组织临潼疗养院利用疗养地优势，对不同海拔高原官兵采用分类保障研究，逐渐探索开展了海拔4000m以上高原官兵特勤疗养保障研究，为研究制定适合我军高原官兵的特勤疗养保健方案，为建立疗养全维保障模式奠定了基础。

为促进高原官兵身体健康，巩固和恢复战斗力，充分发挥疗养资源在增进健康方面的积极作用，形成有效的高原疗养管理服务保障机制，推动高原官兵疗养工作科学化、制度化、规范化。参照《军队疗养工作规定》和《军队飞行、潜艇和潜水人员疗养工作规定》，结合西北地区环境特点，经原兰州军区联勤部卫生部批准，在原兰州军区临潼疗养院组织了海拔4000m以上高原官兵特勤疗养（以下简称高原特勤疗养）。原兰州军区卫生部和疗养机构科研研究小组多次上高原部队调研，摸清疗养需求，掌握官兵的健康状况，制定《兰州军区高原官兵疗养管理规定（试行）》，规定常驻海拔4000m以上的高原官兵每2年可以享受一次高原特勤疗养，每次疗养期为30天。

从2013年至2015年，连续3年原兰州军区临潼疗养院接待了新疆、西藏及青海海拔4000m以上高原守防官兵，开展了疗养期为30天的“高原特勤疗养与保障模式研究”，对高原特勤疗养保障模式，包括特勤疗养保障方案、措施方法、管理制度、疗养法规及特勤疗养对高原人员健康鉴定及生理、心理、体能训练影响进行了系统研究。期间多次到高原部队及高原科研机构、院所调研，得到多名军内高原专家、学者指导。初步完成了高原官兵疗养全维保障策略的分析报告，撰写《高原疗养学》《高原特勤疗养手册》《高原呼吸功能训练手册》《高原适应性训练手册》，设计《高原官兵健康体检本》，制作高原疗养相关光盘，同时将《高原呼吸功能训练手册》、光盘、呼吸训练器送到新疆、西藏高原官兵中进行了试用，并与边防部队鉴订了帮建协议，取得了很好的效果。

在未来的高技术-信息化战争中，高海拔高原人员在艰苦的缺氧环境，处于持续性高度紧张状态，对身心健康造成极大的损害。对此，疗养期间体检、健康签定、生理、心理及体能高原适应训练等疗养保障措施，对高海拔高原人员身体健康维护发挥了重要的作用。高原特勤疗养任重而道远，需要不断研究和完善，减轻高原高海拔人员缺氧环境对机体的影响。同时加强对高原病、高原战斗应激不良反应、战时心理障碍、睡眠障碍、战斗疲劳综合征、战争精神病等预防、治疗和康复研究。

（史润泽　徐　莉）

第二节　高原人员特勤疗养的作用与地位

我国是世界上高原面积最大、居住人口最多的国家，高原地区自然环境恶劣、生活环境简陋，严重影响高原人员的身体健康和生活质量，加大了工作在一线的高原官兵守防任务难度，高原特殊自然环境所造成的不良影响始终是驻地官兵战斗力生成的重要威胁因素，这就要求部队医疗卫生机构要不断加强高原官兵的健康维护研究。疗养机构作为高原部队健康的加油站，重要任务之一就是担负特勤人员的疗养保障任务，为提高其健康水平服务。

一、高原官兵疗养现状分析

1. 海拔4000m以上高原官兵身体健康现状　海拔4000m以上高原，以低压、低氧、高辐射、寒冷、昼夜温差大、干燥等自然环境条件为主，加之人烟稀少、交通不便、生活艰苦等因素，使得高原官兵的生理、心理及社会适应等健康方面受到一定的影响。一是急、慢性高原病和训练伤发生率高。经调查发现，急进海拔4000m以上地区急性高原反应的发病率为60%～90%；在海拔4300m～5380m长期驻军中，易患慢性高原病，其中高原红细胞增多症的发病率为50%，高原心脏病的发病率为1.4%～22.3%，慢性高原病发生率高达37.0%～62.9%，是常驻高原部队中发病率最高的疾病，也是给高原官兵健康和部队战斗力影响最大的因素。二是易出现各种心理问题。由于高原地区缺氧、高寒交通不便等因素影响，对高原官兵在心理上造成了不同程度的影响，主要表现为孤独、自闭、焦虑、恐惧、抑郁、失眠、注意力不集中、记忆力下降、反应迟钝、情感淡漠等亚健康状态。三是社会适应度受到一定影响。高原官兵由于环境和工作任务的特殊性、危险性等原因,在生理和心理上社会适应能力问题也将受到广泛关注,这也是影响部队战斗力强弱的直接因素。

2. 高原官兵的疗养需求　上述结果表明,高原地区驻地官兵长期生活在低压低氧环境中,并在特殊的岗位从事特种职业,易出现一些生理、心理及社会适应能力方面的问题,因此对疗养的需求较普通官兵程度更高。高原地区参加疗养人员既有普通疗养员的共性需求,又有特殊需求。以往的调查统计,海拔4000m以上高原官兵的疗养需求大,90%的被调查者认为执行高原保障任务的官兵1~2年希望参加一次疗养;50.6%的人员认为疗养期以1个月为宜;45.3%的人员认为海拔3000m以上官兵下山就希望安排疗养;疗养期间希望进行身体检查、心理调节、脱习服等。此外,随着高原地区官兵自我保健意识的增强,对职业自身防护、自我保健知识的需求也随之提高。

3. 高原官兵现行疗养保障特点　目前,对于高原官兵疗养逐年加大力度,尤其不断完善分类保障措施,由原来的高原保健疗养向高原疾病康复疗养扩展,为了提高高原特殊环境作业能力,逐渐对海拔4000m以上高原官兵建立特勤疗养制度。海拔4000m以上高原官兵特勤疗养工作较普通保健、康复疗养有其特殊的要求和特点,尤其是高原官兵疗养保障过程中所呈现的新情况和新特点。一是疗养人员类别不同。海拔4000m以上高原官兵在高原地区驻地生活环境条件恶劣,严重危害高原官兵的身心健康。二是疗养方法不同。由单一、普通的疗养方法向综合、特殊的特勤疗养转变。疗养内容除了健康体检、疾病矫治、心理咨询外等,增加了适应性生理、心理体能训练,尤其是耐缺氧生理训练。在进行生理训练时,通过模拟高海拔地区缺氧低压环境,可提高机体对此特殊环境的耐受力,从而进一步提高战斗力。三是疗养效果不同。高原官兵返回平原后的首要任务是尽快解除高原脱习服症状,通过实施有针对性的疗养措施,高原脱习服症状改善明显。

二、高原特勤疗养研究应用与展望

1. 特勤疗养基本任务的扩展　现代军事医学的发展促使人们重新认识军人作业能力的内涵,现代卫勤任务谱已由传统卫勤注重卫生防疫、防护、医疗后送及其保障军人健康维护向军人健康与能力全维保护演化,也必将推动特勤疗养基本任务的扩展。特勤疗养基本任务应当从注重特勤疗养人员疗养生活、健康体检、疾病治疗与功能恢复、体能和生理训练向注重特殊军事作业能力提高、战斗应激心理训练、保护大脑功能和增进脑健康等方面不断扩展。特勤人员是军队战斗力的重要组成部分,安排疗养是卫生部门采取的做好特勤卫勤保障的重要方法之一,对于巩固和提高部队战斗力具有十分重要的意义。由于海拔4000m以上高原官兵地处高原偏远地区,自然环境条件恶劣,严重影响高原官兵健康、生活质量和部队战斗力。虽然现代军队的武器装备不断更新,部队素质不断提高,但海拔4000m以上高原特殊的自然环境对部队官兵和军事行动所产生的巨大影响将始终存在,尤其对我军驻高海拔地区官兵机体内各器官及系统产生一系列的病理生理、心理改变,并直接影响部队的战斗力生成。因此,将海拔4000m以上高原官兵疗养纳入特勤疗养范畴,提高他们的身心健康一直是军队卫生勤务部门关注的重点,尤其体现在疗养保障中,这也将成为今后疗养保障中出现的新的趋势。

2. 高原特勤疗养研究开展的现状　军队疗养机构作为提高部队战斗力的重要健康保健基地,研究探索适合高原环境条件下官兵强健策略,建立官兵机体功能康复的全维保障模式,为提高高原部队战斗力服务已成为重要方向。目前,疗养机构已开展高原特勤疗养的研究,2014年临潼疗养院对海拔4000m以上高原官兵特勤疗养展开了系统研究,采用疗养地自然疗养因子综合保障措施,试行了生理、心理及体能训练和效果评估,并取得了良好的效果。尤其对刚从海拔4000m以上高原下山的守防官兵进行为期1个月的高原特勤疗养,对其脱习服效果评价进行了研究,发现高原特勤疗养在改善嗜睡、失眠、多梦、胸闷等主观症状方面取得了较好的效果。但高原特勤疗养后健康鉴定及效果评估研究标准还需进一步论证。一是缺乏标准化、系统性的高原特勤疗养员健康鉴定实施准则。二是有待于研究建立高原特勤疗养效果评估体系,准确的疗养效果评估能够充分了解疗养员当前健康状况,指出今后注意事项,使得疗养保健工作有依可循,从而有利于总结经验,提高疗养效果。

3. 高原官兵特勤疗养展望　特勤疗养作为我军战斗力保持与提升的重要手段，正在发生新的变化，迎接新的挑战，要实现和发挥疗养效能最大化，就要深入细致地开展科学研究。首先提高高原特勤疗养水平，就要对疗养时各环节工作进行系统全面梳理和规范，制定出各项操作规程。第二，树立"以人为本"的服务理念。针对高原官兵长期驻守在高海拔、少人烟地区，与家人聚少离多，生活条件设施差，这就要求疗养服务过程中特别注重人文关怀，让其感受到家的温暖。第三，实现高原特勤疗养常态化。建立健全高原特勤疗养的相关疗养保障制度，加强培养高原特勤疗养专业知识的人才队伍建设，配发高原特勤疗养训练器材，提高高原特勤疗养的管理水平，以扎实、科学、有效的疗养理念开创高原特勤疗养工作新局面。

三、高原人员特勤疗养的作用

特勤疗养旨在科学地应用疗养地的优势，采用自然疗养因子、物理因子、心理干预疗养措施，配合营养、运动、景观、健康教育等综合疗养措施，进行心脑肾功能检测，生理、心理、体能评估，进而准确、全面、客观、科学、系统地进行疗养。

1. 消除高原因素的不良影响　高原人员面临长期高强度军事作业及作业环境因素的不良影响，定期疗养可以使特勤疗养人员脱离作业环境中不良因素的影响，进入有益健康的疗养环境，并通过针对性的疗养治疗和疗养康复措施，减轻或消除不良因素造成的损害。

2. 恢复、维护和提高军事作业能力　高原人员由于作业环境、饮食营养、生活事件、高原居住时间以及年龄等多种因素的影响，在其职业生涯中，身体健康状况发生变化，直接影响其军事作业能力。尤其高海拔对人员健康构成进一步损害，从而影响其军事任务的完成。因此，定期的体格检查、健康签定、生理、心理、体能适应性训练，以及高原疾病矫治、营养调理、健康教育作为特勤人员疗养的重要任务，对于消除军事作业疲劳，维护特勤疗养人员身体健康，保证军事作业安全，延长执业年限，维护和提高军事作业能力具有十分重要的作用。

3. 心理训练　长期在高原环境工作，心理会受不同程度的影响。特勤疗养不仅注重高原适应性生理和体能训练内容，同时兼顾心理训练扩展，以及心理干预方法，通过在疗养期间有效地进行心理训练，防止和减轻军事应激不良反应，降低精神性卫生减员，提高特勤疗养人员军事作业效能。

4. 增强体适能　高原人员特勤疗养通过科学地组织体适能训练，使特勤疗养人员的整体性缺氧耐力、肌耐力、柔韧性、反应性、灵敏性、平衡及协调能力得到提高，保持高原作业环境的适应能力，提高预防和抗御伤病的能力。

5. 促进伤病后机体功能恢复　高原环境特殊，多数官兵尚不能达到从事高原特殊军事作业所需的体格条件。因而，通过全面的功能康复性疗养，巩固伤病治疗效果，恢复和增进生理功能和体能，最终达到从事特殊军事作业所需的体格标准，这是特勤疗养的基本任务中极具军事效益的内容。

6. 亚健康状态调节　高原特勤人员由于环境及执行高原军事任务的特点，易引起亚健康状态。开展亚健康状态评估，利用具有显著效果的自然疗养因子以及其他医学综合措施，制定科学的亚健康状态疗养预防和疗养治疗方案，对增进特勤疗养人员的健康水平，提高部队战斗力具有重要的意义。

前期研究发现海拔4000m以上高原官兵定期(2～3年)进行一次特勤疗养，有利于调整其生理、心理的不平衡状态，达到预防疾病发生或抑制病理过程发展的目的。有利于消除官兵疲劳，达到提高工作效率的目的；有利于早期发现和及时治疗疾病，维护部队健康。

（徐　莉　张裕刚　张　珺）

第三节　高原人员特勤疗养的原则及选择

为促进高原官兵身体健康，巩固和恢复战斗力，充分发挥疗养资源在增进健康方面的积极作用，形成有效的疗养管理服务保障机制，推动高原官兵疗养工作科学化、制度化、规范化，参照《军队疗养工作规定》《军队飞行、潜艇和潜水人员疗养工作规定》和《原兰州军区高原人员疗养规定(试行)》，拟定以下高原特勤疗养原则和选择方法。

一、高原特勤疗养原则

高原人员安排特勤疗养，每1～2年安排一次。高原官兵因伤病或手术后不需特殊治疗、生活能够自理，需要康复疗养的，经收治医院提出建议并出具病情摘要，符合康复疗养条件的，经所属卫生部门批准，享受高原康复疗养，疗养期为30d。需延长疗养时间的，由疗养机构根据疗养员病情确定，时间最长不超过60d。当年享受康复疗养的，不再享受保健和高原特勤疗养。

在高原环境中，机体功能发生的一系列改变，按其性质可分为两类：一类是代偿适应性改变，给予高原特勤保健疗养，对初进高原者习服低氧环境有益。另一类是失代偿性改变，给予高原特勤康复疗养，主要对象为长期进驻高海拔地区的人员。

高原特勤疗养分类保障工作遵循统一领导、分级实施、防治结合、科学规范、安全有效的原则，全面维护高原官兵身心健康，促进身体强健，对保健工作满意率在95%以上。

二、高原特勤疗养的选择

高原返回地面最常见的是脱习服，如果在高原时间较长，会出现高原脱适应症，均适于特勤疗养。可以选择海拔2000m以下的山地、森林、矿泉、海滨疗养地。

三、高原特勤疗养的禁忌证

1. *呼吸系统疾病* 支气管哮喘反复发作，病情难以控制；肺结核活动期。

2. *循环系统疾病* 急、慢性心力衰竭，急性高原病、心功能Ⅲ级；较严重的心律失常，包括药物控制无效的频发多源性室性早搏、心动过速、心房颤动、心房扑动、Ⅱ度以上房室传导阻滞和病态窦房结综合征；原发性高血压病伴心、脑、肾较严重的并发症；不稳定型心绞痛；急性心肌梗死发病在半年以内，病情不稳定，或陈旧性心肌梗死有较重并发症；肺源性心脏病代偿功能不全。

3. *消化系统疾病* 消化性溃疡并反复发生上消化道出血；急性肝炎、慢性肝炎活动期；肝硬化失代偿期或伴食管静脉曲张有出血倾向。

4. *脑血管疾病* 脑出血、脑梗死、高原脑水肿后有较重后遗症，病情不稳定。

5. *内分泌系统疾病* 重型糖尿病伴严重并发症，或胰岛素依赖型糖尿病伴酮症酸中毒及感染。

6. *泌尿系统疾病* 肾功能衰竭；前列腺增生、排尿有明显困难，影响肾功能。

7. *其他* 艾滋病、梅毒及其他传染病。

四、高原特勤疗养禁忌情况的处理

1. 疗养机构应当对有以上禁忌证的高原特勤疗养人员，通知其所在单位及上报机关，根据情况转为康复疗养。

2. 如果病情严重，疗养机构根据其高原病严重程度，协调转医院治疗，待病情稳定后可转回疗养机构继续进行特勤疗养。

（徐　莉　张昆龙）

第二章 >>>

高原人员特勤疗养的组织与实施

高原人员特勤疗养是指高海拔地区高原官兵采取综合疗养训练措施，调节因缺氧环境引起机体的生理、心理的不平衡状态，提高体适能、预防疾病，达到早期发现和及时治疗疾病，起到维护官兵健康，提高军事作业效率的目的。

第一节 高原人员特勤疗养的计划与组织

一、计划制定与下达

高原特勤疗养计划，每年制定一次。由高原官兵所在团以上单位卫生部门提出需求申请，按隶属关系逐级上报战区(后)勤部卫生处(办)审核汇总，于每年10月30日前报战区后勤部卫生处审核后，战区于12月20日前将年度疗养计划下达至相关军以上单位卫生部门和疗养机构(区)。

1. 疗养计划的拟制。战区卫生部门根据后勤保障部卫生局下达的疗养床位指标，编制本系统年度高原疗养计划，并报后勤保障部卫生局审批。

2. 后勤保障部卫生局将年度疗养计划下达至战区后勤部卫生处、联保中心及相关疗养机构。

3. 年度疗养计划一经批准下达，任何单位和个人不得擅自变更。因战备、训练确需变更和调整疗养计划的，由高原官兵所在团以上单位卫生部门于疗养期前15个工作日，将变更申请逐级上报至战区后勤部卫生处进行调整和安排。并将疗养计划调整情况及时报后勤保障部卫生局，抄送战区后勤部卫生处。

4. 疗养机构需按照战区、联保中心下达的计划，周密制定疗养活动安排，疗养可按需求组织实施。

二、疗养组织和实施

1. 军级以上单位后勤机关卫生部门在高原疗养人员疗养入院前15天，应当向高原人员所在单位核实疗养人数，签发《集体疗养证》，并通知有关疗养机构。

2. 高原特勤疗养人员应当按照疗养计划规定的时间、地点和人数，以集体入院，指定专人带队，携《集体疗养证》和组织、供给关系介绍信，集体入院和出院。

3. 高原官兵(团以下)在疗养期间可以带随员2名，随员限配偶或者子女。疗养员所在单位应当做好入院前的教育，明确疗养目的和意义，确保其安心疗养。

4. 带队领导负责疗养员的行政管理，协调处理疗养员疗养期间的有关问题；政工干部主要负责政治学习，督促其执行军队保密规定和疗养制度，收集反映对疗养工作的意见和建议。

5. 高原军医负责整理高原前后近三年健康资料，向疗养机构有关人员介绍身体情况，填写《高原健康体检登记表》，协助疗养机构做好健康体检、体能训练、卫生监督、制定疾病矫治计划、组织实施高原生理心理适应训练，参加查房、疑难病症诊治和健康鉴定结论讨论，收集反映高原人员对医疗工作的意见和建议。

6. 疗养员不得以休假、探亲代替疗养，不得擅自自行推迟入院、提前出院。因特殊情况需集体推迟入院或者提前出院的，必须经战区卫生处和主管卫生部门批准，个人因特殊情况需推迟入院或者提前出院的，必须经军级以上单位(含相当等级单位)司令部批准。推迟入院或者提前出院情况，由战区卫生处和主管卫生部门通知有关疗养机构执行。

7. 疗养员和符合规定的随员，疗养期间住宿，接、送站以及规定范围内的景观治疗用车，医疗费用按照《军人及其家属医疗费用管理规定》执行。

8. 参加高原特勤疗养的人员，应携带个人伙食费，伙食标准按照高原部队灶别规定执行。并按照规定标准交纳基本伙食费，差额部分由疗养机构列伙食费科目领报。

9. 疗养机构需按照战区下达的计划，周密制定疗养活动安排，组织接送站，调整疗养用房，丰富疗养生活，调剂伙食，提供生活便利，突出疗养因子与特色技术优势，精心搞好各项服务保障工作。

（史润泽　徐　莉　曹保文）

第二节　高原人员特勤疗养的内容与方法

一、高原特勤疗养内容

高原特勤疗养的内容包括体格检查、健康鉴定、高压氧、疾病矫治、体能训练、高原生理心理训练、健康教育、营养卫生、文化娱乐和生活管理等内容。

1. 体格检查和健康鉴定　体格检查是全面了解高原的健康状况，做好其他各项疗养内容的依据。疗养机构应按规定成立健康鉴定委员会、体检组。高原体格检查，由疗养机构体检组实施。体检时应做到检查细致，诊断准确。在高原疗养时间满 20 天后，疗养机构组织由健康鉴定委员会成员、带队领导及随队医生参加的体检结论讨论会。依据《中国人民解放军高原体格检查标准》，对每一位参加体检的高原疗养人员做出健康鉴定。

2. 高压氧（空气加压舱）　一周内从海拔 4000m 以上高海拔地区下高原疗养人员安排高压氧治疗，每天 1 次，连续 5 次，用空气加压，稳压后根据官兵情况，通过面罩、氧帐吸氧，特殊情况可做调整。

3. 疾病矫治　高原疗养人员入院 2 小时内值班医生应完成巡诊。疗养期间对高原病应做到早发现、早确诊、早治疗。经治医生随时掌握疗养员病情，充分利用本地区、本院的诊疗技术条件和疗养因子等措施，及早制定出切实可行的矫治计划。对影响高原的疾病要重点治疗。遇有疑难病例，可组织院内或院外会诊。院内诊治有困难的，按规定后送体系医院进一步诊断治疗。

4. 体能训练　疗养期间的体能训练是高原人员下高原脱习服训练（疗养前十天左右），和拟上高原适应性训练（疗养后 10 天）为主，是高原特勤保健疗养中的一项重要措施，具有调节大脑功能、肺功能，促进血液循环、新陈代谢、消化、呼吸、记忆等功能和积极调节的意义，可达到消除高原不良因素对机体的影响和提高疗养效果的目的。高原疗养期间体能训练由体疗科组织实施，依据《中国人民解放军军事训练与考核大纲》，根据本地区季节特点和气候变化情况，结合疗养员的需求和兴趣，采取多种形式，组织开展体能训练及考核。

5. 生理心理训练　高原生理心理训练由医学训练部（高原生理训练科、心理科）组织实施，按要求海拔 4000m 以上高原人员每 2 年进行一次高原生理训练。所有疗养员均需进行心理测评、心理健康宣教和必要的心理拓展训练，加强高原环境对高原疗养人员的心理抑郁调节，开展生活方式、婚姻恋爱观及心理应激、心理减压的训练。

6. 健康教育　健康教育是所有卫生保健问题、预防方法及控制措施中最为重要的手段，是疗养机构的基本任务之一。通过系统的健康教育，可以增强高原疗养人员自我保健意识，提高自我保健能力，有效纠正不良生活习惯，从而提高疗养效果。

7. 营养卫生　疗养膳食是维持高原疗养人员正常新陈代谢和生理功能、保证体能训练、促进各种疗养因子发挥作用的物质基础。同时，合理的疗养膳食也是重要的疗养措施之一。培养良好的饮食习惯，可以增强体质、调节生理功能、提高工作效能、提高对高原训练及作业环境的适应能力。高原疗养期间膳食按照军队制定的膳食供应标准供应。高原疗养期间营养膳食由随同疗养的营养师和疗养机构营养师共同协作，按相关规定实施。

8. 文化娱乐　文化娱乐活动不但有益于身心健康、活跃疗养生活、提高疗养效果，而且对提高高原疗养人员文化素质，促进疗养机构文化建设具有重要意义。疗养机构可以充分利用本地区和自身资源开展各类文体活动、景观游览、工休同乐、观看电影等,为疗养员提供丰富的精神食粮,增强其建设和保卫祖国的意志力和自豪感。

9.生活管理　疗养期间的生活管理主要是科学地安排疗养生活和严格生活管理,使高原疗养人员感到生活上的舒适和物质上的满足,在有限的疗养期限内保证各项疗养措施的落实,并充分发挥各种疗养因子的最大效能,从而获得最佳疗养效果。主要内容如下:

(1)入院教育　由疗养科领导负责进行,目的是使高原疗养人员明确疗养的目的和意义,严格执行疗养机构各项规章制度并保证疗养安全,积极参加体能训练、高原生理心理训练、体格检查、健康鉴定,配合医务人员进行疾病矫治等各种疗养活动。

(2)合理安排疗养活动　疗养期间应科学合理安排各项活动,使疗养工作井然有序,生活规律。一般早晨为自由锻炼时间,上午为诊疗工作时间,下午为组织体能训练或参观、游览时间,晚上为文娱活动或自由活动时间。

(3)合理的作息时间　要求每天睡眠时间应保持在8~10小时;体能训练时间保证2小时;自由活动时间保证1小时以上。治疗、锻炼、休息时间安排适当合理。既要保证疗养期间接受各种疗养因子的治疗、参加文化娱乐活动,又要防止紧张疲劳。通过科学、有效的生活节奏调整,达到消除疲劳、陶冶情操、增强体质的目的。

二、实施方法

1.准备阶段工作

(1)核实疗养计划　疗养机构医训部门在高原疗养人员入院前1周,根据疗养计划安排,与疗养部队或其上级机关卫生部门核实疗养人数、入院日期、乘坐车次(航班号)、带队领导姓名与职务及联系方式等;组织召开疗养预备会,通知有关部门及科室,强调注意事项,做好各项准备工作。

(2)制定和下达疗养服务保障计划　医训部门根据核实的情况,会同各相关科室,制定疗养服务保障计划,经主管领导批准后,以书面形式通知各有关部门及科室。

(3)完成各项准备　有关部门及科室接到通知及时做好人员、床位、设施、设备、器材等各项准备工作,并于高原疗养人员入院前24小时内完成下列工作:

①政治部门重点制定好疗养期间文化娱乐活动计划,检查安全保护措施的准备情况,做好图书馆、报刊阅览室和其他文化娱乐场所及用品的准备。

②院务部门重点做好水、电、暖、通信、餐饮、被服和车辆保障准备工作,及时检查和维修疗养设施设备。

③护理部门重点检查监督疗养用品消毒供应、急救药品器材配备和疗养科室卫生清理等准备工作。

④疗养科重点做好入院与体检准备,明确床位安排,整理疗养用房的卫生,检查水、电、门窗、电视、空调等设施设备,发现故障及时报修。

⑤体检中心、医学训练部、体疗科重点做好体检、训练准备,检查维护医疗设施设备和训练器材,补充更新药品和器材。

⑥营养科重点做好饮炊人员和餐厅、厨房、餐具、厨具等卫生检查,指导制定营养食谱。

⑦接待科派遣接站车辆,安排接站人员,通知特勤灶留餐。

2.入院阶段工作

(1)接站　接待科根据通知要求,安排专人接站。集体入院由院领导前往迎接。接站人员应当做到“六清楚”(时间、地点、单位、人数、联系方式、入住科室),提前到达接站地点,并负责把疗养员送入疗养科。

(2)接诊　入住科室医务人员应当将疗养员迎入疗养房,并简单介绍体检前注意事项。疗养员入院30分钟内,接待科接诊人员到科室办理入院手续。

(3)巡诊　经治(值班)医师在疗养员入院后2小时内完成第一次巡诊,填写高原脱习服症状观察记录表,见表6-2-1,发现情况及时处置。

(4)检诊　疗养员入院后12小时内,经治(值班)医师应当完成检诊、必要的处置和首次疗程记录,建立疗案,规范书写内容。大批疗养员集体入院时,经科主任同意,首次疗程记录可延长至72小时内完成。

(5)入院情况介绍会　疗养员入院48小时内,疗养科应当召开入院情况介绍会,科室领导向全体疗养员介绍科室基本情况、疗养活动安排和各项规章制度。

(6)组织供给关系接转　疗养机构政工、院务部门应及时为疗养员办理组织、供给关系接转。

(7)工休人员见面会　疗养员入院一周内，疗养机构应当组织召开由疗养员、院领导、机关人员和医务人员参加的工休见面会，院领导介绍本院基本情况、驻地敌社情、疗养服务保障计划和有关法规制度，并了解部队疗养需求。

(8)防线和安全保卫工作　疗养员空中防线工作领导小组应当了解掌握疗养员思想状况，发现问题，及时协助疗养部队妥善解决。政治部门应当做好政审、安全教育、警戒警卫和防间保密等安全保卫工作。

表 6-2-1　高原脱习服症状观察记录表

单位：________　年龄：________岁　民族：________　出生地：________　文化程度：________

海拔高度：________m　高原居住时间：________　返回平原时间：________　高原病史：________

天	时间	疲乏	头昏	嗜睡	注意力不集中	心慌	失眠	浮肿	胸闷	昏沉	纳差	眩晕	便秘	手足麻木	腹泻	血压	SaO_2	HR	身份证号
1 天																			
2 天																			
3 天																			
5 天																			
10 天																			
15 天																			
20 天																			
25 天																			
30 天																			

3. 疗养阶段工作

(1)制定落实个体疗养计划　疗养科经治医师应当根据疗养员体格检查结果、个人爱好等，制定个体疗养计划。主要包括疾病矫治、高原生理心理训练、体能训练、健康教育、景观治疗等内容，有关科室积极组织实施。

(2)落实查房制定　①医疗查房：建立院分管领导、科主任、经治医师三级查房制度。每批疗养期间，院分管领导应当查房 1 次，重点掌握疗养员体检和疾病矫治情况，指导医疗、护理工作。科主任每周查房 1 次，重点检查医疗、护理工作质量，解决疑难问题。经治医师每天查房 1 次，随时了解疗养员情况，发现问题及时处置。②护理查房：疗养期间，护理部门领导应当组织 1 次护理查房，监督护理人员执行各项规章制度情况。护士长每周查房 1 次，检查护理工作质量，解决护理工作中的疑难问题。③夜间查房：疗养科每晚 9:30 应进行查房，由值班医师、值班护士、带队领导参加，了解疗养员情况、清点人员后在夜查房登记本上共同签字。

(3)健康体检与训练工作　按照健康体检、健康鉴定工作》、体能训练工作、高原生理训练工作等规定，做好体检、体能训练、生理心理训练等工作。

(4)健康教育　疗养期间，针对体检结果，组织 2~3 次健康教育活动，主要包括高原疾病预防保健、营养、心理卫生等。

(5)景观治疗　疗养机构根据天气情况，每周组织 1~2 次景观治疗，科学安排时间、地点、路线，并派医护人员携急救药品、器材随队保障。

(6)行政管理　疗养机构应当加强疗养员的行政管理，严格落实规章制度，严格请销假制度，确保安全。

(7)营养卫生　营养科指导制定每周食谱,严格落实治疗饮食。疗养期间征求疗养员意见,严格落实饮食卫生和食品留验制度,每季度进行一次营养调查。

4. 出院阶段工作

(1)健康鉴定　按照高原人员体检和健康鉴定规定,完成体检的疗养员进行医学鉴定工作。

(2)疗养服务工作质量评估　发放《疗养机构服务质量问卷调查表》,让每一位疗养员对疗养工作进行评价;召开带队领导意见征求会,听取疗养员对疗养工作的意见和建议,对重大质量缺陷进行研究,制定针对性措施整改,不断提高服务质量。

(3)办理出院手续　医训部门统筹协调每批疗养员出院手续办理工作,并组织向高原部队移交健康鉴定有关资料。政治部门适时办理组织关系转出。院务部门按规定做好疗养伙食费结算,办理供给关系转出。疗养科在疗养员出院前1天完成疗养效果评定和疗养小结,交代出院注意事项。

(4)送站　疗养机构根据出院日期及疗养部队的需求,及时为疗养员办理返程车票,安排送站人员、车辆,安全送达指定地点。集体出院时,疗养科应组织欢送,院领导到场送行。

(5)终末消毒　疗养员出院后,疗养机构按照终末消毒隔离制度,对疗养房、体检和训练场所、器械进行消毒。

5. 出院后工作

(1)疗案归档　按照规定,疗养员出院3日内,疗养科必须完成疗案整理工作,并送至信息科归档。

(2)总结讲评　疗养结束5天内,疗养机构应当对本批疗养工作进行总结。每季度召开1次工作质量分析会,讲评服务保障质量,分析存在的问题,及时改进工作。

(3)情况反馈　疗养结束后,各部门按规定及时进行数据统计,按规定及时上报。

(4)跟踪随访　定期了解疗养归队需要,继续观察、治疗和转诊后送的疗养员的病情变化,不仅能进一步指导疗养员疾病康复,还能了解掌握诊断符合率、治疗效果以及健康鉴定准确率,同时也能增加临床经验。

三、高原特勤疗养实施流程

高原人员入院后,按照特勤疗养制定的不同阶段路径实施,见图6-2-1。

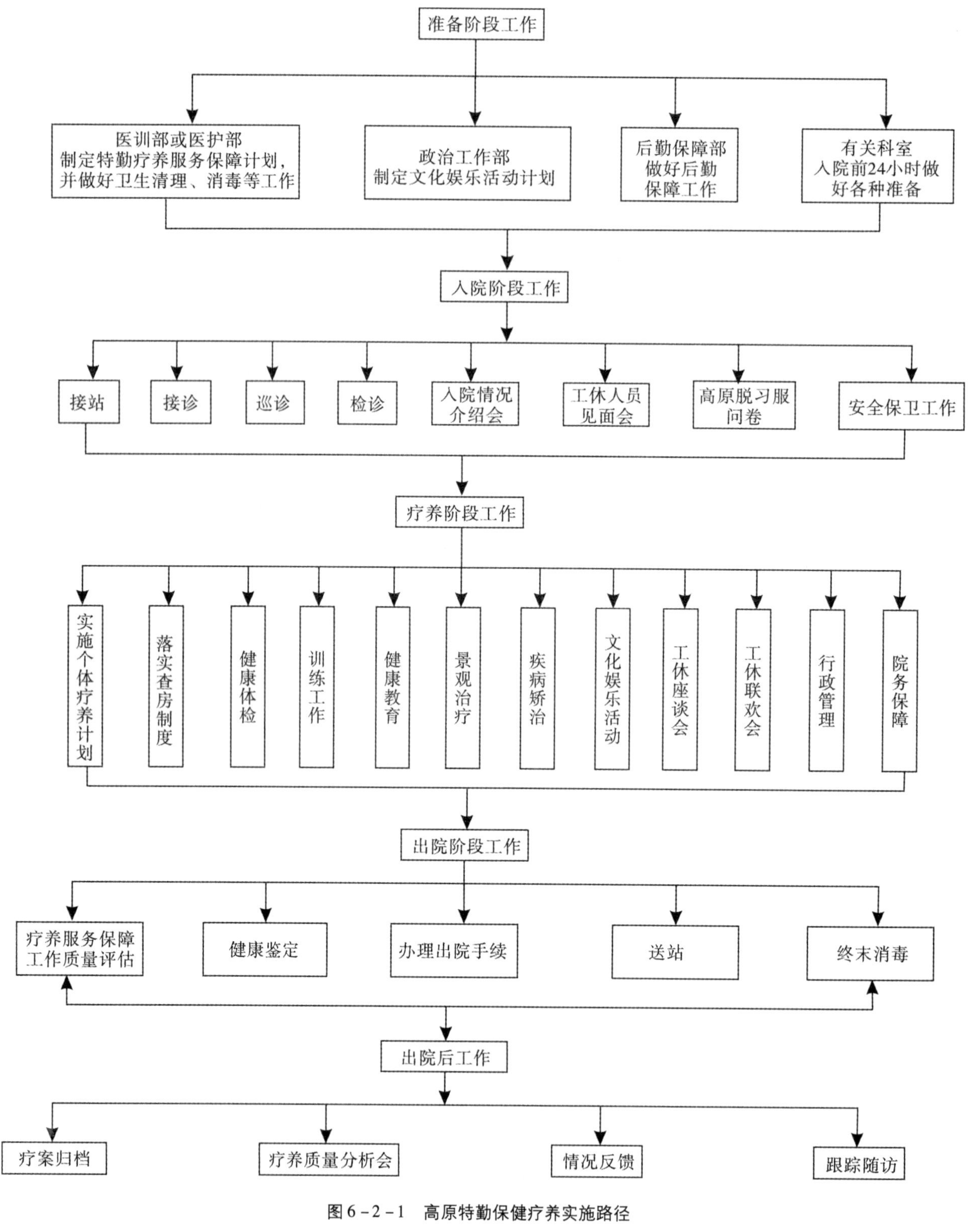

图 6－2－1　高原特勤保健疗养实施路径

（徐　莉　刘　蕾）

第三节 高原人员特勤疗养效果评定

疗养效果评定是指对疗养效果的评定方法和标准,简称疗效评定。疗养效果评定分为近期疗效、远期疗效、经济学评价三种。近期疗效指疗程结束后的疗养效果,多在疗养员出院前评定。目前国内疗养机构保健疗养员的近期疗效评定一般分为良、一般、不良三级;康复疗养员则分为治愈、显效、好转、无效四级。远期疗效指出院后数月、数年的疗养效果。疗养的经济学评价指在疗养前后的工作日数劳动产值及工作效率的计算与评价。疗养效果是疗养质量综合效应的集中体现,对总结疗养经验,提高疗养技术水平具有重要作用。

一、高原特勤疗养效果评定的目的和意义

随着疾病谱的变化和人们对医学的深入探究,医学模式也随之发生改变,从单纯的生物医学模式,到生物－心理－社会医学模式,以及近年来提出的生物－心理－社会－环境医学模式。

WHO 定义健康不仅仅是指没有疾病,而是指人的生理、心理、社会适应度及道德水准在一个完好状态。现代医学认为,健康是一个动态的概念,即健康指人体各系统的结构与功能保持相对稳定有序的统一状态,并与外界环境(含自然环境和社会环境)保持动态平衡状态。

高原特勤疗养,经各种疗养因子的合理应用和身心训练、疾病矫治、合理的生活制度等多方面的综合作用后,可引起体内各系统器官的功能变化,增强适应与缺氧耐受功能,改善营养与代谢,加强调节与代偿,提高免疫与防卫以及机体反应性的整体效应。通过疗养员入院前后变化对比,依据主观感觉、客观检查、生理生化指标、综合评定,既可检查疗养工作质量,又对疗养工作组织、计划、协调控制,工作效率等的评价提供科学依据,因此疗养效果评定一般采用综合性方法。

二、高原人员特勤疗养效果评定的内容、标准

高原特勤疗养效果评价方法是收集疗养员入院时的各种医学检查资料和入院后的所有治疗观察记录,以及出院时的评价量表进行分类整理、对比分析。通常将其分为良好、一般和不良三个等级。在下述七项指标中,三项以上良好者(亚健康及不健康者应包括矫治效果项)为良好;七项指标均未改善或发生新的疾病、传染病或受外伤为不良;介于两者之间的为一般。

1. 主观感觉　主要指精神、睡眠、饮食三个方面。

(1)精神状态良好　指心情舒畅,精力充沛,积极参加体育锻炼等各项活动。

(2)饮食良好　指能按规定的食谱进餐,体重增减趋于标准体重。

(3)睡眠良好　指易于入睡,睡眠保持正常,翌日精力旺盛或睡眠状态比疗养前有一定改善。

该项评价可分为良好、一般、不良三个等级。

良好:精神、睡眠、饮食正常或有明显改善,消除了疲劳。

不良:情况不如入院前。

一般:介于两者之间。

2. 客观检查　主要体格检查、实验室检查、特殊检查。

(1)体格检查

①一般检查

内科:心脏、胸部、腹部的视、触、叩、听检查。

外科:包括坐高、腿长、臂长、胸围、肺活量、握力;体型、皮肤、皮下组织,表浅淋巴结、头部及其器官,颈部、胸部、乳腺、腹部,直肠肛门,外生殖器,脊柱、四肢关节等。

神经精神科:包括神经、精神病史和家族史,本人的反应能力、理解能力、思维能力、记忆力、表达能力、情感、肌肉、运动、反射、病理征、感觉、共济运动、自主神经系统等。

眼科:远视力、近视力、色觉和外眼、屈光度、眼底、隐斜检查。

耳鼻喉科:分别检查耳鼻喉口腔、悬雍垂、扁桃体、听觉、嗅觉外耳道。

口腔科:牙体牙周、口腔黏膜、颌面部。

妇科:常规、白带涂片、宫颈刮片。

②功能评定:心理(SCL－90、人格、认知、记忆、焦虑、抑郁、应激),体能测量(身高、体重、肌力、反应时、台阶试验)。

(2)辅助检查　心电图、彩超(心脏、甲状腺、颈部血管、腹部)、胸部 X 线透视或摄片,肺功能、经颅多普勒、微循环、骨密度。

(3)实验室检查　血、尿、粪常规,肝肾功,电解质,血脂,血糖,乙肝,血流变。

各项功能检查正常或改善者为良好;降低或异常者为不良;介于两者之间的为一般。

3.矫治效果　主要是慢性疲劳综合征改善情况、脱习服症状改善情况、高原疾病矫治体征改善情况。

以主要高原疾病治疗效果为主。所患疾病得到全面矫治,基本治愈或好转为良好。主要疾病治疗无效或治疗期间发生较重疾病、传染病、运动外伤或其他并发症,影响疗养活动者为不良。介于两者之间的为一般。具体评价标准参照原总后勤部卫生部印发的《临床疾病诊断依据治愈好转标准》执行,总的原则如下:

(1)治愈　疾病的症状和体征消失,器官功能恢复正常,各项检查指标转为正常。

(2)显效　疾病的症状明显减轻,器官功能能较入院时明显改善,各项检查指标多数转为正常。

(3)好转　疾病的症状减轻,器官功能较入院时有所改善,各项检查指标有一定改善。

(4)无效　症状体征、功能检查及检验结果与入院时比较无变化。

4.生理状态　主要认知功能(反应时)、肺功能、耐缺氧能力评估。

判断标准:

(1)认知功能(反应时)　前后检测指标对比:有提高者为良好,未改变者为一般,下降者为不良。

(2)肺功能　前后检测指标对比:有提高者为良好,未改变为一般,下降者为不良。

(3)耐缺氧能力　有效意识时间在正常范围;心电图无异常;训练结束后自我感觉良好。

3min以下为不良,3min到7min为一般,7min以上为良好。各项功能检查正常或改善者为良好;降低或异常者为不良;介于两者之间者为一般。

5.心理状态　出入院使用"SAS焦虑自评量表""SDS抑郁自评量表""SCL－90心理量表"检测并评定。

判断指标:

"SAS焦虑自评量表""SDS抑郁自评量表""SCL－90心理量表"评定方法为:取SAS标准总分,SDS标准总分,SCL－90总均分为三个量表的评定指标。

判断标准:

SAS标准总分小于50为良好,50～60为一般,大于60为不良。

SDS标准总分小于53为良好,53～62为一般,大于62为不良。

SCL－90总均分小于1.5为良好,1.5～2为一般,大于2为不良。

6.体能状态　主要综合体能(台阶试验)评估。

高原人员特勤疗养的体能训练效果,一般按个人和集体两种进行评定,个人评定项目包括:台阶试验、项目成绩。根据个人合格项目评定良好、一般、不良三个等级。

台阶试验:台阶指数:5为良好,4为一般,1～3为不良。

体能考核:一般按个人和集体两种进行评定,评定时将每个项目进行评分,在每项不低于60分的情况下,根据个人平均分评定一般、良好、优秀三个等级。

7.保健能力　通过以下两个方面培养良好的生活方式和习惯进行评估。

疗养期间,学会两种及两种以上高原疾病预防方法、保健防病方法。

①高原疾病预防方法:掌握1～2套保健防病的方法为良好;未接受健康教育,没有掌握养生健身方法者为不良;介于两者之间的为一般。

②保健防病方法:根据生理学和卫生学的要求,采取运动与静息相互调剂,保持科学的规律性,培养和纠正有害于健康的生活习惯及不良行为,主要内容如下:

不科学的饮食习惯:暴饮暴食,偏食,餐后剧烈活动,空腹或饱腹立即卧床休息或进行娱乐活动。养成定时定量进餐,饭前便后洗手习惯。

积极休息:引导高原人员参加一些轻松愉快、赏心悦目的有趣活动,如游览、绘画、书法、打拳、歌舞、球类活动等,以解除脑力和体力疲劳,从而增进健康,提高工作效率。防止体力上的疲劳消除,而精神、脑力上的疲劳得不到解除的情况发生。

开展体育锻炼:体育锻炼可调节神经系统活动过程,促进血液和淋巴循环,改善呼吸和消化功能,提高新陈代谢及整个机体的功能,是消除疲劳,增强体力和精力最有效的方法。因此,应纠正对运动的消极态度,防止不运动。

景观疗法充分利用各种疗养因子强身健体,观赏秀丽的山川,呼吸新鲜空气,陶冶性格,开阔胸襟,消除紧张、抑郁的情绪。

避免有害因素侵袭:酗酒、吸烟、作息不规律。

学到卫生防病知识,掌握1~2套保健防病的方法为良好;未接受健康教育,没有掌握养生健身方法者为不良;介于两者之间的为一般。

三、疗养效果评定的方法及要求

1. 保健疗养效果评定可以采取计分的方法。根据上述7项指标即可评定个人和集体的疗养效果。

个人凡有7项以上良好或5项良好、2项一般者为良好;

4项以上不良或3项不良、3项一般者为不良;

介于两者之间的为一般。

2. 集体疗养的疗养效果评定　是在疗养员个人疗养效果评定的基础上进行综合评定,凡疗养有效率(包括良好、一般)达90%以上为良好;75%~89%为一般;74%以下为不良。

四、疗养效果评价的步骤及方法

1. 收集疗养员入院时的各种医学检查资料和入院后的所有治疗观察记录。

2. 将收集到的资料进行分类整理、对比分析。

3. 记录每项内容变化情况,然后做出结论性意见。疗养效果由特勤疗养科(疗养科)经治医师、体疗科和医技科密切配合进行评价,科主任审查。详见表6-2-2。

表 6-2-2　高原特勤疗养效果评价表

单位________　姓名________　性别________　年龄________　时间________

通常将其分为良好、一般和不良三个等级。在下述 7 项指标中,3 项以上良好者(亚健康及不健康者应包括矫治效果项)为良好;7 项指标均未改善或发生新的疾病、传染病或受外伤为不良;介于两者之间的为一般。				
主观感觉	总体评价:	良好□	一般□	不良□
	1. 精神情绪	良好□	一般□	不良□
	2. 食欲	良好□	一般□	不良□
	3. 睡眠	良好□	一般□	不良□
客观检查	总体评价:	良好□	一般□	不良□
	1. 体格检查	良好□	一般□	不良□
	2. 实验室检查	良好□	一般□	不良□
	3. 特殊检查	良好□	一般□	不良□
矫治效果	总体评价:	良好□	一般□	不良□
	1. 慢性疲劳综合征改善情况	良好□	一般□	不良□
	2. 脱习服症状改善情况	良好□	一般□	不良□
	3. 疾病矫治体征改善情况	良好□	一般□	不良□
生理状态	总体评价:	良好□	一般□	良□
	1. 认知功能(反应时)	良好□	一般□	不良□
	2. 肺功能	良好□	一般□	不良□
	3. 耐缺氧能力	良好□	一般□	不良□
心理状态	总体评价:	良好□	一般□	不良□
	1. SAS 焦虑自评量表检测	良好□	一般□	不良□
	2. SDS 抑郁自评量表检测	良好□	一般□	不良 □
	3. SCL-90 心理量表检测	良好□	一般□	不良 □
体能状态	总体评价:	良好□	一般□	不良□
	综合体能(台阶试验)	良好□	一般□	不良□
保健能力	总体评价:	良好□	一般□	不良□
	1. 学会两种及两种以上保健防病方法、高原疾病预防方法			良好□
	2. 学会一种保健防病方法、高原疾病预防方法			一般□
	3. 未学会保健防病方法、高原疾病预防方法			不良□
效果评价	良好□	一般□	不良□	
健康鉴定	甲□	乙□	丙□	丁□
健康鉴定结论	合格□	待定□	不合格□	

(徐　莉　黄学文　刘　蕾)

第三章 >>>

高原人员特勤疗养的体格检查与健康鉴定

体格检查是进驻高原前后的一项必不可少的工作，对于降低高原病发病率，提高整体健康水平有着十分重要的意义。全面细致的体格检查，健康资料的综合分析，高原适应的最佳人群筛选，剔除高原病“易感者”是完成高原任务的基本保证。健康的机体对严寒缺氧的高原环境有较强的耐受和快速的习服适应能力，进驻高原后，高原病的发病率明显降低。

健康鉴定是特勤疗养工作中一个极为重要环节，和疗养效果评价有着密不可分的关系，只有准确科学的健康鉴定，并对鉴定结果进行分析，才能够有效地获取疗养效果，为进行相应的评价工作奠定基础。高原人员健康鉴定以健康管理理念为指导，采用现代医学和信息化管理技术，力争对每名高原人员的健康、亚健康和疾病进行全面评估和鉴定，并对其实施全面的分级式健康管理提供依据。

第一节 高原人员体检项目及注意事项

一、高原特勤疗养人员体检

（一）高原特勤疗养人员体检必查项目

1. 一般检查

内科：血压、心率检测，包括心脏、胸部、腹部的视、触、叩、听检查。

外科：包括坐高、腿长、臂长、胸围、肺活量、握力，体型、皮肤、皮下组织，表浅淋巴结、头部及其器官，颈部、胸部、乳腺、腹部，直肠肛门，外生殖器，脊柱、四肢关节等。

神经精神科：包括神经、精神病史和家族史，本人的反应能力、理解能力、思维能力、记忆力、表达能力、情感、肌肉、运动、反射、病理征、感觉、共济运动、自主神经系统等。

眼科：远视力、近视力、色觉和外眼、屈光度、眼底、隐斜检查。

耳鼻喉科：分别检查耳、鼻、喉、口腔、悬雍垂、扁桃体、听觉、嗅觉、外耳道。

口腔科：牙体牙周、口腔黏膜、颌面部。

妇科：常规、白带涂片、宫颈刮片。

功能评定：心理（SCL－90、人格、认知、记忆、焦虑、抑郁、应激），体能测量（身高、体重、肌力、反应时、台阶试验）。

2. 辅助检查　心电图、彩超（心脏、甲状腺、颈部血管、腹部）、胸部X线透视或摄片，肺功能、经颅多普勒、微循环、骨密度。

3. 实验室检查　血、尿、粪常规，血氧饱和度，肝肾功能，电解质，血脂，血糖，乙肝，血流变。

（二）高原人员体检选查项目

凝血功能、心肌酶谱、脑血流、脑MRI、脑电图、眼底照相、眼OCT、耳鼻喉内窥镜检查、胃镜、直乙状结肠镜、睡眠检测、超声心动图、血气分析。

生殖健康项目：精液常规、精子活力检查、性激素。

二、高原特勤疗养人员体检注意事项

1. 填写一般项目，如姓名、性别、年龄、文化程度、入伍年月、军龄、职务等。

2. 进出高原的时间，如开始驻守高原时间，是初次进入高原或回到平原居住一段时间后重返高原，或从高原至另一更高处，每年平均驻守时间。

3. 驻守高原海拔高度。

4. 从进入高原到发病经历的状况及时间。

5. 发病有无明显的诱因，如登高速度过急、体力活动过大、寒冷或气候改变、饥饿、疲劳、失眠、晕车、情绪紧张、上呼吸道感染、饮酒等因素。

6. 病后有无经吸氧或转往低处(3000m 以下)病情自然好转史。

7. 进入高原前或发病前有无类似症状发作。

8. 其他高原有关的疾病。如发病时海拔高度、疾病名称,以及简要治疗经过。

9. 从高原到疗养机构用多少天。乘坐的主要交通工具是什么。

三、高原疗养人员体检后的建档及处理

1. 体检结果录入健康档案管理系统　由经治医师在高原疗养人员出院后 24 小时内完成,内容包括高原疗养人员入院日期、出院日期、入院情况、入院诊断、治疗经过、出院诊断、出院情况、出院医嘱、注意事项等。

2. 提出岗位健康维护意见　通过高原生理、心理及健康等级评定,提出返回高原环境的健康维护的意见和建议,对存在疾病的程度,提出申请转诊到医院就诊。

(徐　莉　崔建华)

第二节　高原人员体检后的处置

参考现行高原人员体检标准,制定高原特勤疗养体检不合格标准及处理意见。

一、高原体检不合格标准

1. 明显的心电图 ST－T 异常,经短期(14d)治疗无明显好转者。

2. 肺型“P”波、RaVR≥0.5mV、RV_1≥1.0Mv、RV_1+SV_5≥1.05mV,其中两项达标且心电图右偏≥120°或重度顺钟向转位,并伴有相应的 X 线检查或心脏超声检查异常者。

3. 显著的心电轴左偏(－30°以上),伴有自觉临床症状且 X 线检查或心脏超声检查有相应器质性改变者。

4. Ⅰ度及以上房室传导阻滞,完全性左束支传导阻滞,左前分支阻滞。

5. 阵发性房性、房室交界性、室性期前收缩,房颤、房扑、预激综合征、室上速以及其他严重心律失常。

6. 心率＞110/min 或＜50/min,经短期(10d)治疗无好转者。

7. 收缩压≥160mmHg、舒张压≥100mmHg,经治疗无效或不能配合治疗者。

8. 收缩压≤85mmHg、舒张压≤55mmHg 或脉压≤20mmHg,经治疗无效或不能配合治疗者。

9. 谷丙转氨酶≥100U/L,经短期(14d)治疗无明显好转者。

10. 血尿素氮≥8.0mmol/L,经短期(14d)治疗无明显好转者。

11. 尿潜血“＋”、尿蛋白“＋＋”或以上,经治疗无效者。

12. 乙肝两对半 HBsAg、HBeAg 阳性或 HBsAg、HBeAg、HBcAb 阳性。

13. Hb＞200g/L,HCT＞65%。

14. Hb＜90g/L(或 Hb＜100g/L),同时伴有较明显的贫血性症状者。

15. 海拔 4000m 以上地区血氧饱和度≤70%的慢性低氧血症患者。

16. 胸透有明显的肺间质改变、右下肺动脉增宽(＞17mm)、肺动脉段突出、明显的心室扩大、活动性肺结核等。

二、体检应关注的高原特发性疾病

(一)高原慢性特发病

1. 高原红细胞增多症(CHAD)　是由高原低氧引起的红细胞过度代偿性增生的一种慢性高原病,其病变多呈慢性过程,后期常伴有全身多系统、器官、组织不同程度的损害。

2. 高原血压异常　平原人移居高原后的体循环血压改变可以表现为血压增高或降低,多数表现为血压增高。随着对高原低氧环境的适应,血压可恢复至原来水平。在严重低氧时血压可明显下降。若此种血压异常状态持续存在或缓解后再度出现并持续下去,产生继发性损害,即转变为高原高血压症或高原低血压症。

3. 高原性心脏病(HAHD)　是由于慢性缺氧,导致肺小动脉功能性或器质性病变,肺动脉高压,右心室肥大、功能障碍,甚至发生心力衰竭的一种慢性高原病。高原性心脏病通常在海拔 3000m 以上地区发

病，临床多呈慢性经过，并随移居高原时间延长发病率增高。

4. 高原衰退症　也称“慢性高原反应”“持续性高原反应”。符合以下四个特征：发病一般在海拔3000m，多为居住高原较长时间后逐渐出现一系列症状，少数则为急性高原反应迁延不愈而致。主要症状类似神经衰弱综合征，或伴有自主神经功能紊乱征象。有时伴有水肿、原因不明的肝大、蛋白尿等，血压可偏高或偏低，一般都有减重、消瘦和体力、脑力劳动能力明显减退的客观依据。上述征象在转至海拔较低地区或平原后有明显减轻或消失。

（二）高原常见病

1. 高原冷损伤　冻伤、冻僵、冻疮、关节炎等。

2. 高原指甲凹陷症（又称反甲）　是高原地区的一种常见病，多发生在我国西藏、青海、新疆等海拔2000m以上高原地区的人群中。高原指甲凹陷症对生命虽无直接危害，但重者可因出血、疼痛给患者带来痛苦，影响其生活与工作。

3. 雪盲（电光性眼炎）　主要是日光中的紫外线被雪面反射，刺激人的角膜和结膜而产生的急性角膜炎症。海拔5000m以上地区终年积雪，雪地作业或行军作战中如果防护不当，可成批发生雪盲。

4. 皮肤皲裂症　是高原地区常见的一种皮肤病，一年四季均可发生，以秋冬季发病较多，较重、严重者可有疼痛与出血，好发于面、手、足等暴露部位。

5. 日光性皮炎　是因皮肤遭受日光曝晒后发生的急性炎症。皮肤白净者对日光敏感，容易发病，皮肤较黑者则不易发病。

6. 鼻衄　亦称鼻出血，一般分为两类，由鼻局部原因所致的鼻衄和作为全身性疾病的局部表现之症状性鼻衄。高原环境主要以局部因素鼻衄为常见。

7. 慢性唇炎　又称剥脱性唇炎、慢性光化性唇炎，是高原地区的口腔常见病，是指单发于唇部的一种慢性非特异性炎症性疾病。其病因未明，可能与精神因素、咬唇、舔唇等习惯，以及局部物理和化学刺激等有关。

8. 复发性口疮　是口腔黏膜疾病中发病率最高的一种疾病。普通感冒、消化不良、精神紧张、郁闷不乐等情况均能偶然发生，好发于唇、颊、舌缘等，在黏膜的任何部位均能出现，但在角化完全的附着龈、硬腭则少见。一年四季均能发生，溃疡有自限性，能在10天左右自愈。

9. 口角炎　俗称“烂嘴角”，表现为口角潮红、起疱、皲裂、糜烂、结痂、脱屑等。

10. 脱发

三、高原人员体检后的工作

（一）体检结果录入健康档案管理系统

由各专科在高原人员体检之后的24小时内完成，然后由医师进行健康评估，对高原特勤疗养体检中所收集到的高原人员个体及群体健康和疾病的相关信息进行系统、综合、连续的科学分析与评价的过程。其目的是为预防及诊治高原人员常见病、多发病，改善、维护和促进高原人员身心健康，实施健康管理，控制疾病风险，为提升高原人员作业能力提供科学依据。

（二）提出健康维护的意见

根据高原生理、心理及健康等级评定情况，提出疗养后需要加强健康维护的建议和意见，以提高适应高原环境的能力。对检查评定中存在下列情形之一者，需要进一步治疗。

1. 心脑血管疾病　高血压（血压增高明显或有心、脑、肾受损）、脑血管畸形、冠心病、风湿性心脏病、心肌病、显著心律失常或静息心率在100次/min以上。

2. 呼吸系统疾病　中度以上慢性阻塞性肺疾病、频繁发作的支气管哮喘、支气管扩张症、活动性肺结核、职业性尘肺。

3. 血液系统疾病　各种类型严重的贫血、血小板减少性紫癜或其他凝血功能障碍的出血性疾病。

4. 消化系统疾病　胃、十二指肠溃疡病活动期，急性传染性肝炎，慢性肝炎活动期，其他慢性肝病，胰脏疾病。

5. 泌尿系统疾病　急、慢性肾脏疾病炎症活动期或伴肾功能障碍。

6. 神经精神病　癔症、癫痫、精神分裂症及久治不愈的神经衰弱、高原恐惧等神经心理障碍者亦宜慎重。

7. 内分泌系统疾病　糖尿病未获控制、肥胖症。

8. 妊娠期　怀孕的女性也不宜进入高原。

9. 其他疾病　患重症感冒、上呼吸道感染，体温38℃以上者，或虽体温38℃以下，但全身及呼吸道症状明显者，在病愈以前应暂缓进入高原。

10. 曾经确诊过高原肺水肿、高原脑水肿、症状明显的高原高血压或低血压症、高原心脏病及高原红细胞增多症者，一般不宜再进入曾发病海拔高度以上的高原地区。因工作需要，必须再进高原时，需由医师严密监护。

（徐　莉　崔建华）

第三节　高原人员健康鉴定与健康评估

一、健康鉴定

健康鉴定又称医学鉴定。高原人员的健康鉴定是检查、评定高原人员身心健康状态、体格合格程度的一门学科，是高原临床医学的重要组成部分。

高原人员健康鉴定是根据其所处的高原军事作业环境和武器装备对人体的影响与要求，以及疾病与高原军事作业能力间的互相影响关系，应用医学方法，依据相关专用体格检查条件与标准，由专职或兼职体检医学鉴定机构实施，以评定高原军事作业人员身心健康状况是否具备特殊军事环境作业能力的工作。

（一）高原人员健康鉴定程序

规范健康鉴定工作流程是健康鉴定质量的重要保证。疗养机构健康鉴定工作包括准备工作、组织实施、健康鉴定以及总结讲评和跟踪随访等。

1. 准备工作　主要内容包括：①医训部根据疗养部队、疗养人数和入院时间制定大体检计划，合理安排体检日程、体检项目，确定每日体检人数（按照特勤人员体检规定，每天检查人数不超过50人），调配各科参检医务人员等。②体检前，疗养机构应当召开由健康鉴定委员会成员、体检组成员、疗养部队带队领导参加的体检预备会，主要了解疗养员健康情况及有关情况，通报体检计划、项目、要求和注意事项。③疗养科医师应当详细查阅高原近三年的体检资料、病史记载和当年健康鉴定。④体检准备工作检查。体检组应当对参检医务人员资质、体检场所和医疗设备器材等进行全面检查，发现问题及时纠正。

2. 组织实施　主要内容包括：①疗养科经治（值班）医师应当按照体检检查项目下达医嘱。护理人员应当填写和发放体检导引单，完成一般项目检查（包括身高、体重、肺活量、脉搏、血压），指导和督促疗养员留置待测标本。②疗养员应当到体检引导指示的相关科室体检。医鉴部（门诊部）护士长、护士负责导检和维持秩序，并检查有无漏检项目。③各专科体检医师应当认真查阅《中国人民解放军高原人员健康登记本》及有关资料，详细询问病史，按照规定项目实施体检。④特诊、检验、放射等科室应当按照规定项目完成检查，及时回报检查结果。⑤体检完成后，各科体检医师应当做出本科诊断和结论，并填入疗案。对需要增加体检项目的，由经治（专科）医师开具检查申请单，相关科室应当在三日内完成。对诊断不明确或难以出结论的，由经治（专科）医师提出处理意见，及时安排会诊、复查。对诊断明确，需进行疾病矫治的，应当及时下达医嘱并实施治疗。⑥疗养机构领导和医训部分管人员应当到现场检查、指导体检工作，随时掌握体检进度，及时协调解决体检工作中的问题。

3. 健康鉴定　主要内容包括：①经管医师应当检查疗养员体检资料是否齐全，如有资料不全的，应通知有关科室及时补充完善。②完成单科结论。对尚未做出结论的疗养员，有关专科应当及时组织科内讨论，提出专科鉴定意见。③收集、汇总大体检情况，并报健康鉴定委员会主任，必要时将有关情况通报疗养员所在部队。④每批疗养员出院前5日内，健康鉴定委员会应当组织召开由委员会成员、经治医师、带队领导参加的体检结论会，对疗养员的健康状况逐个进行讨论研究，并根据高原体格检查相应标准做出健康鉴定结论，同时按照《健康鉴定结论和健康等级评定标准》划分健康等级。⑤健康鉴定委员会主任（副主任）或体检组组长应当在《中国人民解放军高原人员健康登记本》及疗案内签署本年度健康鉴定结论。凡结论为“暂时不合格”或“不能进入高原”者，应视情留院矫治或转体系医院进一步检查治疗。

4. 总结讲评和跟踪随访 ①健康体检和健康鉴定工作结束后，有关科室应当对体检和健康鉴定工作进行总结，疗养机构适时召开体检工作讲评会，对本批高原人员保健疗养体检任务完成情况和体检工作质量进行讲评、总结经验，分析问题，改进工作。②各科室应当于疗养部队出院后3日内，将健康体检和健康鉴定工作的统计资料报医训部门，医训部门应当按照有关规定将体检人数、检出疾病、结论情况及健康等级等统计表，报军以上卫生部门及疗养部队所在军级以上单位后勤机关卫生部门。医训部门及相关科室应当采用电话、信函或到部队随访等方式，重点跟踪掌握“暂时不合格”“不能进入高原”结论的疗养员疾病诊断、后续治疗和健康鉴定等情况。

（二）高原人员健康鉴定标准

甲级：健康状况良好，无影响高原工作能力的疾病，无高原病史，可以胜任高原环境下军事训练与作业者。

乙级：健康状况一般，有轻度生理功能减退，对于高原工作能力无明显影响，依靠一般的医疗干预即可恢复并保持高原工作能力者。

丙级：身体状况较差，经住院治疗和疗养预后欠佳者，例如高原血压异常（高原高血压2级），曾患过高原肺水肿、高原脑水肿、高原衰退症等高原疾病，或某些诊断尚未明确的疾病，对高原工作有明显影响，结论待定者。

丁级：健康状况差，患有严重高原疾病，经住院治疗预后不良者，不宜进入高原。如重症哮喘、器质性心脏病、严重心律失常、癫痫、严重神经衰弱、重症胃肠疾病、慢性活动性肝炎、严重内分泌功能失调等，曾患过高原性心脏病者。

说明此健康鉴定结论只对本次疗养期间的情况负责。

（三）高原官兵健康鉴定结论

合格：健康状况良好，工作能力无明显影响，依靠一般的医疗干预即可恢复并保持高原工作能力者。

待定：身体状况较差，经住院治疗和疗养预后欠佳，高原工作有明显影响者。

不合格：健康状况差，患有严重高原疾病，经住院治疗预后不良者，不宜进入高原。

（四）高原人员健康鉴定后的处置

1. 健康鉴定后对高原人员个体及群体健康和疾病的相关信息进行系统、综合、连续的科学分析与评价。为预防及诊治高原人员常见病、多发病，改善、维护和促进高原人员身心健康，实施健康管理，控制疾病风险，为提升高原作业能力提供科学依据。

2. 对高原人员进行治疗性生活方式干预性的评估。

3. 对高原人员进行健康教育和健康促进手段、方法、途径的评估。

4. 通过对高原人员提供自我健康评估的个性化信息服务，帮助高原人员结合自己的健康情况，了解健康的相关监测、治疗、生活方式选择等信息，增强高原人员对自身健康风险因素、疾病的认识，选择合适的生活方式，提高高原人员的健康素养及身体素质。

5. 不宜进入高原工作的疾病在健康本上要写明，并以书面形式通知卫生部门及工作单位。一般来讲，患有下列疾病者不宜进入高原。

（1）器质性心脏病、冠状动脉供血不足、严重心律不齐或静息心率在100次/min以上、高血压病和各种血液病患者。

（2）慢性呼吸系统疾病，如支气管扩张、支气管哮喘、肺气肿、肺源性心脏病、活动性肺结核等肺功能障碍者。

（3）患有癫痫、严重神经衰弱、癔症等神经精神系统疾病者。

（4）重症胃肠疾病，如严重的消化性溃疡、慢性活动性肝炎等。

（5）患有其他肝、肾、脾和内分泌系统疾病者。

（6）曾患过高原性心脏病、重症高原昏迷、高原肺水肿，原则上不宜再次进入高原。

（7）患有上呼吸道感染发热的患者，体温在38℃以上或38℃以下，但呼吸道及全身症状明显者，暂缓进入高原。

二、高原特勤疗养人员健康评估

健康评估是指对高原特勤疗养体检中所收集到的高原人员个体及群体健康和疾病的相关信息进行系统、综合、连续的科学分析与评价的过程。其目的是为预防及诊治高原人员常见病、多发病，改善、维护和促进高原人员身心健康，实施健康管理，控制疾病风险，为提升高原军事作业能力提供科学依据。

（一）危险因素的评估

高原人员健康危险因素的评估分为一般健康风险评估及疾病风险评估。

1. 一般健康风险评估　在高原人员的日常生活和工作中，面临许多危险因素，如生活方式/行为，心理状况、自然环境和社会环境、家族遗传等，我们需要对这些健康危险因素的危害程度、与疾病的关联强度进行评估，以便找出主要的危险因素，发现主要问题及可能发生的主要疾病，进行干预和管理，达到预防疾病、提高健康水平的目的。

2. 疾病风险评估　根据高原人员的主要危险因素，对该高原人员未来患某种疾病的风险进行评估（如高血压病、冠心病、糖尿病等）。

（二）健康评估内容

1. 对高原人员个体和群体的一般健康状况进行整体评估。

2. 对影响高原人员健康的主要慢性非传染性疾病发病危险因素进行评估（超重与肥胖、高血脂、高血压、高血糖、高尿酸及吸烟、心脑血管疾病家族史等）。

3. 对高原人员慢性疾病人群风险的评估（高血压病与脑卒中、冠心病，甲状腺结节与甲状腺癌、高尿酸血症与肾结石、超重与肥胖与糖尿病等）。

4. 对高原人员生活方式与健康关系的评估（能量、脂肪和食盐的过度摄入、体力活动的减少、长期的精神紧张和心理压力、吸烟、过量饮酒等）。

5. 对高原人员治疗性生活方式干预性的评估。

6. 对高原人员健康教育和健康促进手段、方法、途径的评估。

7. 对高原人员疾病管理的评估等。

（三）健康评估的对象

高原特勤疗养人员个体与群体中的健康者，存在危险因素的无症状者，已患有某些慢性疾病的患者。

（四）健康评估的范围

高原人员的健康危险因素评估与已患某些疾病评估。

（五）健康评估的手段

采用标准化、量化、个体化和系统化的计算机和现代信息技术为高原人员健康评估提供了技术支持。

（六）健康评估的目的

以健康体检为基础，对高原人员个体或群体健康信息进行综合分析与评估，实施控制高原人员健康危险因素，预防疾病为中心的个体化、系统化、多层面的连续跟踪、健康干预及健康管理的医疗服务过程。

（七）健康评估模式

1. 健康体检信息的收集　既往体检情况、吸烟史、饮酒史、家族史、婚姻状况及本年度体检资料。

2. 健康评估　将收集到的健康体检信息，通过健康危险因素预测，给予客观、科学和个性化的健康危险因素评价分析，在此基础上分类出健康人群、亚健康人群、慢性病患者人群。

3. 建立健康档案　根据体检对象进行分类、分层管理。

4. 制定健康干预计划　采用全人群预防策略及高危人群干预策略，进行健康危险因素动态监测及管理。如对高原人员超重与肥胖，采取多层面（高原人员、飞行员、体育教员、营养医师、医务人员、部队领导）的综合管理及多因素干预（均衡饮食、加强运动、心理疏导及生活方式形成改变等）的防治模式及控制体系。

通过对高原人员提供自我健康评估的个性化信息服务，帮助高原人员结合自己的健康情况，了解健康的相关监测、治疗、生活方式选择等信息，增加高原人员对自身健康风险因素、疾病的认识，选择合适的生活方式，提高高原人员的健康素养及身体素质。

三、高原医学健康鉴定工作发展展望

在世界新军事变革时期，高原武器装备的信息化、智能化、自动化程度高，对高原人员的科技素养、身心素质及工作能力等要求更高。高原医学健康鉴定的工作任重而道远，需要围绕以下几个方面进行研究：

1. 电子信息战中复杂电磁环境、电子对抗等对高原人员健康可能造成的影响及健康鉴定问题。

2. 激光武器、高功率微波武器对高原人员健康可能造成的影响及健康鉴定问题。

3. 在高技术战争中应激反应和心理战因素对高原人员心理的影响及健康鉴定问题。

4. 高原人员在信息化战争中信息作业能力的保护及健康鉴定问题等。

（徐　莉　黄学文）

第四章 >>>

高原人员特勤疗养体能训练

平原人员进入高原地区,劳动能力普遍降低。高原人员返回平原疗养期间常用的训练方法包括脱习服和耐缺氧、耐应激等恢复训练,借助运动对人体体力进行全面、系统的保护性训练,使生理功能、体能等方面得到一系列的恢复与提升。

第一节 高原人员体能训练的组织及内容

一、高原人员体能训练的目的和意义

高原人员体能训练是运用各种身体训练手段,全面改善疗养人员的身体状况、促进身体机能和健康素质的提升的过程,是增强高原人员体质,提高其在高原特殊环境作业能力(缺氧耐力、反应能力、操作能力、平衡能力等)的有效手段。同时,对改善高原人员身体素质、减少高原疾病发生,确保其顺利完成日常训练和作战任务均具有重要意义。

二、体能训练的前期准备

由于高原官兵工作环境的复杂性与特殊性,要求官兵具有良好的身体素质和强健的体魄,而体育锻炼则是增强官兵体质、适应高原应激条件、防治疾病的重要手段。

1. 做好前期准备工作,下达体训通知,检查训练设施设备。

2. 组织召开协调会。

3. 制定训练计划。

三、体能训练的基本要求

高原特勤人员疗养时的体育锻炼由体疗教员负责组织实施,疗养科应积极支持配合,协助体疗教员组织好疗养员的体育锻炼。

1. *训练要求* 每日保证锻炼2小时,30天疗养期内保证完成15~18个锻炼日,锻炼出勤率不得低于95%。

2. *训练活动* 清点人数、下达科目、做训练前准备活动。

3. *分组训练* 讲解示范、检查辅导、训练防护。

4. *小结讲评* 放松活动、训练讲评、场地器材整理。

5. *总结*

(1)征求训练工作意见。

(2)填写与移交训练考核资料。

(3)上报训练工作情况。

四、体能训练的设施设备

陆军训练器材(略)。

五、体能训练的原则及专业人员配置

高原特勤人员疗养时的体育锻炼由体疗教员负责组织实施,疗养科应积极支持配合,协助体疗教员组织好疗养员的体育锻炼。现将锻炼的原则要求,编组的依据和标准简述如下。

1. *基本原则*

(1)全面锻炼的原则 根据高原工作对身体的要求,锻炼内容应全面多样,既要有身体各部位的活动,还要有不同性质的运动。例如:提高耐缺氧水平的短跑;保护肺脑功能的球类运动、保健体操;提高抗寒功能的游泳、冷习服等。只有坚持全面锻炼的原则,才能使身体各系统器官得到全面锻炼,平衡发展,提高机体适应性能力。

(2)合理运动负荷的原则 运动负荷是人体在运

动中所承受的体力负荷。在一定范围内,运动量越大,生理负荷也越大。因此,应根据人体机能的适应性规律,把运动量诸要素,如强度、时间、密度、数量、锻炼项目等内容,在一个疗养期内进行科学安排,并在每一次训练、每一周锻炼中得到落实,使运动量高于部队平时的生理负荷,但又不导致疲劳。

(3)循序渐进的原则　应根据部队平时锻炼习惯和兴趣、爱好选择锻炼项目,掌握训练强度。刚从高原下山疗养的官兵,前10天为脱习服阶段,训练量要小,以后逐渐增大,从一个疗养期的第1周到第4周,从第一课预备阶段到结束阶段,都应遵守循序渐进的原则,做到由易到难、从简到繁、逐步深化、不断提高。只有掌握循序渐进的原则,才能事半功倍,以最短的时间收到最大的效果。

2. 训练要求

(1)思想重视　本着严格要求、严格训练的原则,做到有内容、有检查、有讲评。分管干部应经常深入训练现场,发现问题及时解决。

(2)积极主动　体育锻炼是一项经常性的工作,只有持之以恒才能收到预期的效果,因此必须发挥体育教员和高原官兵的积极性。

(3)因地制宜　在认真落实高原人员体育训练大纲的同时,要结合疗养机构地理环境、季节、运动设施,开展有疗养特色的体育训练,如游泳、爬山、步行等。

(4)保证安全　训练前进行运动生理卫生教育,做好场地、器材的检查;训练时做好准备活动,加强易伤部位的锻炼与保护。医护人员做好医务监督,及时发现不良反应。要加强自我保护和相互保护,减少运动外伤,杜绝训练事故,确保安全。

3. 编组的依据和标准

(1)编组依据

①健康水平:健康状况可根据部队平时掌握的情况以及入院体检结果,与随队干部共同研究确定。

②功能状况:可用各种功能检查法测定各系统的功能状况。常用的是心血管系统功能检测。

③锻炼情况:主要是锻炼历史、目前锻炼水平、运动中和运动后的自我感觉等。

④年龄:人体在25岁以前为成长发育阶段,25~35岁为保持阶段,35岁以后某些生理功能开始减退,40岁以后功能减退逐渐明显,因此应根据不同年龄区别对待。

(2)组织标准

①甲级锻炼组:年龄在35岁以下,主要器官无明显疾病,心血管功能试验结果属中等以上,平时锻炼水平较高。

②乙级锻炼组:年龄在36岁以上,主要器官无明显疾病,心血管功能试验结果在中等以下,平时锻炼水平一般。

六、高原人员体能训练内容

根据高原人员的工作特点以及《军事训练与考核大纲》中要求达到的训练目标为参考内容,特勤疗养期间选择高原人员保持和提高灵敏协调、反应迅速能力及高原作业耐力、对高原环境的适应能力进行训练。体能训练必须使他们的力量、速度、耐力、灵敏、柔韧等多项素质全面协调发展,以适应高原训练和作战任务的要求。

高原人员返回平原后,通过科学、规范的体能训练,缩短高原脱适应时间,尽快恢复和提高高原军事作业能力。

七、高原人员体能训练项目

1. 返回平原脱习服训练　建立高原习服后,若迅速离开高原地区,可发生高原脱习服。高原脱习服主要临床表现为头昏、头晕、嗜睡、精力不集中、晚上睡不着、疲倦、胸闷、心慌、哮喘、便秘、食欲不振等。这种返回平原后所出现的综合征状称为高原脱习服。影响脱习服综合征的因素很多,如心理负担过重、生活不适应、气候不习惯等。在高原上居住的海拔高度越高、时间越长、返回平原时年龄越大,高原脱习服反应越严重;如果还患有其他疾病,则返回平原后更易发生脱习服反应。

在海拔5000m高原地区驻守10个月以上的部队迅速撤离高原时,官兵高原脱习服的发生非常普遍,发生率高达85%以上,一般在4天内表现严重,影响部队机动作训能力。

(1)训练目的　特勤疗养入院第一周(7天以内),根据不同脱习服反应程度和疾病特点,将人群区分按轻、中、重分级,分别安排训练和治疗,将各种训练技术进行合理安排、有效链接、循序渐进,使不同高原脱习服症状者都能得到恢复,这样有利于高原脱习服症状的尽快缓解和消除。

(2)动作要领　缓解高原脱习服症状,应做到以下几点:

①训练内容　主要以慢跑、散步、划船为主,距离约400~800m,慢跑时间控制在8-15min,在早操和晚体能训练时各进行一次,中间配合以健身操和放松运动,强调切勿静养不动。

②训练量

第一周:返回平原初期人员训练的要求是调节运动量使心率接近或逐渐达到本人最大心率的60%左右[(220-年龄)×60%]为准,切忌剧烈运动。

(3)注意事项

①高原习服人群约60%为轻度脱习服反应,30%为中度反应,10%为重度反应。注意下高原到疗养机构的时间、乘坐的工具,如是缓慢下高原可减轻高原移居者返回平原后脱习服症状的出现。

②官兵实行统一训练管理,一日生活作息制度化,按时作息,有序进行各项训练。

③晨起后可进行有氧运动训练,一般上午选择进行生理、心理训练及其他活动,下午进行力量训练等。

④户外或室内运动场地,要视脱习服反应程度和疾病病情,区分人群制定训练量。

⑤消除恐惧心理,长期驻守高原,在返回平原前应提前了解返回平原后身体将会出现的一些症状,遇到这些症状时不必过分担心,短时间内可不治自愈。

⑥生活规律:返回平原后,应注意生活规律,早睡早起,坚持午休,保证充足睡眠,应适当锻炼,常做户外活动,身体状况可逐渐得到改善。

⑦节制饮食:长期驻守高原,在返回平原后常常食欲增强,体重骤升。应注意节制饮食,防止体重增加。

2. 体能恢复训练

(1)训练目的　疗养7~10天后,高原脱习服反应基本消失,安排有氧耐力训练,量逐渐增大,有利于高原官兵体能提高。

(2)动作要领

①训练内容:采取慢跑、快走、健身操、游泳、爬山和球类活动等多种方式,与平卧推举、深蹲起、腿屈伸、俯卧撑、仰卧起坐、引体向上等力量训练交替进行效果更佳以恢复肌肉力量与肢体活动功能。

②训练量

第二周:训练以有氧运动为主,强度稍有增加,慢跑距离增加至800~1200m,时间约10~20min,在放松运动后,增加有力量训练,如健身操、游泳、划船,俯卧撑10~20个,仰卧起坐10~20个、双腿深蹲起立20~30个等。

第三周:训练以有氧运动为主,中慢跑速度进一步增加,慢跑1200~2000m的距离,时间控制在10~20min,增加游泳、爬山、俯卧撑训练增加至20~30个,仰卧起坐20~30个,双腿深蹲起立50~60个、引体向上4~5个,训练期间穿插健身操锻炼和球类运动。训练心率为145~170次/min或训练速度为最大运动速度的70%~85%。

(3)注意事项

①户外或室内运动场地,选择以有氧运动、无氧耐力运动为主的训练。

②有氧运动训练方式上,训练强度以训练心率或训练速度控制,从小强度开始、循序渐进、逐步增加。

③初期运动时间控制在30~60min/d为宜,每周5~7次。

④训练前首先进行准备活动,原地跑或慢跑5~7min;训练后进行整理活动,继续慢跑直到心率降到100次/min以下时为止。

3. 低氧习服复合体能训练

(1)训练目的　在进驻高原前一周,使用低氧呼吸器进行低氧习服训练,机体经短暂时间缺氧后,对后续更长时间或更严重缺氧致机体的损害能够产生较强的抵御和保护效益，采取预缺氧或缺氧预适应，辅以适当体能训练，能明显增强机体对缺氧的耐受，有利于高原官兵体能提高。同时预缺氧复合体能训练可显著改善平原急进高原后体力劳动能力，并使急性高原反应发病率减低。

(2)动作要领

①训练内容：疗养25天左右，即在返回高原前一周，使用低氧呼吸器进行低氧习服训练，同时配合小步匀速快走运动。

②训练量

第四周：低氧呼吸器进行低氧习服训练，机体经短暂时间缺氧后，与此同时，辅以适当体能训练，明显增强机体对缺氧的耐受。

(3)注意事项

①户外或室内运动场地，选择预缺氧复合体能训练。

②训练前要做好准备工作，防止预缺氧适应体能训练后的不适，如有不适立即停止。

③掌握训练效果，定期检测脉率、呼吸、血压、体重和心肺功能，比较训练前后的变化，防止发生突然变化。

④防止过度疲劳，每日训练的运动量以次日能消除疲劳为宜，预防外伤，加强营养，防止体重下降和抵抗力降低。

⑤预防感冒，在进入高原前1～2天，要适当减少运动量，防止疲劳，促进睡眠，调整状态。

（徐　莉　陈照立）

第二节　高原人员体能训练考核标准

高原地区低氧寒冷，环境恶劣，采用必要的劳动保护措施，对于保障高原官兵身体健康，提高军事训练质量尤为重要。张刚等研究证实：该标准对维护官兵健康，提高高原士兵军事训练质量，减轻高原低氧损伤有重要意义。军标以人体劳动前后心率和血氧饱和度的变化为评价指标，实现在高原现场简单方便评价军事训练强度，对促进士兵有限减少高原训练损伤、促进身体疲劳恢复、维护身体健康和提高训练质量有重要作用。因此，疗养期间可参照该标准制定高原人员特勤疗养期间体能训练考核标准。

一、士兵体能的测量与评价

1. 内容和适用范围　采用男性士兵体能测量方法和评价标准。本标准适用于陆军和海、空军陆勤高原男性士兵（如本标准有修订以最新版本标准为准）。

2. 术语

(1)体能　指人对体力劳动和运动的适应能力，主要采用有氧能力、肌力、体力劳动能力和运动能力等进行评价。

(2)有氧能力　指人对氧的最大摄取、输送和利用能力，是评价人体耐力的重要指标。

(3)肌力　指人体某一组织肌肉完成最大收缩时产生的力量，是评价人力量的重要指标。

(4)运动能力　指人体在运动过程中体现出来的力量、速度、耐力、灵敏度和柔韧性等能力的总称，是体能的基础。

(5)体力劳动能力　本标准指的体力劳动能力，系机体在稳定状态的体力劳动条件下，心率达到170次/min时的劳动功率（简称PWC_{170}）。

3. 体能评价项目和测定方法

(1)最大摄氧量($V_{O_{2max}}$)　测定方法为亚极量踏阶运动间接法。踏阶高度0.4m，踏阶速度22.5次/min（以完成一次上、下台阶运动算）。踏阶速度用节拍器控制。每次运动时间5min，运动心率用心电图扫描记法则测定。胸电极的位置为，两侧乳中线第5肋间和胸骨柄的中央位置各固定一个电极。记录踏阶运动停止前第4.5～5.0min的运动心率。此外，在无条件用心电图机法测定运动心率时，亦可用听诊法或触摸桡动脉或颈动脉法测定运动后的即刻心（脉）率。一般测定运动停止后即刻的10次心跳时间(s)，听或摸到第一心跳声音或脉搏搏动时，立即开动秒表，听到或摸到第11次心跳声音或脉搏搏动时迅速关停秒表并记录时间，然后换算成每分钟的心率。心率(b/min)

$=60\div t\times 10$,t 为 10 次心跳时间(s),10 为次数。运动心率(b/min) =23.2625 +0.8758 立即心率(b/min)。运动后立即心率与运动心率换算表详见表 6 -4 -1。在踏阶运动前测量受试者体重。$V_{O_{2max}}$用回归方程(4 -1)计算。

$$V_{O_{2max}}(L/min) = 10^{(0.438621-0.0062HR-0.006238BW)} \tag{4-1}$$

式中:HR 为运动心率,b/min; BW 为受试者体重,kg。

$V_{O_{2max}}$评价有氧能力通常用"ml/(kg · min)"表示,公式(4 -1)计算出的 $V_{O_{2max}}$应再除以体重(kg)乘以 1000,换算成"ml/(kg · min)"。

表 6 -4 -1　运动后立即心率和运动心率换算表

立即心(脉)率(b/min)	运动心率(b/min)
120	128
125	
133	
130	
137	
135	
141	
140	
146	
145	150
150	155155
160	163
165	
168	
170	172
175	176
180	181

(2) PWC_{170}　PWC_{170}的测定采用二级或多级台阶运动负荷试验。二级负荷试验的台阶高度 0.40m,第一级踏阶运动的踏速为 22.5b/min,第二级踏阶运动的踏速为 30b/min。踏阶速度用节拍器控制。每次运动时间 5min。运动心率的测定方法与最大摄氧量测定方法相同。此外亦可用阶高 0.25m,踏速分别为 25b/min 和 35b/min,每次运动 5min 的台阶试验。在踏阶运动前测量受试者体重。二级台阶试验的 PWC_{170} 采用公式(4 -2)计算。多级台阶负荷试验需要用三级或以上,阶高同上,PWC_{170}的计算系根据功率与运动心率的线性回归方程推算,求出心率为 170b/min 时的功率。用多级负荷试验测定 PWC_{170}较准确,但所需要负荷运动次数较多。

$$PWC_{170}(kg \cdot m/min) = N_1 + (N_2 - N_1)[(170 - f_1)/(f_2^{-}\ f_1)] \tag{4-2}$$

式中:N_1、N_2 为两次踏阶运动负荷试验的功率,以"kg · m/min"表示。

f_1、f_2 为两次踏阶运动负荷试验的运动心率,以"b/min"表示。

运动负荷试验功率的计算公式如下:

$$功率(kg \cdot m/min) = [体重(kg)\times 阶高(m)\times 上、下台阶数]\times 4/3 \tag{4-3}$$

运动负荷试验的注意事项:

①心脏功能不好或病后恢复期不宜做;

②试验前不得进行任何剧烈活动;

③试验时必须按照节拍器的节律上、下台阶或蹲起;

④上、下台阶时双膝要伸直,腰要挺直;

⑤下蹲时必须成深蹲,起立后要站直;

⑥试验应在饭后 1h 开始;

⑦心率一定严格按照规定的时间准时测定。

(3)肌力　肌力采用背力计测定。背力计需通过计量部门校准。测定前先将背力计指针调到零位。令受试者两脚站在背力计底盘上,两手手心向内握住把柄,两腿伸直,把背力计把柄调至膝关节平齐。测定时禁止屈膝、后仰和把手柄贴大腿等,令受试者用最大力量挺背均匀向上拉把手柄。测试两次,记录最大值。

(4)1000m 跑

①场地器材:直线跑道若干条。秒表若干块,发令旗一面。

②测试方法:采用站立式起跑。受试者两人以上一组,当听到"跑"口令后立即起跑,有抢跑者时应重新起跑。计时员看发令员旗动开表,当受试者躯干到

达终点线时停表，记录跑完全程的时间，注意测试时受试者一律穿训练鞋，不得穿皮鞋或钉鞋。

(5)3000m 跑

①场地器材：400m 田径跑道，或者其他场地，但必须丈量准确，地面要求平坦。秒表若干块，发令旗一面。

②测试方法：采用站立式起跑。受试者两人以上一组。当听到“跑”口令后立即起跑。测试人员发出“跑”的口令同时摆动发令旗，计时员看旗动开表，受试者躯干到达终点线时停表，记录时间。注意每次应安排记圈员，记录每人跑完的圈数。跑时一律穿训练鞋。跑完后继续走动几分钟，不要马上停止或坐下，以防意外。

(6)立定跳远

①场地器材：沙坑或一块松土地面，沙土平面应与地面水平，地面要求坦。皮尺一条。

②测试方法：受试者两脚自然开立，站在起跳线后，脚尖不得超过起跳线前沿。连续跳两次，丈量起跳线前沿至最近着地点后沿的最直距离。记录最佳成绩。注意受试者起跳前不得垫步或单足起跳。跳时如身体其他部位触到足后跟落地点以后的地方时，此次测量无效，可补跳一次。

(7)立定手榴弹掷远

①场地器材：长 70m，宽 30m，平坦场地一块。重 560g 军用教练手榴弹若干个，皮尺一条。

②测试方法：受试者站立在投掷线后，两脚前后拉开，上身稍向后仰，然后用力将手榴弹掷出，投掷三次记录最高值。注意前后脚不能离地、垫步或踩线，违者不记成绩。

(8)引体向上

①场地器材：单杠一副。

②测试方法：受试者跳上正手握杠，身体自然下垂，听到“开始”口令后，向上引体（身体其他部位不能有任何附加动作），上拉到下颌超过横杠上缘，然后还原为一次。不符合上述要求者不计次数。注意做好保护，防止发生事故。

(9)俯卧撑

①场地器材：垫子或其他垫物，秒表。

②测试方法：受试者两手撑垫与肩同宽，两脚并拢，脚尖着地，身体要成一条线，听到“开始”命令后曲臂，使身体相随下移至胸部离地 10cm 以内距离，然后将身体撑起为完成一次。在发出“开始”口令的同时，测试者开动秒表，测定 1min，记录 1min 完成的次数。注意下卧和撑起时，身体必须保持挺直；下卧时身体不能落地，否则此次不计数。

二、高原人员体能训练成绩标准

(一)高原士兵体能评价

1. 内容与适用范围　本标准适用于对高原地区低氧已习服的陆军和其他军种地勤士兵的体能评价。特勤疗养脱习服期(第 1 ~ 2 周)评价。

2. 高原士兵体能评价项目和测量方法　体能评价项目包括最大摄氧量($V_{O_{2max}}$)、1000m 跑、背肌力、立定跳远、立定投弹五项。$V_{O_{2max}}$测定方法见表 6 – 4 – 1，其余四项分别遵照士兵体能的测量与评价中的表 6 – 4 – 2 至 6 – 4 – 7 项内容。

3. 高原士兵体能评价标准

(1)$V_{O_{2max}}$评价标准　见表 6 – 4 – 2。

表 6 – 4 – 2　$V_{O_{2max}}$[ml/(kg · min)]评价标准（评价等级）

海拔 m	优秀	良好	中等	较差	差
3000 ~ 3500	>48	45 – 48	39 – 44	36 – 38	<35
3501 ~ 4000	>45	43 – 45	36 – 42	32 – 35	<32
4001 ~ 4500	>41	38 – 41	32 – 37	28 – 31	<28

(2)1000m 跑成绩评价标准　见表 6 – 4 – 3。

表 6 – 4 – 3　1000m 跑成绩评价标准（评价等级）

海拔/m	优秀	良好	中等	较差	差
3000 ~ 3500	<3′47″	3′47″ ~ 4′00″	4′01″ ~ 4′36″	4′37″ ~ 4′40″	>4′40″
3501 ~ 4000	<3′53″	3′53″ ~ 4′06″	4′07″ ~ 4′46″	4′47″ ~ 5′00″	>5′14″
4001 ~ 4500	<3′59″	3′59″ ~ 4′13″	4′14″ ~ 4′56″	4′57″ ~ 5′14″	>5′00″

(3)背肌力　立定跳远和立定投弹评价标准见表6-4-4。

表6-4-4　背肌力评价标准

评价等级	背肌力/kg
优秀	>135
良好	125~135
中等	124~100
较差	90~99
差	<90

(4)运动能力评价标准　见表6-4-5。

表6-4-5　运动能力评价标准

项目	评价标准				
	优秀	良好	中等	较差	差
100m跑	<13″00	13″00~13″	14″00~15″20	13″00~15″20	>13″00
3000m跑	<10′43″	10′43″~10′39″	11′43″~14′15″	14′16″~15′20″	>15′20″
立定跳远/m	>2.40	2.40~2.32	2.31~2.08	2.07~1.97	<1.97
立定投弹/m	>46.0	46.0~42.1	42.03~4.0	33.9~30.0	<30
引体向上/次	>16	16~14	13~8	7~5	<5
俯卧撑b/min	>50	50~40	39~28	27~22	<22

注:表中所列各项指标分别代表人的速度、耐力、爆发力和力量等运动能力,可单独评价。

(二)士兵体能评价标准

士兵体能的评价可根据军事职业的需要和部队实际分别选用最大摄氧量、PWC_{170}、肌力和运动能力等指标。

(1)最大摄氧量评价标　见表6-4-6。

表6-4-6　$V_{O_{2max}}$评价标准

评价等级	$V_{O_{2max}}$(ml/kg·min)
优秀	>53
良好	50~53
中等	44~49
较差	40~43
差	<40

(2)PWC_{170}评价标准　见表6-4-7。

表6-4-7　PWC_{170}评价标准

评价等级	PWC_{170}(kg·m/min)
优秀	>1300
良好	1151~1300
中等	876~1150
较差	770~875
差	<770

(3)肌力(背力)评价标准　见表6-4-8。

表6-4-8　肌力评价标准

评价等级	背力(kg)
优秀	>135
良好	125~135
中等	124~100
较差	90~99
差	<90

三、特勤人员的体能训练效果评定

(一)评定内容

1. 个人评定项目

(1)主观感觉。

(2)生理功能指标测定。

(3)心血管运动负荷试验。

主要训练项目的成绩。评定时将每个项目成绩按良好、一般、不良三个等级加以限定计算。

2. 集体训练效果的评定

(1)应在个人训练效果评定的基础上进行,其内容如下:

①训练日:每月应按照规定完成训练日及训练时间,每减少2个训练日降1个等级。

②出勤率:出勤率应保持在95%以上,每减少1%降1个等级。

③个人锻炼效果良好以上的百分数:应在95%以上,每减少1%降一个等级。

④运动外伤发生率:应控制在0.1%以下,每增加0.05%降1个等级。

评定时将4项结果累计,即可得到最终结果。

(2)训练效果评定方法和标准

评定方法:指数评定法。

①身高指数:身高指数=身高(cm)-体重(kg)。男子为109,女子为104,高于这个指数,说明身体发育良好。低于这个指数,则说明身体发育较差。

②体重指数:体重指数=体重(g)÷身高(cm)。男子平均为348g/cm,女子平均为335g/cm,男子超过450g/cm,女子超过420g/cm则表示体胖,低于300g/cm则表示瘦弱。

③肺活量指数:肺活量指数=肺活量÷体表面积。我国成年男子肺活量指数为2310,女子为1800,低于这个指数,说明呼吸功能较弱。

④20次下蹲评定法:受试者入检室静坐5分钟后,连续测定3次30s的脉搏数,直到30s脉搏数相同为止。尔后令受试者站立,两足分开与肩同宽,每1.5s下蹲一次。下蹲时两臂向前平举,起立时两臂下垂,30s连续下蹲20次,使用节拍器控制速度,务求准确。停止运动后静坐,记录负荷后1~1.5min的30s脉搏数。

⑤12分钟跑评定法:这是通过在12分钟内能跑多少距离来评定一个人的身体工作能力的方法,通过测定锻炼前后12分钟跑的成绩,评定锻炼效果。

(二)评定标准

以心血管功能20次下蹲负荷分数及呼吸功能肺活量指数为主,参照1000m跑、仰卧起坐、负重(50kg)深蹲起立(男性)、双腿深蹲起立(女性)、立定跳远等五项运动成绩进行入出院考核,综合评定为良好、一般、不良三个等级。

1. 具有下列条件之一者为良好。

20次下蹲分数及肺活量指数上升,其他3项全上升,或2项上升1项无变化,或1项上升2项无变化。

20次下蹲分数及肺活量指数1项上升1项不变,其他3项上升。

2. 具有下列之一者为一般。

20次下蹲分数及肺活量指数上升,其他3项不变,或2项上升1项下降。

20次下蹲分数及肺活量指数1项不变,其他3项中2项上升1项不变,或1项上升1项不变1项下降。

3. 具有下列条件之一者为不良。

5项均无变化。

20次下蹲分数及肺活量指数无变化,其他3项中2项上升1项下降,或2项不变1项上升。

20次下蹲分数及肺活量指数1项上升1项不变,其他3项中2项下降1项上升。

20次下蹲分数及肺活量指数下降,其他3项中2项上升1项不变或下降。

(陈照立 徐 莉)

第三节 高原人员体能训练的方法与管理

一、高原人员体能训练方法

(一)准备阶段

1. 拟制训练预案 入院前根据疗养计划、季节特点等,拟制训练预案。

2. 召开体训预备会 高原疗养员入院3日内,召开由带队领导、疗养科领导参加的体训预备会,根据高原疗养员情况及疗养科室工作安排,提出训练要求,交代注意事项。

3. 制定体能训练计划　预备会后制定《周训练计划安排表》报医训处审批,于高原疗养员入院3日内送至相关科室及疗养单位。

4. 准备场地和器材设施　检修训练场地、器材及各项附属设施,备齐急救药品,确保场地、器材设施达到训练要求。

5. 指定带训教员　由科室主任(副主任)指定每节训练课的带训教员、救生员和医疗保障人员。

(二)训练阶段

体能训练教员根据训练内容认真组训,集合部队、清点人数、下达训练科目,明确训练内容、强度、场地、器材和人员分组,提出要求,按规定讲解动作要领和示范教学,及时纠正错误动作。带领受训人员做好15min的准备活动,使全身主要关节、韧带、肌肉群都活动开。

1. 实施阶段的基本任务　使高原人员掌握一定的体能训练技术,提高身体素质,改善身体器官功能,提高身体训练水平。时间一般为90min。主要内容是:①专业性体能项目与基础性项目穿插进行,同时可伴辅助性体能项目;②发展不同身体素质的项目穿插进行,灵敏速度性的项目在前,力量、耐力性的项目在后;③一般强度的体操、旋转性项目在前,大强度运动量的短跑类、举重项目在后;④兴奋性项目,如球类运动等在最后进行;⑤活动性游戏和综合练习能激发训练情绪,应有计划地穿插在各项目之间;⑥运动量应逐渐增大,不同身体部位的练习和不同性质的练习,均应交替进行;⑦组织方法,应灵活多变,以取得更好效果为目的。

2. 训练结束前　必须组织先做放松活动,使受训人员逐步恢复到相对安静状态,然后讲评操课情况,收回器材,再预告下次课的训练内容,时间为10min。多数高原人员容易忽视训练后的整理运动。突然中止或中断剧烈运动,会使身体和内脏得不到平衡并渐进的恢复,长期不进行放松整理运动,亦会导致肌肉弹性降低,爆发力减弱,为运动外伤留下隐患。因此,要切实把好关,督促其有始有终地完成全部整理运动。

(三)考核阶段

1. 时间　在疗养结束前5天进行。

2. 项目　体能运动五项,台阶试验(深蹲起立)。

3. 方法　按《陆军军事训练与考核大纲》有关规定进行考核与评定,考核时要根据高原人员海拔、性别、年龄及体能训练情况制定考核计划。

(四)总结阶段

1. 每批疗养结束后专人负责统计各单位训练出勤率,通报各单位带队领导并移交疗养单位。

2. 填写《体能训练情况统计报告表》《高原人员体能训练小结》《体能考核成绩评定表》,疗养出院5日内上报医训处。

3. 及时填写电子疗养档案内的体能测评栏和入出院体能训练情况。

4. 总结、讲评本次体训工作情况,对高原疗养员提出的问题进行梳理、整改。

5. 对运动器械及场地设施进行全面检修和维护。

二、高原人原体能训练管理

(一)高原人员体能训练的医务监督

为确保高原人员体能训练的安全实施,疗养医师必须开展运动生理卫生宣教和医务监督,还要进行适宜运动量的生理学评定。

运动量由运动的数量、强度、密度和时间四个因素来决定。数量是指在一次课或一个阶段中所完成练习的次数、重量、距离的总量;强度一般以运动后的即刻心率作为判断指标。密度是指一次课中用于运动的时间的比例。时间是指一次课或一个阶段训练的总时间。

运动量适宜与否的评定方法:

1. 客观检查　体能训练后生理功能恢复情况是反映运动量是否适宜的标志之一。多依据次日清晨平静状态下,脉搏、呼吸频率、血压等的测量值来加以判断。若运动量适宜,这些指标应正常,其中脉搏每分钟相差3~4次,血压波动在10mmHg范围内,体重减少不超过500g。

2. 主观感觉　若受训人员主诉有疲乏感,但食欲和睡眠都很正常,这是轻度疲劳的标志。如果运动量过大或疲劳积累时间过长,受训者常会出现食欲下降、入睡困难、多梦,甚至伴有对运动的兴趣减低等现象。

3. 运动量适宜的标志　准备活动时,心率逐渐加快,完成科目练习后,心率达到最快,并在此范围内维持一定的时间。最快心率在一般工作日和地面准备日可达 150 ~ 180 次/min(年龄≥40 岁者,140 ~ 170 次/min);在高原作业日心率则应控制在 140 ~ 160 次/min。训练结束后心率逐渐减慢,10min 后恢复正常。

4. 运动量过大的标志　心率超过 200 次/min(高原作业日心率超过 180 次/min),恢复时间超过 10min;运动密度 >50%;主观感觉食欲不振、头昏、头痛、大量出汗、失眠等;训练中出现面色苍白或潮红、出冷汗、呼吸急促、动作迟缓不协调、成绩下降等。

5. 运动量过小的标志　运动时心率未超过 130 次/min;运动结束后心率很快恢复到运动前的水平;运动密度 <25%。

(二)高原人员体能训练突发情况处置

1. 提高思想认识,加强安全教育,做好安全预防运动损伤的工作,科学的安排体能训练的计划和进度,训练前制定详细的教案、安全预案。

2. 了解参训人员的组成、年龄、身体素质、训练热情等,做到对参训人员情况了如指掌,以便管理和组织体能训练。有下列情况之一者不宜参加训练:身体虚弱,轻度活动时有明显头晕、头痛、恶心、呕吐、胸闷、气短等,静态心率在 100 次/min 以上,上感发热,体温在 38℃以上,近期有过运动损伤性创伤;重病出愈。

3. 体能训练所需要的场地、器材、设备等在训练前都必须准备完毕,事先检查安全性能完好、运行正常。

4. 严密组织,加强领导,在体能训练前提出要求,运动中进行指导,运动后进行总结讲评,对动作粗野或有危险动作的应予批评。认真做好运动前的准备活动和运动后的放松整理活动,科学合理地安排训练项目和运动量,注意劳逸结合,合理科学地安排训练时间。

5. 准备适当的外伤药物、创伤药物、消毒药水等。训练过程中出现训练伤和其他意外情况,如晕倒、晕倒性哮喘等反应时应停止训练,给予及时救治。

6. 登山训练要预先确定登山路线,并试走以确保路线安全畅通。划船锻炼应该进行细致的分组,每条船指派负责人,划船训练要检查训练船只和救生器材,组织分组、发放救生器材,对船上人员进行分工,交代各项注意事项、湖上可能遇见的突发事件以及处置方法;游泳训练要有教练指导,现场监控,准备急救药品和器材,防止淹亡。

(三)高原人员体能训练后的处置

1. 训练中注意劳逸结合,合理科学地安排训练时间;严格遵守体能训练的基本原则。运动后组织放松活动,预告下一次训练内容,以便做好准备工作。

2. 训练后进行总结讲评,科学分析安排的训练项目和运动量是否合理,以便及时调理。

3. 加强监督,对病后或伤后重新参加体训的人员应注意其身体情况,合理安排休息;及时发现疲劳或过度训练的情况。

4. 健全训练伤登记制度,分析损伤原因,总结经验教训。

5. 体训器械、场地、设备要有专人负责,训练后检查维修,以保证使用安全。

三、常见体能训练伤的防治

高原人员体能训练过程中,采取有效的预防措施和恰当的现场急救,对于降低训练伤病的发生率,防止体能训练伤病的进一步加重,具有重要的现实意义。

1. 体能训练伤的预防原则

(1)提高自我保护意识　加强保护与自我保护技能的训练。高原人员在进行体能训练时,对训练当中可能发生的危险,不仅思想上要重视,还要有充分的预估。同时,还应掌握一些行之有效的保护性技巧动作,如缓冲前冲力的前滚翻、意外滑倒后的低头和曲肘团身、肩背着地顺势侧滚翻等,切忌直臂后撑地。在进行器械或高空课目(如卷身上、攀登)训练时,必须设 1 ~2 名保护者,双人保护时应分站于器械两侧,单人保护时应站在便于自己发力的一侧。

(2)充分做好准备活动　除安排全身性动力练习外,还提倡开展静力性牵张练习。开展静力性练习时应注意缓慢牵拉、逐步到位,以防出现牵拉伤;进行大、小肌群和韧带并重的牵拉练习;牵拉肌群和韧带的顺序需按"先小后大"的原则进行。

(3)加强高原人员身体素质　对提高整体抗训练伤能力尤为重要。不但要强化大肌群的力量,进行耐力训练,而且要加强柔韧性、灵敏协调能力的训练,还要特别注意髋关节小肌群、韧带的训练。

④合理安排体能训练负荷:循序渐进,避免负荷

强度过分集中于身体某一部位或某一系统。

2. 闭合性软组织损伤　高原人员肢体急性闭合性软组织损伤的处理目的是止血、防肿、镇痛、减轻炎症,以利于伤情的早期恢复。现场急救的总原则为局部制动、冰疗或冷敷、压迫包扎、患肢抬高。

(1)局部制动　受伤后,伤员会产生一种保护性自我制动的条件反射,处置时切忌对受伤部位进行按压、揉捏、转动、牵拉,否则会加剧疼痛、局部出血和炎症。为了增强制动的效果,可辅助钢板、支撑保护带等固定患肢。伤后48h以内,应持续执行制动休息的原则,禁止使用可能导致重新出血的治疗方法。

(2)冷敷或冰疗　受伤后立即用凉水冲洗损伤部位15~20min。离开训练场后,用冰袋再做30min冷敷。伤后48h之内,禁用热水冲洗(或热敷)患部。冷敷的目的是降低局部组织的温度和痛觉感受器的敏感性,促使患处血管收缩,具有明显的止痛、减轻出血、阻止体液渗出的作用,同时能降低局部组织的代谢率,缓解受伤部位的缺氧状况,有利于后期的恢复。

(3)压迫包扎　在冰疗后用弹性绷带对伤处进行包扎。绷带的选择宜宽一些,松紧要适度。包扎5min后,应检查一次伤部远端肢体或甲床颜色有无发绀。伤员自己除注意观察远端肢体颜色外,若有患肢麻木、疼痛加剧的症状,应立即找医生调整包扎绷带的松紧度。

(4)患肢抬高　适当抬高伤肢以促进血液循环和淋巴回流,可加速肿胀消退。一般伤员下肢受伤后,身体取半躺或坐位时,脚垫起的高度应超过大腿水平;取卧位时,下肢垫高应超过心脏水平。

3. 开放性损伤　开放性软组织损伤的现场处理原则是有效止血、保护创面、防止感染。

(1)有效止血　止血一般首先采用间接指压法止血,当出血严重、压迫止血效果不佳时可用带状物(如橡皮筋、胶布条等)结扎止血法。但应注意观察结扎止血后肢体远端的状况,及时调整结扎的松紧度。一般每20~30分钟须解除止血带一次(约5min)。

(2)创面保护　若训练场离医务室不远,原则上不要用任何未经严格消毒的物品覆盖创面,应尽快到卫生室进行清创处理。若创面上有异物,禁用嘴吹或用一般的水冲洗,以防进一步感染。

4. 骨折与脱位　伤部出现明显畸形、剧烈锐痛时,原则上应立即按骨折脱位的病案做现场处理。闭合性骨折和脱位应行肢体制动、临时夹板固定;开放性骨折或脱位应先进行止血、保护创面、防止感染,再对患肢进行临时制动与固定;脊柱骨折临时固定后,必须用门板或木板等硬板搬运,以防搬运不当而致的二次损伤。搬运时,三人同时用手将伤员平直托放在木板上(一人抬颈背部,一人抬臀部,一人抬下肢),严禁一人抬头,一人抬足的搂抱式搬运。对于疑有颈椎损伤者,要有专人扶头部,沿纵轴向上略加牵引,随躯干一同移动,睡在木板上后,用沙袋或折好的衣物塞在颈部两侧加以固定。

5. 运动性血尿　单纯由剧烈运动引起肉眼可见血尿或显微镜下可见血细胞,称为运动性血尿。男性发病率较高,尤其在超强度、长时间的跑、跳训练后多见。主要征象是训练后发现小便颜色呈红茶色,其严重程度与训练强度有关。一般出现血尿后,应停止训练或降低训练强度,症状可迅速消退,一般不超过3d。

6. 中暑　因长时间处于高温、高湿或通风不良的环境中,人体的体温调节功能出现障碍而发病。多见于体质较弱、体温调节功能较差者。

现场处置如下:

(1)停止训练,及时送到阴凉透风处,松解衣服,平卧休息。

(2)出现晕厥,立即掐人中。

(3)用冷毛巾擦身和冷敷头部,可用酒精擦头、手、足、腹股沟、腋窝处,物理降温。

(4)服用人丹(或十滴水、藿香正气水)等;再喝浓茶或淡盐水。

7. 重力性休克　快速跑到终点后骤停站立,体内循环血量因重力作用和肌肉挤压作用消失等原因大量潴留在下肢,使回心血量锐减、大脑缺血、缺氧,人出现突然倒地,处于休克状态。

现场处置如下:

(1)松解衣领,头转向一侧,防止痰液或呕吐物阻塞喉咙。

(2)指掐人中、百会、涌泉等穴位催醒;如呼吸停止,立即进行人工呼吸。

(3)抬高下肢,并做向心性揉推按摩。

(4)冬季注意保暖(夏季抬阴凉透风处)。

(徐　莉　陈照立)

第五章 >>>

高原人员特勤疗养生理训练

高原人员由于平时训练任务重,精神高度紧张,体力消耗较大,且易受工作环境等不利因素的影响,因而对身体条件要求很高,所以在疗养期间进行生理适应性训练是疗养工作的一个重要组成部分,对于提高心肺功能及综合体能有较好的作用,对促进高原脱习服、高原习服,保障官兵健康和提高高原部队战斗力具有积极意义。

第一节 高原人员生理训练的组织及内容

一、生理训练的基本要求

1. 明确训练科目 训练前向官兵讲清楚训练项目的目的、意义,以便配合。

2. 时间安排 入院后第3日开始,分三个阶段:前10天、中间10天、后10天。

3. 训练对象 指高海拔高原人员返回平原后,或拟上高原的人员。

4. 训练注意事项 训练前进行全面体检,排除高原性疾病,避免生理训练过程中的突发情况发生。训练中如发生意外,按照《急性高原反应的诊断和处理原则》处置。

二、高原人员生理训练的内容与方法

(一)高压氧脱习服训练

1. 训练目的 快速补氧、解除脑疲劳,有效改善、缓解和纠正机体缺氧状态,达到促进脱习服的目的。

2. 训练过程 入院第2天给予高压氧,压力2.2 ATA(220 kPa),戴面罩吸纯氧30min,休息10min(吸空气),再戴面罩吸纯氧30min,加减压各20min,共计110min,隔日1次,共计5次。

3. 禁忌证

(1)严重肺部感染、损伤、胸部手术;急性上呼吸道感染伴咽鼓管阻塞者;急性副鼻窦炎,急性中耳炎,齿槽脓肿。

(2)血压过高(大于160/100mmHg),Ⅱ度以上房室传导阻滞、病态窦房结综合征;凝血机制异常;心脏瓣膜置换术后。

(3)不明原因的高热;月经期及孕妇(妊娠<6个月)。

(4)有氧中毒史及氧过敏者;精神病未控制者。

4. 注意事项

(1)每次吸氧的时间一般控制在60~90min,要采取间接吸氧,避免氧中毒。

(2)不得将火柴、打火机、易燃、易爆物品带入舱内,不能穿化纤衣物进舱,以免发生火灾。

(3)进舱前不吃产气多的食物,如豆制品、薯类等。

(4)进舱前还应排空大小便。

(5)要服从医务人员的安排,掌握吸氧的方法。

(6)治疗中发现异常,应通过舱内电话与医护人员联系。

(二)呼吸功能训练

1. 训练目的 由于高原地区环境的特殊性,通过训练提高高原官兵的呼吸功能、呼吸肌功能,增加呼吸机械负荷,使呼吸肌得到锻炼,肌力增加,可更好地习服适应高原环境,减少急性高原反应,达到提高高原军事作业能力的目的。

2. 训练要领 每周2~3次呼吸功能训练,户外宽阔,携带呼吸器。1)景观气候疗法 入院第3天选择自然疗养因子(阳光、气候、树木花草、景观、矿泉、海水等)阳光空气浴场散步、日光浴等有氧运动训练。疗养10天以内,2~3天一次。2)肺功能训练 疗养

10 天以内,2～3 天一次。

腹式呼吸训练:保持和改善呼吸肌的活动度,建立深长缓慢、更加有效的呼吸方式,减少生理性的呼吸道无效腔,提高肺泡通气量。

缩唇呼吸训练:呼气时将口唇略微缩小,徐徐将气体呼出以延长呼气时间 2～3 倍,改善肺泡的有效通气量,有利于氧气的摄入和 CO_2 的排出。

屏气训练:吸气后屏气,再缓慢呼出。

呼吸阻力训练:训练前练习六字诀呼吸保健操:嘘、呵、呼、呬、吹、嘻,训练 10 分钟。

深呼吸练习法:平时空闲时可常做深呼吸,速度放慢,一呼一吸,尽量达到 4～6 秒一个周期,深吸气时胸腔打开,腹部鼓起,深呼气时,腹部收缩,将气尽量完全吐出。此法简单易行,不受时间、空间限制,每次反复 20 次,可增加肺活量,增强心、肺功能。

运动闭气法:先深吸后,用手指协助闭气,并停止吸气,尽量闭气到不能忍受时,再突然呼气,如此反复 20 次左右。此法亦有助于增强肺功能。

肺部挤压法:双手掌根重叠轻放于胸前,从上往下轻按肺部,对肺部以及相应器官都有保健作用,注意轻按时间持续 1～2 秒,掌根尽量不要离开皮肤,反复 6 圈。

轻咳排气法:首先深吸气,并缓慢呼出,在呼气末端,主动咳嗽,让肺中残余气随轻咳排出。如此反复 6 次,有助于清理肺腔。

3. 注意事项

(1)患感冒、中耳炎等疾病时终止训练,痊愈后可以继续训练。

(2)训练时如果出现胸闷、气短、心慌、咳嗽等不适,立即停止训练,及时就医。

(3)呼吸肌锻炼器每次用完后注意清洁,以备再次使用。

(4)呼吸肌训练和呼吸功能保健操训练交叉进行,训练时间为 4 周,每周训练 4～5 天,每天 1 次,每次 20 分钟左右。

(三)呼吸肌训练

1. 训练目的　呼吸肌属于骨骼肌,经常增加呼吸机械负荷,可使它得到锻炼,肌力增加。通过训练提高呼吸肌的强度和耐力,能够增加肺活量,增强对高原环境的适应能力。训练可使用肺力泰呼吸肌锻炼器,提高呼吸肌功能,增强高原习服适应环境的能力。

2. 训练设备　该设备采用组合式呼吸阀门,将一支吸气肌锻炼器与一支呼气肌锻炼器并联装配,可以分别或同时对呼气肌和吸气肌进行锻炼,可以通过转动调节盘上不同直径的 6 个小孔来控制锻炼强度。肺力泰有 10 个孔,分别应用 1、3、5、7 号孔进行阻力训练,1 号孔最小,10 号孔最大。使用 1 号孔训练时肺力泰所增加的阻力,相当于口腔最大(呼气和吸气)压的 60%,训练每次增加 10%,直至口腔阻力增加到口腔最大(呼气和吸气)压的 90%。

3. 训练要领

呼吸肌训练法:将呼吸肌训练和呼吸操训练交叉进行,训练时间为 4 周,每周训练 4～5 天,每天 1 次,每次 20 分钟左右。

训练步骤如下:

(1)热身阶段　用口罩将嘴罩住,在无阻力时(把活门体取下),做深呼吸 8～10 次。

(2)力量训练阶段　共完成 3 组训练,每组包括 8～12次克服呼气阻力和 8～12 次克服吸气阻力训练,组间休息 0.5 秒。

(3)训练维持量　在训练达标后,每周至少保持训练 2 次,隔日进行,每次 5 分钟,训练阻力由 3 号孔或者 1 号孔提供。

(4)呼气肌训练　训练时,两臂张开,做抬头挺胸深吸气(无阻力)动作,在 0.5～1 秒内完成。然后,低头做缩颈挟胸动作,用爆发力克服呼气阻力进行呼气,在 2～3 秒内完成,同时腹肌用力,全身肌肉处于紧张状态。

(5)吸气肌训练　训练时,低头缩颈挟胸深呼气(无阻力)动作,在 0.5～1 秒内完成;两臂张开,抬头挺胸,用爆发力克服吸气阻力进行吸气,在 2～3 秒内完成。

4. 注意事项

(1)患感冒、中耳炎等疾病时终止训练,痊愈后可以继续训练。

(2)训练时如果出现胸闷、气短、心慌、咳嗽等不适,立即停止训练,及时就医。

(四)脑功能训练

1. 训练目的　高原人员强化脑力训练是现代高科技战争对军事体能训练提出的新要求。训练的核心是改善和“放大”人体中枢神经系统的神经过程特性，提高大脑细胞对超强工作负荷的承受能力和抗疲劳能力；进行脑力素质训练，最好是到大自然中去活动，由于绿色植物的光合作用吸收 CO_2，放出 O_2，空气中负离子含量较高，在植被覆盖率较高的环境中运动，可有效地提高有氧运动能力，直接改善大脑供血、供氧情况，促使大脑皮质兴奋性增加，调节大脑皮质兴奋抑制过程的自主神经平衡，增加心、脑、肾等主要器官对氧的摄入。此外可改善微循环，维持和增强正常的新陈代谢，提高人体各组织器官的功能。还能够使人体对体外刺激的反应更加迅速、准确、大脑分析综合能力加强，整个有机体的工作能力提高。

2. 训练要领

(1)实施脑功能保健操　手指梳头、头部穴位按摩 、运目操、耳部按摩、叩齿、手指锻炼操。

敲头梳头：敲头、梳头可使脑细胞充分休息，清利头目，预防脑血管意外发生，并可治疗脱发，防止斑秃。

敲头：用两手指尖在头上各处快速轻轻敲打，头顶、两旁、后脑都要敲到。

梳头：五指分开，梳挠头发，五指呈鹰爪状，五指紧钉头皮，用力按揉，以头皮有麻木感为宜。

发梢按摩：两手掌合在一起，放在前额，前面手太远不要距离太远，以大拇指可以碰到前额为宜，手掌从前额向头顶缓慢移动，保持轻触发梢的距离，连续移动到头后部，再向下到颈部，随即手掌贴住下颌和嘴，上下牙齿互相叩动，亦叫叩齿，叩齿 36 下后，两手缓慢放下。

干面浴：两手在前额摩擦后，把眼眶按住，捂住眼睛，不露光线，眼肌放松，不可紧张，两手捂眼，也要放松，不能用力，此动作循环三次后，双掌摩擦到耳朵，捂住耳朵，两手指在后脑敲打 6 次，然后两手掌深按耳部三下，可听见“哇哇”的声音，此法称为鸣天鼓。此为 1 个循环动作，一共做 2 个循环。

穴位按摩：太阳、风池、列缺是刺激人体头部的三个重要穴位。

太阳穴位于眼角后面的骨窝里，是治疗头部疾病的要穴。其动作要领是从鬓角向后，斜向上摩擦，共做 9 次。

风池穴在后颈上方，凹陷处，其动作要领为双手指交叉，掌根深压按揉。

列缺穴是治疗头颈部疾病的重要穴位，正所谓“头项寻列缺”，此穴位位于桡骨茎突外侧最高点，按摩时可用大拇指指腹进行顺时针按压，共做 9 次。

(2)牵拉肌肉力量训练　为提高大脑细胞对持续超强度工作负荷的承受能力，增强人体中枢神经系统抗疲劳和持续工作的能力，可结合一些简单、持续性、低阻抗、静力性牵拉肌肉力量训练，如深蹲起立及腹肌持久力训练。

(3)结合专业特点脑力训练　应实施大脑的认知、记忆、教育、意志力训练及团队精神训练为主的专项训练。

3. 注意事项

(1)通过生理训练，使高原官兵进一步了解和体验高原各种不良因素对人体的影响，熟悉各种保健措施和正确使用方法。

(2)掌握在缺氧、超负荷等特殊情况下所应采取的有效措施，从而增强应付高原和复杂气象环境突然恶化的能力，更好地发挥官兵机体应急反应性能，保证机体安全。

(3)脑力训练必须注意两个关键要素，即训练的强度和持续作用时间。训练强度可通过规定在单位时间内完成的工作定额和质量要求来实现；训练持续作用时间须根据规定的工作强度来制定。

(五)低压氧舱(预缺氧训练)

1. 训练目的　使人体经短暂时间的缺氧后，对后续的更长时间或更严重缺氧性损伤具有更好的抵御和保护效应，上高原前训练能够促进高原习服、改善高原劳动能力。高原特勤疗养期间根据情况选择安排。

2. 训练条件　采用低压舱进行模拟高原适应性训练，低压舱为仿高原低气压环境的金属舱体，按需要控制阀门抽气、进气、造成舱内任意低气压环境供缺氧训练。时间为 30min 至 3h，如此多次重复后，机体可产生一系列与暴露高原环境相类似的变化，所产生的习服能力在减压缺氧结束 18 ~ 25d 后才会逐渐消退，但不会完全丧失，当再次遇到缺氧刺激时，对缺氧的习服能够迅速建立。低压舱训练特点是可任意调节海拔高度，适用于执行特殊任务的人员(20 ~ 30 人)进行训练。

3. 训练要领　根据不同的进驻高度来模拟设定

训练习服的高度，在海拔5500m以下的高度，可以上升到比实际高度低1000m的高度来进行训练，但世居平原人员第一次训练的高度不宜高于2500m。

4. 注意事项

(1)受训者有急性上呼吸道、胃肠道感染，过度疲劳，睡眠不佳，饮酒，空腹和过饱等情况时禁止训练。

(2)在缺氧训练时，为避免发生危险，应该随时注意生理监护指标的变化，并严密观察受训者的客观表现，及时终止训练。

(六)低氧混合气体预缺氧训练

1. 训练目的　地面模拟高原缺氧环境，增强对高原缺氧危险情况的判断和处理能力，对飞行员特勤疗养期间可选择性训练，在实际体验中熟悉和掌握供氧防护装备的性能及使用方法。

2. 训练条件　AD－Instrument 四道生理参数数据采集仪(Power Lab，澳大利亚；心电、呼吸、脉搏等)1台，无创血压/脉搏氧饱和度检测仪(深圳迈瑞生物医疗有限公司)1台，氧气呼吸训练气1台，氧－二氧化碳分析仪1台。设备使用KKY－1抗荷抗缺氧能力检测仪或DY－84型低氧混合仪，可模拟海拔5000m地区的氧分压；Eagle 3000型多功能监护仪，可监测受训人员即时的血氧饱和度、心率。训练前佩戴并检查面罩密封性后，使用低氧混合仪模拟5000m设定高度氧含量(7.1%)，同时监测客观指标(血氧饱和度、心率)及主观缺氧反应。

3. 缺氧体验训练要领

(1)集中授课(时间30min)　向官兵讲解缺氧的基本知识，包括缺氧的定义、产生原因、缺氧对机体的影响及缺氧的症状。

(2)个体训练　训练前详细检查训练设备，保证KKY－1抗荷抗缺氧能力检测仪或低氧仪供氧浓度准确、稳定，心电、血氧监测仪工作可靠。训练主持人向参训人员讲解训练注意事项，准备就绪后，参训人员佩戴头盔和供氧面罩，打开KKY－1抗荷抗缺氧能力检测仪或低氧仪供氧开关，将面罩供氧软管与之连接，记录训练前心电图。训练前要求训练人员倒写数字1min，作为训练前后对照。

(3)训练方法　主持训练者下达训练开始口令并计时，打开低氧开关，运用低氧混合仪分别模拟2000～5000m海拔高度，参训人员立即倒写数字。主持训练人员密切观察其书写情况，直至书写数字速度显著减慢，字体变大或紊乱，数字错误不知更改时，即计时并迅速下达供氧口令，训练人员吸氧2min后，要求再倒写1min作为训练后对照，书写完成后参训人员摘掉供氧面罩，训练结束。整个训练过程中要求其余参训人员观察受试者的一些缺氧反应的外部特征，以使其对缺氧有更深刻的认识。

还可以要求人员在体验过程中描述主观反应，并运用心理生理功能测试仪完成左右手交叉敲击，操作时间设置为10s，同时监测血氧饱和度和心率，如血氧饱和度<70%或者心率突然大幅度升高或降低则立即终止训练。训练方法见表6－5－1。

表6－5－1　低氧混合气体预缺氧训练方法

高度(m)	暴露时间(h/d)	持续时(d)	活动度	习服效果
2000～2500	7～16	>3	睡眠	减少高原病发生率
4000～4500	1.5～4	>6	清醒，休息	减少高原病发生率
2500～3000	0.5～1.5	>10	复合有氧运动(50%～60% HR_{max})	上高原后可即刻开始工作

表6－5－1中前两种方法可以减少高原病的发生率，但到高原的前几天还必须减少活动量和体力负荷(根据个人的实际情况)。第三种方法是在习服训练中复合一定负荷的有氧运动，每次以达到基础心率＋基础心率×50%为终止本次有氧运动的指标。持续训练的时间可根据个人训练的效果决定，但最好不要低于表中规定的时间。

(4)训练记录　按照记录提供的缺氧过程中的自觉症状项目，用√标明自己训练中所出现的所有症状。向参训人员详细讲解此项训练的意义。

4. 注意事项

(1)受训者戴紧面罩,防止漏气而影响氧气浓度。

(2)训练前用低氧气体冲洗呼吸管路10s。

(3)受训者有急性上呼吸道、胃肠道感染,过度疲劳,睡眠不佳,饮酒,空腹和过饱等情况时禁止训练。

(4)在缺氧训练时,处于重度缺氧状态,少数受训者可无自觉症状而突然发生意识丧失,故应随时注意生理监护指标的变化,严密观察受训者的客观表现,及时终止训练。

(徐　莉　陈照立　程九华)

第二节　高原人员生理训练考核标准

一、心脏功能测定和评价

1. 人体携氧能力与心脏功能密切相关　台阶指数和心功能指数是心脏功能评价的主要指标,亦可作为体能评价的参考指标。

(1)台阶指数测定方法　系根据台阶运动负荷试验的恢复心率和运动时间计算而得的指数,是评价心肺功能的主要指标之一。

测定方法采用台阶运动负荷试验。阶高0.40m,踏阶速度30次/min。踏阶速度用节拍器控制。每次运动时间5min,如有的受试者不能运动5min则记录实际运动时间。运动后受试者站立于台阶前,测试人员用听诊法或触摸桡动脉法测量恢复期第1~1.5、2~2.5、4~4.5分钟的半分钟恢复心率或脉率,亦可用心电图描记法测定恢复期第1.5、2.5、4.5分钟的恢复心率。

按照下式计算台阶指数:

台阶指数=300 sec(运动时间)/2[(1~1.5+2~2.5+4~4.5)min的半分钟心率]×100

(2)心功能指数测定方法　采用30b/30s次蹲起试验的恢复脉率和安静脉率依一定公式计算而得的指数,是评价心脏功能的一种简易方法。测定时先令受试者静坐15~20min,测试人员用摸桡动脉法测量其安静时15s的脉搏次数,并换算成1min脉搏次数(P_0)。然后令受试者以每秒蹲起一次的节奏做30b/30s蹲起。蹲起速度用节拍器控制,运动后令受试者立即坐在椅子上,测试人员立即测量其恢复期第1、2分钟前15s的脉搏数,换算成1min脉搏数(用P_1、P_2代表)。心功能指数用下式计算。指数越小,心脏功能越好。

心功能指数=运动时间(s)×100/2(1-1.5+2-2.5+4-4.5min脉搏)

(3)心脏功能评价标准　心脏功能可以用台阶指数或心功能指数评价,评价标准见表6-5-2。

表6-5-2　心脏功能评价标准

评价等级	台阶指数	心功能指数
优秀	>120	<3.5
良好	110~120	3.5~5.4
中等	91~109	5.5~9.4
较差	80~90	9.5~11.5
差	>80	>11.5

2. 肺活量(vital capacity,VC)　是指一次尽力吸气后,再尽力呼出的气体总量。男性:肺活量3500~4000ml为合格;4000~4500ml为良好;4500~5000ml为优秀;小于3500ml为不合格。

3. 急性缺氧体验中的有效意识时间　耐受3min以上者为急性缺氧耐力良好;2~3min者为急性缺氧耐力一般;2min以下者为急性缺氧耐力不良。

二、高原人员生理训练成绩评定

(一)屏气训练

屏气1min以上为合格;1.5min以上为良好;2min以上为优秀;屏气1min以下为不合格。

(二)呼吸器

基本掌握为合格,比较熟练为良好,熟练掌握为优秀。

(三)疗效评定指标

①Hb<180g/L以下,或Hb<200g/L,但呈下降趋势;②肺动脉平均压<20mmHg,肺动脉收缩压<30mmHg;③心电图正常或大致正常;④高原脱习服症状评分<4且单项计分均<3。

(四)缺氧耐力评定

A级(耐力好)　进行5000m高度急性缺氧耐力检查时,无明显或只有轻度症状体征,表情、举动、应答反应无异常。呼吸和循环指标无不良反应,心率略有加快,血压略有升高或保持原值。

B级(耐力较好)　进行5000m高度急性缺氧耐

力检查时，出现轻度的头痛、头晕、发热、心慌、胸闷、困倦等至少一种反应。循环系统出现心率和血压在代偿性增加后开始降低，降低幅度小于代偿性增加值且未进一步降低，出现偶发性前收缩、窦性心律不齐、结性心律、窦房结－房室结内游走心率，血氧饱和度＜70%等至少一种反应。脑电图出现α波主频慢化、波幅增高、额导与枕导α波减少、散在的θ波至少一种变化。上述表现一般持续数分钟，随后自觉症状和客观指标均恢复正常。

C级（耐力一般） 进行5000m高度急性缺氧耐力检查时，出现较重但并非难以忍受的头晕、头痛、头胀、胸闷、恶心、视物模糊等反应；出现面色苍白、恶心、口唇和指甲发绀、表情淡漠、反应迟钝等表现，但坚持完成检查者。循环系统出现心率和血压由代偿增加突然降低，低于上升前测量值，但吸氧后3min以内很快恢复；心电图Ⅱ导T波降低、平坦或双向；出现各种心律失常（结性心律、窦性静止、Ⅱ度房室传导阻滞）；血氧饱和度＜65%，脑电图出现脑波频段由α波段转到θ波段，出现高幅θ波及散在的δ波。但能坚持完成检查，或吸氧后症状和各项生理指标能好转。

D级（耐力差） 进行5000m高度急性缺氧耐力检查时，出现明显的面色苍白、全身虚汗、恶心、呕吐，或者难以忍受的头胀痛等至少一种反应，不能继续完成检查。循环系统出现心率和血压骤然降低，吸氧后10min以内不能恢复；心电图T波改变，ST段下移（标准导联），出现严重心律失常和传导阻滞；血氧饱和度＜60%。脑电图所有导联出现2～4Hz的高幅慢波，进一步出现波幅衰减、波形不整和节律丧失等变化。被检者呈虚脱前状态或伴有意识丧失，循环代偿障碍，不能自行恢复。

（徐 莉 陈照立 程九华）

第三节 高原人员生理训练管理

一、高原人员生理训练的注意事项

1. 生理训练前必须进行全面体检，凡有器质性中枢神经系统、心、肝、肾、肺疾病以及高血压、贫血、甲状腺功能亢进、呼吸系统疾病、慢性肠胃炎及老年体弱者均不宜进入高原地区。尤其排除心肺功能、脑血管功能方面有疾患人员，避免生理训练过程中突发情况发生。

2. 必须制定应急预案保障措施，按照《急性高原反应的诊断和处理原则》处理。

3. 生理训练中发生意外，快速移出缺氧环境，如果在低压舱中则可以先吸纯氧，待出舱后对症处理。

4. 上呼吸道感染未控制者，严重的肺动脉高压、充血性心衰、呼吸衰竭者，禁止训练。

5. 训练方案尽量体现个体化、针对性，不同的个体选择适当的训练方式。

6. 选择适宜的环境、适宜的气候条件进行呼吸功能训练，训练场地平整、远离公路、绿化好。

7. 循序渐进，训练强度适度。出现疲劳、头昏等及时休息，调整训练强度。

8. 训练前做好充分的准备活动，应用呼吸肌锻炼器训练时有可能发生意外，如训练时出现气胸，症状为胸闷、气短、心慌、咳嗽，应立即停止训练，及时就医，吸氧。

9. 训练时出现高原脱习服反应，表现为头昏、心慌、嗜睡、乏力、胸闷、心前区疼痛、心律不齐、血压变化、烦躁，应立即停止训练，及时就医，进行高压氧治疗，口服复方党参片或者复方红景天胶囊。

10. 气候疗法训练时出现过敏反应，例如，皮肤出现荨麻疹、红疹、瘙痒、红肿、气喘等，应立即停止训练，及时就医。应用抗过敏药：扑尔敏口服，局部用药。

二、高原人员生理训练后的处置

1. 训练结束后整理器材、设备，询问疗养员生理反应，防止发生运动损伤和心脑血管意外。

2. 提醒疗养员锻炼贵在自觉、主动、持之以恒，才能取得良好的效果。

3. 对于考核良好、优秀者，允许归队，可以重新进入高原地区工作。

4. 对于考核合格者，督促其加强训练。对于考核不合格、新发疾病者，积极治疗疾病，痊愈延期重新进入高原地区工作。

（徐 莉 陈照立）

第六章 >>>

高原人员特勤疗养心理训练

高原自然环境的特点是低压、低氧、气候干燥、寒冷、风速大、太阳辐射线和紫外线照射量增多。这些环境特点会对人的生理状况产生很大影响,因此加强高原人员引起感觉、知觉、记忆、思维判断和操作、注意、情绪和人格等心理适应性训练,对提高健康水平有好的作用。

第一节 高原人员心理训练的组织及内容

一、高原心理训练的意义

高原地区官兵不仅要与高原缺氧、寒冷、干燥、紫外线强等恶劣的自然环境做斗争,挑战自身生存极限,还要完成对峙、巡逻、抢险救灾、应对突发事件等多样化军事任务。他们所承受的生理心理压力较大,身体极易疲劳,心理问题也较为普遍。研究显示,暴露在高原环境,对心理健康及认知功能有明显损害,表现为焦虑、抑郁、恐惧、社交苦恼和回避、抑制控制能力下降、语言功能降低、认知运动任务完成较差、感知困难、记忆的获得和保持较差、操作速度减慢等,这些心理和认知功能的损害在一定程度上影响部队战斗力。因此,高原官兵的心理训练系统亟待建设。

二、心理训练的原则

(1)同步发展原则　心理训练前先进行心理检测、评估,应该与其他相应的训练同步进行,协调发展。

(2)长期训练原则　心理训练与身体训练、技术训练一样,是一个长期的过程,相对而言,心理技能的提高是缓慢的,需要经过多次反复和长期的练习,才能在一段时间之后形成并显现出来,心理训练应该伴随军人的整个职业生涯。

(3)科学训练原则　心理训练要根据人的心理变化规律和特点确定训练内容和方法,科学训练,必须遵循循序渐进的原则,不可盲目和急躁。

(4)全面发展原则　尽管某项心理训练主要针对某种心理品质,但是人的能力、性格、动机、情绪、意志等各项心理品质是相互关联和影响的,因此训练时不能忽视心理结构的整体性,要注重全面发展,并与身体训练、技术训练、思想教育等其他训练相结合,促进个体的全面发展。

三、高原人员心理训练的组织实施

(一)成立组织机构

建立三级心理训练组织体系,包括领导小组、心理专家小组和基层心理骨干小组。领导小组由相关领导或机关专人或兼职负责,心理专家小组由经验丰富的心理学专业人员、心理咨询师、专职或兼职心理医生组成,基层心理骨干小组由基层建制单位按照相应比例抽取熟悉心理学知识或经过培训的政工干部和卫生干部组成。军人良好心理的形成具有长期性的特点,为保证高原官兵的心理训练不走过场,训练延续性得以保障,必须依赖于完善的组织机构。因此,建立三级心理素质教育训练组织体系十分必要。

(二)明确任务分工

领导小组负责制定年度心理训练计划,督促心理训练实施和为训练顺利开展提供保障。心理专家小组负责指导制定心理训练方案和考核方法,指导心理训练的组织与实施,并根据任务需求,不断改进和完善训练内容。基层心理骨干小组负责配合专家组开展心理训练,观察记录参训官兵动态,及时总结汇报训练成绩等。

(三)灵活开展训练

各级负责人员应加强沟通,积极协调,灵活开展训练,确保训练内容落到实处。在组织安排方面,借鉴以往或其他单位心理训练经验,结合训练需求,灵活合理安排训练的内容、时间、地点、人员、形式等。开展官兵喜闻乐见、参与性强的项目,也可辅助宣传画册、媒体视频、电话短信、网络游戏等形式进行训练。

(四)及时反馈效果

在组织实施中,各级负责人员要定期、及时反馈训练效果。并在每个周期训练结束后,进行工作总结。对官兵比较抵触、效果不佳的训练方式要及时进行调整。对训练效果较好,官兵普遍欢迎的训练项目和形式要积极宣传推广。

四、高原官兵心理训练项目

针对高原官兵中出现的各类心理需求及心理问题,选择性的开展心理健康训练、认知能力训练、情绪调节能力训练、共情能力训练、表象训练和幸福能力训练等项目。

(一)心理健康训练

1. *目的*　针对某些具有共性心理问题的官兵实施。通过认知行为训练(基于理性情绪疗法和贝克认知疗法),提高官兵对自身不良情绪及产生不良情绪的思维模式的识别能力,发展认知能力(改变固有认知结构),并建立新的认知模式。

2. *条件*　会议室一间(不少于30平方米)、专用表格若干套。

3. *方法*　可设定主题,通过不良情绪和不合理信念识别、合理情绪想象、合理信念建立和布置认知作业等训练方法,有针对性地改变高原官兵在躯体化、焦虑、强迫、抑郁和恐怖等方面表现的主要症状。每周进行1~2次训练,每次约1小时,10次为一个训练周期。

(二)认知能力训练

1. *目的*　针对缺氧最敏感的智能成分进行保持和提升训练。

(1)对高原驻防12个月内的官兵智能减退问题,通过计算机化心理训练的方式,有效保持和提升智能,主要包括:注意能力、空间认知能力、数学能力、言语能力、记忆力。

(2)针对高原驻防12个月以上的官兵大脑抑制控制功能减弱的问题,通过计算机化心理训练,提升抑制控制功能。

2. *条件*

(1)投影仪一台、训练软件、30人一组进行训练。

(2)电脑若干台,Go/Nogo心理训练软件一套。

3. *方法*　采用专门计算机化智能训练软件,人机对话形式,每周进行2次训练,每次约1小时,20次为一个训练周期。训练周期前和训练周期后分别进行训练成绩考核。

(1)注意力训练　大屏幕会随机呈现0~9十个数字中的9个数字,要求受训者迅速找出缺少的数字。记录正确率和反应时间。

(2)空间认知能力训练　屏幕背景为黑色,刺激材料为大写英文字母“R”。每个刺激单元由两个刺激组成,屏幕左边呈现标准刺激,右侧呈现探查刺激,两个刺激的字母“R”是正像与镜像关系,角度在0°、30°、60°、90°、120°、150°、180°间随机变化。其中一半探查刺激为一致性匹配,另一半则互为镜像。训练时在屏幕上同时呈现标准刺激和匹配刺激图形,要求受训者将其中一副图形的表象在大脑中旋转到与另一副图形相对应的位置,然后做出一致或不一致的按键反应。要求在正确判断的前提下尽快按键。每个题呈现15s,记录受训者的反应正确数和反应时间。

(3)数学能力训练　屏幕上随机出现一组两个两位数,要求受训者计算所得两数之和的个位数,并按下所对应的0~9的按键。记录正确率和反应时。

(4)言语能力训练　先以语音形式播放一段描述几个图形之间位置关系的任务要求,语音播放完毕后,在屏幕上会呈现五个备选答案,要求受训者迅速选择出播放的任务要求中所描述的图形。记录正确率和反应时。

(5)记忆能力训练　给受训者呈现一串数字(反应集),让其迅速记忆,接着出现一个测试刺激,要求受训者判断是否是反应集中的一个。记录正确率和反应时。

(6)抑制能力训练　采用单人单机,Go/Nogo任务提升受训者的抑制能力和冲动性控制能力。电脑屏幕将依次快速呈现刺激物,受训者必须对产生概率≥50%的某种刺激执行按键反应,即我们所说的Go刺激,与此同时，对产生概率＜50%的另一种刺激即 Nogo 刺激不按键。本训练要求受训者看到双三角（Go 刺激）时尽快准确地按键，看到单三角形（Nogo 刺激）时不按键。

（三）情绪调节能力训练

1. 目的　以团体生物反馈训练的方式提升高原官兵情绪自我调节能力。最终达到脱离生物反馈仪的帮助也能快速进行情绪自我调节的能力。

2. 条件　团体生物反馈仪一台，投影仪一台，电脑一台。容纳大约 20 人的会议室一间，安静，温度适宜。

3. 方法　采用团体生物反馈和标准化的放松训练流程进行。每周进行 3～5 次训练，每次约 1 小时，10 次为一个训练周期。训练周期内要求官兵每晚结合训练课内容进行自我训练。训练周期前和训练周期后分别进行训练成绩考核。

（四）共情能力训练

1. 目的　通过团体沙盘游戏，提升高原官兵自我觉知能力和共情能力。

2. 条件　沙盘训练室一间（不少于 $30m^2$），沙盘器材一套。

3. 方法　按照以下顺序进行：介绍沙盘游戏；决定团体成员顺序；共同制作沙盘作品；团体分享讨论；商定主题；作品拆除。每周进行 1 次训练，每次约 1 小时，10 次为一个训练周期。

（五）表象训练

表象训练指当我们看过的某些事物不在我们面前时，我们仍然可以在头脑中浮现出它们的形象，是一种通过表象进行的“意念”训练。表象训练可以应用到完成某项特殊任务或需要特殊技能时的训练，根据高原部队实际，可以结合官兵军事训练科目进行。下面以射击训练时的动作表象训练为例说明。

1. 目的　通过对动作表象的感官训练达到清晰的表象后，可以有意识地对心理表象加以控制，以产生积极的心理表象，提高训练效果。

2. 准备　在安静的环境中进行。

3. 方法　（以射击训练为例）在进行射击训练时，有意识地、系统地在头脑中复现原已形成的动作表现及动作程序，就像是在头脑中放录像一样（准备枪械、安装子弹、举枪瞄准及射击等一系列动作在大脑中反复回放），使自己训练中的情绪体验、生理体验和技术掌握程度，清晰地在大脑中反映出来。并通过想象纠正紧张、焦虑、恐惧、缺乏自信等不良情绪反应，纠正不正确的动作和程序，达到熟悉和巩固训练内容，消除心理问题，提高自信，最终提升训练效果的目的。在射击训练期间，可每天进行 1 次表象训练，每次 1 小时。

（六）幸福能力训练

1. 目的　以团体正念训练的方式训练高原官兵提升情绪控制、专注力和幸福能力。

2. 条件　需要一个能容纳大约 100 人的会议室或礼堂。

3. 方法　一次训练人数一般不超过 100 人。以冥想练习为主要方式，通过呼吸专注训练、身体扫描训练、步行冥想等方法，逐步实现高原官兵活在当下、觉察和接纳的情感态度。可根据部队实际情况安排训练，建议每周 2 次，每次 1 小时，10 次为一个周期。

（杨　群　郭广会）

第二节　高原人员心理训练考核标准

一、考核的具体指标

（一）心理健康训练

可采用 SCL－90 等量表进行测量，通常于训练前和训练后各测量一次。训练后测量，总分不超过 160，单项因子分小于 2 为合格；前后两次测量，总分或因子分降低 10%～29% 为合格；降低 30%～59% 为良好；降低 60% 及以上为优秀。

（二）认知能力训练

认知能力每个模块训练后正确率和反应时提高 10% 及以上为合格；提高 30% 及以上为良好；提高 60% 及以上为优秀。

（三）情绪调节能力

能够在 5min 内快速降低肌电和心率，脱离仪器 5min 内快速放松，为合格。

（四）共情能力

能正确描述自己的情绪状态和心理体验；能对存在现实困难或心理困惑的战友产生共情；能够准确描述某部影片角色的情绪状态及其成因，为合格。

（五）表象训练

能够结合军事训练科目，顺利完成训练任务并达标，即为合格。

(六)幸福能力训练

采用主观幸福感量表于训练周期前后各测量一次。总分提升10%及以上为有效；提高30%及以上为良好；提高60%及以上为优秀。

未达到合格标准的查找原因，应择期复训。

(杨　群　郭广会)

第三节　高原人员心理训练管理

一、高原人员心理训练的注意事项

(一)情绪反应过度或失控

在训练、体验或分享讨论中，有时会因触及个体比较敏感的问题而出现情绪反应过度或失控。如婚姻情感危机、子女离家、父母死亡、配偶遇难等。这时应及时进行帮助和干预。

1. 积极接纳　要理解并无条件接纳情绪失控战士的一切表现。此时他们往往特别渴望关怀和理解。可以从语言上、行为上表现出对他真正地接纳，对于强烈的情绪表达，无须制止、建议、说教，只需接纳、尊重、给予空间，让他释放。

2. 主动倾听　只有认真主动地倾听情绪失控战士的叙述，才能发现其问题的症结所在，进而才能提出解决问题的建议。同时，通过无言的倾听与陪伴，给予他心理上支持。

3. 合理宣泄　训练中，有疗养人员情绪失控时，应该让他一吐为快，虽然这个方法看似简单，实则非常重要。鼓励其将自己的内心情感表达出来，将负性情绪宣泄出来。

4. 环境支持　提供安静、舒适有序的环境让情绪失控战士感到安全。对20min内情绪仍难以平复的，可暂时脱离团训环境，根据本人意愿安排其独处或安排专人陪伴。待情绪平复后恢复训练。

5. 社会支持　调动社会支持系统，如果方便，可与家人、亲友、同事联系，共同帮助情绪失控战士，使其情绪恢复稳定。必要时，可考虑使用镇静药物或短期住院治疗。

(二)不配合训练

对于不配合训练的战士要分析查找原因，根据具体情况区别对待。对于思想不重视，认为心理训练不重要，可有可无者，要结合心理学知识对其开展思想教育工作。对于有严重心理问题，失去自知力而不配合训练的战士，要尽快送往专科医院，及时诊治。

(三)训练计划被打乱

心理训练的顺利实施可能会由于部队军事训练任务、临时军事活动、紧急军事任务，以及管理者不重视等情况而受到影响，此时应根据具体情况灵活处理。如果与军事训练任务冲突时，应灵活调整。同时，说明制定计划时考虑不周到。在今后工作中应反复协调沟通，避免冲突的发生。对于临时军事活动和紧急军事任务，应积极协商，合理调整训练计划。对于管理者不重视的情况，应结合实例加强教育引导，提高其对心理工作的支持和重视程度。

二、高原官兵心理训练后的处置

各单位定期培训心理骨干，成立基层心理骨干小组，在心理训练之后，定期开展一些心理训练的拓展与延伸活动，并观察记录参训官兵心理动态，保持和强化训练效果。必要时，间隔一个月重复训练1次。具体活动包括反思内化、情境延伸、知识拓展等。

(一)反思内化

可以定期组织阅读相关心理学文章的活动，然后让大家讨论感受和启示，并由此引申出最近的生活状态和感悟。

(二)情境延伸

在日常生活中，逐渐形成良好的心理行为习惯，学会结合实际情境及时调整自己的心理状态，保持愉悦的心境。并主动增加积极情绪的感受，减少消极情绪的体验。从而不断提升自己调控、管理意志和情绪的能力，最终形成习惯性心理行为。

(三)知识拓展

学习和了解心理健康相关知识，更新观念，树立科学的健康观。健康观是指导自身健康行为的思想和灵魂，只有树立了科学的健康观，才能注重自身心理素质的培养与提高，关注心理问题的防治与心理健康的维护。从而提高和巩固训练效果。

(杨　群　郭广会)

第七篇

高原人员保健疗养

保健疗养是对高原人员安排的疗养方式之一，其目的：一是筛查高原疾病，增强健康意识。通过系统健康检查和疗养观察，可早期发现疾病，及时进行调养，强化自我保健意识。二是恢复身体机能。保健疗养通过改变疗养员生活环境、饮食行为以及作息方式以消除疲劳、恢复体力。三是缓解压力，调节心理平衡。通过疗养期间生活管理、文体活动以及景观疗法、心理疗法等减压措施，增强自我心理调节能力。四是健康教育，养成健康行为。通过针对性的健康教育提升疗养员健康素养，增强高原环境认识和社会适应能力，养成健康生活方式。所以，保健疗养在疗养预防、疗养治疗中起到重要作用。

高原人员保健疗养的组织与实施有其特殊的形式，既要考虑在高原的时间、海拔的高度、返回高原的方式、到平原及入院的时间，又要根据机体的状况在疗养内容中科学计划、组织，还要针对高原睡眠紊乱、脱适应症、亚健康及高原驻训人员、高原飞行人员返回平原等不同人员、不同症状，科学地安排个性化的保健疗养措施，才能达到健康维护，提高疗养效果的目的。

第一章 >>>

高原人员保健疗养的组织与实施

保健疗养是疗养保障的重要组成部分,又是预防医学的主要环节,更是疗养中心的重要工作内容。高原保健疗养是指为高原健康、亚健康或慢性疾病人员安排的疗养,是在规定的生活制度下,以自然疗养因子为主要手段,辅以其他医疗预防综合措施,达到恢复体质,提高工作效率的一种疗养方式。高原保健疗养具有多方面的意义和作用:一是避免有害因子对机体的连续作用;二是及时消除疲劳;三是早期发现和治疗各种疾病,故保健疗养具有维护功能,保障健康的作用。

第一节 高原保健疗养的计划与组织

高原保健疗养的组织方式与其他人员的保健疗养方式不同,最重要的是要考虑高原人员来自高原特殊环境,到疗养地机体的脱习服情况。为提高疗养效果,疗养机构应根据疗养员的健康状况,在综合应用疗养地气候、日光、矿泉、海水等自然疗养因子和理疗、体疗人工因子等保健措施时,合理安排疗养生活,注意对其生物节律的调节。

一、高原保健疗养选择及目的

1. 疗养对象为海拔3000以上的高原人员,每2年安排一次,每次15天。

2. 疗养目的是为了消除疲劳,增强体质,使亚健康状态及不健康者向健康状态转化,达到提高工作效率和恢复体适能目的。

3. 疗养内容是在规定的时限内,采用以各种自然疗养因子为基础及其他医疗综合措施,实施以体检鉴定、健身锻炼、疗养膳食、疾病防治、文化娱乐、参观游览以及科学的生活制度等。

二、疗养计划

高原保健疗养的组织机关是军委、战区、联勤保障部队各级卫生部门。其中军委后勤保障部卫生局主管全军高原保健疗养工作,各级后勤(联勤)机关卫生部门组织协调高原保健疗养工作。高原保健疗养每次疗养期限应为15d,其中前5~7天为脱习服阶段,中间7~10天为生物节律调整阶段,后期为体能恢复提高阶段。

军队高原保健疗养应按照统一计划、集体安排的原则组织实施。每年高原基层部队提出保健疗养需求,经军委后勤保障部卫生局审核批准并制定年度高原保健疗养计划,逐级下达至疗养中心。通常年度疗养计划一经批准下达,不允许擅自变更。高原保健疗养应在各级卫生部门直接领导下,以编制为单位进行集体疗养。

三、高原保健疗养的组织实施

疗养任务下达后,疗养单位要严格把控疗养适应证和禁忌证,组织接收疗养人员。

承担高原保健任务的疗养中心,要按照生物-心理-社会-环境模式的要求,充分发挥自身疗养地的优势,以自然疗养因子为核心,综合应用健康教育和评估、高压氧、心理干预、物理方法、中医保健治疗、高原脑肺功能保健操、减压操、景观治疗、有氧运动、文化娱乐活动和合理膳食等方法措施,使高原保健疗养人员的健康得到保持、恢复和促进,为巩固和提高高原部队战斗力服务。

四、保健疗养流程

高原人员的疗养按照有关规定实行统一计划、定期安排、集体组织。承担高原人员疗养任务的疗养中心接到年度疗养计划后,根据疗养时间、人数、部队的需求,结合疗养地的气候、疗养季节以及主要自然疗养因子的特点等,制定年度特勤疗养工作计划和每批次疗养服务保障工作计划,并组织实施高原人员疗养工作。

(一)准备阶段工作

1. 核实疗养计划　根据疗养计划安排,疗养中心医训(护)部门在高原人员疗养前1周,与疗养部队所在军级以上单位后勤机关主管部门联系,核实计划安排情况,确定疗养单位、人数、时间、来院车次或航班、带队领导及联系方式等。

2. 制定和下达疗养服务保障计划　医训(护)部门根据核实的情况,制定疗养服务保障计划,经主管领导批准后,以书面形式通知接诊科、体检组、疗养科、体疗科、医技科、营养科等相关科室和部门。

3. 完成各项准备　有关科室和部门接到通知后及时做好疗养用房、医疗设备、训练器械、后勤保障、接站等各项准备工作,并于高原疗养人员入院前24小时内完成下列工作。

(1)疗养科　明确床位安排,整理疗养室室内卫生,更换床单、被套,做好入住各项准备;检查水、电、通信、电视、空调等设施设备,发现故障及时维修。

(2)体疗科及各医技科室　检查维护体检医疗设备、训练器械、药品器材。

(3)营养科　督促、检查高原人员疗养灶的饮食卫生,指导制定特勤营养食谱。

(4)接诊科　按照医务部门通知做好接站的准备工作,如派遣接站车辆、安排接站人员、通知疗养灶留餐等。

(5)后勤保障部门　及时维修科室的设施设备,安排接站车辆,做好水、电、暖、通信、餐饮等有关保障工作。

(二)入院阶段工作

1. 接站　接诊科根据通知要求,安排专人接站,集体入院由疗养中心领导前往迎接。接站人员应做到接站时间、地点、单位、人数、联系方式、入住科室"六明确"。接站时携带接站牌提前到达车站或机场,接到后负责把高原疗养人员送到疗养科。

2. 接诊　高原人员进入疗养科后,由疗养科工作人员送入疗养室;接诊科接诊人员在疗养员入住30分钟内到科室办理入院手续。

3. 检诊　经治医师或值班医师在疗养员入院后2小时内完成第一次检诊,有特殊情况及时处置。

4. 入院介绍　责任护士或值班护士应及时向疗养员介绍科室有关情况、疗养管理规定和注意事项。

5. 建立疗案　疗养科应在疗养员入院后24小时内建立疗案,完成首页,下达全面体检常规医嘱,完成各项体检的准备工作。

6. 工休见面会　疗养中心在高原疗养人员入院1周内,由医训(护)部门组织召开由高原疗养人员、疗养中心领导、高原人员疗养科医务人员及有关工作人员参加的工休见面会。会上由中心领导致欢迎辞,科主任介绍疗养中心基本情况、疗养安排、驻地社情和疗养管理规定等,疗养部队带队领导介绍疗养人员相关情况。

(三)疗养阶段工作

1. 制定落实疗养计划　疗养科经治医师根据疗养员类别、身体状况等,按照《高原官兵疗养管理规定》制定个体疗养计划,采取综合保障措施,改善高原脱习服症状,预防高原疾病的发生。计划主要包括体格检查、健康鉴定、疾病矫治、心理调节、体能训练、营养膳食、健康教育、文娱活动、自然因子疗法、物理疗法、高压氧治疗、生活管理等内容。相关科室、部门根据高原疗养人员的个体疗养计划,组织相应的实施计划,认真抓好落实,并酌情调整计划内容。

(四)出院阶段工作

1. 确定出院日期　高原疗养人员应当按照《疗养证》规定的疗养期限按时出院,疗养期限未满不得提前出院。特殊情况确需提前出院的,应当报本人所属军以上单位卫生主管部门批准后方可办理出院手续。因病情确实需要延长疗养期限的,需报上级医训(护)部门和主管领导批准。

2. 服务工作质量评估　对疗养服务工作质量进行调查评估,给每一位疗养员发放《疗养中心服务质量问卷调查表》,让其对疗养工作给予评价。疗养中心组织召开疗养员座谈会,听取疗养员对疗养工作的意见和建议,对服务质量问题进行专题研究,制定措施进行整改,不断提高疗养服务质量。

3. 做好订票送站工作　疗养科根据疗养员的需求,协助订票员做好疗养员出院的订票工作,并安排送站车辆。

4. 疗养员出院前事宜　疗养科经治医师在疗养员出院前1天完成疗养出院小结,交代注意事项,并于出院当日办理出院手续。高原疗养人员出院时,疗养科领导组织医护人员欢送。

疗养员按照流程办理入院到出院,见表7-1-1。

表 7－1－1 保健疗养实施流程表

姓名:________ 性别:________ 年龄:____岁 疗案号:________

时间	第 1～3 天	第 4～13 天	第 14～15 天
主要疗养工作	1. 经治医师在 24h 内完成疗养记录 2. 开具体检申请(24h 内) 3. 完成健康体检 4. 心理测试(心理科) 5. 医疗查房,反馈体检结果(第 3 天) 6. 制定食谱(营养科) 7. 填写高原脱习服表 8. 制定个性化的疗养计划	1. 汇总健康问卷调查结果 2. 根据健康检查结论,对患高原慢性病或其他疾病的人员实施疾病治疗 3. 汇总心理测量问卷结果,进行心理保健指导(心理科) 4. 制定、落实个性化营养处方(营养科) 5. 实施运动处方,如养生操、太极拳等(理、体疗科) 6. 开展健康教育 7. 根据个体差异结合体质辨证实施中医疗法(中医科) 8. 物理疗法(理疗科) 9. 根据疗养员健康状况和兴趣开展文娱活动(疗养科) 10. 开展景观治疗(疗养科)	1. 疗效评定 2. 出院健康指导 3. 完成疗养档案(第 15 天)
重要医嘱	1. 疗养护理常规 2. 下达体检医嘱	根据病情变化调整医嘱	1. 出院医嘱 2. 三级随访
护理工作	1. 责任护士指导填写入院登记卡,并录入电脑(2h) 2. 发放联系卡、日程安排表、《心理测量表》《健康问卷》 3. 签署《疗养告知书》 4. 责任护士介绍入院须知和房间设施 5. 进行健康教育需求调查 6. 执行医嘱 7. 做好体检护理服务 8. 护理查房 9. 基础护理	1. 基础护理 2. 执行医嘱 3. 按等级护理查房 4. 做好体检护理服务 5. 收取《心理测量表》和《健康问卷》 6. 景观疗法护理	1. 执行医嘱 2. 下发并回收《疗养服务质量满意度调查表》 3. 出院健康指导 4. 办理出院手续 5. 终末消毒
疗养变化情况记录	1. 无 2. 有 原因:	1. 无 2. 有 原因:	1. 无 2. 有 原因:

注:1. 各科室医务人员须严格按照实施流程表要求,密切配合,及时完成各项诊疗工作。

2. 经治医师、责任护士负责监督、协调、跟踪各项诊疗措施落实情况。

(胡冰冰 裴志刚 徐 莉 刘 雷)

第二节 高原保健疗养的内容与方法

高原人员保健疗养是保健工作的重要内容,是疗养中心坚持为部队服务的重要体现,是提高高原部队作战能力的有力举措。

一、高原人员保健疗养内容

(一)生活管理

1. 入院后的情况介绍　疗养中心要热情接待高原疗养人员,入院当天医护人员要主动向疗养员介绍情况,疗养科集中举办欢迎会,由疗养科领导介绍情况,主要内容如下。

(1)讲清楚高原官兵保健疗养的目的和意义是为了消除疲劳、增强体质、提高工作效率和部队战斗力,而不是单纯地"吃好、玩好、休息好"。

(2)介绍疗养中心情况,如环境布局、科室位置、医疗设备条件、特色诊疗技术、文体活动场所以及疗养活动安排等。

(3)介绍有关规章制度,疗养住院规则、作息时间、文化活动、体育锻炼、疾病矫治、参观游览等安排和规定,使疗养员心中有数,主动配合,自觉遵守规章制度。

(4)介绍本地区概况,如地理位置、交通条件、人文景观、风俗民情与社会治安、商业网点及土特产品等。

以上情况介绍可编印成《疗养须知》,摆放于疗养房间内,便于疗养员阅览并自觉配合疗养生活管理。

2. 合理的作息制度　疗养员从高原到平原,均会出现不同程度的"醉氧"症状。因此,高原官兵保健疗养期间,要保证每天睡眠(包括午休)的时间不得少于10小时,特别是在入院的3～5d应减少护理查房次数,以保证疗养员充足的睡眠时间,因此,疗养员每天体育锻炼时间不得少于2小时,户外散步等自由活动时间保证1小时以上;治疗、锻炼、休息、进餐的时间要合理安排,避免空腹或饱腹时进行水疗或体育锻炼。要使疗养员在疗养期间,既能主动接受各种疗养因子的治疗,积极参加文体娱乐活动,又能尽快缓解疲劳,恢复体力。具体的作息时间可根据疗养中心所在地区的季节特点进行安排。

3. 科学安排各项疗养活动　生活管理的一个重要方面是科学安排各项疗养活动,使疗养生活有一定的规律。一般上午为各项诊疗工作时间,下午为组织疗养员体育锻炼时间,疗养员的自由活动和文化娱乐活动一般在晚饭后进行。在疗养期间,还可以举办一些有益于身心健康的集体活动,如英模报告会、专题报告会、工休座谈会、联谊会、欢送会等。

(二)健康检查

1. 健康检查的目的　高原官兵保健疗养的健康检查是临床一级预防的主要内容。高原官兵工作生活条件恶劣,体力消耗比常人增加,身体抗病能力降低,慢性病增多,如高原红细胞增多症、高原性心脏病增多,因此健康检查至关重要,是疗养员入院后的首要工作,应尽早安排。一般由疗养科医护人员和其他医技科室人员组成体检组,在入院后48小时内共同完成疗养员的健康检查。

2. 健康检查的作用

(1)全面了解疗养员的健康状况和病情程度。

(2)把握疗养的适应证和禁忌证,严防各种传染病患者入院疗养。

(3)有利于针对性地制定疗养计划和疾病矫治措施。

3. 健康检查的内容

(1)详细采集病史;系统体格检查,如测量身高、体重、血压,内科、外科、五官、口腔、眼底、妇科检查等;心理测评。

(2)器械辅助检查。如X线胸透(摄胸片)、心电图、肺功能、腹部彩色B超、经颅彩色多普勒检查、骨密度检查等。

(3)检验检查。如血常规、尿常规及沉渣检验、便常规及便潜血检验、肝功、肾功、血脂、血糖、肝炎病毒血清学检测、血液流变学检查及亚健康检测等。

(4)评估测试。包括运动功能、营养、心理评估测试。

(5)特殊检查。可根据需要增加一些检查项目,如超声心动图、脑电图、CT等。

疗养科经治医师应在体检完成后及时汇集体检资料,对每个疗养员的体检资料进行分析,在上级医师指导下,对照WHO制定的健康标准,做出健康分级;按照《临床疾病诊断依据治愈好转标准》确定诊断，并制定疗养计划，经上级医师审查后，由经治医师具体实施。疗养计划可根据疗养员的反应及时加以调整，争取在疗养期内达到较好的疗养效果。

(三)自然疗养因子应用

充分利用自然疗养因子进行保健疗养，是卫生保健工作中具有独特作用的重要措施。对于以保健为目的的疗养人员，应根据本疗养地－疗养中心所具备的自然疗养因子条件，科学、周密地组织利用。首先必须通过宣传，使他们了解自然疗养因子对维护身心健康的有利作用，从而引起思想上的重视，且行动上积极落实。疗养中心所在地风景秀丽、空气清新、含氧量充足。日光浴、空气浴、森林浴、温泉水等自然疗养因子作用的重要机制是其对机体有整体性的锻炼作用，缓解机体缺氧状态，改善全身微循环状态和血液循环功能，提高机体的适应能力，这是药物疗法所不能比拟的。可以矿泉浴为干预因子，每晚矿泉浸浴水疗，水温37℃～38℃，每次20～30min。另外有研究表明，海滨疗养因子对高原疗养人员有很好的疗养效果，对高血压、高原性心脏病和高原红细胞增多症均有缓解作用。在海滨疗养地组织疗养员做海水浴、日光浴、森林浴、空气浴、沙滩浴；在矿泉疗养地组织疗养员做保健性的矿泉浴、日光浴，同时有计划地观赏大自然的美丽景色，等等。上述在不同疗养地组织的保健疗养活动，均有助于消除疲劳、增强体质、陶冶情操、开阔胸怀、振奋精神、调理心态，从而收到整体性的保健效果。

(四)物理疗法

对于高原训练伤，可以根据疾病种类、分型不同分别采用牵引、按摩、中高频电治疗，每日1次，10次1疗程，每次10～20min。对于脱习服反应，可以选用脉冲电疗法，再辅以祖国医学中传统的针灸等物理疗法，给予穴位治疗10次。

(五)体育锻炼

高原保健疗养人员由于平时执勤、训练任务重，精神高度紧张，体力消耗较大，且易受工作环境等不利因素的影响，因而对身体条件要求很高，所以在疗养期间进行体能训练是疗养工作的一个重要组成部分，尤其是合理的体能训练对提高疗养质量、增强体能具有重要的作用。高原保健疗养体能训练内容应采取循序渐进原则，刚从高原下山疗养的官兵，前10天为脱习服阶段，训练量要小，以后逐渐增大，从一个疗养期的第1周到第2周，从第一课预备阶段到结束阶段，都应遵守循序渐进的原则，做到由易到难、从简到繁、逐步深化、不断提高。高原特勤人员疗养时的训练由体疗师负责组织实施，疗养科应积极支持配合，协助体疗师组织好疗养员的体育锻炼。入院1周主要以娱乐性、趣味性和技巧性的体育锻炼为宜，如有氧健身操、呼吸操、医疗步行、球类活动、交谊舞等，通过动感及优美的音乐，配以心、脑、肺功能的保健操，放松疲惫的身心，在快乐中健身。两周后逐渐增加训练量，安排爬山、游泳、跑步、力量训练等。

1. 正课锻炼　应每天安排2h，组织疗养员进行体育锻炼，时间以每天下午为宜，根据季节及气候特点，也可在晨间或晚饭后进行。

2. 合理编组　根据年龄、性别、体力、兴趣和爱好等合理编组，激发体育锻炼的热情。

3. 因人施教　依据高原疗养人员的兴趣和爱好选择锻炼项目，一般以有氧代谢运动项目为主，使其在疗养期间学会1～2项健身运动的方法，如太极拳、健身操、慢跑、步行、球类、海水浴、游泳等。对以疾病矫治为目的的治疗性锻炼项目，应由专业医师或体疗师制定运动处方。

4. 有氧代谢运动　是高原官兵保健疗养中最基本、最主要的锻炼方式。有氧代谢运动是一种强度低、有节奏、规律和持续时间较久的运动。这种运动可增加心排血量3倍以上；增加肺活量，吸入氧比平时多10倍以上；可增加SOD对抗自由基，延缓衰老；可减少骨质丢失，预防骨质疏松；可消耗多余的脂肪，具有降低胆固醇、降低血糖和血压的作用。运动可使大脑得以休息，可以促进脑啡肽等活性物质释放，有利于消除紧张和烦躁，改善睡眠和记忆功能。所以有人称运动是“神经安定剂”，有益于心理健康。有氧运动可提高血液中白细胞及吞噬细胞的吞噬能力，增强免疫及抗病功能。

有氧代谢运动常见的种类有步行、慢跑、骑自行车、游泳、登高、跳健身操等，可根据个人体质和爱好自由选择。老年疗养员根据自己体质选择走步、太极拳、八段锦等较为稳妥。有氧代谢运动的关键在质量。所谓质，就是要求在锻炼时，心率要达到“有效范围”，并且在有效范围内坚持20分钟以上。对于大多数没有明显疾病的人来说，可以把最大心率的60%～85%确定为有效心率范围，即有效心率范围=(220－年龄)×60%(或85%)。(220－年龄)为最大心率，一般不要超过最大心率的85%，以免发生心脑血管意外，但若低于最大心率的50%，则达不到有氧锻炼的效果。但是，对于年龄在50岁以上并伴有不同程度慢性疾病的成年或老年人来说，有效心率=170－年龄。也就是说此年龄段要降低运动强度，避免锻炼对心脏造成过重的负担。所谓量，就是每次锻炼不能低于20分钟(一般情况下，每次锻炼持续时间以20～60分钟为宜)，每周不能少于3次。

(六)饮食营养

现代营养学家认为，保证合理的营养才能保持健康，而只有“平衡膳食”才能保证合理的营养。可见平衡膳食是合理营养的核心。所谓平衡膳食，就是指膳食中所含的各种营养素齐全，不但质量好，数量充足，而且各种营养素的比例恰当，与机体的需要保持一个相对的平衡。这种由多种食物构成的、能达到合理营养要求的膳食称为平衡膳食。高原缺氧抑制机体感官功能，使高原官兵的食欲降低；返回平原后，器官功能恢复，食欲增大，体重增加，因此要注意节制饮食，防止暴饮暴食，做到合理营养，平衡膳食。通过合理膳食、戒烟限酒、心理平衡为主要内容的一级预防，可改善因不良生活方式引起的各种疾病，如高血压、高脂血症、糖尿病、脂肪肝等。平衡膳食的要求有以下几个方面：

1.要求食物品种多样，数量充足　平衡膳食包括五大类食物，即粮谷类、动物性食物类、乳类、水果蔬菜类、烹调油类。同类食物中的各种食品要经常更换，每日食物达20种以上，可基本符合要求。

2.热量营养平衡　高原官兵保健疗养员的膳食热能按成人标准应为10.460～12.552兆焦(MJ)，相当于2500～3000kcal，女性比同龄男性相应减少200kcal。热能来源应有合理的分配比例，碳水化合物供能约占55%～60%，脂肪占20%～30%，蛋白质占10%～15%。按体重计算成人男女蛋白质需要量每日每千克体重1.0～1.5克，其中优质蛋白质占总蛋白质供给量的40%以上。

3.足够丰富的维生素、纤维素和充足的水分　用以调节正常的生理功能，维持机体正常代谢和正常排泄。动物性食物提供脂溶性维生素(如维生素A、D、E、K)、水果和蔬菜中富含多种水溶性维生素(如维生素B族和维生素C)和纤维素，WHO规定每人每日膳食纤维素摄入量为16～24g，所以每天要吃0.5～0.75kg新鲜蔬菜和水果，主要是深绿色蔬菜，黄、橙、红色蔬菜也应占1/3的比例。每人每天约需水2000ml，其中包括食物在体内代谢产生的水。

4.足够的多种矿物质(无机盐类)　除需要足够的钙、磷、铁(主要来源于奶类、肉类和蔬菜)外，还要摄入多种必需的微量元素(主要来源于粗粮、豆类、蔬菜、海产品、肉类、蛋类食品)。

5.控制食盐量，每人每日应少于6克　饮酒要节制，并应少吃糖。经过多年的实践，1997年4月10日，中国营养学会通过了《中国居民膳食指南》，其宗旨是合理营养、平衡膳食、促进健康。其主要内容包括：①食物多样，谷类为主；②多吃蔬菜、水果和薯类；③常吃奶类、豆类及其制品；④常吃适量鱼、禽蛋、瘦肉，少吃肥肉和荤油；⑤食量和体力活动要平衡，保持适宜体重；⑥吃清淡少盐的膳食；⑦饮酒应限量；⑧三餐分配合理，零食要适量；⑨每天足量饮水，合理选择饮料；⑩吃清洁卫生不变质的食物。营养学家根据《中国居民膳食指南》提出，每天吃1斤粮、1斤蔬菜和水果、1个鸡蛋、1杯牛奶、100克肉类、100克豆制品，这“六个一”通俗易懂，全面均衡，可作为制订食谱时的参考。

(七)心理调适

常规心理测验和评估，能及时了解疗养官兵的心理状态，便于有针对性地采取心理干预措施，如心理疏导和心理训练等，使其心理状态发生变化，以达到最适宜的程度，从而有利于高原官兵缓解疲劳，提高自我认识能力，开发潜力。

1.心理测验和评估的选择

(1)选用标准化心理测验，即测验具有标准化指导语、实施方法、记分方法、常模、计算方法和解释。

(2)选用具有较高信度的测验，以保证测验结果的稳定性和可靠性。

(3)选用有较高效度的心理测验，即主要测验的因素准确无误。

(4)各种测验都有它的适用年龄范围，超过范围则不能适用。

2. 心理测验的注意事项

(1)对测验内容和结果应当保密；对受试者的隐私应严格保密。

(2)主试者与受试者要有良好的协调关系。

(3)按照标准化程序进行测验；注意测验条件对结果的影响。

3. 常用的心理测验和评估方法　针对高原官兵群体特点，心理测验和评估宜采用艾森克人格问卷(EPQ)、卡特尔16种个性因素问卷(16PF)、症状自评量表(SCL-90)、抑郁自评量表(SDS)、焦虑自评量表(SAS)等方法对高原疗养员进行人格、病情、情绪等评估，评定其气质类型、心理健康状况及情绪稳定性等，并对受试者个性进行综合分析，做出全面评价。

4. 心理调节　根据心理评估结果，心理科医师可安排进行心理保健知识讲座，普及心理基础知识，解决疗养员经常遇到的心理问题，帮助克服不良心理状态；还可组织团体心理放松训练(如团体拓展训练、渐进性肌肉放松法、音乐体感治疗、舞动治疗等)、催眠疗法、个体咨询等方式对测评结果不理想的疗养员进行心理调节，促进身心健康，提高疗养质量。另外，因高原官兵脱离高原环境进入平原环境后，人体各系统器官发生不同的功能、代谢和结构改变，即“低原反应”，部分官兵会出现疲倦、无力、嗜睡、胸闷、头晕、食欲减退等症状，所以通过心理调节，结合景观治疗，可有效缓解疗养员焦虑和紧张情绪，减轻疗养员心理负担和恐惧心理，使其从入院到出院的全过程保持心情舒畅、精神放松。对每个高原疗养人员，可以采用音乐电治疗，每周2次，支持性心理会谈1次，心理咨询1次。

(八)健康教育

健康教育是预防保健工作中的重要措施，以传播、教育、干预为主要手段，帮助个体或群体改变不健康行为，建立健康行为，以促进健康为目的所进行的系列活动及其过程。疗养员入院后，应对其进行专项健康教育，内容包括高原病的定义、高原病的危害、高原病的易患因素及预防措施、高原病的药物治疗，高原病危险因素的干预及高原病的非药物治疗、自我监护及自我防治等。通过健康教育让疗养员了解高原病的危害、诊断标准，并掌握自我管理及自我康复的方法等，医护人员要针对不同年龄、不同级别、不同高原地区以及从事不同工作的疗养员实施个体化健康教育，如师、团职疗养员往往对高原疾病、糖尿病、高血压、颈椎病等，以及日常养生的保健知识需求高；营及营以下疗养员主要对高原地区作业中防辐射及训练伤的自我防护知识需求高。

1. 健康教育的作用

(1)帮助疗养人员建立健康的生活方式。纠正不良生活方式，如吸烟、经常过量饮酒、高热高脂饮食、缺乏运动等。高原地区与内地有时差，官兵入院后要强调遵守内地日常作息时间，按时睡眠，保证足够的睡眠时间；提倡早起，经常参加户外活动，呼吸新鲜空气，加强锻炼，增加通气，逐步改善心、肺功能，减少嗜睡及并发症的发生。

(2)能够有效地预防慢性非传染性疾病。通过倡导以健康生活方式(合理膳食、适量运动、戒烟限酒、心理平衡)为主要内容的一级预防，可使不良生活方式引起的疾病(高血压病、高脂血症、糖尿病、脂肪肝等)下降50%以上。

(3)能够有效预防与行为相关的传染病。当今流行的某些传染病(性病、艾滋病、甲肝、乙肝、痢疾等)，不仅是微生物致病的结果，还与不健康的生活方式密切相关，这些疾病的预防控制，同样需要以纠正不良行为为突破口，才能获得好的效果。

(4)能够培养疗养员自我保健能力，提高健商。使疗养员掌握科学的健身方法，在有效降低慢性疾病发生率的同时，又能有效地降低医疗费用的支出。

2. 疗养中心开展健康教育的方法

(1)制作宣传展板、在电子显示屏显示信息、发送手机微信文章。

(2)播放保健知识录像。

(3)每个疗养期内举行健康教育讲座2~4次。

(4)订阅卫生报刊和印发文字性科普宣传材料。

(5)随诊开展一对一健康咨询活动。

(6)倡导和指导科学健身运动，如健身操、太极拳、八段锦等。

(九)文娱活动

文娱活动是保健疗养过程中的重要措施之一,对增进疗养员的身心健康具有积极的意义,必须认真组织,妥善安排。

1. 交谊舞舞会　可每周举办1~2次,每次不超过2h为宜,时间过长易疲劳,过短则不能尽兴。交谊舞的特点:动作轻柔、节奏明快、气氛热烈,集音乐、艺术、运动为一体,寓美育、健身于娱乐之中,在轻松愉快的气氛中培养自身的仪表美和形体美,是一项很好的娱乐活动,也是一项很好的体能锻炼活动,可以健身防病。

2. 工休同乐文艺晚会及"卡拉OK"演唱会　节目内容要丰富多彩,形式生动活泼,雅俗共赏,力求做到群众性、趣味性、知识性和思想性相结合。工休联欢共同参与,可以促进相互的情感交流,使疗养员得到娱乐、欣慰和休息,对亚健康和心身疾病有辅助治疗作用。

3. 参观游览　每周安排2次,每次半天,并做好保健、导游、交通安全和生活保障。参观游览是深受疗养员喜爱的文化娱乐活动,可以使疗养员欣赏到湖光山色、名胜古迹,领略祖国的大好河山和疗养中心所在地区的建设新貌。现代医学证明,景观可调节大脑皮质活动和心理状态,从而提高机体的代谢功能、免疫功能及对环境的适应能力,以达到消除紧张情绪和疲劳、增强体质及提高工作效能的作用。景观对于因脑(体)力过度紧张或心理失衡引起的某些心身疾病,如高血压、冠心病、自主神经功能失调、消化性溃疡、更年期综合征等有良好的治疗作用。在参观游览观景过程中兼有日光浴、空气浴、森林浴及爬山、划船等健身活动,对疾病防治、增强体质起着综合的医疗保健效应。

4. 影视活动　影视艺术以可见可闻、形声并茂的生动画面,形象地反映社会生活,既能使人增长见识,又能使人从中获得许多教益和信息,深受疗养员欢迎。在疗养员疗养期间,除了舞会及工休同乐会等集体活动之外其他时间均可安排,放映电影的时间应安排在19:00的中央新闻联播之后。

5. 讲座的组织与实施　在疗养期间组织开展各种讲座,内容包括卫生保健知识、美术、书法集邮、摄影、音乐、茶道、插花、盆景制作等,可培养疗养员的艺术情趣,提高其艺术鉴赏力、审美力,并学到艺术技能和自我保健知识。

6. 其他文娱活动　如垂钓,扑克、棋类、球类比赛,书画、摄影比赛等。为了保障文娱活动的正常开展,疗养中心应加强文娱活动场所建设,设立文化娱乐中心,包括图书室、阅览室、台球室、象棋室、乒乓球活动室、羽毛球活动室、健身房等,疗养科室也应有一定数量的报刊供疗养员阅览。文娱活动场所应有专人管理,全天开放,保证正常使用,充分发挥文化娱乐活动的有益作用,以活跃疗养生活,陶冶情操,增进健康。

(十)疾病矫治

高原疗养人员的疾病矫治效果常常直接影响疗养员归队后的出勤率,影响其军事作业能力和军事作业资格。因此,在疗养期间对高原疗养人员的常见病、多发病、慢性病应采取积极治疗,达到治愈或防止疾病进一步发展的目的。康复疗养按照高原疾病的特点给予高压氧、减低红细胞、提高心肺功能等中西医综合治疗高原慢性疾病。高原疗养人员保健疗养期间的疾病矫治应坚持以下原则:

1. 早计划,早治疗　各专科及疗养科经治医师,根据体检时发现的疾病,及时制定出矫治计划,经上级医师审定后尽快实施。

2. 抓重点,全面矫治　对健康危害较大和对军事作业影响较明显的疾病,必须作为重点,及时积极的治疗;对一般性疾病,也应同时给予矫治。

3. 科学选择,综合矫治　充分运用疗养中心所处疗养地的自然疗养因子和物理疗法、推拿疗法、中西医结合疗法、运动康复、营养膳食、心理调节、睡眠调节等综合疗养措施,力争在疗养期间取得良好的矫治效果。

(十一)高压氧治疗

高压氧可迅速提高机体血氧分压及血氧含量,增加组织内氧的弥散距离,尤其对改善中枢神经系统血供效果好,进而改善脑功能。同时高压氧治疗还可以降低血液黏稠度,改善机体各器官功能,促进细胞代谢。高原保健疗养初期,及时给予高压氧治疗能有效促进疗养员快速脱习服,使其及时恢复体力,适应平原地区生活。通常给予2个大气压的治疗压力,从入院第2天开始,1次/2d,每次90min,连续10d,5次为1个疗程。

二、高原保健疗养效果评价

1. 主观感觉　主要指精神、情绪、食欲、睡眠等情况的变化。疗养期间心情舒畅、精力充沛,积极参加各种疗养活动,按规定食谱进餐,体重增减趋向标准体重,能保持6~8h良好睡眠或睡眠较过去有改善为良好;无变化为一般;不如疗养以前者为不良。

2. 客观检查　主要指体格检查、实验室及特殊检查有异常发现者,其中一项以上改善者为良好,无变化者为一般,加重者为不良。

3. 矫治效果　指长期驻守高原部队的亚健康及不健康人员,经疗养后慢性疲劳综合征或所患疾病的症状、体征改善者为良好;无变化者为一般;加重或出现其他疾病者(包括传染病)为不良。

4. 心理状态　采用焦虑自评量表(SAS)、抑郁自评量表(SDS)及症状自评量表(SCL-90)等进行评价。疗养期间心理测评正常或心理问题改善者为良好;无改善者为一般;加重或出现新的心理问题者为不良。

5. 体力状况　疗养后自觉体力增强或机体活动能力提高者为良好;无变化者为一般;减弱者为不良。

6. 保健能力　疗养期间学会两种以上保健防病方法者为良好;学会一种保健防病方法者为一般;未学会者为不良。

疗养效果评价结论通常分为良好、一般和不良三个等级。在上述六项指标中,三项以上良好者(亚健康及不健康者应包括矫治效果项)为良好;六项指标均未改善或发生新的疾病、传染病或受外伤者为不良;介于两者之间者为一般。

(胡冰冰　徐莉　裴志刚　刘　雷)

第三节　高原保健疗养的选择

随着对高原人员健康维护越来越重视,高原人员疗养的机会越来越多。军队疗养中心(包括特勤疗养中心和康复疗养中心)不同于治疗医院,也不同于度假宾馆,有其自身的特点。疗养中心是科学地运用以自然疗养因子为基础的疗养手段,进行保健、疾病的预防、治疗和康复的机构。我国疗养资源丰富,具有众多类型的疗养地,每个疗养地(区)都有各自不同的特点。因此各级疗养管理机构人员和疗养院医师以及卫生保健医师、临床医师须熟悉高原人员在预防、保健、治疗和康复等不同方面的具体目的、要求,合理选择及正确地掌握疗养适应证和禁忌证,以达到合理利用、科学管理,不断提高疗养效果和保证安全的目的。

一、高原保健疗养的合理选择及应遵循的原则

(一)疗养目的

高原保健疗养是疗养学的重要组成部分,又是社会预防医学的主要环节,其目的是通过积极有效的疗养手段,帮助来自高原地区的疗养人员及时脱习服、消除疲劳、进一步增强体质,使健康者更健康、亚健康状态及不健康者向健康状态转化,达到提高工作或劳动效率和战斗力的目的。

(二)遵循的原则

实施高原保健疗养应遵循科学、积极和有效的原则。科学制定疗养保障计划,合理安排疗养活动,充分发挥疗养的医疗和健康指导作用,积极有效地帮助疗养人员脱习服,消除疲劳,早期发现和治疗各种疾病,切实维护和提高高原官兵身心健康。

(三)疗养地和疗养方法的选择

高原保健疗养效果主要取决于疗养地和疗养方法的选择运用。首先,在疗养地选择上,宜选择海滨或温泉疗养地。海滨疗养地环境优美、气候宜人,能使疗养员心胸开阔,心情愉悦,精神振奋。海滨疗养地空气清新,污染物少,气温变化较内陆来得缓慢,空气中负氧离子含量高,同时,湿度又相对较大,气雾水滴中含有氯化钠、镁、钙、磷、碘、溴、锰、锌等多种微量元素,对因长期处在封闭恶劣环境而造成神经衰弱、自主神经功能失调、呼吸系统疾病、心血管系统疾病及消化系统疾病等疾病的高原官兵具有良好的疗养康复作用。海滨疗养地日光充足,紫外线辐射强,日光浴、海水浴和沙滩浴等自然因子疗法,能有效提高机体免疫力、促使维生素D形成、促进组织再生等,对各种疾病的预防和治疗起到关键的作用;适当的日光照射,可使中枢神经兴奋,改善睡眠,光热效应能增强组织代谢,促进尿酸排泄、渗出物吸收;另外海滨轻风对中枢神经系统、免疫系统等的功能也具

有一定的调节作用。

温泉疗养地具有得天独厚的矿泉保健治疗优势，矿泉水的温度刺激作用、浮力作用、静水压作用、摩擦作用和所含化学成分作用等能产生很好的治疗保健作用。矿泉全身浸浴治疗对亚健康人群具有降压、降糖、降脂、增强免疫力等作用；矿泉中所含钾、钠、钙、镁、氯、溴等多种化学成分与人体进行完整交换，可刺激皮肤神经末梢，通过对神经－体液的调节，使外周血管扩张，血流加快，体内各种新陈代谢加速，促进体内乳酸排泄。矿泉水含有大量的矿物质，其比重大于自来水。在浴盆中，全身受到的静水压力可达90～100kg，静水压力可使外周血液和淋巴液回流，使回心血量增大，促进人体与外界的气体和物质交换；矿泉水的浮力作用可使人体肌肉、骨骼负荷减轻，肌张力降低，因此能有效地消除肌肉及全身疲劳。

在疗养方法选择方面，一是结合不同海拔官兵的身体特点，合理安排体检项目。长期驻训在高原的官兵，由于受高原特殊地理条件，如寒冷、大风、干燥、昼夜温差、低气压、低氧分压、日光辐射强等，人体生理功能出现很多不利影响，其中影响最大的是低气压、低氧分压，使身体健康状况和生理功能都会发生一些变化，机体的呼吸、循环等系统出现代偿性改变，所以体检要重点监测心、脑、肺功能及血液指标变化。二是入院后综合运用各种自然疗养因子和饮食营养等快速帮助高原官兵脱习服，恢复体力，提高疗养质量。久居高原者，机体逐渐适应高原地区特殊的自然条件，机体对缺氧产生耐受性，从高原地区到平原地带疗养，由于气压、气温、气湿等因素在短时间发生较大的变化，一些健康的人或患者常不能适应，特别是氧浓度突然相对增大，对于某些久居高原的人，可能会产生醉氧等副作用，因而帮助疗养员脱习服是疗养工作的一个重要环节。三是凸显高原疗养特点。重点加强生理和体能训练，提高机体适应能力。四是加强心理干预。针对高原官兵易出现焦虑、紧张情绪，要注重加强心理疏导和心理训练。五是高原性疾病矫治。康复疗养要针对高原疾病特点，适时给予高压氧、减低红细胞、提高心肺功能等中西医综合治疗手段，积极治疗高原慢性疾病。六是发挥养生保健作用。疗养中心具有得天独厚的自然疗养因子，应充分加以应用，并配合应用健康教育和指导，景观、文化娱乐等综合疗法，以恢复和促进高原特勤人员的身心健康。

二、高原保健疗养的适应证和禁忌证

（一）疗养适应证

1. 长期紧张工作后，体质虚弱、精力减退、无严重器质性病变者。

2. 重病或大手术后，无须特殊治疗，经疗养可促进机体康复者。

3. 病情稳定的慢性病，通过综合疗养措施可使其功能获得改善者。

（二）疗养禁忌证

1. 患急性心肌梗死一年以内，或发病一年以上病情不稳定者，或有陈旧性心肌梗死并发症者；心功能不全Ⅲ级以上者，或原发性高血压伴心、脑、肾并发症者，或肺源性心脏病代偿功能不全者。

2. 患慢性支气管炎、肺气肿有肺部感染，或支气管哮喘难以控制者。

3. 患较重脑出血、脑梗死后遗症，或患精神病、癫痫、中度以上老年性痴呆症者。

4. 患肾功能衰竭、前列腺肥大影响肾功能者。

5. 患肝硬化伴有严重管道静脉曲张者。

6. 患糖尿病伴严重并发症者。

7. 患各类传染性疾病者。

8. 生活不能自理者。

9. 各种疾病急性期、慢性疾病进展期和有严重并发症及其他疾病不宜疗养者。

（徐　莉　王新全）

第四节　高原病预防保健方法

高原地区的气候以低压、低氧、低温、紫外线强烈、昼夜温差大为特点。特殊的气候和地理条件容易对人体的心血管系统、呼吸系统、消化系统、神经系统以及皮肤、眼睛等多系统、多器官造成较大损害，从而导致各种疾病，如高原红细胞增多症、高原高血压、高原心脏病、高原肺水肿、肠炎、日光性皮炎、皮肤冻疮、雪盲症等。另外，在长期严酷的环境中生活和训练，也容易导致官兵出现各种心理问题及多种训练伤的

发生。彭卫国等对藏北高原官兵患病情况进行调查发现,患有各种疾病的官兵人数占比高达74.96%,其中高原高血压占14.05%,高原肺水肿占12.66%。结果表明,以高原常见病为主的各类疾病是影响高原地区部队战斗力的主要因素。

疗养中心应针对上述高原常见病、多发病全面细致地做好预防保健工作。制作各种宣教资料发放给官兵,并通过健康教育、个体化保健指导等方式,加强对高原官兵的卫生知识教育和保健方法指导,提高官兵自我保健意识和自我防病能力。

一、高原病预防保健常识

1.做好心理健康工作　长期驻守高原的官兵,因特殊的地理环境,加之信息闭塞、精神生活单调、夫妻长期分居、无法照顾家庭等原因,会给心理健康带来很大的影响。容易产生烦躁、压抑、苦闷、悲观等不良情绪以及抑郁、焦虑等心理问题。

为此,应对高原官兵的心理健康给予重视,积极做好心理服务保障工作。要加强心理健康教育和训练,使官兵了解心理保健常识,掌握心理调节方法。通过心理测试、评估及咨询,全面了解官兵的心理状况,及时发现心理问题。采取集中授课、个别疏导及心理治疗等干预措施,帮助官兵增强心理承受力,改善心境,减轻或消除烦躁、苦闷等不良情绪,克服或纠正抑郁、焦虑等心理问题。从而提升官兵心理素质和心理健康水平。使官兵更适应高原环境,更适应部队生活,内心充满自信,意志更加坚强。

2.做好健康生活方式指导　高血压、冠心病、糖尿病、高脂血症及痛风等慢性非传染性疾病的发生、发展与不健康生活方式有直接关系。近年来,高原官兵的慢性非传染性疾病患病率逐渐上升,影响官兵的身心健康。因此,要加强对高原官兵的教育和引导,使之克服和纠正不良生活方式,养成良好的生活习惯。尽可能做到合理膳食,戒烟限酒,适量运动,心态平衡,规律作息。摒弃吸烟、熬夜、少动、不节制饮食等不良的生活习惯。有利于官兵有效防治上述多种慢性非传染性疾病。

3.做好军事训练伤防护　近年来,随着高原部队训练强度的增加,官兵训练伤的发病率也随之上升。这与高原地区独特的地理环境,官兵自我防护意识,防护措施以及训练场地、器械条件等因素有关。常见军事训练伤主要包括骨、肌肉、韧带急性损伤,关节损伤,皮肤晒伤、冻伤及雪盲症等。因此,在组织各种训练、考核、比武、演习等军事活动时,要严格按照《军事训练与考核大纲》的要求,按纲施训,科学组训,并做好各项防护工作。一要搞好宣传教育。组织官兵学习《部队军事训练健康保护规定》,了解高原训练伤发生原因和特点,掌握防护动作要领,提高自我保护意识和能力。二要合理安排训练强度。高原环境下,官兵的运动能力和工作效能都有所下降。在保证达到训练质量和要求的前提下,要科学合理地安排训练。按照循序渐进的原则,以课目难易结合、强度大小结合、时间长短结合等方式方法组织训练,有效避免或减少训练伤的发生。三是做好防护准备。根据不同季节、不同气候、天气变化以及训练科目和内容的安排,认真做好各项防护准备工作。备好必要的防护装备和个人防护用品,避免严酷的环境和恶劣的天气给官兵身体造成伤害。同时要做好相应的医疗和饮食保障等。

4.做好“醉氧”的预防　从高海拔地区到低海拔地区,身体会不同程度地出现头昏、胸闷、疲乏、无力、嗜睡、恶心、腹泻等症状,一般持续1周左右。医学上称为“低原反应”,也就是通常所说的“醉氧”。

长期在高原生活、工作的官兵在回到平原地区时要注意做好“醉氧”的预防。一方面要了解相关知识,正确认识“醉氧”的现象。另一方面要做到劳逸结合,注意休息;多吃一些抗氧化食物,如番茄、橘子、草莓、茶叶及豆制品等;还要多饮水,每天2000~3000毫升。有条件的官兵可以采取“降阶梯”的方法进行脱习服,逐步地回到低海拔地区。症状严重的可服用一些防治药物,如复方红景天等,也可进行高压氧治疗,促进身体恢复。

5.做好自救互救训练　开展战(现)场自救互救训练是提高官兵急救能力的有效手段。高原官兵在严酷的自然环境中和复杂多变的气候条件下进行执勤和作训任务,发生各类突发情况、造成各种急性损伤的概率会大大增加。因此,要重注战(现)自救互救训练,要求每名官兵熟练掌握通气、止血、包扎、固定、搬运及心肺复苏等急救技术,当遇到突发伤害时,能够及时有效地进行自救互救,对减轻伤员病痛,避免二次损伤,有效维持生命以及为后续治疗争取时间等都具有非常重要的作用。自救互救训练应按照原总后卫生部编写的《战伤自救互救训练教材》组织教学和训练。

二、高原预防保健操

(一)医疗作用

强身健体,防治疾病,促进机体功能恢复,维护身心健康。

(二)种类和方法

1. 保健操种类　太极拳、五禽戏、八段锦、呼吸操等,其动作可参照国家体育总局颁布的视频内容练习。

2. 操练方法　一般是在规定时间内,统一组织,有专人带领练习,或在乐曲导引下操练。可集体或单独进行。

(三)注意事项

1. 操练前,指导者应向参与者讲明保健操的作用及注意事项,使之明确练习的目的,更好地发挥主观能动性。

2. 指导者应首先讲解要领,并示范动作,先连贯后分解,务求动作准确、熟练、具有导向性。

3. 操练编组要新老搭配,以利互教互学,集体编组以 20 人左右为宜,便于纠正和指导。

4. 指导者应态度和蔼,口齿清楚,区别对象,耐心辅导,恰当掌握操练节律,保证安全。

(四)太极拳

1. 医疗作用　太极拳是我国传统的养生保健拳法之一,动作圆柔相融,协调连贯,张弛有度,刚柔相济。通过身形、气息、意念的统一融合,对人体循环、呼吸、运动、神经等各系统的功能调节及促进机体新陈代谢均有良好的作用。适用于高血压、冠心病、慢性阻塞性肺疾病、神经衰弱、消化性溃疡、颈椎病等疾病的治疗与康复。对亚健康状态也具有调节作用。

2. 练习方法

(1)太极拳种类较多,目前比较普及并适用于保健、强身和医疗活动的多为简化太极拳。

(2)动作要领讲究意、气、形相统一。力求做到协调柔顺,圆活连贯,意动身随,动静相宜,内外合一,连绵不断。

(3)姿势要规范,做到头正颈直,虚灵顶劲,含胸拔背,气沉丹田,沉肩坠肘,以腰为轴,上下相随,势正招圆,以意导动,混为天然。

(4)气息要调和,呼吸与动作自然结合,起吸落呼,开吸合呼,做到气息细匀、缓慢、深长。

(5)每日操练 1 ~ 2 次,每次 20 ~ 30 分钟,需规律练习,长期坚持。

3. 注意事项

(1)应在指导者的带领下进行操练,指导者要认真讲解动作要领,做好动作示范,并根据练习者学习和掌握的程度逐步进行。

(2)可集体或个人进行操练,场地宜宽敞平坦,空气清新,环境幽静,湿度适宜。练习时可播放口令或音乐进行引导,使练习者更容易投入。

(3)练习时间无特定要求,一般个人练习选择在早晨或傍晚进行,集体练习可选择在上午或下午进行。

(4)练习者着装宜柔软、宽松、透气。尽量不戴帽子、围巾、手套,着平底软鞋。练习前须先做 3 ~ 5 分钟准备活动,练习时要凝神静气,全神贯注。结束时应稍做整理活动,如搓手、揉脸、梳头,然后缓慢停止。

(五)五禽戏

1. 医疗作用　五禽戏是我国传统的健身术,由古代名医华佗编创,因模仿虎、鹿、熊、猿、鸟五种动物的形态和动作而得名,具有调节心神、疏通气血、舒筋强骨、炼心健身的功效。可预防和治疗的疾病同太极拳。

2. 练习方法

(1)虎戏　有虎举式、虎扑式两组动作。练习时要求表现出虎视眈眈的威猛气势。动作由慢到快,劲力由柔至强,双目圆视。

(2)鹿戏　有鹿抵式、鹿奔式两组动作。练习时要求表现出鹿的轻盈安闲、自由奔放的神态。动作舒展轻快,双目斜视。

(3)熊戏　有熊运式、熊晃式两组动作。练习时要求表现出熊的稳健、厚实的劲力。动作缓慢、沉稳,双目平视。

(4)猿戏　有猿提式、猿摘式两组动作。练习时要求表现出猿东张西望、攀树摘桃的动作姿态。动作机灵、敏捷,双目对视。

(5)鸟戏　有鸟伸式、鸟飞式两组动作。练习时要求表现出鸟昂首挺立、展翅翱翔的姿态。动作伸展、飘逸,双目环视。

3. 注意事项　练习五禽戏时,要做到速度快慢结合,动作舒展连贯,形态逼真。排除杂念,宁心安神,上下肢协调配合,保持身体平衡。其他同太极拳。

(六)八段锦

1. 医疗作用　八段锦是我国民间广泛流传的健身养生体操,据记载已有两千五百多年历史,深受人们所喜爱,动作被比做精美的"锦",共八段,故名"八段锦"。具有舒筋活血、宽胸理气、固肾养精、调理脏腑、疏通经络的功效,对神经系统、心血管系统、消化系统、呼吸系统及运动系统有良好的调节作用。适用于动脉粥样硬化、高血压、慢性肺部疾病、颈椎病、肩周炎等疾病的防治与康复。

2. 练习方法

(1)双手托天理三焦　上焦心肺,中焦脾胃,下焦肝肾,两手于腹部交叉,翻转向上托举,拔伸腰背,提拉胸腹,活动颈椎,使全身气脉流通。

(2)左右开弓似射雕　左右手如同拉弓射箭,增加肺活量,抒发胸气,消除胸闷,梳理肝气。

(3)调理脾胃须单举　左右上肢上下对拉拔伸,牵拉腹腔,按摩脾胃肝胆,可助消化吸收。

(4)五劳七伤往后瞧　五劳是五脏的劳损,七伤是七情伤害,这一式转头扭臂挺胸,调理颈椎,刺激胸腺,增强免疫力。

(5)摇头摆尾去心火　上身前府,臀部摆动,使心火下降,可消除心烦、口疮、失眠多梦、便秘等症状。

(6)双手攀足固肾腰　前屈后伸,双手攀足,使身体与腰部得到拉伸、牵扯,调理腰背肌肉,强肾健体。

(7)攒拳怒目增气力　怒目瞪眼可刺激肝经系统,使肝血充盈,肝气疏泄,强健筋骨。

(8)背后七颠百病消　整套动作的收功,动作简单,颠足而立,拔伸脊柱,下落振身,按摩五脏六腑,疏通经络。

3. 注意事项　八段锦适于早晨或上午练习,每天至少1次。其他同太极拳。

(七)呼吸操

1. 医疗作用　呼吸操可以促进机体对氧气的摄入,增强呼吸肌功能,增加潮气量,提高肺泡通气,降低呼吸功耗,缓解呼吸困难,减轻因高原缺氧导致的慢性肺部疾病症状。

2. 练习方法　主要是腹式呼吸法和缩唇呼吸法。

(1)腹式呼吸法　为用鼻吸气的同时尽量鼓起腹部,在吸气末稍做停顿,呼气要慢并尽量收回腹部,呼吸频率6~10次/min,每次持续10~15min,2~次/d。

(2)缩唇呼吸法　呼吸频率和节律与腹式呼吸大体一致,用鼻吸气、口呼气,呼气时缩口唇呈吹口哨样缓慢呼气,持续7~8秒。缩唇呼吸可防止小气道过早陷闭和狭窄,延长呼气时间,延长肺泡内换气时间,提高肺功能及氧气摄入量,进而改善机体缺氧状况。

(胡冰冰　裴志刚　徐　莉　刘　雷)

第二章 >>>

高原人员保健疗养的特殊措施

高原人员在保健疗养期间,有的因受高原环境影响而出现睡眠紊乱、脱适应症、亚健康等症状,加之在高原执行特殊任务的人员,例如:高原驻训人员、飞行人员,他们返回平原接受保健疗养,要根据个性化特点安排保健疗养措施,才能有效地增强体质、预防疾病、促进康复,达到提高疗养效果的目的。

第一节 高原睡眠紊乱的保健疗养

良好的睡眠是人生命中不可缺少的重要组成部分,人一生中有1/3的时间在睡眠中度过,睡眠是人类基本的生命需要,睡眠质量与生理和心理健康密切相关,对于机体的生长发育、健康的恢复、正常机能的发挥至关重要,已成为衡量人群健康水平的重要指标。在高原低压缺氧条件下,高原官兵更易产生睡眠障碍,且其对人体的危害较低海拔地区更严重,主要表现为:入睡时间延长,夜梦多,易惊醒,慢波睡眠和快动眼睡眠减少,睡眠质量下降,可以降低机体的认知功能、警觉能力和脑体功效,不仅对身心健康造成损害,而且会制约部队的战斗力。

一、高原睡眠紊乱的病因及发病机制

1. 病因 高原特殊的自然环境对人的影响是多方面的,然而神经系统对高原高寒低氧最敏感,易受影响,出现一系列的神经功能失调症状。在高原低氧、低气压等特殊环境下,机体的神经、呼吸调节功能和昼夜生理节律均有变化,随着海拔的升高,将会引起睡眠模式的紊乱及夜间周期性呼吸的发作。很多研究表明,居住在高海拔地区的人们存在着严重的睡眠紊乱,脑力活动可发生衰退,其变化程度与海拔高度和在高原停留时间的长短有很大关系。初入高原的人睡眠期间出现的典型症状有频繁觉醒、周期性呼吸、气短、多梦和头痛。头痛和急性高原病(AMS)症状可能在晨起时加重,日间减轻。研究发现首次到达海拔3050m和3815m高度的人当中,睡眠功能紊乱者达83%,EEG研究表明,高原睡眠质量明显降低,轻度睡眠增加,而深度睡眠及快速眼动睡眠(REM)睡眠减少,甚至REM睡眠消失。慢性缺氧可使大脑的感觉和智力的敏感度降低,记忆力和分析能力丧失。高原低氧对神经功能的影响是导致睡眠结构的改变,引起失眠、睡眠质量降低。其结果加深了中枢神经功能的紊乱,使其对高原环境适应调节能力下降,甚至可能发生夜间睡眠呼吸暂停综合征等病理、生理改变,使高原睡眠紊乱的机制变得更为复杂。

2. 机制 高原睡眠频繁觉醒的机制尚未阐明。有些觉醒是由周期性呼吸、气短、头痛及低氧作用于神经系统所引起的。间断性的呼吸道阻塞也可以引起觉醒,特别是打鼾的人更易出现。

周期性呼吸与低氧血症、低动脉血 PO_2 及内在的正常呼吸节律相关。内在呼吸节律具有增/减周期性变化。这种周期性变化出现于睡眠状态而不是清醒状态。由于呼吸中枢的精确控制,动脉血 PCO_2 变化非常轻微,PCO_2 上升可刺激呼吸,而 PCO_2 下降则产生呼吸抑制作用。这个系统反应非常迅速,在高原,特别是初入高原时,呼吸主要由感受动脉血 PO_2 的外周化学感受器控制。低氧性过度通气引起动脉血 PCO_2 分压下降,使其对呼吸的控制作用减弱。由于外周化学感受器对动脉血 PO_2 的反应比较缓慢,致使呼吸的正常节律性变化加强,呼吸减弱导致动脉血 PCO_2 上升并刺激呼吸;呼吸增强降低动脉血 PCO_2、增加 PO_2,后者对颈动脉体的呼吸刺激作用丧失,因此产生周期性呼吸。周期性呼吸时呼吸暂停的周期性变化不是由呼

吸道阻塞引起的，而是由于呼吸刺激未达到刺激阈值所致，因此呼吸暂停期不存在呼吸肌、膈肌或腹部运动。达高原一两周后，起初的呼吸性碱中毒由于碳酸氢盐的分泌而得到代偿，周期性呼吸的趋势减弱，然而 PCO_2 仍然较低，有些人在高原上停留期间一直都有周期性呼吸。高原世居者不表现出周期性呼吸。

睡眠性低氧血症可能是碱中毒和低 PO_2 引起的通气衰减对中枢呼吸控制机制产生抑制所致。睡眠期间，即使是在海平面，中枢神经系统功能也下调，导致通气下降。高原通气下降幅度同海平面相似，但由于氧解离曲线形状的变化，动脉血氧饱和度下降更多，致使某些人发生低氧性呼吸抑制。动物实验证实，严重低氧可导致呼吸抑制。高原肺水肿（HAPE）患者中如果出现严重的缺氧，吸氧可引起反向的通气增强，说明低氧抑制了呼吸中枢。另一个可能抑制呼吸中枢的因素是心动过缓导致的脑血流减少。显然，心率降至30 次/min，甚至出现心脏停搏数秒时，心排血量及脑血流显著减少。此外，上述变化也可抑制呼吸中枢和通气运动。

二、诊断依据

（一）临床表现

1. *频繁觉醒* Anholm 等对模拟海拔 7620m 高原环境中的五名被试对象进行了为期六周的研究发现，平均每个受试者夜间觉醒 37 次，在回到海平面后平均为 15 次，总睡眠时间由 337min 减至 167min。REM 睡眠占整个睡眠时间的百分比由 18% 降为 4%。短暂觉醒由 22 次/h 增至 161 次/h。部分研究人员认为，频繁觉醒在一定程度上是由周期性呼吸引起的。有证据表明：周期性呼吸强度增加时，觉醒的频率上升。可以想象，呼吸暂停之后，要连续进行几次深呼吸，此时肌张力显著增强，势必会引起觉醒。然而，即使是没有周期性呼吸的人，在高原上觉醒的次数也较平原多，说明频繁觉醒的发生还存在其他机制。频繁觉醒使人处于一种睡眠剥夺状态，从而出现日间疲乏、困倦等表现。

2. *周期性呼吸* 周期性呼吸在由平原进入高原的人当中相当普遍，并具有较大的个体差异。研究表明，在海拔 3050m 以上高度，几乎所有的人在睡眠期间都会出现周期性呼吸，清醒休息状态时偶尔也会出现，女性周期性呼吸较男性少见，而高原世居者没有这种呼吸。呼吸暂停后要进行几次连续的深呼吸时人们常常感觉气短而导致频繁觉醒。周期性呼吸时打鼾的人更是令同伴非常难受。在海拔 3050m 以上高度，周期性呼吸频率并不随高度上升而增加，多数周期性呼吸发生于 NREM 安静睡眠期，吸氧后可消除。

虽然周期性呼吸看似是一种反常呼吸，但它不但是一种无害的现象，而且对由低地进入高原的健康人在生理上是有益的，因此应视为机体的一种自我保护机制而不是 AMS 症状，而频繁觉醒和严重的睡眠紊乱则通常被认为是 AMS 症状。周期性呼吸是发生于正常人的一种现象，而与此相似的呼吸模式——陈 - 施呼吸是发生于心衰患者的一种呼吸现象，也有深呼吸（呼吸窘迫）和呼吸停止（呼吸暂停/窒息）。150 年前 Jonhn Chenye 和 WilliamStokes 首先描述了这种呼吸方式。陈 - 施呼吸随心衰程度而变化，可长达 40s，包括过度通气期和呼吸暂停期，这两期持续时间相近。周期性呼吸伴有动脉血 PaO_2 和 $PaCO_2$ 的周期性变化，心衰患者的陈 - 施呼吸虽然周期长，PaO_2 也有类似的周期性变化。值得注意的是，两种呼吸模式中，呼吸时 PaO_2 最低，而呼吸停止时 PaO_2 最高，这是循环时间和颈动脉体对 PaO_2 变化反应延迟的结果。

3. *夜间呼吸窘迫* 在高原由气短引起的觉醒非常普遍，并常伴有无法深呼吸的感觉和胸部束缚感。与心衰引起的呼吸窘迫不同，这种感觉不能因坐起及走动而缓解，可持续数小时甚至整个晚上，并伴有恐惧感，这些症状在起床活动后即消失。出现这种呼吸窘迫的原因可能是睡眠低氧血症导致的轻度 HAPE。众所周知，HAPE 的症状往往在夜间加重。但这种解释也仅仅是一种推测，因为还没有关于这方面的研究。

4. *睡眠性低氧血症* 正常人在睡眠期间，中枢神经系统活动减弱，表现为体温控制丧失，肌肉弛缓，疼痛阈值上升，呼吸、心率及血压下降。呼吸活动下降可导致动脉血 $PaCO_2$ 轻度上升及相应的 PaO_2 轻度下降。多数正常人达高原后可出现睡眠性低氧血症，有些人甚至比较严重。

Sutton 等研究发现，在海拔 3355m 高度，受试者均出现了睡眠性低氧血症，经过 8 ~ 11d 的短期习服，睡眠时动脉血氧饱和度可以得到改善，但更长时间的习服似乎并不能减轻睡眠性低氧血症。虽然周期性呼吸时 SaO_2 变化较大，但并不伴有更严重的睡眠性低氧血症。睡眠性低氧血症引发头痛和（或）气短，并导致频繁觉醒，这可能是 AMS 在夜间和起床后最初几小时症状加重的原因。此外，夜间血液发生浓缩，表现为血红蛋白及血细胞比积在起床时比睡前高。

5. 睡眠时的心脏节律　在高原，伴随着周期性呼吸，心率和心脏节律也发生周期性变化，深呼吸时心率加快，呼吸停止时心率减慢。Cumming 记录了他本人在海拔 5033m 高度睡眠时的心电图，发现有明显的窦性心律失常，心率降低至 33 次/min，还可见到房性期前收缩及交界性逸搏心律。Horri 等观察了 14 名登山者在海拔 4400m、7800m 及 5710m 时的 24h 动态心电图的变化，发现他们清醒时的平均心率为(94 ±4.9)次/min，睡眠时为（75 ±6.7）次/min，睡眠期最低心率为（62 ±5.0）次/min。有些登山者的正常心律完全消失，其睡眠时的平均心率与清醒时相近，Q－T 间期延长非常显著。

缓慢性心律失常在每一高度都很普遍，而这在海平面上较少见。常见的心律失常有：①p 波阻滞，无 P－R间期延长；②窦性停搏或明显的心动过缓，伴交界性或室性异搏心律；③窦性心动过缓，心率可降至 24 次/min，不伴逸搏心律；④房室分离，无交界性心律；⑤室性心律。在高原上出现这些心律失常的机制尚未阐明，由于在平原患有睡眠呼吸窘迫症的人也有相似的心律失常并伴有心率的周期性波动，因此推测低氧血症可能是一个重要原因。给这类患者注射阿托品可以减轻其心动过缓，从而消除周期性心律失常，但是吸入 100% 氧气减轻心律变化的作用较微，说明心律失常可能是迷走神经作用于窦房结的结果。

6. 高原困倦　平原人在达高原数小时内最容易感到困倦，表现为哈欠、瞌睡，一有休息机会即可入睡。曾经有一名登山者在攀登 Shasta 山（海拔2900m）时，远远落在其他人后面。当同伴下山寻找时发现他正睡在一块巨石下面，已经出现发绀。唤醒后神志不清，并有定向障碍。睡眠性低氧血症可能是导致发绀和神志不清的原因。进入高原的人应对这一现象有所了解，否则可能会产生严重后果。

（二）检查要点

1. 详细询问病史。高原地区工作的时间及海拔，发病经过及其他与高原有关的疾病名称，以及简要治疗经过。

2. 详细的体格检查，重点是心、肺的视、触、扣、听检查。

3. 血、尿常规，血脂、血糖、尿酸、血清酶、血氧饱和度、血液流变学检查，心电图、肺功能和 X 线胸部摄片。视病情可做 EEG 等检查。

三、疗养指征及疗养地选择

高原人员睡眠质量明显降低，轻度睡眠增加，而深度睡眠及 REM 睡眠减少，甚至 REM 睡眠消失均适于疗养；选择海拔 2000m 以下的山地、森林、海滨、矿泉、湖泊疗养地为宜。

四、疗养方法

1. 护理　按疗养常规三级疗养护理，如病情出现变化，应及时更改护理等级。

2. 饮食　一般选用清淡易消化的普通饮食，避免高糖、高脂肪、高钠盐，多吃富含维生素 K 的蔬菜和水果。忌暴饮暴食，禁烟酒。

3. 自然因子疗法　离开高原地区后，应充分利用疗养区空气清新、氧含量丰富、空气负离子多、风景秀丽等自然因子，促进身体康复。如进行氡泉或硫化氢泉浴、海水、日光及空气浴、森林浴等。

4. 物理疗法　常用直流电离子导入疗法、穴位电刺激疗法、电睡眠疗法、空气离子吸入疗法、音乐电疗法调节睡眠，另光疗对时差综合征调节也很有效。

5. 体育疗法　脱习服后可安排耐力性需氧运动，如步行、跑步、蹬车、体操、太极拳、太极剑、游泳等，掌握好运动量。

6. 心理疗法　开展心理疏导，必要时进行心理治疗。

7. 中医疗法

（1）复方及中成药如安神补脑液等。

（2）针灸疗法　体针、耳针、艾灸疗法等。

8. 睡眠调节

（1）心理教育　教育患者对失眠症应顺其自然，

不要强迫入睡，采取能睡多少就睡多少的态度，听任睡眠自然来临，反而在不知不觉中较快入睡。

(2)行为干预　刺激控制方法对一些能妨碍睡眠的行为加以控制，如刺激控制能稳定睡眠－觉醒周期。睡眠限制疗法：即缩短在床上的时间及实际的睡眠时间，直到允许躺在床上的时间与期望维持的有效时间一样长。时间控制疗法：不论睡眠如何，都应固定上床时间，固定起床时间，以固定睡－醒节律。其他如放松疗法，认知疗法、行为疗法。

9. 高压氧疗法　详见高压氧疗法 。

10. 药物疗法

(1)一般不主张使用这些药物。但是，充足的睡眠有利于大脑充分休息，增加全身抵抗力和对低氧的耐受能力。所以，高原脱习服期间反应重，并伴严重睡眠功能紊乱的人可以服用小剂量的镇静安眠药。

(2)应掌握使用的最低有效剂量，间断给药、缩短用药时间，逐渐停药，注意停药后失眠反跳等现象。

七、疗效评定

1. 治愈　精神和躯体症状、体征基本消失，休息时脑电图恢复正常。

2. 好转　精神和躯体症状基本消失。

3. 无效　精神和躯体症状、体征无变化。

(崔建华　徐　莉)

第二节　高原脱适应症的保健疗养

高原脱适应症(De－adaptation to high altitude, DAHAS)是指高原世居者或已习服高原环境的移居者下到平原后，出现一系列功能和代谢甚至结构改变的一种特发病。长期以来，由于缺乏对高原脱适应症的认识，一般认为从高原低氧环境返回到平原常氧环境后，空气中氧分压增加，人体动脉血氧饱和度提高，机体的缺氧状态很快得到改善，肯定会对机体产生有益的影响，但事实并非如此。

一、病因及发病机制

(一)病因

近年来研究发现，约有 50%～80% 的高原移居者和世居者返回平原后会出现一系列的临床症状，高原居住地海拔愈高、居住年限愈长、返回平原时年龄愈大，发病率越高。如同时患有其他疾病，则返回平原后产生的病理生理演变愈激烈，易表现出严重"脱适应"症状。有些人心、肺、血液等生理参数异常，恢复到平原值后还会继续下降，甚至低于平原值，出现"矫枉过正"的现象。个别人在平原连续居住 1 年后，还会出现低蛋白血症、心动徐缓、心功能下降、肺动脉高压等症状，这种现象可维持较长时间，部分人可持续数年，严重者不得不重返高原，凡此种种病理表现统称为"高原脱适应症"或"高原脱习服"。目前对其发生机制尚不十分清楚，尚缺乏对高原脱适应症的明确诊断标准和防范措施。高原脱适应症不仅影响到由高原返回平原部队的整体健康水平，也影响到部队返回平原后的连续作战能力。因此，高原脱适应症已成为影响高原移居人群健康的主要疾病，也是严重影响高原部队指战员健康的重要因素。所以，高原人员疗养中对如何改善脱习服症状应予以高度重视，并且直接影响到疗养的效果，因此要制定出一系列行之有效的疗养措施。

(二)发病机制

DAHAS 对机体的影响是多方面的影响。

1. 对神经系统　DAHAS 会影响人的认知功能和记忆能力，并且被证明主要影响到瞬间短时记忆。对其他方面的影响也不同程度的存在，如反应能力降低、精力不集中、嗜睡等。

2. 对循环系统　DAHAS 会影响人体的心功能，尤其是右心功能降低，严重者还会引起双心室增大，收缩和舒张功能降低，肺动脉压增高；部分人群返回平原后的高血压患病率明显增高。

3. 对血液系统　DAHAS 会引起红细胞和血红蛋白增高，血小板明显降低，返回平原数年后部分人群仍不能恢复到平原正常水平。

4. 对呼吸系统　DAHAS 会引起呼吸代偿减弱，最大通气量显著下降，肺通气反应降低，肺弥散功能降低，从而造成氧供需失衡。

5. 对其他系统的影响　主要包括脱发、性功能降低、精神萎靡、全身不适、月经失调、大便糖稀、下肢浮肿等。

DAHAS 是机体对复杂的外部环境适应不良的表

现，从平原到高原再到平原，机体要经过高原低氧习服、平原常氧再适应两个过程，机体内部的适应代偿、生理甚至病理改变等是必然的，其确切的代偿和失代偿机制目前还未明了。

二、类型及影响因素

（一）类型

对在高原工作10年以上返回平原居住的人员进行调查，并与当地年龄相当的人群进行对比发现，返回平原后反应类型可分为三型。

1. 稳定型　从高原返回平原无明显反应，无明显不适，亦无明显好转，占54.1%。

2. 好转型　返回平原后表现精神体力明显好转，精力较在高原时充足，体力增强（以步行1km及上楼梯为判定），睡眠时间、质量改善，食欲增加。占33.9%。

3. 反应型　由高原返回平原后产生明显脱适应反应征，表现为精神不振或急躁、头昏、无力、胸闷、心悸、眩晕、食欲减退、睡眠中断、易醒或失眠、出现间歇性浮肿或体重下降，血压较高原时升高，心率相对减缓，心尖区有轻柔收缩期吹风样杂音，心功能PEP/LVET低于高原值，但仍大于平原值。占12%。

对驻守喀喇昆仑山海拔5170m 1年的青年返回平原后第2、4、6天，对头昏、嗜睡、精力不集中、失眠、头晕、疲乏、胸闷、心慌、咳喘、便秘、纳差、心前区疼痛、浮肿13种高原脱适应常见症状进行症状评分，按症状的轻、中、重程度分别计1分、2分、3分，计分多者高原脱适应症症状较重，计算出每天的总得分。第2、4、6天症状评分分别为2.82 ±1.17、3.18 ±1.78和2.09 ±0.70。

（二）影响因素

影响DAHAS的因素错综复杂。可能与下列因素有关：

1. 气候因素　从高原低氧、干燥、日温差大的环境转入平原常氧、湿润的环境，特别对高温和高湿不习惯。

2. 心理因素　主要不适应生活、家庭、社会关系方面诸多不良思想束缚的刺激。

3. 生活因素　平原与高原生活环境相差较大，高原宁静的生活一下转变为喧嚣、拥挤的生活，难以适应。

4. 功能因素　器官功能在高原低氧环境中的变化，如低氧心脏储备功能、低氧高通气、血液功能、血液流变学等，在平原发生解脱或重新调节，机体的承受与适应能力相关。

（三）检查要点

1. 详细询问病史，在高原地区工作的时间及海拔，发病经过及高原疾病史，以及简要治疗经过。认真进行体格检查，尤其是心血管和神经系统检查。

2. 进行高原脱习服观察记录，了解高原习服症状，量表详见表7－2－2。

3. 侧卧位、坐位、站位时的血压及心率。

4. 血、尿常规，肝功、血脂、血糖、电解质、肾功能、血流变。

5. 心电图、X线胸片、肺功能、超声心动图、脑电图，头颅CT、MRI检查等。

四、疗养指征及疗养地选择

下高原无明显脑缺血表现的高原低血压人员均适于疗养。选择海拔2000m以下的山地、森林、海滨、矿泉、湖滨疗养地为宜。

五、疗养方法

1. 护理　病情稳定者，常规三级疗养护理，病情不稳定时应及时更改护理等级。夜间起床或直立小便时，应加强护理。

2. 饮食　补充微量元素、维生素、优质蛋白、低脂饮食、碳水化合物，可适当高钠饮食，每日摄钠 > 150mmol。

3. 自然因子疗法　利用疗养区空气清新、氧含量丰富、空气负离子多、风景秀丽等自然因子，促进身体康复。如进行矿泉浴（氡泉或碳酸泉浴）、日光浴、空气浴、饮泉疗法（氯化钠泉）。

4. 物理疗法　物理治疗可以调整神经体液内分泌功能，抗疲劳，增强免疫功能，还有消炎、镇痛、镇静催眠、兴奋神经肌肉、缓解痉挛的作用，对高原脱适应有较好疗效。常采用高压静电、中频电疗法、直流电疗法、光疗法、热疗法、超声波、按摩、手法治疗等手段。

5. 体育疗法　医疗步行、拳操，气功如内养功、强壮功、太极内功等。

6. *中医疗法* ①辨证论治。②针灸疗法，如体针、耳针、水针、艾灸疗法等。③按摩疗法。

7. *心理疗法* 开展心理疏导、移情易性干预。

8. *高压氧疗法* 两种高压氧治疗方案〔1 次/d，共治疗 10 次；1 /2d，共治疗 5 次。高压氧压力 2.2 ATA (220kPa)，戴面罩吸氧 30min 2 次，中间间隔 10min，加压、减压各 30min〕均能有效地降低高原脱习服症的发生率和减轻其程度。两种治疗方案之间的差异没有统计学意义。

对高原脱习服症治疗前、治疗第 5 天、第 10 天检测血红蛋白(Hb) 及红细胞指标，采用 DDX－200 型多功能心理生理能力测试仪，进行左右手交叉敲击动作频率和数字记忆广度顺背数测验。其结果表明，高压氧治疗可快速改善海拔 5000m 以上地区脱习服官兵的心电图特征；两种高压氧治疗方案治疗高原脱习服疗效确切，但考虑到实用、经济和简便，我们倾向于推荐高压氧 1/2d 高原脱习服治疗方案。高压氧治疗高原脱习服的确切机制尚未完全明了，目前普遍认为，机体脱离高原环境返回平原后，原高原低氧环境引起的机体血液流变学的变化，红细胞过度增生，血液出现的黏、稠、聚的改变以及肺动脉高压，微循环瘀滞仍然影响着组织细胞的摄氧及其对氧的充分利用。虽然自高原返回到平原常氧环境，但机体因缺氧引起的一系列生理病理改变和损害仍需要较长时间才能恢复。

9. *药物治疗* 口服银杏叶片、复方红景天、复方党参、复方党参胶囊或复方红景天胶囊预防和治疗 DAHAS，方法简便，效果持久，价格低廉。

六、疗效评定

1. *治愈* 头晕、气短等症状消失，血压≥ 90/60mmHg。

2. *好转* 头晕、乏力等脑缺血症状明显减轻，无体位性晕厥发作，血压波动在 90/60mmHg 左右。

3. *无效* 症状及体征无变化。

（崔建华　徐　莉）

第三节　高原亚健康的保健疗养

健康不仅指一个人身体没有疾病，而是指一个人身体在生理、心理、社会适应的完好状态。健康的概念是多元的、广泛的，包括生理、心理和社会适应三个方面。生理健康指人体躯体健康，人的机体及其生理功能正常；心理健康指人的精神、情绪及意识方面状态良好。社会适应性良好指人的外显行为和内隐行为都能适应复杂的社会环境，与他人保持正常的人际关系，与社会正常融合。影响健康的因素包括：自认环境、社会环境、行为和生活方式、生物遗传因素、医疗卫生服务因素。

亚健康指人体处于健康和疾病之间的一种状态，不能达到健康的标准，但也不符合现代医学有关疾病的诊断标准。根据症状可分为身体亚健康、心理精神亚健康、人际交流亚健康三种类型。

一、病因及发病机制

高原特殊环境决定了高原亚健康出现率更高。高原主要环境特点是低氧、低压、寒冷、日温差大、干燥、辐射强、大风。其中低气压致空气中低氧是对身体影响最大的环境特点。无疑，高原低氧可以引起各类急性、慢性高原病，也可以出现高原缺氧高度相关性疾病。这些明确的疾病在高原人群中有一定的发病率，不是涉及的所有人员都发病。而高原人群生活在高原缺氧环境，和平原或低海拔人群相比，从对身体的生理影响和损害方面考虑，所谓高原的普通健康人绝大部分人员处于亚健康状态。

二、诊断依据

（一）生理指标表现

高原低氧环境致高原人群亚健康在生理方面的表现主要体现在以下方面：

1. 血常规、肝功能等指标普遍轻度异常升高，但够不上经典的疾病诊断标准。如在高原血红细胞轻度升高、血红蛋白轻度升高、血细胞比容轻度升高、血胆红素轻度升高、血液黏度轻度升高。

2. 心肺器官功能检测不同程度代偿性增大。

3. 心电图检查较普遍出现 T 波、ST 段改变。

4. 较普遍地出现不同程度的肺动脉压增高。

5. 较普遍地出现血乳酸增高。

6. 较普遍地出现血尿酸不同程度升高。

7. 较普遍地出现免疫抑制状态。

(二)体力降低,高发高原慢性疲劳综合征

在高原静息状态下,动脉血氧饱和度下降,海拔越高,下降越明显。与平原相比,在高原进行体力劳动,动脉血氧饱和度下降得更加明显,比如在海拔4100m进行轻度劳动时,氧饱和度较平原同等劳动强度下降14.53%。与平原相比,在高原进行同等强度的劳动,心率上升更快,而心率恢复时间越长,高原海拔越高,这种差别也越大。最大摄氧量是反应高原劳动能力的重要指标,高原劳动能力下降的另一表现是高原最大摄氧量下降。在进入高原初期明显,但即使是高原习服后,也低于平原水平。如入海拔4350m地区15个月后最大摄氧量仍低于平原21%。海拔越高,降低越明显。随时间延长,高原习服后,高原移居人员劳动能力有所恢复,但劳动能力水平仍低于平原状态。高原世居者其劳动能力也低于其本人在平原时的水平。实际上,所谓高原健康人,从劳动能力分析,与平原人相比仍处于亚健康状态。

高原劳动能力下降的另一表现是慢性疲劳综合征高发。慢性疲劳综合征是以长时间极度疲劳为主要表现的全身性综合征。其基本特征为新发生的持续性或反复发作的虚弱性疲劳,持续时间≥6个月,卧床休息后仍不能缓解,体检未发现机体明显病变。高原海拔高,空气稀薄,氧分压低,长期慢性缺氧,机体正常代谢循环受到干扰,对机体最持久的影响是劳动能力降低,劳动供氧有赖于心肺功能完善,缺氧条件下心肌功能障碍必然制约劳动能力发挥,也是劳动效率下降的原因。在高原劳动,无氧代谢比例增加,乳酸增加,疲劳感增加。高原环境的紫外线照射强、气候干燥,高原军人常年暴露于这种环境下,饮食休息不规律,高原训练体力消耗大,日常生活闭塞枯燥,影响军人的身心健康,加重慢性疲劳症状的严重程度。与平原相比,在相同劳动量下,在高原不但容易出现疲劳,而且疲劳后恢复时间也较长。长驻高原军人易出现高原慢性疲劳征合征。慢性疲劳综合征是高原亚健康的具体体现。

(三)脑力下降

脑的重量为身体重量的2%~3%,而脑血流量却占心排血量的15%,耗氧量占机体的23%。可见脑皮质脑细胞代谢旺盛,耗氧量大。脑对缺氧尤其敏感。脑组织完全缺氧15秒也会引起昏迷。因此,缺氧明显影响脑功能,使脑力活动发生不同程度的衰退。高原所谓健康人,神经系统功能衰退和脑组织老化所引起的症状出现较早,出现记忆力减退的年龄比平原人平均提前10年。高原人群脑力下降的表现为睡眠质量差、记忆力下降、注意力不集中、工作效率低、空间及时间定向能力减低、反射活动力下降、思维判断能力低下、动作的协调性和准确性减低等。睡眠质量差可表现为入睡困难,有的表现为睡眠较浅,极易唤醒,有的表现为早醒,再次入睡很困难,严重的出现失眠。记忆力减退主要表现为近记忆力减退,即患者对过去几周、几天经历的事难以记起。

(四)高原亚健康的心理及精神表现

高海拔地区的特殊地理环境、气候条件和部队执行特殊任务等情况,会对高原部队官兵心理造成影响。影响因素为:海拔高度、高原居住时间、睡眠状况。高海拔地区官兵的心理健康状况较低海拔地区的差,随着海拔高度的升高,驻训部队官兵的心理健康水平整体呈下降趋势。徐莉等对驻守不同海拔高度的官兵进行调查发现,处于海拔5380m和海拔5390m地区官兵的SCL-90得分高于海拔1500m及海拔3700m地区的官兵。总体趋势为:前6周随时间呈S形曲线,以后随时间延长心理水平下降:进入高海拔环境1周时,心理健康状况明显下降,第2周略有好转,之后一直波动在这个水平上,到第6周时出现明显好转,以后心理健康状况随守防时间延长而下降,守防时间超过12个月时下降明显。睡眠与心理健康或许存在互为因果的关系,通常成年人每天需睡眠7~8h,如果得不到足够的睡眠,情绪状态就会发生改变。应用匹兹堡睡眠质量指数量表(PSQI)和SCL-90量表对睡眠质量和心理健康状况进行调查发现,高原人群睡眠普遍差,心理健康状况亦差,两者具有相关性。

低氧环境对高原人员的情绪会造成严重影响,集中表现为人格改变,焦虑、抑郁情绪发生。在海拔3800m时,人格特点与海平面相当,而在海拔5000m以上时,则出现偏执、强迫、抑郁以及敌对等人格状态。焦虑水平随着海拔高度的升高而有所增加。抑郁情绪也受海拔的影响,在海拔高度低于2500m时,受试者的情绪特征主要表现为兴奋原冷漠,在海拔高度高于5500m后,情绪特征中的欣快原冲动因素便占主导，抑郁情绪的发生概率增大。

（四）高原亚健康的社会适应表现

高原自然条件恶劣，交通相对闭塞。近年虽交通有所改善，但与内地仍存在一定差异。高原地广人稀，再加上高原环境对人体生理、心理和精神的影响，使高原人员的社会适应受到一定的影响。军人是一个特殊职业，由于任务和保密的需要，不能常规使用手机、互联网，不能随意开车，不能随意出军营，绝大部分军人和爱人处于两地分居，没有正常的家庭生活，长期处于高风险和单一的特殊封闭环境。特别是边防哨点地远人少，驻地海拔特高，常大雪封山，处于与世隔绝状态，不仅没有社会交流，连语言也有退化。回到社会后适应力下降，不可避免地出现社会适应亚健康状态。

（五）高原压健康检查要点

1. 详细询问病史，全面进行体格检查。

2. 检验检查，血、尿常规、肝功能、肾功能、心肌酶、血液流变学、血脂、血糖、微量元素、维生素。

3. 彩超行心脏、肺动脉压检查。

4. 腹部 B 超检查肝、胆、胰、脾、肾。

5. 彩色多普勒脑血流检查。

6. 心电图检查。

7. 血乳酸检查。

8. 血尿酸检查。

9. 免疫功能系列检查。

10. 肺功能检查。

11. SCL－90 量表检测。

12. 匹兹堡睡眠质量指数量表（PSQI）检测。

13. 高原亚健康测试表，见表 3－2－1。

表 7－2－1　高原亚健康测试表

姓名：________　床号：________　入院日期：________　填写日期：________

根据 WHO 一项全球调查结果显示，全世界人口真正健康者仅 5%，找医生诊病者约占 20%，剩下的 75% 属于“亚健康”状态。“亚健康”状态是身体发出的一个健康预警信号，说明您该注重健康了。下面是一个亚健康测试表，您认为描述符合您的情况，在前面的方框内打“√”，不符合您的情况打“×”。仅供大家了解自己的健康状态。

□早上起床时，有持续的发丝掉落。5 分

□情绪抑郁，会对着天空发呆。3 分

□记不起昨天想好的事，而且最近经常有这种现象出现。10 分

□上班途中，害怕走进办公室，觉得工作令人厌倦。5 分

□不想面对同事和上司，有一种自闭症式的渴望。5 分

□工作效率明显下降，上司已表达了对您的不满。5 分

□每天工作一小时，就感身体倦怠，胸闷气短。0 分）

□工作情绪始终无法高涨，最令自己不解的是：无名的火气很大，但又没有精力发作。5 分

□每人进餐少。排除天气因素之外，即使口味非常适合自己的菜肴，也食不知味。5 分

□盼望早点逃离办公室，能够回家躺在床上多休息。5 分

□对城市的污染、噪声非常敏感，比常人渴望清幽，希望到宁静的山水处，使身心得以休息。5 分

□不再像以前一样热衷于朋友的聚会，有一种强打起精神，勉强应酬的感觉。2 分

□晚上经常睡不着觉，即使睡着了，又老是做梦，睡眠状态很糟。10 分

□体重明显下降，早上起来，发现眼眶深陷，下巴突出。10 分

□感觉免疫力下降，容易伤风感冒。5 分

□性欲下降。昨天配偶对您明显表示有性要求，您却感到疲惫不堪，毫无性欲。

□令配偶怀疑您有外遇。10 分

合计：　　　　分

三、高原亚保健疗养指征及选择

1. 生理指标表现符合高原亚健康。

2. 体力降低，高原慢性疲劳综合征。

3. 脑力下降符合高原亚健康标准。

4. 心理及精神表现符合高原亚健康标准。

5. 社会适应力差符合高原亚健康标准。

选择海拔 2000m 以下的山地、森林、海滨、矿泉、湖滨疗养地为宜。

四、疗养方法

1. *护理* 常规三级疗养护理，病情不稳定时应及时更改护理等级。夜间起床或直立小便时，应加强护理。

2. *饮食* 长期生活在高原的人员，由于饮食的供应差异和高原环境的影响，常可出现微量元素缺乏、低蛋白血症、高脂血症、血尿酸增高。回到平原后应根据相关检测指标，针对性地补充微量元素、维生素、优质蛋白，低脂饮食，碳水化合物占膳食总热能的 55% ~60%，以复合糖为主，蔗糖摄入量应少于总能量摄入的 10%；适量摄入蛋白质(12% ~15%)，主要从鱼、精肉、蛋、奶和豆制品等优质蛋白质中获得，动物来源的蛋白质占蛋白质总量 30% ~50%；控制脂肪的摄入(25% ~30%)，特别是要控制饱和脂肪酸(如黄油、人造黄油、动物脂肪和动物内脏等)的摄入；适量增加蔬菜、水果、豆制品及粗粮的摄入。特别注意，高尿酸血症者应禁酒、限制高嘌呤食物(如肉类、豆制品、海鲜、心、肝、肾、脑)。由于回到低海拔前数天可以出现高原脱适应反应和症状，胃肠功能受到影响，饮食及营养康复调理应在高原脱适应反应胃肠道症状消失后进行。由于回到内地后，尿酸增加，红细胞破坏增加，为增加尿酸排出应多饮水。

3. *自然因子疗法* 利用疗养区空气清新、氧含量丰富、空气负离子多、风景秀丽等自然因子，促进身体康复。如进行矿泉浴(氡泉或碳酸泉浴)、日光浴、空气浴、饮泉疗法(氯化钠泉)。

4. *物理疗法* 理疗通过物理效应可以调整神经体液内分泌功能，抗疲劳，增强免疫功能，还有消炎、镇痛、镇静催眠、兴奋神经肌肉、缓解痉挛，对高原亚健康有较好疗效。

(1)常根据不同高原亚健康的分型采用低频电疗法、短波、超短波、微波、中频电疗法、直流电疗法、光疗法、热疗法、超声波、按摩、手法治疗和牵引等手段。

(2)水疗　水疗是高原亚健康的适应证。水疗通过传导和对流传热作用，浮力、压力、水流、水射流的机械冲击作用，对末梢神经的刺激，可影响中枢神经和内脏器官的功能，达到消炎、退热、镇痛、镇静、催眠、兴奋、发汗、利尿和降低肌肉韧带紧张度、缓解痉挛以及促进新陈代谢；压力、温度及配合合适的运动，可以刺激呼吸，舒张血管，提高肺活量，增强心肺功能，提高免疫力，缓解疲劳，改善睡眠，调节心理。可选用水疗的方法有：淋浴，海水浴，矿泉浴、盆浴，漂浮床、漂浮袋，水中按摩，游泳。

5. *运动疗法* 从高原回到平原后一定时期内，红细胞数值较高，血黏度高。适当参加体育锻炼可以使血细胞比容和血红蛋白浓度降低，血液黏稠度下降；运动可以使肺活量增加；运动训练使动物骨骼肌超氧化歧化酶、过氧化氢酶和谷胱甘肽过氧化物酶活性明显增高，内源性抗氧化水平提高及防御能力增强。注意运动量宜小，以有氧运动为主，使心率到达本人最大心率的 60%左右[(220 - 年龄) ×60%]为宜。运动时间每天 30 ~60min，运动方式采用功率自行车、健身操、慢跑、快走、游泳、太极拳和小球类活动等。随时间的延长，可以加力量训练，如俯卧撑、仰卧起坐、引体向上等。

6. *心理疏导* 对高原心理障碍进行针对性疏导，进行心理干预，目的是强化主动意识，调动其积极性，树立信心，改变心理上的被动位置。常用的手段有：讲解、解释、鼓励、指导、安慰、模拟、调控、表象、暗示、实作。常用的选练方法有：放松训练、生物反馈训练、认知矫正训练、积极适应训练、心理应激防御训练、心理能量控制训练、意志品质训练、情绪调控训练、信念强化训练、自我和谐训练。对焦虑心理较严重的人员，可以在情绪发泄室进行情绪宣泄，调节情绪的目的。音乐康复技术是高原心理康复的重要手段，运用音乐特有的生理、心理效应，通过各种专门设计的音乐行为，经历音乐体验，达到消除心理障碍、恢复或增进心身健康的目的。音乐康复治疗主要采用聆听法为主的被动式音乐治疗，抑郁、头痛、胃肠功能紊乱及食欲不振人员适宜选听曲调欢乐兴奋、节奏感强的音乐,失眠者宜选择温馨舒缓的镇静类乐曲,焦虑情绪人员宜选择恬静柔和、赏心悦目的松弛类曲目。心理康复、疏导前应对每个人员的心理状况进行摸底,对人员进行分类,进行针对性疏导。对社会适应降低的高原人员,应进行人际心理治疗,包括婚姻治疗、家庭治疗、团体治疗,改善人际关系,增强人与人沟通、人与社会沟通,使其尽快融入家庭、社会。

7. *中医疗法* 中药对高原亚健康的调理有特殊的疗效。从中医学角度,高原血瘀是高原常见的现象,心肺之气虚、心脉营血之气乏,无力推动营血在脉管中行运是高原血瘀的主因;高原血瘀的另一重要病机是高原严寒且燥邪偏盛,寒凝血脉,燥邪涩缩津血。高原其他病变特点为:高原多风,风多塑冽,善行数变;高原多寒,寒多潜重,寒易伤阳,寒邪凝滞;高原干燥,燥胜则刚,干涩伤津,燥易伤肺;高原火炙,火炙炎上,伤津耗气,动血伤营。高原舌诊特点为:多红绛色,多瘀紫色。高原脉诊特点为:多数脉,多浮脉,多迟脉,多沉脉,多结代脉。在高原居住时间较长,多表现为寒热虚实错杂兼挟痰湿瘀血等证候。根据高原病机进行辨证施治,中药调理,效果较佳。

由于中医辨证施治专业性强,需要中医师处置,不易掌握。而中成药或类似之保健类食品比较方便易行。常用的有:复方红景天胶囊、复方党参胶囊、三康胶囊、参芪花粉胶囊、银杏叶片、复方丹参滴丸等。这些药品或保健品能不同程度地减低血液黏稠度、改善记忆功能、解除疲劳、改善心悸气短胸闷、调节睡眠。通过针灸、拔罐等方法疏通经络、调整气血水平,对高原亚健康的调理效果也明显。以推拿为主的综合治疗方案选取腰背部、四肢部及头面部等伴刺激督脉、膀胱经的经穴推拿治疗也可明显改善睡眠质量。

8. *高压氧疗法* 超过1个大气压的压力称为高气压,在高气压的环境中呼吸氧气称为高压氧治疗。在高压氧环境下,血氧张力将随氧分压的升高而升高,血氧含量也将随之增加。在高压氧环境下,血液含氧量增加主要是提高了血浆内物理溶解氧。常压下物理溶解氧是0.3ml%,在高压氧环境下(0.3MPa),物理溶解氧可提高到6.5ml%。高压氧还可提高血氧弥散率和增加组织内氧有效弥散半径。人脑灰质的两条毛细血管间的距离平均为60μm,常压下此处的P_aO_2约为15mmHg,其有效弥散距离(半径)为30μm,而在0.3MPa下毛细血管的动脉端PaO_2可达70mmHg,氧的有效弥散距离(半径)可延伸到100μm,在高压氧条件下脑供氧改善特别明显。高压氧对高原脑力下降、体力下降、高原疲劳综合征、睡眠不良效果良好。由于高原医疗条件有限、工作繁忙,高原条件下多数人没有条件和时间进行高压氧治疗和调理。因此利用休假回疗养院进行高压氧调理很有必要。由于高压氧可以改善高原脱适应症状,回到平原高压氧应早期进行。注意以下情况是高压氧治疗禁忌证:未经处理的气胸、纵隔气肿,活动性内出血及出血性疾病,氧中毒史,结核性空洞形成并咯血,肺大疱,重症上呼吸道感染,支气管扩张症,重度鼻窦炎,Ⅱ度以上心脏传导阻滞,视网膜脱离,化脓性中耳炎(鼓膜未穿孔者),咽鼓管阻塞,血压过高者。高压氧治疗方案是0.25MPa,每天1次,10次1疗程,行2~3个疗程治疗。

五、疗效评定

1. *治愈* 头晕、气短等症状消失,血压≥90/60mmHg。

2. *好转* 头晕、乏力等脑缺血症状明显减轻,无体位性晕厥发作,血压波动在90/60mmHg左右。

3. *无效* 症状及体征无变化。

(黄学文 徐 莉)

第四节 高原驻训人员的保健疗养

高原是我国重要的安全屏障,具有重要的战略意义和军事意义。2006年前,高原驻训主要局限于常驻高原的边防部队。2006年青藏铁路开通后,可以进行大兵团运输、重装备运输,内地部队进高原驻训与演习成为常态,随着高原驻训时间延长,机体对高原逐渐适应,下高原后脱习服措施能够改善高原驻训官兵疲劳情况,对于促进高原驻训官兵恢复军事作用能力具有积极意义。高原驻训处于高原野外,并模拟战场环境,因任务要求不一样,所处环境与平时驻高原状态不一样,所以人体机能状态、精神状态、疾病谱与平时也不一样,对高原驻训人员的疗养与康复提出了新要求与挑战。此外,对于高原部队驻训后整建制返回平原的脱适应,如何快速、有效提高部队脱适应能力,恢复部队战斗力,提出高原驻训部队上高原及返回平原前后适应性训练的重要性,并在驻训部队疾病的预防和疗养、康复治疗中起到重要作用。

一、高原驻训的特殊环境

(一)海拔高度更高

由于历史原因,在青藏高原,我国与印度等国家的边防线和争议地区包括喜马拉雅山脉山脊周围,为无人区,可以说是高原上的高原,海拔高度大部分都较高。喜马拉雅山山脉位于西藏高原南侧,是一条近似东西向的山系,其主要部分在我国与印度、尼泊尔的交界线上。它由许多平行的山脉组成,从南至北分为锡伐利克山、小喜马拉雅山、大喜马拉雅山。全长2400公里,宽约200~300公里,平均海拔6000m以上。四周高峰林立,其中超过7000m的高峰有50多座,8000m以上的高峰有11座,海拔8844.43m的世界第一高峰——珠穆朗玛峰就耸立在喜马拉雅山中国和尼泊尔边界上,雄踞地球之巅。因此,从模拟实战角度考虑,高原野外驻训地常选择在特高海拔地区,通常为4300~5200m,与常见的部队驻地相比,海拔高度更高,对人体损害更大。

(二)更加寒冷

高原驻训地海拔越高越寒冷,平均海拔每升高1000m,气温降低约6℃。青藏高原年平均气温低是其气候的主要特征。青藏高原大部分地区的最暖月均气温在15℃以下,1月和7月平均气温都比同纬度东部平原低15℃~20℃。位于藏北高原的可可西里年均气温在0℃以下,等温线与等高线相重合,自成一闭合的低温中心,为青藏高原温度最低的地区,也是北半球同纬度气温最低的地区。在海拔2327m地区的年均气温11.6℃,在海拔3240m的昌都年均气温7.6℃,在海拔3658m的拉萨年均气温7.5℃,在海拔4507m的那曲年均气温-2.1℃,高原寒冷持续时间长,如在那曲寒冷月份可以持续半年以上,最寒冷的1月份月平均温度达到-21.4℃,有记录最低气温达到-41.2℃。近年高原驻训地常在海拔5000m地区,比那曲更冷。

以前高原驻训常选择在夏天进行,现在模拟实战驻训,驻训时间被有意识地安排在秋、冬最冷季节高原驻训环境更加寒冷。驻训基本住野外帐篷,科目基本都安排在野外,夜间科目训练也较多,烤火及取暖设备发挥不了作用,加重了部队寒冷程度。

(三)辐射更强、防护难度更大

高原辐射强。高原地势高耸,日出早,日落迟,日照时间长。空气稀薄洁净,尘埃和水汽含量少,大气透明度大。白天晴天多,多雨季节仍以昼晴夜雨居多。阳光透过大气层时,能量损失较少,是全国太阳辐射量最多的地区。大部分地区年辐射总量比我国东部地区要大一倍还多,太阳总辐射最高值超过8500mJ/(m^2·a),高原其他大部分地区太阳总辐射值均超过5000mJ/(m^2·a)。在海拔4000m地区,紫外线强度比海平面高1.5~2.5倍。在海拔3000m地区,宇宙射线年总量比平原约高3倍。驻训部队所处的海拔越高,所受辐射越强。

高原野外驻训的特殊性,使驻训部队直接暴露在强辐射之下,回避辐射的机会少,加大了辐射的损伤。强紫外线和太阳辐射的影响主要是暴露的皮肤、眼睛容易发生损伤,皮肤损伤表现为晒斑、水肿、色素沉着、皮肤增厚及皱纹增多等。高原地区太阳光中的强紫外线辐射容易引起眼睛的急性损伤,主要是引起急性角膜炎、白内障、视力障碍,强辐射还可以引起日光性皮炎、神经性皮炎。

(四)冰雪特殊环境

青藏高原是冰川和永久积雪密布地区,冰川随处可见。珠穆朗玛峰北麓有海拔5154m的绒布冰川。唐古拉山主峰格拉丹冬南侧的冰川,海拔6621m,是唐古拉山脉最大的冰川分布中心,各拉丹冬雪峰长达60公里的主峰范围内,有20座海拔6000m的高峰,各峰均为冰川覆盖并连成一片,冰川面积达737.64平方公里。昆仑山是我国永久积雪与现代冰川最集中的地区之一,雪线高度除东西两端较低之外,绝大部分都在5400~5800m。积雪范围广,仅玉龙喀什河上游的冰雪覆盖面积就达3000平方公里。昆仑山区冰川数量较多,有大小冰川近千条。在高原驻训,冰川、大雪、冰雹是无法回避的气候环境。该环境特点常使部队面临雪崩灾害、雪盲疾病、突来的冻伤等问题。

(五)环境更替更频繁

高原环境的气候特点之一是气候变化无常:在同一地点,白天烈日当空,夜间寒冷异常,日温差大;有时太阳当空,突然又可能雷电交加、暴雨冰雪同致,或太阳、雨、雪同时出现,一时一地同时有四季。高原驻训环境更替频繁造成两大影响:一是急性高原病甚至急性重症高原病反复发作。二是呼吸道感染频发,呼吸道感染与急性高原病相互交织影响,产生相加作用,对人体产生巨大损害。

二、高原驻训对人体生理状态的影响

(一)进入高原后活动早,活动强度及劳动强度更大

常驻高原部队(当地部队)人员,通常当休假或出差回到高原后,遵循科学的习服方法,休息数日后才进行体力活动,随习服高原的程度逐步增加活动量和劳动强度。而模拟实战的非常驻高原部队进行高原驻训,要求行动迅速,到达高原后全要素、全装备迅速展开,干部和战士负重大,活动强度及劳动强度更大。

(二)非阶梯式进特高海拔地区对适应高原的影响

常驻高原部队(高原当地部队)人员,当休假或出差回到高原时,通常采用阶梯式习服方式进高原,最后进入特高海拔的营区驻地。而高原驻训部队,模拟实战,追求速度,采用非阶梯式入高原。阶梯式进高原,人体有一个逐步调整适应高原的过程,对人体影响小,急性高原病发病率低。而非阶梯式进入高原,即直接快速进入高原或特高海拔高原,人体对缺氧应激反应剧烈,急性高原病发病率高,症状重,急性重症高原病比例增加。

人体适应高原的度与高原海拔关系密切。海拔越高,人体对高原适应性越差,对人体的生理影响也越大。对于移居人员,在海拔2500m大部分人员不出现急性高原反应症状,基本不发生高原肺水肿、高原脑水肿,检测生理指标可以出现心率、呼吸轻度增快、氧饱和度轻度降低,2~4天内初步习服高原;而在海拔3658m的拉萨,20%~40%的人出现急性高原反应症状,部分出现高原肺水肿、高原脑水肿,检测生理指标可以出现心率、呼吸明显增快,肺动脉压轻度及中度升高,氧饱和度明显降低,7天左右初步习服高原;而在海拔4520m的那曲,急性高原反应发病率达到95.55%,高原肺水肿、高原脑水肿发病率急剧增加,检测生理指标可以出现心率、呼吸显著增快,肺动脉压中度至重度升高,氧饱和度显著降低,10天左右才能初步习服高原;而为了模拟实战,驻训地常高于海拔4500m,对人体的影响更大,人体较长期不能习服高原,各种急性高原病发病率增加更加明显。

(三)人体特殊的应激状态

人体进入高原后,产生应激状态。缺氧应激下垂体-下丘脑-肾上腺轴兴奋,皮质激素分泌增加,交感神经兴奋,人体处于应激状态。高原低压、低氧对人体中枢神经系统功能影响显著,常有头痛、头晕,严重者会出现感觉迟钝、情绪不宁、失眠、精神亢奋、思维迟缓、记忆力减退,甚至产生幻觉,临床上发生心理疾病的风险也会加大。另外,高原地区生活、工作条件差,如交通不便,物资运输、供应困难,信息闭塞,远离内地和亲人,给生活、工作、学习和感情交流等带来诸多不便。久居高原者远离亲人,生病时的孤独、无助,工作、生活挫折时的忧伤、压抑等,可以造成机体长期处于生理、心理上的应激状态。高原野外驻训人员,由于面临实战伤亡、对抗演练、实弹打靶比赛的心理压力,紧张度高,处于准实战心理应激状态。这种心理应激状态和高原应激状态叠加,使人体处于特殊的严重心理应激状态。

三、高原驻训的疾病特点

高原环境对高原驻训人员的影响集中表现在疾病谱的改变上。高原驻训的常见疾病表现出一定的特点。

(一)急性高原病发病率更高

高原肺水肿的发病率随海拔的升高而增加。由于不同高原地区海拔高度不同,不同地区发病率的报道相差很大。西藏军区总医院曾对1990—1991年空运青藏高原不同海拔的新兵高原肺水肿的发病率进行调查发现,海拔3000m时发病率为0%,海拔3658m时发病率为0.77%,海拔3900m时发病率为1.61%,海拔4520m时发病率为6.66%。国内外关于高原肺水肿发病率的报道差异较大,一般为0.5%~1.0%。以上统计数据是平时常规非作战条件下的统计数据。

高原野外作战或作训环境下急性高原病发病率

更高。1962 年，印军进犯我边界时有一支 2000 人的部队进驻海拔 3000～5000m 地区，42% 的人员前 3 天因急性高原病而失去战斗力，甚至八分之一的士兵 2 周后仍不能参战。2010 年玉树抗震救灾，因急性高原病有救援队成建制倒下失去救援能力而紧急撤回。对 2011 年 6 月至 2013 年 8 月进藏演习部队的急性高原病发病率调查显示，采用非作战模式进驻高原，其急性高原病发病率为 15.88%，而采用模拟作战模式进驻高原，其急性高原病发病率高达 74.69%。可见急性高原病发病率在高原野战环境下与平时相比倍增。

高原野外驻训环境下急性高原病发病率更高，原因如下：

(1)青藏高原驻训多地处特高海拔地域。

(2)由于驻训特殊要求，常需要翻山打穿插，所过地域海拔更高。

(3)高原驻战环境更加寒冷。①驻训地域海拔增高因素所致；②驻训季节不可控所致；③驻训地域大风所致；④驻训地域小气候所致；⑤驻训实际防寒条件局限所致。

(4)高原驻训环境下，干部战士处于极度的作战应激状态。

(5)高原驻训不能常规休息，运动量大。

(6)模拟实战，特殊的进高原方式，即非阶梯式进高原。

(7)后勤保障难度大，条件更加艰苦。①高原特殊性难保证大兵团就地保障，保障难度加大；②高原与内地距离远；③边防交通困难。

(二)急性高原病的重型化比例高

高原野战或作训环境下不仅急性高原病发病率高，而且重型化比例也高。1960 年藏北平叛，发生数百例高原肺水肿病例。近年某部模拟实战高原军事演习，高原肺水肿发病率达到 5.2%，高原脑水肿发病率达到 1.5%。可见在高原野战环境下急性重症高原病发病率呈数倍增加。

(三)B 型特殊高原肺水肿发病率高

高原肺水肿是由于近期由低海拔地区进入高原或由高原到更高海拔高原而发生的，通常称为 A 型高原肺水肿。但有人员是较长期居住高原，已习服高原环境，近期没有由低海拔地区进入高原或由高原到更高海拔高原的经历，而是因为呼吸道感染、劳累、饮酒、寒冷等诱发肺水肿，称为 B 型高原肺水肿。高原驻训人员，由于野外环境寒冷、呼吸道易受感染、训练劳累，出现 B 型高原肺水肿可能性大。

(四)亚急性高原病患病率增加

人体进入高原后数周以内因高原因素引起的疾病称为急性高原病。1 年以后发病的为慢性高原病。在急性与慢性高原病之间有一个时段划分的空缺。因此，不少学者提出在急性高原病与慢性高原病之间存在亚急性高原病。20 世纪 80—90 年代又有学者相继提出小儿亚急性高原病及成人亚急性高原病的概念。成人亚急性高原病指进入特高海拔后数周至数月出现：全身浮肿，以双下肢为主，呼吸困难，咳嗽，咳痰，个别患者出现胸痛症状。按症状发生的频次依次为：心悸、气促、胸闷、头昏、头痛、咳嗽、咳痰、浮肿、恶心、呕吐、厌食，合并高原肺水肿者痰多，严重心衰者可出现心源性休克。体征：可出现发绀、心界扩大、肺动脉瓣听诊区第二心音亢进、心尖区及三尖瓣区杂音、肝大、颈静脉怒张、双下肢水肿、视神经盘水肿、腹水、胸腔积液、视网膜出血。高原驻训，由于海拔特高，驻训时间通常为数月，发生亚急性成人高原病的概率增加，常可见到数周便出现心脏扩大或右心衰竭患者。

(五)应激性精神障碍及精神类疾病

高原野外驻训人员，由于准作战心理应激和高原应激叠加，使人体处于严重的应激状态。再加上急性高原病症状出现，常诱发患者出现特殊的驻训应激性心理障碍，甚至出现心理疾病，多见抑郁、焦虑障碍，其次为恐惧和强迫障碍。有的患者还出现抽搐。

(六)野外特殊的物理性致病因素引发的疾病发病率高

高原野外驻训对高原野外物理性致病因子回避的可能性小，野外特殊的物理性致病因素引发的疾病发病率高。高原野外主要物理性致病因子有寒冷、强辐射、干燥和雪。

(七)高原车祸发生率高

车祸任何地方均可以发生，但在高原野外驻训时，由于高原路况差，高原缺氧使驾驶员反应迟钝，寒冷使驾驶员动作变形，因此车祸发生率很高。

（八）高原驻训枪弹伤

目前高原驻训按实战要求进行，部分武器在高原环境中参数发生改变，枪弹伤发生率较高。由于高原气候环境的影响，高原枪弹伤和平原相比有以下特点：空气稀薄，阻力小，枪弹撞击组织的速度大；在高原，机体组织密度大，吸收能量大；高原枪弹伤损伤范围大；高原枪弹伤伤道内组织细胞损伤程度较平原地区重，后期康复与疗养呈现不同特点。

四、疗养指征及疗养地的选择

高原驻训后人员均可疗养，可选择湖滨气候疗养地，气候温和的森林、湖畔、矿泉等疗养地。海拔2000m以下的山地、森林气候的疗养地，如昆明疗养地、腾冲疗养地，由于其介于高原和低海拔地区之间的海拔优势，可加快人体由高海拔地区向低海拔地区转移的适应过程，尤其适合高原驻训后的疗养。高原人员疗养科经治医师根据疗养员类别、身体状况等，按照《高原官兵疗养管理规定》制定个体疗养计划，采取综合保障措施，达到预防高原疾病发生，改善高原脱习服症状的作用。

近年很多疗养机构均担负着高原官兵的疗养，官兵的主要任务就是通过综合疗养措施达到快速脱习服，恢复个人最佳状态。而驻训官兵人员多，属整群返回驻地，可结合部队的任务，疗养机构将部分疗养措施（心理咨询、肺脑功能训练）带入营区，官兵在营区内进行脱习服时尽量减少运动量，并将中医养生操作为早晨出操和下午体能训练时间的主要运动项目，以此取代之前的体能项目，从而促进脱习服、心理减压及肺脑功能恢复。

五、疗养方法

1. *护理*　一般为三级护理，对于脱习服症状严重，伴有其他疾患的提高护理等级。

2. *一般疗法*

（1）脱习服　高原脱习服症是一种非特异性的临床综合征，是高原驻训人员返回低海拔地区或平原后的一种对平原习服不良的表现。疗养期间入院第1～5天，针对官兵返回平原的“醉氧”特征，可推迟起床时间，以确保官兵睡眠充足，心情愉悦，达到彻底放松的目的，并同时给予综合措施。这些舒适暖心的疗养保障措施可以帮助官兵快速有效地缓解高原紧张的生活压力，并配合优美的自然风貌为官兵营造良好的疗养环境，3～7天逐渐习服。

（2）营养膳食　合理的疗养膳食对补充特殊军事作业中营养的损耗，促进各种营养素的充足供应，预防某些维生素缺乏性疾病，培养良好的饮食习惯，增强体质，调整生理功能，提高工作效能以及对军事训练、作战不良条件环境的适应能力均具有重要作用。多食用富含维生素C和维生素E的蔬菜和水果，因其抗氧化作用强，有益于防治高原脱适应症。高原疗养人员在疗养期间的膳食按照军队对高原特勤人员制订的膳食供给标准供应。营养科指导制订每周食谱，保证营养均衡，为疾病治疗需要的疗养员制作治疗饮食。严格落实饮食卫生和食品留验制度。为每批疗养员举办1～2次营养保健知识讲座。

（3）健康教育　在疗养期间进行系统的健康教育，可以增强高原疗养人员的自我保护意识，增进自我保健能力，有效纠正不良生活习惯和行为，从而提高高原疗养人员的疗养效果，尤其应重点教授高原环境下肺、脑功能的保健方法。医务部门每批次疗养应组织4次专题健康教育，每次2小时。

3. *体格检查*　体格检查是全面了解高原疗养人员的健康状况，按照高原人员体检项目、标准组织进行。尤其注意《疗养员情况调查表》，对驻训返回战士主观的高原脱适应症症状进行量表调查分析。体检由疗养中心体检组实施，参加体检的医护人员应当符合基本资质，体检时应做到检查细致、诊断准确、结论妥当，并根据个体情况提出专业建议。

4. *自然因子疗法*　疗养中心所在地方风景秀丽，空气清新，含氧量充足。日光、空气、森林、温泉水等自然疗养因子作用的重要机制是其对机体有整体性的锻炼作用，可缓解机体缺氧状态，改善全身微循环状态和血液循环功能，提高机体的适应能力，这是药物疗法所不能比拟的。可以矿泉浴为干预因子，每晚进行矿泉浸浴水疗，水温37℃～38℃，每次20～30分钟。另外有研究表明，海滨疗养因子对高原疗养人员有很好的疗养效果，对高原性高血压、高原性心脏病和高原红细胞增多症均有缓解作用。

5. *物理疗法*　对于高原训练伤，可以根据疾病种类、分型不同分别采用牵引、按摩、中高频电治疗,每日一次,10次1疗程,每次10~20分钟。对于脱习服反应,可以选用脉冲电疗法,再辅以祖国医学中传统的针灸等物理疗法,给予穴位治疗10次。

6. *体能训练* 高原驻训人员在疗养期间的体能训练是平时军事训练的延伸,可以消除疲劳,调节机体功能,提高机体各系统的适应能力,促进病损机体或器官功能的恢复。体疗科应当依据《军事训练大纲》,根据疗养计划、季节特点和气候变化情况,充分利用疗养地和疗养中心所拥有的自然疗养因子,结合高原疗养人员的需求和兴趣,采用多种形式,组织高原疗养人员开展体能训练,制定有效、适量的运动计划,以增强机体免疫力,并在一定程度上可以减轻脱适应症症状。每周应安排2次有氧运动,可以运用慢跑、快走、游泳、登山、健美操及器械运动等方式,每次1~2小时为宜。另外,还可以采用耐缺氧生理训练,通过模拟高海拔地区的缺氧低压环境,提高机体对此特殊环境的耐受力,从而进一步提高军事作业能力。也可以针对高原驻训人员的常见病、多发病给予相应的针对性训练,如颈腰部肌肉的力量和耐力训练。疗养期间,参训率和训练时间应达到有关规定的要求。

7. *心理调节* 高原驻训人员身处高原训练环境,训练压力较大,长期生活在紧张、焦虑的心理状态下,存在或多或少的精神障碍和心理创伤,表现出不同程度的压力情绪。疗养期间,心理科应开展心理测评、心理健康宣教和心理拓展训练等心理保健服务,用疏导、放松、音乐等疗法来处理心理问题,维持高原驻训疗养人员的心理平衡,促进心理健康,防止心理疾病的发生和发展。对每个高原疗养人员,可以采用音乐电治疗每周2次,支持性心理会谈1次,心理咨询1次,心理团辅1次,实景模拟2次。

8. *文娱活动* 文化娱乐活动是提高疗养效果的有效手段,不仅具有促使高原疗养人员放松精神、消除疲劳和有益身心健康的调节作用,而且对提高高原疗养人员文化素质,促进疗养中心文化建设具有重要意义。疗养中心可以充分利用疗养地和自身资源组织开展景观游览、音乐欣赏、工休同乐会、棋牌体育竞赛等丰富多彩的文化娱乐活动,促进疗养效果的提高。每个疗养期可以安排4次院外景观治疗,游览名胜古迹,每次半天。

9. *疾病矫治* 高原驻训疗养人员的疾病矫治效果常常直接影响其归队后的出勤率,影响其军事作业能力和军事作业资格。因此,在疗养期间对高原疗养人员的常见病、多发病、慢性病应采取积极治疗,达到治愈或防止疾病进一步发展的目的。康复疗养按照高原疾病的特点给予高压氧、减低红细胞、提高心肺功能等中西医综合治疗高原慢性疾病。高原疗养人员保健疗养期间的疾病矫治应坚持以下原则:

(1)早计划,早治疗 各专科及疗养科经治医师,根据体检时发现的疾病,及时制订出矫治计划,经上级医师审定后尽快实施。

(2)抓重点,全面矫治 对健康危害较大和对军事作业影响较明显的疾病,必须作为重点,及时进行治疗;对一般性疾病,也应同时给予矫治;同时,给予针对性的健康宣教,以提高矫治效果和疗养员的依从性。

(3)科学选择,综合矫治 充分运用疗养中心所处疗养地的自然疗养因子和物理疗法、推拿疗法、水疗、中西医结合疗法、运动康复、营养膳食、心理调节、睡眠调节等综合疗养措施,力争在疗养期间取得良好的矫治效果。

10. *高压氧治疗* 高压氧可迅速提高机体血氧分压及血氧含量,增加组织内氧的弥散距离,尤其对改善中枢神经系统血供效果好,进而改善脑功能。同时高压氧治疗还可以降低血液黏稠度,改善机体各器官功能,促进细胞代谢。经研究证实,高压氧治疗可显著改善高原脱适应反应中的头晕、胸闷、耳鸣、乏力等症状,提高患者记忆力及反应能力。对于无高压氧疗禁忌证的高原疗养人员,可采用治疗压力2个大气压,每次90分钟,一日一次,疗程10日的治疗。

七、疗效评定

1. *治愈* 症状和异常体征消失,精神体力恢复正常。

2. *好转* 症状减轻和异常体征减轻或改善,症状仍有部分存在。

3. *无效* 疗养前后病情无变化。

(徐 莉 黄学文 闫 灏)

第五节　飞行人员高原飞行后的保健疗养

一、高原飞行人员的保健疗养概念

飞行人员从低海拔地区进入高原，会受到高原特殊的地理、气候、环境的影响，身体会产生一系列不适应的症状，加之要迅速展开训练，转入战斗值班状态，训练任务重，精神高度紧张，体力消耗较大，易出现飞行疲劳等症状，对机体产生一定的影响。部队返回平原归建之后，按照规定组织高原驻训飞行人员保健疗养，完成大体检和健康鉴定工作。因此，飞行人员到疗养机构疗养前，疗养机构需要了解高原飞行人员在高原驻训地点、时间、海拔的高度、训练的强度，脱离高原的时间、飞行人员身体情况，进行脱习服评估，制定出有针对性、可行性的保健疗养计划，科学安排作息时间，使其尽快适应平原，恢复健康，达到良好身心状态。

二、高原环境特点对飞行的影响及机体表现

（一）高原环境特点对飞行的影响

1. 受高山峡谷、雨雪变换、风向突变等不利地理气候因素影响，飞机起飞、着陆的参数标准和飞行空域的选择与平原飞行有差异。由于高原空气稀薄，与平原地区相比，飞机本身也会出现“高原反应”，主要表现为动力性能下降，在起降过程中，飞机的增、减速都比较慢，飞机起飞和着陆的滑跑距离也明显比平原地区增加。

2. 高原特殊环境增加了飞行人员操纵飞机的难度，需要根据飞行课目、气象条件和空域等综合情况，科学制定训练计划，有效控制训练强度，才能保证飞行安全。

3. 高原警巡、实弹打靶、高原夜航、陆空联合演习等课目的常态化展开，以及不时发生的战斗值班等级转进，使飞行人员在完成高强度日常训练的同时，还面临着随时遂行升空作战任务的考验。

4. 高原地区海拔高，飞行与平原地区相比，具有“高空飞行、低空领航”的特点，这就会导致飞行人员在飞行过程中，需要长时间观察地面，容易引起疲劳。

5. 高原地区地势开阔、地形广袤，难以确定明显的地标，许多山峰被积雪覆盖，形状、颜色相似，飞行人员应用地标领航困难，容易发生飞行错觉和迷航。

6. 高原地区气流不稳，风沙大，有些高原机场上的风向昼夜不同，如白天风沿山坡吹向山顶，夜晚则寒风由山顶吹向山谷，飞行人员容易发生晕机、疲劳。

7. 飞行人员高原驻训飞行时心理负荷增大，不利因素导致高原飞行安全压力增大，尤其在高原开展的拂晓飞行、黄昏飞行、夜间飞行、飞行特技表演以及演习演练等难度较大的飞行科目时，对飞行人员心理负荷能力的挑战性极大。

（二）临床表现

从高原返回平原后，脱习服是高原习服后返回平原对平原环境的再一次适应的过程，主要体现为注意力不集中、记忆力减退、睡眠不佳和头痛等全身不适症状。有国内学者对夏季高原驻训 10 天以内的飞行人员进行生理状态监测时发现，心率、呼吸等指标显著增高。空军某研究所人员对飞行人员进行高原驻训前后心率监测观察发现，驻训 3 个月飞行人员基础心率（飞行前体检心率）明显高于其原驻地（低海拔地区）水平，高原适应期后飞行人员基础心率仍高于其原驻地水平，但与冬季进驻高原初期的飞行人员基础心率无显著差异。通过研究发现，高原地区飞行中空中各阶段飞行人员心率显著增快，尤其在起飞、进近和降落等阶段的心率增快尤为明显，着陆前心率最高可达 164 次/min。

飞行人员高原驻训经常面对高强度身心负荷，飞行难度大、危险系数高，应加强对高原飞行人员的医疗保障，高原驻训后及时安排大体检，航空医学训练及健康鉴定，加强健康宣教，及早采取有效疗养措施对其中身心负荷过重的飞行人员进行干预，并组织构建科学合理的疗养综合效能评价体系，对于减少非战斗减员和意外事件导致的停飞具有积极和重要的作用。目前还需要进一步探索和完善针对高原驻训后飞行人员更为完善和合理的疗养措施，为有效提升飞行人员航空航天医疗保障水平提供强有力的理论依据。

（三）高原飞行人员检查要点

1. 详细询问病史和进行体格检查（大体检）。

2. 大体检　按照飞行人员常规、特殊大体检项目外，注意观察血红细胞、血液黏度、肺脑功能等项目。

3. 肺功能检查。

4. SCL－90 量表检测。

5. 匹兹堡睡眠质量指数量表(PSQI)检测。

6. 脱习服评估,详见表 7－2－2。

表 7－2－2　高原脱习服观察记录

姓名			高原驻训时间			高原飞行时间			驻训海拔:米		返回平原时间			上高原次数	
时　间	疲乏	头昏	嗜睡	精力不集中	心慌	失眠	浮肿	胸闷	昏沉	饮食差	眩晕	便秘	手足麻木	腹泻	睡眠差
第一天															
第二天															
第三天															
第四天															
第五天															
第六天															
第七天															

注:每项症状分轻、中、重三度,以＋、＋＋、＋＋＋表示,＋得 1 分,＋＋得 2 分,＋＋＋得 3 分。

三、疗养指征及疗养地选择

飞行人员从高原返回地面最常见的是脱习服,如果在高原时间较长,会出现高原脱适应症,均适于疗养,需要大体检、观察,尽快缓解。可以选择海拔 2000m 以下的山地、森林、矿泉、海滨疗养地。

四、高原人员保健疗养措施

为缓解高原脱习服症状,飞行人员疗养计划应科学合理安排。

1. *一般疗法*

(1)高原脱习服　高原脱习服症状涉及身体多个系统,持续时间长短不一,一般为一周左右。在此期间应注意保持生活规律,保证充足睡眠,疗养计划缓慢展开,常做户外运动,身体状况可逐渐得到改善。

(2)营养膳食　注意膳食平衡,按照中国飞行人员饮食标准,给予优质蛋白,且易于消化的食物,多进食蔬菜和水果、鲜奶、豆制品、动物蛋白质(以家禽及牛、羊肉为主)、绿茶,严格戒烟戒酒。

(3)健康教育　每周安排 2 次高原知识健康教育,每次 20min 以上。根据高原气候特点和当地疾病流行情况,及时进行健康教育,让飞行人员了解高原缺氧和低温对人体及飞行的影响,以及高原常见病、多发病的病因和预防措施。

2. *自然疗养因子*　利用疗养区空气清新、氧含量丰富、空气负离子多、风景秀丽等自然因子,促进身体康复。如进行矿泉浴(氡泉或碳酸泉浴)、日光浴、空气浴、饮泉疗法(氯化钠泉)等疗法调节机体脱适应反应,以消除和减轻飞行人员的身心疲劳,消除亚健康状态。安排景观疗养,每周 1～2 次名胜古迹参观,每次半天。

3. *物理治疗*　调整神经体液内分泌功能,抗疲劳,增强免疫功能,还有消炎、镇痛、镇静催眠、兴奋神经肌肉、缓解痉挛,对高原脱适应有较好疗效。常采用高压静电、中频电疗法、直流电疗法、光疗法、热疗法、超声波、按摩、手法治疗等手段。

4. *体育锻炼*

(1)适当参加体育锻炼可减轻症状,要循序渐进,严格控制运动量,避免剧烈运动,增强身体抵抗力。

(2)飞行人员每天应达到 2～4 个运动单位,运动频度为每周 5 次,运动种类根据飞行人员个体特点加以调整,以快走(100～120 步/min)、慢跑(130～150 步/min)和快跑(180～200 步/ min)为主,并针对个人薄弱环节进行加强锻炼,主要采取一些协调性运动如球类运动、游泳等作为加强锻炼措施，运动强度为60%～80%最大心率，每例均发给运动处方和运动记录单1份。

(3)安排保健操，如呼吸操、高原脑肺功能保健操，提高对肺脑功能的保护。选择安排太极拳、八段锦、五禽戏等，其动作可参照国家体育总局颁布的内容要求选练。操练方法一般是在规定时间内，统一组织，由专人带领进行，或在乐曲导引下操练。可单独或集体进行。

5. *心理疗法* 对飞行人员进行心理检测，实施心理卫生监督指导，提高飞行人员的心理调节能力。进行心理减压操、音乐电治疗，每周1～2次，支持性心理会谈1次、心理咨询1次，定期安排文化娱乐活动等。

6. *中医疗法* 根据脱习服情况，选择安排：①辨证论治。②针灸疗法，如体针、耳针、水针、艾灸疗法等。③按摩疗法。

7. *高压氧疗法* 对有高原脱适应症的飞行人员采用高压氧治疗，方案：1/d，共治疗3～5次。

8. *航空医学训练* 疗养前7～10天为脱习服阶段，中间10天为生物节律调整阶段，后10天为体能提高阶段。根据每个阶段、机型的不同适时安排航空生理、心理及体能恢复性训练，并根据情况安排低氧耐力、低气压和耐寒、高原缺氧的适应性相关训练，提高飞行人员适应能力。例如：100米短道速跑、深蹲、俯卧撑、单双杠运动、联合训练器、举重及类举重等，训练频次为每周3次，运动持续时间1小时以内，以提高心肺功能和肌肉力量，使飞行人员有能力连续完成爆发性抗荷收紧动作。

五、健康鉴定

疗养结束时，按照常规进行健康鉴定，疗养医师、航空军医应当加强对飞行人员的医学观察，对健康状况发生明显变化者要及时有效处置，直至恢复健康状态。部队归建后，军医要对高原驻训期间的航卫保障情况进行系统总结，积累相关保障资料，对存在的问题提出改进的意见和建议。

进入高原地区驻训，飞行人员机体逐渐对低氧产生习服，逐步适应高原环境。返回平原后，为了促进机体功能恢复，安排30天疗养。疗养中前期为脱习服阶段，要安排大体检，需要注意活动安排缓慢。中后期给予生理、心理、体能恢复性训练，在此期间利用疗养地的优势，采用自然疗养因子、高压氧、物理疗法、景观、健康教育、有氧运动、心理干预、文化娱乐活动等综合疗养措施恢复健康；同时，安排高原脑、肺功能保健操、心理减压操、缺氧耐力训练等活动提高飞行人员适应能力，也对飞行人员高原脱习服症等生理功能恢复起很大促进作用。最后进行健康鉴定，这是疗养的重要工作，并要加强对飞行人员的医学观察，对健康状况发生明显变化者要及时有效处置，直至恢复健康状态。

（徐　莉　崔建华　程九华）

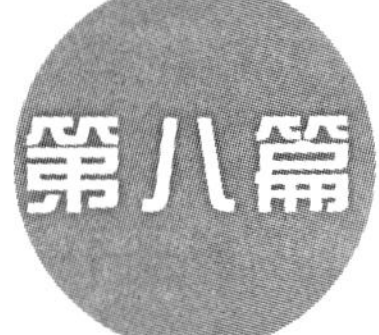

第八篇 高原人员疗养管理

随着疗养机构改革转型，高原人员疗养保障模式和疗养机构隶属关系发生了变化。为促进高原人员身体健康，恢复和提升高原部队战斗力，疗养中心应充分发挥疗养资源在增进健康方面的积极作用，为规范疗养服务管理，控制疗养风险，科学反馈疗养工作的效果，正确指导疗养干预方法的实施，进一步提高疗养质量，建立具有科学性、导向性、创新性和可操作性的疗养质量管理体系，推动高原人员疗养保障工作科学化、制度化和规范化。

高原人员疗养管理适用于各种类型、不同规模和提供不同保障模式的疗养机构，是对疗养机构在开展高原疗养保障工作中的疗养质量进行计划、实施、评估和改进的管理过程。包括高原人员疗养中心（区）组织机构管理、高原人员疗养生活制度、疗养中心的医疗工作、疗养科室及疗区管理、疗养质量与技术管理等，基本涵盖整个疗养过程，对提高疗养效果，优化疗养流程，提高疗养服务质量起到了重要作用。

第一章 >>>

高原人员疗养中心(区)组织机构管理

高原人员疗养中心(区)主要有特勤疗养中心、康复疗养中心,其组织机构的设置,既与以往疗养院有相同之处,又有其改革后自身的性质、特点、任务、规模,加之新的高原疗养康复中心地理位置和隶属关系发生了变化,因此高原人员疗养中心(区)要根据高原人员疗养的性质、任务和要求,结合高原人员从高原返回平原的情况,做到科学合理设置和有效保障。

第一节 疗养中心(区)组织机构设置原则

高原人员保健疗养和高原特勤疗养由高原人员所在团以上单位卫生部门按需求提出申请,按隶属关系逐级上报,经卫生部门审核批准后,组织赴疗养机构疗养。高原疗养组织机构设置须遵循以下原则:

一、适应高原人员、突出疗养特点的原则

高原人员疗养中心(区)组织机构的设置,不仅应适合健康(保健)疗养、康复疗养,还应适应高原特勤疗养,满足高原人员疗养的需求。组织机构的设置应满足高原特殊环境人员健康维护、疾病矫治、体能训练、心理训练的需要。在医务人员与其他政工人员、后勤保障人员编配比例上,在各专科设置及其人员编配上,要科学地确定组织结构和编制,既要掌握好机构及人员数量,更要把握好机构及人员的质量,以利于完成高原人员疗养任务。

二、层次合理科学、机构精简高效的原则

高原人员疗养中心(区)机构设置要符合组织机构设置和编制总要求,即机构应简化、压缩,层次合理科学,充实基层第一线,使高原人员疗养工作顺利、有效运转,确保疗养任务完成得又好又快。在保证任务完成的前提下尽可能地把组织机构由长链减为短链,加强同一层面管理机构的综合性、协调性,以精干的、灵活的、快速的运转,拓宽层面、疏通衔接,全面提高组织机构的系统效应。

三、权责对等、良性运转的原则

职责是职权的前提,职权是有效履行职责的保证,职责和职权应保持动态对等。组织机构不同层次的部门和人员,既要明确规定职责范围和责任,做到有章可循,又要赋予完成职责所必需的职权、权限。有责应有权,有权必负责,这是组织机构高效、良好运转的基础。如有权不履责,有责不施权,都将导致组织机构功能弱化,不能有效发挥层次管理的作用。

四、目标一致、服从统一指挥的原则

任何组织都有多层次结构,但其目标应是一致的,指挥中心是统一的,虽然不同层次一般都有各自的目标,但子目标必须服务于总目标。一个组织虽有多个层面,但指挥应是纵向垂直、自上而下集中领导下的统一指挥,这样才能步调一致。

五、学科发展、专业分工协作的原则

随着现代科学技术的高速发展,新军事变革提高了对军队人员素质的要求。高原人员疗养中心(区)为有效地履行高原疗养工作,切实提高整体保障能力,必须适应学科建设发展需要,充分体现专业化科室的设置和人员统配;同时,又要加强各专业科室间协调合作,充分发挥高原人员疗养中心(区)的整体效能,取得最佳效益。

六、弹性结构、适应变化的原则

组织机构的环境适应能力是高原人员疗养中心

(区)必须考虑的,这种具备适应能力的组织机构具有柔性,又称为弹性结构。这种能力主要体现在缓冲能力、适应能力和创造再造能力方面。当高原人员疗养任务和环境发生变化时,为取得最佳保障效果,组织机构形式及其工作方法能够做出适应性变化,这种变化具有以不变应万变的能力。

(田 径 孟宪红 金 源 包海燕)

第二节 疗养中心(区)组织结构

一、组织结构要素

组织结构是指组织中各层次各部门所处位置、排列顺序、联系方式及其各要素之间相互关系的模式。组织结构决定了组织中的指挥系统和沟通网络,直接影响组织的运转及功能效率。因此,组织结构模式应具有适应性、稳定性、合理性。组织结构包括组织规模,管理层次和部门职权3个要素。

(一)组织规模

疗养中心(区)组织规模的大小是由其承担的任务、编制床位、编制人员决定的,组织规模决定了管理层次和管理方式。

(二)管理层次

管理层次即组织纵向管理的层次。管理层次应与疗养中心(区)的规模相适应,符合实际工作需要,以利于管理效能最大化。管理层次与管理幅度休戚相关,扁平型组织机构呈短链型,管理机构层次少,管理辐射面宽;高耸型组织机构呈长链型,管理机构层次多,管理辐射面窄,一体化的联勤保障体制更需要扁平型管理层次。

(三)部门职权

部门职权即统一管理层次不同分工形式,是组织的横向结构。部门是依据疗养中心(区)职能、工作性质、保障要求而设置的。按职能设置的部门,应符合疗养中心(区)科学技术发展和信息时代专业分工较细的特点,在设置部门的同时,要明确各部门职责、权限及管理范围,既有明确的分工,又特别强调部门之间的沟通、协调、反馈、相互支持、默契配合。

二、疗养中心组织机构模式的历史回顾

疗养中心的组织机构,是根据其规模与任务特点设置的。回顾我军疗养中心及地方疗养院建设发展的历史,组织机构的设置形成了一些不同的模式,从机关编设状况看,主要有三种基本模式。

(一)一办二科模式

1. 机关编制 设院办公室、医务科和院务科,不设政治处,相关的政治工作、疗养文化生活由院办公室编配干事分管。

2. 疗养科编制 根据疗养中心的任务、收容对象,在编设常规疗养科室基础上,设置高原疗养科,或在以序列编设疗养科室的同时明确承担高原特勤疗养任务的具体科室。

3. 门诊部编制 门诊部是综合性诊疗机构,包括内科、外科、神经内科、眼科、耳鼻咽喉科、口腔科、妇儿科等专业科室。

4. 功能检查科室编制 功能检查科如放射线科、检验科、特诊科、药械科等单独设科。

5. 理疗科、体疗科编制 理疗科、体疗科是重要辅助科室,因此单独设科。

一办二科的机构模式,结构精简,运转畅通,工作效率高,常用于编制床位150张以下、规模较小的疗养中心(区)。

(二)三处模式

1. 按职能设置机关三处 医务处、政治处、院务处,护理部属医务处管理。

2. 不设院办公室 由三处承担办公室相应职能,秘书编入院务处,负责文书档案。

3. 医务处 医务处按医疗、护理、科研、训练等工作配置助理员。

4. 政治处 政治处按干部、组织、宣传、保卫等工作配置人员;编设政治协理员,主要参与科室政治工作。

5. 院务处 院务处按军务、财务、军需、营房等配置参谋或助理员;编设政治协理员。

6. 科室编配 科室编配的床位及人员配置相对较多;专科设置相对齐全,另设医学影像科、医学工程科等。

三处模式的机关部门设置,有利于疗养中心工作的管理;医疗专科具有特勤的特色,人员编配较为合理,有利于各项工作的开展,常用于300张以下床位的

疗养中心。

（三）三处一部模式

1. 设护理部　机关除医务处、政治处、院务处外，还编设护理部，体现了对护理工作的重视，有利于保证护理工作质量，确保疗养服务满意率的提高。

2. 设置特勤特需科室　根据特勤疗养需要，设置生理训练科、体能训练科、心理科、健康鉴定委员会、体检小组等科室；同时结合自身优势特色，编设康复科、软伤科、中医理疗科和口腔矫治中心等科室。

3. 增加职能科室　设置信息科、经济管理科、质量控制科、感染控制科、营养科、供应管理科等职能科室，体现全面质量管理理念。

实践证明，三处一部的机构模式，适用于300张以上床位的疗养中心，比较适合特勤疗养的需求，有利于医疗护理质量的管理，有利于疗养中心整体保障水平的提高，是比较理想的组织结构模式。

三、疗养中心（区）的组织机构模式

2015年按照全面实施改革强军战略，坚定不移走中国特色强军之路。疗养中心（区）组织机构模式调整如下：

（一）机关

1. 医训（护）部（处）　按医疗、科研、训练、护理、安全管理等工作配置相关人员。

2. 政治工作部（处）　按人力资源、组织、宣传、保卫等工作配置相关人员。

3. 保障部（处）　按军务、财务、军需、营房等配置相关人员。

（二）科室

1. 疗养科编制　根据疗养中心的任务、收容对象，设置保健疗养及特勤疗养科，或在以序列编设疗养科室的同时明确承担特勤疗养任务的具体科室。

2. 特勤医训科室（健康管理部）　设置门诊部，包括内科、外科、眼科、耳鼻咽喉科、口腔科、妇儿科等专业科室。

3. 设置功能检查科　检验科、特诊科、放射线科、药械科等单独设科。

4. 重要辅助科室　中医科、理疗科、体疗科、心理科、高压氧科是疗养的重要辅助科室，要单独设科。

5. 增加职能科室　设置医学工程科、信息科、经济管理科、质量控制科、感染控制科、营养科、供应管理科等职能科室，体现全面质量管理理念。

（田　径　黄连顺　包海燕　孟宪红）

第三节　疗养中心（区）床位和人员设置

一、高原疗养中心（区）床位和人员设置的原则

高原疗养中心（区）床位与人员的设置，应把握好以下原则。

（一）适应新军事变革需要

高原疗养中心（区）床位编设，应根据新时期军队建设的总体规划和发展战略，以新军事变革引领的编制体制发展趋势统筹论证，使高原疗养床位编设与军队整体建设发展趋势相适应。

（二）适应高原部队需求

现代战争对作业人员的身体素质和作业能力的要求越来越高，为满足高原部队的疗养需求，其床位及人员的设置必须符合高原疗养全维护保障的要求，不仅要考虑常规疗养保障需要，还要考虑生理性、心理、体能功能恢复训练、高原伤病康复治疗等特殊保障项目的需要。因此，中心（区）床位和人员的设置要有更高的标准，保持一定的可扩展性。

（三）适应高原疗养中心（区）建设发展的需要

高原疗养保障对专业技术的要求，既不同于常规疗养，也不同于临床医学。不仅需要疗养专业知识和技能，还要具备高原医学知识、高原病、高原训练伤等疾病的防治和康复能力。因此专业技术人员的结构有其独特性，只有按照恰当的比例科学配置，才能适应高原疗养中心（区）建设发展的需要，确保高原疗养任务的完成。

二、高原疗养中心（区）的床位编设

（一）高原疗养中心（区）的总床位数编设

高原疗养中心（区）总床位的编设，主要根据上级规定的高原疗养任务性质和数量，以及高原疗养中心（区）的疗养资源、规模大小、保障条件等确定。一般认为院一科二级模式高原疗养中心（区）编设300～800张床位比较适宜，既便于管理，又可充分发挥效益。

（二）高原疗养科的床位编设

高原疗养科床位编设主要根据上级的指令性任务和疗养对象而确定。随着高原疗养要求的不断提高，医务人员进行心理服务、生理功能性训练、健康促进服务等劳动的时间会逐步增加。因此，为确保服务质量，高原疗养科编设60～100张床位为宜。

三、高原疗养中心（区）人员编配

高原疗养中心（区）人员编配是高原疗养中心（区）组织管理的重要组成部分，对整体功能的发挥、各项工作的顺利开展、保障任务的圆满完成，乃至对高原疗养中心（区）的建设和发展都有着重要作用。

（一）人员编配总数及比例

1. 人员总数　人员总数按床位与工作人员比例计算。传统疗养床位与工作人员比例为1∶（0.8～0.9），随着疗养保障内容的增加、服务要求的不断提高，疗养床位与工作人员的比例应提高至1∶（1.0～1.2）。

2. 各类人员编设比例　卫生技术人员65%左右；政工人员5%作用；行政后勤人员30%左右。

（二）高原疗养中心（区）人员编配

1. 高原疗养中心　机关编设院领导及医训（护）、政工、保障三个部门。各部门编配部门领导及相应职能参谋、干事、助理员。

2. 高原疗养区　疗养区编配主任，按医训（护）、政工、保障编设参谋、干事、助理员。

3. 高原疗养科　高原疗养科编配科主任1人、副主任1人。科主任应由主任医师或副主任医师担任。主治医师按每30张床位1人的比例编配。医师按每14张床位1人的比例编配。护士长1名，护士（师）按每6张床位1人的比例编配。

（三）部分辅助科室卫生技术人员的编配

高原疗养中心（区）应设立门诊部、心理科、理疗科、特诊科、检验科、放射科、营养科、体疗科。每科编配科主任1名，根据院（区）规模及工作任务大小编配主治医师、医师、护师、技师若干名。

（田　径　包海燕　金　源　孟宪红）

第二章 >>>

高原人员疗养生活制度

疗养生活制度是疗养保障过程中非常重要的环节,疗养效果如何取决于适宜疗养生活环境、科学的疗养制度及管理,疗养员在医务人员预防、保健及康复治疗下,矫正有损于健康的生活方式或习惯,训练和培养有益于健康的行为,以使疾病康复和促进身体健康。具备完善的科学的疗养制度是形成疗养地的三要素之一。疗养地和疗养中心(院)所特有的疗养制度基本上可分两大类:一类是疗养生活制度;另一类是与在疗养中心进行疗养治疗有关的系列制度。制定各项生活制度是提高疗养工作水平的基础和保证。

第一节 疗养生活制度对高原人员的重要性

疗养生活制度是指疗养过程中,创造一种适宜的生活、学习环境,使疗养员在医务人员监督指导下,矫正有损于健康的生活方式或习惯,训练和培养有益于健康的行为,以促进身体健康。高原人员进入疗养中心之后,摆脱了致病的外界环境(包括生活环境和工作环境),消除了纠缠不清的思绪,能平静而舒畅地关心自己的健康;同时疗养生活制度改善了他们的生活方式,除去了生活上不利于健康或使病情加剧的因素,接触了保护性气候因素、优美的自然环境和疗养中心的优质服务,对治疗起到协同作用而提高治疗效果。制定好科学的疗养生活制度,直接关系到疗养效果。

随着医学的发展,人们日益深刻地了解到精神因素、社会环境、生活方式极大地影响人类的健康和疾病。美国统计分析材料指出,生活方式和行为在致病原因中约占48.9%;死于不健康行为生活方式的约为50%。我国有人对部分城乡的死亡原因进行调查分析指出:死于不健康行为或生活方式的为44.7%,这个数据与美国的近似。这些统计分析说明生活方式对人类健康和疾病有重大影响。在疗养中心里改善生活方式和行为的主要方法就是施行疗养生活制度。

疗养生活制度是一种行为治疗或矫治。行为治疗所根据的理论认为:许多不良行为(或生活方式),包括所谓"病"表现或症状都是在人的生活历程中通过学习过程固定下来的。既然不良行为(或生活方式)可以从学习中得来,那么通过特殊的学习环境和方法也就有可能使已获得的不健康行为减少乃至消失,同时通过学习和训练也可以形成良好或正常行为(或生活方式),以促进身体健康。最重要的是保证他们的生活活动符合人体的生物节律,也就是使体内的内分泌、核酸、膜受体、神经与激素的介质等周期性变化可以逐渐恢复正常。因此疗养生活制度在慢性病治疗方面发挥重要作用。

制定疗养生活制度应该遵循高原人员所产生各种心理、生理改变规律特点,尤其高原人员来到低海拔地区后产生高原脱习服症状,主要表现为眩晕、疲倦、乏力、失眠、多梦、胸闷、心慌、便秘、腹泻、腹胀、腹痛、咳嗽、咳痰、哮喘、咽痛、下肢浮肿、记忆力减退、反应迟钝、体重减轻、食欲增加等。这些高原脱习服症机制尚不十分清楚,须从整体观点出发,兼顾致病的内因和外因、心理因素和生理因素、自然环境与社会环境、体力活动与脑力活动、户内与户外活动的交替、正规活动与非正规活动的交替、集体活动与个体活动的交替、运动与静息之间的对立统一关系。还应根据不同的季节和年龄制定疗养生活制度。把外界环境、生活方式和治疗措施融合在一起,统筹兼顾。合理的疗养生活制度,能使高原人员在疗养过程中达到调节生理功能,缓解紧张情绪,改善不良心境,治疗身心疾病的目的。疗养生活制度是疗养中心治疗的总枢纽,医护人员必须清晰地认识到它的重要性,并加以合理的组织和运用。

疗养生活制度由三部分组成:一是疗养区生活保证制度;二是疗养中心统一制定的一般疗养生活制度;三是经治医师针对每个疗养员的体质和病情制定的个人疗养生活制度。这三者互相联系、互相依存,缺一不可。

(田　径　黎　英　程铭坤)

第二节　疗养区的疗养生活保证制度

疗养地(区)为保证所有前来疗养的人员都能充分地利用本疗养地独具特色的自然疗养因子,在宁静的环境及美丽的景观条件下得到充分的放松和休息,必须制定一种全疗养地各单位至本地区每个人共同遵守的疗养生活保证制度。

一、高原疗养生活保证制度的特点

疗养生活保证制度是疗养期间保证各项疗养计划顺利实施、保证整体预计疗养效能达标的重要前提;是保证疗养官兵增强体能,恢复并提高军事作业能力的重要保证。完善的疗养生活保证制度是高原人员疗养全维保障模式的组成之一,应做到规范化的管理。

由于高原官兵长期生活在氧分压较低的环境中,生活条件艰苦,环境恶劣,在一系列的客观生活条件的影响下,致该人群的健康问题比较突出。有学者研究表明,在海拔3000m以上的高原工作10年以上的官兵患有不同程度的慢性高原性疾病,期望定期安排康复及疗养。另有证据显示,高原脱习服期间,在海拔5000m工作的官兵,其睡眠时间较在4000m的官兵显著延长。因此在高原官兵疗养期间,我们应该制定既严格又切合实际需求的生活保证制度,确保疗养期间各项疗养措施能得以顺利实施,保证高原疗养人员能有效地完成治疗和休息,达到最佳疗养效果。该疗养生活保证制度须在各疗养区及各单位内要求每个人贯彻执行。

疗养区内的高原疗养生活保证制度可参考我军现行的疗养保障机制建设制定,但是制定的保证制度应与高原疗养保障特点相适应。

二、高原人员的疗养生活保证制度内容

1. 统一作息时间　接收高原疗养人员的疗养区有统一的作息时间,制定保证制度,对疗养区内各机构的作息时间做统一规定并严格执行,以便各机关、单位、片区的居民给予保证和协助。

2. 环境安静,消除噪音　保证制度中要对消除噪音做出规定。例如:疗养区内不得安装高音播放器,一般广播也要限制音量。噪音多来自各种车辆,交通公安部门应做出规定加以限制。静息时间禁止车辆使用音响信号,噪音大的车辆禁止通行,机动车时速不得超过25公里,等等,不高声喧哗,不敲锣打鼓,不高声奏乐。区内噪音大的机器必须安装消声器等。

3. 保持清洁,防止污染　保证制度规定疗养区清洁制度,如划定清扫区,马路两旁应种植树木花草,疗养区四周应合理绿化用并酌情设置防护林,马路经常洒水,以保证空气清新,防止尘埃飞扬等。按照疗养地的保护性地带划分要求,疗养区内不得设立工厂,锅炉烟囱应安装消除烟尘的器械。疗养区内、外的废水,垃圾应排放到区外,不得污染饮用水源、矿泉源和治疗泥源、海水浴场等。

4. 优化院区文化环境　拓宽文化交流渠道,增加文化传播载体和种类,加强文化宣传力度。带动疗养人员幸福指数增长,从精神层面加强凝聚力。

5. 建立良好的生活习惯　保证制度里还规定按时间参加疗养活动,注意休息。例如:为保证疗养员按时就寝,区内娱乐项目和娱乐设施应在熄灯时间前结束或关闭;疗养机构禁止高原疗养人员饮酒。有针对性地定期对高原疗养人员进行健康教育,以提高高原疗养人员对疗养生活制度的认识和对各项疗养制度的依从性;同时,提高高原疗养人员改进不良生活方式的自觉性。

6. 建立监督机制　完善高原疗养人员遵守疗养生活制度的监督机制,建立合理的反馈机制,畅通高原疗养人员与疗养区各部门的沟通渠道,定期修改高原人员疗养保证制度。

为了保证前来疗养人员外出参观、参加疗养地组织的集体活动、外出购物等的安全,根据不同性质的疗养地特色,还应制定其他相关的安全保证制度。另外,生活保证制度是确保高原人员疗养质量的关键,应严格执行,疗养效果才能达到质量标准。

(周晰溪　田　径　黄连顺)

第三节　疗养中心的一般疗养生活制度

疗养员生活制度是指在疗养过程中，创造一种适宜的生活、学习环境，使疗养员在医务人员监督指导下，矫正有损于健康的生活方式和习惯，训练和培养有益于健康的行为，以促进身体康复。

一、高原一般疗养生活制度要求

高原人员远离了部队紧张的训练环境，从拉萨等海拔超过3000m，氧分压低的高海拔地区，来到中、低海拔或零点海拔的城市，由于气温、气压、湿度在短时间发生较大的变化，会发生自主神经、内分泌及血流动力学功能障碍，引起一系列的不适症状，会出现不同程度的乏力、焦虑、食欲不振、嗜睡、肌肉酸痛等低原反应症状。

疗养中心的一般疗养生活制度，主要是规定全院疗养员统一的活动时间，是为疗养员的生活节奏创造最佳条件的综合性措施。通过适应性生活指导、针对性的健康教育、心理疏导、疗养因子、阶梯习服等措施，有效缓解疗养员低原反应所导致的不适症状，提高高原人员疗养生活质量。

二、一般疗养生活制度遵循的原则

1. 一般生活制度的目的　疗养中心制定一般生活制度是为了培养疗养员的良好的生活方式和卫生习惯，所以各种活动的安排必须遵循卫生保健的基本原则，并应符合人体的生物节律和大自然的节律。

2. 动与静结合的原则　在生活制度中有关活动项目的安排必须按照动与静结合的原则，特别要注意刚下高原、体质弱以及病后康复期的疗养员，活动的强度不宜大、时间不宜长。只有科学地安排活动，才能收到满意的效果。

3. 作息时间　在作息时间的安排上应考虑高原人员入院后脱习服的情况，及疗养中心的地理位置（经度和纬度）和季节变化，不能全年一样，四季不分。疗养员的活动应尽可能安排在室外进行，以保证有更多的时间接触自然疗养因子，或有目的地进行日光浴、空气浴、森林浴等，这是疗养中心生活制度与医院生活制度显著不同之处。

4. 睡眠时间　在疗养中心疗养员的睡眠时间应较长一些，每天睡眠时间以9～10h（夜间睡眠加午休）为宜，使大脑充分得到休息，加强高级神经中枢功能的调整，进而促进整个机体的康复。做好适应性生活指导，疗养员从高海拔地区到海拔零点，均会不同程度地出现“醉氧”现象，表现为嗜睡、乏力、肌肉酸痛等症状。拉萨地区的日出时间晚，疗养员在居住地的作息时间为08:00起床，所以在疗养员入院的3～5d内，应适当延迟起床及早餐时间，调整医护人员上午查房时间，不要过早，以保证疗养员充足的睡眠时间，1周后疗养员可以按照平原作息时间进行调整，逐渐过渡至正常作息时间。理（体）疗计划及景观治疗安排也应循序渐进，避免劳累。

5. 体育锻炼　一般性体育锻炼时间，夏季安排在早饭前和晚饭后各1～1.5h；冬季安排在早饭前和午休后各1～1.5h。一般疗养员每天锻炼时间以不少于2h为宜，在体疗科（室）安排的专项体育疗法不在此范围之内。

6. 治疗时间　治疗时间上午应安排在早饭后至午饭前，下午安排在午休后至晚饭前。在治疗时间内进行疗养科的复诊和治疗处置，如理疗、矿泉治疗、体疗、海水浴、日光浴等。根据时间生物学、时间理疗学、时间矿泉治疗学的有关进展，理疗、矿泉治疗应选择最佳治疗时间。

7. 就餐时间　午、晚两餐的间隔应以6h为宜。晚餐距就寝应不少于4h。就餐前半小时不得做剧烈运动。餐后不宜立刻做治疗或卧床休息。每餐后半小时应规定为散步时间。

8. 文娱活动　文娱活动一般应安排在晚饭后至就寝前半小时，即就寝前半小时应停止一切娱乐活动。疗养中心为疗养员组织参观游览活动时，须防止劳累，确保安全。

9. 健康教育　通过健康教育提高高原人员对疗养生活制度的认识和改进不良生活方式的自觉性。采取多种形式的健康教育媒介和方式，如宣传册、微信、短信等移动媒介，知识竞赛、健康讲座等，使高原疗养员认清科学的疗养生活制度的意义及自我保健的重要性，从而自觉遵守并合理地安排作息时间，改进不良的生活方式，提高锻炼身体的自觉性。

10. 心理疏导　由于高原疗养员入院初期出现嗜睡、乏力、肌肉酸痛等不适症状，会对自己的身体健康状况表现出焦虑、失眠等症状。负性的心理因素作为一种应激原，会加重低原应激反应，而影响习服。

11. 健康目标　高原疗养员入院即根据其来自的海拔高度和自身的心理、生理情况，有无高原疾病及慢性病、亚健康问题等，在医护人员的专业知识指导下，制定健康目标。使疗养员有的放矢地在疗养期间有计划性地改进自己的健康状况，更有目的性、自觉性地执行疗养生活制度。

三、高原一般疗养生活制度的特殊性

疗养中心内一切活动都要服从疗养生活制度，疗养中心各科室工作在保证疗养制度正常的同时，注意考虑其一般疗养生活制度的特殊性。

1. 高原人员低原阶梯习服　在预防高原病中，阶梯习服是指为了减少到达预定高度的高原反应，在预定高度到达前做短暂的停留，待机体有一定的习服后，再进入预定海拔高度的方法。阶梯习服同样适用于低原习服，高原的高度越高，急速进入平原的低原反应越明显。有文献报道，返回地的海拔越低、高原居住时间越长、高原劳动强度越大者的高原脱适应症发病率越高。高原地区人群到达海拔零点的海滨城市后，产生一个从低氧环境到常氧环境的变化，机体产生脱适应反应，表现一系列不适症状。如果增加在中海拔地区（如昆明特勤疗养中心），如在海拔1500～2000m的区域进行3～5d的停留后，再到达海拔零点地区，即增加低原习服环节，使高原官兵返回平原后的脱适应阶段循序渐进呈阶梯状，而不是直接进入平原，可增强机体适应代偿能力，有效减少低原反应不适症状。

2. 疗养因子的科学应用　不同海拔、地域疗养因子可增强高原官兵机体的适应能力，空气清新，含氧量相对充足，气候温和湿润，有丰富的天然气候疗养因子，温泉浴、海水浴、日光浴等疗养因子。这些与高原气候形成明显反差的特殊气候因素作为高原官兵疗养的疗养因子与机体相互作用，使其从体表、末梢到中枢不同水平的组织和器官，产生最佳效应。科学利用中、低海拔地区特有空气浴的特异性作用，调节和改善高原官兵疗养员机体对外界环境温度的适应能力，并利用大气环境氧含量相对高的特点，增强高原官兵疗养员肺脏的气体交换，利于有害气体的排出，缓解高原官兵疗养员机体的乏氧状态，同时使高原人员因高原不利气候条件致机体发生的某些病理变化和适应能力得到改善，最终形成的机体内环境与外环境的新平衡，从而提高高原人员对外界环境的适应能力。

3. 健康教育内容的针对性　常年驻守在高海拔地区的疗养员，工作、生活的自然环境恶劣，高原的低压低氧等物理因素作用于机体的靶器官，表现为功能代谢、形态等一系列适应性变化。疗养员对于高原病的预防及防护知识掌握较好，但对自高原到平原如何做好低原习服，缓解低原反应的知识缺乏。为促使高原官兵更好地适应中到低海拔的疗养环境，健康教育内容应包含低原反应防护知识指导，内容包括不同海拔的气候特点，机体自高原至亚高原、平原，为适应亚高原、平原自然疗养因子的作用，而产生哪些代偿及适应性变化。并将教育内容落实于生活指导、饮食指导及科学的理（体）疗计划，使教育更具有针对性与实效性。

4. 加强沟通与交流　医护人员要向疗养员讲解自高原至中、低海拔的城市，伴随着地理环境和气候的变化，机体的生物节律随之改变，为适应新的地理环境，机体需要代偿性调节，自主神经系统的功能进行重新调整，内分泌及物质代谢产生适应性变化，使机体内环境及外环境平衡，是一个机体适应代偿的过程。疗养1周后，症状会逐渐消失。可以结合景观治疗，疗养区风景可以使人产生良性心理活动。在对景观的观赏过程中，人的呼吸加深、肺活量增加、血压稳定、白细胞增多，可达到良好的疗养保健效果，有效地缓解疗养员抑郁和紧张情绪。在日常疗养工作中，加强医护人员与疗养员之间的沟通，增进彼此之间的交流，善于运用心理学的知识，不断改善疗养员的心理，引导他们倾诉自己的苦闷，认真倾听他们的精神压力并表示理解，解除其不良情绪的干扰，从而达到提高疗养员身心健康之目的。

为了确保疗养生活制度切实发挥培养疗养员良好的生活方式和卫生习惯的作用，医护人员必须加强对疗养生活的指导，密切观察疗养员的日常生活方式和卫生习惯是否符合保健准则，注意发现致病因素，不失时机地进行讲解和纠正。

（夏漾辉　田　径　徐　莉）

第四节 高原人员的个人疗养生活制度

疗养中心的一般生活制度是全院统一的原则性规定，而个人生活制度则规定得十分具体，并且因人而异。高原人员这一特殊人群到低海拔地区后易出现脱习服反应，表现为疲乏、嗜睡、健忘、胸闷、心慌、气短、头疼、注意力不集中、全身不适等一系列生理反应，同时也存在一定程度的心理不适，因此在制定高原人员的个人生活制度需要注意这些特点而有针对性地制定。

一、个人生活制度的内容

1. *治疗制度* 规定疗养员个人每天的治疗方案和治疗时间。对出现脱习服反应的疗养员可以安排进行高压氧、一氧化氮和药物治疗（红景天胶囊、复方丹参片等），同时可安排一定的心理治疗和心理疏导，有助于脱习服的适应。

2. *锻炼制度* 规定疗养员是否每日参加的锻炼活动、体疗的种类及活动量和活动时间，业余锻炼的活动量及时间也要规定。适当的体育活动有助于减轻脱习服反应。

3. *饮食制度* 规定膳食种类、数量，如为治疗膳食，还要规定次数和时间。高原人员膳食中应多摄入蔬菜、水果等抗氧化食物，控制主食、肉类的摄入，避免摄入过多引起肥胖。

4. *文娱制度* 规定参加文娱活动的种类和禁忌。根据疗养员身体健康状况和患病情况，有的需避免竞技活动。疗养员脱习服反应期应减少文娱活动。

5. *休息及睡眠制度* 高原人员到低海拔地区后易出现嗜睡等症状，因此疗养员睡眠时间必须统一安排，其他时间不得卧床休息。但体质衰弱，或出现急性症状、脱习服反应及年龄较大、尚处于疾病后康复、手术后早期康复阶段的疗养员，可适当增加休息时间。

6. *学习制度* 在疗养期间，疗养员要了解时事政治，加强社会主义道德修养，学习卫生保健知识和疾病预防知识，在不影响治疗和锻炼的前提下，每周可安排一定的学习时间。特勤疗养要定期组织党团活动，病情较重康复者可不参与。

经治医师根据疗养员的病情和体质，从上述六个方面，制定疗养计划，记录在病历上，开医嘱和治疗单。理疗科等其他相关科室医务人员根据资料单和医嘱就行治疗。护士根据治疗计划内容进行疗养生活指导。医师开出医嘱后，要向疗养员详细讲解疗养计划，说明治疗目的、性能、体育锻炼的运动量和方法、文娱活动的禁忌和必须掌握时间等。

二、个人生活制度的分级

高原人员的个人生活制度根据他们的病情和体质可以分为三个等级。

1. *保护性生活制度* 这类生活制度相当于一级护理，适用于出现严重脱习服反应、高原慢性病病情较为严重或病情突然加重，暂不宜转到临床医院、感冒高热，或出现严重治疗反应者。这类疗养员必须卧床休息，停止一切景观、体疗等外出活动，由护士进行生活护理。如能行走者，在天气晴朗气温适中时，可在护士陪同下在户外散步，对这类疗养员当气候恶化时应进行严格的医务监督，以防止气象病理反应。膳食一般为治疗膳食，应限制食量。

2. *保护－锻炼性生活制度* 这类生活制度相当于二级护理，适用于脱习服反应较明显、慢性病不适宜过多活动、手术后处于早期康复阶段、年老且体质较弱、行动不便或出现明显的治疗反应者。这类疗养员在天气不好时，应限制户外活动，体育活动适量减少，密切注意活动后有无不良反应，膳食应选择易消化饮食。自然因子疗法和理疗剂量和种类应适当减少，防止过度消耗体力。对这类疗养员应注意观察当气候变化时有无气象病理反应，当气候恶化时应减少活动并密切进行医务监督。

3. *锻炼性生活制度* 这类生活制度相当于三级护理，适用于无明显脱习服反应、慢性病的症状较轻、体质较好、手术后处于康复期、无明显功能障碍、行动方便的疗养员。体育锻炼活动可逐渐增大，但必须防止出现不良反应，体育活动除雨雪大风天气外，均可在室外锻炼。文娱活动和院内组织的外出参观一般无禁忌。按统一时间睡眠，活动时间不在室内卧床休息。

（田 径 董 超 陶世忠）

第三章 >>>

疗养中心的医疗工作

高原地区由于气候环境恶劣,使我军驻高海拔官兵机体器官及系统产生一系列的病理生理改变,其身体素质和健康状况直接影响到部队的战斗力。高原官兵长期在低氧环境居住,机体慢性高原病的发病率高。所以,疗养中心完备的医疗保障制度和管理,是做好疗养医疗工作,促进疗养官兵身体健康的关键。

第一节 概 述

一些疗养专业发达国家的长期实践经验表明:实行有疗养专业特点的科学的综合治疗是提高疗养效果的关键。在此基础上形成的疗养院医疗工作的基本指导思想是:制定综合治疗方案时应以充分利用自然疗养因子为主,否则便失去了来疗养地进行疗养的意义,并且削弱了疗养院医疗工作的特性,从而也就失去了办院的活力和生命力,正确贯彻这一指导思想的理论基础如下。

一、疗养的医疗工作的指导思想

1. 自然疗养因子与其他性质的治疗因子相比,对机体生理作用和治疗作用的特性;

2. 各种自然疗养因子对机体的生理作用和治疗作用的共性和特性。

总之,关于疗养因子的特异性作用的理论具有重要的指导意义;在实际工作中需要深入研究在疗养院的特定条件下,如何组织科学的综合治疗。

二、疗养保障与医疗工作指导思想紧密结合

依据“健康促进、伤病预防、早期康复”的思想,将疗养学、高原医学理论与疗养保障实际相结合,参考我军现行疗养保障机制,制定高原分类疗养保障计划,形成高原疗养的全维保障模式。在组织实施期间,根据高原人员海拔高度、工作年限及健康状况,组织安排保健疗养、康复疗养、特勤疗养,在落实中充分使高原人员疗养保障与医疗工作指导思想紧密结合,发挥疗养地自然优势,改善高原官兵的身心素质,防治高原常见疾病,促进健康,提高高原疗养工作效率。

三、疗养机构医疗工作的目的

1. 消除疲劳,恢复体力 部队官兵长期在高原训练执勤,抢险救灾,社会主义建设,发展高科技军事技术,以及组织指挥等繁重的工作任务中,身心长期处于高负荷运转状态,精力与体力消耗极大,需要进行调适和休整。通过一定时间的疗养,可使广大官兵消除疲劳,恢复体力,精力充沛地为国防建设服务。

2. 早期发现,早期防治 高原官兵长年工作在高原环境,生活环境恶劣,交通不便,医疗条件不完善,加上训练、执勤等紧张的军事活动,机体各系统的生理功能和适应能力常有不同程度的减退,有的处于亚健康状态,有的由于体质较差而处于疾病状态。通过疗养期间进行的系统体格检查和辅助检查,可早期发现疾病,并在医师的专业引导下进行疾病的预防、保健和康复治疗。

3. 科学体训,保打赢 高原官兵长期居住在高海拔地区,机体通过调适,适应了恶劣的高原环境。由于长时间的暴露,机体的呼吸系统、循环系统、内分泌系统、运动系统、皮肤等长期处于代偿和失代偿的状态,短期的疗养活动,需要科学的统筹安排。在报到后的前一周,主要采用休息、间断吸氧、高压氧舱治疗为主,以协助机体尽快适应高氧、低气压环境,防止氧中毒事件发生。中期安排中等强度的体能训练,保证机体训练量,确保自身健康。后期对前期体训进行考核总结,并有针对性地开展高压氧舱训练,提高机体

的习服和脱习服能力,确保部队官兵战斗力。

4. 调适心态,促健康　繁忙的军事任务,紧张的执勤训练,复杂的科研、教学活动,长期的两地分居,房贷、孩子入学、爱人工作等社会的压力增大,常使官兵处于乏力、思绪不宁、烦躁失眠、健忘易怒等心理不平衡的状态。疗养期间,通过规律的生活秩序、幽美的自然环境、丰富多彩的文体活动,以及景观、心理咨询等疗养措施,可调适心态,稳定情绪,提高观察事物和处理问题的能力。

(徐　莉　高　靖　严　泉)

第二节　整体性综合治疗内容

高原人员疗养常用整体性综合治疗疗法与疗养中心和疗养地的各种自然疗养因子共同构成综合性疗养措施,为高原人员的预防保健、疾病矫治、军事作业能力恢复和提升服务。自然疗养因子根据各疗养地和疗养中心所在疗养地的不同,其特色也不同,包括矿泉、海水、气候、景观和森林等。高原疗养常用整体性综合治疗疗法是指疗养中心常用疗养预防、治疗和康复的方法,包括自然因子疗法、物理、药物、体育、心理、营养和高压氧疗法。

一、自然疗养因子疗法

自然疗养因子是指自然界中有利于人类增强体质、防治疾病、提高健康水平而广泛应用于疗养的物理化学和生物学因子,包括气候、日光、海水、矿泉、治疗泥和景观。自然疗养因子与化学药物等人工因子不同,它是自然界存在的具有生态性和医用价值的因子,与人类生命活动和生命周期密切相关。它们是生命存在的必要因素,又是维持机体内外平衡的必备条件,对人体的生理、病理过程具有一定的调节作用。自然因子经常不止一个地先后或者同时作用于机体,对机体产生一种复合作用。而这些自然疗养因子既有共同性也有特异性,通过多种途径全方位地作用于全身。

二、物理疗法

物理疗法简称理疗,是应用自然界和人工的各种物理因子作用于机体,达到预防、治疗和康复疾病的方法。人体具有复杂的物理性能包括电、磁、光、声、热、力。人体的物理性能本质上与自然界的或人工的物理因子性能是同源的,为物理疗法奠定了基础。物理疗法包括电疗、磁场疗法、光线疗法、超声波疗法、温热疗法、低温疗法、水疗法、空气离子疗法和音乐疗法。物理疗法种类繁多,不同的疗法产生的作用不同,主要分为一般治疗作用和特异性的治疗作用。一般治疗作用指多种物理治疗都可以产生的作用,包括充血、消炎、镇静、解痉、加热和兴奋等功能。特异性作用是指某种物理疗法特有的作用,比如直流电的电解、低频电刺激引起的肌肉收缩和高频电作用产生内生热等。

超声波疗法主要应用于躯体疾病,而音乐疗法是治疗身心疾病的合适方法。音乐通过人耳经大脑边缘系统和脑干网状结构作用于大脑皮质,最后影响全身的生理及心理反应。舒缓的音乐可以稳定情绪、镇痛、消除紧张、改善精神状态等,因而对高原人员出现的神经系统功能性疾病和身心疾病有良好效果,比如神经衰弱、失眠、情绪波动、血管性头疼等,可以缓解头痛、头晕,改善睡眠,缓解焦虑。

三、体育疗法

体育疗法简称体疗或运动康复疗法,是用体育的方法在医学生理学基础上,通过科学的、有针对性的身体训练,达到改善生理功能、治疗疾病和恢复机体功能的方法。体疗包括医疗体操、医疗步行、健身跑、太极拳和器械作业。体育疗法副作用小、无创,适用范围广泛,对很多慢性疾病、亚健康状态和运动损伤疾病都有着良好的治疗康复效果。体育疗法可以消除疲劳,促进健康。对于高原人员由于环境和军事训练造成的很多疾病都适用,比如颈椎病、腰肌劳损、慢性胃炎和神经衰弱等。对提升高原人员的身体素质和军事能力都有良好作用。传统体育疗法包括太极拳、八段锦和五禽戏等。常用体育疗法包括体操、球类、田径、游泳和器械等。专用体育疗法包括功率脚踏车、呼吸肌训练、抗荷正压呼吸训练和肌力协调抗荷训练等。

体育疗法可以改善骨骼血液循环代谢,增加骨密度,使骨骼更加坚硬,也可以加强关节稳定性和灵活性。对肌肉影响显著,可以使肌肉纤维变粗,改善肌肉代谢,提高肌肉的力量、速度和耐力。体育疗法可以增加心脏排血量,改善冠脉循环,增加心肌血液供应,减慢心率;对肺功能也有提高作用,增加肺活量,满足机体的换气需求;体育活动期间消耗能量,促进消化液的分泌,增加胃肠道蠕动,有助于营养物质的吸收和利用;体育运动可以提高神经系统的兴奋性、灵活性和适应性,也可以提升自主神经功能。

四、心理疗法

高原人员由于工作训练和生活环境的特殊性,除了生理疾病以外心理问题的发生也应该引起重视和给予治疗。高原人员不仅需要强健的体魄还需要良好的心理健康水平,才能真正提高军队的战斗力。对于参与疗养的高原人员,疗养中心应该给他们创造优美、舒适和放松的疗养环境,进行普遍性的心理健康教育、团体辅导咨询和针对个人的特定心理咨询和治疗,建立心理互助小组,激发内心的心理健康动力。常用的心理疗法包括一般心理学治疗、精神动力学治疗、行为疗法和认知疗法等。

对于高原人员最常使用的是属于行为疗法的放松训练和认知疗法的合理情绪疗法。放松训练是一种通过训练有意识地控制自身的心理生理活动、降低唤醒水平、改善机体紊乱功能的心理咨询与治疗方法。可以让疗养员自己掌握解决焦虑等情绪困扰和躯体症状的方法,帮助疗养员自主解决心理问题。实施步骤分为三步:①咨询师介绍原理;②咨询师进行示范、指导;③求助者进行强化练习。放松训练有很多方法,最常用的是呼吸放松法、肌肉放松法和想象放松法。一个人的情绪反应包括主观体验、生理反应和表情三部分,放松训练的基本假设是改变生理反应,使得主观体验改变。放松训练就是训练疗养员,使其能随意地把自己的全身肌肉放松,以便随时保持心情轻松的状态,从而缓解紧张焦虑的情绪。合理情绪疗法则是通过改变人们的认知来改善其情绪,可以帮助疗养员解决因不合理信念产生的情绪困扰,从根本上解决人员的心理问题。对高原人员进行心理干预时,应该鼓励其表达情绪,用新的认知取代旧的不良认知,纠正不良的行为模式。帮助高原人员减轻或者消除异常心理应激状态和相关躯体症状,促进机体的代偿功能,增强抗病能力。

对高原人员使用心理疗法要注意“高危”个体的识别和处理。让高危人员接受合适的心理干预,能更好地恢复生理心理状态,更好地投入工作生活中,同时也要对心理问题出现的可能进行预防,早期的预防既可减轻军队负担,也让个人和家庭受益。良好的心理状态配合强健的体魄才可以真正提高军队的战斗力。

五、营养疗法

高原人员在特殊的环境和军事作业条件下,对营养的需求与一般军人有所不同。为了保障高原人员的健康和战斗力,营养素齐全充分、数量充足、比例恰当的膳食是基础。

营养素是指食物中对机体有生理功效且为机体正常代谢所需的成分,包括蛋白质、脂类、碳水化合物、矿物质(无机盐)、维生素、水和膳食纤维(纤维素)共7大类。其中,蛋白质、脂肪、碳水化合物、无机盐和水,构成与修补机体组织,维持和促进生长发育。碳水化合物、脂肪和蛋白质则提供能量,使身体具备活动和工作能力。而所有的营养素都参与调节生理功能,使身体各器官的工作正常进行。

1. 高原环境对营养代谢的影响　高原部队驻扎在海拔超过3000m地区,其自然环境包括寒冷、缺氧、低气压、风沙和强紫外线等。高原特殊的环境对营养代谢有一定的影响,其中最重要的就是缺氧。

(1)对能量代谢的影响　缺氧时机体呼吸加快,基础代谢增加,能量消耗增加。

(2)对蛋白质、脂肪和糖类代谢的影响　缺氧环境使得机体蛋白质合成降低,分解增加,呈现出负氮平衡,缺氧环境下,儿茶酚胺和肾上腺皮质激素分泌增多,脂肪分解大于合成,体脂减少而血脂升高;缺氧时,血糖下降,糖原分解加强,糖异生受阻,糖原储备减少。

(3)对水和电解质代谢的影响　急性缺氧时,水代谢呈现负平衡,电解质代谢紊乱。

(4)对维生素代谢的影响　高原紫外线强,通常不会出现维生素D的缺乏。然而适量补充各种其他维生素很有必要，主要是B族维生素、维生素A、维生素C和维生素E，补充这些维生素能够显著提高缺氧耐力，加速习服过程。

2. 营养保障需要注意的问题　合理膳食、均衡营养是保障高原人员健康的基础，是提高军事作业能力的根本。对高原人员的营养保障要注意以下几点。

(1)提供充足的能量和均衡的营养素。对于初入高原的人员要遵循"高糖、低脂、适量蛋白质"的原则，糖类供给量可以占摄入总能量的65% ~75%，蛋白质无须增加量，但应该选用优质蛋白质。对于长期居住高原的作业人员，糖类、脂肪、蛋白质分别占摄入总量的55% ~65%、25% ~30%、12% ~13%，增加维生素的供应量，提高耐氧能力。陆军军医大学提出了高原部队膳食中营养素供给量标准的建议，能量为陆军营养素供给量基础上增加10%，即轻体力劳动为2800 ~3300kcal、中体力劳动为3300kcal ~3800kcal、重体力劳动为3800kcal ~4400kcal；维生素A 1000μg、维生素B_1 2.0 ~2.6mg、维生素B_2 1.8 ~2.4mg、维生素PP 20 ~25mg、维生素C 80 ~150mg、钙800mg、铁25mg、锌20mg。

(2)食物品种多样，增加蔬菜、豆制品、海带和动物内脏等的供应。少量多餐。科学配餐。

六、高压氧疗法

在高于一个大气压的密闭环境下吸入纯氧或混合氧，以到达治疗各种疾病的方法称为高压氧疗法。在高压氧条件下，血液中氧的溶解量显著增加。随着血中溶解氧的增加，氧的弥散范围、深度和广度都增加。并且可以明显改善微循环和血液流变性。高原病是由急、慢性高原缺氧引起的人体各系统、各器官功能性或器质性改变而产生的轻重不一、或急或缓的缺氧综合征，是高原低氧环境下的一种特发性疾病。一般分为高原反应、高原肺水肿、高原脑病、高原心脏病、高原血压异常、高原红细胞增多症六型。除高原血压异常以外，其余五型均与缺氧有关，适用于高压氧的治疗。

高压氧疗法使用的原理有以下几个方面。①及时有效地提高血氧分压，迅速解除机体的低血氧状态；②反射性兴奋迷走神经，减慢心率，减少心排血量，降低心脏负荷；③促进心肌有氧代谢，增加三磷酸腺苷的生成，改善心脏功能；④收缩脑血管，减轻脑水肿，降低颅内压；⑤提高肺泡氧分压，增加肺活量，改善肺功能，减轻肺水肿；⑥抑制红细胞生成，提高其变形能力和对氧的摄取、利用能力，打断红细胞因缺氧而过度增生的恶性循环，同时改善微循环；⑦刺激上行网状激活系统，促进觉醒状态。

七、疗养制度

按照疗养需要科学地安排对高原疗养人员的治疗、锻炼、静息、进食、娱乐、睡眠等活动，以保证动静结合，使其各项活动规律化，并符合人体的生物节律，有益身心健康和提高疗养治疗的效果，此即疗养制度的作用和特色。认真贯彻执行疗养制度的另一作用是纠正不良的生活方式和习惯，树立健康的生活和工作方式，这对高原疗养人员的长远的卫生保健、预防与疾病有关的危险因素的作用等有重要的意义。疗养制度的内容包括各类治疗制度、锻炼制度、饮食制度、文娱制度和休息制度等。全面执行疗养制度是实行科学的综合性疗养计划的保证，对此疗养院的各个管理部门和医护人员应充分理解并积极推动落实。

八、药物疗法

药物疗法是高原人员疗养方法之一。疗养机构应以疗养员常见的疾病为依据，运用医药相关学科的基础理论知识，结合疾病的病因和临床发展过程，制定和实施合理的个体化药物治疗方案，选择药物，以便获得最佳的治疗效果。在疗养过程中，对疾病的治疗起决定性作用的还是药物，对慢性病和高原人员特殊的疾病在以自然疗养因子为主要手段的治疗中辅以必要的药物治疗，可以获得更好的效果。用药特点是：①药物品种选择重点明确；②用药途径以口服和外用为主；③中西药密切结合；④药物疗法与其他疗法密切结合。

高原人员用药要注意对症，找清楚疾病发生的原因给予合理的药物，不能随意使用和滥用药物。高原人员的用药原则是：①考虑药效，选择疗效好、副作用少的药物；②考虑到高原人员工作环境的特殊性，要注意药物使用的范围，避免出现影响其工作的不良反应；③根据药物作用效果和药物价格选择最合适的药物；④关注个体的差异，根据不同个体给予药物；⑤选择适宜的给药方法；⑥防止药物蓄积中毒；⑦注意药物的相互作用；⑧谨慎使用新药。

（王 恺 马亦飞 高 靖）

第三节 疗养中心治疗的实施

对高原人员实施有疗养专业特色的科学的综合治疗是提高疗养治疗、疗养康复和疗养预防保健效果的保证，对此疗养专业医生有重要的责任。为争取高质量地实施处于不同健康状况的，患有不同高原疾病的疗养人员综合治疗方案，应重视以下几个问题。

一、提高高原专业知识水平

在疗养中心工作的所有业务人员均须提高高原专业知识认识水平。首先是医生一方面要努力提高疗养专业知识水平，深入掌握自然疗养因子（气候、阳光、海水、矿泉、治疗用泥、森林、景观等）对健康人和各类疾病患者的生理作用和治疗作用及其相关机制，全面了解各种自然疗养因子长期以来用于医学领域的实践经验，注意不断总结在这方面的实践经验，力求改进和提高；另一方面要努力提高临床医学知识水平，因为在制定疗养治疗计划时必须考虑到高原疾病的病理和病理生理机制、高原个体特性。由于在疗养地治疗的人员主要是慢性的、进行性疾病患者，故其疗效取决于正确的诊断，疾病的分型、分期、分度。此外，根据所承担的任务，还要有目的地学习和掌握预防医学、康复医学和高原军事医学相关知识。

二、制定综合治疗方案

在充分利用自然疗养因子的基础上，合理选择其他各类治疗方法，执行时需考虑各种疗法的可并用性，科学地确定制定各种疗法的顺序和时间间隔，例如：在一般情况下，人工紫外线照射后（特别是红斑量）不宜立即做矿泉浴；治疗某些皮肤病时可以在矿泉浴后休息适当时间再做紫外线照射治疗。因矿泉浴有较长时间的后作用，一般在全身浴疗后的当天不宜做其他全身性的物理治疗，如大面积的泥疗、全身法直流电疗等等；因各种疗法之间具有一定的协同作用，所以需慎重确定综合治疗时各种治疗因子的剂量，例如：全身矿泉浴治疗不宜与大剂量的物理疗法综合应用，因为有可能使远期治疗效果降低，这已被长期的疗养工作实践所证明；需注意在应用自然疗养因子的基础上，应用理疗、体疗、针灸、推拿、按摩以及药物治疗的某些特点，以制定最有效的治疗方案。此外，还应注意到与来疗养院前所用的临床治疗或康复治疗方法的连续问题。

关于康复疗养疗养期是一个比较复杂的问题，主要是根据每位疗养员的体质状况和康复方面存在的问题不同来确定。

三、进行科学的疗效评定并建立疗养档案

疗养结束后的近期效果和远期效果的评定对总结疗养治疗经验和提高疗养工作水平有重要的作用，为此疗养院应与所服务的各系统的医疗、保健单位建立紧密联系网络，在此基础上建立疗养档案。此项工作按以下步骤进行：

1. 搜集每位疗养员的医学资料；

2. 在此基础上按同一性质的基本问题分类；

3. 按每类问题制定医学观察和疗养预防保健、疗养治疗或疗养康复计划；记录疗养后每个疗养员各类问题的效果评定。

远期疗养效果评定依靠对疗养员的随访及所负责的疗养体系的卫生保健单位提供资料落实。俄罗斯疗养学者指出：在评价疗养效果时人们常忽视自然疗养因子对机体的调节功能、防卫功能和适应功能具有锻炼性作用，而这一作用的特点又与产生远期疗效密切相关，因此广大疗养专业工作者需重视并加强对远期疗效的观察。实践经验强调在分析疗养效果时特别应当注意体现疗效的一些指标的稳定程度，此外，还需分析一些主要的因素，如高原海拔高度，疗养员年龄、性别、职业特点、既往体质强弱等因素与疗养效果的关系。

四、正确选择疗养的季节

疗养的季节也是关系到科学实施疗养的重要问题之一。在我国由于非常缺乏对疗养科学知识的普及和宣传，加之某些客观因素的影响（如暑天假期制度等），绝大多数人习惯于夏季疗养，甚至认为只有夏季疗养才是值得的，从而使我国大多数的疗养院形成

冬季为疗养淡季,前来疗养的人员甚少,以致造成人力、物力和自然资源浪费的局面。苏联、德国等不少国家的疗养专业人员根据长期的观察结果一致指出:那种认为只有在夏季去疗养的效果最好的结论是错误的!因为许多疾病患者,如中枢神经系统疾病、心血管系统疾病等患者在冬季疗养也有良好的效果,甚至有些病种在冬季疗养的效果更好,例如:根据对461例风湿性疾病(含骨关节退行性变)患者疗养效果的分析得出,在冬季疗养后可使丧失劳动力的日数平均减少73.1%,而在夏季疗养后则减少55.8%。当今认为:多数疾病及多数患者的疗养可在全年不同的季节内进行,医生(临床医生、保健医生)应在一年中均匀地分配去疗养地疗养的患者,在此基础上选择对不同疾病不同患者最适宜的疗养季节。

所以,高原人员的疗养应当按照有关规定实行统一计划、科学安排、集体组织。承担高原人员疗养任务的疗养中心接到年度疗养计划后,根据疗养时间、人数、部队的需求,结合疗养地气候、疗养季节以及主要自然疗养因子的特点等,制定年度疗养业务工作计划和每批次疗养服务保障工作计划,并组织实施高原人员疗养工作。

(徐　莉　张立群　严　泉)

第四节　疗养中心的护理工作

高原人员疗养护理的目的就是消除疲劳、恢复体力、防治疾病、促进健康,从而全面提高高原人员的身体素质,增强其对高原环境的适应能力。

一、高原人员疗养护理工作特点

高原人员疗养护理工作是使高原人员在疗养期间获得良好保健、预防治疗、康复及生活服务的基础工作,是一门跨学科、多专业的综合性应用学科,不仅具有疗养护理工作的共性,还有其自身的规律和特点。

(一)护理对象的特殊性

高原人员疗养护理的服务对象是生活、居住(或长期驻训)在高原的人员,由于受高原特殊的地理条件,如:低压、低氧、气候干燥、寒冷、风速大、太阳辐射和紫外线照射强的影响,其身体健康状况和生理功能都会发生一些变化,导致机体的呼吸、循环等系统出现代偿性改变。因此,高原人员疗养与普通疗养员有所不同。高原人员疗养护理主要通过自然疗养因子的作用、体能训练、心理护理、疾病治疗、卫生保健知识和疾病预防知识的宣传教育等综合措施,达到增强体质和提高环境适应能力的目的。

(二)护理内容的整体性

现代医学认为,人类健康和疾病不是一个简单的生物学概念,而涉及心理、环境、社会等诸多方面,高原疗养员不仅有健康的需求,更有体能、技能、适应能力等的特殊需求。因而,高原人员疗养护理,必须把疗养员作为一个统一的整体对待,重视周围自然环境和社会环境对人的影响,根据高原人员的生理、心理、社会、文化、精神等多方面的需求,提供适合的个性化最佳护理。

(三)护理内容和方法的多样性

高原人员疗养护理工作为高原人员提供的医学服务是以各种自然疗养因子和生理适应功能训练为基础,结合理化治疗因子和社会心理因子等的综合性防治措施,这决定了其护理内容和方法的多样性。主要内容包括高原地区有害环境防护、高原病防护、高原习服和脱习服、功能训练与护理、疾病矫治与护理、疗养生活指导、预防保健知识宣教,心理观察与护理、景观游览和文化娱乐活动、疗区管理等。根据护理内容,要求护理人员科学、合理地安排高原疗养员的接诊、治疗、锻炼、膳食、作息、文化娱乐等,使其在有限的疗养期内,达到良好的疗养效果。

(四)护理知识的广泛性

高原人员疗养护理涉及预防、医学、保健等学科,基本理论除疗养学、康复医学和护理学外,还有高原健康保护、高原常见疾病预防、高原野外活动的自身防护及高原习服、脱习服等相关知识。护理人员不仅要具备基础医学、临床医学、预防医学、心理学、营养学、运动医学、环境卫生学、疗养地理学、高原卫生保健等各医学分支学科知识,还需具备社会学、伦理学、语言学、教育学、管理学、当地风俗文化等人文学科知识。因此,要求护理人员既要有全面的理论知识,过硬的技术操作能力,还必须掌握各种疗养效果评定、生理训练评定等,同时不断学习和掌握新知识、新技术，适应高原人员疗养护理工作发展的需要。

（五）护理与保健、训练的一致性

高原人员疗养护理应着重疗与养的结合，所谓疗就是针对高原人员的生理、心理、体力、工作性质等情况，开展预防保健和实施护理措施；所谓养主要就是要充分利用独特的自然环境、丰富多样的文化活动使人身心放松，精神愉悦，达到消除疲劳、恢复体能的目的。

二、高原人员疗养护理工作内容

（一）疗养护理工作内容

高原环境是一个特殊的生态环境系统。高原人员由于长期在大气压低、氧分压低、紫外线强等复杂多变的自然地理条件下工作、生活，容易导致各种高原病及累积性身心疲劳，需要利用各种手段促进机体尽快恢复。因此在高原人员疗养护理中，除了开展常规的临床护理和生活护理外，还要落实好以心理护理、健康教育、训练护理、文化疗养护理等为中心的各项护理工作，使高原疗养员在一定的疗养期内，疾病得到矫治，体力得以恢复，体能得到增强，掌握相关保健方法，提高自我保健意识，全面促进身体健康。

1. 基础护理　基础护理工作是高原疗养护理工作的重要内容，是高原疗养护理工作中最基础的工作。因此护理人员要注重专业知识学习及对高原疗养相关知识的了解，严格执行各项基础护理工作制度，规范高原人员疗养护理工作流程，认真做好高原人员疗养全程的疗养生活护理，确保各项基础护理工作落实到位。

2. 生活护理

（1）制定合理的疗养生活细则　根据高原人员特点，从整体出发，兼顾生理因素、自然和社会环境、体力与脑力活动，运动与静息之间的对立统一关系，把外界环境、生活方式和治疗措施综合在一起，制定科学的疗养生活制度。

（2）创造舒适、安静的生活环境　为高原疗养员提供和创造安静舒适的自然环境和有利于身心健康的社会环境，促进疗养效果的提高。

（3）合理作息、避免疲劳　根据高原人员进入平原后的生理特点，制定合理的作息制度，养成良好的生活习惯，是保证高原疗养员身体得以休养的一项有效措施。

（4）加强膳食卫生指导　开展合理、平衡膳食的宣教，使高原疗养员了解其重要性，避免出现营养不足或过剩，克服偏食、酗酒等不良饮食习惯。

3. 安全护理　高原人员的疗养安全工作贯穿于疗养的全过程，护理人员要按照疗养保障护理要求，指导高原疗养员进行各项疗养活动时，掌握适当的量和度，防止意外发生；落实“三查八对”制度，防止发生护理差错和事故；值班护士按规定落实查房制度；训练中要求护士协助做好训练指导，防止运动外伤；指导疗养员做好自身财物的管理。

4. 训练护理

（1）明确目的，严密组织　对高原人员组织体育训练，目的是增强体质、提高生理功能、增强适应能力。护理人员应根据高原疗养员的身体状况，按照运动训练计划，指导、协助进行体育训练或相应的功能锻炼，达到训练的目的。

（2）制定有效适量的运动计划　选用慢跑、快走、游泳、登山、健美操及传统体育保健等运动方式，达到健康的目的。

（3）循序渐进，掌握运动量　对高原疗养员的体育锻炼既要防止运动量过小，达不到锻炼目的；又要防止运动量过大，产生不良反应。应按计划、循序渐进地实施体育锻炼，以增强适应能力。

5. 文化疗养护理　文化疗养是疗养中心借助自身文化积淀和疗养地区优势所形成独具特色的文化实践活动，是自然疗养因子、人工疗养因子及社会心理疗养因子的复合和深化。其内容和途径包含弘扬优秀的精神文化、提供优质的服务文化、传播优良的保健文化、发展优雅的休闲文化、开展优美的生态文化等。在服务实践中，护士应牢记“一切以高原疗养员的需求为中心，一切以高原疗养员的满意为标准”的原则，提供优质的服务文化，拓宽疗养服务内涵，全面、全程地为高原疗养员提供真诚、细致、周到、温馨、快捷的服务，使高原疗养员在享受疗养中心优美风光、幽静环境的同时，感受到家的温暖，享受到亲人般的关心与呵护。

6. 心理护理　高原人员由于长期面临不良自然

环境的考验，承担着守卫边防的重大任务，过着单调、枯燥、紧张而封闭的生活，时常遇到恋爱、婚姻、子女入学、照顾父母等方面的实际困难，加之入院初期出现的嗜睡、乏力等不适症状，容易产生心理压力或心理不适。因此，应注重对高原人员的心理护理，将疗养生活与心理效应有机地结合起来，以提高高原人员的心理稳定性和心理耐受力。

(1)建立良好的医患关系　建立良好的医患关系是卫生保健，尤其是心理保健工作的基础。首先，要耐心倾听疗养员的叙述，关心疗养员的身体健康和心理情况，取得疗养员的信任；其次，要尊重疗养员，向疗养员详细解释诊断、治疗的全过程，尊重疗养员对自己病情的知情权、选择权；最后，要维护疗养员的自尊，满足疗养员的心理需求。

(2)积极有效的心理疏导　一是有计划地开展形式多样的心理健康教育，提高他们调节心理的能力；二是熟悉、了解疗养员的业余爱好，有针对性地提供适当的活动，例如练习书法、画画、参加棋类或适宜的球类比赛等，使其心情舒畅，精神愉快，消除紧张、焦虑、抑郁等不良心理；三是通过团体心理疏导与个体心理疏导相结合的方式，协调家庭关系和人际关系，使之和谐相处，让疗养员在良好的心理环境中得到安慰、激励和启发。

7. 健康教育

(1)高原常见病的宣传预防　高原恶劣的自然环境对人体的心血管系统、呼吸系统、消化系统、神经系统等多系统、多器官都有较大影响，高原心脏病、高原肺水肿、偏头痛、肠炎、日光性皮炎、银屑病、雪盲等。针对高原常见疾病的特点，分别从其症状、诱因和预防方面做好宣传预防工作，使高原疗养员了解影响健康的因素，掌握预防高原疾病知识与自我保健的方法。

(2)低原反应的预防　高原人员从高海拔地区到低海拔地区，会出现不同程度的全身不适、疲乏无力、嗜睡、恶心、胸闷、气短等现象，医学上称为低原反应，严重时还会引发“氧中毒”，也就是常说的“醉氧”。为促使高原人员更好地适应疗养环境，健康教育内容应包含低原反应防护知识指导、生活指导、饮食指导及科学的理(体)疗计划，使教育更具有针对性和实效性。

(二)护理工作方法

高原人员疗养护理工作方法从准备、入院、疗养、出院四个阶段来实施整体护理。

1. 准备阶段　该阶段是实施有效护理的重要程序，是做好高原人员疗养护理的基础性工作。

(1)疗室环境准备　检查房间内物品、水电、床单元等，保持房间卫生、床单元的干净整洁，确保设施设备处于完好备用状态，并开窗通风，保持室内空气清新。

(2)组织学习　组织护理人员学习高原人员疗养护理有关规定及制度、高原常见疾病、高原习服和脱习服的预防知识及高原人员疗养护理工作流程。

(3)药品器械准备　根据季节和高原人员特点，做好药品器械的准备。重点查验急救器械、药品，以确保急救器材等始终处于功能完好状态，如氧气是否充足，急救药品，尤其是高原疾病常用药品是否齐全和有效等。

(4)技术和细节服务准备　组织护理人员进行急救技术训练，做到人员分工明确、基本操作熟练。检查护理人员着装、仪表、挂牌等行为规范，并使护理人员处于最佳工作状态。

2. 入院阶段　该阶段护理工作的重点是发挥首效作用，为疗养员提供热情、周到的优质服务，使疗养员有宾至如归的感觉。

(1)办理入院手续　合理安排接诊护士人数，热情、周到、快捷地为高原疗养员办理入院手续，力求在尽可能短的时间内完成接诊工作。帮助疗养员提拿行李并护送至治疗室，向其介绍室内设施使用方法。全面了解疗养员的睡眠、饮食、身体状况，特殊情况及时报告值班医师，并带领疗养员用餐。

(2)常规检测项目　按时完成新入院疗养员体温、脉搏、呼吸、血压、大便次数、体重、身高等入院常规检测工作。发现异常者及时报告值班医师，并密切观察。

(3)做好常规指导　通过语言、板报、电子显示屏等工具，向高原疗养员详细介绍疗养中心情况、生活制度、作息时间、疗养要求、疗养安排、驻地气候、社情民情等，并交代注意事项，为适应疗养期间的生活提供方便。

(4)收集记录信息　完成各项护理资料的收集并记录于护理评估单上,为制定护理计划和确定健康教育目标打下良好的基础。

3.疗养阶段　该阶段是为疗养员提供全方位整体护理的主要阶段。

(1)生活护理

①创造舒适的疗养环境:保持疗养用房清洁。在护理工作中,应做到每天协助整理床铺、用具及用物,使物品摆放有序,每日定时进行清扫、通风,保持疗养用房清洁、整齐、舒适。定期消毒更换物品:床单元应定期更换,凡疗养员用过的物品,如茶杯、拖鞋等,须经过消毒处理后方可使用,以防交叉感染。

②合理安排作息时间:保持疗区安静。维持疗区秩序,避免大声喧哗,尽量消除噪声。确保充足睡眠。入院3~5天内可适当延迟起床时间,1周后调整为正常作息时间,同时督促疗养员自觉遵守作息时间,养成良好的生活习惯,保证充足的睡眠,有效调节身心健康。坚持夜查房,每晚定时进行夜查房,清点人员,督促其按时就寝。

③保证疗养期间的安全:及时进行安全教育。对疗养员应及时进行安全教育,要求外出时随手关闭门窗,提醒疗养员妥善保管好贵重物品。同时,严格执行出入管理制度,建立防范措施,消除一切不安全因素。确保外出游览安全:进行景观治疗时,携带必需药品和急救箱。每到一处景点应讲清集合开车的时间、地点,开车前清点人数,并提醒司机安全行车。

④加强膳食营养护理:进行膳食指导。入院后,应进行营养知识教育,讲究科学饮食,多食用新鲜的瓜果蔬菜,切忌暴饮暴食、偏食,避免高盐、高脂食物,养成良好的饮食习惯。护理人员应经常了解高原疗养员对饮食的反应和要求,征求疗养员对饮食的意见,提出改进膳食的建议,以便采取合理的措施。

(2)协助体检

①做好体检前的各项准备工作:护理人员应根据检查项目校对各种体检设备,准备检验标本器皿;请领各类表格、填写体检导引单。

②交代体检注意事项:值班护士详细介绍体检时的注意事项,如禁食、憋尿等,及时通知餐厅留餐。

③做好导检工作:体检时带领疗养员前往体检中心,由导检护士负责调配各科体检人数,维持体检秩序,完成各专科体检。

④及时处理医嘱:疗养员体检后,值班护士要认真检查项目完成情况,对体检后所下达的医嘱要及时执行,遇有特殊情况应立即汇报科领导及经管医师。

(3)心理护理

①提供优良的服务:注重第一印象。护理人员一般是疗养员入院遇到的第一人,其语言、态度、行为对疗养员心身护理起着重要的影响。注意文明礼貌,对于疗养员所提的问题,做到有问必答,耐心解释;其次讲究语言艺术,言辞、语调、表情等得体,表达的意思要简明,态度要诚恳,称呼要适当,处处体现对疗养员的尊重、信任和友好,尊重疗养员,应以深厚的感情待疗养员如亲人。与疗养员的关系是同志式、平等、互助和互相尊重的关系。

②提供医疗相关知识:及时了解体检结果。对于体检中发现疾病的高原疗养员,护理人员应掌握准确的信息,及时了解疗养员对得知所患疾病的反应,做好医疗指导,消除其疑虑;耐心解答问题。运用医学理论和科学知识,耐心细致地解释各种问题,对疾病要有正确认识,树立积极的治病态度,振作精神,提高治愈信心,争取早日康复。

③开展有计划的谈心活动:诱导疗养员抒发内心的想法,发泄心中的烦恼,有的放矢地给予正确引导,对于个别比较特殊、严重的情况,建立心理档案,由心理医师给予专业疏导,在其出院后做好随访工作。

④丰富疗养文化生活:组织参与疗养期间的文化活动,如与疗养员进行各类文化比赛、举办小型舞会、定期召开工休会,以增加双方的友谊和交流。利用疗养中心得天独厚的自然资源和人文资源,有计划地组织高原疗养员进行景观游览,在观赏大自然美景的同时宣传自然疗养因子的保健效用,使高原人员了解疗养因子对维护身心健康的作用,从而增加疗养兴趣,达到消除精神紧张、缓解心理矛盾,稳定情绪,改善睡眠的作用。

(4)健康教育

①开展卫生宣传教育:采取针对性的教育,护理

人员应深入浅出地为高原疗养员讲解高原环境对机体的不利影响,使其对如何预防高原疾病及缓解低原反应有一定认识;教育形式多样性,利用板报、手册、电子显示屏、知识授课等方式进行有关高原常见病、多发病的预防知识、脱习服症和饮食卫生、营养卫生、生理常识及药物知识的宣教,使疗养员掌握基本的医学保健知识,培养疗养员良好的卫生行为习惯,克服不良嗜好,以获得疗养的远期效果。为高原疗养员讲解低原反应的危害,指导高原疗养员下到低海拔区域时,在“低山反应缓冲区”适应2~3天,多吃抗氧化食物,如番茄、橘子、草莓、豆制品、茶叶等,每日饮水2000~3000ml,减轻低原反应对人体的危害。其次,入院3~5天内,应适当延迟起床、早餐和上午查房时间,以保证疗养员充足的睡眠;1周后过渡至正常作息,理体疗计划及景观治疗也应循序渐进,避免劳累。

②指导体能训练:做好宣传教育,护理人员应及时做好宣传教育工作,使其提高认识,增强体育锻炼的自觉性和主动性,协助督促训练,护理人员应协助组织疗养员按时参加体育锻炼,并督促早晨及其他活动时间的锻炼,做好护理监督工作,对锻炼后的疗养员,护理人员要仔细观察,及时发现不良反应。要告诫疗养员在运动中或运动后不宜大量饮水,以免增加心脏负担,也不宜运动后立即洗冷水澡。使高原疗养员掌握好锻炼方法、技巧,养成持之以恒锻炼的良好习惯,保持远期疗养效果。

4.出院阶段　该阶段的护理工作重点是做好疗养员出院前的订票、车辆派遣及出院欢送;落实护理效果评价不断改进工作方法;严格终末消毒制度;进行出院指导。

(1)出院前工作

①提前订票、派遣车辆:根据疗养员出院时间,协助做好出院的订票工作,并负责派遣护送车辆。

②做好出院欢送:疗养员出院时,护理人员应欢送。

③及时办理出院手续:出院当天,由值班护士办理出院手续。

(2)护理效果评价

①对疗养员的护理效果评价:主要是对疗养阶段实行的各种护理措施是否解决了护理问题,能否满足疗养员的需求,健康教育效果等内容,应做出客观评价。

②对护理工作效果的评价:诚恳听取疗养员在院期间的意见和建议,并填写护理工作满意度调查表,全面了解护理工作的质量并进行评价,不断改进、完善护理工作。

(3)出院指导

①强调预防保健的意义:对疗养员进行必要的医学知识教育,掌握一些高原常见病、多发病的预防保健知识,这对疗养的近期或远期效果能够起到重要的作用。

②培养个人业余爱好:指导出院后继续保持良好的心理状态和社会适应能力,如注意情绪的自我控制,培养多种业余爱好,增加生活情趣,尽量从工作生活中寻找快乐,保持身心健康。

③进行自我保健教育:指导疗养员把在疗养期间所学到的医学知识和养身保健手段应用于自身,逐步养成良好的卫生习惯,选择适合自身健康的保健方法,使疗养员得到连续性自我保健。

④针对疗养员病情制定康复护理计划,包括出院后注意事项、用药指导、饮食与功能锻炼等,并定期复诊。

(4)出院后处理

①严格终末消毒工作:彻底清扫疗养用房卫生,各类物品表面、地面、用具用消毒液进行消毒处理。

②护理文书资料归档:整理检查疗案和各类护理文书资料,及时上交归档。

③定期对高原疗养员进行电话回访,让疗养员全程感受优质的护理服务。

三、高原疗养的护理分级

高原疗养护理分级是疗养员在疗养期间,医护人员根据高原疗养员病情及健康状况,以及生活自理能力,确定并实施不同级别的护理。临床护士根据高原疗养员的护理级别和医师制定的诊疗计划为高原疗养员提供基础护理服务及护理专业技术服务。

高原疗养护理分为保健疗养护理与康复疗养护理。保健疗养护理不分等级、不设标识;康复疗养护理分为四个等级:特级疗养护理、一级疗养护理、二级疗养护理、三级疗养护理。

(一)特级疗养护理

1. 对象

(1)病情危重,随时可能发生病情变化需要进行抢救的高原疗养员。

(2)各种复杂或者大手术后的高原疗养员。

(3)其他有生命危险,需要严密监护生命体征的高原疗养员。

2. 护理要点

(1)严密观察病情变化,监测生命体征。

(2)根据医嘱,正确实施治疗、给药措施。

(3)根据医嘱,准确测量出入量。

(4)根据疗养员病情,正确实施基础护理和专科护理,如口腔护理、气道护理及管路护理等,实施安全措施。

(5)保持疗养员舒适和功能体位。

(6)实施床旁交接班。

(二)一级疗养护理

1. 对象

(1)慢性高原疾病,病情突然恶化,暂时不宜转院,需要观察病情者。

(2)需要严格卧床休息或有意识障碍者。

(3)感冒高热或出现严重的治疗反应者。

(4)高原脱习服症状反应严重者。

(5)生活完全不能自理且病情不稳定者。

(6)生活部分自理,病情随时可能发生变化者。

2. 护理要点

(1)卧床休息,护士协助各种生活需要。

(2)每小时巡视疗养员,严密观察病情变化,准备好各种抢救药品和器材。

(3)根据疗养员病情,监测生命体征。

(4)根据医嘱,正确实施治疗、给药措施。并注意特殊药物的疗效及反应。

(5)根据疗养员病情,正确实施基础护理和专科护理,如口腔护理、气道护理及管路护理等,实施安全措施,严防并发症的发生。

(6)提供护理相关健康指导,实施心理护理干预。

(7)实施床旁交接班。

(8)按护理程序实施护理计划。

(三)二级疗养护理

1. 对象

(1)高原疗养员实施各种手术后病情稳定,体力和(或)功能尚未完全恢复者。

(2)慢性高原疾病不宜过多活动者。

(3)重病急性期已过,尚需卧床休息者。

(4)生活部分自理者。

(5)高原脱习服症状反应明显者。

2. 护理要点

(1)注意休息,防止过劳,可适当在室内或户外活动。不宜外出参观游览。

(2)每 2 小时巡视疗养员,观察疗养员的病情变化及治疗效果和反应。

(3)根据疗养员病情,监测生命体征。

(4)根据医嘱,正确实施治疗、给药措施。

(5)每周测体重 1 次并记录。

(6)根据疗养员病情,正确实施疗养护理措施和安全措施。

(7)按护理程序,实施护理计划。

(8)提供护理相关健康指导,实施心理护理干预。

(四)三级疗养护理

1. 对象

(1)高原疾病及手术后康复期,生活能够自理者。

(2)各种高原慢性病病情稳定者。

(3)高原脱习服症状反应较轻者。

2. 护理要点

(1)每日巡视疗养员 3 ~ 4 次,并观察疗养员的病情变化。

(2)根据疗养员病情,监测生命体征。入院 3 天内每日测体温、脉搏 2 次。

(3)每周测体重 1 次并记录。

(4)督促疗养员按时完成诊疗任务及进行康复锻炼运动。

(5)鼓励和组织疗养员外出参观、浏览及有益于身心健康的文娱体育活动。

(6)提供护理相关健康指导,实施心理护理干预。

(7)按护理程序,实施护理计划。

(五)保健疗养护理

1. 对象　无何疾病或处于第三状态的高原人员

保健疗养者。

2. 护理要点

(1)每日巡视疗养员2次。

(2)每周测体重1次并记录。

(3)按时完成健康体检及必要的治疗任务。

(4)有计划、有目的地组织疗养员进行体育锻炼、文化娱乐活动及景观治疗。

(5)提供护理相关健康指导,实施心理护理。

(6)按护理程序,实施计划护理。

四、疗养区管理

疗养区是疗养员和医务人员活动的场所,疗养区的管理是整体性综合治疗的重要环节与基础,是护理管理工作的重要内容,管理的优劣直接关系到疗养效果。疗养区管理包括疗养区室内外环境与秩序管理、疗养区设施设备管理、物品管理、人员与安全管理等。疗养区管理工作主要由科室护士长负责,管理目标主要是使疗养区保持整洁、舒适、温馨、安静、优美、安全。

(一)疗养环境管理

疗养环境包括疗养室、办公室、治疗室、急救室、公共环境等。疗养环境管理的手段主要有建立规章制度,专人负责,定期监督检查。

1. 疗养室　疗养室是疗养员生活的主要场所,室内陈设规范整齐、空气清新,温湿度适宜,光线充足明亮。保洁员负责疗养室内外的卫生保洁与消毒、物品管理和生活服务工作,对疗养室内做到每日清扫、通风,保持整洁,无污迹、无灰尘。被服应按时更换,每周一次,遇有污染随时更换;护士每日整理床单元,保持床铺清洁、整齐、干燥、舒适。疗养室配备的物品,如口杯、脸盆、拖鞋等生活用品定位定量摆放,定期清洁、消毒。定期清洗窗帘、沙发套等布巾,保持干净整洁,窗帘悬挂整齐。卫生间台面、地面、洗手盆、浴缸、恭桶及五金件表面光洁,无水渍和污迹,无异味,设有防滑提示。镜面明亮,无手印无灰尘。水、电、气、暖、营具、电视、电话机等设施设备定期检修、保持完好状态。室内绿色植物定期浇水,并保持花盆内无杂物,盆体、叶面无灰尘。消耗用品要及时补充,满足疗养员的需要。疗养员出院后保洁员应对疗养室内物品进行终末消毒处理,防止交叉感染。总务护士应为保洁员建立物资账,监督保洁员定期清点,防止丢失。保洁员所用清洁车要保持干净整洁,清洁工具分类放置,并有标识。提醒疗养员爱护公物,自觉维护卫生,不带宠物,不乱用自带电器等。

2. 办公室　办公室是医护人员的公共场所,办公室的管理一般由科室护士长制定相应制度,具体确定清扫的人员和周期,主班护士要保持办公室安静、整洁,维护办公室秩序。办公室的物品负责到人,定位放置,摆放整齐,疗养员病案、各种登记簿、计算机等信息资料保管得当,保密措施完善。

3. 治疗室、急救室　护士长负责急救物品管理制度的落实,确保急救设备的完好状态。搞好消毒隔离,预防院内感染。护士长可指定专人或治疗护士负责治疗室、急救室日常管理。治疗室、急救室保持清洁、整齐,物品、药品齐全,摆放有序,标志清晰,仪器设备清洁,定位摆放,性能良好。精密贵重仪器专人保管,并处于良好备用状态。各类药品和一次性物品及时请领,保证使用。急救车整洁,急救物品、药品齐全,无过期、失效、潮湿、变质,并及时清点。治疗室冰箱清洁,冰箱内物品放置规范,无异味。垃圾及利器等按要求分类放置。疗养员自带专用药品必须写明床号、姓名、药品名称,单独放置,按时使用。定期对室内环境和公共物品(听诊器、血压计等)进行消毒和细菌学监测,有记录。严格执行消毒隔离制度,符合消毒隔离管理质量标准。毒麻药品及急救药品器材专人负责,加锁保管,班班交接、数目相符。

3. 公共环境　公共环境包括院落,疗养楼内大厅、走廊等。室外的清扫和绿化可由保洁员和专业绿化人员负责,楼内由保洁员负责。每天应清扫道路及地面,保持整洁。做到室内外无垃圾,阴沟无积水,卫生间无臭味,地面及水池无污垢、墙角无蜘蛛网等。楼道无障碍物,上下台阶有明显标识。花草树木等绿化植物定期修剪,无虫害。指示牌、消防设备等标识清楚,保持完好。垃圾箱专人管理,垃圾分类倾倒,箱外无垃圾堆积。为了增加疗养区的文化气息和舒适度,还可设立宣传灯箱和音箱,定时播放音乐,保洁员要加强设施的维护,保持外观完好,按时擦拭、保养。公共区域要保持安静有序,无噪音、污染及喧闹。

（二）物品管理

护士长总负责科室物品管理。建立严格的管理制度，物资设备做到分类建账、专人负责、定位、定量放置，定期清点、账物相符、无积压、无丢失。护士长可将医疗器械，疗养室内可移动设施、营具、被服等物品分别指定专人管理。如治疗护士负责药品和急救器械，总务护士负责疗养室物品管理等。要妥善保管电器说明书，按规范使用，定期保养，保持良好状态。加强钥匙管理，必要时实行押金制度。卫生用具使用正确，保养得当。疗养科配置仓库，分别保存电器、被服和卫生工具等，暂不使用的物品应入库保管，布巾类物品入库前清洗、晾干。仓库要定期通风、整理，保证物品无毒变，管理符合要求。物品借用要经有关领导批准，并登记，不得私用。物品丢失损坏，应追究责任，并要按规定赔偿。

（三）人员管理

1. 疗养员（及随员）管理　疗养员及随员是疗养中心的主要服务对象，疗养员应持有效证件、疗养证、病情摘要和单位介绍信等办理入院手续。疗养员应自觉遵守疗养中心的规定，服从疗养中心管理，积极配合医护人员完成疗养计划。疗养员在疗养期间应按要求佩戴疗养中心配发的标志。疗养员应当积极参加疗养中心或科室组织的有关活动，按时作息，外出必须请销假，不得在院外留宿，来客不得在疗养房间留宿。疗养员应当保持室内卫生整洁，注意节能减排，做到节约用水、用电，爱护公物，损坏和丢失应当酌情赔偿。疗养员应当建立临时组织，并指定临时负责人，定期组织疗养员学习政治和时事政策，做好疗养员的思想工作。疗养员在疗养期间要注意防火、防盗、防意外伤，妥善保管个人贵重物品、现金，确保人身财产安全。

2. 工作人员管理　工作人员是为疗养员服务的全体人员，包括医生、护士、服务员、保洁员及其他保障人员。对疗养员要按疗养类别、职别实施科学管理，耐心细致地做好院规介绍及管理要求讲解。工作人员应做到礼貌友善、挂牌上岗、仪表端庄、举止得体；与疗养员的沟通应做到双向共感、神态专注、言辞委婉、礼让对方；应以疗养员为中心，各项医疗护理活动要严格遵守各项规章制度和操作规程；要尊重疗养员，做到一视同仁，为疗养员提供优质服务，要尽到维护疗养员人身、财产安全的义务。

（四）安全管理

安全管理是疗养区管理的重中之重，疗养区应有保安人员等专人负责安全保卫工作。建全防火、防盗、防跌倒、防暴力等应急预案，配有专属人员。监控、报警、传呼、灭火、消防器材等设施要按时检查、更换，保持完好；对可疑人员要盘查、询问，严防意外发生。要尊重维护疗养员隐私权，不涉及与治疗、护理无关的个人隐私，不得将疗养员的病情告知与治疗护理无关的人员；要保守疗养人员信息、资料，防止失密、盗密现象发生。医疗废物和垃圾清理要按照相关法规进行，符合安全和环保要求；对疗养员和工作人员经常进行安全教育；定期分析安全形势，发现问题及时整改，完善安全措施，确保疗养区安全。

（夏永莲　汪　英　赵鑫　李继铭）

第四章 >>>

疗养科室及疗区管理

疗养科室(区)为保证所有前来疗养的人员都能充分地利用本疗养地独具特色的自然疗养因子,在宁静的环境及美丽的景观条件下充分得到放松和休息,必须制定规范的制度、顺畅的流程及每个人共同遵守的疗养生活保证制度。

第一节 疗养科的任务与管理

一、疗养科任务

疗养科是疗养中心的临床科室,基本任务是在规定的疗养生活制度下,运用自然疗养因子和人工疗养因子等资源,为疗养人群提供服务,达到预防疾病、恢复健康、增强体质、提高工作效率和劳动能力的目的。收治对象主要是军队干部和从事特种职业的人员,包括空勤、海勤、特种部队及接触有毒、有害环境和物质的人员。

1. 保健型疗养科的任务　保健型疗养科主要以健康人或亚健康人为服务对象,主要任务是逐渐解除疗养人员因高度紧张的工作负荷造成的疲劳状态、接触特殊环境中有害因子的不良作用,早期发现疾病,及早防治。保健疗养可概括为体格检查、健康鉴定、体育锻炼、营养膳食、疾病预防、特殊训练、文化娱乐、参观游览以及科学的疗养生活制度等。一般疗养期为15天。

2. 康复型疗养科的任务　治疗和康复型疗养科主要收治老年人和慢性疾病患者或手术后需要进一步康复者。治疗采用多种疗养因子和疗养措施,如各种自然疗养因子疗法、物理疗法、药物疗法、体育疗法、营养膳食、心理疗法等。同时,积极开展中西医结合的康复疗法,如激光穴位照射、中药离子导入、针灸、按摩、气功等。此外,治疗和康复疗养科应具备必要的监护系统、抢救设备和急救技术。

3. 特勤型疗养科任务　特勤疗养科主要以军队海勤、特种部队、海拔4000m以上高原部队与特种职业人员为服务对象,主要任务是研究战时、突发事件、特殊环境条件对服务对象健康状况影响的防治方法,开展亚健康状态监测和防治工作,维护疗养人员良好的健康状况和作业能力。如海拔4000m以上高原部队疗养的任务是逐渐解除高原缺氧环境对官兵身体的不良作用,集中组织高原习服锻炼,提高官兵机体适应高原环境的能力和高原军事作业能力。

4. 综合型疗养科的任务　综合型疗养科既收保健疗养人员又收疾病疗养人员,兼具保健型与治疗和康复型疗养科的特点与任务。

二、疗养科管理特点

疗养科是以疗养人员为服务对象,以生物－心理－社会医学模式为指导,把预防、保健、治疗、康复和生活服务融为一体的技术服务部门。疗养科的管理必须运用科学的管理理论、技术和方法,调动科内各类人员的积极性,促使所属人员积极学习和掌握医疗技术、主动给疗养人员提供优质高效的服务,发挥最高效能,以达到提高疗养质量的目的。疗养科管理主要有以下特点。

1. 疗养人员健康状况的复杂性要求技术服务必须向高层次发展　疗养医学涉及临床医学、预防医学、康复医学、老年医学、中医养生学、心理学、航空航天医学、航海医学、护理学等,高原疗养还涉及高原卫生保健等,要求疗养科医务人员必须掌握所有相关学科知识。随着医学模式的转变,健康观念的更新,疾病谱的变化,尤其是高原官兵长期处于缺氧状态,官兵健康状况表现得更为复杂,要正确处理好这些复杂的健康状况要求医务人员具有精湛的技术。因此疗养科管理上要使医务人员掌握全面的知识并具备精湛的技术,促使疗养技术服务向更高层次发展。

2. 诊疗工作的系统性要求疗养服务标准化、制度化、规范化　疗养人员住院期间,疗养科必须考虑到诊疗工作的时间性、连续性、计划性,系统地做好检查、观察、治疗等工作,最大限度地提高疗养康复效果。因此,疗养科必须加强诊疗管理,认真落实诊疗工作的主要环节,如检诊、查房、会诊、病例讨论、疗案书写、疗养措施实施、值班等,科学、系统地制定并落实各种规章制度,严格执行医疗护理技术操作常规,使诊疗工作标准化、制度化、规范化,提高疗养康复工作质量。

3. 服务的综合性要求疗养服务向全过程、全方位发展　疗养人员在疗养过程中以疗养科为家,接受检查、治疗、在科休养。因此,疗养科是医疗、护理技术、心理治疗、保健防病、文体娱乐活动和生活保障的综合型服务场所。为提高疗养康复效果和疗养工作质量,必须创造一个温馨、舒适、卫生、幽静的疗养环境,为疗养人员服务必须向全过程、全方位发展。全过程服务指疗养人员从入院到出院乃至跟踪随访,实行全过程不间断优质服务;全方位服务要使优质服务工作覆盖全面,不遗留任何死角。集爱心和情感于一身,合医术和医德为一体,竭尽全力为疗养人员的健康服务。

4. 以疗养活动为中心,协调各方面的关系,提高疗养康复工作质量　为疗养人员提供全程优质服务,不是疗养科所能单独完成的,必须全院各部门密切配合,以疗养活动为中心,实施同步、同向、协调一致地运转才能完成。疗养科与其他科室和部门的配合方法,可分为日常运转中的协调和应急支援两种。

日常运转中的协调要求各部门以取得最优服务质量为标准,管理标准化、操作常规化、工作程序化,形成以疗养活动为中心的质量保障系统,进入惯性运转状态;应急支援是在接受超负荷的任务或急救工作时,在人力、物力上给予应急配合和支援。疗养科应主动与上级业务机关及有关科室取得联系,互相沟通,密切配合。同时教育本科室的工作人员严格执行各项规章制度,主动配合其他科室工作,共同维护相互间的良好协调关系。

疗养生活服务与院务工作关系密切。疗养人员的衣、食、住、行、水、电、暖的供应都有赖于院务保障的配合。医护人员应尊重院务人员的劳动,要了解院务工作制度,加强配合,互相尊重。

工疗关系主要是提供服务和接受服务者之间的关系,应通过开展多种形式的优质服务,赢得疗养人员的尊重、信赖,密切工疗关系。应定期召开疗养人员座谈会,听取对疗养工作的意见,及时改进。

（孟涛疆　洪达春　杨　柳）

第二节　疗养室的规范化管理

疗养室是指疗养人员居住的房间。疗养室管理的内容主要有规章制度、设施设备、环境卫生、物资管理等。

一、疗养室管理

1. 有健全的规章制度,并能贯彻落实。各岗位职责明确,能按时完成各项工作。

2. 布局合理,设置规范,环境整洁,安静、美观、安全、舒适。

3. 护理质控做到有标准、有组织、有措施、有检测方法、有分析、有考评及月统计制度。

4. 有严谨的交接班制度并认真执行。

5. 物资设备及药品管理做到分类建账,专人负责,定期清点,账物相符,无积压,无丢失,节约使用。口服药、外用药及剧毒药均有不同标签,并分别存放,各类药品及急救药品器材专人负责,加锁保管,班班交接,数目相符。疗养人员自带专用药品必须写明床号、姓名、药品名称,单独放置,未得医生同意不得擅自使用。

6. 严格执行消毒隔离制度,符合消毒隔离管理质量标准。

7. 有护理教学、科研及业务培训计划,有落实措施及考核制度。

8. 各项护理质量指标符合规定达标要求。

二、疗养室管理要求

1. 基本要求清洁、整齐、肃静、美观。

2. 保持整洁统一，每日由专人清扫整理，定期更换被服等用品。

3. 保持设施完好，定位摆放，遇有损坏及时维修。

4. 定期晾晒被褥，保持干燥、舒适。

5. 门窗应严密，无声响，必要时安装防盗网。

6. 加强疗养人员管理，按时作息，服用自带药品需经主管医生同意，不得私自在外面留宿，外出要请假。

7. 做好随员管理，保障疗养人员安全。

（孟涛疆　洪达春　杨　柳）

第三节　疗养区的管理

疗养区是指疗养人员疗养生活的区域。疗养区管理是疗养护理工作的一个重要组成部分，主要包括疗养区设施管理；疗养区医疗护理器械与物品管理，疗养区环境卫生与秩序管理，疗养人员管理、疗养室陈设、娱乐设施等规范化管理。其目的是为疗养人员创造一个安静、美观、安全、舒适的疗养环境，建立规律的生活秩序，以有利于调节改善疗养人员的精神情绪，促进其身心健康。

一、疗室要求

1. 室内的陈设应整齐、清洁、舒适、优美。家具物品定位放置，力求布局合理。护理人员应按时清扫整理，保持卫生。

2. 室内定时通风换气，保持空气新鲜。一般最适温度，冬季为18℃～22℃，夏季为19℃～24℃，湿度以40%～50%为宜。

3. 室内灯光和照明分为基本照明和局部照明两种。基本照明是指满足视觉一般需要的光度，光色宜柔和，避免过于明亮；局部照明指阅读、书写的光度，宜用功率为25～40W的台灯。

二、疗区环境要求

1. 清洁卫生　环境卫生实行分区包干落实到人，定期检查评比，防止交叉感染。凡疗养人员用过的物品如药杯、茶具、面盆、拖鞋等都要经过消毒处理后方可供他人使用，落实终末消毒措施。

2. 降低噪声，保持疗区安静有序　室内要求做到“四轻”（说话轻、走路轻、关门轻、操作轻）。电话应设置在隔音的电话间内。疗养区的自来水龙头、水箱应经常检修，力求使疗养区白天的噪声降到50分贝以下，早、晚在45分贝以下，夜间在35分贝以下。使疗养区无噪声、无污染、无喧哗。

3. 安全措施　严格疗区管理，消除一切不安全因素。防盗窃，对新入院的疗养人员应进行安全宣传，贵重物品及现金需妥善保管，外出时门窗随手关闭，值班人员加强巡视，丢失及时报告。防火防电，加强安全教育，疗养房内不得使用高功率电器，不能在床上吸烟等。预防滑倒、跌伤，楼梯、转弯处、地面应保持干燥，不宜堆放物品。厕所、浴室应设有扶手，以防滑倒。注意体疗安全，严格掌握适应证，限制超负荷运动，加强体疗的现场监督和指导，各种体育设备必须完善正常。

三、疗区物品及常备药品、器材管理

1. 疗区各类物品应登记造册，分工专人管理，建立核对、清点、请领制度，防止丢损、浪费等。

2. 器械管理。各种器械建立卡片登记制度，定期检查及维修保养。精密贵重仪器专人保管，并应处于良好备用状态。严格交接班。

3. 药品管理。按规定基数领取保管，实行严格管理。定期检查清点，防止积压、过期和霉变。毒、麻、精神类药品加锁定位放置，并定期检查。

（孟涛疆　洪达春　杨　柳）

第五章 >>>

疗养质量与技术管理

疗养质量是医疗技术、文化服务和院务保障在疗养工作中效率和效果的综合表现。高原疗养质量是指以高原疗养人员为中心的医疗质量、工作质量、服务质量的综合,是疗养期间各项服务保障工作的综合效果。它强调疗养医疗服务和生活服务的统一,强调高原疗养人员评价的满意程度。疗养医疗服务包括:体检、诊断、疗养预防、疗养保健、疗养治疗、疗养康复、疗养护理、营养膳食、心理调适等服务。疗养生活服务包括:住宿保障、饮食卫生、文化活动、车辆保障、行政安全等。疗养质量从广义上讲还包括领导决策质量、人员质量、科研质量、信息质量。

疗养质量管理是指针对高原人员的疗养特点,应用计划、组织、指挥、协调、控制等管理职能,以数据统计和科学管理的方法,按高原疗养质量形成的规律,对高原疗养质量形成的全过程,以及影响疗养质量形成的各种因素,实施有效的系统的管理活动。其目的是保证高原疗养过程中的医疗服务技术、生活服务保障达到规定的标准,满足高原官兵的疗养需求。

第一节 疗养质量管理方法

一、高原人员疗养质量要素的管理

高原疗养质量要素主要是指人员、技术、设施、设备和规章制度等。

(一)人员管理

人员是高原疗养质量组成的首要要素,对高原疗养质量起着决定性作用。有效的人员管理是提升疗养质量的重要方法,高原疗养的人员主要有医务人员、行政管理人员、后勤保障人员等。对人员的管理主要分以下两个方面。

1. 医务人员数量比例　要根据高原人员疗养规模,疗养中心(区)编制、任务、计划,床位与工作人员比例计算。根据高原疗养床位,床位与工作人员总数比例为1:(1.0~1.2)。特别是各专科人员应达到规定的数量、结构合理,以满足需求,有利于工作,确保质量。

2. 人才结构管理　承担高原保健疗养任务的疗养中心(区)应编配一定数量的军队医学院校、高原医学系毕业的大学生和研究生,以及康复疗养专业的毕业生。使疗养、康复医学专业在资历、能力、知识结构方面形成合理成人才梯队,保证高原人员疗养质量。

(二)技术管理

技术包括所有为高原疗养服务保障的医学理论知识、操作技能。

1. 技术资质管理　卫生技术人员学历必须达到基本要求,医师应具有本科以上临床医学专业学历,护士应具有大专以上护理专业学历。除从医学院毕业未满1年外,卫生技术人员必须取得相应专业技术资格证书。参与高原疗养工作前,必须经高原医学相关知识的培训。骨干人才必须是具有5年以上高原疗养工作经验的主治医师以上专业技术职务,并在高原疗养专业方面具有一定理论研究成果。

2. 技术质量管理　制定各项疗养服务项目的质量标准和检查考评方法,并作为各项工作优劣的评价依据,如体检、疾病矫治、活动安排、体能训练、文体活动、生活保障等质量标准。

3. 技术培训管理　统一组织新入职专业技术人员进行高原医学基础知识培训。定期进行高原疗养医学知识学习培训与考核。

(三)设施、设备管理

设施设备是高原疗养保障的物质基础,也是高原疗养质量保证的基础。

1. 设施设备配置　高原疗养设施设备包括基本设施设备和特有设施设备。基本设施设备有疗养房、常规体检场所、设施和设备。特有设施设备有血气分析仪、肺功能检测仪、高压氧舱等。设施设备的配置应能满足高原疗养的需求。

2. 设施设备维护　设施设备必须专人使用、专人管理和定期维护保养。操作人员持证上岗。

3. 设施设备购置管理　根据高原疗养需求和疗养业务发展需要,及时购置必需的设施、设备。购置设施设备要按规定上报审批,实行招标,严格采购流程,严格把好审查关,确保设施设备质量可靠。

(四)规章制度管理

规章制度是确保高原疗养质量的关键,只有严格执行各项规定,才能达到质量标准。

1. 健全规章制度　结合高原疗养工作实际,制定切合实际、实用性强的涉及医疗服务、行政管理、后勤保障等全部疗养保障工作方面规章制度。

2. 强化遵章意识　规章制度一旦建立,就必须严格遵守和贯彻落实。

3. 持续监督落实　定期监督检查规章制度的落实情况,并进行相应的奖惩,增强遵守和贯彻规章制度的积极性。

总之,要用规章制度规范高原疗养的医疗服务与生活服务,用规章制度规范每一个成员的行为,使每项工作有章可循。

二、高原人员疗养主要环节质量的管理

体能、心理训练是高原疗养必不可少的特殊内容,也是高原疗养质量的一个重要方面,是高原疗养质量讲评的内容之一。体能、心理训练质量管理是高原疗养质量管理的重点。

1. 体能训练　高原官兵疗养期间体能训练内容主要有器械、球类训练及登山、游泳、拳、剑、保健操等。通过训练可增强疗养人员身体素质,减少发生高原疾病的概率,恢复和促进体能,提高耐受低氧的能力,进而提高履行岗位工作的能力,提高部队的战斗力。

(1)体能训练项目组织实施的质量管理　根据疗养人员的工作任务和性质确定训练内容和项目。按规定要求落实训练的时间和运动强度,组织过程中,观察疗养人员的身体状况,随时做好相应调整,防止出现训练伤。训练时间、频率和出勤率要达到规定要求。

(2)体能训练设施设备的管理　应根据高原疗养人员体能训练的需要配备训练场地、设施和训练器材设备。训练设施、器材、设备应由专人管理,定期进行维护、保养和检修,使之处于良好状态,确保训练顺利安全。

(3)体能训练效果管理　为使体能训练达到规定的标准,要与疗养人员沟通联系,做好宣传教育,增强疗养人员的保健意识,提高其参加训练的积极性、主动性。训练方式要丰富多彩,增加训练的趣味性,提高其训练的自觉性。组织缺氧生理训练、缺氧体验训练以及高原肺脑功能训练等针对高原官兵的体能训练,提高训练的针对性。

2. 心理训练　高原疗养人员的心理训练内容有一般心理训练和针对性心理训练。目的是消除恐惧心理,降低官兵强迫症及焦虑症的发生率。

(1)项目组织实施的质量管理　根据疗养人员的心理状况确定心理训练的内容。一般心理训练是主要面对所有高原疗养人员,针对性心理训练建立在一般训练基础之上,根据个别人员的思想问题,有针对性地开展心理疏导、心理调控等。

(2)心理训练效果管理　要达到心理训练的效果,要提前掌握疗养人员的心理健康状态,对疗养人员进行必需的心理健康调查。

三、高原人员疗养过程的质量管理

高原疗养质量的形成需要一个过程,所有疗养医疗服务、生活保障服务都是通过该过程而完成的。因此,高原疗养质量贯穿于疗养的准备阶段、入院阶段、疗养阶段、出院阶段的全过程。

(一)准备阶段

准备阶段是高原疗养全程质量管理的起点,是保证高原疗养质量正常运作的物质基础和必备条件,属高原疗养质量三级结构中的结构质量,是高原疗养服务的基础质量。

1. 阶段特点　这一阶段处于两批疗养的间歇期,

既是上一批疗养结束的总结期,又是下一批疗养开始前的准备期。

2. 管理要点

(1)讲评上一批高原疗养工作情况,总结经验,发现缺陷和不足,提出整改措施。

(2)确立下一批高原疗养工作目标,制定服务保障计划。

(3)根据各自的工作任务职责,做好高原疗养收治前的各项准备;包括职能部门与疗养部队的联系,确定疗养人数、时间、车次(航班),安排接站人员、车辆、餐饮,院疗养环境清洁,疗养房整洁、布局合理;与高原疗养相关的服务设施、服务项目准备就绪,且处于良好状态。

(4)所有准备工作都应在疗养人员入院前完成。机关、科室实施检查督促。

(二)入院阶段

入院阶段的组织保障是高原疗养全程质量管理的重要环节,是展示疗养中心形象、给疗养人员留下第一印象的关键阶段,是实施高原疗养全程优质服务的开始。

1. 阶段特点　入院阶段是指从疗养中心接到高原部队入院电话通知至疗养人员入住疗养房、办完接诊手续、值班医师完成第一次巡诊的时间段。这一时间段疗养部队和疗养人员处于疗养期待的心态,期望值高,疗养人员刚从高原地区到疗养区,易发生高原脱习服症。

2. 管理特点

(1)在疗养人员入院前提前通过电话或手机短信与其建立联系,告知疗养地天气、报到注意事项等情况;疗养人员入院时派专人按规定时间、地点前往接站,接站准时、正确、无误,并送至疗养科,与值班人员进行交接,严禁误接、漏接和疗养人员待床等情况发生。

(2)责任护士及时热情地向高原疗养人员简要介绍入院情况并进行高原脱习服相关知识教育。

(3)接待科接诊人员在高原疗养人员入院 30 分钟内到科室办理入院手续。

(4)疗养科护士监测疗养人员生理指标,如发生高原脱习服情况,立即报告医生。

(5)经治医师在高原疗养人员入院后 24 小时内建立疗养档案,下达体检常规医嘱,完成各项体检准备工作。

(三)疗养阶段

疗养阶段是高原疗养质量形成的主要阶段。这一阶段的环节多,影响因素多,是实现全面质量管理的关键。属高原疗养质量三级结构中的质量环节,直接影响着整体高原疗养质量。

1. 阶段特点　这一阶段自疗养计划开始实施到疗养结束前。疗养人员的疗养生活将全面展开,与疗养中心各科室、部门及工作人员广泛地接触交流。高原脱习服情况还有可能发生。

2. 管理要点

(1)经治医师根据高原疗养人员身体状况及疗养需求,制定个体疗养计划,并在疗养过程中认真按计划实施。

(2)落实查房制度。中心分管医疗领导、科主任、经治医师、护士长、护士按照规定要求,分别实施医疗护理查房,履行各自查房职责。

(3)按照体检工作规范开展高原人员体检和健康鉴定工作。

(4)监测疗养人员生理指标,防止发生高原脱习服。

(5)开展以自然疗养因子为基础的综合疗法。根据体检诊断,各专科给予及时、积极、有效的治疗。

(6)按照规定进行高原人员体能、心理、高原心肺功能等训练。

(7)组织景观疗养,每批疗养组织 3 ~ 5 次;开展健康教育,每批疗养举办 2 ~ 3 期保健知识讲座;不定期组织文化活动。

(8)营养科指导制定每周食谱,要求符合疗养人员饮食营养标准,做到科学、合理膳食;落实食品留样制度、高原人员营养调查制度、餐厨具消毒制度和炊管人员体检制度。

(四)出院阶段

出院阶段是高原疗养全过程的收尾阶段,决定高原疗养质量三级结构中的终末质量,会得出高原疗养质量管理的最终结果。

1. 阶段特点　高原疗养计划实施完毕,高原疗养人员踏上返回部队的旅途。

2. 管理要点

(1)职能部门、科室发放并回收《疗养服务质量评价表》,质量控制科进行汇总、整理、分析,上报医护部门及与中心领导。

(2)院政工部门召开高原疗养人员座谈会,听取疗养部队及疗养人员对疗养工作的意见和建议。

(3)经治医师出院前1日完成疗养小结,出具院后健康管理意见建议。护士进行高原卫生、高原疾病预防知识的健康教育。高原疗养科在高原疗养人员出院后3日内完成疗案整理并送至信息科。信息科在规定时间内将高原疗养信息上报各级卫生部门。

(4)高原疗养科协助疗养人员出院订票,负责安排出院送站车辆、科室组织欢送。

(5)做好终末质量的有关数据资料的登记、统计、汇总,并按规定抄送上报。

(孟涛疆　方　科　洪达春)

第二节　疗养质量控制与评价

一、高原人员疗养质量的控制

(一)控制及其类型

为达到质量要求所采取的作业技术和活动称为质量控制。控制是根据制定的计划,在计划实施过程中进行检查、衡量、评价,并将实际工作状况与制定的计划、标准、目标进行比较,对计划实施中出现的各种偏差,查明原因,采取措施予以纠正,以确保组织目标的实现。

按控制的时机分类,质量控制主要分前馈控制、现场控制、反馈控制。

1. 前馈控制　又称预先控制。即在高原疗养工作开展之前,综合多方面的信息,对高原疗养过程中可能出现的问题及各种影响因素进行预测,在预测的基础上有针对性地采取措施进行控制。前馈控制是以未来结果做导向的控制,具有较好的事先预防作用。实施前馈控制必须及时、准确、全面地掌握相关信息。

2. 现场控制　又称为同步控制或时时控制。现场控制是高原疗养工作进行中的一种动态控制,现场控制应深入疗养一线,跟踪过程,进行指导和督查。现场控制不仅有利于及时发现问题、及时纠正偏差、提高管理的效率,更重要的是促进管理者与基层更多的接触、了解,可增进上下级之间的沟通和情感交流,鼓舞管理者的领导力,鼓舞各级人员工作的士气,从而使疗养工作能正确、有序、按既定目标进行。

3. 反馈控制　也称为结果控制或事后控制。反馈控制是在每批次高原疗养任务完成之后,通过对疗养工作的分析、评价、经验教训的总结,对疗养过程中出现的缺陷、问题分析原因,制定相应的措施,并从中找出内在的规律,以便今后工作不再出现类似的问题和缺陷,使疗养工作的实施、运作处于更完善的良好循环之中。

(二)控制方法

控制方法主要有质量意识教育、规章制度落实和关键环节控制。①坚持质量意识教育,牢固树立优质服务的思想。疗养的各项工作是互相联系的统一整体,任何管理环节上的不足,都会直接或间接地影响疗养质量。因此,必须把质量意识教育纳入疗养中心的管理教育计划,按照各类人员职责分层施教,以增强全体人员的质量意识、专业素质和管理效能。质量教育主要有职责与质量意识、质量管理基本知识和专业知识与技能训练三个方面。②严格执行规章制度,规范各项工作。疗养中心现行的各级人员职责、疗养工作规则和制度、疗养技术常规等,要经常组织学习,检查督促、考核,用制度规范各项工作。③建立实时控制模式,全程纠正偏差。

对高原疗养全过程应用前馈控制、现场控制、反馈控制的模式进行实时控制。

①前馈控制:高原疗养开始前,综合多方面的信息,预测可能出现的问题,并有针对性地采取预防措施。②现场控制:从疗养人员入院到出院的每一项活动每一个环节都跟踪了解,依照质量标准,查找存在偏差的地方,及时采取有效措施予以纠正,使疗养工作达到既定目标。③反馈控制:疗养结束后,回顾总结每一项活动,运用有关数据指标,分析相应工作质量,查找不足,总结经验,制定改进措施,不断完善疗养工作。

二、高原人员疗养质量的评价

(一)评价内容

高原人员疗养质量评价主要包括四方面内容,一是对疗养质量基本保障条件的评价,即疗养结构质量评价。二是对疗养过程质量评价。三是对高原疗养终末质量评价。四是对疗养质量满意度评价。

1.疗养结构质量评价　结构质量是高原疗养质量基本组成部分,也是质量评价组成的基础要素质量。包括:

(1)人力资源　负责高原疗养的医务人员及其他各类人员素质,包括人员配置、比例、学历、资质、技术能力等。

(2)组织机构和组织形成　高原疗养组织机构设置是否合理,科室设置、床位及其功能相适应性等。

(3)设施、设备和环境　疗养中心建筑结构、环境设施、绿化美化、疗养用房、布局是否合理,体检、矫治、训练的设施设备及水、电、暖的设备等是否适应保障服务的标准。

2.疗养过程质量评价　疗养过程质量的高低直接影响疗养的结果质量。从事后评价反馈到现场过程评价,是现代质量管理评价的重要特点。过程质量包括高原疗养工作环节质量和运行质量。主要包括以下几个方面的评价。

(1)科室管理质量　疗养科、医技科室疗养阶段工作质量、技术质量、操作规范的评价。

(2)体检、健康鉴定质量　体检项目、流程、时效的评价。健康鉴定结论是否准确。

(3)训练质量　高原疗养人员体能、生理、心肺功能训练是否落实,训练效果的评价。

(4)护理整体质量　包括基础护理质量、技术操作、急救药品器材准备及救治能力的评价等。

(5)行政后勤管理质量　生活设施、文化娱乐设施以及服务保障质量是否及时到位,饮食卫生、餐饮留样等工作的评价。

3.终末质量评价　通过终末质量指标来评价高原疗养服务效果。包括疾病矫治效果,所患疾病得到及时有效的矫治;体能恢复的评价,自我感觉精力充沛,体力状况良好。主观感觉的评价,主要指精神、情绪、食欲、睡眠等情况的变化。心理状态,学会心理的自我调节。疗养期间学会并掌握保健防病方法,纠正不良生活习惯,养成良好的有益于健康保健的意识,提高自我保健能力等。

4.疗养质量满意度评价　调查了解疗养人员对疗养质量的满意程度。

(二)评价方法和步骤

1.评价方法

(1)统计分析法　运用统计数量指标、质量标准对疗养各项工作质量进行评价,包括疗养各环节工作数质量、疗养终末结果。

(2)随机抽样检查法　采取定期或不定期的抽样检查、重点检查、环节检查、阶段检查等方式对高原疗养质量进行随机评价,实时了解和掌握高原疗养的质量。

2.评价步骤

(1)收集疗养人员入院时的各种医学检查资料和入院后的所有治疗观察记录。

(2)将收集到的资料进行分类整理、对比分析。

(3)记录每项内容变化情况,然后做出结论性意见,见表8-5-1,8-5-2。

表8-5-1　疗养服务质量评价表

项　目	满意(是)——→不满意(否)									
	10	9	8	7	6	5	4	3	2	1
对疗养环境、整洁、舒适、安静的满意度										
对疗养设施、设备配套、使用的评价										
对设施、设备管理、维修的满意度										
对工作人员服务态度、仪表、言行的满意度										
对护理人员服务态度、仪表、语言的满意度										
对科室管理的评价										
对接诊、接站的满意度										
对健康知识讲座、健康宣传的评价										
对科主任查房的满意度										
对经治医师技术、服务的满意度										
对医护人员解答问题的满意度										
对体检安排、流程的评价										
对体疗科体能训练组织安排的满意度										
对景观治疗的满意度										
对文化娱乐活动内容、次数的评价										
对理疗科工作质量、服务态度的评价										
对检验科工作质量、服务态度的评价										
对特诊科工作质量、服务态度的评价										
对放射科工作质量、服务态度的评价										
对心理科工作质量、服务态度的评价										
对餐饮质量、就餐环境、服务的满意度										
对通信工作质量、服务的满意度										
对车辆保障服务的满意度										
对水、电、暖、气供应的评价										
对中心领导工作作风、深入科室的评价										
对机关工作、管理和解决问题能力的评价										
对疗养中心总的评价										

表 8－5－2　高原疗养质量综合评价指标

一级指标（分值）	序号	二级指标	权重	指标性质	指标含义
基础建设质量指标（210 分）	1	组织机构建设	0.0329	高优	包括健康鉴定委员会、体检组、防线工作领导小组等特勤疗养工作规定的各类组织，以及工作开展等情况
	2	规章制度建设	0.0329	高优	主要反映医疗护理、疗养康复、鉴定训练、营养卫生和相关管理制度落实情况
	3	编制床位展开率	0.0199	适度	反映特勤疗养管理法规制度落实情况
	4	编制科室展开率	0.0064	适度	反映特勤疗养管理法规制度落实情况
	5	医务人员缺编率	0.0064	低优	通过医、药、护、技各类人员超缺编情况反映疗养保健基础条件
	6	疗养用房面积（m^2/床）	0.0199	高优	反映特勤疗养用房（含客房、活动室、阅览室、医护办公室、值班室等）建设达标情况
	7	专用设备达标率	0.0329	高优	反映特勤专用检测、医疗和医学训练设备达标情况
	8	体能训练设施设备达标率	0.0064	高优	主要反映体能训练场馆建设、专项训练设施设备达标情况
	9	床均医疗设备价值（万元）	0.0199	高优	反映医疗设备总体建设水平
	10	数字化建设完成率	0.0329	高优	反映信息化建设水平以及数字化建设规划完成情况
技术建设质量指标（239 分）	11	急救技术考核合格率	0.0199	高优	主要反映医务人员对常用急重症救治技术的掌握程度
	12	体检技术考核合格率	0.0199	高优	主要反映医务人员对专科体检技术的掌握程度
	13	特勤疾病康复治疗技术考核合格率	0.0199	高优	主要反映医务人员对航海、航空和涉核人员等的职业性疾病康复技术的掌握程度
	14	专项医学训练技术考核合格率（或慢性病康复治疗技术考核合格率）	0.0329	高优	主要反映医务人员对航海、航空生理心理训练的训练理论、方法、流程、操作技术和效果评价方法或常见慢病康复治疗项目和技术的掌握程度
	15	体能训练技术考核合格率	0.0064	高优	主要反映组训人员对海潜、飞行人员体能训练的训练理论、方法、流程、操作技术和训练考核与成绩评定方法的掌握程度
	16	护理基本技术操作合格率	0.0199	高优	主要反映护理人员对 15 项基本护理操作技术的掌握程度
	17	重点学科指数	0.0199	高优	主要反映特勤疗养学科建设水平
	18	学科带头人指数	0.0199	高优	主要反映特勤疗养专业人才队伍质量水平
	19	专业技术职务结构指数	0.0199	高优	主要反映特勤疗养专业人才队伍结构与业务能力
	20	在研课题指数	0.0199	高优	反映特勤疗养科研方向、医务人员参与广泛性与临床研究能力
	21	获奖科研成果指数	0.0199	高优	反映特勤疗养科研水平与科研管理质量
	22	医务人员人均论文指数	0.0199	高优	反映医务人员总结临床经验、分析研究专业课题和撰写论文的能力与水平

续表

一级指标（分值）	序号	二级指标	权重	指标性质	指标含义
专业工作质量指标（312分）	23	床位使用率	0.0064	高优	反映特勤疗养工作效率
	24	规定疗养天数落实率	0.0064	高优	反映特勤疗养制度落实和疗养任务完成情况
	25	接送站落实率	0.0064	高优	反映特勤疗养入院接诊工作环节质量
	26	个体疗养计划落实率	0.0064	高优	反映体检鉴定、疾病矫治、医学训练、营养卫生、文化娱乐和体能训练等特勤疗养内容落实与疗养任务完成情况
	27	新发疾病检出率	0.0199	适度	反映体检与临床诊断质量
	28	入出院诊断符合率	0.0199	高优	反映体检与临床诊断质量
	29	疾病矫治有效率	0.0199	高优	反映疾病矫治工作质量和疗养效果
	30	理体疗率	0.0199	适度	主要反映采用理疗、水疗、体疗等疗法在各类疗养康复方法中所占比重情况
	31	景观治疗落实率	0.0199	高优	反映规定疗养内容落实和疗养任务完成环节质量
	32	健康教育落实率	0.0199	高优	反映特勤疗养机构完成职能任务的重要环节质量
	33	专项医学训练达标率（或心理卫生服务达标率）	0.0329	高优	反映生理、心理训练质量或心理卫生服务开展情况
	34	体能训练达标率	0.0199	高优	通过规定项目考核成绩反映体能训练工作质量
	35	文化活动落实率	0.0064	高优	通过文化设施和装备器材配套建设、管理使用和文化活动开展情况等反映疗养文化工作质量
	36	饮食治疗有效率	0.0329	高优	主要反映临床营养工作质量
	37	健康鉴定结论准确率	0.0429	高优	反映海潜、飞行人员健康鉴定工作质量
	38	疗养效果评定良好率	0.0329	高优	综合反映特勤疗养工作质量水平
管理工作质量指标（239分）	39	训练意外（伤）发生率	0.0199	低优	反映疗养安全管理工作质量
	40	医疗差错发生率	0.0064	低优	反映医疗护理安全管理工作质量
	41	急救物品完好率	0.0199	高优	反映设施设备和护理管理工作质量
	42	合理用药达标率	0.0199	高优	反映医疗工作效益与药事管理工作质量
	43	放射科质控项目达标率	0.0199	高优	反映放射科工作质量
	44	检验室间质量评价变异指数	0.0199	低优	反映检验科工作质量
	45	甲级疗案率	0.0199	高优	反映体检鉴定、诊断治疗、疗养康复和医疗文书等特勤疗养工作管理质量
	46	处方合格率	0.0199	高优	反映药事管理工作环节质量
	47	检查治疗文书合格率	0.0199	高优	反映疗养科、医技科室疗养业务工作管理环节质量
	48	五种护理文书合格率	0.0199	高优	通过包括体温单、医嘱记录单、特护记录单、医嘱本和护士值班报告本等护理文书完成质量反映护理管理工作环节质量
	49	规定报表按时报告率	0.0199	高优	通过体检鉴定、疾病矫治和训练工作等各类特勤疗养专用报表完成反映特勤疗养出院管理工作质量
	50	服务质量满意率	0.0329	高优	主要反映特勤疗养服务保障质量的综合水平
合计			1.0000		

三、疗养质量管理组织体系

1. 疗养质量管理组织机构示意图如8－5－1所示。

2. 疗养质量管理组织机构组成及其职责见表8－5－3。

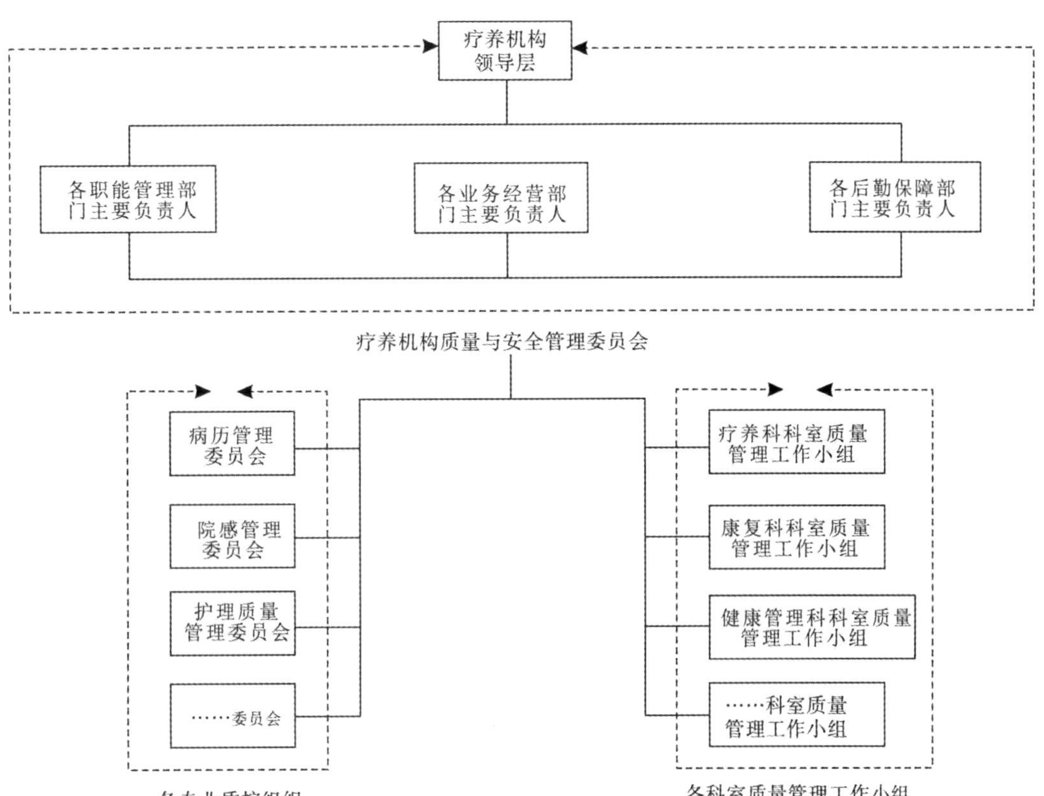

图8－5－1 疗养质量管理组织机构示意图

表8－5－3 疗养质量管理组织机构组成及其职责

质量管理组织	组成	职责
疗养机构医疗质量和安全管理委员会	主任由疗养机构主要负责人担任，委员由医疗管理、质量控制、护理、医院感染管理、医学工程、信息、后勤等相关职能部门负责人以及相关临床、药学、医技等科室负责人组成，并指定或者成立专门部门具体负责日常管理工作	制订本机构医疗质量管理制度、本机构临床新技术引进和医疗技术临床应用管理相关工作制度、医疗质量培训制度、持续改进及各类工作计划、实施方案并组织实施；组织开展本机构医疗质量监测、预警、分析、考核、评估及反馈工作；定期发布本机构质量管理信息
各业务科室成立本科室医疗质量管理工作小组	组长由科室主要负责人担任，成立专门的兼职质控小组或兼职质控管理员负责具体管理工作	贯彻执行相关的法律、法规、规章、规范性文件和制度；制订本科室质量管理实施方案、计划并具体实施、分析、评估和改进；上报医疗质量管理相关信息
疗养机构根据各专业和学科发展，组建护理、检验、药剂、放射、超声、院感、病历等相关专业质量管理组织	成员包括相应专业领域人员和相关专业人员，日常工作由相关专业科室负责	在疗养机构医疗质量和安全管理委员会领导下，在国家和省、市各专业质控中心的业务指导下开展工作；研究、编制、拟定相关专业的质控指标、计划、标准和程序；指导、实施相关专业质控活动并评价；收集、分析质控信息并根据指令定期发布；为专业和学科发展决策提供依据

3. 质量管理活动的方式

(1)基础质量活动　包括质量体系文件和档案建立、更新和日常管理,疗养人力资源管理,配套服务和供应品采购、供应和日常管理,疗养设施环境建设、维护和日常管理,疗养装备采购、维护和日常管理,疗养技术准入、退出和日常管理。

(2)教育培训和能力提升　包括学习培训、岗位练兵、继续教育,等级查房、案例讨论、会诊,学术交流、考察调研、学历教育。

(3)检查、评估和能力验证　包括科内质控检查、科室间质量评价,国家、省市和本机构专业质控组织的检查和评价,本机构其他检查,各类演练、比武、竞赛。

(4)信息收集与反馈　包括危急情况和重要异常结果报告、追踪,各类不良事件上报、分析,疗养员、职工满意度调查,意见、建议征集和投诉处理。

(5)会议　包括周期评审和管理评审会议,质量管理相关组织例行会议,专题工作推进协调会议。

(6)激励与处罚　包括各类考核、评选和推荐,各类经济处罚、行政处罚。

4. 质量评价结果的运用

(1)所有质量评价指标,应结合体系质量管理要求,加以合理运用,以便促进质量管理体系的健康运行。

(2)在运用质量评价指标时,基于各疗养机构不同类型、不同规模和提供不同产品的实际现状,应根据机构实际和管理方针目标,个性化选择和配置。

(3)当质量评价指标与机构的职能、方针和预期目标相一致,且与疗养机构的资源配置、人力资源管理、学术能力建设相匹配时,将对疗养机构的建设发挥极大的促进作用。

(孟涛疆　洪达春　徐　莉)

第三节　疗养技术建设与管理

高原疗养技术建设是高原疗养学科建设的根本性任务,是带动学科发展全局的基础性工作。它主要包括高原疗养专业人才培养、重点学科建设、科学技术研究、设备建设等内容。

高原疗养技术建设涉及高原疗养以及疗养中心建设的各个方面。加强对高原疗养技术建设的管理,才能有效地推进高原疗养技术建设,促进高原疗养学科建设的发展,促进高原疗养保障水平的不断提升。本章主要讨论高原疗养专业人才培养与管理、高原疗养学科建设与管理、高原疗养科学技术研究管理、高原疗养设备管理。

一、高原疗养专业人才培养与管理

专业人才是高原疗养发展的根本,是高原疗养发展的首要因素,必须加快对高原疗养专业人才的培养和管理,促进高原疗养的快速发展。

(一)高原疗养专业人才培养方法

从高原疗养专业人才的成长规律来看,一名高原疗养工作者,从开始学业到临床转型,再到成熟发展,成为一名高原疗养专业人才,需要一个较长的培养过程。必须站在战略的高度上,从优化人才群体结构、强化人才个体结构和完善培训机制三个方面抓好高原疗养专业人才的培养。

1. 优化人才群体结构

(1)人才群体结构　高原人才群体结构是指一个高原疗养工作系统内部构成高原疗养人才队伍的诸要素及其相互关系。主要表现为三个比例关系。

①类别比例:高原疗养专业人才的比例,即医、药、护、技、工各类人才在人才整体中所占比例。

②职称比例:高原疗养专业人才层次的比例,即高、中、初级各类人才与人才总量的比例关系。

③学历比例:高原疗养专业人才各学历人才的比例,即中专、大专、本科、硕士、博士等各学历人才与人才总量的比例关系。

(2)人才群体结构要素

①群体知识结构:指人才群体中不同知识水平的人的组合以及他们之间的相互关系,通常用学历比例表示单位群体知识结构。

②群体年龄结构:指人才群体中不同年龄段人才的比例和构成,是人才结构的重要组成部分。

③群体智能结构:指人才群体中具有不同特点和智能的人才的比例和构成,包括基本知识、基本技能和创造力等智能要素。

④群体能级结构：指高原疗养专业人才群体不同能级的比例和构成。每个人才都处于不同的能级层次和水平角色期待也不同。不同能级的人才有机结合在一起，能够形成协调配套的合力。

(3)人才群体结构优化原则

①梯级原则：对人才按不同年龄、不同能级配备，年龄结构上，保持老、中、青的适当比例，高层次中青年人才比例要力求多一些；能级结构上，建立学科带头人、高级专家、技术骨干等层次，在质和量上形成合理的梯次。

②协调原则：群体内部的各种人才在知识、智能、专长、气质等多因素上能产生互补效应，互相配合，取长补短，聚合各种优势，保持协调有序。

③多样原则：人才群体结构呈多样化的特征，不存在固定的模式。

④动态原则：人才群体应该是一个开放的系统，在保持相对稳定的前提下，有机地实施人才流动，搞好新老交替，优胜劣汰，保持队伍的生机和活力。

(4)人才群体结构优化方法

①人才需求预测：根据高原疗养专业人才与单位协调发展的关系，运用定量定性分析方法，寻求两者之间的内在规律，对设定预测期限内单位高原疗养专业人才的需求状态做出预测。主要是对高原专业人才的层次、年龄、学历结构和需求总量进行预测。

②制定和落实人才建设规划：根据高原疗养发展目标，制定科学合理的短期(年度)、中期(5年)、长期(10年)人才建设规划。规划内容如下：

一是指导思想：明确高原疗养专业人才发展的基本思路和规划期内人才建设的奋斗目标。

二是现状分析：分析当前高原疗养专业人才的结构、数量等状况以及存在的问题。

三是人才培养计划：针对人才建设现状，制定高原疗养学科带头人、中青年重点培养对象培训计划和方向等。

四是结构调整计划：按照学科建设计划要求进行组织机构和人才队伍培养。

五是人才使用计划：对学科带头人的选拔、科室领导班子调整配备、技术职务晋升等进行具体的计划安排。

六是人才培养保障计划：建立培养人才所需经费和设施设备等的保障机制。

2. 强化人才个体结构　人才个体结构是指单个高原疗养专业人才的德、识、才、学、体各要素的排列组合方式。包括人才个体的品德结构、知识结构、智能结构、生理结构等。强化人才个体结构，主要是做到以下几点：

一是塑造人才优秀的政治素质。教育引导人才树立正确的政治方向，正确的人生观、世界观、价值观，马克思主义的立场、观点、方法。

二是培养人才高尚的职业道德。高原疗养专业人才与普通医务工作者一样，要有高尚的医德医风。

三是打牢人才扎实的基础理论。不仅是医学知识、疗养学知识，还包括社会科学知识和军事科学知识。

四是培养人才丰富的专业知识。这是高原疗养专业人才知识结构中的重要组成部分，可反映不同专业人才的知识类型。

五是培养人才熟练的基本技能。熟练高超的操作技能是对高层次高原疗养专业人才的基本要求。

六是培养良好的创造能力。创造能力的核心是创造性思维能力，高原疗养实践需要不断的创造力。

3. 完善培训机制

(1)普遍提高与重点培养相结合。加强个人专业学习指导，强化科室训练检查督导，组织基本理论、基本知识共同科目学习，普遍提高知识水平。对拔尖人才、必需专业、新推项目等，采用请专家带教、课题指导、开展专科人才集训、到院外专科或高级进修等，择优进行院内外重点培训。

(2)当前需要与长远发展相结合。实施培训时，既要考虑当前专业的需要，还应考虑到高原疗养事业发展建设的长远需要，注重组织学习与高原疗养关系密切的高原医学知识，为将来造就一批高质量的中高级高原疗养科技骨干积蓄力量、打好基础。

(3)在职学习与外送进修相结合。对高等院校新毕业学员，初中级高原疗养专业技术人员的教育培训，以在职学习培训为主；对拟晋升职级者、新开展专业骨干、新的贵重精密设备安装前操作人员培训，以外送高级、专科进修为主。

(4)纵向支持与横向协作相结合。一方面,尽力为高原疗养专业技术人员参加培训提供支持,树立学习典型,奖励和重用长期坚持、学有专长、成果显著者;另一方面,与院校、研究所和各种学会、协会保持经常性的联系,开展横向协作,争取多方面的支持。

(5)军内培养与社会学习相结合。随着军队体制编制的调整改革,军队部分技术人员转改为文职人员,尤其是医务人员中文职人员比例将上升不少,呈现出人员结构多元化、教育背景多样化的特点,因此,必须建立和完善军内培养与社会学习相结合的教育培训机制。

(二)人才使用与管理

1.高原疗养人才的选拔　要牢固树立“德才兼备、以德为先”“有作为才会有地位”“重公论、重实绩”和“能者上、平者让、庸者下”的鲜明用人导向,在选拔高原疗养人才时,打破论资排辈、迁就照顾等陈规陋习,切实坚持原则,处以公心,公开选拔,择优上岗,自觉接受官兵监督,真正把优秀的专业人才选拔进高原疗养队伍中。

2.高原疗养人才的考核　充分发挥考核评价在人才队伍日常管理中的杠杆作用,结合高原疗养实际需要,量化专业人员考核评价标准,采取定期考核、专项考核和随机考核相结合等多种形式,加强考核评价力度,建立个人考核档案,并切实将考核结果与立功受奖、晋职晋级、进退走留相挂钩。

二、高原疗养学科建设与管理

高原疗养学科建设是指为满足高原人群疗养需求和适应高原疗养专业技术建设发展要求,根据学科功能与任务,按照相应的标准要求,建立的专门研究高原疗养建设的学科。

(一)高原疗养学科的基本条件

高原疗养学科必须具备下列基本条件:

1.技术过硬的学科带头人　有学术造诣深、知名度高的学科带头人。

2.结构合理的人才队伍　有一批政治素质高、业务能力强的学术骨干,学科技术队伍结构合理,职务结构、年龄结构、学历结构梯次合理。

3.良好的支撑条件　具有一定规模的、满足学科研究需求的实验室、检查室和资料室以及相应的仪器设备。

4.科学有效的管理办法　具有适应学科发展的科学、有效的管理方法、工作程序和建设标准。

(二)高原疗养学科建设的主要内容

1.制定学科建设发展规划　建设发展规划是学科建设的纲领,是学科建设与管理的主要依据。因此,这是一项重要内容。学科建设规划分为远期规划和近期规划。

2.建设适应学科发展的人才队伍　人才队伍是学科发展的根本。人才队伍建设主要抓好以下几个方面:一是选好学科带头人,学科带头人不仅要在高原疗养领域具有重大成就,还必须有较好的管理能力。二是抓好人才结构建设,人才的结构必须利于学科建设长远发展。三是营造人才发展平台,要把学科建成人才施展才华的平台。四是改善人才待遇。根据学科发展和效益情况,相应改善人才的薪酬待遇、生活条件等。

(孟涛疆　姜　俊　洪达春)

第六章 >>>

疗养中心安全与后勤保障管理

高原疗养安全管理和后勤管理是一门系统的科学,是一项庞大重要的工程。在疗养事业发展的进程中,如何更好地为疗养工作提供保障、为疗养人员生活提供满意服务,是疗养保障方面积极探讨的课题,必须深入进行高原疗养保障管理理念、制度、方式、方法的创新研究,积极开展群众性的技术革新活动,推进后勤保障管理创新发展,不断提升疗养保障满意度。

高原疗养后勤保障管理是指后勤保障人员运用科学的管理方式和手段,对高原疗养后勤保障工作进行全方位的管理,确保充分发挥后勤保障效能,顺利完成高原疗养的任务。

高原疗养后勤保障主要包括行政、财务、营房、装备、给养、物资、通信等工作,内容多、范围广、任务重、责任大,是高原疗养工作的重要组成部分。

第一节 疗养中心安全管理

高原疗养安全管理是疗养中心依据军队相关规定,运用思想教育、行政管理、法规制度、技术防范等方法,对高原疗养人员全员额、全方位、全时段的安全管理活动。主要包括高原疗养的政治、医疗、后勤保障和行政安全管理工作等。

高原疗养安全管理工作的基本任务是使高原疗养工作人员和高原疗养人员牢固树立安全意识,认真履行安全职责,严格遵守安全规定,切实落实安全制度,自觉服从安全管理,预防各类事故发生,确保高原疗养安全。

一、政治安全管理

政治安全管理主要包括防间管理和信息保密管理等。

(一)防间保密工作

防间保密历来是对敌斗争的主要战线之一。做好防间保密就是保安全、保大局、保胜利、保战斗力。防间保密工作主要有以下两点:

1. 宣传教育　把对疗养人员的防间保密教育纳入疗养安全教育之中,定期组织疗养人员分析疗养安全形势,切实筑牢坚强的防间保密思想防线。

2. 普及技能　在疗养人员中普及防间保密安全知识和技能,防止失泄密问题发生。

(二)信息保密工作

疗养信息安全工作在疗养中心保密委员会的指导下,由政治部门组织实施,相关科室设立信息安全员,负责科室保密管控工作。疗养信息安全管理工作的具体内容和要求如下:

1. 涉密事项　疗养计划、疗养人员出入院时间、地点、人数、所属部队、联系方式、健康状况、疗案、各类登记表以及活动安排等信息,均属信息安全管理的范畴,必须严格保密。

2. 安全保密教育　加强对疗养人员和参与保障的工作人员的安全保密教育。教育内容包括保密形势、保密工作方针政策和驻地保密环境等。

二、医疗安全管理

医疗护理、体检、体能训练、生理训练等医疗安全管理。

(一)医疗护理安全管理

疗养医疗护理安全管理,直接关系到高原疗养人员的身心健康,是预防医疗事故,增强疗养效果,提高部队战斗力的重要保证。疗养中心应建立医疗安全领导小组,分管领导负责,定期研究分析医疗护理安全工作,制定防范措施。认真落实各项医疗规章制度和技术操作规程，防止发生医疗事故和差错。尤其要防止和警惕医疗护理工作中，查对不严、交接不清、误诊误治、医嘱错误、技术操作粗疏致器官损伤等问题。疗养科室应健全安全组织，有安全防护措施，每月检查、分析讲评。疗养医疗护理安全管理工作由医护部门负责，疗养部队随队医生协助。高原人员疗养期间医疗护理安全管理工作的内容和要求如下：

1. 入院接诊　疗养人员的收容必须依据上级下达的计划书，并及时做好入院登记和相关信息的录入。不得随意接受计划外疗养人员。

2. 疾病矫治　疗养科医师应了解和掌握疗养人员的身体状况，根据疗养人员的病情及时给予治疗，并保证疗养人员在院期间的检查、治疗用药。

3. 医疗器械、药品的使用管理　应配备急救设施、设备、药品和器材，并由专人管理、定期检查和记录。

4. 特殊病症的处理　疗养人员发生急危重症，应及时实施救治，同时报告医护部门和主管领导，并做好抢救工作记录，记录时间精确到分。

5. 医疗护理信息的管理　健康鉴定有关信息应当及时按照规定的途径、方法传送和上报。

（二）体检安全管理

由疗养中心医护部门负责，体检场所应设置清洁区、半清洁区与污染区，并有明显标识，符合卫生要求，定期消毒。体检设备必须符合国家相关安全标准，严格遵守操作规程。辅诊检查应指定专人、专室、专用设备进行。体检信息的录入、存储、传输、下载和备份保存须符合保密安全管理规定。

（三）体能训练安全管理

在专业人员的指导下，依据体能训练大纲等相关规定，采用科学训练方法，有效防止训练伤和意外事故的发生，确保训练过程的安全。

1. 进行安全教育　训练开始前，要对疗养人员进行安全教育，提高其安全意识。

2. 制定训练方案　根据疗养计划、季节特点和气候情况，提前制定训练方案，包括训练时间、地点、内容、要求以及安全防范措施。

3. 场地、设施的检查保养　安排专人检查训练场地和设施的安全情况，及时保养相应的设施。

4. 训练指导　在训练前交代注意事项、做好示范、辅导并指定专人负责保护，防止受伤。

三、后勤保障和行政安全管理

高原疗养后勤保障和行政安全管理包括食品卫生、后勤和行政安全管理。

（一）食品卫生安全管理

由疗养中心医护部门组织实施。成立餐饮安全管理组织，由医护部门负责人牵头，军需助理员、营养科主任、餐厅管理员、食品采购员和仓库保管员参加，对食品的采购、加工、保管，餐具和炊具消毒，以及就餐等各个环节的卫生安全进行全面监督管理，并明确相应责任。

1. 餐饮工作人员的健康和卫生要求　餐饮工作人员应每年进行一次健康检查，并建立健康档案。新进人员必须先体检，取得健康证明后方可上岗。对健康检查中发现患有传染性疾病（包括病原携带者）应立即调离岗位。

2. 食品储藏和制作的卫生安全　食品储藏处应保持干燥、阴凉、通风，放置食品的容器要保持清洁，落实防腐、防蝇、防鼠措施。

3. 烹饪加工和就餐场所、用具的卫生　实行专区就餐，严禁安排疗养人员和其他人员混区用餐。餐厅应保持舒适、整洁。后厨的地面、墙壁、烟道、灶台、操作台和炊事用具应当符合卫生要求。餐饮垃圾应倒入有盖的垃圾桶，并当日清除。餐具和炊具按规定消毒和清洗。

4. 食品卫生安全的监管

（1）建立采购验收制度　规定主副食品筹措渠道，实行定点筹措、阳光采购。不得采购未经检验的食品、“三无”产品及过期食品。

（2）实行烹饪责任制　厨师长对配菜和全面操作过程中的食品卫生安全负责；厨师对所做菜肴的卫生安全负责。

（3）落实食品留样制度　每餐食品均需留样备验，留取食物50～100g置于留样专用杯，存放于0℃左右的冰箱72h。

5. 食品卫生安全的应急处理　根据军队有关规定，及时上报，及时救治，及时查明原因，并落实整改措施。

（二）后勤和行政安全管理

由疗养中心行政后勤分管领导负责、机关相关部门组织实施、疗养部队带队领导协助、相关科室和勤务分队按照各自的分工和要求抓好落实。具体工作要求如下：

1. 安全教育　入院后应及时组织学习教育，传达上级的指示精神，介绍驻地敌社情和院规院纪。

2. 营区安全管理　加强营门岗哨的盘查，对出入营门的可疑人员、车辆逐一进行检查、登记，发现可疑情况及时报告。外来人员来院住宿，必须严格登记，查验身份。国外、境外人员不得进入营区。确因医疗和学术交流需要进入，应提前向政治部门提出申请，并向值班首长报告，经审查、备案后方可进入。完善营院监控设施，加强夜间巡查力度，重点布控疗养人员的生活、活动场所，防止发生意外。

3. 营房安全管理　疗养住房应选择在周围环境安全、无污染的地段，并设置消防通道，配备消防措施，请防雷专家设计和安装防雷装置。在设计施工中，水、电、气、网络、通信、有线电视等各种管路应协调好，以便进行管理和维修，并符合安全要求。地面应进行防滑处理，防止摔伤。在容易出现问题的地方应有警示标志，提醒疗养人员注意安全。建立巡回检查维修制度。室外下水管道应不定期检修疏通；室内各种卫生设施易发生漏水、噪声、淤塞、瓷器裂缝、玻璃破碎、管道破裂等故障，应经常检查，及时发现，及时修复。

4. 水、电、气安全管理　应由专业人员负责管理，建立供、排管道系统的档案资料，健全管理制度和人员岗位责任制，使之处于正常的运行状态。

（1）水源原则上应选择城区自来水供水系统，要求水质合格，水量充足。

（2）用电管理人员应常检查用电系统，配电房应设昼夜值班，及时发现和排除供电故障。

（3）锅炉是供气系统的主要设备，又是高温、高压器具。锅炉技术人员必须严格按操作规程工作，经常巡护炉体及主要配件，定期点火，全面检修，保持运转正常。

5. 车辆安全管理　疗养人员的用车安全是疗养中心车辆管理的重中之重。汽车勤务队应在机关的指导下制定严格的安全措施，建立专职安全员，从车辆的派遣、保养、维修等各个环节把好关。接送站、景观疗养和体训等疗养人员的所有用车，都必须安排相关部门或科室的干部带车，并选择素质好的技术骨干担任驾驶员。

6. 日常行政安全管理

（1）疗养人员原则上不得单独外出，因事外出必须向带队领导请销假，带队领导应及时将外出人员情况向疗养科值班人员通报。

（2）疗养人员应自觉遵守作息制度，按时就寝。每晚熄灯前，疗养科值班护士应及时与带队领导一起组织夜查房，并将查房情况记录在案，双方签名。

（3）疗养期间，不组织疗养人员远游；不允许擅自在外就医、就餐、住宿；参观、观看演出及比赛等活动按有关规定统一组织；不准去地方营业性娱乐场所；严禁酗酒滋事。

7. 军民纠纷的处理　疗养人员外出活动应严密组织，自觉遵章守纪，维护军人形象，防止发生军民纠纷。一旦与地方人员发生纠纷，活动组织者和带队领导应主动出面进行协商，立即采取措施控制事态，同时向疗养中心领导和机关报告。并及时与地方政府和有关部门联系，取得理解和支持，紧紧依靠政府和组织妥善处理，力求将负面影响降到最低限度。

四、疗养文化活动的安全管理

高原疗养文化活动是高原疗养工作的重要内容，对丰富疗养生活、增进高原疗养人员的身心健康、提高部队战斗力具有积极的意义。随着军队现代化建设和疗养学的发展，高原疗养的文化建设与管理越来越重要。高原疗养文化活动安全管理工作，是根据新形势下高原疗养文化活动工作特点，依据军队相关规定，为满足高原疗养人员的精神文化需求，确保活动安全有序进行的一项重要工作。

（一）活动场所的设置

疗养中心应专门设立疗养文化娱乐活动场所。活动场所应设立在周边环境安全、安静、便于管理的区域，并设安全通道，配备消防设施，卫生条件符合国家及军队有关规定要求。

在文化娱乐活动实施过程中，外单位人员未经政治部门批准,不得进入疗养活动场所。活动应由专人负责安全保卫工作,全程提醒疗养人员及工作人员,做好安全防范工作,及时消除侵权隐患。必要时可在活动场所设置警卫,保证活动安全有序进行。

(二)活动设施的检查

文化娱乐设施、设备、器材安装和使用必须符合安全标准。落实安全检查制度,每季度至少安排一次,每次组织活动前,再次进行必要的检查,并做好检查情况和责任的登记。

(三)活动项目的选择

倡导积极向上、健康文明的娱乐活动,活动项目的选择应以健康、安全、益身心、增智慧、强体魄为原则,严密组织。包括电影电视、音乐欣赏、书法绘画、舞蹈健美、文娱晚会、棋牌比赛、读书写作、游艺活动、知识竞赛、娱乐体育、疗养旅游等。未经批准,不得参加地方组织的任何形式的文化娱乐活动。

(四)异常情况的处置

如遇停电、音响设备发生故障等问题时,应立即处置,及时抢修,并向参加活动的人员做好解释;如遇失火、意外伤害等突发情况,在积极组织抢救自救的同时,应及时报告,并协调消防、公安等部门,采取有力措施,确保人员及财产安全。

(孟涛疆　洪达春　姜　俊)

第二节　后勤保障与信息管理

一、后勤保障管理的特点

(一)专业种类多

疗养后勤保障涉及专业和种类多,专业包括财经管理、物资供应、设施建设、装备通信等,种类涉及水、电、气、暖、餐饮、疗房、环境卫生等,尤其是高原疗养对室内环境的要求较高,管理难度大。

(二)服务要求高

高原疗养后勤保障直接面对高原疗养人员,服务质量的优劣直接影响官兵的疗养效果,关系部队战斗力,并且各项后勤保障工作都具有各自的专业特点和规律,要求各保障人员必须具备相应的专业技能和高度的责任心。

(三)保障难度大

近几年,我国物价水平不断上升,水、电、气、食品等经费开支不断攀升,经费保障难度较大。

二、管理的基本方法

(一)健全完善科学管理的规章制度

结合高原疗养工作实际,制定适合高原疗养发展的岗位责任制、综合考评办法等规章制度,明确责任任务,完善管理体系和管理方法,奖优罚劣、奖勤罚懒,确保服务质量,提高工作效率。

(二)建立资源节约的长效机制

立足可持续发展,把资源节约作为一项长期任务,着力建立长效机制。通过制度建设,增强节约意识,让每一名保障人员把节约当成一种良好的习惯,把节约作为反映疗养中心风貌的窗口,弘扬中华民族传统美德的实践,自觉争当节约的典范。通过制定完善法规政策,对后勤保障资源消耗定额进行科学的规定,从根本上杜绝铺张浪费行为,提高科学决策水平,提高办事效能等,争做精简、效能型后勤保障单位。

(三)积极推进后勤保障军民融合发展

深入进行疗养后勤保障管理方式、手段的创新研究,积极开展群众性的技术革新活动,推进疗养保障军民融合式创新发展,引进社会力量和资源,进一步实施社会化保障,最大限度地实现军民优势互补,在更广范围、更高层次、更深程度上推进疗养保障军民融合协调发展。

三、疗养中心的信息管理

信息管理,就是运用信息科学和信息技术的理论与方法,对信息进行收集、贮存、整理分类、加工处理及利用的过程。从信息的观点讲,现代疗养中心的管理和疗养工作过程都是对信息资源的利用过程。

(一)疗养信息管理的主要内容

1. 掌握国内外先进科学管理及专业技术发展的信息,研究疗养中心信息的特点。

2. 负责全院医疗信息、统计资料的收集、整理、汇总,及时准确地做好各种数据统计报表,并按规定上报。

3. 收集、整理并及时向有关部门提供与疗养中心建设有关的政治、医疗、教学、科研、人才培养、设备管理、经济管理、后勤保障等工作的信息资料。

4. 运用各种方式开展信息交流和利用工作。

5. 各种情报资料的收藏与管理(疗养统计、疗案管理、图书音像资料管理等)。

6. 信息加工处理方法学的研究和改进。

7. 计算机信息管理系统的建立与运行。

8. 与外界系统的联网与开发。

(二)疗养信息管理的要求

1. 反映情况要真实、可靠,重大问题上报前必须核实。

2. 信息中的事例、数字、单位要准确,单位名称要规范。

3. 重要情况和突发性事件要迅速报送,必要时连续报送。

4. 实事求是,防止弄虚作假、以偏概全。

5. 主题鲜明,文题相符,言简意赅。

6. 反映的情况和问题力求有一定的深度,努力到有情况、有分析、有预测、有建议,既有定量分析,又有定性分析。

7. 适应领导需要,为科学决策提供参考依据。

(孟涛疆　洪达春　马亦飞)

第三节　疗养建筑与环境的管理

一、疗养建筑要求

疗养中心的建筑应符合“实用、坚固、美观、和谐”的原则。在设计时要将上述四点结合成一个整体,并使建筑设计符合以下要求:

1. 一切要围绕为高原疗养人员创造优美、舒适、安静、整洁、方便的疗养环境,力求符合现代化疗养中心的建筑要求。

2. 在功能上能够最大限度发挥疗养中心医疗技术设备的技术效能,方便诊疗,利于管理。

3. 在建筑设计群的安排上,既要考虑各单独的建筑结构能适应相应科室或部门的要求,又要考虑疗养中心的各独立单元建筑有机地科学地构成一个协调的整体。

4. 要充分考虑合理地使用疗养地的自然疗养因子,例如海滨应有海水浴场,矿泉地应有矿泉水疗室或矿泉游泳池。

5. 应具有足够的各种锻炼场地和设施,例如健身房、游泳池、室内外训练场、网球场等。

6. 应具有必要的文娱活动场所,例如娱乐室、俱乐部、阅览室等,尽量为疗养人员创造健康愉快的文娱活动氛围。

7. 要符合卫生学要求,包括通风、采光、照明、空调、上下水道等要符合标准。

8. 要留有余地,以利于今后发展。

二、疗养环境要求

疗养中心应该环境幽静、风景优美、空气新鲜、水质清纯、交通方便、公共设施齐全,并符合下列要求:

1. 高原疗养中心应设在具有可利用某种自然疗养因子丰富的疗养地,例如海滨、山地、矿泉、湖滨、森林等风景优美、依山傍水、气候宜人的地区。

2. 高原疗养中心应充分考虑环保和环境卫生的因素,不存在空气污染和水质污染,并在今后相当长的时间内不会出现环境污染的地区,地理位置、通风、日照、环境都符合卫生学要求。

3. 设置布局要纳入并服从疗养地的综合规划,符合城市建设规划的总体设计要求。

4. 交通比较便利,水电等基础公用设施比较健全。

5. 要有足够的建筑面积和发展空间,地形最好略有坡度。

6. 要充分掌握地质、水文资料,地质良好,地下水位低,排水不受影响。

三、疗养建筑与环境管理的重点

(一)建筑管理的重点

1. 掌握建筑的全部资料。包括疗养中心总面积、建筑数量、建筑面积、使用面积、房间占地面积以及各种建筑的图册资料等。

2. 做好维修保养工作。制定全院建筑大、中、小修计划。定期检查维修各类建筑,并做好维修登记。

3. 合理使用维修经费。根据年度经费指标,结合实际情况,妥善安排各项建筑的维修。

4. 严格执行各项责任制。建立并严格执行房产使用责任制、人员调动移交制、损坏赔偿制和安全责任制等制度。

(二)环境管理的重点

环境管理是指依据国家的环境政策、环境法律、法规和标准,坚持宏观综合决策与微观执法监督相结合,从环境与发展综合决策入手,运用各种有效管理手段,调控人类的各种行为,协调经济社会发展同环境保护之间的关系,限制人类损害环境质量的活动以维护区域正常的环境秩序和环境安全,实现区域社会可持续发展的行为总体。

疗养中心的环境管理除了做好平时的绿化、美化工作外,重点要加强对污水、污物、烟尘、噪声的处理和控制,使之无害化,达到国家规定的标准。疗养中心环境管理的重点主要有以下几项:

1. *污水处理* 对疗养科室、辅助诊疗室在医疗活动中排放的污水进行处理,是为使污水达到排水或再次使用的水质要求对其进行净化的过程。污水处理设施处理污水的能力,不得低于医疗污水的排出量。经过处理后的水质应达到国家或者地方规定的排放标准。污水处理设施应定期维修,保证正常运转。污水经处理、消毒后,连续 3 次取样检验,检验结果符合标准。

2. *烟尘处理* 疗养中心烟尘的主要来源是热供水锅炉、厨房炊事等生活排放,无特殊情况,烟尘不得超标,管理重点是严禁露天焚烧垃圾、树叶等。

3. *噪声处理* 疗养人员需要一个安静舒适的环境,噪声控制是疗养中心的一项重要工作。噪声的来源主要有工业噪声、交通噪声、建筑施工噪声、社会生活噪声等。控制噪声的措施,一般通过降低声源噪声和控制噪声的传播途径两种方式。工业噪声一般在选址时采用远离和避开的方法,交通噪声则尽量远离马路并采用植树和安装隔音设备等方法来控制,建筑施工噪声、社会生活噪声一般通过降低声源噪声并避免在休息时间产生。

(孟涛疆　汪　英　洪达春　刘　奎)

参 考 文 献

[1]张卫兵.特勤疗养学[M].北京:人民军医出版社,2009.

[2]崔建华,王福领.高原卫生保健[M].北京:人民军医出版社,2014.

[3]杜治琴.高原卫生保健指南[M].北京:人民军医出版社 ,2014.

[4]崔建华.高原医学基础与临床[M].北京:人民军医出版社,2012.

[5]高钰琪.高原军事医学[M].重庆:重庆出版社,2005.

[6]沈晓玲,陆映红.高原低氧对自主神经系统的影响[J]. 高原医学杂志,2008,18 (3):54 - 57.

[7]王东良.高原对人体内分泌系统的影响研究[J].甘肃科技,2005,21(3):106 - 107.

[8]田怀军.高原低氧环境对生殖内分泌的影响[J].解放军医学杂志,2005,30 (5):449 - 450.

[9]胡宗海.高原环境对机体免疫功能的影响机制[J].西北国防医学杂志,2004 ,25(2):130 - 131.

[10]周宜开,叶临湘.环境流行病学基础与实践[M].北京:人民卫生出版社,2012.

[11]陈学敏,杨克敌.现代环境卫生学[M].北京:人民卫生出版社,2008.

[12]杨克敌. 环境卫生学[M].北京:人民卫生出版社,2007.

[13]孙丛艳,张怀明.疗养地理学[M]. 北京:人民卫生出版社,2014.

[14]陈学敏. 环境卫生学[M].北京:人民卫生出版社,2001.

[15]詹平,陈华.环境卫生学[M].北京:科学出版社,2008.

[16]杨瑾.环境、肿瘤和表观遗传学[M].北京:军事医学科学出版社,2013.

[17]陈景藻.康复医学[M].北京:高等教育出版社,2001.

[18]徐莉.疗养与保健[M].人民军医出版社,2011.

[19]陈庆锋,付英. 环境污染与健康[M].北京:化学工业出版社,2014.

[20]郭新彪. 环境健康学[M].北京大学医学出版社,2006.

[21]牛静萍,唐焕文. 环境卫生学[M].北京:科学出版社,2016.

[22]史清海,曹金军,葛迪,等.急性低压低氧暴露不同时间对大鼠空间记忆能力的影响[J].解放军预防医学杂志,2014,32(4):306 - 308.

[23]张宽,朱玲玲,范明.高原环境对人认知功能的影响[J].军事医学,2011,35(9):707 - 709.

[24]李军杰,贾建平.不同海拔居住人群急进高原认知水平与急性高原反应的调查[J].脑与神经疾病杂志,2011,19(6):447 - 450.

[25]保宏翔,陈 竺,陆小龙,等.急进高原对新兵认知功能的影响[J].第三军医大学学报,2013,35(14):1498 - 1500.

[26]保宏翔,陈竺,王东勇.男性新兵进驻高原 3 个月后认知功能改变研究[J].军事医学,2014,38(3):178 - 180.

[27]保宏翔,陈竺,王东勇.海拔 3700m 驻防 3 个月和 15 个月的男性新兵认知功能对比研究[J].第二军医大学学报,2015,36(4):455 - 458.

[28]保宏翔,陈竺,王东勇.不同海拔高度军人认知神经心理功能实验研究[J].西北国防医学杂志,2013,34(4):10 - 312.

[29]王艳,杨群,吴迪,等.高原军人心理健康与其一般自我效能感的关系研究[J].医学研究杂志,2015,44(11):57 - 59.

[30]胡科妍,史清海,伏建峰.急进高原大脑认知功能障碍的机制及其防护措施[J].西北国防医学杂志,2015,36(4):247 - 250.

[31]冯正直,陈骁.我国特殊军事环境军人心理问题研究与展望[J].第三军医大学学报,2016,38(20):2199 - 2204.

[32]闫巩固,王天乐,张学民,等.极地驻留时间对认知功能的影响[J].极地研究,2011,23(1):62 - 67.

[33]袁振才,周其全,邓云青等.返平原后的高原暴露人群记忆功能与操作能力观察[J].西南军医,2011,13(4):596 - 599.

[34]王俊,李丽,龚晓燕,谭春江,等.疗养路径初探[J].东南国防医药,2010,12(1):75 - 76.

[35]李洪瑞,马峰.疗养护理实务全书[M].北京:人民军医出版社,2014.

[36]程珊,徐莉,史润泽.康复疗养对高海拔高原官兵性格特点影响的研究[J],中国疗养医学,2014,23 (3):193 - 197

[37]陈景藻.现代物理治疗学[M].北京:人民军医出版社,2001.

[38]乔志恒,范维铭.物理治疗学全书[M].北京:科学技术文献出版,2001.

[39]燕铁斌.临床诊疗与指南,物理医学与康复分册[M].2 版.人民卫生出版社,2013.

[40]吴祈耀,曲大信.毫米波医疗技术及其临床应用[M].北京:中国科学技术出版社,2010.

[41]郭新娜,汪玉萍.实用理疗技术手册[M].北京:人民军医出版社,2013.

[42]梁岚萍.航空军医实用理疗技术手册[M].2 版.空军载人离心机医学训练基地印刷,2014.

[43]梁岚萍,马里,卫芬,等.飞行疲劳相关症状的综合物理治疗[J].中华航空航天医学杂志,2009 ,20(4):270 - 273.

[44]梁岚萍.综合物理疗法治疗飞行员腰背痛 83 例[J].人民军医,2007,50(572):399 - 400.

[45]杨群,邓静,张宁,等.触景伤心—高原环境对心理健康及认知功能的影响[J].医学争鸣,2013,5(4):43 - 44.

[46]李宁,黄怀.高压氧与临床治疗学习[M].北京:中国协和医科大学出版社,2007.

[47]崔建华,吴佩锋,高亮,等.高压氧预处理对急性缺氧大鼠血流动力学和细胞因子的影响[J].中华航海医学与高气压医学杂志,2014,21(5):296 - 301.

[48]崔建华,吴佩锋,高亮,等.高压氧预处理对急性缺氧大鼠超微结构的研究[J].中华航海医学与高气压医学杂志,2014,21(6):377 - 380.

[49]李宇琛,张德良,张华瑞.高压氧舱结合药物治疗高原红细胞增多症 36 例疗效观察[J].铁道劳动安全卫生与环保,2014,31(4):185 - 186

[50]贺彪,曹祯吾,贺婷婷.高压氧治疗高原红细胞增多症[J].中华血液学杂志,1996,17(6):316 - 317.

[51]阳盛洪,王引虎,杨海军,等.高压氧治疗海拔 5000m 以上地区移居人群脱习服的临床疗效观察[J].西南国防医药杂志,2013,34(3):205 - 207.

[52]史润泽,徐莉,张昆龙.不同海拔高原不同官兵作业疲劳状态的调查研究[J].中华保健医学杂志,2014,16(3):184 - 186.

[53]张裕刚,徐莉,周开圆.不同海拔对不同高原官兵睡眠质量的调查研究[J].中华保健医学杂志,2014,16(6):442 - 444.

[54]代静,徐莉,史润泽.不同海拔高原官兵性格特点调查研究[J].西北国防,2014,35 (3):214 - 217.

[55]史润泽,宋立强,徐莉.高原官兵肺功能情况的调查研究[J].西北国防,2016.2(28):71 - 73.

[56]张昆龙,徐莉,史润泽.康复疗养对高原官兵睡眠质量影响的研究[J].中国疗养医学,2014,23.(5):385 - 388.

[57]刘娇,徐莉,张珺.康复疗养对高原官兵心理应激影响的研究[J].中国疗养医学,2014,23 (4):291 - 293.

[58]王文英.慢性高原红细胞增多症患者的健康教育[J].西藏科技,2013,(5):42 - 43.

[59]Wang Wenying. Health education for patients of high altitude polycythemia [J]. Science and Technology of Xizang,2013,(5):42 - 43.

[60]刘荟,陈平,成彩霞,等.健康教育对高原基层军官疗养期健康认知的影响[J].西南国防医药,2011,21(2):231 - 232.

[61]Liu Hui,Chen Ping,Cheng Caixia,et al. Effect of health education on health acknowledge of in highland zone basic staff during convalescing[J]. Southwest Defense Medicine,2011,21(2):231 - 232.

[61]焦耿军,陆皓,张华,等.高原寒区非战争军事驻训官兵训练期间健康教育需求的调查[J].解放军护理杂志,2016,33(10):30 - 33.

[62]Jiao Gengjun,Lu Hao,Zhang Hua,et al. Investigation of the health education needs of non - war military operations officers and soldiers during training in frigid highland zone [J]. Nurs J Chin PLA,2016,33(10):30 - 33.

[63]糜漫天,蔡东联.军事营养医学[M].北京:人民军医出版社,2015 .

[64]王国忠,丘传亚.高原人群的健康管理[M].北京:中国中医药出版社,2017.

[65]徐莉,陈活良.军队伤病残康复[M].西安:第四军医大学出版社,2020.

[66]徐莉,刘勇.疗养学教学手册[M].西安:第四军医大学出版社,2020.

[67]卢奕,贾志刚,李健,等.高原部队患者尿石症结石成分分析.西南国防医药,2014,24(3):306 - 307.

[68]王晋龙,王峰,李传洪,等.拉萨地区214例泌尿系结石成分分析[J].现代泌尿外科杂志,2016,21(8):614-616.

[69]曾国华,朱玮.泌尿系结石的预防:我们该做什么?[J].中华泌尿外科杂志,2014,38(9):650-653.

[70]叶章群,周辉.泌尿系结石基础研究及临床新进展[J].中华泌尿外科杂志,2017,38(9):644-649.

[71]曹灿,陈奇,潘家骅,等.泌尿系结石诊断和治疗的演变与现状[J].上海医学,2017,40(7):404-407.

[72]陈曙辉,林煦垚,张明强,等.中医药治疗石淋病的研究进展[J].云南中医药杂志,2019,40(2):76-78.

[73]席立锁,张疆.认真贯彻落实法规制度推进特勤疗养工作又好又快发展[J].解放军保健医学杂志,2007,9(3):131-132.

[74]周美剑,闫明启,张晖,等.高原官兵青岛海滨疗养的效果观察[J].中国疗养医学,2010,19(6):484-487.

[75]徐莉,胡文东,蒋学义,等.疗养保障措施对驻高原官兵心理调节影响的研究[J].中国疗养医学,2012,21(12):1057-1059.

[76]高原,徐莉,杨长斌,等.矿泉疗养因子对特勤人员心境状态的影响[J].中国疗养医学,2010,19(8):676-678.

[77]安俊,徐莉.边防人员疗养方法的研究进展[J].中国疗养医学,2011,20(1):55-56.

[78]毋琳,徐莉,邢园园,等.战争引发的精神心理障碍及其治疗进展[J].中华保健医学杂志,2018,20(3):263-265.

[79]保宏翔.高原医学地理及军事医学意义//保宏翔,罗勇军.边海防军事医学地理学[M].北京:解放军出版社,2015.

[80]邢文荣,王阳,徐莉,等.特勤疗养对高原官兵睡眠质量影响的研究[J].中国疗养医学,2016,6(1):561-565.

[81]候健敏,张法胜,李嵘,等.特勤疗养员兴趣爱好调查[J].解放军医院管理杂志,2016,12(1):957-959.

[82]张昆龙,徐莉,张超,等.高原特勤疗养对高海拔官兵心境影响的研究[J].西南军医,2016,11(1):519-522.

[83]陈玮玉,徐莉,张昆龙.康复疗养对高原官兵亚健康影响的研究[J].中国疗养医学,2014,23 (4):294-296.

[84]史润泽,徐莉,张舒.康复疗养对高原官兵心境影响的研究[J].中国疗养医学杂志,2015,23 (9):1012-1014.

[85]王磊.美军伤残人员退伍后的管理与安置[J].人民军医,2010,53(8):555-556.

[86]陈希,徐莉,董英芳.康复疗养对高原官兵皮质醇影响的研究[J].中国疗养医学,2014,23 (6):486-487.

[87]张裕刚,徐莉,张昆龙,康复疗养对高原官兵促红细胞生成素影响的研究[J],中国疗养医学,2014.23(9):769-770.

[88]田沛,徐莉.热水浴对慢性应激心肌损伤的防护作用[J].心脏杂志,2019(3):260-265.

[89]Reut Tenne,Lauren A,Sullivan,et al. Contreras,Francisco Olea-Popelka,David C. Twedt,Jeffrey Fankhauser,Logan Mastrianna,Michael R. Lappin. Palatability and Clinical Effects of an Oral Recuperation Fluid During the Recovery of Dogs with Suspected Parvoviral Enteritis[J]. Topics in Companion Animal Medicine,2016,31(2):68.

[90]Jiang Qin,Kunlin Cheng,Silong Zhang,et al. Energy[J]. Analysis of energy cascade utilization in a chemically recuperated scramjet with indirect combustion,2016,11(1):1100-1106.

[91]Silong Zhang,Naigang Cui,Yuefei Xiong,et al. Energy[J]. Effect of channel aspect ratio on chemical recuperation process in advanced aeroengines,2016,8(1):9-11.

[92]Stanistaw Koziot,Szymon acharski. Energy[J]. National Research Institute,2015,237(1):148-153.

[93]Hogan AM,Virues OJ,Botti AB,et al. Development of aptitude at altitude[J]. Dev Sci,2010,13(3) : 533-544.

[94]Lee Taylor,Samuel L. Watkins,Hannah Marshall,et al. The impact of different environmental conditions on cognitive function: A focused review[J]. Frontiers in physiology,2016,6 (372):1-12.

[95]John E Davis,Dale R Wagner,Nathan Garvin,et al. Cognitive and psychomotor responses to high-altitude exposure in sea level and high-altitude residents of Ecuador[J]. Journal of Physiological Anthropology,2015,3(4):2-3.

[96]黄庆愿,蔡明春.急进高原前缺氧预适应措施研究进展[J].解放军预防医学杂志,2012,12(6):459-462.

[97]高永喜,张明月.特勤人员军事体能训练教程[M].北京:人民军医出版社,2010.

[98]李惠荣.疗养中加强特勤疗养员生活制度管理探讨[J]. 中国疗养医学,2010,19(6):494.

[99]周汝翔.实用疗养学[M].沈阳:辽宁人民出版社,1987.

[100]张珺,敬建军,鱼敏,等.2013年度某部伤病残人员情况分析[J].华南国防医药杂志,2015,29(1):42-44.

[101]曹国英.疗养技术常规[M].北京:人民军医出版社,1999:755-756.

[102]徐莉,张珺,王晓刚.高原军事训练伤的发生因素与预防[J].西域卫生,2014.

[103]周红丽,葛殿蕴.疗养护理实训问答[M].北京:人民军医出版社,2011.

[104]焦卫红,于梅.优质护理服务规范操作与考评指导[M].北京:人民军医出版社,2010.

[105]杜治琴.高原卫生保健指南[M].北京:人民军医出版社,2014.

[106]宋剑飞.疗养文化与文化疗养[M].北京:解放军出版社,2015.

[107]白录军.浅谈军队疗养员在疗养期间易产生的心理问题及对策[J].中国疗养医学,2010,1(19):39.

[108]王蓉,陈娟.高原基层军官疗养的健康教育内容及方式探讨[J].中国疗养医学,2011,4(20):300.

[109]Chiu G,Chatterjee D,Johnson RW,et al. The impact of acute hypoxia on learning and memory [J]. Brain Behav Immun, 2010,24(Suppl 1) : S40.

[110]Hota SK,Barhwal K,Ray K,et al. Ceftriaxone rescues hippocampal neurons fromexcitotoxicity and enhances memory retrieval in chronic hypobaric hypoxia [J]. Neurobiol Learn Mem,2008,89(4) : 522 - 532.

[111]Zhang JX,Chen XQ,Du JZ,et al. Neonatal exposure to intermittent hypoxia enhances mice performance in water maze and 8 - armradial maze tasks [J]. J Neurobiol. 2005,65(1) : 72 - 84.

[112]Bouquet C,Gardet te B,Gort an C,et al. Color discrimination under chronic hypoxic conditions (simulated climb"Everest - Comex 97")[J]. Percept Mot Skills, 2000,90(1) : 169 - 179.

[113]Rosenberg ME,Pollard AJ. Altitude - dependent changes of directional hearing in mountaineers[J]. Br J Sports Med,1992,26 (3) : 161 - 165.

[114]Bolmont B,Bouquet C,Thullier F. Relationship of personality traits with performance in RT,psychomotor ability,and mental efficiency during a 31 - day simulated climb of Mount Everest in a hypobaric chamber[J]. Percept Mot Skills,2001,92(3Pt2) : 1022 - 1030.

[115]Mackintosh JH,Thomas DJ,Olive JE,et al. The effect of altitude on tests of reaction time and alertness[J]. Aviat Space Environ Med,1988,59(3) : 246 - 248.

[116]Hornbein TF,Townes BD,Shoene RB,et al. The cost to the central nervous systemof climbing to high extremely altitude[J]. N Engl J Med,1989,321(25) : 1714 - 1719.

[117]Dykiert D,Hall D,Gemeren N,et al. The effects of high altitude on choice reaction time mean and intra - individual variability: results of the Edinburgh Altitude Research Expedition of 2008[J]. Neuropsychology,2010,24(3) : 391 - 401.

[118]Kheirandish L,Gozal D,Pequignot JM,et al. Intermittent hypoxia during development induces long - termalterations in spatial working memory,monoamines,and dendritic branching in rat frontal cortex[J]. Pediat Res,2005,58(3) : 594 - 599.

[119]Maiti P,Singh SB,Mallick B,et al. High altitude memory impairment is due to neuronal apoptosis in hippocampus,cortex and striatum[J]. J ChemNeuroanat,2008,36(3 - 4) : 227 - 238.

[120]Lu XJ,Chen XQ,Weng J,et al. Hippocampal spine - associated Rap - specific GTPase - activating protein induces enhancement of learning and memory in postnatally hypoxia - exposed mice[J]. Neuroscience,2009,162(2) : 404 - 414.

[121]Wittner M,Riha P. Transient hypobaric hypoxia improves spatial orientation in young rats[J]. Physiol Res,2005,54(3):335 - 340.

[122]Barhwal K,Singh SB,Hota SK,et al. Acetyl - L - carnitine ameliorates hypobaric hypoxic impairment and spatial memory deficits in rats[J]. Eur J Pharmacol,2007,570(1 - 3):97 - 107.

[123]Bekker A,Shah R,Quartermain D,et al. Isoflurane preserves spatial working memory in adult mice after moderate hypoxia[J]. Anesth Analg,2006,10(2):41134 - 1138.

[124]Richardson C,Hogan AM,Bucks RS,et al. Neurophysiological evidence for cognitive and brain functional adaptation in adolescents living at high altitude[J]. Clin Neurophys,2011,122(9):1726 - 1734.

[125]王引虎,周其全,牛文忠,等.高原脱习服症预防研究[J].西南国防医药,2013,12:1348 - 1349.

[126]蔡全林. 西藏绵羊、山羊、黄牛、牦牛生理指标测定[J].中国兽医杂志,1980 (2) : 44 - 46.

[127]马森,王荣鑫,潘生庆,等.高海拔地区牦牛的九项生理指标[J] .中国牦牛,1988 (3):1613 - 1621.

[128]谢印芝,杨曦明,等. 低氧大鼠脑、肺组织 NO、NOS 变化及其机理研究[J]. 高原医学杂志,2000(1):4 - 6.

[129]周兆年,王利华,袁锋. 长期居住海平面后藏族经受急性减压低氧时的心泵和呼吸功能[J]. 科学通报,1992(3):269 - 271.

[130]Abbasi A, Lutfullah G. Molecular basis of bird respiration: primary hemoglobin structure component fromTufted duck (Aythya fuligula, Anseriformes) - role of α99Arg in formation of a complex salt bridge network[J]. BiochemBiophys Res Commun, 2002,291(1):176 - 184.

[131]Barski A, Cuddapah S, Cui K, et al. High resolution profiling of his ton e methyl at ions in the human genome[J]. Cell, 2007, 129(4):823 - 837.

[132]Cockman ME, et al. Posttranslational hydroxylation of ankyrin repeats in IkB proteins by the hypoxia - inducible factor (HIF) asparaginyl hydroxylase, factor inhibiting hIF (FIH) [J]. Proc Nat l Acad Sci USA, 2006, 103(40):14767 - 14772.

[133]Droma Y, Hanaoka M, Basnyat B, et al. Genetic contributeon of the endothelial nitric oxides ynthase geneto high altitude adaptation in sherpas[J]. High Alt Med Biol, 2006, 7(3):209 - 220.

[134]ErzurumS C, Ghosh S, Janocha A J, et al. Higher blood f low and circulating NO product s offset high altitude hypoxia among Tibetans[J]. Proc Nat l Acad Sci USA, 2007, 104(45):17593 - 17598.

[135]Fandrey J, et al. Regulating cellular oxygen sensing by hydroxylation[J]. Cardiovasc Res, 2006, 71(4):642 - 651.

[136]Guimbellot J S G, Erickson S W, Mehta T, et al. Correlation of micro RNA levels during hypoxia with predicted target mRNAs through genome wide microarray analysis [J]. BMC Medical Genomics, 2009, 2:15.

[137]Kaelin W G. Proline hydroxylation and gene expression[J]. Annu Rev Biochem, 2005, 74:115 - 128.

[138]Koizumi T, Ruan Z, Sakai A, et al. Cont ribution of nitric oxide in pulmonary hemodynamics in sheep adapted to high altitude [J]. Respir Physiol Neurobiol, 2004, 140(2):189 - 196.

[139]Kulshreshtha R, Ferracin M, Wojcik S E, et al. A microRNA signature of hypoxia[J]. Mol Cell Biol, 2007, 27(5):1859 - 1867.

[140]Li h, Ren Y, Guo S, et al. The protein level of hypoxia - inducible factor - 1α is increased in the plateau pika (Ochotona curzoniae inhabiting high altitudes) [J]. Journal of experiment al Zoology, 2009, 311(2):134 - 141.

[141]Percy MJ, Furlow P W, Beer P, et al. A novel erythr ocytosis - associated PHD2 mutation suggests the location of a HIF binding groove[J]. Blood, 2007, 110(6):2193 - 2196.

[142]Rocha S. Gene regulation under low oxygen: holding your breath for transcript ion [J]. Trends in Biochemical Sciences, 2007, 32(8):389 - 397.

[143]Rogers H, Yu X, Wen J, et al. Hypoxia alters progression of the erythroid program[J]. Exp Hematol, 2008, 36(1):17 - 27.

[144]Ruan Z, Koizumi T, Sakai A, et al. Comparison of cardiopulmonary response to endogenous nitric oxide inhibition in pigsin habited at three levels of altitude[J]. Appl Physiol, 2005, 94(1 - 2):93 - 96.

[145]Shams I, Avivi A, Nevo E. Hypoxic stress tolerance of the blind subterranean mole rat: expression of erythropoietin and hypoxia - inducible factor 1 alpha [J]. Proc Nat l Acad Sci USA, 2004, 101(26): 9698 - 9703.

[146]Storz J F, Sabatino S J, Hoffmann F G, et al. The molecular basis of high altitude adaptation in deer mice[J]. PLOS Genetics, 2007, 3: 448 - 459.

[147]Wang dP, Li hG, Li Y J, et al. Hypoxia inducible fact or 1α Cdna cloning and its Mrna and protein tissue specific expression in domestic yak (Bos gru nnien s) fromQinghai - Tibet an plateau. bioch emical and biophysical [J]. Research Communi cations, 2006, 348(1): 310 - 319.

[148]Gelfi C, De Palma S, Ripamonti M, et a1. New aspects of altitude adaptation in Tibe tans: a proteomic approach [J]. FASEB J, 2004, 18(3):612 - 614.

[149]Wu W, Dave N B, Yu G, et al. Network analysis of temporal effects of intermittent and sustained hypoxia on rat lungs [J]. Physiol Genomi cs, 2007, 36(1): 24 - 34.

[150]云登卓玛,扇敏娜,卓嘎,等. 拉萨市藏汉族婴儿动脉血氧饱和度调查分析[J]. 中华儿科杂志,1998,2:77 - 79.

附录　高原人体生理参考值

平原人进入高原(指海拔3000m以上)后,机体为适应高原低氧、低气压和强辐射的自然环境,进行了一系列调整,出现应激性反应,包括人体的各系统、器官、组织、细胞乃至分子水平的各种变化,其目的在于维持体内新的动态平衡,以达到适应高原环境的需要。在一定海拔高度内,绝大多数人可以获得较好的适应能力,适应过程中,由于海拔高度、缺氧程度、气压高低、辐射强弱、进入和留居高原时间的长短、个体素质、获得习服程度、遗传及种族等因素不同,机体所表现的生理效应和适应能力有极大的差异。同一生理参数对世居者是生理性的,而对移居者可能是病理性的或者是生理向病理移变的。

半个多世纪以来,军地医院医务工作者和医学科学研究人员在共同努力下,进行了大量的生理参考值的调查研究,积累了丰富的研究资料,本附录所收集的仅是其中的一部分。

由于海拔高度对许多检测项目的测定结果影响较大,凡未注明海拔高度的均为拉萨(3658m)的实测值,数值均平均值±标准差或上下限值。因此,只是高原生理参考值,仅供疗养机构医务人员参考。

一、临床检验参考值

(一)血液检验

附表1　临床血液学检验参考值

项目	英文缩写	单位	参考值
全血总量(T-1824染料法)	BV	ml/kg	汉(男)83.125±13.583 藏(男)74.475±16.784
血球量(T-1824染料法)		ml/kg	汉(男)47.334±9.621 藏(男)39.075±9.342
血浆量(T-1824染料法)	PV	ml/kg	汉(男)34.292±5.627 藏(男)35.026±7.891
血液比重(硫酸铜法)			汉(男)1.064±0.0027 藏(男)1.061±0.0030
血浆比重(硫酸铜法)			汉(男)1.0284±0.0011 藏(男)1.0285±0.0012
全血比黏度(3968m)			汉(男)8.11±1.89 汉(女)6.38±1.09 藏(男)7.23±1.26 藏(女)6.15±0.92
血浆比黏度(3968m)			汉(男)1.76±0.16 汉(女)1.79±0.18 藏(男)1.73±0.18 藏(女)1.78±0.15
红细胞数(显微计数法) 2950m 3658m	RBC	$\times10^{12}/L$	移居　5.224±0.637 汉(男)5.592±0.763 汉(女)5.185±0.757 藏(男)5.414±0.637 藏(女)4.889±0.585

续表

项目	英文缩写	单位	参考值
4040m			汉(男)5.967±0.636 汉(女)5.564±0.723 藏(男)5.433±0.650 藏(女)5.183±0.622
4500~4700m			汉(男)6.566±0.622 汉(女)6.187±0.819 藏(男)6.211±0.625 藏(女)6.092±0.653
5000m			汉(男)6.530±0.603 藏(男)5.944±0.600
5600m			汉(男)7.0794
西藏平均值			汉(男)5.907±0.605 汉(女)5.337±0.658 藏(男)5.645±0.655 藏(女)5.178±0.520
血红蛋白 2950m	Hb	g/L	汉(男)155.5±17.2
3658m			汉(男)169.5±17.3 汉(女)148.4±16.9 藏(男)159.5±15.5 藏(女)134.3±17.4
4040m			汉(男)186.2±23.1 汉(女)159.5±14.5 藏(男)148.8±18.2 藏(女)135.0±17.4
4500~4700m			汉(男)196.1±21.9 藏(男)177.4±19.6
5000m			汉(男)201.5±22.8 藏(男)170.0±16.0
西藏平均值			汉(男)182.9±19.0 汉(女)156.4±15.0 藏(男)167.8±15.9 藏(女)153.3±15.6
红细胞比积 1400m	HCT	%	汉(男)46.60±6.13
2600m			汉(男)50.65±5.05
3175m			汉(男)55.41±0.32

续表

项目	英文缩写	单位	参考值
3200m			汉(男)55.45 ±7.64 汉(女)50.54 ±6.80
3658m			汉(男)56.68 ±5.81 汉(女)49.38 ±4.18 藏(男)52.57 ±4.81
4040m			汉(男)56.5 ±4.26 汉(女)50.4 ±3.82 藏(男)49.5 ±4.41 藏(女)44.7 ±2.84
4500 ~4700m			汉(男)58.67 ±3.85 汉(女)51.19 ±4.85 藏(男)52.27 ±3.20 藏(女)51.67 ±6.77
4800m			汉(男)64.09 ±0.78
5000m			汉(男)66.06 ±6.68
西藏平均值			汉(男)56.82 ±4.18 汉(女)50.53 ±4.52 藏(男)52.77 ±4.26 藏(女)49.03 ±5.74
血小板(显微计数法) 3658m	BPC	$\times 10^9/L$	汉(男)118.3 ±27.5 汉(女)156.9 ±45.0
4040m			汉族 115.3 藏族 134.3
4179m			汉族 114.0 ±4.0 藏族 145.0 ±5.0
网织红细胞 3658m >1.5%	RET	%	汉(男)0.356 ±0.241 藏(男)0.552 ±0.422 汉(男)占 30.2% 藏(男)占 22.2%
白细胞数(显微计数法) 3658m	WBC	$\times 10^9/L$	汉族 5.934 ±1.764 藏族 6.221 ±2.016
4040m			汉族 5.905 ±0.986 藏族 6.482 ±1.632
4500 ~4700m			汉族 7.133 ±1.909 藏族 8.684 ±2.524
白细胞分类 嗜中性粒细胞 3658m	DC N	% %	汉族 63.40 ±6.34 藏族 64.50 ±7.31

续表

项目	英文缩写	单位	参考值
4040m			汉族 60.26±5.57 藏族 62.10±8.09
4500~4700m			汉族 59.22±9.29 藏族 64.33±9.74
嗜酸性粒细胞 3658m	EOS	%	汉族 3.15 藏族 2.36
4040m			汉族 2.28 藏族 2.28
4500~4700m			汉族 3.54 藏族 0.72
嗜碱性粒细胞 3658m	BS	%	汉族 0.125 藏族 0.100
4040m			汉族 0.148 藏族 0.190
4500~4700m			汉族 0.134 藏族 0.127
淋巴细胞 3658m	L	%	汉族 31.47±6.41 藏族 31.12±6.46
4040m			汉族 32.96±5.21 藏族 31.45±7.16
4500~4700			汉族 35.26±9.53 藏族 33.11±8.35
单核细胞 3658m	M	%	汉族 3.93 藏族 3.77
4040m			汉族 4.42 藏族 3.85
4500~4700			汉族 1.84 藏族 1.56
红细胞直径	MCD	μm	汉(男)7.8000±0.1456 藏(男)8.0296±0.1612
红细胞厚度	MCT	μm	汉(男)2.2784±0.1737 藏(男)2.1616±0.2488
红细胞表面积		μm^2	汉(男)158.1±12.0344 藏(男)159.2±15.4985
红细胞平均容积 3658m	MCV	fl	汉(男)103.57±7.81 藏(男)99.71±8.06

续表

项目	英文缩写	单位	参考值
4040m			汉(男)97.30±9.49 藏(男)94.56±9.10
4500~4700m			汉(男)90.55±10.34 藏(男)83.68±6.07
红细胞平均血红蛋白浓度 3658m	MCHC	%	汉(男)30.27±1.68 藏(男)30.90±1.82
4040m			汉(男)32.76±2.92 藏(男)29.50±2.13
4500~4700m			汉(男)32.86±2.73 藏(男)32.27±1.85
红细胞平均血红蛋白含量 3658m	MCH	ng	汉(男)31.01±2.58 藏(男)30.71±2.64
4040m			汉(男)31.73±3.73 藏(男)27.65±2.50
4500~4700m			汉(男)29.92±2.89 藏(男)27.06±3.13
红细胞沉降率	ESR		汉(男)4.21±3.16 汉(女)5.84±3.60 藏(男)4.66±3.20 藏(女)5.53±3.47
红细胞脆性	FT	%	开始溶血>0.4% Nacl 溶液 完全溶血>0.32% Nacl 溶液
红细胞电泳时间 3658m		s	汉族　15.93±3.02 藏族　18.15±2.86
3968m			汉(男)22.85±7.65 汉(女)21.63±5.85 藏(男)19.97±5.34 藏(女)21.43±6.61
红细胞寿命		d	100~120
出血时间(Duk 法)	BT	min	1~5
凝血时间(试管法)	CT	min	5~12
凝血酶原时间	PT	s	汉(男)12.7±0.95 汉(女)12.7±1.18
凝血酶原消耗时间	PCT	s	汉(男)27.2±7.36 汉(女)24.4±4.20
部分凝血活酶时间	PTT	s	汉(男)50.8±5.71 汉(女)49.8±4.64

续表

项目	英文缩写	单位	参考值
血浆纤溶酶		μg/(ml·min)	汉(男)3.60±0.84 汉(女)2.57±1.01
血浆纤溶酶原		μg/(ml·min)	汉(男)7.04±1.75 汉(女)6.88±1.78
纤溶酶/纤溶酶原			汉(男)0.54±0.18 汉(女)0.38±0.20
优球蛋白溶解时间	ELT	h	在3~4h以上
血浆鱼精蛋白副凝试验	3p		阴性
乙醇凝胶试验	EGT		阴性
血小板凝集比			汉(男)0.90±0.22 汉(女)1.02±0.23
甲苯胺蓝纠正试验			比TT>5 s,示肝素增多
凝血酶凝结时间	TT	s	汉(男)27.2±4.18 汉(女)24.2±3.83
凝血因子功能活性检查 Ⅱ因子(凝血酶原)		活动度%	70~130(内地)
Ⅴ因子(易变因子)	LF	活动度%	70~130(内地)
Ⅶ因子(稳定因子)	SPCA	活动度%	70~130(内地)
Ⅷ因子(抗血友病球蛋白)	AHG	活动度%	50~200(内地)
Ⅸ因子(血浆凝血活酶成分)	PTC	活动度%	70~130(内地)
Ⅹ因子(前期加速素)		活动度%	70~130(内地)
Ⅺ因子(血浆凝活酶前质)	PTA	活动度%	70~130(内地)
Ⅻ因子(接触因子)	HF	活动度%	70~130(内地)
ⅩⅢ因子(纤维蛋白稳定因子)	FSF	活动度%	70~140(内地)
酸溶血试验			阴性
冷溶血试验			阴性
热溶血试验			阴性
糖水溶血试验			阴性
自身溶血试验			阴性
嗜酸性粒细胞计数		$\times10^9$/L	汉(男)0.005~0.4 藏(男)0.005~0.5
嗜碱性粒细胞计数		$\times10^9$/L	汉(男)0.005~0.048 藏(男)0.005~0.050
单核细胞计数		$\times10^9$/L	汉(男)0.196±0.129 藏(男)0.198±0.125

续表

项目	英文缩写	单位	参考值
淋巴细胞计数		$\times 10^9$/L	汉(男)1.681 ±0.429 藏(男)1.685 ±0.417
红细胞中磺酸酶活性			汉(男)0.73 ±0.12 藏(男)0.63 ±0.15
血液中氧含量 2700m		V%	藏(男) 动脉血 21.73 ±0.55 静脉血 13.82 ±0.90
4630m			藏(男) 动脉血 19.46 ±1.19 静脉血 8.97 ±1.99
4550m			汉(男) 动脉血 19.46 ±1.34 静脉血 9.83 ±1.01
氧利用系数			汉(男)44.19 ±11.47 藏(男)37.21 ±14.12
血型(藏族 1 万名)		结果 其比例	O > B > A > AB 38.3% >35.5% >19.5% >6.7%
血浆血小板膜蛋白 -140 4300m	GMP -140	μg/L	汉(男)8.45 ±1.89 藏(男)6.24 ±1.95
血栓素 β_2 4300m	$TX\beta_2$	ng/L	汉(男)102.42 ±15.28 藏(男)82.44 ±11.36
6 - 酮 - 前列环素 F_{1a} 3658m	6 - keto - PGF_{1a}	ng/L	汉(男)78.67 ±14.25 藏(男)90.33 ±14.88
纤维蛋白原 3658m	Fg	g/L	汉(男)2.227 ±0.0466 汉(女)2.042 ±0.0473
4300m			汉(男)2.94 ±0.57 藏(男)2.63 ±0.32
组织纤溶酶原激活剂活性 4300m	t - PA	IU/ml	汉(男)0.60 ±0.15 藏(男)0.71 ±0.13
纤溶酶原激活剂抑制物活性 4300m	PAI	AU/ml	汉(男)0.87 ±0.25 藏(男)0.70 ±0.22
α_2—抗纤溶酶抑制物活性 4300m	α_2—PI	%	汉(男)101.10 ±11.35 藏(男)96.54 ±11.89
D—二聚体 4300m	DD	mg/L	汉(男)0.42 ±0.14 藏(男)0.33 ±0.11
抗凝血酶Ⅲ 4300m	AT—Ⅲ	mg/L	汉(男)235.89 ±28.94 藏(男)264.85 ±33.95

续表

项目	英文缩写	单位	参考值
血管性假血友病因子 4300m	VWF	%	汉(男)140.0 ±18.89 藏(男)128.8 ±14.76
纤溶酶原含量 4300m	PLG	mg/L	汉(男)156.83 ±23.03 藏(男)147.80 ±18.07
红细胞生成素	EPO	mu/m	汉(男)49.95 ±2.52

附表 2 静脉血血小板多参数参考值

项目	英文缩写	单位	参考值
血小板 3658m	PLT	$\times 10^9$/L	汉(男)154.8 ±54.2 藏(男)161.2 ±31.9
凝血酶原消耗时间 3658m	PCT	%	汉(男)0.1666 ±0.005 藏(男)0.1707 ±0.004
血小板体积分布宽度 3658m	PDW	Fl	汉(男)13.41 ±1.96 藏(男)13.66 ±2.74
平均血小板容积	MPV	Fl	汉(男)10.75 ±0.91 藏(男)10.79 ±1.14

附表 3 11～14 岁儿童静脉血血细胞 15 项参考值

项目	英文缩写	单位	参考值
白细胞 3658m	WBC	$\times 10^9$/L	汉(男)2.71～9.13 汉(女)3.09～9.56 藏(男)2.88～7.79 藏(女)2.82～8.07
红细胞 3658m	RBC	$\times 10^{12}$/L	汉(男)3.78～5.73 汉(女)3.86～5.70 藏(男)3.71～5.51 藏(女)3.61～5.49
血红蛋白量 3658m	HGB	g/L	汉(男)120.97～156.42 汉(女)113.05～167.37 藏(男)111.40～155.10 藏(女)113.66～151.62
红细胞比积 3658m	HCT	L/L	汉(男)0.35～0.51 汉(女)0.35～0.52 藏(男)0.34～0.51 藏(女)0.34～0.50
红细胞平均体积 3658m	MCV	Fl	汉(男)80.53～100.31 汉(女)80.38～101.98 藏(男)81.59～102.41 藏(女)83.04～103.72

附表

项目	英文缩写	单位	参考值
红细胞平均血红蛋白含量 3658m	MCH	Pg	汉(男)24.57~34.09 汉(女)29.55~36.67 藏(男)25.08~33.12 藏(女)25.43~33.07
红细胞平均血红蛋白浓度 3658m	MCHC	g/L	汉(男)283.29~365.88 汉(女)275.66~389.83 藏(男)273.18~358.50 藏(女)276.79~350.13
血小板数 3658m	PLT	$\times 10^9/L$	汉(男)69.80~283.58 汉(女)66.73~263.20 藏(男)70.98~293.14 藏(女)75.51~309.96
淋巴细胞百分比 3658m	W-SCR		汉(男)0.197~0.541 汉(女)0.200~0.540 藏(男)0.190~0.520 藏(女)0.190~0.550
中性粒细胞百分比 3658m	W-LCR		汉(男)0.45~0.80 汉(女)0.46~0.79 藏(男)0.49~0.80 藏(女)0.45~0.81
淋巴细胞绝对值 3658m	W-SGG	$\times 10^9/L$	汉(男)0.81~3.52 汉(女)1.23~3.33 藏(男)0.95~2.83 藏(女)0.89~2.50
中性粒细胞绝对值 3658m	W-LGG	$\times 10^9/L$	汉(男)1.43~5.91 汉(女)1.11~6.92 藏(男)1.40~5.40 藏(女)1.15~5.77
红细胞体积分布宽度 3658m	RDV-CV		汉(男)0.120~0.160 汉(女)0.130~0.160 藏(男)0.128~0.156 藏(女)0.122~0.160
血小板体积分布宽度 3658m	PDW	fl	汉(男)12.09~56.69 汉(女)14.31~23.63 藏(男)11.30~23.81 藏(女)11.68~22.66
血小板平均容积 3658m	MPV	fl	汉(男)10.58~14.98 汉(女)11.29~14.57 藏(男)10.27~14.71 藏(女)10.13~14.69

附表 4　一般临床化学检验参考值

项目	英文缩写	单位	参考值
蛋白质类			
总蛋白(双缩脲法) 3658m	TP	g/L	汉成人　74.8 ±4.4 藏成人　74.9 ±6.0 汉儿童　69.9 ±5.9 藏儿童　68.1 ±4.5
白蛋白(溴甲酚绿法) 3658m	ALB	g/L	汉成人　46.2 ±3.6 藏成人　45.0 ±3.1 汉儿童　43.9 ±4.2 藏儿童　42.2 ±4.7
球蛋白 3658m	G	g/L	汉成人　28.6 ±3.3 藏成人　29.9 ±5.7 汉儿童　25.9 ±3.2 藏儿童　25.9 ±2.5
白蛋白/球蛋白 3658m	A/G		汉成人　1.62 ±0.19 藏成人　1.53 ±0.18 汉儿童　1.71 ±0.33 藏儿童　1.65 ±0.16
血清蛋白醋纤膜电泳 3658m			
A		%	汉成人　61.2 ±3.9 藏成人　59.3 ±4.1 汉儿童　61.5 ±3.0 藏儿童　60.5 ±2.3
α_1		%	汉成人　4.1 ±0.9 藏成人　4.2 ±1.3 汉儿童　4.4 ±1.1 藏儿童　4.5 ±1.2
α_2		%	汉成人　6.5 ±1.4 藏成人　7.1 ±1.2 汉儿童　8.2 ±1.7 藏儿童　9.1 ±1.3
β		%	汉成人　10.0 ±1.9 藏成人　10.2 ±1.4 汉儿童　10.5 ±0.9 藏儿童　11.5 ±1.5
γ		%	汉成人　18.2 ±2.4 藏成人　19.2 ±3.0 汉儿童　15.3 ±2.1 藏儿童　14.4 ±2.6
血清蛋白醋纤膜电泳 3600m			

续表

项目	英文缩写	单位	参考值
A		%	汉(男)66.43 ±3.59 汉(女)65.71 ±4.12 藏(男)66.36 ±4.25 藏(女)66.08 ±4.17
α_1		%	汉(男)3.31 ±3.59 汉(女)3.27 ±0.88 藏(男)3.40 ±1.04 藏(女)3.20 ±1.21
α_2		%	汉(男)6.54 ±1.37 汉(女)6.49 ±1.44 藏(男)6.38 ±1.51 藏(女)6.44 ±1.34
β		%	汉(男)8.94 ±1.66 汉(女)8.76 ±1.89 藏(男)8.77 ±1.80 藏(女)8.96 ±1.93
γ		%	汉(男)16.48 ±2.66 汉(女)16.75 ±2.72 藏(男)15.79 ±2.83 藏(女)16.62 ±2.64
纤维蛋白原(亚硫酸钠法)	Fib	g/L	汉族　3.1 ±0.45 藏族　3.1 ±0.43
肌红蛋白	Mb	nmol/L	汉族　2.66 ±1.16 藏族　2.61 ±1.16
糖化血红蛋白(比色法)		%	汉族　4.1 ±0.48 藏族　4.0 ±0.49
游离血红蛋白(无色孔雀绿法)		μmol/L	汉族　1.9 ±0.63 藏族　1.7 ±0.61
铁蛋白		nmol/L	内地　0.043 ~0.652
含氮代谢产物			
尿素氮(4200m)	BUN	mmol/L	汉(男)4.12 ±0.78 藏(男)4.26 ±0.55
尿酸(4200m)	URIC	μmol/L	藏(男)185.6 ±32.71
肌酐(4200m)	CR	μmol/L	汉(男)92.82 ±7.96 藏(男)108.73 ±33.59
肌酸(4200m)	CRE	μmol/L	汉(男)388.4 ±89.27 藏(男)505.1 ±90.03

续表

项目	英文缩写	单位	参考值
酯类			
血清总胆固醇(高铁法)	CHOL	mmol/L	汉族 5.08±0.92 藏族 4.80±0.95
胆固醇酯	Est	%	内地 60~75
总脂	TL	g/L	内地 4~10
磷脂	PL	mmol/L	内地 2.9~5.2
总脂肪酸		mmol/L	内地 7~15
甘油三酯	TG	mmol/L	汉族 1.36±0.35 藏族 1.08±0.26
胆汁酸	TBA	μmol/L	内地 0.3~9.3
高密度脂蛋白	HOL	mmol/L	内地 1.24~1.73
载脂蛋白 A-1	$APO-A_1$	g/L	内地(男)1.084~1.358 内地(女)1.090~1.414
载脂蛋白 B-100	$APO-B_{100}$	g/L	内地(男)0.738~1.023 内地(女)0.750~1.038
脂蛋白电泳	LPEP	%	
α 脂蛋白			内地 20~30
前 β 脂蛋白			内地 0~28.6
β 脂蛋白			内地 42~67
乳糜微粒		内地	阴性
甘氨胆酸		μmol/L	内地 0.05~1.00
谷丙转氨酶(赖氏法)	GPT	U/dl	内地 <40
谷草转氨酶(赖氏法)	GOT	U/dl	内地 4~50
乳酸脱氢酶(金氏法)	LDH	金氏单位	内地 225~540
碱性磷酸酶(金氏法)	AKP	U%	汉族 4.55±1.24 藏族 4.96±1.83
酸性磷酸酶(磷酸苯二钠法)	ALP	Ukat/L	内地(成人)0.350~1.540 内地(儿童)1.775~3.550
胆碱酯酶(比色法)	CHE	U/ml	内地 141~282
醛缩酶	ALD	U/ml	内地 5~28
淀粉酶	AMS	温氏单位	内地 40~160
脂肪酶		U/ml	内地 1~1.45
5'核苷酸酶(比色法)	NTP	U/ml	内地 2~15
亮氨酸氨基肽酶	LAS	GR 单位	内地(男)80~200 内地(女)75~180

续表

项目	英文缩写	单位	参考值
鸟嘌呤脱氨酶	GDS	U/L	内地　0～3
肌酸激酶(双乙酰法)	CK	h^{-1}/ml	内地　0～3
丙酮酸激酶	PK	U/L	内地　16～50
γ－谷氨酰转氨酶	γ－GT	单位/dl	内地　＜50
鸟氨酸转氨甲酰酶	OCT	mU/ml	内地　8～20
铜蓝蛋白氧化酶	CP	U/L	内地　90～200
葡萄糖－6－磷酸脱氢酶	G－6－PD	U/L	内地　1200～2000 红细胞 内地　0.5～2.4 血清
异柠檬酸脱氢酶(比色法)	ICD	单位/ml	内地　238～686
苹果酸脱氢酶(紫外法)	MD	U/L	内地　12.5～50.0
山梨醇脱氢酶(紫外法)	SDH	U/L	内地(成人)　0～3 内地(儿童)　0～6
α－羟丁酸脱氢酶(比色法)	HBDH	mU/L	内地　53～135
谷氨酸脱氢酶	GMD	U/l	内地　＜0.89
血管紧张素Ⅰ转换酶	ACE	mU/ml	内地　28.2～38.4
同工酶			内地
乳酸脱氢酶同工酶(琼脂糖电泳法)			
CD_1		%	内地　26.4～43.6
CD_2		%	内地　24.4～51.6
CD_3		%	内地　15.4～24.2
CD_4		%	内地　0.7～7.1
CD_5		%	内地　0.3～6.3
热稳定试验		U/L	内地　＜175
肌酸激酶同工酶			
CK_1	BB	%	内地　0
CK_2	MB	%	内地　6
CK_3	MM	%	内地　94～100
糖类及其他			
血糖	GLU	mmol/L	内地　3.89～6.11
乳酸		mmol/L	
静脉血			内地　0.56～2.22
动脉血			内地　0.33～0.78
总胆红素		μmol/L	汉族　10.96±1.88 藏族　6.49±4.10
结合胆红素		μmol/L	内地　0～6.8
未结合胆红素		μmol/L	内地　0.9～17.1

附表 5 无机元素参考值

项目	英文缩写	单位	参考值
钠	Na	mmol/L	汉族 145.48 ± 10.50 藏族 139.55 ± 15.25
钾	K	mmol/L	汉族 4.51 ± 0.88 藏族 4.56 ± 0.57
氯	Cl	mmol/L	汉族 112.19 ± 4.0 藏族 111.05 ± 0.22
钙	Ca	mmol/L	汉族(成人)2.56 ± 0.09 汉族(儿童)2.24 ± 0.33 藏族(成人)2.57 ± 0.22 藏族(儿童)2.27 ± 0.25
磷	P	mmol/L	汉族(成人)1.12 ± 0.12 汉族(儿童)1.63 ± 0.43 藏族(成人)1.28 ± 0.16 藏族(儿童)1.63 ± 0.46
镁	Mg	mmol/L	内地(成人)0.78 ~ 1.23 内地(儿童)0.60 ~ 0.80
铜	Cu	μmol/L	内地 10.7 ~ 22.6
铁	Fe	μmol/L	内地 11.6 ~ 29.5
铁结合力		μmol/L	内地 44.8 ~ 73.4
碘(蛋白结合)	I	μmol/L	内地 0.32 ~ 0.63
铅	Pb	μmol/L	内地 < 2.4
砷	As	μmol/L	内地 < 0.40
镉	Cd	μmol/L	内地 12.4 ~ 38.5
铬	Cr	μmol/L	内地 0.285 ~ 0.396
氟化物		μmol/L	内地 < 26.3
硒	Se	μmol/L	内地 < 1.52
硫酸盐		μmol/L	内地 52 ~ 156
锌	Zn	μmol/L	内地 11.6 ~ 22.0
汞	Hg	μmol/L	内地 < 0.25
钴	Co	μmol/L	内地 5.94
锰	Mn	μmol/L	内地 < 3.64
硼	B	μmol/L	内地 0 ~ 116
钼	Mo	μmol/L	内地 1.67 ~ 10.42
二氧化硅		SiO_2	58 ~ 218
铝	Al	μmol/L	内地 5.8 ~ 7.0

附表6　血气分析参考值

项目	英文缩写	单位	参考值
pH			
动脉血			内地　7.37~7.44
静脉血			内地　7.35~7.45
CO_2 分压（动脉血）	PCO_2	kPa	汉（男）3.53±0.27 汉（女）3.33±0.30 藏（男）3.16±0.31 藏（女）2.99±0.19
氧分压（动脉血）	PO_2	kPa	汉（男）7.98±0.67 汉（女）8.24±0.67 藏（男）7.88±0.68 藏（女）8.06±0.72
CO_2 结合力	CO_2-CP	mmol/L	内地　23~31
碱剩余	BE	mmol/L	汉（男）-5.67±1.59 汉（女）-8.66±0.97 藏（男）-7.67±1.20 藏（女）-8.66±0.97
磺酸氢盐	SB	mmol/L	汉（男）20.26±1.28 汉（女）19.18±1.54 藏（男）18.57±1.25 藏（女）17.97±1.08
缓冲碱		mmol/L	内地　46~52
总 CO_2	TCO_2	mmol/L	内地　22~30
氧容积		mmol/L	内地　184~247

附表7　临床血液学检

项目	英文缩写	单位	参考值
促肾上腺皮质激素	ACTH	Pmol/L	
上午9:00时			内地　2.2~17.5
午夜时24:00			内地　<2.4
促甲状腺激素	TSH	nmol/L	内地　0.11~0.54
生长激素	CH	nmol/L	内地0.05-0.70（基质） 内地<2.3（禁糖后）
促卵泡激素	FSH	IU/L	内地　5~20
促黄体激素	LH	mIU/L	内地　6~22

续表

项目	英文缩写	单位	参考值
催乳激素	PL	nmol/L	内地(男)028～0.72 内地(女)024～0.96
胰岛素		mIU/L	内地　6～26 空腹
胰高血糖素		Pmol/L	内地　14～57
总甲状腺素	T_4	nmol/L	汉(男)117±23.5 藏(男)114±24.6
总三碘甲状腺原氨酸	T_3	nmol/L	汉(男)2.32±0.364 藏(男)2.26±0.356
游离甲状腺素		nmol/L	藏(男)0.18±0.041
降钙素		nmol/L	内地　22～65
睾酮		nmol/L	内地(男)10.4～41.5 内地(女)0.9～2.8

附表 8　血清学及免疫学检验参考值

项目	英文缩写	单位	参考值
肥达氏反应	Wd	凝集效价	O　0～1:80 H　0～1:160 A　0～1:80 B　0～1:80 C　0～1:80
外－斐反应	WFP	凝集效价	OX_{19}　0～1:40 OX_2　0～1:40 OXk　0～1:40
抗“O”试验	ASO	U	<400
布氏杆菌凝集试验	Br	凝集效价	0～1:80(>1:200 有诊断意义)
钩端螺旋体病凝集溶解试验		凝集效价	0～1:40
嗜异性凝集试验	HPAt	凝集效价	0～1:7
冷凝集试验	CHgt	凝集效价	0～1:32
血吸虫卵膜沉淀试验			阴性
流行性乙型脑炎补体结合试验			阴性
类风湿因子乳胶凝集试验	RF		阴性
纤维蛋白降解产物	FDP	μg/ml	血　5～10 尿　0～5
抗核抗体	ds－DNA－Ab		阴性

续表

项目	英文缩写	单位	参考值
梅毒不加热血清素试验	USR		阴性
甲胎蛋白	AFP	nmol/L	<0.417
C 反应蛋白	CRP	μg/ml	新生儿 0.1～0.6 幼儿 0.15～1.6 学龄儿童 0.17～2.2 成人 0.42～5.2 孕妇 4.4～46.8
铜蓝蛋白		μmol/L	1.53～3.34
癌胚抗原	CEA	μg/L	<5
总补体(比色法)	CH_{50}		90～160
补体 C3	C_3	g/L	0.76～1.47
补体 C4	C_4	g/L	0.40～1.80
胃蛋白酶原		μmol/L	4.65～11.63
免疫球蛋白定量			
IgG(2567m)		g/L	移居 14.10±4.66 世居 15.67±4.53
IgG(3200m)		g/L	世居 15.49±4.61
IgG(3950m)		g/L	世居 16.41±4.44
IgA(2567m)		g/L	世居 2.54±0.65
IgA(3200m)		g/L	移居 2.37±0.65
IgA(3950m)		g/L	世居 2.70±0.97
IgM(2567m)		g/L	世居 1.25±0.41
IgM(3950m)		g/L	世居 1.30±0.31
IgD		g/L	内地 1.0±4.0
IgE		g/L	内地 0.1±0.9
抗核因子(阳性率) 3950m	ANA	%	14.71
抗心肌抗体(阳性率) 3950m	AMA	%	19.12
ET－玫瑰花形成率	ET－RFC	%	40～70
EA－玫瑰花形成率	EA－RFC	%	15～30
混合玫瑰花形成率	E－RFC	%	
T 细胞			60.6±7.0
B 细胞			16.4±4.0
C 细胞(中间型)			3±1.0

续表

项目	英文缩写	单位	参考值
淋巴细胞转化率	LT	%	50～70
白细胞移动抑制试验	MIT	移动指数	1±0.1
交叉配合淋巴细胞毒试验		%	<10
巨噬细胞吞噬指数			1.058±0.049
巨噬细胞吞噬率		%	62.77±1.33
结核菌素皮内试验			95%的人为阳性
乙型肝炎病毒表面抗原	HBsAg		阴性
乙型肝炎病毒表面抗体	HBsAb		阴性
乙型肝炎病毒e抗原	HBeAg		阴性
乙型肝炎病毒e抗体	HBeAb		阴性
乙型肝炎病毒核心抗体	HBcAb		阴性
乙型肝炎病毒核心抗体－IgM	HBcAb－IgM		阴性
甲型肝炎病毒抗体－IgM	HAV－IgM		阴性
丙型肝炎病毒抗体	HCVAb		阴性
丁型肝炎病毒抗体－IgM	HDVAb－IgM		阴性
丙型肝炎病毒抗体－IgM	HCVAb－IgM		阴性
戊型肝炎病毒抗体	HEVAb		阴性
循环免疫复合物(2500m)	CIC	Ug/ml	汉(男)1.74±4.27
循环免疫复合物(3600m)	CIC	Ug/ml	汉(男)2.63±6.30
循环免疫复合物(3900m)	CIC	Ug/ml	汉(男)3.42±6.16
循环免疫复合物(4300m)	CIC	Ug/ml	汉(男)3.65±7.50
红细胞C_3b花环(2500m)	RBC－C_3b	%	汉(男)17.1±4.7
红细胞C_3b花环(3600m)	RBC－C_3b	%	汉(男)14.8±4.9
红细胞C_3b花环(3900m)	RBC－C_3b	%	汉(男)13.9±5.8
红细胞C_3b花环(400m)	RBC－C_3b	%	汉(男)11.8±5.4
红细胞循环免疫复合物花环(2500m)	RBC－IC	%	汉(男)9.9±4.2
红细胞循环免疫复合物花环(3600m)	RBC－IC	%	汉(男)14.7±7.4
红细胞循环免疫复合物花环(3900m)	RBC－IC	%	汉(男)18.4±7.8
红细胞循环免疫复合物花环(4300m)	RBC－IC	%	汉(男)20.6±7.4

（二）骨髓检验

附表 9　骨髓检验参考值

<table>
<tr><th colspan="2" rowspan="2">细胞名称</th><th colspan="2">参考值</th></tr>
<tr><th>世居藏族</th><th>移居汉族</th></tr>
<tr><td rowspan="14">粒细胞系</td><td>原始粒细胞</td><td>0.28 ±0.44</td><td>0.41 ±0.47</td></tr>
<tr><td>早幼粒细胞</td><td>1.03 ±0.75</td><td>1.42 ±0.94</td></tr>
<tr><td>中性中幼粒细胞</td><td>4.44 ±2.41</td><td>4.06 ±1.62</td></tr>
<tr><td>中性晚幼粒细胞</td><td>6.15 ±0.92</td><td>7.50 ±3.29</td></tr>
<tr><td>中性杆状核粒细胞</td><td>17.92 ±5.04</td><td>18.62 ±3.88</td></tr>
<tr><td>中性分叶核粒细胞</td><td>15.53 ±3.92</td><td>14.31 ±15.53</td></tr>
<tr><td>嗜酸性中幼粒细胞</td><td rowspan="2">（总）
0.98 ±1.64</td><td rowspan="2">（总）
1.41 ±1.10</td></tr>
<tr><td>嗜酸性晚幼粒细胞</td></tr>
<tr><td>嗜酸性杆状核粒细胞</td><td>1.39 ±2.12</td><td>0.83 ±0.97</td></tr>
<tr><td>嗜酸性分叶核粒细胞</td><td>4.78 ±3.83</td><td>2.00 ±1.73</td></tr>
<tr><td>嗜碱性中幼粒细胞</td><td rowspan="4">（总）
0.47 ±0.64</td><td rowspan="4">（总）
0.10 ±0.11</td></tr>
<tr><td>嗜碱性晚幼粒细胞</td></tr>
<tr><td>嗜碱性杆状核粒细胞</td></tr>
<tr><td>嗜碱性分叶核粒细胞</td></tr>
<tr><td rowspan="4">红细胞系</td><td>原始红细胞</td><td>0.22 ±0.25</td><td>0.32 ±0.51</td></tr>
<tr><td>早幼红细胞</td><td>0.47 ±0.45</td><td>1.06 ±0.89</td></tr>
<tr><td>中幼红细胞</td><td>11.58 ±2.57</td><td>14.47 ±4.12</td></tr>
<tr><td>晚幼红细胞</td><td>15.83 ±8.75</td><td>20.90 ±6.64</td></tr>
<tr><td rowspan="3">淋巴细胞系</td><td>原始淋巴细胞</td><td></td><td></td></tr>
<tr><td>幼淋巴细胞</td><td></td><td></td></tr>
<tr><td>成熟淋巴细胞</td><td>15.78 ±7.63</td><td>9.0 ±5.54</td></tr>
<tr><td rowspan="3">单核细胞系</td><td>原始单核细胞</td><td></td><td></td></tr>
<tr><td>幼单核细胞</td><td></td><td></td></tr>
<tr><td>单核细胞</td><td>1.39 ±1.26</td><td>1.19 ±1.01</td></tr>
<tr><td rowspan="3">浆细胞系</td><td>原始浆细胞</td><td></td><td></td></tr>
<tr><td>幼浆细胞</td><td></td><td></td></tr>
<tr><td>浆细胞</td><td>1.22 ±0.59</td><td>0.81 ±0.83</td></tr>
<tr><td rowspan="3">其他细胞</td><td>网状细胞</td><td>0.75 ±0.74</td><td>0.90 ±1.01</td></tr>
<tr><td>巨噬细胞</td><td></td><td></td></tr>
<tr><td>组织嗜碱性粒细胞</td><td></td><td></td></tr>
<tr><td rowspan="2">间接细胞</td><td>红细胞系统</td><td></td><td></td></tr>
<tr><td>粒细胞系统</td><td></td><td></td></tr>
<tr><td colspan="4">粒细胞系统:有核细胞</td></tr>
<tr><td colspan="2">粒细胞系与红细胞系比值(M/E)</td><td>1.98 ±0.99</td><td>1.43 ±0.45</td></tr>
</table>

(三)小便检验

附表 10 小便检验参考值

项目	英文缩写	单位	参考值
尿量		ml/24h	成人 1500 ~ 2000 儿童按体重计较成人多 3 ~ 4 倍
颜色及透明度			淡黄色透明
比重			1.010 ~ 1.030
蛋白质	PROT	mg/24h	30 – 130
定性			阴性
定量		g/d	0.1 ~ 0.5
葡萄糖	GLU		
定性			阴性
定量		mmol/L	< 11.1
酮体			阴性
胆红素			阴性
尿胆原	UU		弱阳性或 1:20 阳性
尿胆素			阴性 ~ 弱阳性
乳糜尿			阴性
本 – 周氏蛋白	BJ		阴性
			阴性
脓反应			阴性
淀粉酶	AMS	U	110 ~ 1026
尿酸	URIC	mmol 次/d	2.4 ~ 5.0
胱氨酸定性试验			阴性
肌酸	CREA	mmol 次/d	0 ~ 1525
肌酐	Cr	mmol 次/d	6.2 ~ 13.3
尿素	UN	mmol 次/d	360 ~ 540
尿素氮(脲氮)		mmol 次/d	360 ~ 540
紫胆原(叶胆原)			阴性
粪紫质(粪叶啉)			阴性
肾上腺素	MN	mg/d	0.5 ~ 0.3
去甲肾上腺素	NMN	mg/d	< 1
儿茶酚胺	VMA	mg/d	5 ~ 12
苯丙酮酸试验			阴性
对 – 丙酮酸试验			阴性
尿黑酸定性试验			阴性
尿黑色素定性试验			阴性

续表

项目	英文缩写	单位	参考值
酪氨酸定性试验			阴性
尿黏多糖定性试验			阴性
尿含铁血黄素试验			阴性
1h 尿沉渣计数			
红细胞	RBC	$\times10^4$个/h	男 <3,女 <4
白细胞	WBC	$\times10^4$个/h	男 <7,女 <14
管型		$\times10^4$个/h	<0.34
12h 尿沉渣计数			
红细胞	RBC	$\times10^4$个/12h	<50
白细胞	WBC	$\times10^4$个/12h	<100
管型		$\times10^4$个/12h	<0.5
尿沉渣检查			
红细胞	RBC	个/视野(H)	0~偶见
白细胞	WBC	个/视野(H)	0~少见
管型		个/视野(H)	0~偶见透明管型
上皮细胞		个/视野(L)	0~少量
多巴胺		mg/d	0.316~0.015
3-甲氧-4 羟苦杏仁酸	VNA	mg/d	2~6
17-酮类固醇		μmol/d	男 34.67~69.3 女 17.30~52.0
17-羟皮质类固醇		μmol/d	男 13.80~33.10 女 11.00~30.03
酚红排泄试验	PSR	%	15min 排泄量应 72.5 2h 排泄量应 55~80
刚果红试验	CgPT	%	注射后 1h 内消失 <40 尿量 <750ml,比重 >1.018 第 1h 尿量约 400ml 比重 1.001~1.003 第 4h 尿量约 100ml 比重 1.012~1.016 排尿总量为饮水量的 80% ~120%
肌红蛋白定性			阴性
绒毛膜促性腺激素	HCG		阴性
钠	Na	mmol 次/d	130.5~217.5
钾	K	mmol 次/d	15.2~102.3
氯	Cl	mmol 次/d	282.3~423.1
磷	P	mmol 次/d	23~49
钙	Ca	mmol 次/d	2.5~7.5

（四）粪便检验

附表 11　粪便检验参考值

项目	英文缩写	单位	参考值
粪量		g/d	100～300
性状			成形软便
色泽			成人黄褐色 儿童金黄色
气味			无异臭味
黏液			少量
隐血	OB		阴性
胆红素			阴性
粪胆原定量		μmmol/d	67～473
粪胆素			阳性
细胞	Cell	个/视野(H)	少量上皮细胞及白细胞
含量	TFH	g/d	<1.7
寄生虫及虫卵			阴性
脂肪球		个/视野(H)	<0
淀粉颗粒		个/视野(H)	偶见
肌肉纤维		个/视野(H)	偶见
结缔组织及弹力纤维		个/视野(H)	偶见
植物细胞及植物纤维		个/视野(H)	少见

（五）胃液检验

附表 12　胃液检验参考值

项目	英文缩写	单位	参考值
空腹胃液量		ml	20～100
pH 值			1.5～2
总酸度		μ/100ml	空腹时 10～50 进餐后 50～105 注射组织胺后 40～140
胃分泌腺各期持续时间		min	全部持续时间 100～120 分泌逐渐增加期约 40～50 酸度最高期约 20～30 分泌减少期约 40
胃蛋白酶分泌量		U/d	成人 6000 儿童 3000 幼儿(1～5 岁)750
细胞	Cell	个/视野(H)	WBC、上皮细胞少量
细菌		个/视野(H)	无
隐血	OB		阴性

(六)十二指肠引流液检验

附表 13　十二指肠引流液检验参考值

项目	英文缩写	单位	参考值
量与色		ml	A 胆液 10～20,金黄色 B 胆液 30～60,深黄褐色 C 胆液 200 以上,柠檬黄色 D 液(12 指肠液 10～20)灰白或灰黄色
酸碱度			弱酸性
透明度(各管)			均应透明,混入酸性胃液后可发生浑浊,加碱后透明
黏稠度			A,C 胆液略黏稠,B 胆液黏稠,D 胆液稀薄
比重	SP		A 胆液 1.007～1.012 B 胆液 1.016～1.032 C 胆液 1.007～1.010
白细胞	WBC	个/视野(H)	少许或 0～2
上皮细胞	EP	个/视野(L)	少量或 0～1
胆固醇结晶		个/视野(H)	无
胆红素结晶		个/视野(H)	无
寄生虫及虫卵		个/视野(L)	无
细菌		个/视野(H)	无

(七)精液检验

附表 14　精液检验参考值

项目	英文缩写	单位	参考值
量		ml/1 次射精	2～10
色泽			灰白色或乳白色
气味			类似石榴花的特殊腥味
PH			7.2～8.5
液化时间(25℃ -35℃)		min	5～20
精子数		$\times 10^{11}$/L	1.0～1.5
精子活动率		%	射精后 30～60min >75
精子形态		%	畸形 <5, >20 可能为不育
细胞	Cell	个/视野(H)	RBC　0～5 WBC <5
精浆果糖		mmol/L	13.39 ±4.28
精浆 α－糖苷酶		mu/ml	42.7 ±20.9

(八)前列腺液检验

附表 15　前列腺液检验液参考值

项目	英文缩写	单位	参考值
外观			乳白色稀薄液体
卵磷脂小体		%	满视野或 100%
上皮细胞	EP	个/视野(H)	少量
红细胞	RBC	个/视野(H)	偶见(<5)
白细胞	WBC	个/视野(H)	<10
淀粉样体		个/视野(H)	可见到,老年人易见到
pH 值			6.3~6.5
滴虫			阴性
细菌(革兰氏或抗酸染色)			阴性
酸性磷酸酶	ACP	U/L	2.4~5.0

(九)脑脊液检验

附表 16　脑脊液检验参考值

项目	英文缩写	单位	参考值
压力		KPa	0.685~1.76
蛋白定性(pandy 反应)			阴性
色氨酸试验			阴性
蛋白定量			
脊髓		g/L	成人 0.15~0.45 老人和儿童可达 0.7
延髓池		mg/l	150~250
脑室		mg/l	50~150
蛋白电泳(醋纤膜法)			
前 A		%	2~7
A		%	2~7
α_1		%	56~76
α_2		%	4~12
β		%	8~18
γ		%	13~12
免疫球蛋白			
IgG		mg/L	10~40
IgA		mg/L	0~2
IgM		mg/L	0~0.6
葡萄糖	GlU	mmol/L	2.8~4.2
氯	Cl	mmol/L	120~130
乳酸		mmol/L	1.1~1.68

续表

项目	英文缩写	单位	参考值
乳酸脱氢酶	LD	U/dl	20～55
谷草转氨酶	GOT	U/ml	0～19
pH 值　脊髓液			7.28～7.32
脑脊液			7.32～7.34
CO_2 分压			
脊髓液		PCO_2	KPa
脑脊液			5.82～6.65
PCO_2	KPa		5.32～6.12
锌	Zn	mmol/L	0.153～0.704
铜	Cu	μmol/L	0.22～1.73
铁	Fe	nmol/L	15～27
镁	Mg	μmol/L	4.1～9.3
颜色及透明度			无色，透明
薄膜凝块			无薄膜，24h 无凝块
细菌（抗酸及革兰氏染色）		个/视野（油）	无
寄生虫及虫卵		个/视野（高）	无

（十）浆膜腔积液检验

附表 17　浆膜腔积液检验参考值

项目	英文缩写	单位	参考值
量		ml	胸膜液 <20 腹膜液 <50 心包膜液 10～50
颜色及透明度			淡黄色，清亮液体
比重（碳酸铜比重法）			漏出液 <1.018 渗出液 >1.018
凝固性			漏出液不易凝固 渗出液易凝固
黏蛋白试验			漏出液阴性 渗出液阳性
蛋白定量		g/L	漏出液 <25 渗出液 >40
白细胞分类	WBC	$\times 10^9/L$	漏出液 <300 渗出液 >1000
细胞分类			漏出液以单核细胞为主 渗出液以多核细胞为主
细菌			漏出液无 渗出液常有
胆固醇结晶			无
微丝蚴			无

(十一)关节液检验

附表 18 关节液检验参考值

项目	英文缩写	单位	参考值
量		ml	0.1 ~ 2.0
颜色及透明度			黄色或草黄色,清晰透明
黏稠度(悬滴法)		cm	黏丝长达 4 ~ 6
凝固性			不凝固
黏液素凝块试验			阳性
总蛋白	TP	g/L	10 ~ 30
白蛋白	A	%	55 ~ 70
α_1球蛋白	α_1	%	6 ~ 8
α_2球蛋白	α_2	%	5 ~ 7
β 球蛋白	β	%	8 ~ 10
γ 球蛋白	γ	%	10 ~ 14
葡萄糖	GlU	mmol/l	4.5 ~ 6.7
白细胞数	WBC	$\times 10^6$/L	<200
细胞分类		%	中性粒细胞 0 ~ 25 淋巴细胞 0 ~ 78
RA 细胞			无
组织细胞			无
多核软骨细胞			无
细菌			无
尿酸钠结晶			无
焦磷酸钙结晶			无
滑石粉结晶			无
类固醇结晶			无
磷灰石结晶			无
胆固醇结晶			无

(十二)阴道分泌物检验

附表 19 阴道分泌物检验参考值

项目	英文缩写	单位	参考值
清洁度		度	Ⅰ ~ Ⅱ
滴虫		个/视野	无
霉菌		个/视野	无
淋球菌	NG		无
沙眼衣原体	CT		无
解脲支原体	UU		无
阿米巴滋养体			无
嗜血杆菌			无

（十三）痰液检验

附表 20　痰液检验参考值

项目	英文缩写	单位	参考值
痰量			少量
颜色			无色或灰白色
气味			无特殊气味
痰块			无
干酪块			无
寄生虫			无
白细胞	WBC	个/视野(H)	少量 <5
红细胞	RBC	个/视野(H)	无
上皮细胞	EP	个/视野(L)	少量
含炭细胞		个/视野(H)	过量吸烟者或在烟尘环境中生活的健康人可见
弹力纤维			无
柯什曼螺旋体			无
夏科－雷登结晶			无
胆固醇结晶			无
寄生虫及虫卵			无
放线菌			无

（十四）病毒检验

附表 21　病毒检验参考值

项目	英文缩写	单位	参考值
纤毛细胞变坏检查	CCP		WBC 少许，DNA 纤维少许
包涵体检查			未见包涵体
EB 病毒壳蛋白抗原－IgA 检测	EBV－VCA－IgA		阴性
EB 病毒早期抗原－IgA 检测	EBV－EA－IgA		阴性
巨细胞病毒 IgM 抗体	CMV－IgM		阴性
呼吸道合胞病毒 IgM 抗体	RSV－IgM		阴性
疱疹病毒 IgM 荧光抗体			阴性
巨细胞病毒 IgM 荧光抗体	CMV－IgM		阴性
免疫荧光检测脱落细胞抗原			阴性
单纯疱疹病毒(Ⅰ型Ⅱ型)			阴性
轮状病毒抗原	Rotay		阴性
腺病毒特异性 IgM 抗体	ADV－IgM		阴性

二、特诊检查参考值

(一)呼吸系统

附表 22　呼吸系统

项目		参考值	
呼吸频率(次/min)	(2260m)	汉(男)20.9	
	(3658m)	汉(男)18.0 ±5.70	藏(男)20.3 ±4.63
		汉(女)21.0 ±6.49	藏(女)20.0 ±4.13
	(4400m)	汉(男)23.63	
深吸气量(L)	(3658m)	汉(男)3.195 ±0.539	
补呼气量(L)	(3658m)	汉(男)1.854 ±0.510	
静息通气量(L)	(1600m)	移居 8.45 ±0.400	世居 9.62 ±0.241
	(3658m)	9.71	
	(3700m)	汉(男)12.90 ±3.3	藏(男)14.40 ±5.6
	(5486m)	11.06	
	(6706m)	15.31	
最大通气量(L)	(3658m)	汉(男)144.24 ±25.42	(平均值 104 升)
通气储量百分比平均	(3658m)	汉(男)93.42 ±2.06	藏(男)92.95 ±1.63
		汉(女)92.40 ±2.16	藏(女)90.01 ±2.98
潮气量(ml/次)	(3658m)	汉(男)489.19 ±94.90	藏(男)466.69 ±111.94
		汉(女)331.42 ±80.96	藏(女)432.44 ±79.49
	(4000m)	男性 552.00	
	(5000m)	移居 855 ±20.36	世居 841 ±22.22
肺通气量(L/min)	(1600m)	移居 6.32 ±0.358	世居 7.23 ±0.176
	(5000m)	移居 9.52 ±0213	世居 9.69 ±0.178
肺活量(ml/次)	(2800m)	汉(男)3200 ±0.670	汉(女)2860 ±0.425
	(3680m)	汉(男)4052 ±0.638	汉(女)4617 ±0.578
	(3800m)	汉(男)4620.00	藏(男)5310.91
时间肺活量	(3685m)	第 1s 汉(男)84.05 ±7.11	藏(男)84.34 ±7.73
		汉(女)87.83 ±6.70	藏(女)84.98 ±7.80
		第 2s 汉(男)96.48 ±3.22	
		第 3s 汉(男)98.88 ±1.81	
第 1 秒用力呼气量/用力肺活量	(FEV/FVC%)	由 1400m 至 2260m 至 3720m 过程分别为 80.18 ±6.48 至 81.35 ±6.46 至 86.86 ±5.08	
正常呼气容量曲线上所测肺活量(VC)	(3720m)	移居 4.459 ±0.781	世居 4.400 ±0.560
	移居人由 1400m 至 2260m 至 3720m 过程分别为 4.019 ±0.595 至 4.073 ±0.591 至 4.459 ±0.781		

续表

项目		参考值	
最大呼气量中期流速时间(s)		汉(男)0.5140 ±0.1367	
最小呼气中期流速容量(MMEFL s)	(3658m)	汉(男)5.100 ±0.930	藏(男)4.944 ±1.227 16 ~30 岁
		汉(女)3.666 ±0.774	藏(女)3.618 ±0.866 16 ~30 岁
		汉(男)3.568 ±0.885	藏(男)4.023 ±0.994 31 ~50 岁
		移居人由 1400m 至 2260m 至 3720m 过程分别为 3.028 ±0.555 至 2.155 ±0.533 至 4.418 ±0.810 平均值 3.309	
每秒最大呼气中期流速容量的年下降量(L/s)(3658m)		年龄 31 ~60 岁	
		汉(男)51.2	藏(男)27.0
肺弥散量(ml/min/mmHg)		汉(男)25.3 ±6.1	藏(男)27.6 ±6.3
吸气后屏息时间(s)			
	(1600m)	移居 55.2 ±3.59	世居 56.1 ±1.92
	(2200 ~2700m)	34.8 ±14.1	
	(3000 ~3200m)	31.6 ±12.2	
	(3658m)	汉(男)31.25 ±10.10	藏(男)43.10 ±16.68
	(4480 ~4830m)	23.9 ±11.4	
	(5000m)	移居 27.4 ±1.23	世居 29.7 ±4.85
呼气后屏息时间(s)			
	(1600m)	移居 29.3 ±1.73	世居 32.6 ±1.03
	(5000m)	移居 14.3 ±0.82	世居 16.9 ±0.91
呼吸商			
	(1600m)	移居 0.85	世居 0.87
	(3658m)	0.78	
	(5000m)	移居 0.88	世居 0.84
胸前后径/左右比值			
	(3658m)	汉(男)0.738 ±0.077	藏(男)0.776 ±0.068
	(3900m)	汉(男)0.7804 ±0.6511	
吸入氧分压(kPa)			
	(1600m)	移居 16.64	
	(5500m)	移居 10.31	
	(7000m)	世居 7.25	
肺泡氧分压(kPa)			
	(1600m)	移居 11.30 ±0.171	世居 12.10 ±0.087

续表

项目		参考值	
	(3658m)	汉(男)7.50 ±0.607	藏(男)8.71 ±0.561
	(4400m)	汉(男)7.35 ±0.639	
	(5000m)	移居 6.60 ±0.80	世居 6.65 ±0.059
	(7000m)	世居 4.72	
肺泡气 CO_2 分压(kPa)	(1600m)	移居 4.69 ±0.093	世居 4.15 ±0.048
	(3658m)	汉(男)3.94 ±0.509 汉(女)3.75 ±0.383	藏(男)4.05 ±0.557 藏(女)3.83 ±0.483
	(4200m)	汉(男)4.14 ±0.449	
	(5000m)	移居 3.28 ±0.059	世居 3.36 ±0.045
	(7000m)	世居 1.85	

(二)循环系统

附表 23 循环系统

项目		参考值	
心率(次/min)			
	(1400m)	汉族 69.77	
	(2260m)	汉族 67.65	
	(3658m)	汉族 68.36	藏族 63.15
	(3800m)	汉族 83.11	藏族 82.19
	(4040m)	汉族 65.50	藏族 65.32
	(4500 ~4700m)	汉族 63.45	藏族 59.74
	(5200m)		藏族 72.80
心律(%)			
心律不齐出现率			
	(3658m)	移居 25.50	世居 31.65
	(4040m)	移居 43.91	世居 47.70
	(4500 ~4700m)	移居 51.50	世居 54.04
心动过缓出现率			
	(3658m)	汉族 21.85	藏族 39.39
	(4040m)	汉族 32.32	藏族 39.72
	(4500 ~4700m)	汉族 38.57	藏族 50.96
血压(kPa)			
收缩压			
	(2400m)	藏(男)13.97 ±2.206	藏(女)14.21 ±1.913
	(3658m)	汉(男)13.46 ±1.626	汉(女)14.92 ±1.766
	(4040m)	汉(男)14.65 ±1.788	藏(男)15.33 ±1.708
	(4500 ~4700m)	汉(男)15.06 ±1.965	藏(男)14.37 ±1.792

续表

项目		参考值	
脉压(kPa)			
	(2260m)	4.46 ±1.70	
	(3000 ~ 3200m)	4.42 ±0.931	
	(4400 ~ 4700m)	4.00 ±0.986	
	(3740m)	移居 4.19	
舒张压			
	(2400m)	藏(男)9.62 ±1.402	藏(女)9.46 ±1.270
	(3658m)	汉(男)9.67 ±1.180 汉(女)9.33 ±1.270	藏(男)9.59 ±1.522 藏(女)9.73 ±1.344
	(4040m)	汉(男)10.44 ±1.270	藏(男)9.96 ±1.293
	(4400 ~ 4700m)	汉(男)11.02 ±1.290	藏(男)9.99 ±1.313
心功检查			
射血前期(PEPI ms)			
	(3658m)	汉(男)123.69 ±11.97 汉(女)128.57 ±15.03	藏(男)125.61 ±9.96 藏(女)129.23 ±15.41
左室射血时间(LVETI ms)			
	(3658m)	汉(男)402.63 ±15.6 汉(女)410.11 ±13.07	藏(男)400.59 ±16.86 藏(女)406.57 ±18.34
	(4080m)	汉(男)419 ±19.9 汉(女)414 ±23.9	藏(男)428 ±16.4 藏(女)422 ±16.2
OEP/LVET 比值			
	(3658m)	汉(男)0.34 ±0.04 汉(女)0.34 ±0.05	藏(男)0.35 ±0.04 藏(女)0.35 ±0.26
	(4080m)	汉(男)0.27 ±0.088 汉(女)0.27 ±0.088	藏(男)0.26 ±0.099 藏(女)0.28 ±0.069
等容收缩时间(IVCT ms)			
	(3658m)	汉(男)41.21 ±9.38 汉(女)43.53 ±13.61	藏(男)40.07 ±9.82 藏(女)47.33 ±10.05
等容舒张时间(IRPT ms)			
	(3658m)	汉(男)107.39 ±11.24 汉(女)103.19 ±11.06	藏(男)102.0 ±7.38 藏(女)99.73 ±14.67
总电机收缩时间(Q ~ S_2ms)			
	(3658m)	汉(男)527.41 ±17.69 汉(女)538.9 ±18.54	藏(男)525.49 ±20.49 藏(女)535.93 ±17.17
	(4080m)	汉(男)527.0 ±20.9 汉(女)522.0 ±23.6	藏(男)535.0 ±27.2 藏(女)537.0 ±24.5
每分搏出量(ml · 次/m^2)(SV)			

续表

项目		参考值	
		a. 由于原经青藏公路到达3658m过程高原第6d汉(男)41.4,第14d44.9	
		b. 由1400m至2260m至3740m过程分别为8.702±2.207至7.877±2.166至6.729±1.888世居6.528±2.644	
A波高度百分比(A%)(3658m)		汉(男)9.68±3.49 汉(女)8.79±2.95	藏(男)9.61±2.22 藏(女)8.21±3.10
快速充盈波高度(RFW%)(3658m)		汉(男)16.47±5.58 汉(女)17.01±7.82	藏(男)16.91±10.15 藏(女)15.09±6.26
P点到第二心音与第一心音到P点的比值(PS_2/S_1P)(3658m)		汉(男)0.95±0.31 汉(女)0.81±0.27	藏(男)0.95±0.28 藏(女)0.87±0.22
心功能指数	(3700m)	汉(男)9.4±3.7	藏(男)9.2±3.2

附表24 海拔3658m心及大血管各指标实测值(单位cm)

项目	移居汉族		世居藏族	
	男性	女性	男性	女性
右心横径	4.14±0.484	4.02±0.456	4.04±0.58	3.90±1.01
左心横径	7.47±0.804	7.08±1.026	7.33±0.61	7.36±0.76
心胸比率	0.4411±0.037	0.4390±0.040		
右心房宽径	1.26±0.31	1.119±0.39	1.31±0.38	1.22±0.29
右心房高径	6.56±0.898	6.19±0.621	6.93±0.76	4.61±0.62
全心高径	15.74±1.45	13.52±1.41	14.74±1.41	13.26±1.24
右心房高径/全心高径	0.44±0.044	0.45±0.040	0.47±0.03	0.46±0.03
右心室高径	9.34±1.12	8.20±1.107	8.69±0.80	7.79±0.85
右心室宽径	10.87±1.17	10.32±1.11		
右心室壁厚	1.33±0.266	1.13±0.244	1.18±0.16	1.21±0.31
升主动脉宽	3.33±0.405	2.88±0.370	2.45±0.41	2.39±0.39
主动脉结宽	3.60±0.496	2.85±0.484		
主动脉长径	9.76±0.86	8.58±0.66	9.12±0.98	8.17±0.94
肺动脉基线	5.26±0.49	5.08±0.37	4.26±0.62	3.82±0.64
肺动脉横径	3.61±0.666	3.16±0.564	3.39±0.32	3.40±0.30
肺动脉突出度	0.188	0.0925	-0.07	0.10
右肺下动脉干宽径	1.42±0.17	1.29±0.13	1.19±0.13	1.05±0.13

附表 25 心向量

项目	结果
前额面最大向量角	偏右
水平面最大向量角	偏向后右
前额面第Ⅰ象限面积	减少
前额面第Ⅱ象限面积	增大
前额面第Ⅲ象限面积	增大
空间 R－T 角	增大

附表 26 海拔 3658m 超声心动图

项目	参考值	
右肺动脉内径(mm)	16.47 ±2.89	平原 16.20 ±3.05
右室内径(mm)	18.10 ±4.02	平原 14.17 ±4.06
三尖瓣 CE 振幅(mm)	27.9 ~29.7	
左房内径(mm)	29.05 ±4.98	平原 27.08 ±3.15
三尖瓣改变 EF 下降速度	75.79 ±19.70	平原 81.6 ±11.99
左室舒张末内径(mm)	49.90 ±5.30	平原 49.30 ±3.60
左室每搏量(ml)	67.2 ±17.6	平原 64.0 ±11.0
心指数(升/分/m^2)	3.3 ±1.0	平原 3.7 ±1.1
左室射血分数(%)	53.7 ±7.8	平原 53.1 ±7.2
左室小径缩短百分比变化	无显著差异	

附表 27 心微型导管检查

项目		参考值	
右心房压(kPa)	(2260m)	世居 0.946 ±0.231	平原值 0.678
	(3950m)	移居 0.638 ±0.363	世居 0.865 ±0.265
右室收缩压(kPa)	(2260m)	世居 4.376 ±0.989	平原值 4.070
	(3950m)	移居 4.146 ±1.544	世居 5.214 ±1.120
右室舒张压(kPa)	(2260m)	世居 1.242 ±0.335	平原值 0.586
	(3950m)	移居 0.813 ±0.477	世居 1.106 ±0.295
右室平均压(kPa)	(2260m)	世居 2.128 ±0.412	平原值 1.716
	(3950m)	移居 1.839 ±0.827	世居 2.328 ±0.617
肺动脉收缩压(kPa)	(2260m)	世居 4.123 ±0.859	平原值 3.609 ±0.537
	(3950m)	移居 4.589 ±1.136	世居 5.254 ±1.185
肺动脉舒张压(kPa)	(2260m)	世居 2.155 ±0.543	平原值 1.423
	(3950m)	移居 2.633 ±0.794	世居 2.647 ±0.869
肺动脉平均压(kPa)	(2260m)	世居 2.939 ±0.512	平原值 2.402 ±0.537
	(3950m)	移居 3.445 ±0.895	世居 3.751 ±1.045

续表

项目		参考值	
吸氧后肺动脉平均压(kPa)	(2260m)		世居 2.479 ±0.404
	(3950m)	移居 2.500 ±0.783	世居 3.139 ±0.762
耗氧指数〔m/(min·m〕	(2260m)	世居 158.6 ±16.91	平原值 150.0
	(3950m)	移居 163.3 ±19.57	世居 149.3 ±20.91
动－静脉含氧差	(2260m)	世居 3.25 ±1.06	平原值 4.0
	(3950m)	移居 3.60 ±0.53	世居 3.60 ±0.64
心搏出量(L/min)	(2260m)		世居 8.32 ±3.14
	(3950m)	移居 6.90 ±1.38	世居 6.09 ±1.67
心搏指数(L/min/m^2)	(2260m)		平原值 3.3
	(3950m)	移居 4.50 ±0.97	世居 4.30 ±1.03
心缩排血指数(ml/每搏)	(2260m)		世居 75.4 ±28.98
	(3950m)	移居 64.50 ±9.04	世居 58.50 ±15.69
全肺阻力〔dyn/s/cm^5〕	(2260m)		世居 238.5 ±84.75
	(3950m)	移居 315.1 ±99.83	世居 354.6 ±153.27

附表 28　心电图检查

项目		参考值	
心率(次/min)	(3658m)	汉(男)65.59 ±11.18	藏(男)60.58 ±10.65
心律	(3658 ~4700m)		
心动过缓(%)		出现率 21.85 ~50.96	
窦性心律不齐(%)		出现率 25.50 ~54.04	
P－R 间期(s)	(3658m)	汉(男)0.11 ~0.20 汉(女)0.12 ~0.20	藏(男)0.11 ~0.21 藏(女)0.12 ~0.18
	(4500 ~4700m)	汉(男)0.12 ~0.20 汉(女)0.12 ~0.18	藏(男)0.14 ~0.24 藏(女)0.12 ~0.22
Q 波		V_1,V_3Q 波出现率分别为 0.3% 和 0.8%,在Ⅱ,Ⅲ,AVR,aVF 导联中均有较高的出现率.	
S－T 段		右胸前导联常有降低	
T 波	(3658m)	藏,汉族男性 V_3R,V_1 倒置或双相者占 1/4 左右,女性占 4/5 左右	
	(4500 ~4700m)	藏,汉族男性 V_3R,V_1 倒置或双相者占 27% ~43%,女性占 56% ~89%	
Q－T 间期(s)	(3658m)	汉(男)0.397 ±0.029 汉(女)0.381 ±0.026	藏(男)0.412 ±0.033 藏(女)0.401 ±0.031
	(4500 ~4700m)	汉(男)0.407 ±0.026 汉(女)0.431 ±0.029	藏(男)0.418 ±0.040 藏(女)0.428 ±0.026
Q－T 比率	(3183m)	汉(男)1.011 汉(女)0.991	藏(男)1.00 藏(女)1.04
P 波			

续表

项目		参考值	
右室高电压	(3700m)	aVR 中 R>0.5mV 占 5% V_1中 R>0.7mV 男占 12.1%,女占 4% $RV_1 \pm SV_5$男>1.4mV 男占 12.1%,女占 8%	
左室高电压	(3700m)	aVF 中 R>2mV 占 2% V_5中 R>2.5mV 占 3.5% $RV_5 \pm SV_1$男>4.0mV 占 10.4%,女>3.5mV 占 4%	
QPS 波时间(s)	(3658m)	汉(男)0.078±0.010 汉(女)0.071±0.009	藏(男)0.078±0.012 藏(女)0.072±0.019
	(4500~4700m)	汉(男)0.080±0.009 汉(女)0.071±0.009	藏(男)0.085±0.013 藏(女)0.077±0.011
额面 QRS 波群平均电轴(度)	(3658m)	汉(男)71.65±38.75 汉(女)65.71±31.65	藏(男)71.95±27.08 藏(女)66.96±23.91
	(4500~4700m)	汉(男)80.61±49.95 汉(女)72.78±53.10	藏(男)93.23±43.28 藏(女)88.31±37.70
不完全右束支传导	(3658m)	移居 4.15	世居 5.07
	(4200m)	移居一年以内占 7.9	7~9 年占 28.6
阻滞出现率(%)	(4500m)	移居 4.24	世居 7.49
右心室肥厚出现率(%)	(3658m)	移居 0.47	世居 0.60
	(4040m)	移居 8.16	世居 2.69
	(4500m)	移居 15.75	世居 24.92

附表 29　甲皱微循环

项目		参考值	
管袢清晰度(%)	(3658m)	清晰 77.0	模糊 18.0 不清 5.0
	(4520m)	清晰 69.9	模糊 30.1
基底色(%)	(3658m)	红色 52.0	暗紫 48.0
	(4520m)	红色 78.79	暗紫 21.21
管袢数目(%)	(3658m)	10~15 条 20.0 22~26 条 14.0	16~21 条 60.0 27~31 条 2.0
	(4520m)	13 条以上占 36.36	
管袢形态(%)	(3658m)	发夹形 50.0	异形 50.0
管袢长度(mm)	(4520m) (3658m)	发夹形 64.76 0.17±0.06	异形 35.24
	(4520m)	0.29±0.05	
管袢排列(%)	(3658m)	整齐 73.0	不齐 22.0　不清 5.0
	(4520m)	整齐 63.64	不齐 36.36
血流速度(%)	(3658m)	正常 51.0　缓慢 37.0	停滞 7.0 不清 5.0
	(4520m)	正常 21.21	缓慢 78.79

续表

项目		参考值	
血流流态(%)	(3658m)	线流 78.0　断线流 5.0	聚集 12.0　不清 5.0
	(4520m)	线流 24.24　断线流 0	聚集 75.76
管袢淤积(%)	(3658m)	未淤积 80.0	淤积 15.0　不清 5.0
	(4520m)	未淤积 24.24	淤积 75.76

三、X 线检查参考值

附表 30　头颅 X 线测量

项目	单位	男性	女性
头颅长,宽,高径及三径平均值(扩大率 17%)			
长径	mm	222 ±22.44	209 ±16.97
宽径	mm	175 ±13.50	169 ±12.25
高径	mm	164 ±15.64	159 ±14.97
三径平均值	mm	186 ±14.24	179 ±10.58
头颅形状			
中头型	%	54.4	52.0
短头型	%	40.4	48.0
长头型	%	5.2	0.0
蝶鞍前后径,深径(扩大率 17%)			
前后径	mm	11.3 ±3.736	10.8 ±3.412
深径	mm	7.6 ±3.162	6.9 ±3.452
蝶鞍形态			
卵圆形	%	58.4	52.4
扁平形	%	28.4	40.5
圆形	%	1.2	7.1
内听道宽径(球管 - 片匣距:90mm)			
右侧	mm	6.1 ±2.078	5.4 ±2.220
左侧	mm	6.1 ±1.949	5.5 ±2.154
内听道形态			
管形	%	76.9	68.4
漏斗形	%	23.1	31.6
颅板厚度(球管 - 片匣距:90mm)			
内板	mm	2.7	2.6
外板	mm	3.1	2.9
颅基底角	度	129.9 ±13.02	129.5 ±9.434
颅内非病理性钙化斑			
松果体	%	14.0	—
大脑镰	%	8.7	14.0
床突间韧带	%	5.3	—

续表

项目	单位	男性	女性
岩床韧带	%	3.5	—
脉络膜丛	%	—	2.0

附表 31　高原健康人胸 X 线所见及大血管改变(%)

海拔(m)	族列	左心室增大	主动脉干病变	右心室增大	肺动脉干病变
3658	藏族	28.94	44.68	2.13	
	汉族	29.94	25.99	7.91	24.86
4040	藏(职工)	43.31	27.56	11.81	11.02
	藏(牧民)	2.36	9.46	35.81	48.99
4500 ~ 4700	藏族	7.74	15.48	27.89	47.02
	汉族	7.56	9.30	23.56	56.04

注:高原健康居民随机检查 4002 名改变所见百分率(1976 年)